最新薬理学

京都大学大学院薬学研究科教授 　　　北里大学薬学部教授
　　　赤池昭紀　　　　　　　　　　石井邦雄
　　　　　　　　　編　集

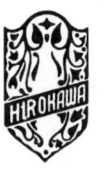

東京　廣川書店　発行

執筆者一覧（五十音順）

赤池 昭紀	京都大学大学院薬学研究科教授
石井 邦雄	北里大学薬学部教授
石原 熊寿	広島国際大学薬学部教授
礒濱 洋一郎	熊本大学大学院生命科学研究部准教授
亀井 淳三	星薬科大学教授
川畑 篤史	近畿大学薬学部教授
小山 豊	大阪大谷大学薬学部教授
髙鳥 悠記	同志社女子大学薬学部助教
立川 英一	東京薬科大学薬学部教授
田辺 光男	北里大学薬学部教授
徳冨 直史	崇城大学薬学部教授
中原 努	北里大学薬学部准教授
福井 裕行	徳島大学大学院ヘルスバイオサイエンス研究部教授
宮田 健	崇城大学特任教授
吉野 伸	神戸薬科大学教授

最新薬理学

編者　赤池 昭紀
　　　石井 邦雄

平成24年1月10日　初版発行Ⓒ

発行所　株式会社　廣川書店

〒113-0033　東京都文京区本郷3丁目27番14号
電話　03(3815)3651　FAX　03(3815)3650

序　文

　21世紀は「生命科学の世紀」と言われる．近年の生命科学関連領域の目覚ましい発展は，この言葉が間違いでないことを確信させるに十分である．遺伝情報を活用した数々のタンパク質の同定とそれらの機能解明．新たな細胞内の情報伝達経路の発見と，それら相互のクロストークに関する理解．これらを踏まえて各種疾患の発症メカニズムの詳細が次々と明らかにされ，それに伴い新しい薬が続々と登場している．このような時代にあって，薬理学の使命は重大である．創薬や薬の適正使用への貢献はもとより，生命科学の進歩においても，薬理学への期待は極めて大きい．

　一方，薬学生と薬剤師を取り巻く社会環境も，大きな変貌を遂げつつある．

　平成24年の3月には，6年制の新たな薬学教育を受けた卒業生が社会に巣立っていく．この薬学教育改革の特徴は，医療系の重視と薬剤師としての即戦力の充実である．すなわち，実際の医療の現場で，より高い実践能力を速やかに発揮できる薬剤師の育成を目標としていると言えよう．

　薬理学との関連でいえば，薬物治療学が大きくクローズアップされていることが注目に値する．新しい薬剤師は，果たしてどのような実力を身に付けて登場するのであろうか．教育内容の概要は薬学モデル・コアカリキュラムで示されてはいるものの，既に社会で活躍している薬剤師のみならず，医療に関心のある多くの人々が，大きな興味を抱いて6年制薬学教育の成果を見守っている．

　また医療の現場でも，新たな潮流が生み出されようとしている．すなわち，官民を挙げてのチーム医療の推進である．その根底には，患者中心の医療の実施と医療安全の確保という理念があり，その実現のためには各医療職に従事するスタッフがチームを組んで，個々の患者に全人的なケアを提供する必要がある．

　今後は，この形態があらゆる医療の中心をなしていくであろう．改めて言うまでもないが，医療チームの一員として薬剤師に求められることは，作用機序に基づいて薬の主作用と副作用をきちんと説明できるという，薬の専門家としての役割を責任を持って果たすことであろう．

　このように，科学，教育，そして医療の場で，薬理学は益々その存在感を増しつつある．本書はそのような時代背景を踏まえ，最新の知識をふんだんに盛り込んだ標準的な教科書として，一から書き下ろしたものである．薬学モデル・コアカリキュラムに準拠し，薬剤師国家試験に十分対応できる内容となっていることは勿論である．しかし，「それだけではつまらない，薬理学の面白さをいかに伝えることができるか」という点に，それぞれの著者は大いに意を注いだ．そんな熱意が伝わってくれれば，望外の喜びである．

2011年12月

編者一同

目　　次

第1章　総　　論 ……………………………………………………（石井邦雄）1
　1-1　薬理学とは ………………………………………………………………… 1
　1-2　薬理学の歴史と未来 ……………………………………………………… 2
　1-3　薬の種類 …………………………………………………………………… 2
　1-4　薬の作用様式と作用機序 ………………………………………………… 3
　　1-4-1　薬理作用の分類 ……………………………………………………… 3
　　1-4-2　薬物の作用点 ………………………………………………………… 4
　　1-4-3　受容体を介する薬理作用 …………………………………………… 6
　　1-4-4　受容体以外の標的分子 ………………………………………………25
　1-5　薬の体内動態 ………………………………………………………………28
　　1-5-1　投与経路 ………………………………………………………………28
　　1-5-2　吸　収 …………………………………………………………………29
　　1-5-3　分　布 …………………………………………………………………30
　　1-5-4　代　謝 …………………………………………………………………31
　　1-5-5　排　泄 …………………………………………………………………34
　1-6　新薬の開発 …………………………………………………………………36
　　1-6-1　非臨床試験 ……………………………………………………………37
　　1-6-2　臨床試験 ………………………………………………………………38
　　1-6-3　ゲノム創薬 ……………………………………………………………41

第2章　薬物の作用点―生理活性物質とその標的分子― ……（赤池昭紀，髙鳥悠記）43
　2-1　総　論 ………………………………………………………………………43
　2-2　各　論 ………………………………………………………………………45
　　2-2-1　Gタンパク質共役型受容体（GPCR） ……………………………45
　　2-2-2　イオンチャネル内蔵型受容体 ………………………………………49
　　2-2-3　1回膜貫通型受容体 …………………………………………………52
　　2-2-4　核内受容体 ……………………………………………………………52
　　2-2-5　生理活性アミン ………………………………………………………53
　　2-2-6　神経性アミノ酸 ………………………………………………………64
　　2-2-7　エイコサノイド ………………………………………………………68
　　2-2-8　生理活性ペプチド ……………………………………………………70
　　2-2-9　生理活性ヌクレオチド・ヌクレオシド ……………………………73
　　2-2-10　一酸化窒素（NO） …………………………………………………73

第3章　末梢神経薬理 ……………………………………………………………… 75

3-1　末梢神経の構造と機能 ……………………………………………（小山　豊）75
- 3-1-1　末梢神経の構造 …………………………………………………………… 75
- 3-1-2　交感神経系および副交感神経系の機能 ………………………………… 78

3-2　コリン作動薬 ………………………………………………………（小山　豊）81
- 3-2-1　神経終末部でのアセチルコリンの合成と分解 ………………………… 81
- 3-2-2　アセチルコリン受容体の分類 …………………………………………… 82
- 3-2-3　コリン作用薬 ……………………………………………………………… 83

3-3　副交感神経抑制薬 …………………………………………………（小山　豊）87
- 3-3-1　ベラドンナアルカロイド ………………………………………………… 87
- 3-3-2　合成抗コリン薬 …………………………………………………………… 88

3-4　自律神経節に作用する薬物 ………………………………………（小山　豊）93
- 3-4-1　自律神経節での神経伝達 ………………………………………………… 93
- 3-4-2　自律神経節刺激薬 ………………………………………………………… 94
- 3-4-3　自律神経節遮断薬 ………………………………………………………… 95

3-5　神経筋接合部に作用する薬物 ……………………………………（小山　豊）96
- 3-5-1　運動神経系の情報伝達 …………………………………………………… 96
- 3-5-2　神経筋接合部遮断薬 ……………………………………………………… 97
- 3-5-3　その他の末梢性筋弛緩薬 ………………………………………………… 100

3-6　アドレナリン作動薬 ………………………………………………（福井裕行）102
- 3-6-1　アドレナリン受容体 ……………………………………………………… 102
- 3-6-2　アドレナリン作動薬の化学構造 ………………………………………… 105
- 3-6-3　直接型アドレナリン作動薬 ……………………………………………… 106
- 3-6-4　間接型アドレナリン作動薬 ……………………………………………… 110
- 3-6-5　中間型アドレナリン作動薬 ……………………………………………… 110
- 3-6-6　特殊な間接型アドレナリン作動薬 ……………………………………… 111
- 3-6-7　アドレナリン作動薬の各器官に対する作用 …………………………… 112
- 3-6-8　アドレナリン作動薬の有害作用 ………………………………………… 114

3-7　抗アドレナリン作動薬 ……………………………………………（福井裕行）117
- 3-7-1　アドレナリン受容体遮断薬 ……………………………………………… 117
- 3-7-2　アドレナリン作動性神経遮断薬 ………………………………………… 126

3-8　局所麻酔薬 …………………………………………………………（福井裕行）131
- 3-8-1　局所麻酔薬の化学構造 …………………………………………………… 131
- 3-8-2　局所麻酔薬の作用機序 …………………………………………………… 131
- 3-8-3　局所麻酔薬の構造活性相関 ……………………………………………… 132
- 3-8-4　局所麻酔薬とアドレナリンの併用 ……………………………………… 132
- 3-8-5　局所麻酔薬の臨床薬理学 ………………………………………………… 132
- 3-8-6　中　毒 ……………………………………………………………………… 133

3-8-7　個々の局所麻酔薬 ··· 133

第4章　中枢神経薬理 ··· 135
4-1　中枢の構造と機能・ニューロトランスミッター ····················（石原熊寿）135
4-1-1　器官の説明 ··· 135
4-1-2　生理活性物質（ニューロトランスミッター）························· 136
4-1-3　中枢神経薬理学 ··· 138
4-2　抗精神病薬 ···（石原熊寿）138
4-2-1　背景（歴史），関連する生体システム ···································· 138
4-2-2　統合失調症 ··· 140
4-2-3　抗精神病薬の分類 ·· 141
4-2-4　抗精神病薬 ··· 143
4-3　抗うつ薬・気分安定薬・精神刺激薬 ······································（石原熊寿）152
4-3-1　背景（歴史），関連する生体システム ···································· 152
4-3-2　うつ病，ナルコレプシー，多動性障害 ·································· 153
4-3-3　抗うつ薬，気分安定薬，精神刺激薬 ······································ 154
4-4　抗パーキンソン病薬 ··（立川英一）165
4-4-1　パーキンソン病（症候群）··· 166
4-4-2　パーキンソン病（症候群）の治療 ··· 168
4-4-3　薬物分類 ··· 169
4-4-4　薬　物 ·· 171
4-5　抗てんかん薬 ···（立川英一）179
4-5-1　背景（歴史）··· 179
4-5-2　てんかん ··· 180
4-5-3　てんかんの分類 ··· 180
4-5-4　てんかんの治療 ··· 182
4-5-5　薬物分類（作用機序）·· 182
4-5-6　薬物分類（構造的）··· 184
4-5-7　薬　物 ·· 186
4-6　中枢性骨格筋弛緩薬 ··（立川英一）195
4-6-1　骨格筋緊張の調節機構 ··· 195
4-6-2　薬物分類と薬物 ··· 196
4-7　抗認知症薬，脳循環代謝改善薬 ··（立川英一）201
4-7-1　認知症 ·· 201
4-7-2　脳血管障害性疾患 ·· 203
4-7-3　薬　物 ·· 203
4-8　催眠薬・抗不安薬（鎮静薬）··（田辺光男）212
4-8-1　睡眠と睡眠障害 ··· 212

4-8-2	催眠薬	214
4-8-3	抗不安薬	227
4-9	全身麻酔薬 （田辺光男）	232
4-9-1	麻酔の背景	233
4-9-2	吸入麻酔薬	234
4-9-3	静脈麻酔薬	237
4-9-4	麻酔前投与	241
4-10	麻薬性鎮痛薬 （田辺光男）	241
4-10-1	痛みの伝達と生体内鎮痛抑制系	245
4-10-2	オピオイド受容体と鎮痛作用	246
4-10-3	モルヒネ	248
4-10-4	その他のモルヒネ系鎮痛薬	250
4-10-5	合成麻薬性鎮痛薬	250
4-10-6	非麻薬性鎮痛薬（麻薬拮抗性鎮痛薬）	251
4-10-7	麻薬拮抗薬	252
4-10-8	癌性疼痛治療におけるオピオイドと鎮痛補助薬	252
4-11	薬物の耐性と依存性 （田辺光男）	254
4-11-1	耐　性	254
4-11-2	薬物依存	255

第5章　循環器薬理 　257

5-1	心臓作用薬 （吉野　伸）	257
5-1-1	心臓の構造と機能	257
5-1-2	抗不整脈薬	258
5-1-3	心不全治療薬	267
5-1-4	虚血性心疾患治療薬	274
5-2	高血圧治療薬およびその他の血管作用薬 （吉野　伸）	280
5-2-1	血　圧	280
5-2-2	高血圧治療薬	281
5-2-3	低血圧治療薬（昇圧薬）	294
5-2-4	末梢循環障害治療薬（末梢血管拡張薬）	297
5-3	血　液 （德冨直史）	300
5-4	止血と血栓除去に関連する医薬品 （德冨直史）	300
5-4-1	血栓の形成	300
5-4-2	血小板系（一次血栓）	301
5-4-3	血液凝固系（二次血栓）	302
5-4-4	線溶系	303
5-4-5	止血薬	304

5-4-6	抗血栓薬	309
5-5	酸素運搬体としての血液の役割と貧血治療薬 ……（德冨直史）	319
5-5-1	貧血の分類	319
5-5-2	貧血治療薬	321
5-6	感染防御における血液の役割と関連する医薬品 ……（德冨直史）	327
5-6-1	白血球減少症治療薬	327
5-7	輸液剤 ……（德冨直史）	328

第6章 利尿薬と泌尿器・生殖器作用薬 ……（德冨直史） 331

6-1	腎機能と利尿薬	331
6-1-1	尿細管各部位でのナトリウムイオンの再吸収機序	334
6-1-2	尿の濃縮機構	335
6-1-3	腎機能を調節する生理活性物質	335
6-1-4	利尿薬の臨床適応	337
6-1-5	利尿薬の分類	338
6-2	排尿障害	341
6-2-1	蓄尿障害治療薬	341
6-2-2	尿排出障害治療薬	342
6-2-3	前立腺肥大症治療薬	344
6-3	子宮作用薬	346
6-3-1	子宮収縮薬	346
6-3-2	子宮弛緩薬	348

第7章 呼吸器系に作用する薬 ……（宮田　健，礒濱洋一郎） 351

7-1	呼吸の生理的調節	351
7-1-1	呼吸運動の生理的調節	351
7-1-2	気道の生体防御系	353
7-2	呼吸機能改善薬	355
7-2-1	呼吸興奮薬	355
7-2-2	麻薬拮抗薬	357
7-2-3	肺サーファクタント	357
7-3	鎮咳薬	358
7-3-1	中枢性鎮咳薬	358
7-3-2	末梢性鎮咳薬	362
7-4	去痰薬	363
7-4-1	分泌促進型去痰薬	363
7-4-2	粘液溶解型去痰薬	363
7-4-3	粘液修復型去痰薬	366

- 7-5 抗喘息薬 ………………………………………………………………………… 367
  - 7-5-1 気管支喘息の病態 ………………………………………………………… 367
  - 7-5-2 気管支拡張薬 …………………………………………………………… 374
  - 7-5-3 抗アレルギー薬 ………………………………………………………… 376
  - 7-5-4 糖質コルチコイド（ステロイド薬）……………………………………… 377
  - 7-5-5 COPD治療薬 …………………………………………………………… 379

第8章　消化器作用薬 ………………………………………………（川畑篤史）381

- 8-1 消化性潰瘍と胃食道逆流症の治療薬 ………………………………………… 381
  - 8-1-1 胃酸分泌調節機構 ………………………………………………………… 381
  - 8-1-2 消化性潰瘍と食道逆流症の病態生理 …………………………………… 384
  - 8-1-3 制酸薬 ……………………………………………………………………… 388
  - 8-1-4 プロトンポンプ阻害薬 …………………………………………………… 388
  - 8-1-5 ヒスタミン H_2 受容体遮断薬 …………………………………………… 389
  - 8-1-6 抗ムスカリン薬 …………………………………………………………… 389
  - 8-1-7 抗ガストリン薬 …………………………………………………………… 390
  - 8-1-8 プロスタグランジン製剤 ………………………………………………… 390
  - 8-1-9 抗ペプシン薬 ……………………………………………………………… 390
  - 8-1-10 胃粘膜保護薬 …………………………………………………………… 391
  - 8-1-11 ヘリコバクター・ピロリ除菌療法 ……………………………………… 391
- 8-2 慢性胃炎・機能性胃腸症の治療薬 …………………………………………… 391
  - 8-2-1 消化管機能の神経調節 …………………………………………………… 391
  - 8-2-2 消化管機能の神経調節におけるセロトニンの役割 …………………… 392
  - 8-2-3 胃炎と機能性胃腸症 ……………………………………………………… 392
  - 8-2-4 健胃・消化薬 ……………………………………………………………… 395
  - 8-2-5 胃腸運動調整薬 …………………………………………………………… 395
- 8-3 嘔吐に影響する薬物 …………………………………………………………… 396
  - 8-3-1 悪心・嘔吐のしくみ ……………………………………………………… 396
  - 8-3-2 催吐薬 ……………………………………………………………………… 398
  - 8-3-3 制吐薬 ……………………………………………………………………… 399
- 8-4 下痢，便秘および過敏性腸症候群に対する治療薬 ………………………… 400
  - 8-4-1 下剤 ………………………………………………………………………… 402
  - 8-4-2 止瀉薬 ……………………………………………………………………… 402
  - 8-4-3 過敏性腸症候群治療薬 …………………………………………………… 403
- 8-5 炎症性腸疾患治療薬 …………………………………………………………… 404
  - 8-5-1 潰瘍性大腸炎とクローン病 ……………………………………………… 404
  - 8-5-2 5-アミノサリチル酸製剤 ………………………………………………… 405
  - 8-5-3 副腎皮質ステロイド薬 …………………………………………………… 405

8-5-4	免疫抑制薬と分子標的薬	406
8-6	膵臓に作用する薬物	406
8-6-1	膵液分泌調節メカニズムと膵炎	406
8-6-2	膵外分泌抑制薬	408
8-6-3	タンパク分解酵素阻害薬	408
8-6-4	膵臓痛治療薬	408
8-6-5	慢性膵炎治療に用いられるその他の薬物	409
8-7	肝臓・胆道に作用する薬物	409
8-7-1	急性および慢性肝炎	409
8-7-2	胆道疾患	409
8-7-3	慢性ウイルス肝炎治療薬	411
8-7-4	肝庇護薬と肝性脳症治療薬	412
8-7-5	水利胆薬と胆石溶解薬・催胆薬	412
8-7-6	排胆薬	412
8-7-7	胆石痛治療薬	413

第9章　免疫・アレルギー・炎症薬理　　415

9-1	免疫作用薬	（福井裕行）	415
9-1-1	免疫系		415
9-1-2	免疫担当細胞		416
9-1-3	体液性免疫		417
9-1-4	細胞性免疫		419
9-1-5	抗体産生		419
9-1-6	異常免疫反応		420
9-1-7	免疫抑制薬		421
9-2	抗アレルギー薬	（福井裕行）	432
9-2-1	ヒスタミン		432
9-2-2	エイコサノイド		444
9-2-3	血小板活性化因子		450
9-2-4	キニン類		450
9-3	抗炎症薬，関節リウマチ治療薬およびその関連薬	（吉野　伸）	454
9-3-1	炎症の病態生理		454
9-3-2	抗炎症薬		457
9-3-3	関節リウマチ治療薬		467
9-3-4	関節機能改善薬		475

第10章　内分泌・代謝性疾患治療薬　　（亀井淳三）477

10-1	糖尿病治療薬	477

	10-1-1	糖尿病の分類	477
	10-1-2	糖尿病の治療	478
	10-1-3	インスリン製剤	479
	10-1-4	経口糖尿病薬	480
10-2	脂質異常症（高脂血症）治療薬		489
	10-2-1	リポタンパク代謝	489
	10-2-2	HMG-CoA 還元酵素阻害薬（スタチン系薬）	490
	10-2-3	フィブラート系薬	491
	10-2-4	陰イオン交換樹脂	491
	10-2-5	コレステロールトランスポーター阻害薬	492
	10-2-6	ニコチン酸系薬	492
	10-2-7	プロブコール	492
	10-2-8	イコサペント酸（エイコサペンタエン酸）	492
10-3	骨粗鬆症治療薬		497
	10-3-1	カルシトニン製剤	497
	10-3-2	ビスホスホネート薬	497
	10-3-3	活性型ビタミン D_3	498
	10-3-4	イプリフラボン	498
	10-3-5	選択的エストロゲン受容体モジュレーター（SERM）	499
	10-3-6	ビタミン K_2 製剤	499
	10-3-7	副甲状腺ホルモン（上皮小体ホルモン）	499
10-4	高尿酸血症・痛風治療薬		503
	10-4-1	尿酸産生抑制薬	503
	10-4-2	尿酸排泄促進薬	503
	10-4-3	尿酸分解酵素薬	505
	10-4-4	痛風発作予防薬	505
10-5	その他の内分泌系治療薬		507
	10-5-1	脳下垂体後葉ホルモン	507
	10-5-2	甲状腺ホルモン	508
	10-5-3	副腎髄質ホルモン	509
	10-5-4	副腎皮質ホルモン	510
	10-5-5	男性ホルモン（アンドロゲン）	513
	10-5-6	卵胞ホルモン（エストロゲン）	514
	10-5-7	黄体ホルモン（プロゲステロン）	514
	10-5-8	経口避妊薬	515

第11章　感覚器疾患治療薬　　　　　　　　　　　　　　（石井邦雄，中原 努）525

11-1　眼科系疾患治療薬　　　　　　　　　　　　　　　　　　　　　　　　525

11-1-1　緑内障治療薬 ･･ 526
　　11-1-2　白内障治療薬 ･･ 534
　　11-1-3　アレルギー性結膜炎治療薬 ････････････････････････････････ 536
　　11-1-4　散瞳薬 ･･･ 537
　　11-1-5　縮瞳薬 ･･･ 538
　　11-1-6　角膜治療薬 ･･ 539
　　11-1-7　眼精疲労に用いられる薬物 ･･････････････････････････････････ 539
　　11-1-8　加齢性黄斑変性症治療薬 ････････････････････････････････････ 539
　11-2　耳鼻咽喉科疾患治療薬 ･･ 541
　　11-2-1　めまい治療薬 ･･ 541
　　11-2-2　副鼻腔炎に用いられる薬物 ････････････････････････････････ 547
　　11-2-3　扁桃炎に用いられる薬物 ･･････････････････････････････････ 548

第12章　化学療法 ･･ (赤池昭紀) 549
　12-1　抗菌薬 ･･ 549
　　12-1-1　抗菌作用，抗菌スペクトル，耐性菌 ････････････････････････ 549
　　12-1-2　抗菌薬の種類 ･･ 551
　　12-1-3　ペプチドグリカン細胞壁合成を阻害する薬物 ････････････････ 552
　　12-1-4　細菌のタンパク合成を阻害する薬物 ････････････････････････ 570
　　12-1-5　細菌の核酸合成を阻害する薬物 ････････････････････････････ 579
　　12-1-6　細菌の細胞膜を障害する薬物 ･･････････････････････････････ 582
　　12-1-7　抗結核薬（抗抗酸菌薬） ･･････････････････････････････････ 583
　12-2　抗真菌薬 ･･ 585
　　12-2-1　真菌細胞膜に作用する抗真菌薬 ････････････････････････････ 588
　　12-2-2　核酸合成阻害薬 ･･ 589
　　12-2-3　有糸分裂阻害薬 ･･ 590
　12-3　抗ウイルス薬 ･･ 590
　　12-3-1　抗ヘルペスウイルス薬，抗サイトメガロウイルス薬および抗水痘・
　　　　　　帯状疱疹ウイルス薬 ･･ 590
　　12-3-2　抗HIV薬 ･･ 592
　　12-3-3　抗インフルエンザウイルス薬 ･･････････････････････････････ 595
　　12-3-4　抗B型，C型肝炎ウイルス薬 ･･･････････････････････････････ 596
　　12-3-5　抗RSウイルス薬 ･･ 597
　12-4　抗寄生虫薬 ･･ 598
　　12-4-1　抗原虫薬 ･･･ 598
　　12-4-2　駆虫薬 ･･･ 599
　12-5　抗悪性腫瘍薬 ･･ 601
　　12-5-1　アルキル化薬 ･･ 602

12-5-2　代謝拮抗薬 …………………………………………………… 605
12-5-3　抗腫瘍性抗生物質 ……………………………………………… 609
12-5-4　微小管阻害薬 …………………………………………………… 613
12-5-5　ホルモン ………………………………………………………… 614
12-5-6　白金製剤 ………………………………………………………… 617
12-5-7　トポイソメラーゼ阻害薬 ……………………………………… 617
12-5-8　サイトカイン …………………………………………………… 618
12-5-9　分子標的治療薬 ………………………………………………… 619

索　引 ……………………………………………………………………… 623

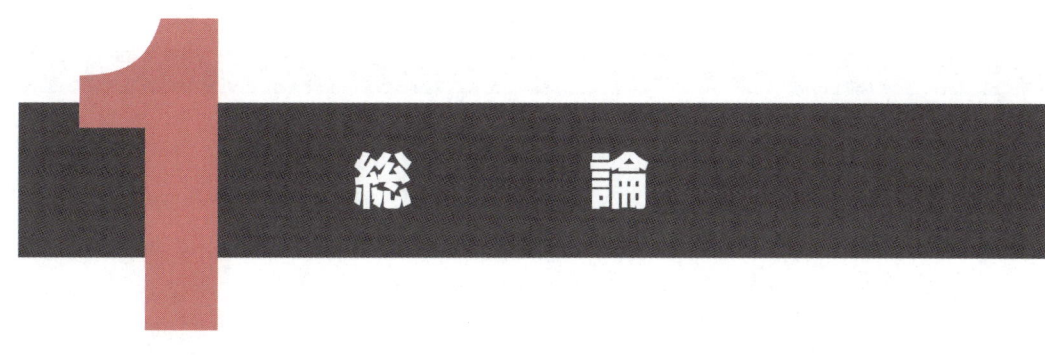

1-1 薬理学とは

　薬理学 pharmacology は「薬物*が生体に対して示す作用（薬理作用）を総合的に研究する学問」である．薬物を生体に投与したときにどのような薬理作用が現れるかは，作用点における薬物の濃度と薬物の作用様式・機序によって規定される．前者を研究する学問を薬物動態学 pharmacokinetics，後者を研究する学問を薬力学 pharmacodynamics という．狭義の薬理学は，後者と同義である．

　それでは，薬理学の目的，あるいは薬理学がもたらす成果とは何であろうか．それは研究者の立場や研究の方向性によって異なるが，大きく1）新薬の創製，2）医薬品（薬*）の適正使用，そして3）生命現象の解明の3つを挙げることができよう．薬理学はこれら3つの領域で医療および生命科学にかけがえのない貢献をすることによって，近代医学史に輝かしい足跡を残してきた．

　薬理学が「薬物が生体に対して示す作用を研究する学問」である以上，薬理学を充分に理解するためには，化学物質としての薬物，薬物の作用の場である生物，異常な生命現象の現れである疾病，そして薬理学の実験に応用される種々の最新科学技術に対する知識と理解が必要である．すなわち，物理化学，有機化学，分子生物学・遺伝子工学・生化学・解剖学・生理学・病態生理学などに対する幅広い知識が必要とされる．特に，上記の1）および2）を目的とする場合は，我々ヒトのような多細胞高等動物に備わっている恒常性維持（ホメオスタシス homeostasis）のための様々な調節機構に対する理解が欠かせない．疾病はその調節機構の障害または破綻が原因で引き起こされ，多くの薬はこの調節機構を正常化することにより，疾病を治療し，健康を回復させるからである．本章では，薬理学を理解する上で必要とされる基本概念を解説する．

---

* 「薬」と「薬物」：「薬」は主として医薬品に用いられる．一方，「薬物」はより広く用いられ，必ずしも医薬品に限らず，生体に作用する化学物質一般を指す．

1-2 薬理学の歴史と未来

我々人類は，古くから天然の草木を病気や怪我を治療するために用いてきた．その体験の集積が，中国における漢方薬やヨーロッパにおける materia medica として体系化され，医学の一分野として発展してきたが，実験科学としての薬理学が誕生したのは 19 世紀のことである．フランスの C. Bernard（1813-1878）やドイツの O. Schmiedberg（1838-1921）が薬理学の確立に大きな貢献をした．初期の薬理学は天然物の薬理作用を明らかにすることが主要な役割であったが，有機化学の発達により，医薬品の主役は合成有機化合物へとシフトしていき，それに伴って，薬理学も新薬の創製に欠かせない重要な役割を演じるように変貌していった．そして，薬理学は極めて広範囲の研究領域を包含することで，多様なレベル（原子・分子のレベルから丸ごとの人体のレベルに到るまで）で，多彩な方向へ発展してきた．

現代の薬理学の研究は常に最新の科学技術を駆使して行われており，その関連分野は，上述のように極めて広範囲に及んでいる．逆の見方をすれば，薬理学は極めて広い範囲の最新の学問の上に成り立っているともいえる．新しい作用機序の薬物が見出されると，それに関連する分野が発展し，その発展に支えられて薬理学は更なる発展を遂げるという循環が成り立っている．21 世紀は生命科学の世紀といわれている．そのような時代の流れを背景として，薬理学は今後も益々発展することが期待されている．

1-3 薬の種類

薬は標的分子によって，次の 2 種類に大別される．

その第一は，我々の体内に元々備わっている分子（内因性分子）を標的分子とする薬であり，その機能を修飾することで，疾病によって異常になった細胞の，そしてひいては全身の状態を正常化して，健康を回復させるものである．この種の薬を使用する目的は，標的分子に作用することによって，あくまでも疾病によって異常となった細胞や生体の機能を正常化させることにある．したがって，疾病によって現れている症状は改善することができるが，その原因を取り除くものではない場合が多く，疾病の治療は対症療法にならざるを得ない．生活習慣病や精神神経疾患の治療薬のほとんどはこの種の薬である．

第二の種類の薬は，細菌，ウイルスなどの外因性の病原性微生物や，内因性であっても我々の健康維持に障害を与える腫瘍などの生存・増殖機能を阻害し，最終的にはそれらを殺滅することを目的とするものである．したがって，第一の種類の薬とは，作用の本質が逆である．我々が持っている正常な分子や細胞との構造や機能の差を利用して，病原に高い選択性を有する薬が開発されている．

1-4 薬の作用様式と作用機序

1-4-1 薬理作用の分類

1-4-1-1 促進作用と抑制作用

　薬物が，生体が本来持っている機能水準を上げる場合を促進作用という．興奮作用ということもある．ただ「興奮」という用語は，厳密には筋肉や神経などの興奮性細胞における活動電位の発生を意味するため，「促進」を用いる方が望ましい．例えば，アドレナリンが心臓に作用して，心拍数が増加する場合はこれにあたる．一方，薬物が，生体が本来持っている機能水準を下げる場合を抑制作用という．アセチルコリンが心臓に作用して，心拍数が減少する場合が，その例である．

1-4-1-2 直接作用と間接作用

　薬物が標的分子に作用した結果現れる作用を直接作用という．例えば，ノルアドレナリンが血管平滑筋のα_1受容体に作用した結果もたらされる昇圧は直接作用である．一方，薬物の直接作用によりある反応が引き起こされるが，その反応は表面化せず，その反応が生じた結果，二次的にもたらされる反応が観察される場合がある．このような二次的な反応を引き起こす作用を，間接作用という．チラミンによって起こる昇圧は，チラミンが交感神経終末からノルアドレナリンを遊離させ，そのノルアドレナリンが血管平滑筋のα_1受容体に作用した結果生じる．したがって，間接作用である．

1-4-1-3 局所作用と全身作用

　薬物を適用した部位に限って作用が現れる場合を，局所作用という．例えば，虫さされのときに用いる外用ジフェンヒドラミンの抗ヒスタミン作用は，局所作用である．一方，薬物が循環血液に乗って全身に分布した結果，作用が全身性に現れる場合を全身作用という．例えば，カプトプリルによる降圧作用を挙げることができる．

1-4-1-4 特異的作用と非特異的作用

　薬物が特定の標的分子に作用した結果現れる作用を特異的作用という．例えば，サルブタモー

ルの β_2 受容体刺激に基づく気管支拡張作用は，特異的作用である．特異的作用がある臓器に選択的に現れることがあり，そのような場合は選択的作用という．特異的作用がある臓器にのみ現れるか，あるいは全身的に現れるかは，各臓器における標的分子の発現量に依存する．複数の臓器で広く見られる作用を一般作用ということがある．一方，薬物が特定の標的分子に作用するわけではなく，薬物の物理化学的性質に基づいて現れる作用もある．そのような作用を非特異的作用と呼ぶ．コレスチラミンの陰イオン交換作用による胆汁酸再吸収抑制に基づく血清 LDL 値の低下や，消毒用アルコールのタンパク質変成作用による殺菌などが，この例である．

1-4-1-5　主作用と副作用

　治療目的で用いられる作用を主作用という．例えば，迷走神経性徐脈を治療する目的でアトロピンを用いた場合，心拍数増加作用は主作用であるが，消化管運動の抑制作用は副作用である．一方，胃腸の痙攣性疼痛を抑える目的で抗コリン薬を用いた場合，消化管運動の抑制作用は主作用となるが，心拍数増加作用の結果生じる動悸は副作用である．このように，治療目的によって，主作用が副作用になったり，副作用が主作用になったりすることがある．それに対して，アスピリンによる胃潰瘍やフェニトインによる歯肉肥厚など，どのような場合も主作用になり得ない副作用もある．

1-4-1-6　急性作用と慢性作用

　薬の投与後，短時間のうちに起こる反応と，長時間経過してから起こる反応がある．例えば，アドレナリンやアセチルコリンの血圧作用は秒単位で現れる急性作用であるが，トリクロルメチアジドの血管抵抗減少作用やイミプラミンの抗うつ作用は発現までに数週間を要する慢性作用である．

1-4-2　薬物の作用点

1-4-2-1　標的分子 target molecule

　大部分の薬物は，生体の高分子と結合し，その機能を変化させることで薬理作用を現す．薬物が直接作用する生体内の構造を作用点といい，それが薬理作用の原因となる高分子である場合，標的分子[*]と呼ぶ．標的分子の多くは，生体内情報伝達において重要な役割を演じているタンパ

---

[*] ほとんどの薬物の標的は生体成分の高分子であるが，すべての薬物にこのことが当てはまるわけではない．例えば，制酸薬の標的は胃酸であり，ある種の化学療法薬の副作用を軽減させるために用いられるメスナの標的はフリーラジカルである．高浸透圧利尿薬として用いられるマンニトールには結合すべき標的というものが存在しない．また，生体成分と類似した構造の薬物は，生体成分内に組込まれて，細胞の機能を変える薬物がある（偽の組込み機構 counterfeit incorporation mechanism）．その例として，ピリミジンやプリン類が挙げられる．

ク質であり，受容体，酵素，イオンチャネル，トランスポーター，構造タンパク質など，細胞の機能調節に関わる多様な分子が含まれる．

その中で最も重要なものが受容体 receptor である．広義の受容体は，薬が結合することで何らかの機能変化を起こす生体高分子（酵素，構造タンパク質，DNA なども含む）と捉えられるが，薬理学において単に受容体という場合は，狭義の受容体，すなわち神経伝達物質，ホルモン，オータコイド，サイトカインなど，元々体内に存在する生理活性物質（内因性リガンド）に対する特異的結合部位を有し，内因性リガンドによる細胞機能の調節を仲介するタンパク質を指す．その多くは細胞膜に存在するが，細胞質や細胞内小器官，核に分布するものもある．膜受容体が内因性リガンドで刺激されると，多くの場合，細胞内でセカンドメッセンジャーが産生される．受容体と最終的な薬理作用を現す効果器との間には，多くの場合，受容体が刺激されたことを細胞内で次々に伝達する複数のタンパク質が存在する．このような細胞内情報伝達系の中間に位置する機能性タンパク質分子をトランスデューサー transducer と呼ぶ．受容体には，ある種のイオンチャネルも含まれるが，その場合，受容体刺激によって起こる反応は，内蔵されるイオンチャネルの開口確率増大に基づくイオンの膜透過性上昇，すなわち細胞内のイオン組成の変化である．受容体には，内因性リガンドの他に，クラーレやベンゾジアゼピン類などのように，種々の植物成分や人工的な有機化合物も作用する．臨床的には，受容体を刺激する薬（作動薬）と作動薬の作用に拮抗する薬（拮抗薬または遮断薬）の両者が用いられている．

酵素に作用する薬も広く用いられているが，それらのほとんどは酵素の活性を阻害するものである．近年，トランスポーターを標的とするする薬も創られるようになってきた．

1-4-2-2　薬物と標的分子の結合メカニズム

薬物には固体，液体および気体のいずれの形も存在するが，その多くは有機化合物である．ほとんどの薬物の分子量は 100〜1,000 の範囲内にあり，弱酸性または弱塩基性を示す．薬物は標的分子と特異的に結合し，その結果，細胞に特有の反応を引き起こす．通常，薬物は投与されたそのままの形で標的分子に結合するが，代謝物になって初めて結合が可能になる場合もある．このような薬物をプロドラッグという．

薬物の標的分子への結合には，様々な型の原子間結合が関与する．すなわち，薬物はイオン結合，水素結合，疎水性結合，van der Waals 結合，または共有結合などによって受容体に結合するが，通常，結合には複数の分子内部位における複数の結合の型が関与する．結合が共有結合である場合や，非共有結合であっても親和性が極めて高い場合，また結合が標的分子の立体構造にアロステリックな効果をもたらす場合は，薬物の作用は非可逆的となる．

1-4-2-3　構造活性相関

薬物の作用は，薬物が受容体などの標的分子に結合することによって現れる．したがって，薬物の構造を変えると標的分子への結合が影響を受け，その内容と程度に依存して薬物の作用は変化する．これを構造活性相関という．薬物と標的分子の結合は物理化学的な相互作用によって成

り立つため，理論的には，薬物と標的分子との結合状態の詳細が明らかになれば，標的分子の結合部位に対して，最適な構造を有する薬物をデザインすることが可能となる．

かつては内因性リガンドの化学構造を元に，その基本骨格に手を加えたり，あるいは種々の原子や原子団を置換したりすることによって誘導体を合成し，それらの作用を細胞・組織・丸ごと動物といった実験系で一つ一つ確認しながら化学的な修飾の適否を判断しつつ，新たな誘導体を作るというサイクルを回すことで，最終的な新薬候補化合物の構造が絞り込まれていった．この方法には長い時間と多大な手間がかかるが，例えばプロプラノロールを始めとするアドレナリンβ受容体拮抗薬やシメチジンに代表されるヒスタミンH_2受容体拮抗薬の開発など，創薬の歴史に輝かしい足跡を残してきた．このように，多くの薬物の化学構造と薬物が示す活性との関係を整理して得られた一定の法則性を，構造活性相関という．

現在では，各分野における科学技術の発達により，標的分子のアミノ酸配列を決定することは比較的容易である．しかし，現代の高度なコンピュータ計算科学の水準をもってしても，標的分子が実際に生体内で取る正確な立体構造と，薬物が結合したときの構造変化を明らかにすることは極めて難しい．ただ，それらに関するかなり正確な予測はできるようになってきたので，今後の発展が大いに期待される．

1-4-2-4　薬物の作用の特異性

薬物は，特定の標的分子にのみ特異的に結合し，それ以外の成分には結合しないこと，すなわち特定の標的分子を介してのみ作用を発現し，それ以外の作用は持たないことを理想とする．実際，多くの薬物は低濃度ではそのような性質を示すが，一般に，薬物の濃度が高くなると，標的分子以外の生体成分と結合して非特異的な作用が現れることが多い．特に，受容体拮抗薬や酵素阻害薬でその傾向が強い．例えば，β受容体拮抗薬のプロプラノロールの場合，μM以下の低濃度ではβ受容体遮断作用のみが認められるが，濃度を上げていくと非特異的な膜安定化作用が現れる．他の薬物の場合も，事情は同様である．したがって，しばしば用いられる「この薬物は○○薬である」という表現に惑わされて，観察された薬理作用の機序を安易に結論することは厳に慎まなければならない．また，受容体サブタイプや酵素のアイソフォームに対する特異性もあくまで相対的なものであり，濃度によっては，別のサブタイプやアイソフォームに作用する可能性もある．このような薬物作用の相対性は副作用の原因ともなるので，十分な注意が必要である．

1-4-3　受容体を介する薬理作用

1-4-3-1　作動薬 agonist と拮抗薬 antagonist

受容体に作用する薬物には，受容体に結合して，1) その機能を促進するもの，2) 結合はするが機能変化を起こさないもの，そして3) その機能を抑制するもの，の3種類がある．

1）は作動薬（刺激薬 stimulant）と呼ばれ，機能を促進する程度によって，完全作動薬 full agonist と部分作動薬 partial agonist に分けられる．完全作動薬は，濃度を上げればその受容体系の最大反応を引き起こすことができるが，部分作動薬は作動薬と拮抗薬の作用を併せもつため，濃度を上げても最大反応を引き起こすことができない．受容体は活性型と不活性型の2種類の立体構造を取ることができ，与えられた条件に応じて，一定の平衡状態を取る．作動薬が受容体に結合すると，活性型の割合が増加する方向へ平衡状態がシフトするため，その機能は促進される．内因性の生理活性物質はすべて完全作動薬であり，また完全作動薬および部分作動薬の性質を持った人工の合成薬物が多数開発されている．

作動薬が細胞膜に存在する受容体に結合すると，細胞内にはサイクリック AMP cyclic AMP や IP$_3$（inositol trisphosphate）などのセカンドメッセンジャー second messenger と呼ばれる物質が生成される．すなわち，細胞外の情報が，細胞膜で別の情報に変換されて細胞内に伝えられる．受容体が情報変換器といわれる所以である．

一方，2）は拮抗薬（遮断薬 blocker）と呼ばれ，受容体に結合はするが2種類の立体構造の平衡状態を変化させないないため，受容体機能は影響を受けない．ただ，拮抗薬によって受容体が占有されていると，内因性の生理活性物質である神経伝達物質やホルモンが受容体に結合することができなくなるため，体内はあたかも神経や内分泌の機能が低下したかのような状態となる．したがって，このような薬物は，神経や内分泌の亢進が原因で生じる疾病の治療薬として有用である．

拮抗薬には，その作用様式から，2つの種類が存在する．1つは競合的拮抗薬 competitive antagonist であり，もう1つは非競合的拮抗薬 non-competitive antagonist である．前者の受容体分子内の結合部位は作動薬の結合部位と同一か極めて近傍と考えられており，それ故，高濃度の作動薬を共存させると，その濃度に応じて受容体への結合は減少する．すなわち，競合的拮抗薬の拮抗作用は，作動薬によって打ち消すことができる（surmountable）．一方，後者の場合は，受容体分子内の結合部位が作動薬の結合部位とは異なり，拮抗薬の結合は受容体の立体構造を変化させて，作動薬の受容体への親和性を大きく低下させる．このような拮抗薬を，アロステリック拮抗薬 allosteric antagonist と呼ぶ．また，共有結合などにより受容体に非可逆的に結合することで，作動薬の結合部位を非可逆的に塞いでしまう薬物もある．非競合的拮抗薬の存在下では，高濃度の作動薬を共存させても拮抗作用を打ち消すことはできない（insurmountable）．

3）は逆作動薬 inverse agonist と呼ばれる新しい概念の受容体作用薬で，受容体の立体構造の平衡状態を不活性な方向にシフトさせるため，作動薬が存在しない基礎状態の受容体機能をさらに低下させる．ヒスタミン H$_2$ 受容体拮抗薬のファモチジン，アンギオテンシン AT$_1$ 受容体拮抗薬のカンデサルタン，アドレナリン β_1 受容体拮抗薬のメトプロロールなど，多くの拮抗薬が逆作動薬であることが明らかにされている．

1-4-3-2 受容体の分類

構造と機能から，受容体は大きく次の4種類に分類される（図1-1参照）．

8　第1章　総論

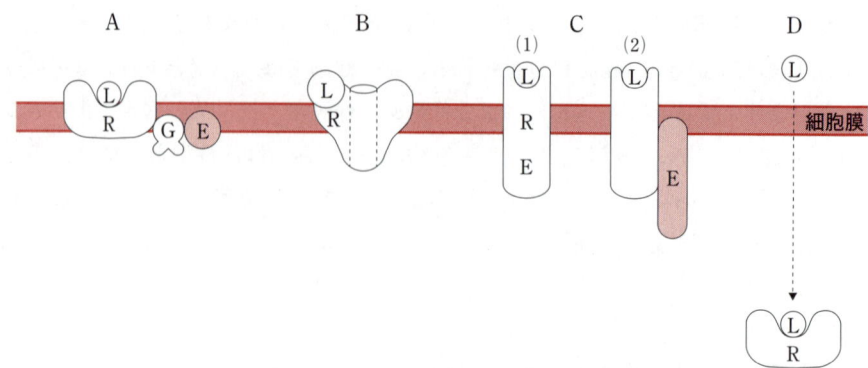

図 1-1　各受容体型におけるシグナル伝達機構
　A：Gタンパク質共役型受容体．作動薬（L）が受容体（R）に結合すると，GTP結合タンパク質（G）を介して効果器（E）が活性化される．B：イオンチャネル内蔵型受容体*．作動薬が結合するとイオンチャネルの開口確率が増加する．C：細胞膜1回貫通型受容体．2つのタイプがあり，細胞膜を貫通する受容体の細胞内ドメインに存在する酵素（チロシンキナーゼやセリン/スレオニンキナーゼなど）の活性が内因性リガンドにより調節されるタイプと，リガンド-受容体複合体が細胞内で近傍に存在するチロシンキナーゼを活性化するタイプとがある．D：核内受容体．遺伝子作用型受容体とも呼ばれる．脂溶性の内因性リガンドは細胞膜を透過して細胞内にある受容体と結合し，核内に移行して遺伝子発現を調節する．

（1）Gタンパク質共役型受容体　GTP-binding protein-coupled receptor（GPCR）

　GPCRは分子量40～60 kDaの一本鎖タンパク質であり，分子内に疎水性アミノ酸に富む領域が7箇所存在することから，細胞膜を7回出入りする立体構造をとると考えられている．そのため，7回膜貫通 seven-transmembrane（7TM）型受容体とも呼ばれる（図1-2A）．アゴニスト刺激により，GTPの代謝を伴って細胞内シグナルを伝えることから代謝型受容体とも呼ばれる．

　GPCRは生体内に存在する受容体群の中で最も大きなグループを構成しており，他の受容体型に比べて圧倒的に種類が多い．ヒトでは700種類以上が存在する．ニューロン，骨格筋，心筋，平滑筋，内分泌細胞，アストロサイトなどに発現し，細胞の興奮性や生理機能の調節を通じて，広く生体のホメオスタシスの維持に関与している．神経伝達物質，オータコイドおよびホルモンの大多数はGPCRに結合することで作用を現すことが知られているが，未だに内因性リガンドが不明の孤児受容体 orphan receptor も多数報告されている．医療に用いられている薬の約半数は，直接的あるいは間接的にGPCRを標的としているということからも明らかなように，生理学的また薬理学的に極めて重要である．

---

* この型の受容体は，これまでイオンチャネル内蔵型受容体と呼ばれてきた．しかし，最近の国際基礎・臨床薬理学連合 The International Union of Basic and Clinical Pharmacology（IUPHAR）の受容体/イオンチャネル・データベースでは，その機能に基づいてイオンチャネルに分類され，「リガンド開口型イオンチャネル」という名称が用いられているので注意が必要である．ただし，本書では従来通り受容体の1つの型として取り扱い，分類名もこれまでのものを使用することとする．

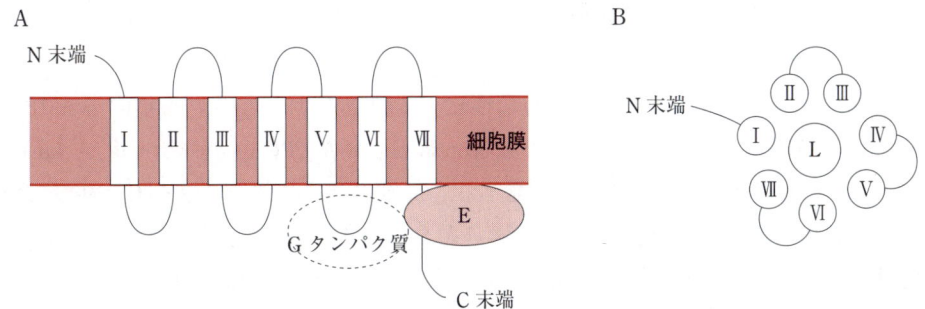

図 1-2　G タンパク質共役型受容体の細胞内シグナル発生機構とリガンド結合ポケット
A：受容体を細胞膜の断面に沿って見た図．G タンパク質は受容体の第 3 細胞内ループに結合する場合が多い．B：受容体を細胞外上方から見た模式図．7 個の膜貫通領域で形成される細胞外に面した凹部に，リガンド結合部位が存在すると考えられている．E：効果器（受容体が細胞内シグナルを発生する酵素）．L：リガンド（作動薬または遮断薬）．

アドレナリン，アセチルコリン，ヒスタミンなどの内因性低分子リガンドは，7 個の膜貫通領域で形成される円筒状高次構造の内側にある特異的リガンド結合ポケットに結合する（図 1-2B）．第Ⅲ膜貫通領域にはリガンドとイオン結合で強く結合する酸性アミノ酸残基が存在し，第Ⅴおよび第Ⅵ膜貫通領域が G タンパク質との共役に重要な役割を担っている（図 1-2A）．

G タンパク質は $G\alpha$，$G\beta$，および $G\gamma$ の 3 つのサブユニットで構成される．受容体に作動薬が結合していないときは，$G\alpha$ には GDP が結合し，3 つのサブユニットは会合して不活性な 3 量体（$G\alpha\beta\gamma$）の形で GPCR と結合している（図 1-3）．受容体に作動薬が結合すると，$G\alpha\beta\gamma$ は受容体から離れ，$G\alpha$ で GDP と GTP の交換が起こることにより，$G\alpha\beta\gamma$ は GTP を結合した $G\alpha$ と 2 量体の $G\beta\gamma$ に解離する．GTP を結合した $G\alpha$ が細胞内の効果器タンパク質の活性化を介して細胞内にシグナルを伝えることが多いが，$G\beta\gamma$ が効果器タンパク質の活性調節に関与する場合もある．$G\alpha$ には GTP アーゼ活性があるため，$G\alpha$ に結合した GTP は GDP に加水分解され，再び $G\beta\gamma$ と会合して元の不活性な状態に戻る．

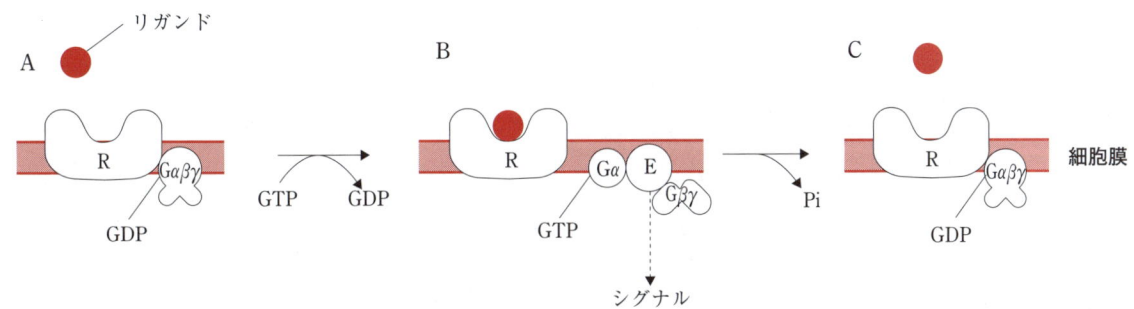

図 1-3　G タンパク質の活性化メカニズム
A：受容体が不活性のとき，G タンパク質には GDP が結合している．B：作動薬が受容体に結合すると，GDP と GTP の交換が起こり，$G\alpha$ と $G\beta\gamma$ が解離して，効果器へのシグナル伝達が起こる．C：作動薬が受容体から解離すると，GTP が GDP に加水分解され，$G\alpha$ と $G\beta\gamma$ が再び 3 量体を形成して，受容体は元の不活性な状態に戻る．

Gタンパク質は，共役する4種類のGタンパク質（Gs，Gi/o，Gq，およびGt）で分類することができる．

Gsの活性化はアデニル酸シクラーゼを活性化して細胞内サイクリックAMP（cAMP）量を増加させる．cAMPはプロテインキナーゼA protein kinase A（PKA；AキナーゼA kinase）の活性化を介して多彩な生理機能変化を誘発する．Giもアデニル酸シクラーゼと共役しているが，Gsの場合とは逆に，Giの活性化はアデニル酸シクラーゼの活性化を抑制するため，細胞内cAMP含量は減少する．心筋では，Giの活性化によりK^+チャネルの開口確率が増大するため，心筋細胞は過分極する．

Gqの活性化はホスホリパーゼC-β（PLC-β）を活性化し，細胞内のイノシトール1,4,5-三リン酸（IP_3あるいは$InsP_3$）およびジアシルグリセロール（DG）量を増大させる（図1-4）．IP_3は細胞内Ca^{2+}貯蔵部位に存在するIP_3受容体に結合してCa^{2+}遊離を促し，細胞内遊離Ca^{2+}濃度を上昇させる．一方，DGはプロテインキナーゼCを活性化して様々な細胞機能を調節する．GiにもPLC-βを活性化するものがある．PLC-βの活性化を介して細胞内遊離Ca^{2+}濃度の上昇を引き起こす受容体を，Ca^{2+}受容体と呼ぶことがある．

Gt（トランスデューシン）は，網膜に存在する光受容体のロドプシンと共役し，サイクリックGMP（cGMP）に特異的なホスホジエステラーゼを活性化することで，cGMPの加水分解を促進する．このことから，GPCRはロドプシン型受容体と呼ばれることもある．

これらのGタンパク質以外に，低分子量Gタンパク質であるRhoと連関して細胞増殖，極性形成，遊走などの制御系に関与する$G_{12/13}$が知られる．

詳細なGPCRの分類が第2章（2-3-1）に示されているので，参照のこと．

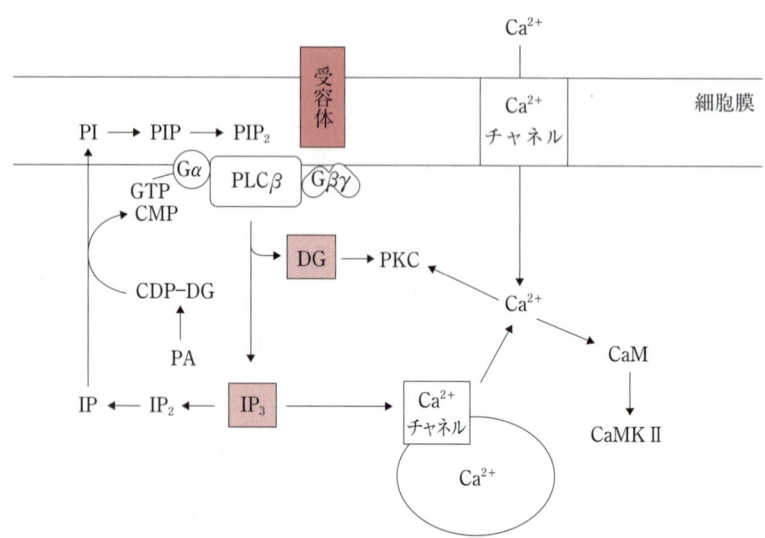

図1-4　ホスホリパーゼC-βの活性化を介する細胞内情報伝達
PI：ホスファチジルイノシトール，DG：ジアシルグリセロール，PA：ホスファチジン酸，PIP_2：ホスファチジルイノシトール4,5-二リン酸，PLC：ホスホリパーゼC，PKC：Ca^{2+}依存性プロテインキナーゼ，CaM：カルモジュリン，CaMKⅡ：カルモジュリンキナーゼⅡ

（2）イオンチャネル内蔵型受容体

　この型の受容体に作動薬が結合すると，特定のイオンチャネルの開口確率が上昇し，細胞膜を通過するイオンの流れが促進される．主としてニューロン，骨格筋，分泌細胞などに存在し，GPCR に比較すると種類は限られるが，静止膜電位の調節や活動電位の発生など，興奮性細胞の機能を直接左右するものが多い．

　イオンチャネルは複数の細胞膜貫通型のサブユニット・タンパク質で構成され，その中央部に無機カチオン（Na^+，K^+，Ca^{2+}）または無機アニオン（Cl^-）を透過させる小孔 pore がある．小孔における無機イオンの輸送は受動的であり，その駆動力は細胞内外に存在する各イオンの電気化学的勾配である．イオンチャネルには，特定の大きさと電荷をもつイオンのみを選択的に透過するフィルターとチャネルの開口・閉鎖を制御するゲートが存在する．ゲートの制御機構の違いによって，イオンチャネルは次の3種類に分類される．①特定の内因性リガンドの結合で制御されるタイプ：リガンド開口型イオンチャネル*．②細胞膜電位で制御されるタイプ：細胞膜電位依存性イオンチャネル．③細胞内カルシウム貯蔵部位の Ca^{2+} 枯渇で制御されるタイプ：ストア作動性 Ca^{2+} チャネル．

　イオンチャネル内蔵型受容体は5つのサブユニット・タンパク質で構成されるものが多いが，ATP が内因性リガンドである P2X 受容体のように3つのサブユニットからなるものもある．また，サブユニット・タンパク質の多くは4回膜貫通 four-transmembrane（4TM）型であるが，

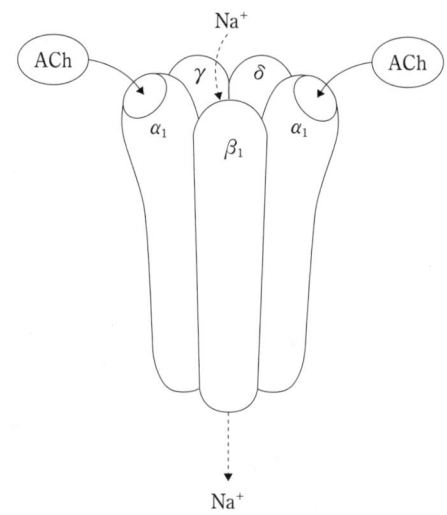

図1-5　胎児型ニコチン性アセチルコリン（N_M）受容体の構造
　4種類のサブユニット（$α_1$, $β_1$, $γ$, $δ$）が存在し，2個の $α_1$ サブユニットと $β_1$, $γ$, $δ$ サブユニットが各1個ずつ，ドーナツ状に合計5個結合して，内部にイオンチャネルを形成する．アセチルコリンは $α_1$ サブユニットに結合し，1つの受容体に2個のアセチルコリンが結合する．$α_1$ サブユニットは他のそれぞれのサブユニットと同様に4個の膜貫通領域をもつ．

＊　前述のように「イオンチャネル内蔵型受容体」と「リガンド開口型イオンチャネル」の実体は同じである．

2TM 型の P2X 受容体や 6TM 型のカプサイシンの受容体（バニロイド受容体）などの例も知られている．サブユニット・タンパク質には種々のアイソフォームが存在するため，それらの組合せにより極めて多くの異形イオンチャネルが存在すると考えられている．

ニコチン性アセチルコリン受容体に内蔵されるイオンチャネルは，Na^+ を選択的に透過させる（図1-5）．一方，セロトニン 5-HT_3 受容体およびグルタミン酸受容体のうちの AMPA 受容体とカイニン酸受容体の分子内チャネルは Na^+ に加えて K^+ を，また NMDA グルタミン酸受容体の分子内チャネルは Na^+, K^+ および Ca^{2+} を透過させる．$P2X_{1-7}$ 受容体の分子内チャネルは主として Ca^{2+} を通すが，Na^+ と K^+ も通すことが知られている．グリシン受容体と γ-アミノ酪酸（GABA）受容体のうちの $GABA_A$ 受容体および $GABA_C$ 受容体分子内には，Cl^- を透過させるチャネルがある．さらに，細胞膜に存在する受容体ではないが，細胞内 Ca^{2+} 貯蔵部位の膜に存在する IP_3 の受容体分子内には Ca^{2+} チャネルが存在する．

詳細なイオンチャネル内蔵型受容体の分類が第 2 章（2-3-2）に示されているので，参照のこと．

（3）1回膜貫通型受容体

細胞膜を 1 回のみ貫通する構造をとると推定される受容体である．細胞の増殖・分化・形態形成，免疫や炎症，細胞接着などに関与する多様な細胞間シグナル分子の受容体が含まれる．1 回膜貫通型受容体の重要な機能は遺伝子発現制御であり，多彩な細胞内シグナル伝達経路を介して標的遺伝子の発現を誘導し，その遺伝子産物であるタンパク質を介して細胞機能を修飾する．

受容体分子自体に酵素活性をもつタイプ（酵素内蔵型受容体）と受容体分子中には酵素活性を含まず受容体刺激により周辺の酵素を活性化することによりシグナルを伝えるタイプ（酵素共役型受容体）の 2 種類がある．

1 回膜貫通型受容体については第 2 章（2-3-3）にも記述があるので，そちらも参照のこと．

a. 酵素内蔵型受容体

インスリン受容体，血管内皮増殖因子 vascular endothelium growth factor（VEGF）受容体，血小板由来成長因子 platelet-derived growth factor（PDGF）受容体などの細胞内ドメインには，チロシンキナーゼ活性がある（受容体型チロシンキナーゼ）．また，トランスフォーミング成長因子-β transforming grouth factor-β（TGF-β）受容体にはセリン／スレオニンキナーゼ活性（受容体型セリン／スレオニンキナーゼ）が，心房性ナトリウム利尿ペプチド atrial natriuretic peptide（ANP）受容体にはグアニル酸シクラーゼ活性（受容体型グアニル酸シクラーゼ）が，そしてリンパ球の CD45 などにはチロシンホスファターゼ活性（受容体型チロシンホスファターゼ）がある．

b. 酵素共役型受容体

受容体分子には酵素活性はないが，内因性リガンドが受容体に結合することにより近傍の非受容体型チロシンキナーゼが活性化される．造血，免疫応答，細胞接着に関与する内因性リガンドの受容体が含まれる．

（4）核内受容体

ステロイドホルモン（糖質コルチコイド，鉱質コルチコイド，性ホルモン），甲状腺ホルモン，ビタミンDなどの脂溶性の内因性リガンドは，細胞膜を透過して細胞内に存在するそれぞれの特異的受容体に結合し内因性リガンド-受容体複合体を形成する．この複合体は核内に移行して，ヌクレオソームDNA鎖上の特定の転写調節部位 response element に結合し，その下流にある支配領域の遺伝子の転写を調節することで，発生，恒常性の維持，代謝などの生命活動に重要な役割を演じている．この反応はタンパク質合成を伴うので，発現までに数十分から数時間を要し，内因性リガンド濃度の低下後も，長時間にわたって効果が持続することが多い．

すべての核内受容体を介する情報は，次のような共通のメカニズムで伝達される．

（1）内因性リガンドが存在しない時は，受容体に熱ショックタンパク質 heat shock protein（hsp90）が結合している（図1-6）．（2）内因性リガンドが受容体に結合すると，hsp90は受容体から解離し，内因性リガンド受容体-複合体が形成されて，核内に移行する．そして，（3）受容体のDNA結合ドメインが遺伝子の転写調節部位に結合し，遺伝子転写を促進する．

核内受容体の分類については第2章（2-3-4）を参照のこと．

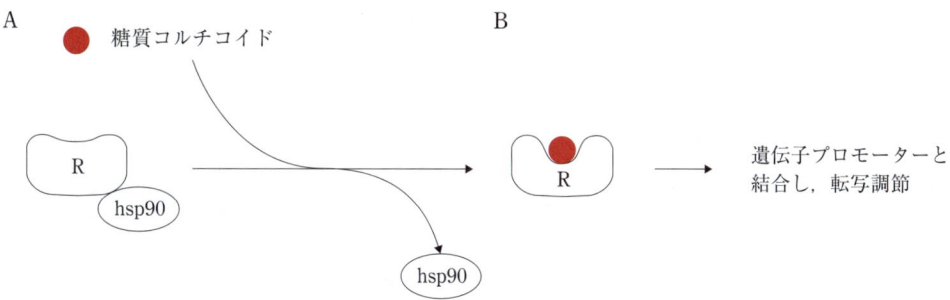

図1-6　糖質コルチコイド受容体の活性化機構
A：糖質コルチコイド受容体は，糖質コルチコイドが結合していないときは，熱ショックタンパク（hsp90）と結合し，不活化状態にある．B：糖質コルチコイドが受容体に結合すると，受容体からhsp90が解離し，受容体は活性型となる．活性型受容体は核内に移行して遺伝子プロモーターと結合し，遺伝子の転写活性を調節する．

1-4-3-3　受容体作用薬の濃度-反応関係

（1）完全作動薬の濃度-反応曲線

完全作動薬（以下，「作動薬」）が受容体に作用した時の薬理作用*の現れ方を考察する．作動薬が受容体に結合すると作動薬-受容体複合体が形成される．この作動薬-受容体複合体の量が反応の強さを決定するが，その量は受容体に対する作動薬の親和性，受容体周囲の作動薬の濃度，

---

*　薬理作用は「反応」という形で測定されるため，以下，薬理作用の代わりに「反応」を用いる．

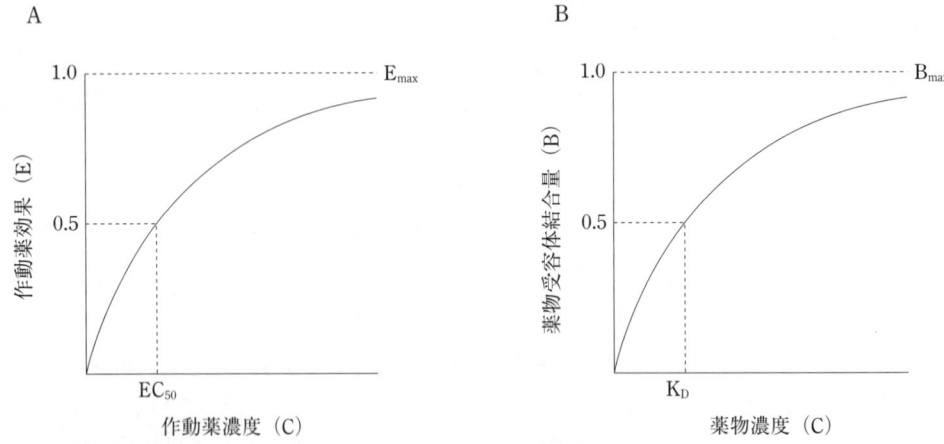

図 1-7　薬物濃度に対する薬物効果曲線（A）および薬物濃度に対するリガンドの受容体への結合曲線（B）
最大反応（E = 1.0）の半分（E = 0.5）の反応をもたらす作動薬の濃度（C）を EC_{50} という．また，薬物の最大受容体結合量（B = 1.0）の半分（B = 0.5）の結合をもたらす薬物の濃度（C）を K_D という．

そして受容体の発現量で決まる．*in vitro* の実験系では，薬物による作用発現は理想的な条件に近いため，作動薬の濃度と反応の強さの関係は，（1）の直角双曲線の式で表される（図 1-7A）．

$$E = E_{max} \cdot C / (C + EC_{50}) \quad \cdots\cdots （1）$$

ただし，E は濃度 C における反応の強さ，E_{max} はその薬物によって引き起こされる最大反応，そして，EC_{50} は最大反応の 50％ の反応を引き起こす薬物の濃度を表す．

一方，放射性同位元素で標識したリガンド（薬物）を用いた結合実験より，受容体への特異的なリガンドの結合が確かめられている．（1）と同様の直角双曲線の式（2）で表される（図 1-7B）．

$$B = B_{max} \cdot C / (C + K_D) \quad \cdots\cdots （2）$$

ただし，B は濃度 C におけるリガンドの結合量，B_{max} はリガンドの最大結合量（総受容体数），K_D（解離定数）はリガンドの最大結合量の 50％ が結合しているときのリガンドの濃度である．

このように質量作用の法則に類似した関係式が得られ，作動薬の濃度と反応の関係においても，作動薬の受容体への結合が基礎になっていることを示唆している．しかし，EC_{50} 値と K_D 値は必ずしも等しくなるとは限らない．

濃度-反応曲線を図示する場合，横軸の作動薬の濃度は対数で表されることが多い．こうすると，濃度-反応関係はS字状となり，また広い濃度範囲をコンパクトに表すことができるので，作動薬間の効力比較や作用様式の解析をするのに都合が良い（図 1-8）．

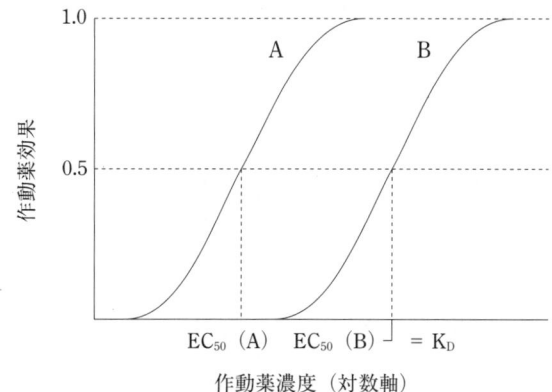

図 1-8 横軸を対数目盛とした濃度-反応曲線
複数の作動薬（この場合，A および B）によって引き起こされる反応を，最大反応の大きさ，EC_{50} 値および曲線の傾きによって簡便に比較できる．

（2）余剰受容体

まず，非競合的拮抗薬非存在下に実験を行い，作動薬の濃度-反応曲線を得る（図 1-9，曲線 A）．次に様々な濃度の非可逆的拮抗薬存在下に同様の実験を行い，複数の濃度-反応曲線を得る．非可逆的拮抗薬の濃度が低いうちは，より高濃度の作動薬が必要となるものの，最大反応を得ることができるが（図 1-9，曲線 B），非可逆的拮抗薬の濃度がある限界を超えると，作動薬の濃度をいくら上げても最大反応は得られなくなる（図 1-9，曲線 C）．

このように，余剰受容体が存在する場合，すべての受容体に薬物が結合する濃度よりも低い濃度で最大反応が得られることがわかる（図 1-9，曲線 A と図 1-9，曲線 B を比較）．しかし，非可逆的拮抗薬によって機能できない受容体の数が増加し，正常な受容体数が最大反応を引き起こすのに必要な数を下回ると，最大反応は得られなくなり，反応は頭打ちの状態となる（図 1-9，曲線 C）．

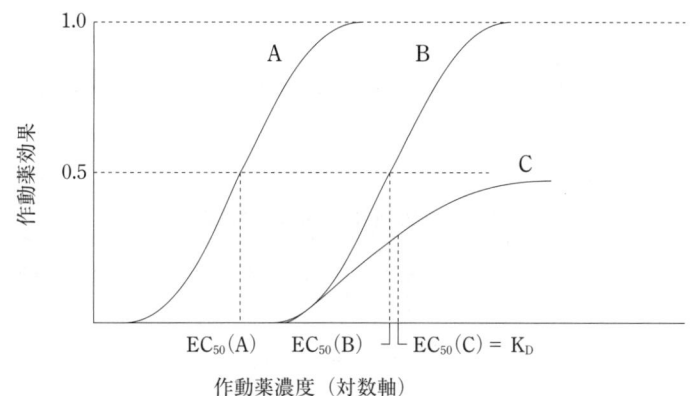

図 1-9 余剰受容体が存在する場合の作動薬の濃度-反応曲線
A：拮抗薬がない場合，作動薬によって得られる最大反応の半分の反応は，$EC_{50}(A)$ の濃度で引き起こされる．B：すべての余剰受容体を拮抗薬で遮断した場合，作動薬によって得られる最大反応の半分の反応は，$EC_{50}(B)$ の濃度で引き起こされる．C：過剰の拮抗薬で余剰分よりも多くの受容体を遮断した場合，作動薬によって得られる反応は最大反応に達せず，頭打ちとなる．頭打ち反応の半分の反応が得られる作動薬の濃度 $EC_{50}(C)$ は $EC_{50}(B)$ と変わらない．

作動薬-受容体複合体の形成には質量作用の法則が適用されるので,

$$[A]\cdot[R]/[AR] = K_D$$

が成り立つ．ここで[A]は作動薬の濃度，[R]は受容体の数，[AR]は作動薬-受容体複合体の数，そしてK_Dは作動薬の解離定数である．これを変形すると

$$[AR] = [A]\cdot[R]/K_D$$

となり，一定の液中で形成される作動薬-受容体複合体の数[AR]は，そこに存在する作動薬の濃度[A]と受容体の数[R]の積に比例するということを示している．したがって，受容体の数[R]が多ければ，作動薬の数[A]が少なくても，同じ数の作動薬-受容体複合体[AR]が形成される．すなわち，より低濃度の作動薬で，同程度の反応を引き起こすことができる．

　余剰受容体が存在する場合の反応の増強を図示すると，図1-10のようになる．図1-10Aは，余剰受容体がない場合であり，作動薬の濃度がK_Dの時に全受容体の50%，すなわちこの場合は，4個の総受容体数の半分の2個の受容体に作動薬が結合する．4個の効果器によるシグナルは，4個の受容体刺激で最大反応を引き起こすので，2個の受容体刺激で引き起こされる反応は，最大反応の半分である．一方，図1-10Bは，余剰受容体がある場合である．総受容体数が10個と多いので，2個の受容体に作動薬が結合するためには，その濃度はK_Dよりはるかに低くてよい．最大反応は4個の受容体に作動薬が結合すればよい．余剰受容体の存在が示唆される反応の例として，心筋のアドレナリンβ受容体刺激による陽性変力反応が知られている．

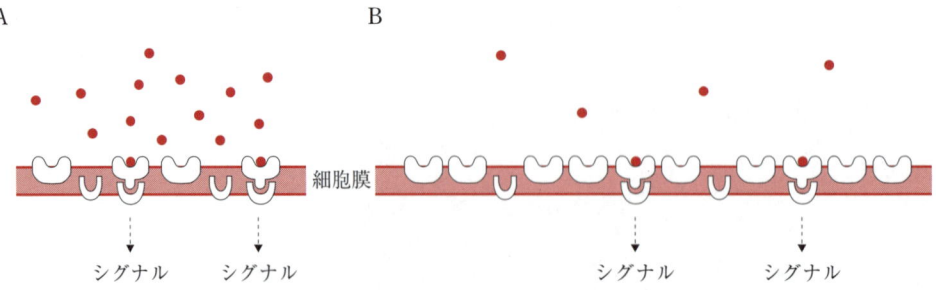

図1-10　余剰受容体による感受性の亢進
A：余剰受容体がない場合，受容体に対する親和性がK_Dの作動薬は，K_Dの濃度で最大薬物効果の半分の効果が引き起こされる．B：余剰受容体がある場合，受容体に対する親和性がK_Dの作動薬は，K_Dより低い濃度で最大薬物効果の半分の効果が引き起こすことができる．

（3）競合的拮抗薬または非競合的拮抗薬存在下の濃度-反応曲線

　一定濃度の作動薬存在下に，競合的拮抗薬の濃度を上昇させていくと，作動薬の作用は次第に抑制され，最終的に作用は消失する．一方，一定濃度の競合的拮抗薬の存在下に，作動薬の濃度を上昇させていくと，初めは作用の抑制が見られるものの，高濃度になると最大反応を得ること

ができる（図1-11A）．すなわち，用量-反応曲線が右方に平行移動する．競合的拮抗薬のK_i値（解離定数）を実験的に求めるには，シルドの式 Schild equation を用いる．

$$[A]/[A]_0 = 1 + [B]/K_i$$

ただし，$[A]_0$は競合拮抗薬非存在下である一定の大きさの反応を引き起こす作動薬の濃度であり，$[A]$は濃度$[B]$の競合的拮抗薬存在下で同じ大きさの反応を引き起こす作動薬の濃度である．

非競合的拮抗薬は受容体を非可逆的に不活性化するので，受容体数の減少が起こる場合と同じである．すなわち，不活性化された受容体数に依存して，作動薬による最大反応の大きさは減少する（図1-11B）．しかし，EC_{50}値は変化しない．余剰受容体が存在する場合は，非競合的拮抗薬の濃度が余剰分の受容体にのみ結合する範囲内であれば，EC_{50}値は増大するが，最大反応を得ることができる．

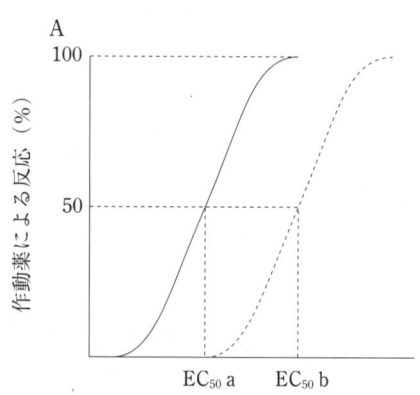 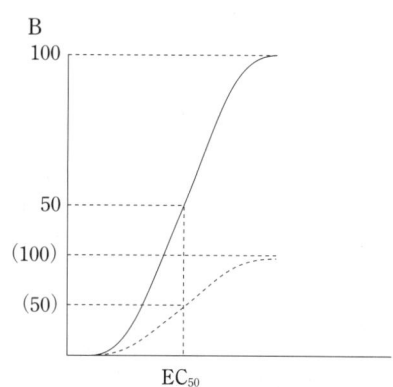

図1-11　競合的拮抗薬（A）または非競合的拮抗薬（B）存在下に得られる作動薬の濃度-反応曲線

競合的拮抗薬と作動薬は，受容体の同じ部位に結合する．競合的拮抗薬が存在すると，作動薬と受容体の結合は阻害されるが，競合的拮抗薬の結合は可逆的であるため，作動薬の濃度を高めることにより，受容体の結合部位から追い出すことが可能である．したがって，競合的拮抗薬でも，作動薬による最大反応を得ることができる．このとき，濃度-反応曲線は全体的に右方へ平行移動し，薬物のEC_{50}はEC_{50}aからEC_{50}bに移動する．一方，非競合的拮抗薬の受容体への結合部位は作動薬の結合部位とは異なるため，非競合的拮抗薬が存在する場合，作動薬の濃度を高めても，非競合的拮抗薬を結合部位から追い出すことができない．したがって，非競合的拮抗薬では，作動薬のEC_{50}は変化しないが，最大反応は減弱する．

（4）部分作動薬と逆作動薬の濃度-反応曲線

a．部分作動薬

作動薬が受容体に結合すると，受容体の立体構造が大きく変化し，それに伴って，細胞内に向けて受容体が刺激されたというシグナルが発信される．完全作動薬の場合，濃度を上げればその受容体系を最大限活性化することができる（図1-12A）．一方，部分作動薬の場合は，受容体の立体構造を変化させる力が弱いため，すべての受容体に結合しても受容体系を最大限活性化する

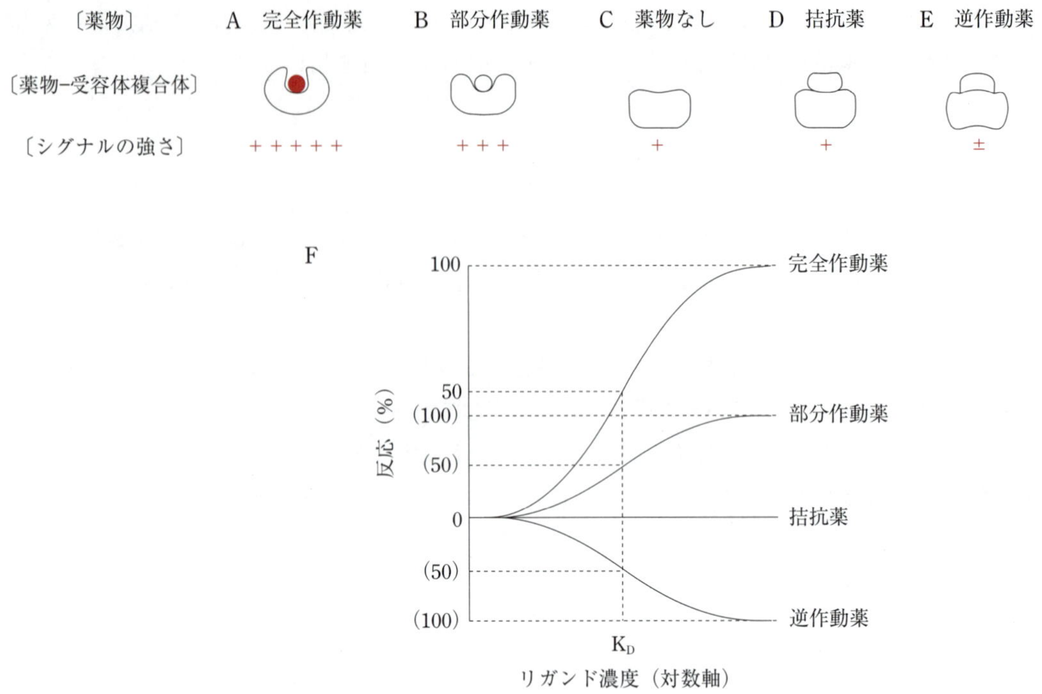

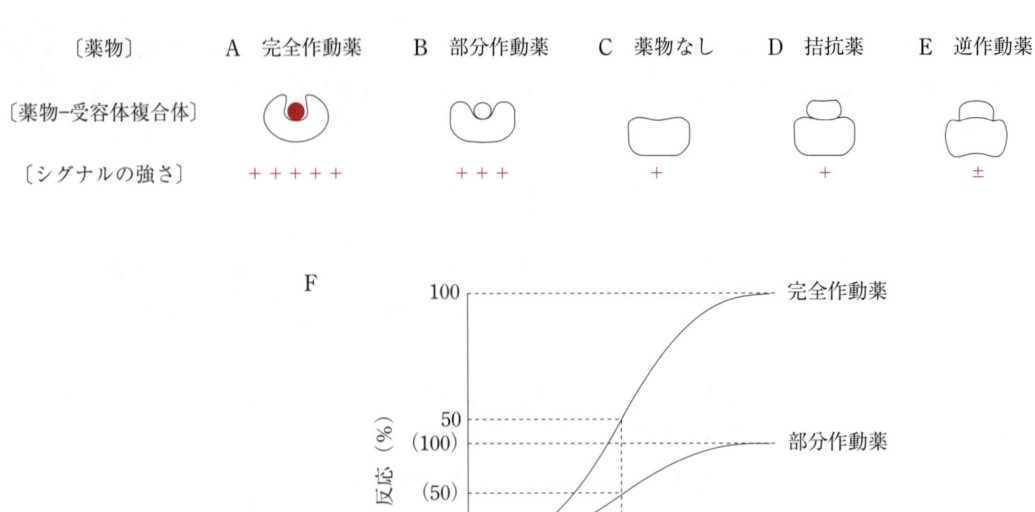

図 1-12　各種受容体作用薬の受容体に対する効果と濃度-反応曲線
　完全作動薬（A）とは固有活性（a_A）が1の薬物である．強いシグナルを発生し，最大反応を得ることができる．部分作動薬（B）は固有活性の強さによって最大反応が決まる．例えば，図中の部分作動薬のように $a_A = 0.4$ の場合，最大反応は完全作動薬の 40％ となる．拮抗薬（D）は，受容体の基礎活性（C）に影響を与えない．逆作動薬（E）の場合は，受容体の基礎活性を低下させる．

ことはできない．すなわち，活性化は部分的となる（図 1-12B）．拮抗薬の場合は，受容体に結合はするものの，受容体の立体構造を変化させないため，シグナルを発信することはできない（図 1-12D）．

　図 1-12F は，3 種のリガンドの濃度-反応曲線を示す．完全作動薬と部分作動薬の親和性が等しい（K_D が等しい）場合，部分作動薬の固有活性（a_A）を最大反応とする濃度-反応曲線が得られる．部分作動薬の存在下では，完全作動薬の作用は，部分作動薬が結合した分だけ減少する．競合的拮抗薬のいくつかは，部分作動薬としての性質をもつ．そのため，単独では弱い作動薬として作用し，完全作動薬が存在する場合には，拮抗薬として作用する．

b. 逆作動薬

　作動薬が存在しなくてもある程度の活性をもち，シグナルを発している受容体がある．このような活性を基礎活性 basal activity という．基礎活性を有する受容体に逆作動薬が結合すると，受容体はより不活性な状態に移行する．ある種の拮抗薬は，このような逆作動薬としての性質を有する．

1-4-3-4　細胞内情報伝達

（1）サイクリック AMP cyclic AMP（cAMP）

　cAMP は，細胞内情報伝達物質（セカンドメッセンジャー）という概念を導いた物質であり，それ故，これまでに最も広く研究されてきたセカンドメッセンジャーであるといえる．cAMP は，肝臓におけるグリコーゲン分解促進，心筋における陽性変時・変力作用，腎臓における水の再吸収促進，副甲状腺ホルモンによる血中 Ca^{2+} 濃度の上昇，副腎皮質ホルモンや性ホルモンの産生増加，平滑筋の弛緩，胃壁細胞における胃酸の産生増加など，種々の重要な生理機能の調節に関与している．

　cAMP は，アデニル酸シクラーゼの触媒作用により，ATP を基質にして生成される．アデニル酸シクラーゼには，少なくとも 10 種類のアイソザイムが存在しており，それぞれの活性はいくつかの異なる様式で調節されている．ある種のアイソザイムは，Gs の $\beta\gamma$ サブユニットにより活性化され，また Gi の $\beta\gamma$ サブユニットにより不活性化される．また別種のアイソザイムは，Ca^{2+} または Ca^{2+}-カルモジュリン複合体によって活性化される．

　cAMP の作用は，ほとんどが cAMP 依存性プロテインキナーゼ（A キナーゼ）の活性化を介する（図 1-13）．不活性型の A キナーゼは，各二量体の cAMP 結合（R）サブユニットと触媒（C）サブユニットが複合体を形成しており，それ故，酵素全体ではヘテロ四量体構造を取る．二量体

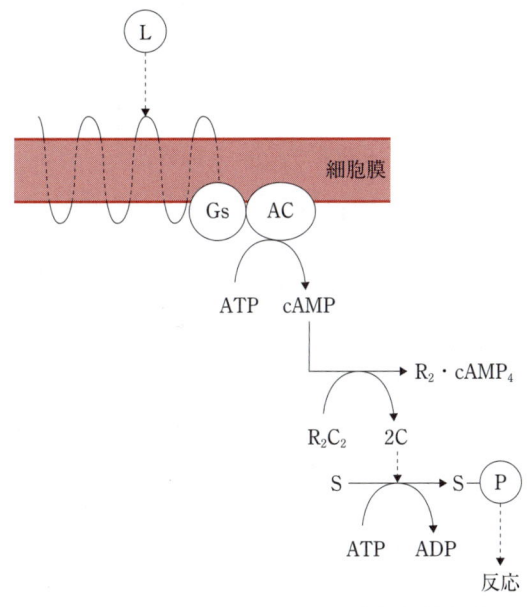

図 1-13　cAMP-A キナーゼ系の情報伝達
　Gs タンパク質と共役する G タンパク質共役型受容体（GPCR）に作動薬が結合するとアデニル酸シクラーゼ（AC）が活性化され，cAMP の産生が亢進して細胞内 cAMP 含量が増加する．すると，4 個の cAMP が cAMP 依存性プロテインキナーゼ（A キナーゼ）の 2 個の調節サブユニット（R）に結合し，2 個の触媒サブユニット（C）を解離させることで活性化し，種々標的タンパク質のセリン残基およびスレオニン残基がリン酸化される．その結果，標的タンパク質の機能が変化し，反応が引き起こされる．

のRサブユニットに4個のcAMPが結合すると，RサブユニットとCサブユニットが解離し，Cサブユニットは単量体となって活性化される．その結果，種々の標的タンパク質のリン酸化が起こる．Aキナーゼの基質には，肝臓のホスホリラーゼキナーゼ，心筋の電位依存性カルシウムチャネル，平滑筋のミオシン軽鎖キナーゼなどがある．

　cAMPの細胞内濃度を低下させる機序は，大きく2つに分けられる．その一番目は，環状ヌクレオチドホスホジエステラーゼ（PDE）による分解である．PDEには10種余りのアイソザイムが存在し，体内分布や環状ヌクレオチドに対する特異性が異なる．それらは，カフェイン，テオフィリン，テオブロミンなど，メチルキサンチン類の標的分子となっている．そして二番目は，細胞膜輸送タンパク質による細胞内からの排出である．これら両メカニズムにより，細胞内のcAMP濃度が低下すると，cAMPはセカンドメッセンジャーとしての役割を終える．

（2）Ca^{2+}

　Ca^{2+}もよく研究されているセカンドメッセンジャーである．細胞内遊離Ca^{2+}濃度は種々のカルシウムチャネル，すなわち（1）Gタンパク質，膜電位，K^+またはCa^{2+}自身によって開口確率が影響を受ける細胞膜にあるカルシウムチャネルと，（2）イノシトール1,4,5-三リン酸（IP_3）や骨格筋細胞の脱分極に反応する細胞内Ca^{2+}貯蔵部位の膜にあるカルシウムチャネルによって調節されている．細胞内遊離Ca^{2+}濃度が上昇すると，Ca^{2+}はカルモジュリン（CaM）と結合してこれを活性化し，Ca^{2+}-CaM依存性酵素を活性化する．1分子のCaMには，4個のCa^{2+}結合部位がある．

　受容体刺激によって生じるCa^{2+}を介する細胞の機能調節という点では，Gタンパク質共役型受容体のうち，Gqと共役する受容体が重要である．この受容体に作動薬が結合すると，ホスホリパーゼC（PLC）のアイソザイムであるPLC-βが活性化される．一方，Gタンパク質共役型ではないが，受容体型チロシンキナーゼが刺激を受けると，PLC-γが活性化される（図1-14）．PLCには全部で13種類のアイソザイムがあり，β，γ以外にも，δ，ε，ζ，およびηのギリシャ文字を添えた6つの型に分類されている．刺激される受容体の種類により，特異的なPLCが活性化される．

　PLCは，膜に微量に存在するホスファチジルイノシトール4,5-二リン酸（PIP_2）を加水分解し，IP_3とジアシルグリセロール（DG）という2種類のセカンドメッセンジャーを産生する（図1-14）．IP_3は，細胞質に拡散し，細胞内Ca^{2+}貯蔵部位に存在するIP_3受容体に結合して，その膜にあるカルシウムチャネルを開口させることにより，貯蔵部位から細胞質にCa^{2+}を放出させ，細胞内遊離Ca^{2+}濃度を上昇させる．一方DGは，細胞内遊離Ca^{2+}濃度を上昇させることはないが，細胞膜近傍で，Ca^{2+}およびリン脂質とともに，プロテインキナーゼC（PKC）を活性化する．PKCにも多くのアイソザイムが存在し，多彩な生理機能を担っている．

（3）サイクリックGMP（cGMP）

　GTPを基質として，グアニル酸シクラーゼの触媒作用により生成する．グアニル酸シクラーゼには可溶性酵素と膜結合性酵素が存在する．血管平滑筋に存在する可溶性酵素は，一酸化窒素（NO）により活性化され，様々なタンパク質のリン酸化と脱リン酸化を引き起こす．その中で，

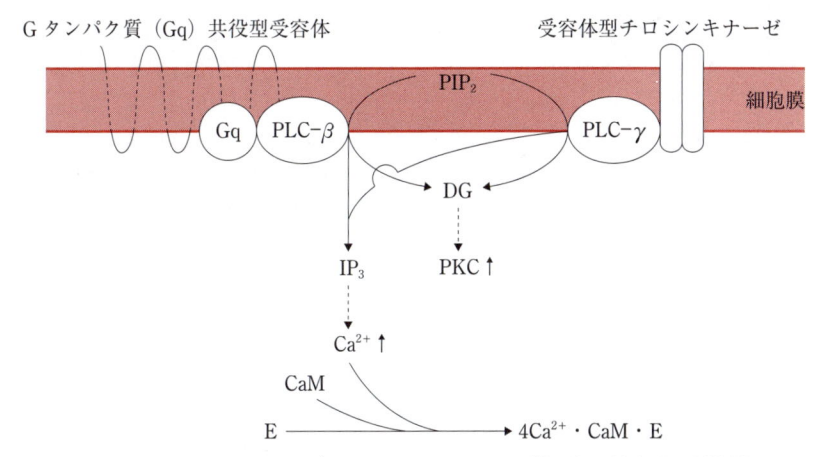

図1-14 ホスファチジルイノシトール-Ca²⁺系の情報伝達機構
Gqタンパク質共役型受容体刺激はホスホリパーゼC（PLC）-βを活性化し，受容体型チロシンキナーゼ刺激はPLC-γを活性化する．いずれのPLCアイソザイムもIP₃およびジアシルグリセロール（DG）を生成する．IP₃は細胞内遊離Ca²⁺濃度の上昇を引き起こし，またDGはプロテインキナーゼC（PKC）を活性化する．

ミオシン軽鎖キナーゼの脱リン酸化が重要視されており，血管拡張の主要な機序の一つと考えられている．

NOは，ムスカリン性アセチルコリン受容体やヒスタミンH₁受容体の刺激に伴って血管内皮細胞で産生され，強力な血管拡張作用を示すことから，以前は代表的な血管内皮由来平滑筋弛緩因子（EDRF）と見なされていた．しかし，現在では，NOは血管内皮細胞のみでなく，多くの細胞で多様な受容体刺激によって産生されることが示されていることから，NOはEDRFというよりは，普遍的な情報伝達物質と考えるべきである．機能が明確になっている生体内情報伝達物質の中で最小の分子である．また，ニトログリセリンなどのニトロ血管拡張薬は，分子内からNOを遊離し，可溶性グアニル酸シクラーゼを活性化して，cGMPの産生を増大させることによって薬効を現すことが明らかにされている．

膜結合性グアニル酸シクラーゼは，心房性ナトリウム利尿ペプチド（ANP）受容体の細胞内ドメインを構成する．ANPが結合すると，酵素が活性化され，cGMPの産生が亢進する．cGMPはcGMP依存性プロテインキナーゼを活性化し，様々な標的タンパク質をリン酸化して細胞機能を変化させる．

（4）情報伝達系のクロストーク

受容体刺激は，直接的に，または一連の情報伝達系の中間に存在するタンパク質（トランスデューサータンパク質）の機能変化を介して間接的に，細胞内の最終的な標的である効果器タンパク質の機能に影響を及ぼす．トランスデューサータンパク質は，しばしばセカンドメッセンジャーやイオンの細胞内濃度調節に関与する酵素または輸送タンパク質である．

各種受容体の効果器タンパク質やトランスデューサータンパク質は，受容体の種類に応じて，特異的なものが用意されているわけではない．化学的に関連のない多数の内因性リガンドに対する受容体系が，同じトランスデューサータンパク質，セカンドメッセンジャー，そして効果器を

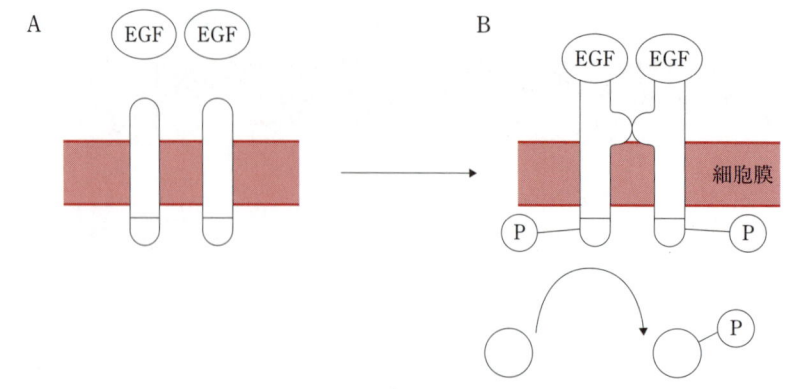

図1-15　EGF受容体の活性化機構

EGF受容体は細胞内にチロシンキナーゼ活性を有する1回膜貫通型受容体である（A）．受容体に内因性リガンド（EGF）が結合すると，二つの受容体分子が会合して二量体となる（B）．受容体の細胞内領域にあるチロシンキナーゼが活性化され，互いに対をなすもう一方の受容体分子中のチロシン残基をリン酸化する（自己リン酸化）．その結果，リン酸化チロシンを認識する特異的な標的タンパク質が会合し，標的タンパク質のチロシン残基がリン酸化されて，シグナルの伝達が起こる．

共有している．異なった受容体が，それぞれの調節機能を発揮するのに比較的少ない生化学的機構しか利用しておらず，またそれら数少ない生化学的機構にすら共通の情報伝達分子を共有しているという事実は，効果器およびトランスデューサータンパク質が情報を統合するという役割を担っていることを示唆している．

一方，別種の受容体刺激によって生じた別系統の細胞内情報伝達経路は，代謝活性の変化を通じて相互に影響を及ぼし合っている．例えば，cAMP系の情報伝達経路とPLC系の情報伝達経路は種々の細胞内で相互に影響を及ぼし合っているが，その様式は細胞によって異なり，互いに拮抗的に働く場合もあれば，相加的・相乗的に働く場合もある．血管では，PLC系は平滑筋を収縮させるが，cAMP系はそれを弛緩させる．一方，肝臓では，両者ともにグリコーゲン分解を促進する．

このように，種々の情報伝達系が機能することによって生じる細胞内の環境変化が，直接・間接にそれぞれの情報伝達系の機能に影響を及ぼし合う現象をクロストークという．

（5）プロテインキナーゼ

受容体が細胞内に発生するシグナルは，種々のプロテインキナーゼの活性化を伴う．プロテインキナーゼは，リン酸化するアミノ酸残基の違いにより2種類に分類される．1つはセリン・スレオニンキナーゼであり，タンパク質分子のセリン残基およびスレオニン残基をリン酸化する．もう1つはチロシンキナーゼであり，タンパク質分子のチロシン残基をリン酸化する．GPCRの脱感作，すなわち受容体刺激後に生じる受容体シグナル減弱のメカニズムの1つに，受容体タンパク質分子のセリン残基およびスレオニン残基のリン酸化がある．また，受容体型チロシンキナーゼに内因性リガンドが結合すると，複数の受容体分子が会合して集合体を作り，受容体分子内に存在するチロシン残基がリン酸化される（自己リン酸化*）．その結果，プロテインキ

---

* 通常，この現象は「自己リン酸化」と呼ばれているが，刺激を受けた受容体が，自分自身の分子内にあるチロシン残基をリン酸化するわけではない．会合した複数の受容体分子が，隣接する受容体分子中のチロシン残基を相互にリン酸化し合うので，相互リン酸化と呼ぶべきであろう．

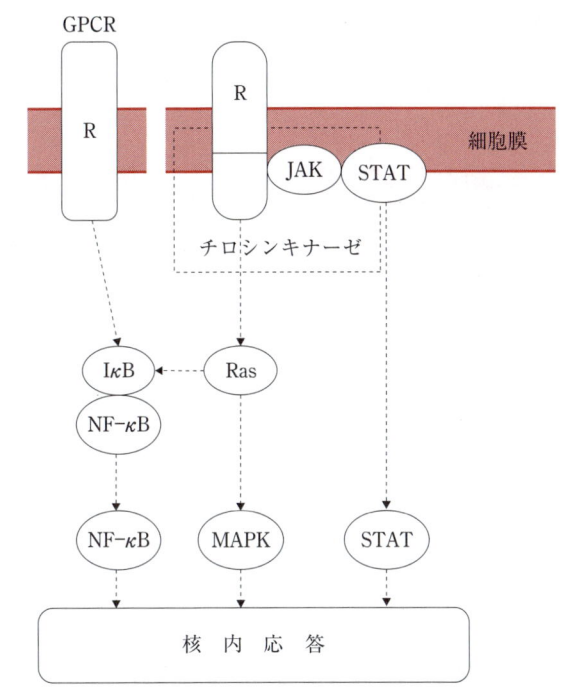

図 1-16　種々のチロシンキナーゼシグナル
チロシンキナーゼ活性化による最も主要なシグナル伝達経路は，低分子量 G タンパク質を介して，MAP キナーゼカスケードを活性化する経路である．その他の経路として，JAK-STAT 経路やチロシンキナーゼ系と G タンパク質共役型受容体（CPCR）系の両方で活性化される NF-κB 経路がある．

ナーゼとしての活性が上昇し，受容体以外の種々標的タンパク質のリン酸化も引き起こす（図 1-15）．受容体から内因性リガンドが解離すると，徐々にリン酸化された受容体タンパク質の脱リン酸化が進み，プロテインキナーゼとしての活性は低下する．

　細胞が異なれば，発現している受容体やトランスデューサー，効果器などの種類や量は異なる．そのため，同じ薬物が作用しても得られる反応は細胞によって異なる．

a. チロシンキナーゼ

　チロシンキナーゼが活性化されてタンパク質分子内のチロシン残基がリン酸化されると，これにリン酸化チロシンを認識する特異的な領域を有する種々のアダプタータンパク質が会合する．このような領域には，SH2（Src-homology-2）領域，PTB（phosphotyrosine binding）領域，SH3 領域，PH 領域などがある．チロシンキナーゼシグナルにより PLCγ の活性化が引き起こされるが，PLCγ は 2 個の SH2 と 1 個の SH3 を有する．

b. 低分子量 GTP 結合タンパク質（低分子量 G タンパク質）

　細胞内には，分子量 21kDa 前後の単量体 GTP 結合タンパク質ファミリーが存在する．これらは三量体 G タンパク質の約半分の大きさであるため，低分子量 G タンパク質と呼ばれる．
　次の 5 種類のサブファミリーに分類され，いずれもチロシンキナーゼシグナルにより活性化される．i) Ras ファミリー（Ras, Ral, Rap など），ii) Rho ファミリー（Rho, Rac, Cdc42 など），

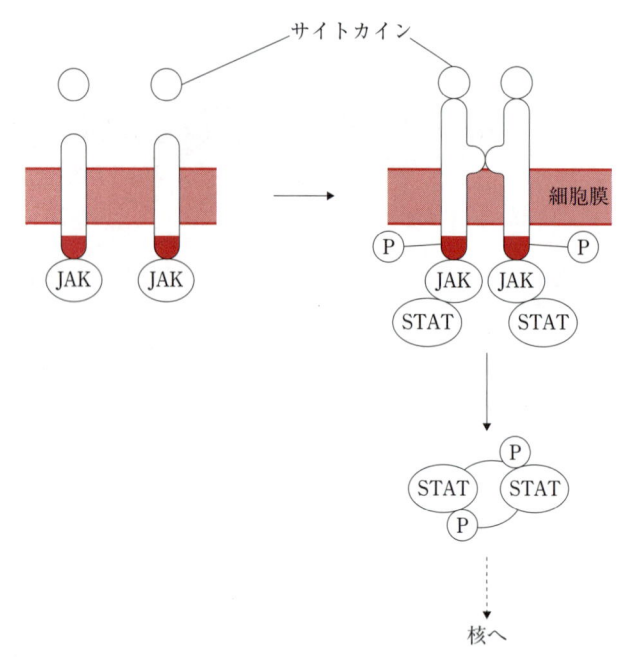

図 1-17 サイトカイン受容体のシグナル伝達機構
サイトカイン受容体は受容体分子内にチロシンキナーゼ活性をもたない．サイトカインが受容体に結合していないとき，サイトカイン受容体は JAK（Janus kinase）というチロシンキナーゼと結合している．サイトカインが受容体に結合すると JAK が活性化され，STAT をリン酸化する．リン酸化 STAT は二量体を形成して細胞の核内に移行し，特定の遺伝子転写を亢進させる．

iii) Rab ファミリー（多くの Rab），iv) Arf ファミリー，v) Sar1, Ran などが存在する．Ras は細胞の増殖・分化に関与しており，その下流には MAP（mitogen-activated protein）キナーゼがある（図 1-16）．MAP キナーゼは，NF-κB や STAT と同様に，活性化されると核内に移行して，細胞増殖・分化の調節や遺伝子の転写調節を行う．

c. JAK-STAT

JAK-STAT は，サイトカイン受容体シグナルを核内に伝える（図 1-17）．受容体は内因性リガンドが存在しない時，JAK（Janus kinase）と複合体を形成しているが，リガンドが受容体に結合すると JAK のチロシンキナーゼが活性化され，受容体分子のチロシン残基がリン酸化される．すると，リン酸化された受容体に STAT（signal transducers and activator of transcription）タンパク質が結合する．STAT タンパク質は，リン酸化されて二量体を形成し，核内に移行して遺伝子の転写調節を行う（図 1-17）．

d. NF-κB（nuclear factor for κ-chain gene in B cells）

NF-κB は，不活性状態のときは，IκB と複合体を形成しているが，チロシンキナーゼシグナルおよび G タンパク質共役型受容体（GPCR）シグナルにより複合体が解離することで NF-κB が活性化され，核内に移行して，遺伝子転写因子として機能する（図 1-16）．

1-4-4　受容体以外の標的分子

1-4-4-1　酵　素

　最も多くの医薬品の標的となっている生体内分子は受容体（内因性リガンド受容体）であるが，それに次いで多いのは酵素である．そして，酵素を標的とする薬物のほとんどは，酵素阻害薬であり，疾病によって生じた過剰な酵素活性を抑制することで体内を正常化する．
　薬物が酵素を活性化して薬効を発揮する珍しい例に，ジヒドロ葉酸還元酵素活性化薬のメトトレキサートがある．

1-4-4-2　イオンチャネル

　イオンチャネルは，そこを通るイオンの電荷に従ってカチオンチャネル（Na^+, K^+, Ca^{2+}）とアニオンチャネル（Cl^-）に大別される．また，チャネルの開閉機構に従って，リガンド作動性チャネルと電位依存性チャネルに分類される．前者は，チャネル内蔵型受容体（前述）であり，ニコチン性アセチルコリン受容体，グルタミン酸受容体，P2X受容体，GABA受容体などがある．また，GPCRのセカンドメッセンジャーであるcAMPおよびcGMPにより調節される細胞内サイクリックヌクレオチド作動性チャネルやIP_3で開口が促進される．IP_3受容体作動性Ca^{2+}チャネルが存在する．後者の電位依存性チャネルには，Na^+, K^+, Ca^{2+}の3種が存在する．

（1）Na^+チャネル

　Na^+濃度は細胞外で高く（125〜140 mM），細胞内で低い（約5 mM）．このNa^+の細胞内外の濃度勾配は，能動輸送系トランスポーターであるナトリウムポンプ（Na^+, K^+-ATPase）の働きによって形成されている．
　電位依存性Na^+チャネルは，神経細胞や骨格筋細胞，心筋細胞に多く分布しており，これらの細胞では，膜電位の脱分極があるレベル（閾値）に達すると，電位依存性Na^+チャネルの透過性が急激に増大して活動電位が発生する．このような性質をもった細胞を，興奮性細胞と呼ぶ．
　電位依存性Na^+チャネルは，擬似四量体構造を取り，各擬似単量体は6個の膜貫通領域をもつ高分子量（約26万）のαサブユニット（図1-18）と，小さなβサブユニットとで構成される．細胞によりサブタイプが存在し，フグ毒は神経細胞と骨格筋細胞のチャネルを抑制する．

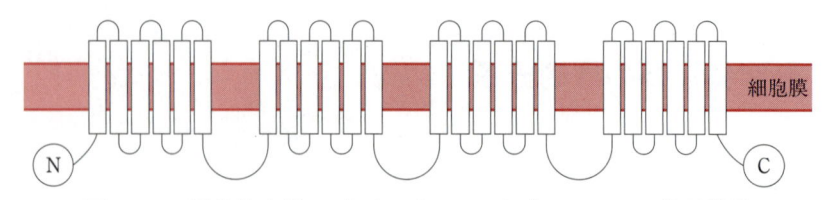

図 1-18　電位依存性 Na⁺ チャネル α サブユニットの分子構造
電位依存性 Na⁺ チャネルのチャネル構造は，分子量が約 26 万の α サブユニットにより構成される．

（2）Ca²⁺ チャネル

 Na⁺ 濃度と同様に，Ca²⁺ 濃度も細胞外に比べて細胞内で低いが，Ca²⁺ の場合，この濃度差は極めて大きく，細胞内外で 10,000～100,000 倍もの差がある．また，細胞内小器官である小胞体には，高濃度の Ca²⁺ を貯蔵する能力があり（細胞内 Ca²⁺ 貯蔵部位），骨格筋や心筋，ある種の平滑筋において，細胞内遊離 Ca²⁺ 濃度の調節に重要な役割を演じている．細胞膜と小胞体膜には，Ca²⁺ を能動的に輸送するカルシウムポンプ（Ca²⁺-ATPase）があり，その働きによって非刺激時の細胞内遊離 Ca²⁺ 濃度は低く保たれている．

 細胞内遊離 Ca²⁺ 濃度は，細胞外からの流入と細胞内 Ca²⁺ 貯蔵部位からの放出により 10～100 倍程度上昇する．その結果，Ca²⁺ は特異的な Ca²⁺ 結合タンパク質（Ca²⁺ 受容体）に結合することができるようになり，細胞の種類に応じて多様な生体機能（筋収縮，神経伝達物質・ホルモン・オータコイドなどの生理活性物質の分泌，細胞運動，代謝，免疫機能など）を引き起こす．現在では，細胞内遊離 Ca²⁺ 濃度の変化は，Ca²⁺ の結合により蛍光波長の変化を来す色素で可視化することができ，刺激に対応して Ca²⁺ 濃度が細胞質を波のように広がって上昇していく Ca²⁺ ウェーブや，Ca²⁺ 濃度が高低を繰り返す Ca²⁺ オシレーションなどの現象が見いだされている．

a. 電位依存性 Ca²⁺ チャネル

 電位依存性 Ca²⁺ チャネルの分子構造は，電位依存性 Na⁺ チャネルの α サブユニットと類似の擬似四量体構造を有する大型タンパク質の $α_1$ サブユニットと，サイズの小さな $α_2$，β および γ サブユニットで構成される．$α_1$ サブユニットの構造の違いにより若干機能が異なり，L，P/Q，N，T および R 型の 5 種類に分類されている．

 骨格筋，心筋，平滑筋の細胞膜には主として L 型チャネルが発現し，筋収縮に関連する Ca²⁺ の細胞外からの流入に重要な役割を果たしている．ジヒドロピリジン系などのカルシウムチャネル遮断薬の標的分子は，この L 型チャネルである．神経終末の細胞膜には N 型チャネルが発現しており，神経興奮による神経伝達物質の遊離（興奮分泌連関）に関与している．

 骨格筋では，素早い収縮を起こすために，極めて短時間のうちに大量の Ca²⁺ を動員しなければならない．そのために，骨格筋には，細胞膜が細胞内に深く貫入した横行小管系と細胞内 Ca²⁺ 貯蔵部位である筋小胞体との間の迅速な連携を可能にする，筋小管系という複雑な構造が存在する．すなわち，横行小管系の L 型チャネから細胞内に流入した Ca²⁺ は，隣接する筋小胞体のリアノジン受容体に内蔵される Ca²⁺ チャネルを開口させ，そこから筋原線維に向けて大量の Ca²⁺ を遊離させる．その結果，速やかに筋収縮が引き起こされる．心筋でも類似のメカニズ

ムが機能しており，細胞外から流入した Ca^{2+} が筋小胞体からの Ca^{2+} 遊離を促進して，収縮を引き起こす．どちらの場合も，筋収縮を引き起こすのは，L型チャネルから細胞内に流入した Ca^{2+} ではなく，筋小胞体から遊離された Ca^{2+} である．このように，Ca^{2+} によって Ca^{2+} 遊離が引き起こされるメカニズムを，Ca^{2+} 誘発性 Ca^{2+} 遊離 Ca^{2+}–induced Ca^{2+} release という．

b. 受容体作動性 Ca^{2+} チャネル

ホスホリパーゼCを活性化するGタンパク質共役型受容体は，細胞内 Ca^{2+} 濃度を上昇させるので Ca^{2+} 動員受容体とも呼ばれる．これらのGタンパク質共役型受容体と受容体型チロシンキナーゼは，いずれも PLC を活性化して細胞内 IP_3 濃度を上昇させる．細胞内小器官の小胞体には IP_3 受容体が存在し，受容体内に Ca^{2+} チャネルを内蔵する．細胞内 IP_3 濃度の上昇によって引き起こされる IP_3 受容体の刺激は，この Ca^{2+} チャネルを開口させる．その結果，小胞体内に貯蔵されている Ca^{2+} が細胞質内に放出され，細胞内遊離 Ca^{2+} 濃度が上昇する（IP_3 誘発 Ca^{2+} 遊離 IP_3–induced Ca^{2+} release）．細胞内 Ca^{2+} 貯蔵部位の Ca^{2+} が枯渇すると，細胞外から Ca^{2+} が流入して，細胞内 Ca^{2+} 貯蔵部位に Ca^{2+} を充填する．この Ca^{2+} 充填を行う細胞膜の Ca^{2+} チャネルを，ストア共役型 Ca^{2+} チャネルと呼ぶ．このチャネルは，受容体作動性 Ca^{2+} チャネルの機能を有すると考えられるが，その分子構造は明らかにされていない．

（3）K^+ チャネル

細胞内外の K^+ 濃度は，Na^+ 濃度とは逆に，細胞内で高く，細胞外で低い．この細胞膜を挟んだ K^+ の濃度勾配もまた，ナトリウムポンプの働きによって維持されている．細胞の状態にもよるが，一般に，細胞膜にある K^+ チャネルが閉じると細胞の膜電位は脱分極し，開口すると過分極する．

a. 電位依存性 K^+ チャネル

電位依存性 K^+ チャネルは，心筋細胞や神経細胞など，興奮性細胞の細胞膜に発現している．膜電位の脱分極により開口し，活動電位の持続時間や頻度を調節する．電位依存性 K^+ チャネルは，6個の膜貫通領域をもつタンパク質の四量体である．不整脈治療薬のうち，Ⅲ群薬はこのチャネルを主要な標的としており，開口を抑制することで薬効を現す．

b. 内向き整流性 K^+ チャネル

ATP 感受性 K^+ チャネルやGタンパク質制御性 K^+ チャネルなどがある．ATP 感受性 K^+ チャネルは，心筋，骨格筋，平滑筋，神経細胞，膵 β 細胞などに存在しており，細胞内 ATP 濃度の上昇により開口する．Gタンパク質制御性 K^+ チャネルは心筋細胞に存在する．副交感神経が興奮すると神経終末からアセチルコリンが遊離され，心筋の M_2 ムスカリン性アセチルコリン受容体を刺激する．すると，Gタンパク質から $\beta\gamma$ 複合体が解離し，Gタンパク質制御性 K^+ チャネルを活性化し，心筋細胞は過分極する．その結果，心筋の興奮性が低下し，徐脈が現れる．

1-4-4-3　構造タンパク質

コルヒチンとチュブリンとの関係のように，構造タンパク質が薬物の標的分子となることもある．

1-5　薬の体内動態

臨床の場で薬を用いる場合，薬効や副作用の現れ方は，体内の各部位に分布する薬の濃度で決まる．どのような濃度で標的分子と相互作用をするかが薬効の強さを決め，またそれ以外の分子とどのような相互作用をするかで副作用の内容と程度が決まる．したがって，医薬品の適正使用という観点から，投与された薬が体内でどのような消長を辿るかを知ることは極めて重要である．また，薬の体内動態に関する知識は，新しい医薬品の創製の場でも大いに役に立つ．本項では，薬理学を学ぶ者に必要な薬物動態学の基礎を解説する．

1-5-1　投与経路

薬の投与経路には，大きく分けて2つある．消化管内投与と非消化管内投与である．投与経路は，極性などの薬物の性状と治療目的によって決められる．

1-5-1-1　消化管内投与

ここでいう消化管とは，口腔から直腸までを指す．したがって，消化管内投与には次の3つの方法がある．
① 舌下投与：薬物を舌下に留めおくことにより，口腔粘膜に分布する毛細血管網から薬を吸収する方法である．薬は直接体循環に入るため，胃酸や消化酵素の影響を受けやすい薬の投与経路として有用である．
② 経口投与：最も一般的かつ簡便な薬物の投与経路である．ただ，この方法では，薬が組織に到達するまでに複雑な過程を経るため，薬効変動の幅が大きい．胃から吸収される薬もあるが，多くの場合，小腸が主な吸収の場となる．胃や小腸から吸収された薬は門脈循環に入るため，全身に分布する前に肝臓を通過する．小腸にも薬物代謝活性が認められており，小腸と肝臓における初回通過効果により，効果が減弱する薬が多い．また，消化管内容物の有無によって，薬の吸収が影響を受ける．
③ 直腸内投与：直腸から流れ出る血液の約半分は門脈に入らないため，肝臓における初回通過効果をかなり回避することができる．直腸内投与は，嘔吐している患者や意識のない患者にも適用できる．

1-5-1-2　非消化管内投与

　非消化管内投与は，消化管から吸収されにくい薬や速効性が必要な場合に用いられることが多い．血管内（静脈内または動脈内），筋肉内，および皮下への注射のほか，吸入や経皮的投与などがある．

　① 血管内投与：静脈内投与が最も一般的である．静脈内投与の場合，薬は直接血液中に注入されるため，正確な血中濃度のコントロールが可能であり，また効果の発現は速やかである．しかし，誤って投与した過剰な薬を回収することができない，細菌感染や溶血を引き起こすことがある，などの欠点がある．動脈内投与の場合も，ほぼ同様である．

　② 筋肉内投与：敢えて筋肉内という投与経路が選択される薬に，エチレングリコールなどの水以外の媒体に薬を懸濁したデポ製剤がある．デポ製剤は，薬を長期間にわたって持続的に供給する目的で使用される．血管内投与の場合とは異なり，組織液から血管内へという吸収の過程がある．

　③ 皮下投与：皮下投与にも吸収の過程が必要なので，静脈内投与よりも効果の発現が遅い．吸収速度は，皮下に分布する血管の血流量に依存する．

　④ 吸入投与：薬を吸入すると気道粘膜と肺の上皮から速やかに吸収されるため，静脈内投与に近い速効性が得られる．ガス状の薬や，エアロゾルとして噴霧することのできる薬がこの経路を利用できる．喘息患者にとっては，薬が直接作用部位に達するため，全身的な副作用を最小限に抑えることができるという利点がある．ただ，その場合は，薬は局所適用となる．

　⑤ 鼻腔内投与：尿崩症治療薬のデスモプレシンや骨粗しょう症治療薬のサケ・カルシトニンが鼻腔内に投与される．

　⑥ 髄腔内投与および脳室内投与：急性リンパ性白血病治療薬のメトトレキサートは，脳脊髄液中に直接注入される．

　⑦ 経皮的投与：薬物を含んだ経皮パッチを皮膚に貼付したり軟膏やクリームを皮膚に塗布することなどにより薬を皮膚からゆっくりと吸収させる．数時間～1日程度の緩和で持続的な全身作用が期待できる．

1-5-2　吸　収

　薬の吸収とは，薬が投与部位から循環血液中に移行することである．虫さされによるかゆみを軽減する軟膏のように，適用された局所で作用する薬もあるが，多くの薬は吸収されて全身に分布し，作用部位にある標的分子に結合して薬効を現す．したがって，血管内に投与される場合を除いて，薬は必ず吸収の過程を経て作用部位に到達する．本項では，経口投与された薬の吸収を例に，そのメカニズムを解説する．

1-5-2-1　細胞膜の通過

　薬が消化管内から循環血液中へ移行するためには，2つの細胞を通過しなければならない．例

えば，小腸における吸収の場合は，腸液内に溶解している薬は，まず小腸上皮細胞を通過して，組織液に移行しなければならない．一般に，細胞を通過するということは，2枚の細胞膜を通過するということである．そして，その後，血管内皮細胞を通過して循環血液中に入る必要がある．ただ，血管内皮細胞間の接合部にはスリット・ジャンクション（細孔）があるため，分子量が1,500程度までの小分子はそこを通過することができる．したがって，多くの薬にとって，血管内皮の通過は大きな障壁とはならない．また，水溶性の薬の中には，細胞膜の水チャネルを通るものがある．

細胞膜を通過するメカニズムには，受動拡散と能動輸送がある．

（1）受動拡散

細胞膜は脂質でできているので，薬が受動拡散，すなわち濃度勾配に従って受動的に細胞膜を通過するためには，その構成成分である脂質に溶解しなければならない．すなわち，薬にある程度の脂溶性がないと，受動拡散によって細胞膜を通過することができない．ただし，細胞膜の脂質に溶解するためには，それ以前に細胞を取巻いている細胞外液，すなわち水に溶けている必要がある．したがって，受動拡散によって細胞膜を通過するためには，適度な脂溶性と水溶性を兼ね備えている必要がある．それ故，4級アンモニウムのように常時イオン化した薬や，極端に水溶性の低い薬は，細胞膜を通過することができない．

ほとんどの医薬品は弱酸性または弱塩基性であるため，体内のpHによって，解離度が大きく影響を受ける．pHがわかれば，薬の解離型と非解離型の比は，Henderson-Hasselbalchの式で求めることができる．

酸性化合物の場合：log（非解離形の酸 / 解離形の酸）= pK_a − pH
塩基性化合物の場合：log（解離形の酸 / 非解離形の酸）= pK_a − pH

受動拡散はトランスポーター（輸送体）を介さないため，薬に対する特異性はなく，また飽和性を示さない．多くの薬は，この機構で細胞膜を通過する．

（2）能動輸送

脂溶性が低いにもかかわらず，消化管から効率よく吸収される薬がある．このような薬は，ペプチドやビタミンなどを輸送するトランスポーターにより吸収される．トランスポーターを介する輸送はエネルギー依存性であり，直接的または間接的にアデノシン三リン酸（ATP）を加水分解して得られるエネルギーを利用する．

能動輸送は，薬を濃度勾配に逆らって移動させることができる．この過程はトランスポーターの数が限られているため飽和性を示す．

1-5-3 分 布

薬が薬効を現すためには，標的分子に結合しなければならない．そのためには，薬の分子が標的分子が存在する場所に到達する必要がある．薬は投与された部位から吸収されて全身循環に乗るが，そこからさらに可逆的に血管外に出て，各臓器・組織の細胞外液や細胞質，細胞内構造な

どとの間に平衡状態を形成する．これを分布という．

薬の分布は，全身の臓器で一様ではなく，また薬の種類によってもその様子は異なる．主に次の4つの因子が，薬の分布に大きな影響を及ぼす．

　1）血流量の多少：脂溶性の薬の分布を左右する主要な因子である．

　2）毛細血管の性質：例えば，小腸の毛細血管と脳の毛細血管とでは，薬の通過しやすさは大きく異なる．小腸など，多くの末梢の毛細血管内皮細胞がスリット・ジャンクションという緩い結合構造を有するのに対し，脳や網膜，胎盤，精巣などの毛細血管内皮細胞はタイト・ジャンクションという緻密な結合構造を有し，薬の透過を妨げるバリアとなっている．また，各種トランスポーターの発現も異なる．

　3）タンパク質への結合：薬によって，血漿中や組織中のタンパク質への結合率は大きく異なる．タンパク質に結合した薬は毛細血管のスリット・ジャンクションを通ることができず，また標的分子に結合することができない．細胞外液中にも薬を結合するタンパク質が存在する．

　4）薬の化学構造：脂溶性，トランスポーターへの親和性，タンパク質への結合のしやすさなどは，薬の化学構造によって決まる．

1-5-4　代　謝

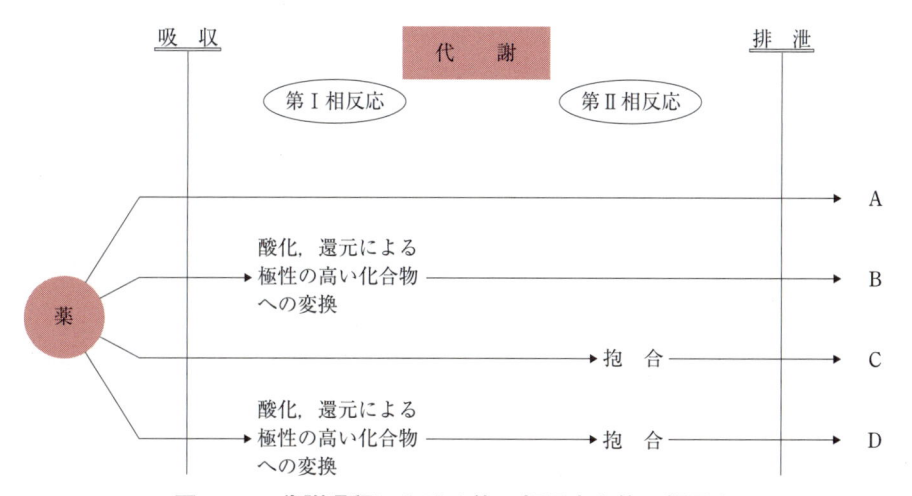

薬の作用は，代謝によって，また尿中や胆汁中への排泄によって，活性体の濃度が低下することで減弱し，最終的には消失する．薬が代謝される主な臓器は肝臓であるが，肝臓以外の特定の臓器で代謝される薬もある．薬の代謝は第Ⅰ相反応と第Ⅱ相に分けることができ（図1-19），前者では酸化反応を触媒するシトクロムP450と呼ばれる薬物代謝酵素群（CYPと略記される）が，また後者では抱合反応を触媒するUDP-グルクロン酸転移酵素などが重要な役割を演じている．

図1-19　代謝過程における第Ⅰ相反応と第Ⅱ相反応
薬によって，代謝を受けずに排泄されるもの（A），第Ⅰ相反応のみを受けるもの（B），第Ⅱ相反応のみを受けるもの（C），そして第Ⅰ相反応および第Ⅱ相反応を受けるもの（D）がある．

1-5-4-1　第Ⅰ相反応

　主として水酸基（-OH）などの官能基を導入したりする酸化反応により，極性の低い分子を極性の高い分子に変換する反応である．P450は還元反応を触媒することもある．薬の水溶性を高めることにより，腎臓からのより速やかな排泄を促す．第Ⅰ相反応は多くの薬の活性を減少させるが，薬によっては活性が増大する場合もある．薬の消化管吸収増大や胃腸障害軽減を目的として，敢えて代謝物が活性を持つように薬の構造を設計することがある．代謝されて活性を現すようになる薬をプロドラッグ prodrug という．

　P450には多くのイソ酵素が存在し，各分子種はCYP2D6やCYP3A4のように略記される．各分子種の薬に対する特異性は低く，通常，各分子種は種々の薬を代謝する．また，一つの薬が複数の分子種で代謝されることもまれではない．P450の基質となる薬の中には，その活性を阻害したり，誘導したりするものがある．酵素阻害が起こると薬の代謝が遅延するため，通常量では過量となるおそれがある．一方，酵素誘導が起こると薬の代謝が促進されるため，通常量では薬効が期待できなくなる可能性がある．いずれにしても，薬物治療学的には好ましくない現象である．このような相互作用を回避するためには，薬を併用する時は，それぞれの薬がP450に対してどのような影響を及ぼすかをチェックしておかなければならない．

　第Ⅰ相反応には，P450以外の酵素による酸化，還元，加水分解の反応も含まれる（表1-1）．

表1-1　第Ⅰ相反応

反応の種類	反応を受ける薬物
シトクロムP450依存性酸化反応 　　芳香族水酸化	フェノバルビタール，プロプラノロール，フェニルブタゾン，フェニトイン
アルキル炭素水酸化	イブプロフェン，ペントバルビタール，ジギトキシン
脱アルキル化	モルヒネ，カフェイン，コデイン，6-メルカプトプリン
窒素原子酸化	アセトアミノフェン，ニコチン
硫黄原子酸化	シメチジン，クロルプロマジン
脱アミノ化	アンフェタミン，ジアゼパム
脱硫化	チオペンタール，パラチオン
シトクロムP450非依存性酸化反応	アミトリプチリン，クロルプロマジン，アドレナリン，エタノール
還元反応	ダントロレン，クロラムフェニコール，ナロキソン
加水分解	スキサメトニウム，プロカイン，アスピリン，プロカインアミド，リドカイン，インドメタシン

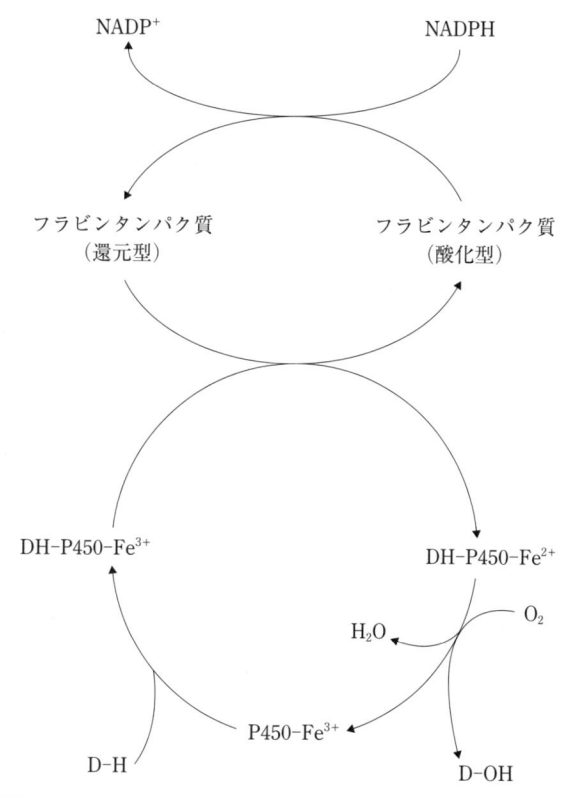

図 1-20 シトクロム P450 薬物代謝酵素群の反応機構
薬物代謝の第Ⅰ相反応において，シトクロム P450 とフラビンタンパク質により酸化反応が触媒される．

1-5-4-2 第Ⅱ相反応

　薬の中には，そのままの形で，あるいは第Ⅰ相代謝反応を受けた後に，抱合反応を受けるものがある．これを第Ⅱ相反応という．抱合反応とは，薬に生体内成分またはその一部を結合させる合成反応である．表 1-2 に示されているように，第Ⅱ相反応には種々あるが，最も一般的かつ重要なのはグルクロン酸抱合でああある．

　もし第Ⅰ相反応の代謝物の極性が充分に高いなら，速やかに腎から排泄される．しかし，その極性が充分に高くない場合，すなわち脂溶性が高い場合は，一旦，腎糸球体でろ過されたり尿細管から分泌されても，尿細管から再吸収されて体内に戻ってしまう．抱合体になると水溶性が著しく高まるため，尿中や胆汁中に排泄されやすくなる．まれにではあるが，抱合によって薬効や毒性が増強される場合もある．

　第Ⅱ相反応は，必ずしも第Ⅰ相反応の後に起こるとは限らず，第Ⅱ相反応を先に受ける薬もある．

表 1-2　第Ⅱ相反応

抱合反応	抱合反応物質	抱合反応酵素
グルクロン酸抱合	UDP-グルクロン酸	UDP-グルクロン酸転移酵素
アセチル抱合	アセチル CoA	アセチル転移酵素
グルタチオン抱合	グルタチオン	グルタチオン S-転移酵素
グリシン抱合	グリシン	アセチル CoA グリシン転移酵素
硫酸抱合	ホスホアデノシン，ホスホ硫酸	硫酸転移酵素
メチル抱合	S-アデノシルメチオニン	メチル転移酵素

1-5-5　排　泄

　腎臓から尿中への排泄は，体内からの薬とその代謝物の消失に最も重要な経路である．糞中に排泄されるものもあるが，その主なものは消化管内に投与されて吸収されなかった薬と，胆汁中に分泌された薬の代謝物である．薬の乳汁中への排泄は乳児への影響という点で注意を要する．肺からの排泄は，吸入麻酔薬の消失において重要である．

1-5-5-1　尿中排泄

　尿中排泄には糸球体ろ過，能動的な尿細管分泌，受動的な尿細管再吸収の3つの過程がある．

（1）糸球体ろ過

　糸球体では，血液成分の分子量 5,000 以下の物質がろ過される．タンパク結合した薬はろ過されないため，糸球体でろ過される薬（およびその代謝物）の量は，糸球体ろ過速度（糸球体血流量に比例）と薬の血漿タンパク質への結合率に依存する．このことは，タンパク結合率の高い薬は，体内からの消失に長時間を要するということを意味している．

（2）尿細管分泌

　近位尿細管には，各種トランスポーターを介した，尿細管腔内への能動的な薬の分泌経路がある．一般に，これらのトランスポーターは化学構造に対する特異性が低く，一つの種類のトランスポーターが多様な薬や生体内物質，その代謝物などを輸送する．そのため，同じトランスポーターで運ばれる物質が同時に血中に存在すると，分泌の競合が起こる．その結果，薬の排泄が遅延し，予期せぬ薬の副作用が現れることがある．
　薬の膜輸送に関連するトランスポーターは，表 1-3 に示されているように，一次性能動輸送を示す ABC（ATB-binding cassette）型と二次性能動輸送を示す SLC（solute carrier superfamily）型に大別され，後者はさらに5つのグループに分類される．これらのトランスポーターは，脂溶性の低い薬の排出と取込みという膜を横切る移動に，重要な役割を果たしている．

表1-3 トランスポーターの分類と輸送される薬

分類		略称	輸送される薬物の例
ABC型	多薬排出トランスポーター	MDR	シクロスポリン，タクロリムス，ジゴキシン，ベラパミル
		MRP	グルクロン酸抱合体，硫酸抱合体，グルタチオン抱合体
		BSEP	胆汁酸
		BCRP（ABCP）	メトトレキサート
SLC型	有機アニオントランスポーター	OAT	メトトレキサート，NSAIDs，利尿薬，プラバスタチン，アトルバスタチン
		OATP2	プラバスタチン
		MCT	アトルバスタチン，ニコチン酸
	有機カチオントランスポーター	OCT	アドレナリン，セロトニン，アザセトロン，プロカインアミド，キニジン
	ペプチドトランスポーター	PEPT	ジペプチド，トリペプチド，ACE阻害薬
	アミノ酸トランスポーター	LAT	中性アミノ酸，メチルドパ，レボドパ
	ヌクレオチドトランスポーター	ENT	核酸，フルオロウラシルなどの核酸誘導体
		CNT	

（3）尿細管再吸収

尿細管では水の再吸収が起こるため，原尿が尿細管中を移動するに従って管腔内の薬の濃度は上昇する．そして，その濃度が血管周囲腔の濃度を上回るようになると，非イオン型（脂溶性）の薬は，受動的に尿細管腔外へ拡散して体循環中に戻る．これを再吸収とか逆拡散という．遠位尿細管には，尿細管腔から能動的に薬を再吸収するトランスポーターも存在するが，遠位尿細管における再吸収のほとんどは脂溶性の薬の受動拡散によって生じる．

近位および遠位尿細管では，弱酸および弱塩基の非イオン型分子は正味の受動的再吸収を受ける．イオン型分子は再吸収されないので，このような弱電解質の受動的再吸収の程度は，非イオン型分子の割合，すなわちpHに依存する．尿がアルカリ性に傾くと，弱酸のイオン化率が高まり，受動的な再吸収は減少する．それ故，弱酸はより速やかに，より大量が排泄されるようになる．逆に，尿が酸性に傾くと，弱酸の排泄は減少する．弱塩基の場合は，弱酸と反対の結果が得られる．このことは，薬物中毒患者において，尿のpHを変化させることで薬物の再吸収を減らし，排泄速度を高めるという解毒法に利用されることがある．

1-5-5-2 胆汁中排泄

腎臓と類似のトランスポーターが肝細胞膜にも存在しており，薬やその代謝物などを胆汁中へ能動的に分泌している．血漿中の薬が胆汁中に分泌されるためには，適度な水溶性と脂溶性を兼ね備えていること，そして分子量が500～1,000以上であることが必要である．

胆汁中に排泄された薬の抱合体が腸管内で非抱合体に分解され，小腸から再び吸収されて体内に戻るという現象が知られている．再吸収された薬は肝臓で再び抱合体となって胆汁中に排泄さ

れるが，そこでまた非抱合体となって再び吸収されるということを繰り返す．これを腸肝循環という．腸肝循環する薬は体内に長く留まるため，長期連用するような場合は，蓄積が起こらないように注意する．

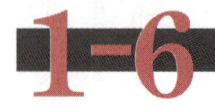

1-6 新薬の開発

　医療の目的は，疾病や怪我から患者の生命を守り，健康を保つことである．かつては，感染症や急性疾患に対する対応が中心となっていたが，長寿社会を迎えた現在では，それらに加えて，生活の質 quality of life（QOL）を向上させるための薬が重要性を増してきた．すなわち，生活習慣病の克服と，その合併症の予防・治療が強く求められるようになってきたのである．そのような社会的な要請に応え，活力ある長寿社会を維持するためには，新しい薬の創製が欠かせない．

　新薬は必ずしも新しい有効成分を含むものだけに限らない．新しい配合，投与経路，剤形，用量などに加え，新たな適応の追加だけでも新薬となる．したがって，新しい薬の成分を探索するばかりでなく，現在使用されている薬の見直しも活発に行われるようになっている．薬事法による規制対象となる医薬品とは，薬事法第 2 条第 1 項に次のように規定されている．すなわち，「医薬品」とは次に掲げるものをいう．

1．日本薬局方に収められている物．
2．人又は動物の疾病の診断，治療又は日本の薬事行政予防に使用されることが目的とされている物であって，機械器具（歯科材料，医療用品及び衛生用品を含む）でないもの（医薬部外品を除く）．
3．人又は動物の身体の構造又は機能に影響を及ぼすことが目的とされている物であって，機械器具でないもの（医薬部外品及び化粧品を除く）．

　新薬の開発に当たっては，まず初めに，社会のニーズや医療科学分野の現状，他社の医薬品開発の動向などの調査に基づいて，どのような医薬品を開発するべきかの方向づけが行われる．次いで，種々化合物の中から薬の候補化合物を絞り込む．この段階をスクリーニングという．そして，候補化合物（以下，被験物質）が決まったら，ヒトにおける有効性と安全性に関する基礎データを収集するために非臨床試験を行う．まず，遺伝子操作で作られた標的タンパク質や，細胞下画分，細胞，摘出組織・器官などを用いて *in vitro* 試験を行い，引き続いて健常な動物や疾患モデル動物における全身性の作用を観察する（*in vivo* 試験）．それらの試験をクリアし，新薬として開発を進めるに値すると判断された被験物質のみが，臨床試験に進む．

　以下に，新有効成分を含む医薬品の承認申請に到る過程を示す（図 1-21）が，新薬が誕生するまでには 10 年に及ぶ長い年月と莫大な費用がかかる．

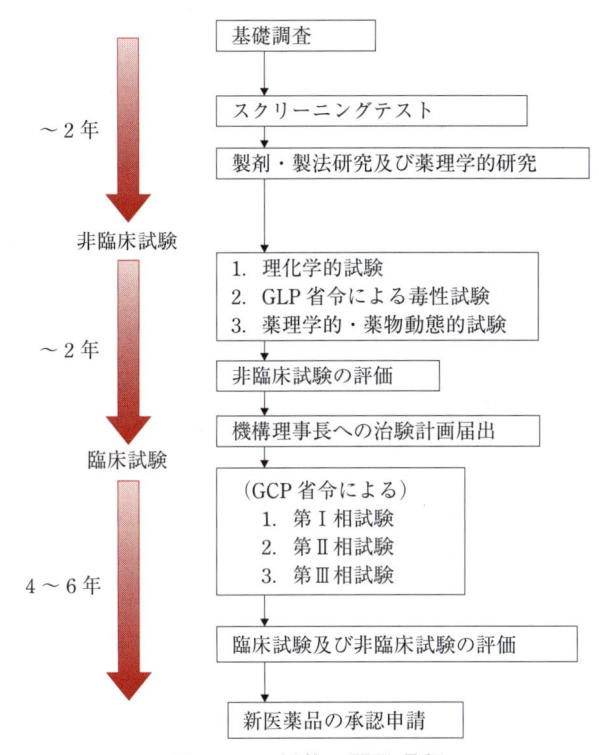

```
                    ┌──────────────┐
                    │  基礎調査    │
                    └──────┬───────┘
                           ↓
                    ┌──────────────┐
  ～2年              │スクリーニングテスト│
                    └──────┬───────┘
                           ↓
                    ┌────────────────────────┐
                    │製剤・製法研究及び薬理学的研究│
                    └──────┬─────────────────┘
  非臨床試験               ↓
                    ┌────────────────────────┐
                    │1. 理化学的試験          │
                    │2. GLP省令による毒性試験 │
                    │3. 薬理学的・薬物動態的試験│
  ～2年              └──────┬─────────────────┘
                           ↓
                    ┌──────────────┐
                    │非臨床試験の評価│
                    └──────┬───────┘
                           ↓
                    ┌──────────────────┐
                    │機構理事長への治験計画届出│
  臨床試験           └──────┬───────────┘
                           ↓
                    ┌──────────────┐
                    │（GCP省令による）│
                    │1. 第Ⅰ相試験    │
                    │2. 第Ⅱ相試験    │
  4～6年             │3. 第Ⅲ相試験    │
                    └──────┬───────┘
                           ↓
                    ┌──────────────────┐
                    │臨床試験及び非臨床試験の評価│
                    └──────┬───────────┘
                           ↓
                    ┌──────────────┐
                    │新医薬品の承認申請│
                    └──────────────┘
```

図 1-21　新薬の開発過程

新薬開発の意思決定から承認申請に到るまでのフローチャート．非臨床試験の毒性試験は GLP 省令に，また臨床試験は GCP 省令に基づいて行われる．

1-6-1　非臨床試験

非臨床試験には，薬理試験，毒性試験，そして薬物動態試験が含まれる．これらの動物または動物の構成成分・組織などを使用する試験に加えて，同時に安定性や製剤化に関する理化学的試験も行われる．

1-6-1-1　薬理試験

薬理試験では，被験物質の薬効と作用機序を明らかにする薬効薬理試験と，薬効以外にどのような薬理作用があるかを調べる一般薬理試験が行われる．

一般薬理試験の基本的考え方は，① 薬効薬理作用と併せて他の薬理作用の種類と程度を全般的に把握し，試験物質が有する薬理作用のプロフィールを明らかにすること，② 臨床適用時に発現する可能性のある副作用を予測し，副作用発現時の対策を講じるための情報を得ること，そして ③ 生体機能に及ぼす影響のうち，毒性試験によっては必ずしも明らかにしがたい有害作用も考慮することである．

1-6-1-2　毒性試験

毒性に関しては，すべての新規被験物質について，①哺乳動物に単回投与したときの毒性を質的・量的に明らかにする単回投与毒性試験，②哺乳動物に繰り返し投与したとき，明らかな毒性変化を惹起する用量とその変化の内容，及び毒性変化の認められない用量を求める反復投与毒性試験，③直接あるいは間接的に遺伝的な障害を引き起こす可能性を調べる遺伝毒性試験，そして④「Ⅰ 妊娠前及び妊娠初期投与試験」，「Ⅱ 胎児の器官形成期投与試験」及び「Ⅲ 周産期及び授乳期投与試験」からなる生殖・発生毒性試験を実施しなければならない．被験物質によっては，これらに加えてがん原性や局所刺激性など，被験物質特有の用法などに関連した試験も行う必要がある．

1-6-1-3　薬物動態試験

被験物質の体内動態に関するデータは，動物実験における投与量などの条件設定に役立つのみならず，それらのデータを正しく理解することにより，ヒトにおける有効性や安全性に関する極めて有用な情報を得ることができる．また，併用される可能性のある薬物との相互作用を検討する上でも重要な知見をもたらす．

in vivo 及び *in vitro* の試験系を用いて被験物質の吸収，分布，代謝及び排泄を検討し，体内動態を明確にすることが求められている．通常，最高血中濃度（C_{max}），最高血中濃度到達時間（T_{max}），血中濃度時間曲線下面積（AUC），消失半減期（又はこれに準じた定数），クリアランス，分布容積，生物学的利用性等のパラメータを求めるとともに，体内動態の非線形性の有無を検討する．また，必要に応じて，代謝物についても検討する．

1-6-1-4　GLP

医薬品の安全性を確認するための毒性試験では，得られた結果が正確に解析・評価されるよう試験データの信頼性が確保されなくてはならない．そのため，医薬品の製造販売承認申請，再審査等に際して提出する各種毒性試験データは「医薬品の安全性に関する非臨床試験の実施の基準（GLP）」を遵守して実施されたものであることが義務づけられている．

1-6-2　臨床試験

いくら非臨床試験で綿密な薬理試験や毒性試験を実施しても，ヒトと実験動物とでは被験物質の薬理作用や毒性，体内動態などが著しく異なることがある．したがって，最終的にはヒトにおいて種々の試験を実施しなければならないが，特に患者における有効性と安全性の評価が重要となる．ヒトにおける試験を臨床試験または治験といい，臨床で評価される被験物質を治験薬という．

臨床試験の目的は，治験薬の薬効および副作用をヒトにおいて検討し，それらの相対的評価等に基づいて，臨床的有用性を明らかにすることにある．臨床試験はヒトを被験者とすることから，倫理的な配慮のもとに，科学的に適切な方法で行われなければならず，また被験者の立場からは，期待し得る利益に比し，危険にさらされる可能性を最小にするような方法で行われなければならない．これらのことを実現するために，世界医師会はヘルシンキ宣言「ヒトを対象とする生物医学的研究に携わる医師への勧告」を採択（1964）し，臨床試験のあり方に関する倫理的な指針としている．そして，治験がヘルシンキ宣言の精神に基づいて倫理的に行われるように，またその目的を充分に達成できるように「医薬品の臨床試験の実施の基準 Good Clinical Practice（GCP）」（1996）が定められている．また，日米EU医薬品規制調和国際会議（ICH）の進展に伴い，日米欧3極は合同で臨床試験及び臨床開発方法の手順に関する一般指針を制定している．

臨床試験は目的によって表1-4のように4段階に分類される．

表1-4 目的別臨床試験の分類

試験の種類	試験の目的	例
臨床薬理試験 （第Ⅰ相）	・忍容性評価 ・薬物動態，薬力学的検討 ・代謝物と薬物相互作用の探索的検討 ・薬理活性の探索的検討	・忍容性試験 ・単回及び反復投与の薬物動態，薬力学的検討 ・薬物相互作用試験 ・吸収・分布・排泄・代謝試験
探索的試験 （第Ⅱ相）	・目標効能に対する探索的使用 ・用法・用量の検討 ・検証的試験のデザイン，エンドポイント，方法論の根拠の提供	・比較的短期間で限られた対象を用い，代用あるいは薬理学的エンドポイントを用いた初期の管理された試験
検証的試験 （第Ⅲ相）	・有効性の立証，確認 ・安全性の検討 ・承認取得を支持する良好なリスク・ベネフィット関係の根拠付け	・適切でよく管理された有効性検討試験 ・安全性試験 ・大規模臨床試験
治療的使用 （第Ⅳ相）	・一般的な患者又は特殊な患者集団及び（又は）環境におけるリスク・ベネフィットの関係についての理解をさらに正確にする ・より出現頻度の低い副作用の検出 ・用法・用量の追加検討	・有効性比較試験 ・死亡率/罹病率エンドポイント試験 ・大規模臨床試験 ・医療経済学的試験

1-6-2-1 第Ⅰ相試験（フェーズⅠ）

第Ⅰ相では，少数（25～50名）の健常志願者に治験薬を単回および反復投与して，ヒトにおける薬理作用，治験薬をどれだけ投与しても安全かという安全臨床用量の限界，副作用の種類・内容・程度などを検討する．抗悪性腫瘍薬やAIDS治療薬などの強い毒性がある薬物の場合は，その疾病をもった志願患者が健常志願者の代わりに参加することもある．薬物動態試験によって治験薬の吸収，半減期，代謝，排泄に関連するデータを収集するとともに，蓄積や薬物相互作用の可能性などを予測する．

治験担当医師（この場合は，特別に訓練された臨床薬理学者）も被験者も，治験薬が何であるかを知っている非盲検試験で行われる．この相で多くの有害反応が観察される．

1-6-2-2　第Ⅱ相試験（フェーズⅡ）

患者において，疾病の治療効果を探索することが主な目的である．初期の探索的試験は，なるべく均質な患者集団での実施を図るため，一定の基準に従って選ばれた少数（100～200名）の患者を対象とし，治験薬の薬効と副作用・毒性を慎重に評価する．第Ⅲ相試験の用法・用量を決定することや，その後の試験におけるエンドポイント，治療方法，対象となる患者群（例えば軽症例か重症例か）を探索することも目的となっている．

しばしば，治験薬に加えて無作用のプラセボや対照薬を用いた一重盲検法で行われる．大学病院のような特定の臨床センターで実施されることが多い．

1-6-2-3　第Ⅲ相試験（フェーズⅢ）

治療上の利益を，さらに多くの患者で確かめることが主な目的である．それ故，時には数千名にのぼる多数の患者において評価がなされる．より詳細な用量-反応関係の探索，より幅広い対象患者における異なる病態に対する有効性，他剤との併用効果，長期投与時の効果や安全性などが検討され，医薬品の適切な使用法を確立するための情報を得る．データの信頼性を確保するため，二重盲検試験で行われる．しばしば，クロスオーバー試験が取り入れられる．

多数の患者と医師が関与し，得られるデータ量も膨大なため，巨額の費用がかかる．通常，治験担当医師は治験薬が標的とする疾病の専門家である．第Ⅲ相の結果が有望な場合，新医薬品の承認申請をする．

1-6-2-4　第Ⅳ相試験（フェーズⅣ）

医薬品の販売承認後にスタートする．第Ⅲ相までの臨床試験によって，新医薬品の薬効と毒性・副作用はある程度確認され，用量も設定されているものの，それらの情報は，高々数千という限られた患者から得られたものである．薬物によって生じる多くの重大な副作用の発生頻度が1万分の1以下であることを考えると，どのように注意深く臨床試験を実施しても，第Ⅳ相以前にこのような低頻度の副作用を見つけ出すことは実際上不可能である．第Ⅳ相では，何十万，何百万という患者に広く使用されるので，たとえ副作用の発生頻度が数万分の1であったとしても，被害者はかなりの数となる．

薬物相互作用試験，用量反応試験，安全性試験，適応疾患における使用を支持するための試験なども行われ，新医薬品の最適な使用法が確立される．市販後の試験を含む情報管理を適切に実施するため「医薬品の製造販売後の調査及び試験の実施の基準 Good Post-marketing Study Practice（GPSP）」が定められている．

1-6-3 ゲノム創薬

ヒトゲノムの解析が終了し，遺伝情報を利用した創薬が期待されている．

1-6-3-1 薬理ゲノミクスとSNP

受容体や酵素などをコードする遺伝子に，多型の存在が報告されている．SNP（single nucleotide polymorphism，スニップ，一塩基多型）は，遺伝子中に存在する1個の塩基の変異により，タンパク質が機能変化をきたしたものであり，薬に対する反応性に影響を及ぼすことがある．このような個人的な遺伝子変異に対しては，個人に最適化した医療（テーラーメイド医療）が施されるべきであろう．

1-6-3-2 プロテオミクス創薬

標的タンパク質-薬物結合の解析は，創薬の過程を大幅に短縮する可能性を秘めている．タンパク質の立体構造はコンピュータモデリングによりかなりの精度で予測が可能である．そして，薬物と標的タンパク質は，各種の原子間力を介して結合すると考えられる．そこで，コンピュータ上で標的タンパク質のリガンド結合ドメインにフィットする薬物を設計し，それをリード化合物として新薬の出発物質とする．実際にこのようなアプローチが新薬の開発に用いられ始めており，今後の発展が期待される．

1-6-3-3 プロテオーム解析

疾病罹患時，あるいは薬物投与時のタンパク質発現プロフィールの解析（プロテオーム解析）は，薬物の標的タンパク質の同定に有用である．プロテオーム解析には，二次元電気泳動，高速液体クロマトグラフィー，プロテインチップなどが用いられる．

2 薬物の作用点
―生理活性物質とその標的分子―

　生理活性物質とは，微量で生体機能に特有の作用を示す内因性物質であり，神経伝達物質，ホルモン，ケミカルメディエーター，タンパク質性活性物質などが含まれる．これらは細胞内で産生され細胞外に放出された後，細胞間の情報伝達物質として働く．生理活性物質が特異的受容体に結合すると，受容体を介して細胞内にシグナルが伝わり，生理・薬理作用が発現する．多くの薬物は，特定の生理活性物質受容体に作動薬（アゴニスト）あるいは拮抗薬（アンタゴニスト）として働くか，あるいは，生理活性物質の生合成，代謝，遊離を制御する．薬物の作用の標的となる生理活性物質には，**生理活性アミン**，**神経性アミノ酸**，**生理活性ヌクレオチド・ヌクレオシド**，**生理活性ペプチド**，エイコサノイドおよび**脂質メディエーター**などがあげられる．ガス状の生理活性物質である一酸化窒素 nitric oxide（**NO**）も含まれる．これらの生理活性物質の受容体は，Gタンパク質共役型受容体とリガンド開口型イオンチャネルに大別される．本章では，主要な生理活性物質と薬物の作用点となる標的分子について概説する．

2-1　総論

　細胞間の情報を伝達する生理活性物質の多くは親水性であり，脂質二重層により構成される細胞膜を透過することができない．これらの親水性の生理活性物質は，細胞膜上に存在する膜貫通型タンパク質である細胞膜受容体を細胞外から刺激することにより，細胞内に情報を伝える（図2-1）．第1章で解説したように，細胞膜受容体は**Gタンパク質共役型受容体**，**イオンチャネル内蔵型受容体**，および**1回膜貫通型受容体**の3種類に大別される（図2-2）．このような細胞膜受容体に作用する生理活性物質以外に，脂溶性の高いステロイドホルモンやガス状のNOのように細胞膜を容易に透過し，細胞内に存在する酵素や受容体（核内受容体）に作用する生理活性物質も存在する．

　これらの中で，最も多くの内因性リガンドおよび薬物の標的分子となっているのは，Gタンパク質共役型受容体である．

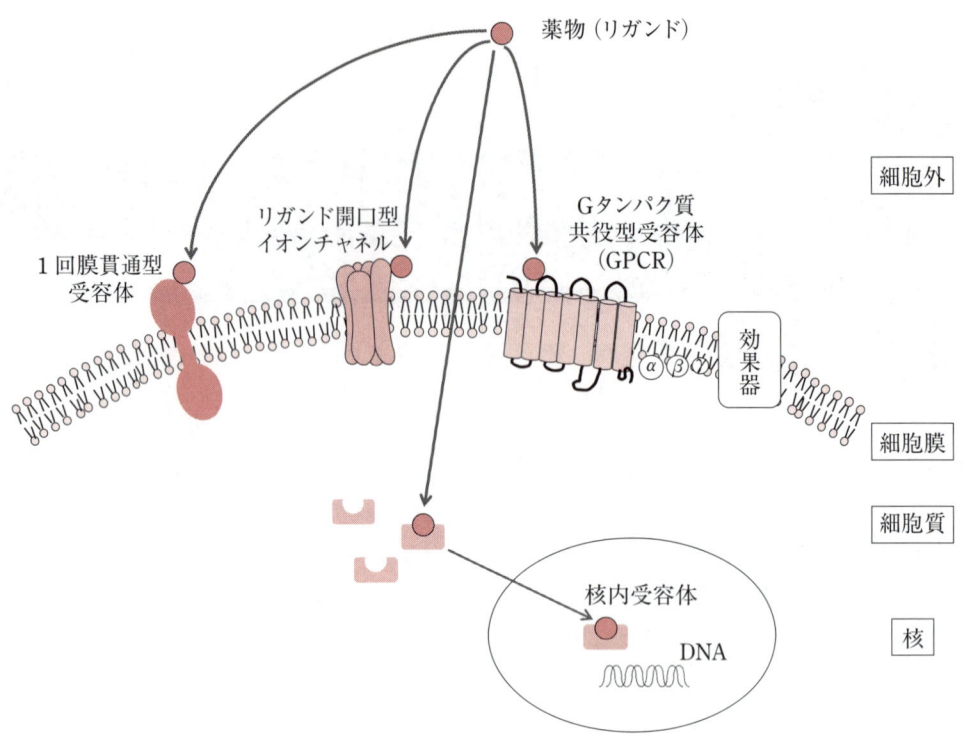

図 2-1　生理活性物質の受容体

型	G タンパク質共役型受容体 (GPCR)	リガンド開口型イオンチャネル	1回膜貫通型受容体
膜貫通構造	細胞外 NH_2／細胞膜／細胞内 COOH	H_2N　COOH	NH_2／COOH
膜貫通回数	7回	4〜5回	1回
機序	受容体の活性化 →三量体Gタンパク質の活性化 →効果器と結合	受容体の活性化 →イオンがチャネルを透過 →細胞内イオン濃度の変化	受容体の活性化 →細胞内部のキナーゼ活性が亢進
例	・アセチルコリン受容体 ・アドレナリン受容体 ・ドパミン受容体 ・$GABA_B$ 受容体 ・オピオイド受容体	・$GABA_A$ 受容体 ・グリシン受容体 ・ニコチン受容体	・インスリン受容体

図 2-2　細胞膜受容体の分類

2-2 各論

2-2-1 Gタンパク質共役型受容体（GPCR）

GPCRに分類される受容体は，それを刺激する内因性生理活性物質により，次のように分類される．すなわち，生理活性アミン受容体（ムスカリン受容体，アドレナリン受容体，ドパミン受容体，5-HT（セロトニン）受容体，ヒスタミン受容体），神経性アミノ酸受容体（$GABA_B$受容体，代謝性グルタミン酸受容体），生理活性ヌクレオシド・ヌクレオチド受容体（アデノシン受容体，P2Y受容体），生理活性ペプチド受容体（アンギオテンシン受容体，ブラジキニン受容体，エンドセリン受容体，オピオイド受容体，タキキニン受容体など），脂質メディエーター受容体（エイコサノイド受容体，ロイコトリエン受容体など），タンパク質ホルモン受容体（グルカゴン受容体など）に分類される．これ以外に，感覚受容器受容体，Ca^{2+}感受性受容体，カンナビノイド受容体などが知られる．

薬理学を学ぶ上で重要なGPCRの分類を表2-1に示す．

表2-1 主要なGタンパク質共役型受容体 G-protein-coupled receptor（GPCR）の分類

受容体サブタイプ	共役するGタンパク質	主要な細胞内情報伝達系	主な組織分布	備考
【5-Hydroxytryptamine（5-HT）receptors】5-HT受容体				
$5\text{-}HT_{1A}$	G_i/G_o	AC抑制	CNS, 消化管, 呼吸器	タンドスピロン（抗不安薬）がアゴニストとして働く
$5\text{-}HT_{1B}$	G_i/G_o	AC抑制	CNS	スマトリプタン（片頭痛治療薬）がアゴニストとして働く
$5\text{-}HT_{1D}$	G_i/G_o	AC抑制	CNS, 脳血管	スマトリプタン（片頭痛治療薬）がアゴニストとして働く
$5\text{-}ht_{1e}$	G_i/G_o	AC抑制	CNS	
$5\text{-}HT_{1F}$	G_i/G_o	AC抑制	CNS, PNS	
$5\text{-}HT_{2A}$	(G_q)	PLC刺激	CNS, PNS, 血管	リスペリドン，オランザピン（非定型抗精神病薬）がアンタゴニストとして働く
$5\text{-}HT_{2B}$	G_q	（PLC刺激）	血管, CNS, PNS	
$5\text{-}HT_{2C}$	G_q	PLC刺激	CNS	オランザピンがアンタゴニストとして働く
$5\text{-}HT_4$	G_s	AC刺激, Ca^{2+}チャネル活性化	CNS, 消化管	
$5\text{-}ht_{5a}$	G_i/G_o	AC抑制	CNS	
$5\text{-}HT_6$	G_s	AC刺激	PNS, CNS	
$5\text{-}HT_7$	G_s	AC刺激	心臓, CNS	

表 2-1　主要な G タンパク質共役型受容体 G-protein-coupled receptor (GPCR) の分類　つづき

受容体 サブタイプ	共役する G タンパク質	主要な細胞内 情報伝達系	主な組織分布	備　考
【Acetylcholine receptors (muscarinic)】アセチルコリン (ムスカリン) 受容体					
M_1	G_q/G_{11}	PLC 刺激	CNS, PNS	ピレンゼピン (消化性潰瘍治療薬) がアンタゴニストとして働く
M_2	G_i/G_o	AC 抑制	心臓, 平滑筋, CNS	
M_3	G_q	PLC 刺激	平滑筋, CNS	
M_4	G_i/G_o	AC 抑制	CNS	
M_5	G_q	PLC 刺激	CNS	
【Adenosine receptors】アデノシン受容体					
A_1	G_i/G_o	AC 抑制	CNS	カフェイン (精神刺激薬) がアンタゴニストとして働く
A_{2A}	G_s	AC 刺激	心臓, 腎臓, CNS	
A_{2B}	G_s	AC 刺激	心臓, 肺, CNS, 消化管	
A_3	G_i/G_o	AC 抑制	肺, CNS, 肝臓	
【Adrenoceptors】アドレナリン受容体					
α_{1A}	G_q	PLC 刺激, Ca^{2+} チャネル活性化	CNS, 心臓, 膀胱・尿道, 生殖器	プラゾシン (高血圧治療薬, 排尿障害治療薬) がアンタゴニストとして働く
α_{1B}	G_q	PLC 刺激, Ca^{2+} チャネル活性化	CNS, 血管	
α_{1D}	G_q	PLC 刺激, Ca^{2+} チャネル活性化	CNS, 生殖器, 血管	
α_{2A}	G_i/G_o	AC 抑制, K^+ チャネル活性化, Ca^{2+} チャネル抑制	CNS, 血管	クロニジン (高血圧治療薬) がアゴニストとして働く
α_{2B}	G_i/G_o	AC 抑制, Ca^{2+} チャネル抑制	腎臓, 肝臓	
α_{2C}	G_i/G_o	AC 抑制	CNS	
β_1	G_s	AC 刺激	心臓, CNS	ドブタミン (心筋梗塞治療薬) がアゴニストとして働く
β_2	G_s	AC 刺激	肺, CNS	リトドリン (子宮弛緩薬), サルブタモール (気管支喘息治療薬) がアゴニストとして働く
β_3	G_s	AC 刺激	脂肪組織	
【Angiotensin receptors】アンギオテンシン受容体					
AT_1	G_i/G_o, G_q/G_{11}	AC 抑制, PLC 刺激, Ca^{2+} チャネル活性化, PLA_2 刺激, PLD 刺激	肝臓, 腎臓, 肺, 血管, 平滑筋	
AT_2	G_i/G_o	PLA_2 刺激	副腎髄質, 心臓	
【Bradykinin receptors】ブラジキニン受容体					
B_1	G_i/G_o, G_q/G_{11}	AC 抑制, PLC 刺激	血管, リンパ球 (T)	
B_2	G_s, G_i/G_o, G_q/G_{11}	AC 抑制, PLC 刺激, PLA_2 刺激	血管, 消化管, 肺, 膀胱・尿道	

表 2-1　主要な G タンパク質共役型受容体 G-protein-coupled receptor（GPCR）の分類　つづき

受容体サブタイプ	共役するGタンパク質	主要な細胞内情報伝達系	主な組織分布	備考
【Dopamine receptors】ドパミン受容体					
D_1	G_s	AC 刺激	CNS, 副甲状腺, 生殖器	
D_2	G_i/G_o	AC 抑制	CNS	ブロモクリプチン（パーキンソン病治療薬）がアゴニストとして働く
D_3	G_i/G_o	AC 抑制, K^+ チャネル活性化	CNS	
D_4	G_i/G_o	AC 抑制	CNS	クロザピン（統合失調症治療薬）がアンタゴニストとして働く
D_5	G_s	AC 刺激	CNS	
【Endotherin receptors】エンドセリン受容体				
ET_A	G_q	PLC 刺激, PLA_2 刺激, PLD 刺激	血管, 心臓	
ET_B	G_s, G_i/G_o, G_q/G_{11}	PLC 刺激, PLA_2 刺激, PLD 刺激	血管, 肺, CNS	
【Estrogen (G protein coupled) receptors】エストロゲン受容体				
GPER	G_i/G_o	PLC 刺激	生殖器, 肺, 肝臓, 消化管	タモキシフェン（乳癌治療薬）がアゴニストとして働く
【$GABA_B$ receptors】$GABA_B$ 受容体				
$GABA_{B1}$	不明	不明	CNS, PNS	
$GABA_{B2}$			CNS	
$GABA_B$	G_i/G_o	AC 抑制, K^+ チャネル活性化	バクロフェン（中枢性骨格筋弛緩薬）がアゴニストとして働く	
【Glucagon receptor family】グルカゴン受容体				
GHRH	G_s	AC 刺激, Ca^{2+} チャネル活性化	CNS, 腎臓	
GIP	G_s	AC 刺激	膵臓, 消化管, 心臓, CNS	
GLP-1	G_s	AC 刺激	膵臓, 肺, CNS, 消化管	
GLP-2		AC 刺激	消化管	
Glucagon	G_s	AC 刺激	肝臓, 腎臓, 膵臓	
Secretin		AC 刺激, Ca^{2+} チャネル活性化	消化管, 膵臓, CNS	
【Histamine receptors】ヒスタミン受容体				
H_1	G_q	AC 刺激	CNS, 血管, 消化管	ジフェンヒドラミン（感冒治療薬, アレルギー疾患治療薬）がアンタゴニストとして働く
H_2	G_q	PLC 刺激	CNS, 消化管	シメチジン（胃潰瘍治療薬）がアンタゴニストとして働く
H_3	G_i/G_o	AC 抑制	CNS	
H_4	G_i/G_o	PLC 刺激	消化管, 骨髄由来細胞	

表 2-1　主要な G タンパク質共役型受容体 G-protein-coupled receptor（GPCR）の分類　つづき

受容体 サブタイプ	共役する G タンパク質	主要な細胞内 情報伝達系	主な組織分布	備　考
【Leukotriene receptors】ロイコトリエン受容体					
BLT_1	(G_i/G_o)		白血球，胸腺，脾臓	
BLT_2			脾臓，白血球，生殖器，肝臓，消化管	
$CysLT_1$	(G_q)	(PLC 刺激)	肺，小腸，脾臓，白血球	プランルカスト（気管支喘息治療薬）がアンタゴニストとして働く
$CysLT_2$	(G_q)	(PLC 刺激)	心臓，脾臓，白血球，副腎髄質，CNS	
OXE				
FPR2/ALX	(G_i/G_o)	(PLC 刺激)	CNS	
【Metabotropic glutamate receptors】代謝型グルタミン酸受容体					
$mGlu_1$	G_q	PLC 刺激	CNS，生殖器	
$mGlu_2$	G_i/G_o	AC 抑制，K^+ チャネル活性化	CNS	
$mGlu_3$	G_i/G_o	AC 抑制，K^+ チャネル活性化，Ca^{2+} チャネル抑制	CNS	
$mGlu_4$	G_i/G_o	AC 抑制	CNS，ランゲルハンス島，生殖器	
$mGlu_5$	G_q	PLC 刺激	CNS，ランゲルハンス島，生殖器	
$mGlu_6$	G_i/G_o		網膜，CNS	
$mGlu_7$	G_i/G_o	AC 抑制，Ca^{2+} チャネル抑制	CNS	
$mGlu_8$	G_i/G_o	AC 抑制	CNS，ランゲルハンス島	
【Opioid receptors】オピオイド受容体					
δ	G_i/G_o	AC 抑制，PLC 刺激，K^+ チャネル活性化，Ca^{2+} チャネル抑制	CNS	
κ	G_i/G_o	AC 抑制，K^+ チャネル活性化，Ca^{2+} チャネル抑制	CNS	ペンタゾシン（麻薬拮抗性鎮痛薬）がアゴニストとして働く
μ	G_i/G_o	AC 刺激，AC 抑制，PLC 刺激，K^+ チャネル活性化，Ca^{2+} チャネル抑制，PLA_2 刺激，PLD 刺激	CNS	モルヒネ（麻薬性鎮痛薬）がアゴニストとして働く
NOP	G_i/G_o	AC 抑制，K^+ チャネル活性化，Ca^{2+} チャネル抑制	CNS	
【P2Y receptors】P2Y 受容体					
$P2Y_1$	G_q	PLC 刺激	CNS，消化管	

表2-1 主要なGタンパク質共役型受容体 G-protein-coupled receptor (GPCR) の分類 つづき

受容体サブタイプ	共役するGタンパク質	主要な細胞内情報伝達系	主な組織分布	備考
P2Y$_2$	G$_q$	PLC刺激	CNS, 呼吸器, 肝, 生殖器, 肺	
P2Y$_4$	G$_q$	PLC刺激	骨, 消化管, CNS, 胎盤, 心臓	
P2Y$_6$	G$_q$	PLC刺激	胎盤, 骨, 腎臓	
P2Y$_{11}$	G$_q$	PLC刺激	CNS, 消化管	
P2Y$_{12}$	G$_i$/G$_o$	AC抑制	CNS	
P2Y$_{13}$	G$_i$/G$_o$	AC抑制	CNS, 脾臓	
P2Y$_{14}$	G$_i$/G$_o$	AC抑制	CNS, 脾臓, 胎盤	チクロピジン（狭心症治療薬）がアンタゴニストとして働く
【Prostanoid receptors】プロスタノイド受容体				
DP$_1$	G$_s$	AC刺激	CNS, 血液, 消化管	
DP$_2$	G$_i$/G$_o$	AC抑制	血液, 肺, CNS	
EP$_1$	G$_q$	Ca^{2+}チャネル活性化	眼, 腎臓, CNS	
EP$_2$	G$_s$	AC刺激	生殖器, 眼, CNS	
EP$_3$	G$_i$/G$_o$	AC抑制	腎臓, 消化管, 生殖器	ミソプロストール（消化性潰瘍治療薬）がアゴニストとして働く
EP$_4$	G$_s$	AC刺激	腎臓, 消化管, CNS	
FP	G$_q$	PLC刺激	生殖器, 眼	ラタノプロスト（緑内障治療薬）がアゴニストとして働く
IP$_1$	G$_s$	AC刺激	腎臓, CNS	
TP	G$_q$	PLC刺激	血液, 生殖器, CNS	
【Tachykinin receptors】タキキニン受容体				
NK$_1$	G$_s$, G$_q$	AC刺激, PLC刺激	CNS, 消化管, 生殖器	
NK$_2$	G$_s$, G$_q$	AC刺激, PLC刺激	CNS, 消化管, 腎臓	
NK$_3$	G$_q$	PLC刺激	CNS, 消化管, 血管	

国際基礎および臨床薬理学会 The International Union of Basic and Clinical Pharmacology (IUPHAR) の2011年版データベース (http://www.iuphar-db.org/index.jsp) に基づいて分類した.
略号 AC：アデニル酸シクラーゼ, CNS：中枢神経系, PLC：ホスホリパーゼC, PNS：末梢神経系
（ ）：データベースに記載がない（備考を除く）

2-2-2 イオンチャネル内蔵型受容体

　神経伝達物質の中には，GPCRとイオンチャネル内蔵型受容体の両者に作用するものがある．その代表として，**アセチルコリン**があげられる．アセチルコリンは末梢では自律神経節前線維，副交感神経節後線維および運動神経の伝達物質であり，中枢神経系においても重要な伝達物質の一つとして機能している．アセチルコリンは，副交感神経が支配する細胞のムスカリン受容体（GPCR）を刺激するとともに，自律神経節のニコチンN$_M$受容体（イオンチャネル内蔵型受容

表 2-2　主要なイオンチャネル内蔵型受容体（リガンド開口型イオンチャネル）の分類

イオンチャネル サブタイプ	代表的サブユニットの 組合せ	チャネル	主要な組織分布	備考
【5-Hydroxytryptamine type-3 (5-HT₃) receptors】5-HT₃ 受容体 生理的条件下でのチャネル開口により脱分極性興奮を生じる．5-HT$_{3A}$, 5-HT$_{3B}$, 5-HT$_{3C}$, 5-HT$_{3D}$, 5-HT$_{3E}$ の5種類のサブユニットが存在する．ヒトの5-HT₃受容体は，5-HT$_{3A\sim E}$ の5種類が知られる（ヒトの5-HT₃受容体サブユニットは表記法が異なる）．*In vitro* の実験系でイオンチャネル機能をもつことが知られている複合体は（5-HT$_{3A}$)₂ (5-HT$_{3B}$)₃ と (5-HT$_{3A}$)₅ の2種の組合せである．			
5-HT$_{3AB}$	(5-HT$_{3A}$)₂ (5-HT$_{3B}$)₃	カチオン透過性 (Na$^+$=K$^+$>Ca^{2+})	CNS, 末梢神経, 免疫系細胞	グラニセトロン（制吐薬）がアンタゴニストとして働く
5-HT$_{3A}$	(5-HT$_{3A}$)₅	カチオン透過性 (Na$^+$>Ca^{2+}>Mg^{2+})	CNS, 末梢神経, 免疫系細胞	
【GABA$_A$ receptors】GABA$_A$ 受容体 生理的条件下でのチャネル開口により過分極性抑制を生じる．9種類19サブユニット（α1～6, β1～3, γ1～3, δ, ε, θ, π, ρ1～3）が存在する．GABA結合部位，ベンゾジアゼピン結合部位，バルビツール酸結合部位，神経ステロイド結合部位，ピクロトキシン結合部位，揮発性麻酔薬とアルコール結合部位がある．ベンゾジアゼピン結合部位はベンゾジアゼピン受容体あるいはω受容体とも呼ばれる．ω1（ベンゾジアゼピンの催眠鎮静作用と関連し，中枢神経系（小脳，黒質，淡蒼球など）に存在する），ω2（ベンゾジアゼピンの筋弛緩作用，抗不安作用と関連し，中枢神経系（海馬，脊髄，線条体など）に存在する），ω3（末梢に存在する）の3つのサブタイプに分類される．GABA$_A$ 受容体以外にGABA$_C$ 受容体が分類されることもある．しかし，2011年のIUPHARのデータベースでは，GABA$_C$ 受容体はGABA$_A$ 受容体の一部とされている．			
GABA$_A$	上記サブユニットの組合せによる5量体	Cl$^-$透過性	CNS, 末梢神経	ペントバルビタール（静脈麻酔薬），ジアゼパム（抗不安薬），ハロタン（吸入麻酔薬），エタノール（アルコール），ステロイドなどがアゴニストとして働く
【Glycine receptors】グリシン受容体 生理的条件下でのチャネル開口により過分極性抑制を生じる．2種類5サブユニット（α1～4, β）が存在する．グルタミン酸NMDA受容体の脱感受性を阻止する．			
Glycine	α1, α1β, α2, α2β, α3, α3β などの組合せによる5量体	Cl$^-$透過性	CNS, 末梢神経	タウリン（滋養強壮剤）がアゴニストとして働く
【Glutamate ionotropic receptors】イオンチャネル型グルタミン酸受容体 生理的条件下でのチャネル開口により脱分極性興奮を生じる．*N*-methyl-D-aspartate (NMDA) 受容体，α-amino-3-hydroxy-5-methyl-4-isoxazolepropionic acid (AMPA) 受容体，カイニン酸 kainate 受容体に大別される．			
NMDA	Glu 結合部位：NR2A～NR2D (GluRε) グリシン結合部位：NR1 (GluRζ)	Na$^+$, K$^+$, Ca^{2+} 透過性	CNS	遅いシナプス電流に関与．サイクロセリン（結核治療薬）がグリシン結合部位のパーシャルアゴニストとして働く．ケタミン（麻酔薬，幻覚発現薬）がMg^{2+} 結合部位のアンタゴニストとして働く
AMPA	GluR1～GluR4	Na$^+$, K$^+$ 透過性	CNS	速いシナプス電流に関与
Kainate	GluR5～GluR7, KA1～KA2	Na$^+$, K$^+$ 透過性	CNS	速いシナプス電流に関与

表 2-2 主要なイオンチャネル内蔵型受容体（リガンド開口型イオンチャネル）の分類　つづき

イオンチャネルサブタイプ	代表的サブユニットの組合せ	チャネル	主要な組織分布	備考
【Nicotinic acetylcholine receptors】ニコチン性アセチルコリン受容体（ニコチン受容体）				
生理的条件下でのチャネル開口により脱分極性興奮を生じる．5種類17サブユニット（α1～10，β1～4，γ，δ，ε）が存在する．骨格筋型ニコチン受容体（N_M受容体）と神経型ニコチン受容体（N_N受容体）に大別される．ニコチン受容体サブタイプの分類は必ずしも一定でないが，過去のIUPHARの受容体分類ではリガンド結合部位をもつαサブユニットで分類されていた．2010年版IUPHARデータベースでは各サブユニットを受容体サブユニットとして分類しているが煩雑でわかりにくいので，2001年版の古い分類法に基づいて記載する．				
⟨N_M受容体⟩				
α1	成人：$(α1)_2β1εδ$ 胎児：$(α1)_2β1γδ$	カチオン透過性 $(Na^+ > K^+ \gg Ca^{2+})$	神経筋接合部（後部接合部）	
⟨N_N受容体⟩				
α3	$(α3)_2(β4)_3$	カチオン透過性 $(Na^+ > K^+ \gg Ca^{2+})$	自律神経節，副腎髄質	
α4	$(α4)_2(β4)_3$*	カチオン透過性 $(Na^+ > K^+ \gg Ca^{2+})$	CNSシナプス前，後部	
α7	$(α7)_5$	カチオン透過性(Ca^{2+})	CNSシナプス前，後部，自律神経節	
α2	$(α2)_2(β2)_3$，$(α2)_2(β4)_3$	カチオン透過性	CNS	
α5	形成できない	カチオン透過性	CNS，自律神経節	
α6	$(α6)_2(β2)_3$，$(α6)_2(β4)_3$	カチオン透過性	CNS	
α8	$(α8)_5$	カチオン透過性(Ca^{2+})	CNS	哺乳類では発現なし
α9	$(α9)_5$	カチオン透過性(Ca^{2+})	CNS，感覚神経	
α9/α10	$(α9)_3(α10)_2$	カチオン透過性	免疫系細胞，感覚神経	
【P2X receptors】P2X受容体				
生理的条件下でのチャネル開口により脱分極性興奮を生じる．$P2X_1$～$P2X_7$受容体に分類される．				
$P2X_1$	2TM**	カチオン透過性	血小板，CNS，平滑筋	
$P2X_2$	2TM	カチオン透過性	神経節，CNS，クロマフィン細胞	
$P2X_3$	2TM	カチオン透過性	感覚神経，心臓	
$P2X_4$	2TM	カチオン透過性	CNS，上皮細胞，ほぼ全身	
$P2X_5$	2TM	カチオン透過性	三叉神経	
$P2X_6$	2TM	カチオン透過性	CNS	
$P2X_7$	2TM	カチオン透過性	免疫系細胞	

*グッドマン・ギルマン薬理書 第12版の分類．
**膜2回貫通型サブユニットのホモあるいはヘテロ3量体．
国際基礎および臨床薬理学会 The International Union of Basic and Clinical Pharmacology（IUPHAR）の2011年版データベース（http://www.iuphar-db.org/index.jsp）に基づいて分類した．
略号　CNS：中枢神経系

体）と骨格筋のニコチン N_N 受容体（イオンチャネル内蔵型受容体）も刺激する．それ以外に，**5-HT**，**γ-アミノ酪酸** γ-aminobutyric acid（GABA），**グルタミン酸**，**ATP** なども，GPCR とイオンチャネル内蔵型受容体の両者を刺激する．一方，グリシン受容体の場合は，イオンチャネル内蔵型受容体のみが知られている．$5-HT_3$ 受容体，グルタミン酸受容体，ニコチン受容体，P2X 受容体は興奮性であり，$GABA_A$ 受容体，グリシン受容体は抑制性である．

薬理学を学ぶ上で重要なイオンチャネル内蔵型受容体（リガンド開口型イオンチャネル ligand-gated ion channel）を表 2-2 に示す．

2-2-3　1 回膜貫通型受容体

受容体に結合する内因性生理活性物質の種類によって，細胞増殖・分化・形態形成因子受容体，サイトカイン受容体，免疫応答受容体，細胞接着因子受容体に分類される．

細胞増殖・分化・形態形成因子受容体の主要な酵素内蔵型受容体としては，分子内にチロシンリン酸化活性をもつチロシンキナーゼ内蔵型受容体があり，インスリン受容体，神経成長因子受容体，血管内皮増殖因子 vascular endothelial growth factor（VEGF）受容体など多くの受容体が含まれる．それ以外に，チロシンホスファターゼ内蔵型受容体（リンパ球に発現する CD45 など），セリン/トレオニンキナーゼ内蔵型受容体（TGF 受容体など）が含まれる．

サイトカイン受容体（インターフェロン受容体，インターロイキン受容体など），免疫応答受容体，細胞接着分子受容体（免疫グロブリン受容体，カドヘリン受容体，インテグリン受容体など）も 1 回膜貫通型受容体である．1 回膜貫通型受容体と共役する主要な細胞内シグナル経路には，チロシンキナーゼ型受容体と共役する JAK/STAT（Janus kinase/signal transducer and activator of transcription）経路，チロシンキナーゼ型受容体や一部の GPCR と共役する NF-κB（nuclear factor for κ-chain gene in B cells）経路，セリン/トレオニンキナーゼ受容体と共役する Smad を介する経路などがある．

2-2-4　核内受容体

神経伝達物質やホルモンなど，細胞間の情報を伝達する物質の多くは上述の細胞膜受容体を刺激するが，ステロイドホルモン，甲状腺ホルモンなどのホルモンや，ビタミン A，D などの脂溶性ビタミンは細胞膜を容易に通過して細胞内の特異的受容体と結合することにより作用を発揮する．これらの生理活性物質は細胞内受容体と二量体を形成し，核内に移行して作用を現すことから核内受容体と呼ばれる．また，一種の転写因子として機能するため，遺伝子作用型受容体と呼ばれることもある．

核内受容体は，発生，恒常性，代謝などの生命活動に重要な遺伝子の発現を調節している．核内受容体に分類される受容体群（核内受容体スーパーファミリー）は，1 型（甲状腺ホルモン受容体，レチノイン酸受容体，ペルオキシソーム増殖因子活性化受容体（PPAR），ビタミン D 受容体など），2 型（肝細胞核因子 4 受容体，レチノイド X 受容体など），3 型（エストロゲン受容体，エストロゲン関連受容体など），4 型（神経成長因子 IB 様受容体），5 型（Fushi taruzu F1-

like receptor)，6型（GCNF（germ cell nuclear factor）受容体）の，6種類のサブファミリーに分類される．

2-2-5 生理活性アミン Biogenic amine

2-2-5-1 アセチルコリン Acetylcholine（ACh）

アセチルコリンは神経伝達物質の1つであり，主として興奮性神経伝達物質として働くが，ムスカリン M_2 受容体を介して抑制性神経伝達物質として働く場合もある．アセチルコリンを介する神経伝達は一般にコリン作動性伝達 cholinergic transmission と呼ばれ，骨格筋の神経筋接合部，自律神経節，副交感節後神経終末，中枢神経系などにおいて，神経終末と標的細胞の間あるいはシナプス間の情報を伝達する．コリン作動性伝達は生命維持に重要な役割を担っており，その伝達を修飾する薬物には強い薬理作用および毒性を示すものが多い．

（1）生合成・代謝・遊離

アセチルコリンは，コリンとアセチル CoA を基質として，アセチルコリンの合成酵素であるコリンアセチルトランスフェラーゼ cholineacetyltransferase（ChAT）により生成する（図2-3）．神経興奮に伴って神経終末から遊離されたアセチルコリンは，アセチルコリンの特異的分解酵素であるアセチルコリンエステラーゼ acetylcholinesterase（AChE）により速やかに分解される．

アセチルコリンの前駆物質であるコリンを細胞内に輸送するコリントランスポーターには高親和性と低親和性の2種類が存在し，このうち高親和性コリントランスポーター（K_m 1～5 μM）はアセチルコリンニューロンに存在する．アセチルコリンの生合成の調節においては，高親和性コリントランスポーターによるコリンの取込みが律速段階となる．低親和性コリントランスポーター（K_m 40～80 μM）はニューロンを含む多くの細胞に広く存在し，細胞膜脂質二重層を構成

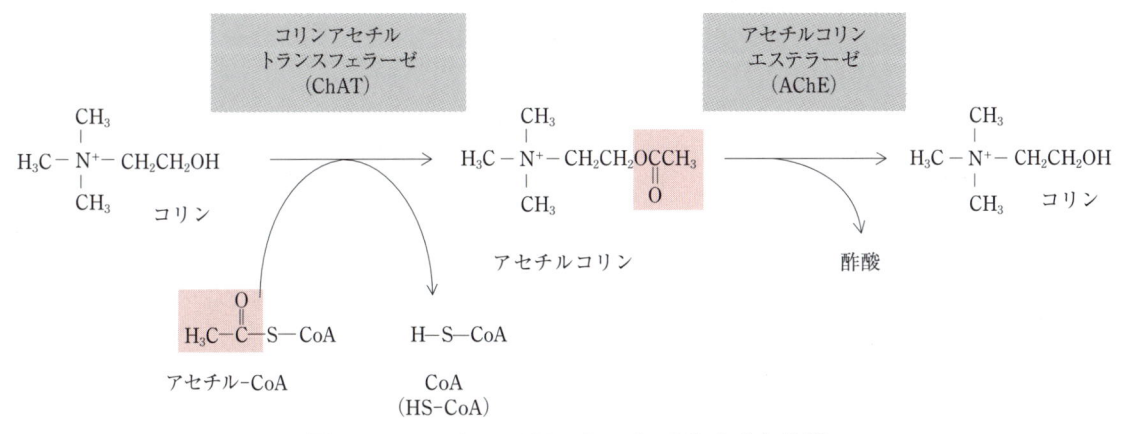

図2-3 アセチルコリン（ACh）の生合成と分解

するリン脂質の一つであるホスファチジルコリンの基質としてのコリンを輸送する．

アセチルコリン（コリン作動性）神経の終末内には，直径30〜40 nmのシナプス小胞が存在し，細胞内で産生されたアセチルコリンは小胞のアセチルコリントランスポーターvesicular ACh transporter（VAChT）により小胞内に取り込まれて貯蔵される（図2-4）．VAChTは12回膜貫通型の小胞H^+アンチポーターである．アセチルコリンニューロンで発生した活動電位が神経線維を伝わって神経終末に到達すると，細胞膜の電位依存性Ca^{2+}チャネルが開口して神経終末内にCa^{2+}が流入する．このようにして生じた神経終末内の遊離Ca^{2+}濃度上昇が引金となり，シナプス小胞が細胞膜と融合して，開口分泌（エキソサイトーシスexocytosis）によるアセチルコリン遊離が生じる．1回の神経興奮時に，数百のシナプス小胞からアセチルコリン遊離が生じると推定されている．

シナプス間隙に遊離されたアセチルコリンは，その特異的受容体であるニコチン受容体あるいはムスカリン受容体を刺激して脱分極や過分極などの細胞反応を引き起こす．さらに，細胞外に遊離されたアセチルコリンはAChEにより速やかに分解されて，コリンと酢酸になる．後述のようにカテコールアミン，セロトニンは分解を受けるとともに再取込みが行われるが，アセチルコリンの場合はアセチルコリン自体が細胞内に再取込みされることはなく，分解産物であるコリンが再取込みされる．AChEはアセチルコリンによる化学伝達を行うシナプスの前膜および後膜の表面（細胞外側）に結合した形で存在する．アセチルコリンは，血清中に存在する偽性コリンエステラーゼ（ブチリルコリンエステラーゼ）によっても分解を受ける．AChEの阻害薬は強いアセチルコリン系の亢進作用を有する．AChE阻害作用を主作用とする医薬品としては，フィゾスチグミン，ネオスチグミンなどの主としてを末梢作用を発現するものと，ドネペジル，ガラン

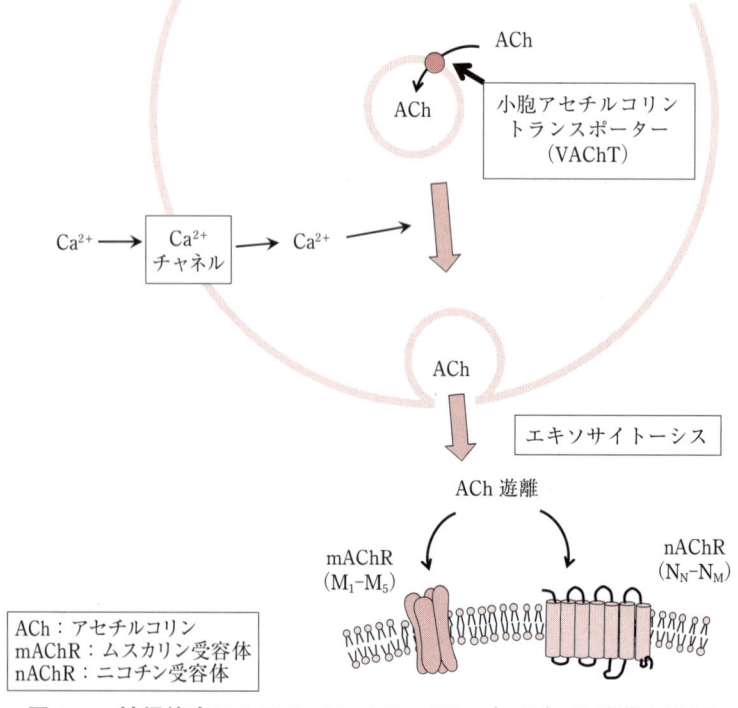

図2-4 神経終末におけるアセチルコリン（ACh）の貯蔵と遊離

タミン，リバスチグミンのように中枢神経作用が強い薬物に分けられる．後者はアルツハイマー病治療薬として用いられる．それ以外に，カルバメート系農薬，有機リン系農薬，有機リン系神経ガス（サリンなど）がAChE阻害作用をもつ．

（2）分　布

アセチルコリンを産生するニューロンは，末梢および中枢神経系に分布する．

末梢アセチルコリン神経には，運動神経系と自律神経系が含まれる．脳神経系および脊髄運動ニューロンを起始核として骨格筋を支配する運動神経はアセチルコリンニューロンである．自律神経系において，脳・脊髄から自律神経節に投射する節前神経は，交感神経，副交感神経ともにアセチルコリンニューロンであり，自律神経節から標的器官に投射する節後神経については副交感神経節後神経がアセチルコリンニューロンである．一方，交感神経節後神経はノルアドレナリンニューロン（アドレナリン作動性神経）である．

アセチルコリンは中枢神経系にも多く分布しており，アルツハイマー病では脳内のアセチルコリン量が減少することが知られている．大脳皮質にはアセチルコリン神経終末が多く分布するが，大脳皮質自体にはアセチルコリンニューロンは少なく，前脳基底部に存在するマイネルト核のアセチルコリンニューロンが大脳皮質を支配する．それ以外に，線条体を含む大脳基底核，種々の脳神経核，脳幹，脊髄に，アセチルコリンニューロンが分布する．脊髄運動ニューロンはアセチルコリンニューロンである．

（3）受容体

アセチルコリンの受容体は，**ニコチン受容体**と**ムスカリン受容体**に大別される．それぞれの受容体に対して，タバコ由来成分のニコチンとキノコ毒のムスカリンが選択的アゴニストとして働くため，ニコチン受容体を介する作用はニコチン様作用，ムスカリン受容体を介する作用はムスカリン様作用と呼ばれる．

ニコチン受容体は**イオンチャネル内蔵型受容体**（表2-2）である．ニコチン受容体は，骨格筋に存在するN_M受容体と神経系に存在するN_N受容体に大別される．ニコチン受容体は，4回膜貫通 four-transmembrane（4TM）構造をとる5つのサブユニットタンパク質により構成される．サブユニットには$\alpha1\sim10$，$\beta1\sim4$，γ，δ，εの17種類が存在する．アセチルコリンがαサブユニットに結合することから，一般的にαサブユニットによってサブタイプが分類されている．この分類法に従うと，N_M受容体は$\alpha1$受容体であり，N_N受容体のうち，自律神経節に存在する主要なサブタイプは$\alpha3$受容体，中枢神経系に存在する主要なサブタイプは$\alpha4$および$\alpha7$受容体である．いずれもNa^+，K^+，Ca^{2+}などのカチオンを選択的に透過するイオンチャネルである．骨格筋に発現するニコチン受容体（$\alpha1$）は，X線および電子顕微鏡により立体構造が明らかにされている（図2-5）．他のサブタイプもおおむね同様の構造をとると推定されている．

生理的条件下にアセチルコリンがニコチン受容体に結合すると，カチオンが細胞内に流入して脱分極を生じる．これが，シナプスではEPSPを引き起こし，神経筋接合ではEPPを引き起こす．N_M受容体の選択的アンタゴニストとしてツボクラリンなどの筋弛緩薬があり，N_N受容体の選択的アンタゴニストとして**ヘキサメトニウム**，**メカミラミン**などの神経節遮断薬がある．ツボ

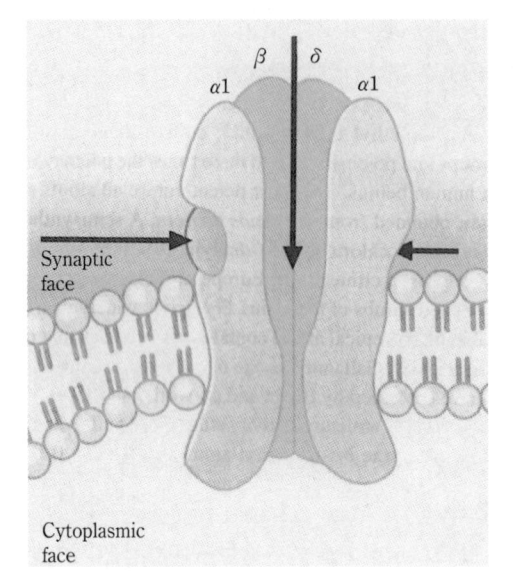

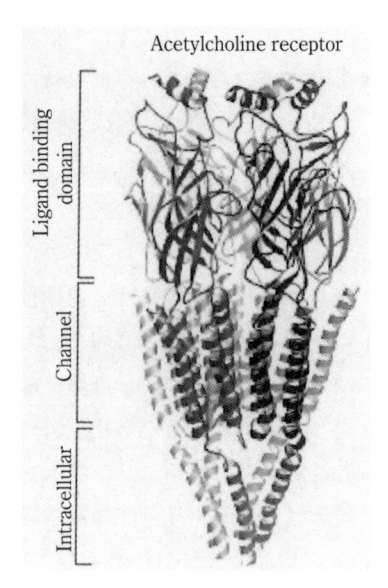

図 2-5　ニコチン受容体（骨格筋型）のサブユニット配置と構造
（グッドマン・ギルマン薬理書 第 12 版より転載）

断面図
（γサブユニットを除いたニコチン受容体 の模式図）

立体構造

クラリンは競合的拮抗薬として働き，ヘキサメトニウム，メカミラミンはイオンチャネル遮断薬として働く．蛇毒のαブンガロトキシンはα1およびα7受容体に対して選択的な遮断作用を示す．

ムスカリン受容体は典型的な GPCR（表 2-1）であり，M_1～M_5 の 5 種類のサブタイプに分類される．M_1，M_3，M_5 受容体は，G_q と共役して，PI レスポンスを亢進して，細胞内遊離 Ca^{2+} の上昇させ，神経興奮や平滑筋収縮などを生じる．なお，血管の M_3 受容体刺激は NO を介する血管拡張を引き起こす（2-3-10　一酸化窒素参照）．一方，M_2，M_4 受容体は G_i/G_o と共役してアデニル酸シクラーゼの抑制，K^+ チャネル開口による過分極などの抑制性作用を引き起こす．M_1 受容体は中枢神経系，自律神経節および胃粘膜に存在し，M_2 受容体は心臓，M_3 受容体は心臓以外の副交感神経標的器官，M_4 および M_5 受容体は中枢神経系に存在する．これらの受容体に共通するアンタゴニストしてアトロピン，スコポラミンが知られる．

2-2-5-2　カテコールアミン Catecholamine

カテコールアミンは，チロシンから生合成されるモノアミン類で，分子内にカテコールとアミンを含む側鎖をもつ．生理活性物質としてのカテコールアミンには，**ドパミン** dopamine（DA，あるいはドーパミン），**ノルアドレナリン** noradrenaline（NA，あるいは**ノルエピネフリン** norepinephrine），**アドレナリン** adrenaline（Adr，あるいは**エピネフリン** epinephrine）の 3 種のアミンが存在し，いずれもフェネチルアミン phenylethylamine 骨格をもち，l 体が強い生理活性を示す（図 2-6）．ドパミンとノルアドレナリンは主に神経伝達物質として働き，アドレナリン

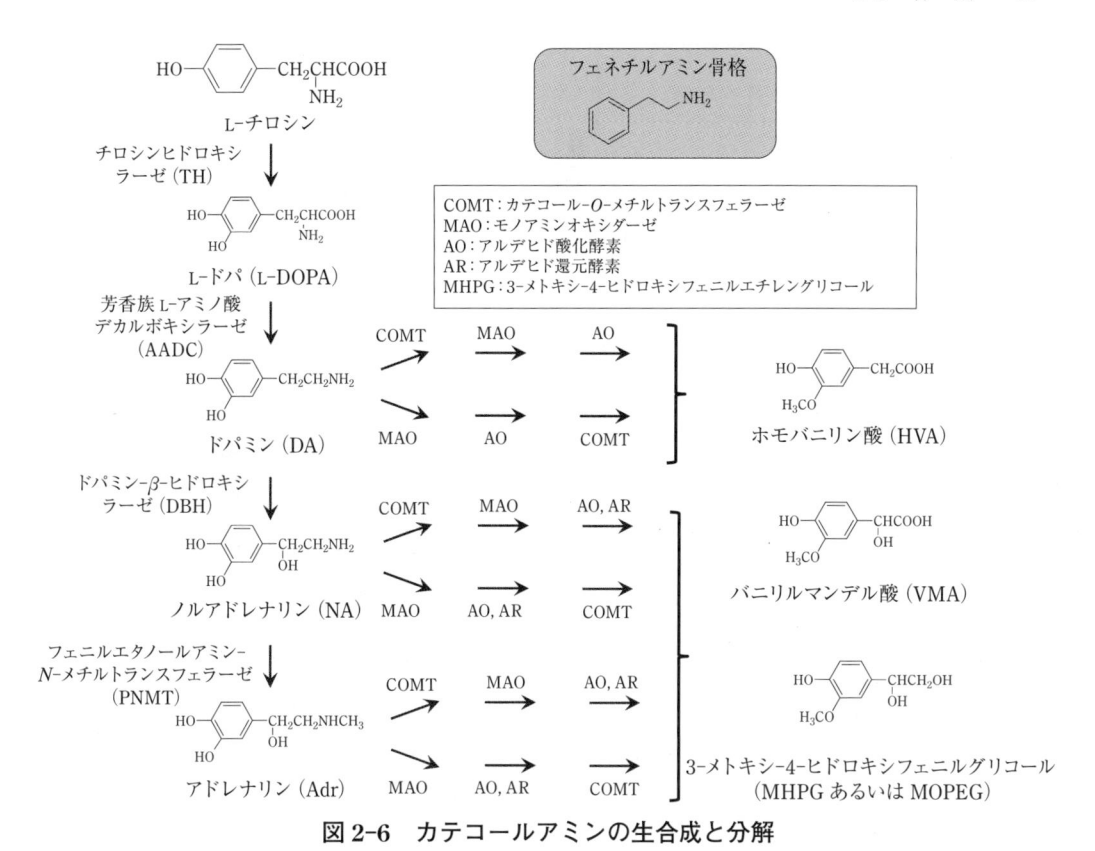

図 2-6 カテコールアミンの生合成と分解

は主に副腎髄質由来ホルモンとして働く．

（1）生合成・代謝・遊離

　カテコールアミンは，側鎖にフェニル基をもつアミノ酸であるL-チロシンからL-ドパ L-DOPA（L-dihydroxyphenylamine）を経て，ドパミン，ノルアドレナリン，アドレナリンの順に生合成される．カテコールアミン生合成に関わる酵素としては，L-チロシンをL-ドパに変換するチロシンヒドロキシラーゼ tyrosine hydroxylase（TH），L-ドパを脱炭酸化してドパミンに変換する芳香族L-アミノデカルボキシラーゼ aromatic L-amino acid decarboxylase（AADC），ドパミンをノルアドレナリンに変換するドパミン-β-ヒドロキシラーゼ dopamine-β-hydroxylase（DBH），フェニルエタノールアミン-N-メチルトランスフェラーゼ phenylethanolamine-N-methyltransferase（PNMT）が存在する．カテコールアミン生合成の律速段階となる酵素はTHである．

　カテコールアミンを直接代謝・分解する酵素としては，モノアミンオキシダーゼ monoamine oxidase（MAO）とカテコール-O-メチルトランスフェラーゼ catechol-O-methyltransferase（COMT）が存在する．いずれの酵素の触媒作用によってもカテコールアミンは生理活性を失う．MAOは細胞内でのカテコールアミン代謝に関わる酵素であり，モノアミンを酸化的にアミノ化する．ミトコンドリア外膜に組み込まれ，カテコールアミン，5-HTなどを代謝する．MAO_AとMAO_Bの2種類のアイソザイムがある．一方，COMTは細胞外でのカテコールアミ

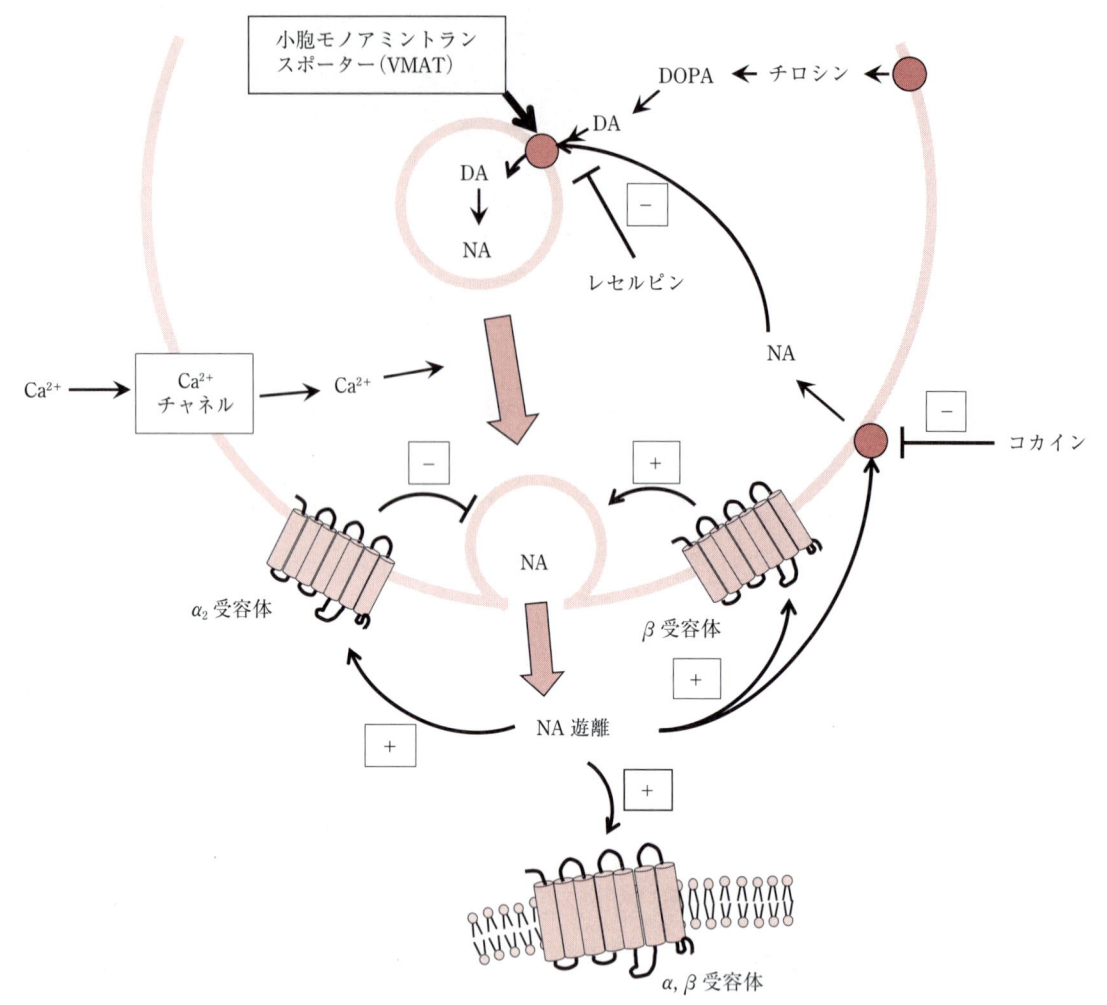

図 2-7 神経終末におけるノルアドレナリンの貯蔵と遊離
NA：ノルアドレナリン，DA：ドパミン

ン代謝に関わる酵素であり，カテコール基の水酸基（主に3位，一部に4位）をメトキシ化する．これらの酵素による代謝を受けて，最終的に，ドパミンはホモバニリン酸 homovanillic acid（HVA），ノルアドレナリンおよびアドレナリンはバニリルマンデル酸 vanillylmandelic acid（VMA）あるいは3-メトキシ-4-ヒドロキシフェニルエチレングリコール 3-methoxy-4-hydroxyphenylethylenglychol（MHPG あるいは MOPEG）に代謝される．

　他の神経伝達物質と同様に，カテコールアミンも神経終末内ではシナプス小胞の中に貯蔵される（図 2-7）．カテコールアミンをシナプス小胞に取り込むトランスポーターは小胞体モノアミントランスポーター vesicular monoamine transporter（VMAT）と呼ばれ，カテコールアミン以外に 5-HT，ヒスタミンの小胞内取込みにも関与する．12 回膜貫通型の H^+ アンチポーターファミリーに属し，VMAT1 と VMAT2 の2種類のサブタイプがある．モノアミン枯渇作用により血圧下降，鎮静作用を示すレセルピンは VMAT 活性を不可逆的に抑制することにより作用を発現する．シナプス小胞内に貯蔵されたカテコールアミンは，活動電位に伴う神経終末内への

Ca^{2+} 流入により開口分泌される．カテコールアミンの遊離は神経終末局所で多くの生理活性物質による制御を受ける．特に重要なものは，神経終末に存在する自己受容体（オートレセプター autoreceptor）による制御であり，神経終末から遊離されたカテコールアミン自体が自己受容体を介して遊離を抑制するというネガティブ・フィードバックをかける．ドパミンの自己受容体としてはドパミン D_2 受容体，ノルアドレナリンおよびアドレナリンの自己受容体としてはアドレナリン α_2 受容体が機能する．

神経終末から遊離されたカテコールアミンは主としてカテコールアミン神経終末への再取込みにより局所的に不活性化される．カテコールアミンの神経終末への再取込みにはモノアミントランスポーターが関与する．モノアミントランスポーターは，基質となるモノアミンに対する選択性から，ドパミントランスポーター dopamine transporter（DAT），ノルアドレナリントランスポーター noradrenaline transporter（NAT），セロトニントランスポーター serotonin transporter（SERT）の3種類に分類される．いずれも12回膜貫通型の Na^+/Cl^- 依存性トランスポーターであり，細胞外の Na^+ 濃度勾配を駆動力として，濃度勾配に逆らって基質を細胞内に輸送する．シナプス間隙に遊離されたカテコールアミンあるいは5-HTを神経終末内に取り込むことにより神経伝達を終了させる．気分高揚作用をもつ麻薬のコカインは，DATを阻害することによりドパミン遊離を増大する．三環系抗うつ薬のデシプラミンはNATを強く阻害する．選択的セロトニン再取込み阻害薬 selective serotonin reuptake inhibitor（SSRI）に分類される抗うつ薬のパロキセチン，フルボキサミンはSERTを阻害して5-HT遊離を増大する．

（2）分　布

カテコールアミンのうち，アドレナリンは副腎髄質ホルモンとして働く．中枢神経系にはアドレナリンニューロンが存在するが，その分布は限られている．一方，ノルアドレナリンは，交感神経の節後神経終末の神経伝達物質として働くとともに，中枢神経系における神経伝達物質としても働く．中枢神経系におけるノルアドレナリンニューロンは，主に延髄から橋にかけての下位脳幹部に分布する．その中でも橋の背側に位置する青斑核が最大のノルアドレナリン神経核であり，視床下部を縦走する内側前脳束 medial forebrain bundle（MFB）を経由して，大脳皮質，大脳辺縁系など，終脳の広い範囲に神経線維を投射する（図2-8）．ドパミンは，主に中枢神経系における神経伝達物質として働く．ドパミンニューロンは中脳から視床下部にかけて分布し，中脳の腹側に位置する黒質と腹側被蓋野が重要な神経核である．黒質のドパミンニューロンは大脳基底核の線条体に投射し，錐体外路系の運動調節に関与する．中脳黒質のドパミンニューロンが変性・脱落すると運動系の神経変性疾患であるパーキンソン病を発症する．腹側被蓋野のドパミンニューロンは終脳前部に存在する側坐核と呼ばれる神経核に投射するほか大脳皮質の前頭前野に投射し，情動系の調節に関与する．腹側被蓋野に由来するドパミンニューロンの異常が統合失調症に関与すると考えられている．

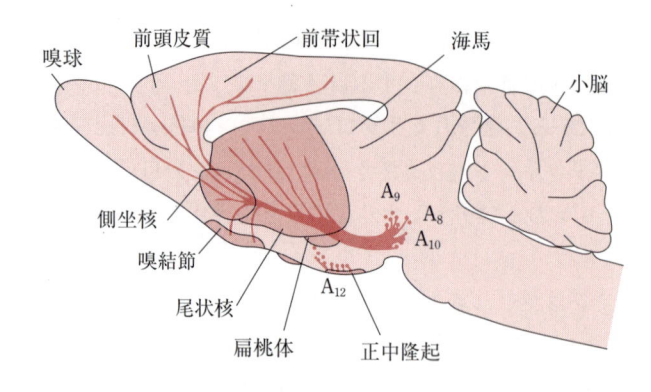

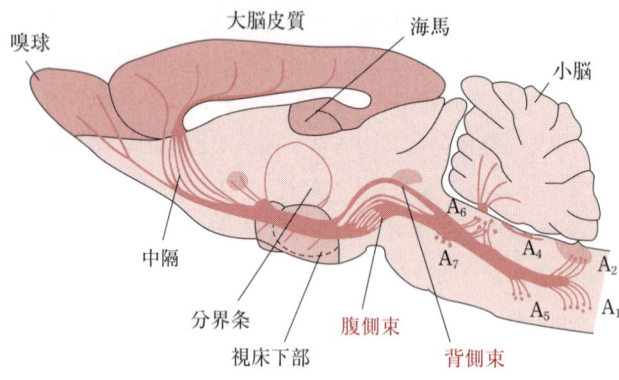

図 2-8 中枢神経系におけるドパミン神経系およびアドレナリン神経系（ノルアドレナリン）の分布
（NEW 薬理学 改訂第 5 版，南江堂，2007 年より転載）

（3）受容体

アドレナリン受容体は，**α 受容体**と **β 受容体**に大別される（表 2-1）．α 受容体は，α_1 と α_2 の 2 種のサブタイプに分類され，さらに，α_1 には α_{1A}, α_{1B}, α_{1D} の 3 分子種，α_2 には α_{2A}, α_{2B}, α_{2C} の 3 分子種が存在する．β 受容体は，β_1, β_2, β_3 の 3 種のサブタイプに分類される．

アドレナリン α_1 受容体は G_q と共役して PI 代謝回転を促進し，血管収縮，心機能亢進などの興奮性の作用を及ぼす．高血圧治療薬のプラゾシンは，選択的アドレナリン α_{1A} 受容体アンタゴニストとして働く．アドレナリン α_2 受容体は G_i/G_o と共役して cAMP の減少，Ca^{2+} チャネルの抑制，K^+ チャネルの開口などを引き起こし，一般に抑制性の作用を及ぼす．ノルアドレナリン神経終末に存在する α_2 受容体は自己受容体として働き，神経伝達物質遊離を抑制する．高血圧治療薬のクロニジンは，選択的 α_{2A} 受容体アゴニストとして働く．

アドレナリン β_1 受容体は心臓に存在する．G_s と共役して cAMP を増加する．その結果，A キナーゼを介する Ca^{2+} チャネルの開口促進，細胞内 Ca^{2+} 濃度の増加により，心機能が亢進する．一方，アドレナリン β_2 受容体は肺，血管などに存在する．G_s と共役して cAMP を増加する．平滑筋では cAMP が抑制性の作用，すなわち弛緩作用を及ぼす．そのメカニズムは以下のように説明される．平滑筋において，cAMP は A キナーゼを介してカルシウム排出機能を亢進する．さらに，ミオシンをリン酸化して平滑筋収縮を引き起こす役割をもつミオシン軽鎖キナーゼ

myosin light chain kinase（MLCK）が，Aキナーゼによりリン酸化されて不活性化する．その結果，細胞内 Ca^{2+} 濃度の低下と平滑筋収縮機構の抑制が生じ，平滑筋が弛緩する．心筋梗塞のような急性循環器不全の治療に用いられるドブタミンは，アドレナリン β_1 受容体を選択的に刺激して心収縮力を増強する．子宮弛緩薬のリトドリンや気管支喘息治療薬のサルブタモールは選択的 β_2 受容体アゴニストであり，それぞれ子宮，気管支などの平滑筋を弛緩させて治療効果を発揮する．

ドパミン受容体は，薬理学的に D_1 タイプと D_2 タイプに分類される．D_1 タイプには D_1，D_5 の2種類，D_2 タイプには D_2，D_3，D_4 の3種類が含まれる．D_1，D_5 は G_s と共役し，D_2，D_3，D_4 は G_i/G_o と共役する．D_2 はドパミンシナプス後膜とともに神経終末にも存在する．ドパミン神経終末に存在する D_2 は自己受容体として機能する．D_2 には，パーキンソン病治療薬のブロモクリプチン，プラミペキソールがアゴニストとして働き，抗精神病薬のスピペロン，ハロペリドールがアンタゴニストとして働く．

2-2-5-3　セロトニン Serotonin, 5-hydoxytryptamine（5-HT）

セロトニンは，トリプトファンから生合成されるモノアミンで，インドールアルキルアミン構造をもち，神経伝達物質，消化管ホルモンとして働く．化学名は5-ヒドロキシトリプタミン 5-hydoxytryptamine であり，一般に5-HTと略される．セロトニンの受容体は5-HT受容体と表記される．

（1）生合成・代謝・遊離

セロトニンの前駆アミノ酸は，芳香族 α アミノ酸のL-トリプトファンである．トリプトファンは，トリプトファンヒドロキシラーゼにより5-ヒドロキシトリプトファン 5-hydroxytryptophan に変換され，次いで，芳香族L-アミノ酸デカルボキシラーゼ（AADC）によりセロトニンに変換される（図2-9）．セロトニンはモノアミンオキシダーゼ（MAO）により代謝され，その最終生成物は5-ヒドロキシインドール酢酸 5-hydroxyindoleacetic acid（5-HIAA）である．

細胞内で産生されたセロトニンは，カテコールアミンの場合と同様に，VMATによって貯蔵顆粒（ニューロンの場合はシナプス小胞）に貯蔵され，細胞内への Ca^{2+} 流入に伴って開口分泌される．細胞外に遊離されたセロトニンはセロトニントランスポーター（SERT）により細胞内に再取込みされる．

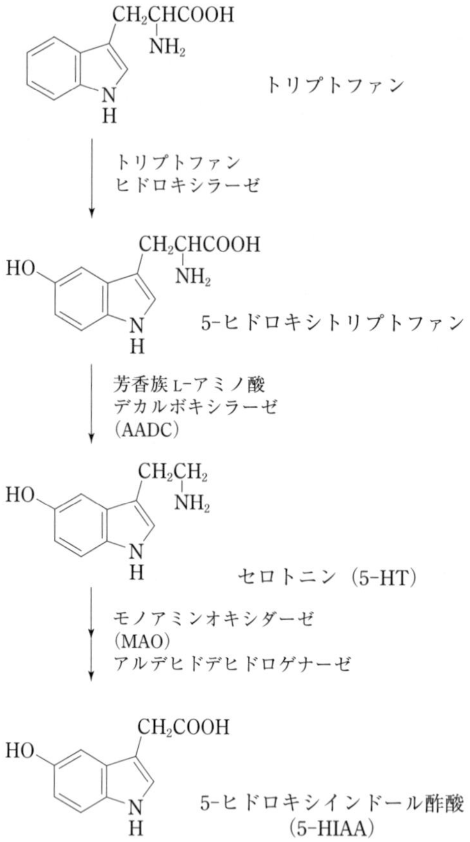

図 2-9 セロトニンの生合成と分解

（2）分 布

　セロトニンは，中枢神経系に存在するほか，消化管，血小板，松果体に存在する．中枢神経系では，セロトニンニューロンは中脳，橋，延髄縫線核に分布する．その軸索は大脳皮質，大脳辺縁系，大脳基底核，視床下部，延髄，脊髄に投射する．消化管におけるセロトニン産生細胞としては，粘膜における栄養分子吸収に関わる刷子縁 brush-border の細胞，胃酸や消化液の分泌細胞，腸クロム親和性細胞（エンテロクロマフィン細胞 enterochromaffin（EC）cell）などがある．血小板は AADC をもたないのでセロトニンを合成することはできず，血液中のセロトニンを取り込むことにより細胞内に貯蔵する．

（3）受容体

　セロトニン受容体は $5-HT_{1-7}$ の 7 種類に大別される．このうち，$5-HT_3$ 受容体はリガンド開口型イオンチャネルであり，それ以外のサブタイプは全て GPCR である（表 2-1, 2-2）．セロトニン $5-HT_3$ 受容体は Na^+，K^+ に透過性をもつカチオン選択的イオンチャネルであり，アゴニスト刺激により開口し，脱分極性興奮を引き起こす．GPCR に分類されるセロトニン受容体のうち，$5-HT_1$，$5-ht_{5a}$ は $G_{i/o}$ と，$5-HT_2$ は G_q と，また $5-HT_4$，$5-HT_6$，$5-HT_7$ は G_s と共役する．$5-HT_1$

には，5-HT$_{1A}$, 5-HT$_{1B}$, 5-HT$_{1D}$, 5-ht$_{1e}$, 5-HT$_{1F}$ の分子種が含まれる．なお，5-ht$_{1e}$ と 5-ht$_{5a}$ は他の受容体と同様に 5-HT$_{1E}$, 5-HT$_{5A}$ とも表記されるが，本書では IUPHAR データベース（表2-2）の表記法に従った．5-HT$_2$ には 5-HT$_{2A}$, 5-HT$_{2B}$, 5-HT$_{2C}$ の分子種が含まれる．

抗不安薬のタンドスピロンはセロトニン 5-HT$_{1A}$ 受容体のアゴニストである．片頭痛治療薬のスマトリプタンはセロトニン 5-HT$_{1B}$, 5-HT$_{1D}$ 受容体のアゴニストである．非定型抗精神病薬のリスペリドン，オランザピンはセロトニン 5-HT$_{2A}$ 受容体のアンタゴニストである．オランザピンはセロトニン 5-HT$_{2C}$ 受容体のアンタゴニストとしても作用する．抗腫瘍薬による悪心，嘔吐を抑制するグラニセトロン，オンダンセトロンなどは 5-HT$_3$ 受容体のアンタゴニストである．

2-2-5-4　ヒスタミン Histamine

ヒスタミンは，ヒスチジンから生合成されるモノアミンである．イミダゾール基をもつ塩基性アミノ酸である L-ヒスチジンは L-ヒスチジンデカルボキシラーゼによりヒスタミンに変換される（図 2-10）．末梢組織ではマスト細胞，好塩基球性白血球，腸クロム親和性細胞様細胞（エンテロクロマフィン様細胞 enterochromaffin-like（ECL）cell）で産生されて局所ホルモンとして，また中枢神経系では神経伝達物質として作用する．ヒスタミン受容体は H$_1$, H$_2$, H$_3$, H$_4$ の 4 種類に分類されるが，そのうち H$_1$ と H$_2$ が生理的に重要な役割を果たしている．ヒスタミンは，I 型アレルギー反応のケミカルメディエーターの 1 つであり，ヒスタミン H$_1$ 受容体アンタゴニストは抗アレルギー薬として用いられる．胃粘膜の ECL 細胞から分泌されたヒスタミンは，壁細胞のヒスタミン H$_2$ 受容体を刺激して胃酸分泌を促進する．ヒスタミン H$_2$ 受容体アンタゴニストは胃酸分泌を抑制することから，逆流性食道炎や消化性潰瘍の治療に用いられる．ヒスタミンは，中枢神経系において覚醒，摂食行動，平衡機能に関与する．抗ヒスタミン薬（H$_1$ 受容体アンタゴニスト）が中枢神経系に入ると副作用として眠気を催す．ジフェンヒドラミンなどの抗ヒスタミン薬は車酔い，船酔いなどの動揺病の治療にも用いられる．

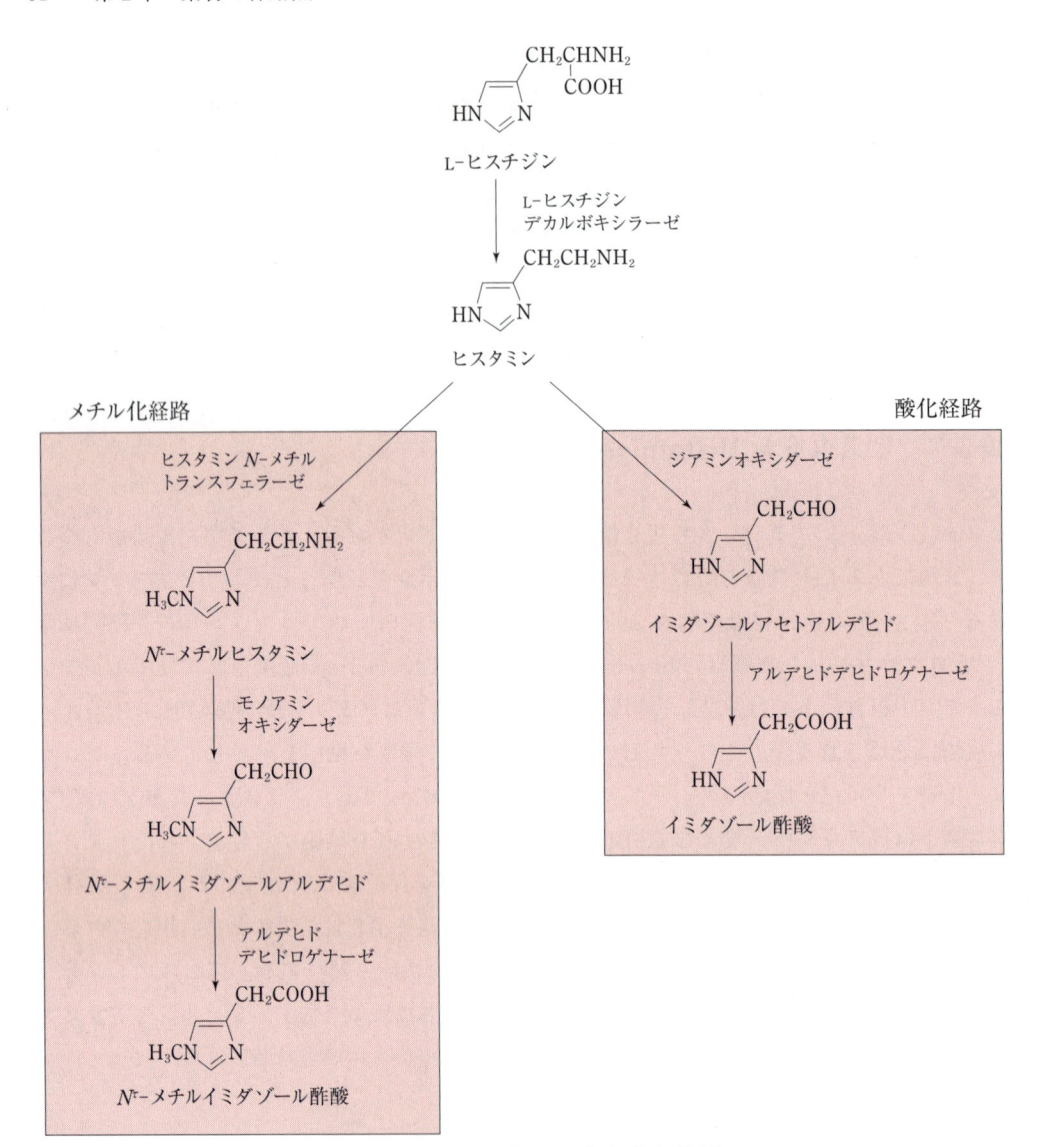

図2-10 ヒスタミンの生合成と分解

2-2-6 神経性アミノ酸 Neurogenic amino acid

　神経性アミノ酸は興奮性アミノ酸と抑制性アミノ酸に大別される．前者にはグルタミン酸，アスパラギン酸などがあり，後者にはγ-アミノ酪酸 γ-aminobutyric acid（GABA）とグリシンなどがある．これらの神経性アミノ酸は主に中枢神経系における神経伝達物質としての生理機能を担う．リガンド開口型イオンチャネルを受容体とするものが多く，興奮性アミノ酸はEPSPを引き起こして神経興奮を生じ，抑制性アミノ酸はIPSPを引き起こしてニューロン活動を抑制する．抗不安薬，催眠薬などの中枢神経機能を抑制する薬物にはGABA受容体を作用点とするものが多い．

2-2-6-1　興奮性アミノ酸（グルタミン酸）

　中枢神経系にはL-グルタミン酸とL-アスパラギン酸が高濃度に存在し，興奮性神経伝達の担い手として働く．両者のうちグルタミン酸の方が興奮性神経伝達物質として重要な役割を果たす．神経伝達物質としてのグルタミン酸は，脳内で産生されると推定されている．生合成されたグルタミン酸は，小胞グルタミン酸トランスポーター vesicular glutamate transporter（VGLUT）により小胞体に取り込まれて貯蔵される．VGLUT は小胞 H^+ アンチポーターファミリーに属する．神経終末に活動電位が到達すると，小胞体内に貯蔵されたグルタミン酸は開口分泌によりシナプス間隙に遊離される．細胞外に遊離されたグルタミン酸は，ニューロンやグリアに存在する興奮性アミノ酸トランスポーター excitatory amino acid transporter（EAAT）により細胞内に取り込まれる．EAAT は EAAT1〜EAAT5 の5種類のサブタイプがあり，EAAT1（GLAST）と EAAT2（GLT-1）は主にアストロサイトに，EAAT3（EAAC1）と EAAT4 は主にニューロン（シナプス後部）に，また EAAT5 は網膜に特異的に存在する．

　グルタミン酸受容体には，GPCR（表2-1）とリガンド開口型イオンチャネル（表2-2）が存在する．グルタミン酸による EPSP の発生にはリガンド開口型イオンチャネルが関与する．

　リガンド開口型イオンチャネルの代表的なアゴニストとして，アスパラギン酸の類縁体で N-メチル-D-アスパラギン酸 N-methyl-D-aspartate（NMDA）がある．グルタミン酸が作用するリガンド開口型イオンチャネルは，NMDA 感受性の受容体（NMDA 受容体）と NMDA 非感受性の受容体（非 NMDA 受容体あるいは non-NMDA 受容体）に大別される．非 NMDA 受容体は，さらに α-amino-3-hydroxy-5-methyl-4-isoxazolepropionic acid（AMPA）がアゴニストして作用する AMPA 受容体とカイニン酸 kainate が作用するカイニン酸受容体に分類される．AMPA 受容体とカイニン酸受容体は速いシナプス応答に関与し，NMDA 受容体は遅いシナプス応答に関与する．NMDA 受容体に内蔵されるイオンチャネルは Ca^{2+} 透過性であり，シナプス応答の長期増強現象などのシナプス可塑性の調節に関与する．NMDA 受容体にはグリシン調節部位，Mg^{2+} 調節部位，Zn^{2+} 調節部位などの複数の調節部位が存在する．NMDA 受容体のイオンチャネルの開口にはグリシン調節部位にグリシンなどのリガンドが結合することが必須である．ただし，グルタミン酸などのアゴニストが結合する部位と異なり，グリシン単独ではイオンチャネルは開口しない．Mg^{2+} 調節部位，Zn^{2+} 調節部位はイオンチャネルの開口を抑制する．

　グルタミン酸は興奮性神経伝達物質として働くとともに，脳虚血などの病的な条件下ではニューロン死を引き起こす危険因子となる．例えば，脳虚血によりニューロンへの酸素とグルコースの供給が断たれると，脳内で過剰なグルタミン酸遊離が生じ，NMDA 受容体を介して細胞内に Ca^{2+} が大量に流入してニューロン死が生じる（図2-11）．NMDA 受容体の部分作動薬であるメマンチンはアルツハイマー病治療薬として用いられている．

　グルタミン酸が作用する GPCR は代謝型グルタミン酸受容体 metabotropic glutamate receptor と呼ばれ，$mGlu_{1-8}$ の8種類の分子種が存在する．$mGluR_1$ と $mGluR_5$ は G_q と共役して興奮性に作用する．他のサブタイプは G_i/G_o と共役して抑制性に作用する．

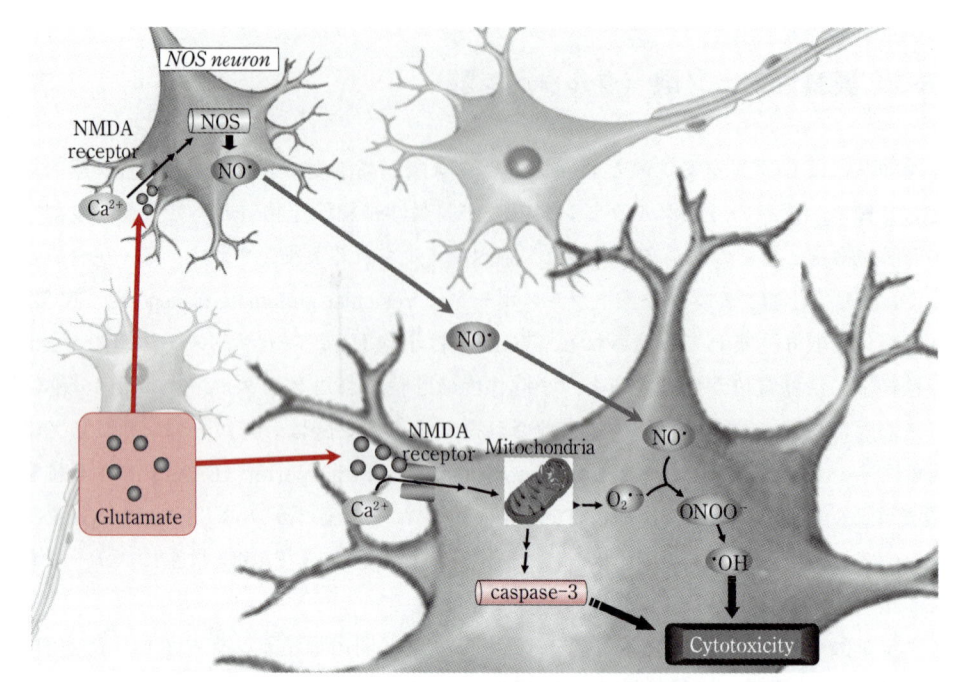

図 2-11 グルタミン酸により誘発される神経毒性の機序

大脳皮質における虚血などの低酸素・低血糖状態で神経細胞外に遊離されたグルタミン酸は，NMDA 受容体を介して細胞内 Ca^{2+} 流入を誘発し，一酸化窒素合成酵素（NOS）を活性化する．NO は近傍の神経細胞の細胞膜を透過して細胞内に入り，ミトコンドリアに由来するスーパーオキシド（$O_2^{\cdot -}$）と反応してヒドロキシラジカル（$^{\cdot}OH$）を生成し，ラジカル細胞障害を引き起こす．さらに，ミトコンドリアの脱分極によりアポトーシス関連システインプロテアーゼであるカスパーゼ 3 が活性化され，細胞のアポトーシスが誘導される．

2-2-6-2 抑制性アミノ酸（GABA，グリシン）

抑制性アミノ酸には，GABA，グリシン，タウリン，β-アラニン，セリンがある．中枢神経系では，GABA とグリシンが主要な抑制性神経伝達物質として働く．GABA を含有するニューロンは末梢神経系にも存在する．

GABA を含有するニューロンは中枢神経系に広汎に存在する．L-グルタミン酸を前駆アミノ酸とし，グルタミン酸デカルボキシラーゼ glutamic acid decarboxylase（GAD）によりグルタミン酸の α 位のメチル基が脱カルボキシル化されることにより生成する（図 2-12）．GABA の代謝酵素は GABA トランスアミナーゼ GABA transaminase（GABA-T）である．細胞内で産生された GABA は小胞 GABA トランスポーター vesicular GABA transporter（VGAT）によりシナプス小胞内に貯蔵され，神経終末に活動電位が到達すると開口分泌によりシナプス間隙に遊離される．VGAT も VGLUT と同様に小胞 H^+ アンチポーターファミリーに属する．細胞外に遊離された GABA は，GABA トランスポーター GABA transporter（GAT）により神経終末およびグリア細胞に取り込まれる．GAT は，GAT1，GAT2，GAT3，BGT-1（GABA/betanine transporter）の 4 種類のサブタイプに分類される．

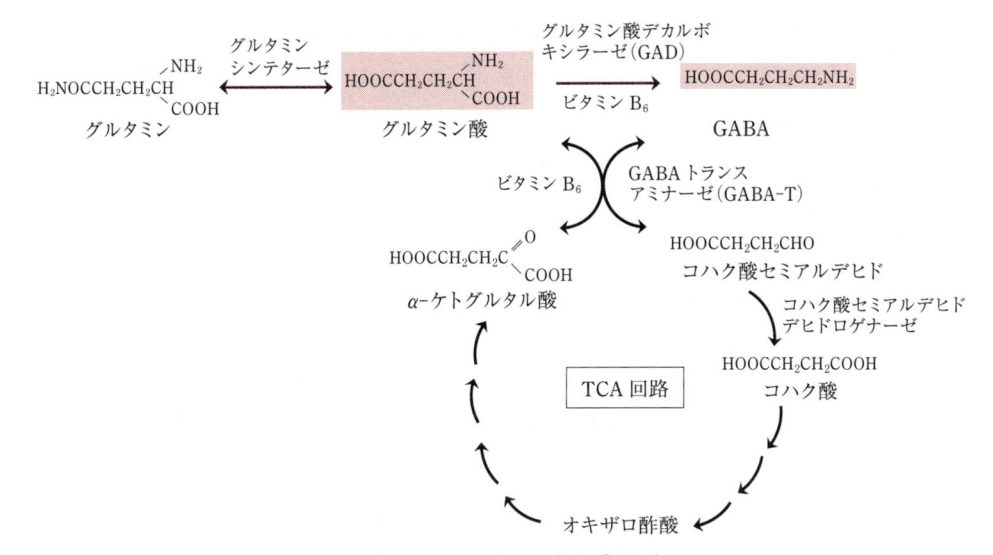

図2-12　GABAの生合成経路

　グルタミン酸受容体と同様に，GABA受容体にもGPCR（表2-1）とリガンド開口型イオンチャネル（表2-2）が存在する．GABAによるIPSPの発生にはリガンド開口型イオンチャネルが関与する．リガンド開口型受容体はGABA_A受容体，GPCRはGABA_B受容体に分類される．GABA_A受容体にGABAなどのアゴニストが結合すると細胞外よりCl$^-$が流入して過分極を引き起こし，神経活動を抑制する（図2-13）．抗不安薬，催眠薬として用いられるベンゾジアゼピン誘導体（ジアゼパムなど）や催眠薬，麻酔薬として用いられるバルビツール酸誘導体（ペントバルビタールなど）は，それ自体はチャネルを開口させないが，GABAによるGABA_A受容体イオ

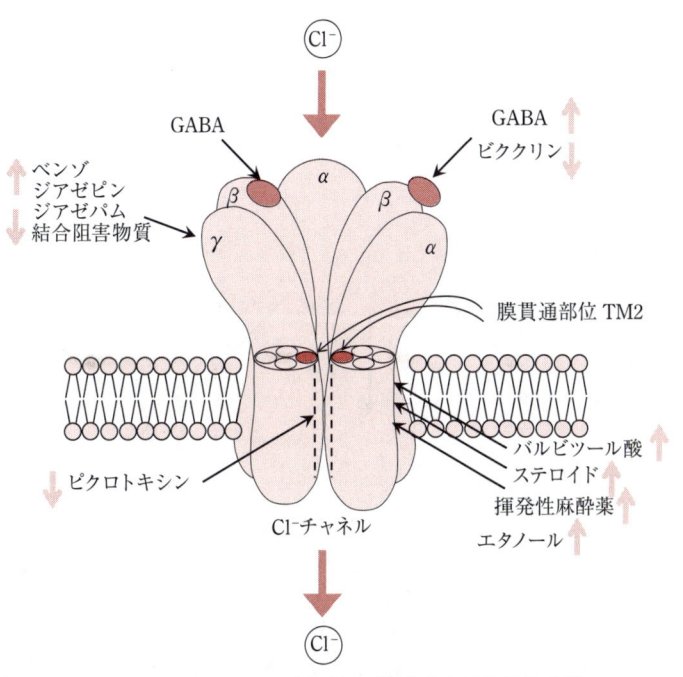

図2-13　GABA_A受容体の構造と活性調節部位

ンチャネルの開口を増強し，神経活動に対する抑制作用を発現する．ベンゾジアゼピン結合部位はω受容体とも呼ばれる（表2-2参照）．エタノールもGABAの作用を増強する．GPCRであるGABA_B受容体は，G_i/G_oと共役してアデニル酸シクラーゼの抑制，K^+チャネル活性化（過分極），Ca^{2+}コンダクタンスの抑制を引き起こす．

　グリシンは，延髄，脊髄，網膜などで抑制性神経伝達物質として働くが，その機能はGABAと比較すると限定的である．グリシン受容体は，GABA_A受容体と同様にCl^-透過性のイオンチャネルを構成する．神経終末から遊離されたグリシンは，グリシントランスポーター glycine transporter（GLYT）により神経終末とグリア細胞に取り込まれる．

2-2-7　エイコサノイド Eicosanoid

　エイコサノイドは，不飽和脂肪酸から生成されるプロスタグランジン prostaglandin（PG），トロンボキサン thromboxane（TX），ロイコトリエン leukotrien（LT）など，炎症，アレルギー，血栓症などにおいて重要な役割を果たしている生理活性物質の総称である．エイコサノイドの前駆物質は，細胞膜から遊離したアラキドン酸であり，生合成経路はシクロオキシゲナーゼ cyclooxygenase（COX）経路（図2-14）とリポキシゲナーゼ lipoxygenase（LOX）経路（図

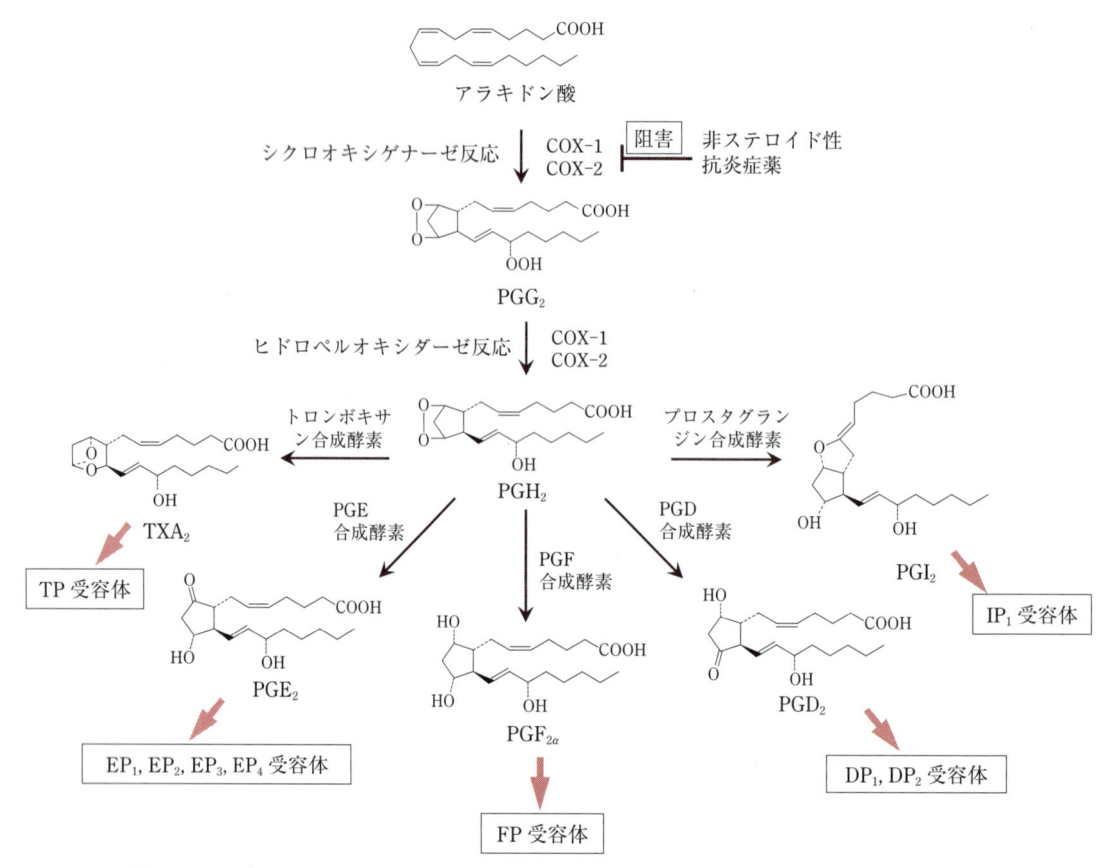

図2-14　プロスタノイドの生合成経路：シクロオキシゲナーゼ反応を介する経路
COX：シクロオキシゲナーゼ，TXA_2：トロンボキサンA_2，PG：プロスタグランジン

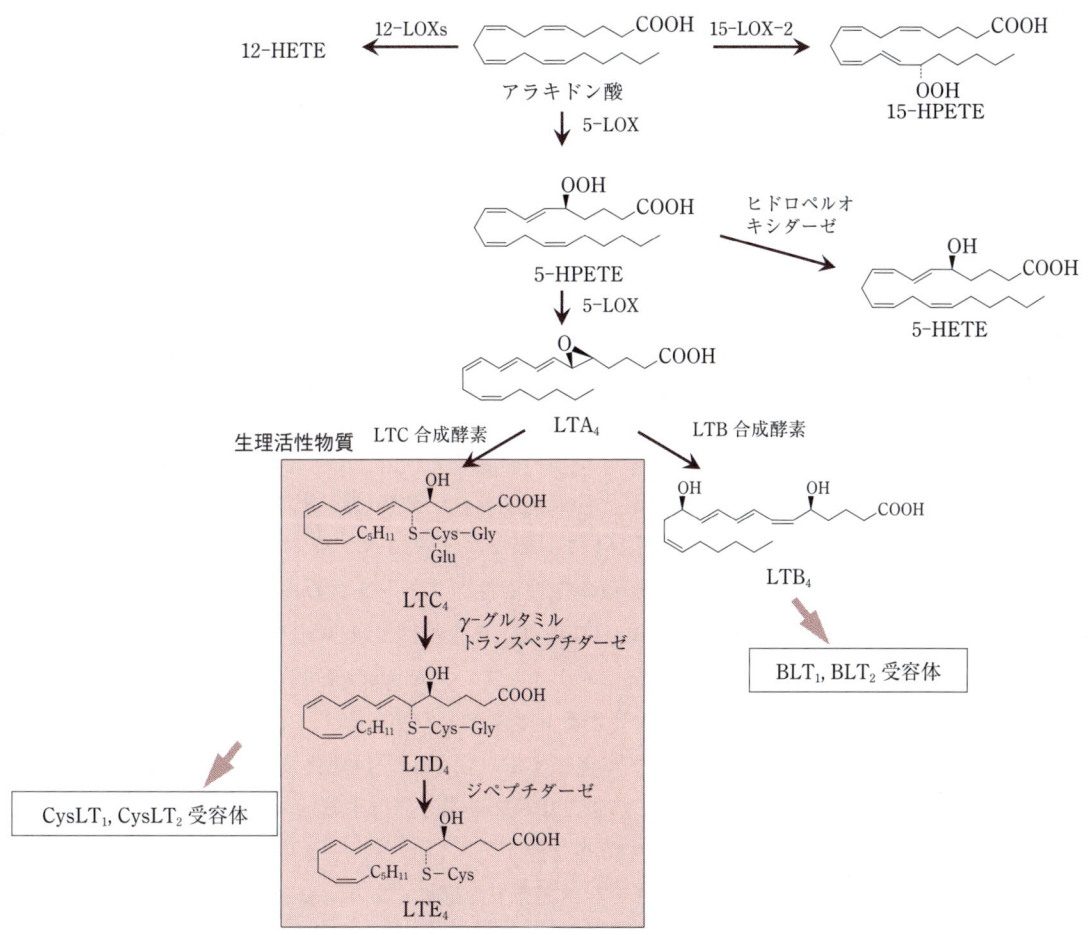

図 2-15 ロイコトリエンの生合成経路：リポキシゲナーゼ反応を介する経路
LOX：リポキシゲナーゼ，LT：ロイコトリエン，HPETE：ヒドロペルオキシエイコサテトラエン酸，
HETE：ヒドロキシエイコサテトラエン酸

2-15）に大別される．

　シクロオキシゲナーゼ経路の主要な生成物はプロスタノイドである．プロスタノイドには，PGD_2，PGE_1，PGE_2，$PGF_{2\alpha}$，PGI_2，トロンボキサン A_2 thromboxane A_2（TXA_2）が含まれる．COX には，COX-1 と COX-2 の 2 種のアイソザイムが存在する．COX-1 は非誘導性の構成型酵素である．一方，COX-2 は誘導型酵素であり，サイトカインや増殖因子などの炎症性の刺激により発現誘導され，抗炎症性ステロイドにより誘導が抑制される．非ステロイド性抗炎症薬（アスピリン，インドメタシンなど）には COX-1 に強く作用するものが多い．プロスタノイド受容体はいずれも GPCR であり，PGD_2 が結合する DP_{1-2} 受容体，PGE が結合する EP_{1-4} 受容体，$PGF_{2\alpha}$ が結合する FP 受容体，PGI_2 が結合する IP_1 受容体，TXA_2 が結合する TP 受容体に分類される（表 2-1）．

　リポキシゲナーゼ経路では，アラキドン酸は 3 種の LOX により各種のヒドロペルオキシエイコサテトラエン酸 hydroperoxy eicosatetraenoic acid（HPETE）に変換される．そのうち，5-HPETE が中間代謝産物として重要な役割を果たしており，LTA_4，LTB_4，LTC_4，LTD_4，LTE_4

などのロイコトリエン類を生成する．このうち，LTC$_4$，LTD$_4$，LTE$_4$が生理活性物質として重要である．これらの受容体を介するエイコサノイドの作用を表2-3にまとめた．ロイコトリエン受容体は，BLT$_1$，BLT$_2$，CysLT$_1$，CysLT$_2$，OXE，FPR2/ALX受容体に分類される（表2-1）．

2-2-8 生理活性ペプチド

生理活性ペプチドは，中枢および末梢神経系，消化管などの諸器官あるいは血漿中に存在し，微量で顕著な生理活性を発現するペプチドの総称である．ニューロペプチドと循環ペプチドに大別される．

（1）ニューロペプチド

ニューロペプチドは，主に神経系や消化管で産生され，神経伝達物質，局所ホルモンとしての生理作用をもつペプチドである．表2-4に主要なニューロペプチドの生理・薬理作用をまとめた．ニューロペプチドの多くは，複数の生理活性ペプチドを含む前駆長鎖ペプチドがリボソームにおいてプロセッシングprocessing（切断加工）を受けて産生される．β-エンドルフィンβ-endorphin，エンケファリンenkephalin，ダイノルフィンA dynorphin Aはオピオイドペプチドに分類され，痛覚の制御に関与する．オピオイドペプチドの受容体は，オピオイド受容体と呼ばれ，δ，μ，κ，NOPの4種のサブタイプが存在する（表2-1）．麻薬性鎮痛薬のモルヒネはオピオイド受容体のアゴニストとして作用し，強力な鎮痛効果を発揮する．エンケファリン遊離を介して間接的にオピオイド様作用を発現するペプチドとして，キョートルフィンkyotorphinがある．タキキニンは平滑筋を素早く収縮させるペプチドの総称であり，脊髄後角における痛覚伝達に関与するサブスタンスPが含まれる．

（2）循環ペプチド

循環ペプチドは，循環器系に存在し，心臓・血管系の機能の調節に関わるペプチドである．エンドセリンendothelin（ナトリウム利尿ペプチドnatriuretic peptide），アドレノメデュリンadrenomedullin，アンギオテンシンangiotensin，ブラジキニンbradykinin，バソプレシンvasopressinが含まれる．

エンドセリンendothelin（ET）にはET-1，ET-2，ET-3の3種類が存在し，このうちET-1が血管内皮で産生され，血管収縮作用に基づく血圧調節に関与する．ナトリウム利尿ペプチドには，心房性ナトリウム利尿ペプチドarterial natriuretic peptide（ANP），脳性ナトリウム利尿ペプチドbrain natriuretic peptide（BNP），C型ナトリウム利尿ペプチドC-type natriuretic peptide（CNP）の3種類が存在する．CNPは脳，血管内皮，動脈硬化巣のマクロファージなどで産生され血液中に分泌される．ANPとBNPは心不全時に分泌が亢進し，心臓の負担を軽減する作用をもつ．CNPは炎症や組織障害時に分泌され，心肥大や線維化の抑制，血管新生の促進などの作用をもつ．

アンギオテンシンは血漿グロブリンから産生されるペプチドホルモンであり，腎臓で産生されたレニンreninが，肝臓に由来する血漿中アンギオテンシノーゲンによりアンギオテンシンⅠに

表 2-3　エイコサノイドの作用

リガンド	受容体	作　用
PGD$_2$	DP	血小板凝集阻害，睡眠誘発，気管支平滑筋収縮，アレルギー炎症惹起
PGE$_2$	EP$_1$	平滑筋収縮，ストレス反応伝達
	EP$_2$	血管拡張，血圧低下，卵胞成熟
	EP$_3$	発熱，胃酸分泌抑制，脂肪分解抑制，痛覚過敏，平滑筋収縮
	EP$_4$	血管拡張，骨新生・吸収，免疫抑制
PGF$_{2\alpha}$	FP	分娩誘発，平滑筋（子宮・血管・気管支・消化管）収縮，眼圧低下
PGI$_2$	IP	血小板凝集阻害，血管拡張，腎血流増大，炎症浮腫惹起，痛覚過敏，動脈硬化抑制，胃酸分泌抑制
TXA$_2$	TP	血小板凝集，平滑筋（血管・気管支）収縮，動脈硬化促進
LTB$_4$	BLT$_1$	白血球遊走・活性化
	BLT$_2$	不明
LTD$_4$	CysLT$_1$	平滑筋（血管・気管支）収縮，血管透過性亢進
	CysLT$_2$	不明

表 2-4　主要なニューロペプチドの生理・薬理作用

ニューロペプチド	中枢作用	末梢作用
β-エンドルフィン	鎮痛，カタレプシー惹起	腸管弛緩
エンケファリン	鎮痛	腸管弛緩
ダイノルフィン A	鎮痛	腸管弛緩
ノシセプチン/オルファニン FQ	痛覚増強（低濃度） 鎮痛（高濃度）	血管拡張，抗利尿，腸管弛緩
ノシスタチン	鎮痛	
サブスタンス P	痛覚増強（脊髄後角） 鎮痛（脳内）	血管拡張，腸管収縮，炎症惹起
TRH	覚醒，記憶機能増強，自発運動亢進	
ソマトスタチン	痛覚増強（脊髄後角），海馬長期増強を増強	消化管ホルモン分泌抑制
LHRH	交尾行動誘発	
CRF	小脳長期抑圧誘導，不安惹起，摂食抑制	
コレシストキニン-8	摂食抑制，不安惹起，モルヒネ鎮痛減弱	消化管機能（酵素分泌・運動）亢進
VIP	レム睡眠増強，脳血管拡張	血管拡張，消化管平滑筋弛緩
バソプレシン	記憶増強，海馬長期増強を抑制	抗利尿
キョートルフィン	鎮痛（エンケファリン遊離）	
ニューロテンシン	鎮痛，睡眠増強	血管拡張
ニューロペプチド Y	摂食促進，痙攣抑制	血管収縮
ガラニン	摂食促進，海馬長期増強を抑制	
カルシトニン	鎮痛，摂食抑制	骨吸収抑制
CGRP	痛覚増強（脊髄後角），交感神経活動亢進	血管透過性亢進，微小血管拡張
DSIP	徐波睡眠誘発	
オレキシン/ヒポクレチン	摂食促進，覚醒・睡眠調整	
CART (55-102)	摂食抑制	
PACAP	記憶形成，日内リズム，精神行動	インスリン分泌，血小板凝集

TRH：甲状腺刺激ホルモン放出ホルモン
LHRH：黄体形成ホルモン放出ホルモン
CRF：副腎皮質刺激ホルモン放出因子
VIP：血管作動性腸管ペプチド
CGRP：カルシトニン遺伝子関連ペプチド
DSIP：デルタ睡眠誘発ペプチド
CART (55-102)：コカイン・アンフェタミン調節転写ペプチド
PACAP：下垂体アデニル酸シクラーゼ活性化ポリペプチド

変換され，さらに血中あるいは血管内皮細胞表面に存在する酵素であるアンギオテンシン変換酵素 angiotensin-converting enzyme（ACE）により活性体のアンギオテンシンⅡが作られる（図2-16）．血中アンギオテンシンⅡ量はレニン分泌量に依存する．このようなアンギオテンシンⅡの産生機構はレニン-アンギオテンシン系と呼ばれる．一方，ACE による全身性のアンギオテンシン産生とは別に，心臓や血管壁などの組織中でも病的状態においてアンギオテンシンⅡが産生される．このような局所でのアンギオテンシンⅡの産生には，マクロファージ由来の ACE と肥満細胞由来のキマーゼ chymase が関与する．アンギオテンシンⅡ受容体には AT_1 と AT_2 の2種類のサブタイプが知られる（表2-1）．アンギオテンシンⅡは，主として AT_1 受容体を介して，血圧上昇作用と心血管組織再構築（リモデリング）作用を発現する．血圧上昇作用には，血管収縮作用と副腎皮質からのアルドステロン分泌作用が関与する．心血管組織再構築作用には組織性アンギオテンシンⅡが関わり，高血圧，心肥大，血管肥厚，動脈硬化，糖尿病などの病態に関与する．ACE 阻害薬および AT_1 受容体アンタゴニストは高血圧治療薬として汎用される．

　ブラジキニンは，血漿キニンに分類される炎症性ペプチドであり，血漿中あるいは組織中の前駆タンパク質であるキニノーゲンにタンパク質分解酵素のカリクレインが作用することにより産生される．ブラジキニンの受容体は B_1 および B_2 の2種のサブタイプに分類され，末梢組織での炎症や発痛に関与する．強い血管拡張作用をもち，特に細動脈に作用して血圧下降作用を示す．動脈内注射あるいは真皮への局所投与により強い痛みを引き起こす．

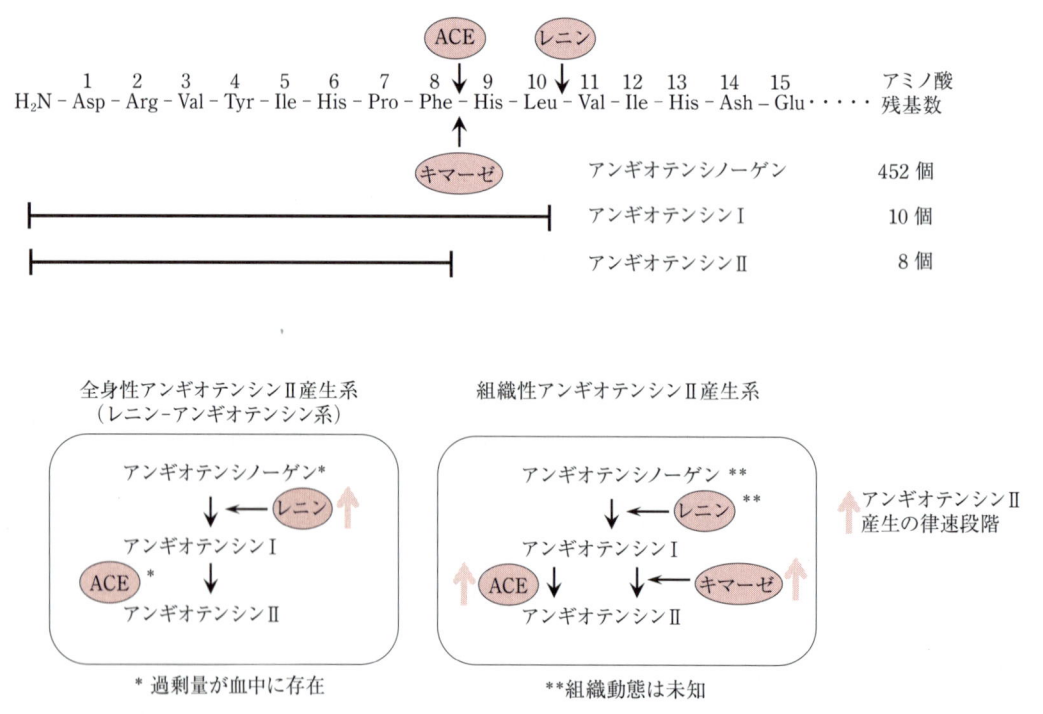

図 2-16　レニン-アンギオテンシン系：アンギオテンシンⅡの生合成経路
全身性のアンギオテンシンⅡ生合成には，アンギオテンシン変換酵素（ACE）が関与する．一方，組織性のアンギオテンシンⅡの生合成にはキマーゼ（肥満細胞で産生分泌されるキモトリプシン様酵素）が関与する．

2-2-9　生理活性ヌクレオチド・ヌクレオシド

アデニンヌクレオチドであるアデノシン三リン酸（ATP）は細胞内で産生される高エネルギーリン酸エステルであるが，神経終末のシナプス小胞に他の神経伝達物質とともに貯蔵され，神経興奮に伴い開口分泌により遊離され，細胞間情報伝達物質として働く．ヌクレオシドであるアデノシンも細胞間情報伝達物質として働く．ATP，アデノシンが働く受容体はプリン受容体と呼ばれ，アデノシンが作用するP1とATPが作用するP2に大別される．アデノシンが作用するP1受容体は，A_1〜A_3に分類される（表2-1）．一方，ATPが作用するP2受容体には，リガンド開口型イオンチャネルのP2X（表2-2）とGPCRのP2Y（表2-2）がある．アデノシンは中枢神経系シナプスにおける細胞間情報伝達物質として働くほかに，心臓に対しては徐脈，血管系に対しては局所血管拡張作用などを示す．ATPはアデノシンと同様に中枢神経系シナプスの細胞間情報伝達物質として働くとともに，知覚神経では疼痛に関与する．ATPは自己分泌あるいはパラ分泌により血液細胞に作用し，血小板凝集，血液凝固に関与する．

2-2-10　一酸化窒素 nitric oxide（NO）

NOはガス状の生理活性物質であり，L-アルギニンを前駆アミノ酸として，NO合成酵素NO synthase（NOS）により産生される．NOSにはnNOS（神経型），eNOS（血管内皮型）とiNOS（誘導型）の3種類のアイソザイムが存在する．nNOSとeNOSは構成型であり，細胞内遊離Ca^{2+}濃度の上昇により活性化される．iNOSはミクログリア，マクロファージ，好中球がサイトカインやリポ多糖により刺激されると誘導され，炎症のメディエーターとして働くとともに，

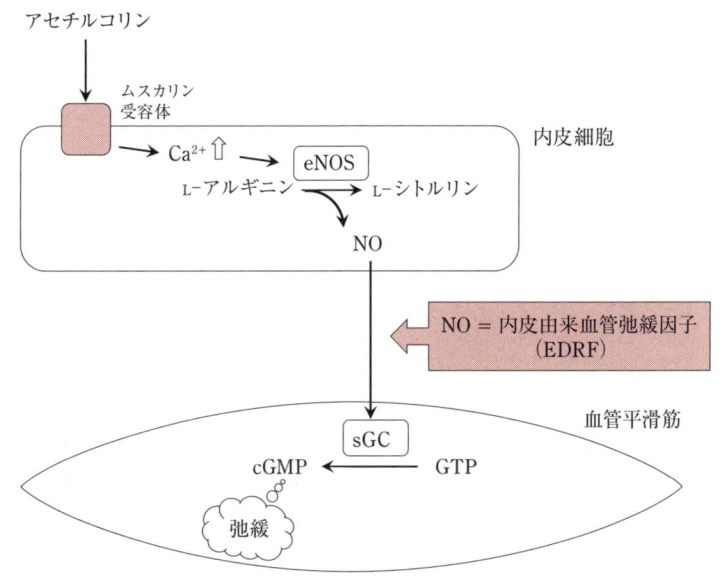

図2-17　NOを介するアセチルコリンの血管弛緩作用の機序
eNOS：血管内皮型NOS，sGC：可溶性グアニル酸シクラーゼ

殺菌にも関与する．中枢神経系におけるNOは主としてnNOSにより産生され，シナプスの可塑性に関与するほか，脳虚血時にはグルタミン酸神経毒性のメディエーターとして働く．eNOSに由来するNOは，アセチルコリンの血管拡張作用のメディエーターとして働き，内皮由来血管弛緩因子 endothelium-derived relaxing factor（EDRF）の本体である（図2-17）．NOは細胞内の可溶性グアニル酸シクラーゼを活性化することで，cGMP産生を促進する．cGMPはGキナーゼ（cGMP依存性タンパク質リン酸化酵素）を活性化し，血管拡張をはじめとする様々な生理作用を発現する．さらに，虚血等の病態時には，nNOSとiNOSにより大量のNOが産生され，NOとスーパーオキシドが反応することにより生成するヒドロキシラジカル（・OH）を介して細胞障害を引き起こす．

　ニトログリセリンや硝酸イソソルビドなどの硝酸化合物は分子内から持続的にNOを発生し，血管拡張作用を発現する．これらの薬物は，狭心症，心筋梗塞，急性心不全などの治療に用いられる．

3 末梢神経薬理

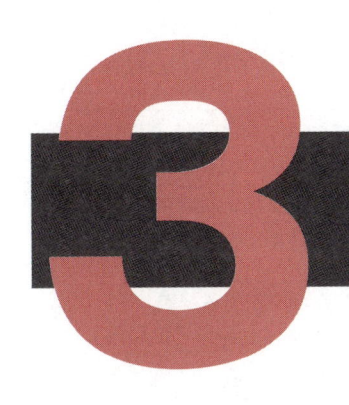

　体内のすべての臓器・組織は自発的にその活動を促進あるいは抑制することはなく，脳（中枢神経）から発せられた命令に従い，それぞれの活動量を変化させる．また，脳も各臓器への命令を発する際には，末梢の感覚器が受けた情報を統合した上で最も適切な命令を下す必要がある．この時に発せられる情報や命令の通り道となるのが，末梢神経系である．末梢神経系の神経細胞は，アセチルコリンやノルアドレナリンを神経伝達物質として，神経細胞間および各臓器間部の情報や命令の伝達を行う．平滑筋心筋，腺細胞や骨格筋の機能に影響する多くの薬物は，末梢神経系や各臓器に働き，アセチルコリンやノルアドレナリンの作用を増強あるいは阻害するものである．本章では，末梢神経系を構成する自律神経系および体性神経系の構造と機能について概説し，それらが支配する臓器・組織に作用する薬物を紹介していく．

3-1　末梢神経の構造と機能

3-1-1　末梢神経の構造

　末梢神経系は，その機能から**体性神経系**と**自律神経系**に分類される．また，体性神経系と自律神経系はそれぞれ，脳から末梢組織へ命令を伝える遠心路と，末梢で受けた情報を脳へと伝える求心路をもつ．体性神経系の遠心路は脊髄から始まり骨格筋へと達する．これを**運動神経系**と呼ぶ．一方，その求心路は**知覚神経系**と呼ばれ，皮膚，骨格筋，関節などの感覚を脳に伝える．自律神経系の遠心路は，脳幹と脊髄（胸髄，腰髄および仙髄）から始まり全身の臓器に達する（表3-1）．

表 3-1 神経系の分類

神経系	中枢神経系	脳および脊髄	末梢の感覚器や臓器から伝わってきた情報を統合し，それに対応するべき命令を発する
	末梢神経系	体性神経系 運動神経系	脳から骨格筋に命令を伝える経路
		感覚神経系	末梢感覚器で得た情報を脳に伝える経路
		自律神経系 交感神経系	脳から臓器・組織に命令を伝える経路「闘争 fight」，「逃走 flight」，「驚愕 fright」時に優位に働く
		副交感神経系	脳から臓器・組織に命令を伝える経路「休息 rest」，「栄養 repast」時に優位に働く
		内臓の感覚神経系	各臓器の情報を脳に伝える経路

3-1-1-1 自律神経系

(1) 自律神経系の構造

　自律神経系の遠心路は，2つの神経細胞を介して命令を伝える臓器に達する．両者の神経がシナプスを形成する部位が**自律神経節**である．脳（脳幹，脊髄）から神経節までの経路となる神経細胞は**節前線維**と呼ばれ，神経節から臓器までの細胞を**節後線維**と呼ぶ．節後線維の終末は標的となる臓器（効果器）に達しており，ここから臓器の機能を調節する神経伝達物質が放出される．

　自律神経系には，機能的および解剖学的に異なる**交感神経系**と**副交感神経系**の2つの経路がある（図 3-1）．一般に自律神経系とは，これらの遠心路を示すが，動脈系の圧受容器や化学受容器，または心臓や消化管の機械的受容器からは求心性の神経路があり，臓器の知覚や運動などの情報を脳に伝えている．これらの内臓性求心路は，自律神経の求心路と考えられている．また，脳幹および脊髄から発せられる自律神経系の命令は，大脳や視床下部など上位中枢の支配を受けている．特に視床下部は自律神経系の支配の上で重要な部位で，求心路神経から伝えられた情報や，視床，大脳，大脳辺縁系などからの入力を統合し，体温，血圧，エネルギー代謝などを調節するための命令を自律神経系に伝達する．

a．交感神経系
　交感神経系の節前線維は脊髄（主に胸髄と腰髄）に細胞体をもち，脊髄に近い部分（交感神経幹）で神経節をつくる．節前線維は神経節において，多数の節後線維とシナプスを形成する（シナプス比 1：20 以上）ことで，1つの節前線維の命令が幾つもの節後線維の興奮を可能としている．

b．副交感神経系
　副交感神経系の節前線維は，脳幹部と仙髄に細胞体をもつ．脳幹部からは，虹彩・毛様体に至

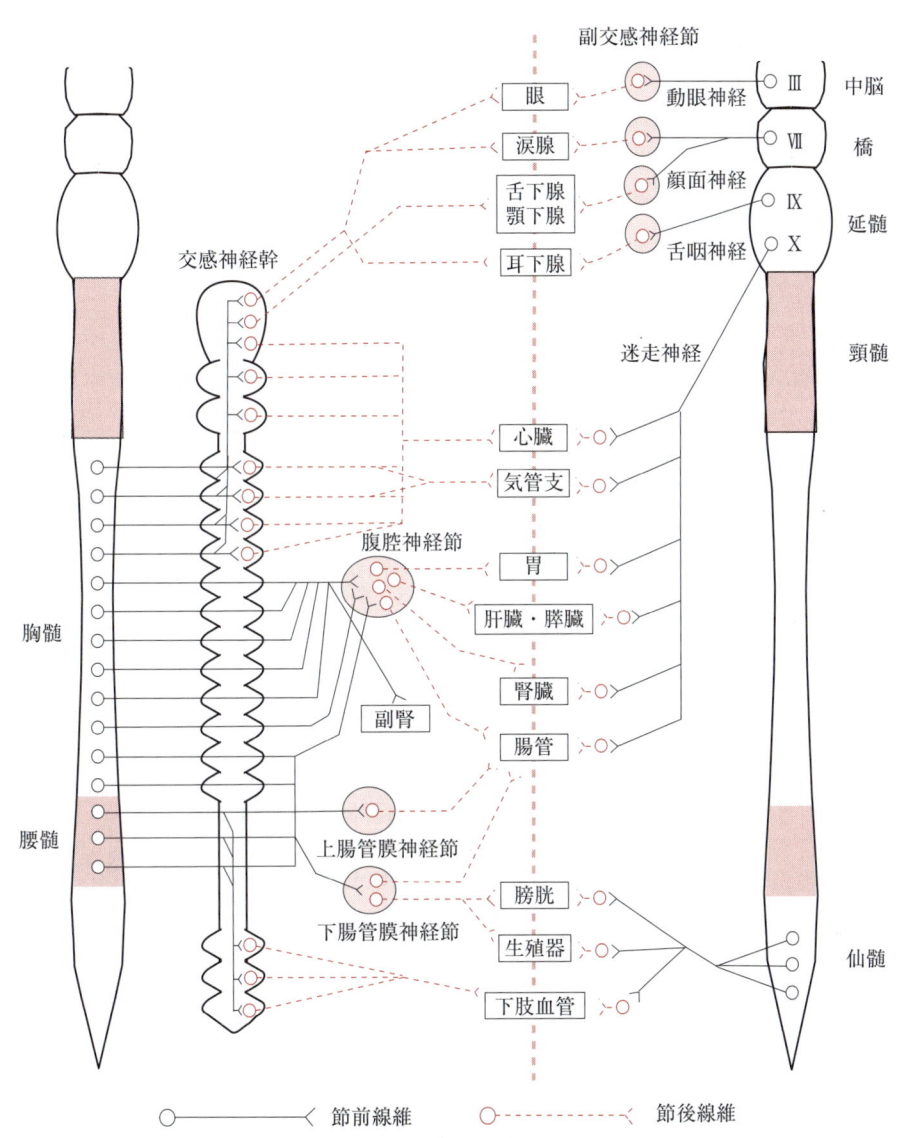

図 3-1　おもな臓器に対する交感神経系および副交感神経系の支配

実線は節前線維，破線は節後線維を示す．節前線維は交感神経系では胸髄・腰髄から，副交感神経系では中脳・橋・延髄，仙髄から投射され，神経節を介して節後線維とつながる．

る動眼神経（第Ⅲ脳神経），涙腺・唾液腺に至る顔面神経（第Ⅶ脳神経），耳下腺に至る舌咽神経（第Ⅸ脳神経）および心臓，肺，胃などに至る迷走神経（第Ⅹ脳神経）が投射している．一方，生殖器，膀胱，大腸は仙髄から生じる節前神経の支配を受ける．副交感神経神経節は，標的臓器に近い部位にあり，ここで節前線維は，1つの節後線維とシナプスを形成する．そのため副交感神経系は交感神経系に比べ，より局所的に臓器の機能調節を行うと考えられる．

3-1-2 交感神経系および副交感神経系の機能

体内のほとんどの臓器は交感神経系と副交感神経系に支配され，それぞれの神経系により相反する機能の調節を受けている．このことを**拮抗的二重支配**と呼ぶ．ヒトが危険な状況から回避 flight する時や闘争 fight など激しく興奮する場合には，交感神経の働きが高まる．交感神経の働きを受け，気管支は拡張し酸素を取り込み，心臓は拍出量を増加させてより多くの血液を各臓器に送る．また肝ではグリコーゲン分解が生じ，血中のグルコースを増加させる．このように交感神経系はエネルギー産生・供給を高めることで，闘争や危険回避時の運動を助ける．一方の副交感神経は安静時に優位となり，心機能の抑制，気管支収縮など交感神経系に拮抗する作用の他，消化・吸収（腸管収縮，分泌促進）や排泄機能（膀胱，腸管蠕動）を促進する．これらの臓器の働きは，休息やエネルギー蓄積 rest & repast に働く（表3-2）．しかし，交感神経と副交感神経による支配の強さは同じではなく，優位に働く神経系は各臓器で異なる．副交感神経が優位な臓器には心臓，平滑筋組織（消化管，膀胱，気管支），瞳孔括約筋，唾液腺があり，交感神経が優位なものには，血管，瞳孔散大筋がある．この各臓器に対する優位性は，神経節を遮断した際の変化で知ることができる．つまり，神経節の遮断に対して交感神経系が優位な血管系では，収縮の低下に伴う血圧降下が現れ，副交感神経優位の心臓，消化管では，頻脈や消化管運動の低下が現れる（表3-3）．

表3-2　自律神経系による各臓器の機能調節

臓器		交感神経系 受容体	交感神経系 反応	副交感神経系 受容体	副交感神経系 反応
眼	瞳孔散大筋	α_1	収縮（散瞳）	—	—
	瞳孔括約筋		—	M_3	収縮（縮瞳）
	毛様体筋	β_2	弛緩（遠方視）	M_3	収縮（近方視）
	涙腺		—	M_3	分泌促進
血管	脳血管	α_1	収縮（弱い）	—	—
	冠血管	$\beta_2 > \alpha_1$	弛緩，血流増大	—	—
	骨格筋血管	$\beta_2 > \alpha_1$	弛緩，血流増大	—	—
	肺血管	$\beta_2 > \alpha_1$	弛緩，血流増大	—	—
	肝血管	$\beta_2 > \alpha_1$	弛緩，血流増大	—	—
	腎血管	α_1	収縮，血流減少・尿量減少	—	—
	皮膚血管	α_1	収縮，血流減少・血圧上昇	—	—
肺	気管支平滑筋	β_2	弛緩	M_3	収縮，気道抵抗増大
	気道分泌	α_1	抑制	M_3	分泌促進
		β_2	促進		
心臓	心室・心房	β_1	収縮力・伝導速度増加	M_2	収縮力・伝導速度減少
	洞房結節	β_1	心拍数増加	M_2	心拍数減少
	洞室結節	β_1	伝導速度増加	M_2	伝導速度減少
唾液腺		$\alpha_1 \cdot \alpha_2$	粘稠性分泌促進	M_3	漿液性分泌促進
		β	アミラーゼ分泌促進		

表 3-2 自律神経系による各臓器の機能調節 つづき

臓器		交感神経系		副交感神経系	
		受容体	反応	受容体	反応
胃・腸	平滑筋	β	弛緩	M_3	収縮
	括約筋	α_1	収縮	M_3	弛緩
	分泌腺		—	$M_1 \cdot M_3$	分泌促進
肝臓		$\alpha_1 \cdot \beta_2$	グリコーゲン分解促進,血糖上昇		—
骨格筋		β_2	グリコーゲン分解促進,血糖上昇		—
脂肪細胞		β_3	脂肪分解促進,遊離脂肪酸増加		
胆嚢・胆管		β_2	弛緩	M	収縮,胆汁放出
腎臓		β_2	レニン分泌促進		
膀胱	排尿筋	β_2	弛緩	M_3	収縮,排尿促進
	括約筋	α_1	収縮	M	弛緩
副腎髄質		N	カテコールアミン分泌促進		—
生殖器	精嚢・精管	α_1	収縮,射精		—
	子宮(妊娠)	α_1	収縮,射精	M_3	収縮
	子宮(非妊娠)	β_2	弛緩		
汗腺		M*	分泌促進		—

*汗腺を支配する交感神経はコリン作動性.

表 3-3 各臓器での交感神経・副交感神経の優位性

臓器	優位な神経系(生理反応)	神経節遮断の効果
小動脈	交感神経(収縮,血圧上昇)	血管拡張,血圧降下
静脈	交感神経(収縮,血圧上昇)	血管拡張,静脈循環血量の減少,心拍出量の減少
心臓	副交感神経(心拍数減少)	頻脈
消化管	副交感神経(運動性増加,分泌促進)	運動性減少,分泌の減少
膀胱	副交感神経(排尿)	尿貯留
唾液腺	副交感神経(分泌促進)	口渇
汗腺	交感神経(分泌促進)	無汗症
虹彩	副交感神経(縮瞳)	散瞳

3-1-2-1 自律神経系の神経伝達機構(図3-2)

　自律神経系では,**アセチルコリン** acetylcholine と**ノルアドレナリン** noradrenaline が主要な神経伝達物質として働いている.交感神経系および副交感神経系の節前線維は,共にアセチルコリンを神経伝達物質とし(コリン作動性神経と呼ぶ),神経節に放出されたアセチルコリンは,主に節後線維のニコチン受容体を介して,脳からの命令を伝達する.命令を受けた交感神経節後線維は,その神経終末からノルアドレナリンを支配する臓器に対して放出し(アドレナリン作動性神経),各臓器はアドレナリン受容体で命令を受ける.アドレナリン受容体は α 受容体と β 受容体に大別され,さらにそれぞれは,α_1, α_2 と β_1, β_2, β_3 のサブタイプに分類される.アドレナリン受容体サブタイプの発現量は臓器により異なり,これらの発現量の高低が各臓器におけるノ

ルアドレナリンに対する反応の違いをもたらす．また例外的に汗腺に至る交感神経節後線維のみは，アセチルコリンを伝達物質とする．一方，副交感神経節後線維はコリン作動性で，遊離したアセチルコリンはムスカリン受容体を介して脳からの命令を各臓器に伝える．ムスカリン受容体には M_1，M_2，M_3 などのサブタイプがあり，各臓器でのサブタイプの発現量が，アセチルコリンに対する反応を決定する（表3-4）．

　従来，1つの神経細胞は単一の神経伝達物質を遊離すると考えられたが，最近になり自律神経系を構成する神経細胞の終末には生理活性ペプチドが共存し，刺激により放出されることが示された．交感神経節後線維では，ニューロペプチドYが，副交感神経節後線維では，VIP（vasoactive intestinal polypeptide）やソマトスタチンの存在が知られ，これらが神経伝達物質として機能していると考えられている．

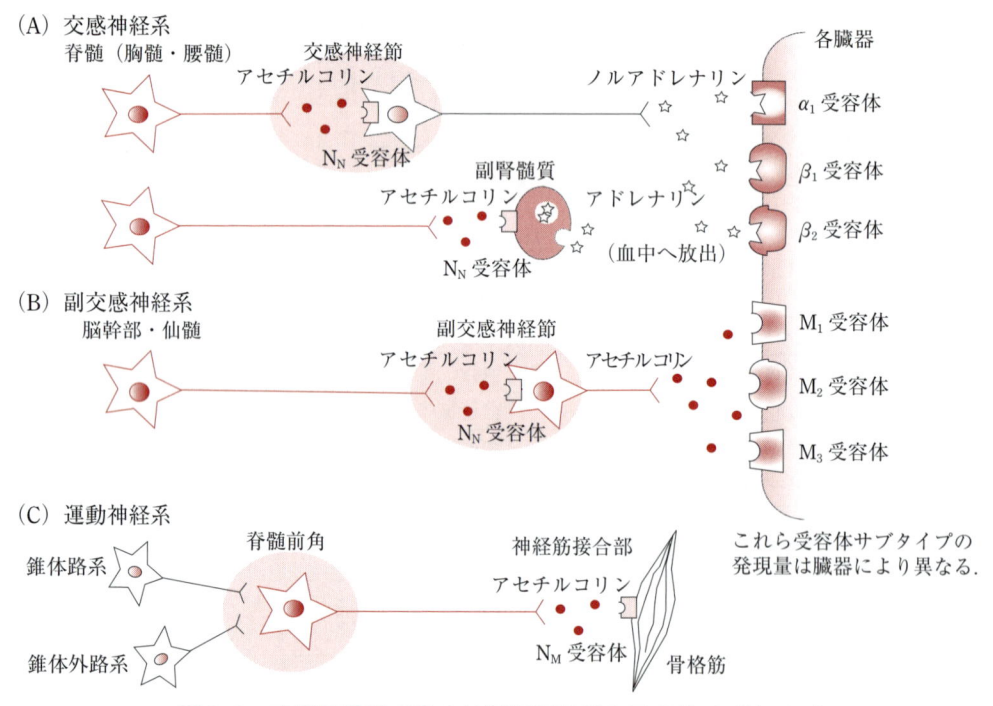

図 3-2　末梢神経系で働く神経伝達物質と受容体サブタイプ

表 3-4　アセチルコリン受容体の分類

受容体		細胞内情報伝達	多く分布する部位	生体反応
ムスカリン受容体	M_1	G_q ⇒ PLC 活性化 ⇒ 細胞内 Ca 増加 & PKC 活性化	中枢神経系	興奮（脱分極）
			一部の自律神経節	興奮（脱分極）
			胃粘膜の ECL 細胞	ヒスタミン分泌促進
	M_2	$G_{i/o}$ ⇒ AC 抑制 ⇒ cAMP 減少 ⇒ PKA 抑制	心臓（心房筋）	収縮力抑制
			心臓（洞結節）	心拍数減少

表 3-4 アセチルコリン受容体の分類 つづき

受容体		細胞内情報伝達	多く分布する部位	生体反応
ムスカリン受容体	M_3	G_q ⇒ PLC 活性化 ⇒ 細胞内 Ca 増加 & PKC 活性化	平滑筋(腸管,気管支,膀胱,子宮)	収縮
			括約筋(眼,子宮)	
			分泌腺(汗腺,唾液腺,気管支腺)	分泌促進
			血管内皮細胞	血管弛緩因子産生
	M_4	$G_{i/o}$ ⇒ AC 抑制 ⇒ cAMP 減少 ⇒ PKA 抑制		
	M_5	G_q ⇒ PLC 活性化 ⇒ 細胞内 Ca 増加 & PKC 活性化		
ニコチン受容体	N_M	Na^+ チャネル内蔵型	骨格筋	収縮
	N_N	Na^+ チャネル内蔵型	神経細胞	興奮(脱分極)

PLC：ホスホリパーゼ C，PKC：プロテインキナーゼ C，AC：アデニル酸シクラーゼ，PKA：プロテインキナーゼ A

3-2 コリン作動薬

3-2-1 神経終末部でのアセチルコリンの合成と分解

コリン作動性である自律神経節前線維および副交感神経節後線維の神経終末に取り込まれたコリンは，コリンアセチル基転移酵素（CAT）の働きでアセチル CoA から，アセチル基を受け取り生合成される．合成されたアセチルコリンは，小胞アセチルコリン輸送体を介してシナプス小胞に蓄えられ，神経の興奮が終末部に伝わると開口分泌 exocytosis によりシナプス部へ放出される．遊離したアセチルコリンは，標的臓器の受容体に結合して情報伝達を行った後に，アセチルコリンエステラーゼにより速やかに分解され不活化する．分解後に生じるコリンは神経細胞に取り込まれ，アセチルコリンの合成に再利用される（図 3-3）．

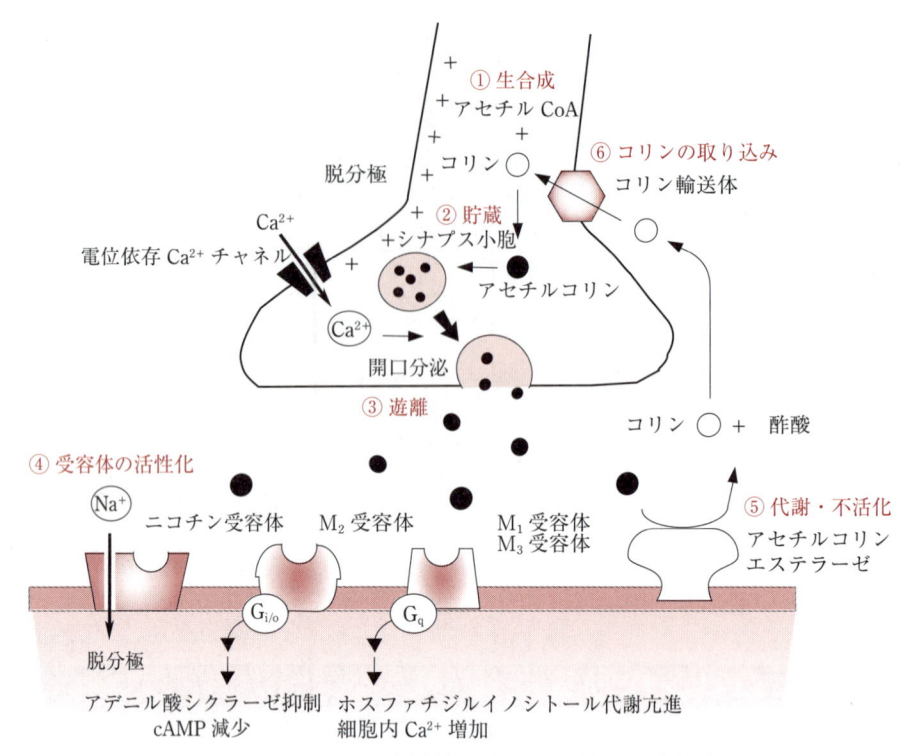

図 3-3 コリン作動性神経終末での神経伝達機構

① アセチルコリンは,コリンアセチル基転移酵素の働きで,コリンおよびアセチル CoA から生合成される. ② 合成されたアセチルコリンは,シナプス小胞に蓄えられる. ③ 神経終末部が脱分極すると,電位依存性 Ca^{2+} チャネルから Ca^{2+} が流入し開口分泌が生じる. ④ 遊離したアセチルコリンは,標的臓器にある受容体を刺激する.こうして,標的臓器での生体反応が生じる. ⑤ アセチルコリンは,アセチルコリンエステラーゼによりコリンと酢酸に分解され不活化する. ⑥ コリンは神経終末部に取り込まれ,アセチルコリンの生合成に利用される.

3-2-2 アセチルコリン受容体の分類

アセチルコリン受容体は**ニコチン受容体** nicotinic receptor と**ムスカリン受容体** muscalinic receptor に分類される.ニコチン受容体を構成するタンパク質には α,β,γ,δ および ε の5つのサブユニットがあり,それらを組み合わせた5量体が中心にイオンチャネルを形成した受容体をつくる.ニコチン受容体には,神経筋接合部の終板に存在し,運動神経からの情報を伝える**筋肉型（N_M 受容体）**と,自律神経節に多く見られる**神経型（N_N 受容体）**のサブタイプがある.これらのサブタイプは拮抗薬に対する感受性が異なり,この違いは各ユニットの組合せの違いに由来する.ニコチン受容体にアセチルコリンが結合すると,内蔵されたイオンチャネルが開口し,Na^+ および Ca^{2+} が細胞内に流入する.このカチオン流入が脱分極をもたらし,骨格筋収縮や神経の興奮をもたらす.一方,ムスカリン受容体には,共に G タンパク質共役型の $M_1 \sim M_5$ の受容体サブタイプがある.M_1,M_3 および M_5 受容体は G_q タンパク質と共役し,ホスファチジルイノシトールの代謝亢進や細胞内 Ca^{2+} を増加させる.M_2 および M_4 受容体は $G_{i/o}$ タンパク質と共役し,アデニル酸シクラーゼを抑制的に調節する.体内分布は,M_1 受容体は主として神

経系に存在し神経興奮を引き起こす．M_2 受容体は心臓に多く，刺激されると心拍数および心収縮力の低下が生じる．M_3 受容体は，平滑筋組織（消化管，気管支，膀胱など）や分泌腺に発現し，刺激により平滑筋収縮や分泌の促進を引き起こす．M_4 および M_5 受容体は，脳などで発現しているが，それらの役割については十分には明らかとなっていない．なお，アセチルコリン受容体の"ニコチン"および"ムスカリン"という名称は，各受容体を特異的に刺激する薬物に由来し，アセチルコリンがもつ作用のうち，ニコチンにより再現されるものをニコチン様作用，ムスカリンで再現される作用をムスカリン様作用と呼ぶ．

3-2-3 コリン作動薬 cholinergic agonist

コリン作動薬には，アセチルコリン受容体に結合し，アゴニストとしてこれを直接刺激する薬物と，アセチルコリンの分解を阻害しシナプス部でのアセチルコリン濃度を高め，間接的に受容体を刺激するコリンエステラーゼ（ChE）阻害薬がある．また，ムスカリン受容体刺激薬は**副交感神経興奮薬**とも呼ばれ，ニコチン受容体刺激薬は，作用する部位により**自律神経節作用薬**と**神経筋接合部作用薬**とに分類される．

3-2-3-1 直接型副交感神経興奮薬

アセチルコリン受容体のアゴニスト．アセチルコリン，カルバコール，ベタネコールなどのコリンエステル類と，ムスカリンやピロカルピンなど天然アルカロイドなどがある（表 3-5）．

表 3-5 コリンエステル類と天然アルカロイドの薬理学的性質

	コリンエステラーゼ感受性	ムスカリン作用					ニコチン様作用
		心血管系	消化管	膀胱	瞳孔	アトロピンによる拮抗	
アセチルコリン	＋＋＋	＋＋	＋＋	＋＋	＋	＋＋＋	＋
カルバコール	－	＋	＋＋＋	＋＋＋	＋＋	＋	＋＋＋
ベタネコール	－	±	＋＋＋	＋＋＋	＋＋	＋＋＋	－
ムスカリン	－	＋＋	＋＋＋	＋＋＋	＋＋	＋＋＋	－
ピロカルピン	－	＋	＋＋＋	＋＋＋	＋＋	＋＋＋	－

（1）アセチルコリン acetylcholine

自律神経節前神経，副交感神経節後神経および神経筋接合部の伝達物質であるが，医薬品としても適用される．ムスカリン受容体とニコチン受容体の両者を刺激し，以下の作用（ムスカリン様作用とニコチン様作用）を示す．また投与されたアセチルコリンは ChE による速やかな分解により，その作用は一過性となるため，臨床応用は手術後の腸管麻痺，円形脱毛症などに限られる．

a. ムスカリン様作用

- 消化管，気管支，子宮，膀胱：M_3 受容体を介して平滑筋を収縮させる．
- 消化管外分泌腺，気管支腺，汗腺，唾液腺分泌腺：M_3 受容体を介して分泌を促進させる．
- 心臓：房結節および心筋の M_2 受容体を刺激し心拍数，心収縮力をそれぞれ低下させる．
- 血管：血管内皮細胞の M_3 受容体を刺激し血管弛緩因子（一酸化窒素 NO）を産生する．これが血管平滑筋を弛緩させ，血圧の低下をもたらす．
- 眼：瞳孔括約筋を収縮し縮瞳を起こす．また，毛様体筋を収縮させてシュレム管からの眼房水の排出を促し，眼圧を低下させる．

b. ニコチン様作用

自律神経節，副腎髄質および神経筋接合部において神経および骨格筋の興奮をもたらす．少量のアセチルコリンは，ムスカリン様作用が強く生じるため，ニコチン様作用はムスカリン受容体拮抗薬処置後に大量のアセチルコリンの投与で現れる．

（2）ベタネコール bethanechol，カルバコール carbachol

合成コリンエステル．ChE による分解を受けにくく，持続的な作用をもつ．ベタネコールのニコチン様作用は弱く，手術後に生じる尿閉，腸管麻痺，麻痺性イレウスに用いられる．

（3）アクラトニウム aclatonium

ムスカリン受容体を刺激し消化管運動を高める．慢性胃炎，胆道ジスキネジーや消化管手術後の消化器機能異常（悪心，嘔吐，食欲不振，腹部膨満感）に用いる．

（4）ピロカルピン pilocarpine

南米原産植物 *Pilocarpus jaborandi* および *P. microphyllus* に含まれるアルカロイド．ムスカリン様作用が強い．点眼薬は緑内障の治療や縮瞳薬として，内服薬は唾液腺の M_3 受容体を介して唾液分泌を高めるため，シェーグレン症候群などでの口腔乾燥症状の改善に用いる．

3-2-3-2　間接型副交感神経興奮薬（ChE 阻害薬）

ChE 阻害薬には，可逆的阻害薬と非可逆的阻害薬があり，共にシナプス部のアセチルコリン濃度を高め，間接的にムスカリン様作用とニコチン様作用を増強する．可逆的阻害薬によるムスカリン様作用は，緑内障の治療や消化管運動の促進に，ニコチン様作用は重症筋無力症の診断と治療に利用される．また非可逆的な阻害作用を有する物質は，殺虫剤のほか神経毒ガスになる．

（1）コリンエステラーゼ阻害の機構

ChE には，コリン作動性神経終末に存在しアセチルコリンを分解する**アセチルコリンエステラーゼ**（真性 ChE）と，血中や肝臓に存在し他のコリンエステル類も分解する**ブチリルコリンエステラーゼ**（偽性 ChE）がある．ChE の活性中心は，アセチルコリンの第四級アンモニウ

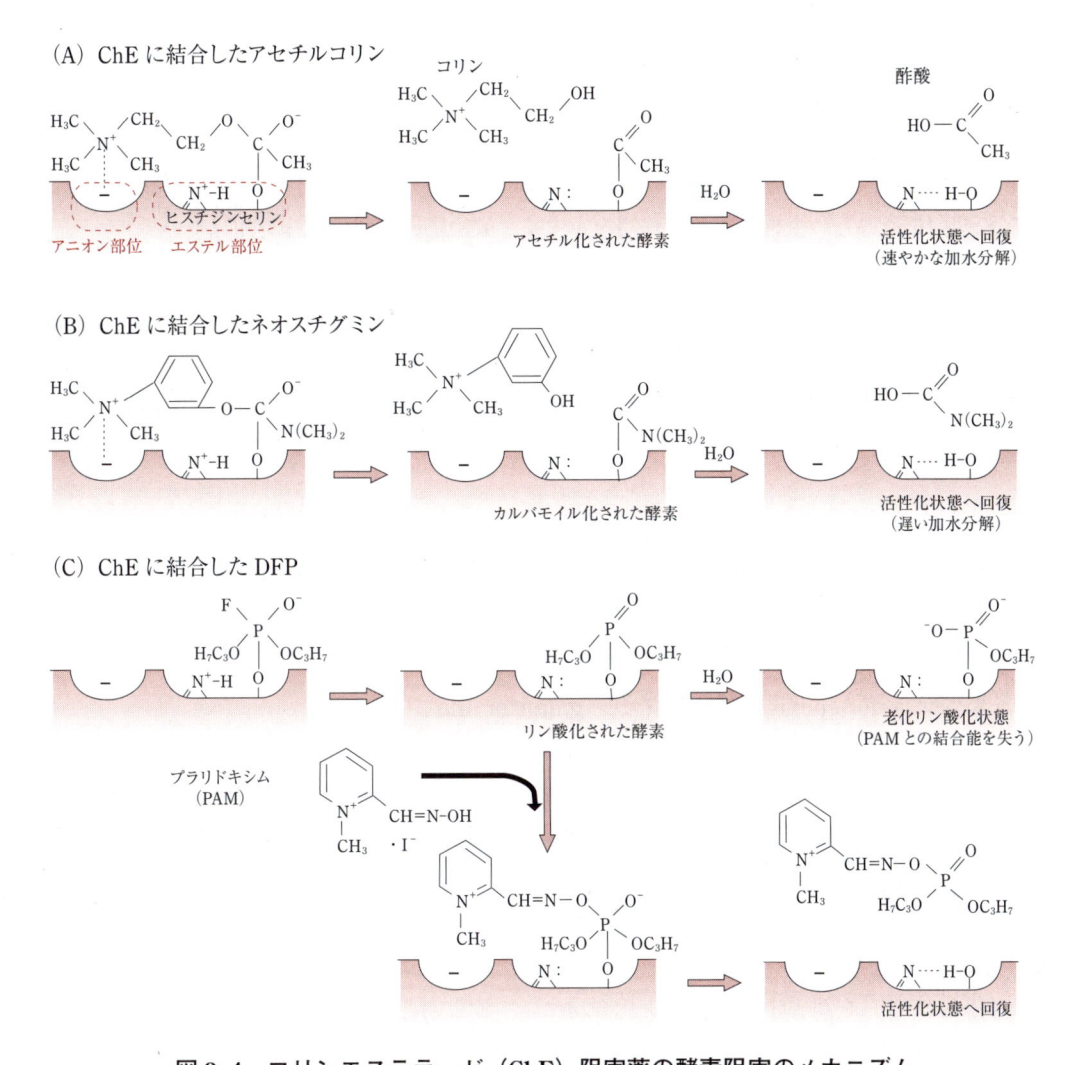

図 3-4 コリンエステラーゼ（ChE）阻害薬の酵素阻害のメカニズム
(A) アセチルコリンの分解, (B) 可逆的 ChE 阻害薬（ネオスチグミン）の阻害機構, (C) 非可逆的 ChE 阻害薬（ジイソプロピルフルオロホスフェート：DFP）の阻害機構とプラリドキシムによる回復

ム基を電気的に引き付けるアニオン部位と，アシル基の炭素と反応するエステル部位から成り立っている．酵素の活性部位に結合したアセチルコリンはエステル部のセリンによりエステル結合が切られ，コリンを遊離し，酵素はアセチル化される．このアセチル化された状態は不安定で，酵素は直ちにアセチル基を加水分解しもとの活性化状態へ戻す．可逆性 ChE 阻害薬のネオスチグミンも，この酵素で分解されるが，その際に ChE のエステル部位がカルバモイル化される．カルバモイル化された ChE は，アセチル化酵素に比べ加水分解が遅く，酵素活性が長く阻害される．非可逆的な ChE 阻害作用をもつ有機リン酸化合物は，エステル部に安定なリン酸結合を形成し，酵素の活性が不可逆的に阻害される（図 3-4）.

（2）可逆的コリンエステラーゼ阻害薬

a. フィゾスチグミン physostigmine

西アフリカ原産植物 *Physostigma venenosum* のアルカロイド．三級アンモニウム化合物のため血液-脳関門を通過し，中枢神経興奮作用を示す．比較的毒性が高く臨床応用はない．

b. ネオスチグミン neostigmine, ジスチグミン distigmine

四級アンモニウム化合物で血液-脳関門を通過できず，中枢作用はない．重症筋無力症，手術時の腸管麻痺や排尿困難の改善に用いる．ジスチグミンは点眼薬として緑内障の治療にも用いられる．またネオスチグミンは，アセチルコリン受容体への直接の刺激作用も有する．

c. アンベノニウム ambenonium, エドロホニウム edorophonium

四級アンモニウム化合物．作用時間の短いエドロホニウムは重症筋無力症の診断に用いる．アンベノニウムは選択的な真性 ChE 阻害作用があり，重症筋無力症の治療に用いられる．

d. ドネペジル donepezil, ガランタミン galantamine

脳内への移行性が高く偽性 ChE の阻害作用は小さいため，中枢性の作用が強い．アルツハイマー型認知症の認知症状の改善に用いられる．ガランタミンはニコチン受容体のアロステリック活性化リガンドとしてアセチルコリンの感受性を高める作用ももつ（第4章参照）．

（3）非可逆的コリンエステラーゼ阻害薬

a. 有機リン化合物

非可逆的に ChE を阻害する有機リン化合物には，殺虫剤として用いられていた有機リン農薬（ジイソプロピルフルオロホスフェート，パラチオン，スミチオン）や，神経毒ガス（サリン，タブン）がある．これらは，脂溶性が高く皮膚から吸収された後，血液-脳関門も通過し，激しい中枢症状を起こす．中毒症状としては，副交感神経系の亢進（縮瞳，気管支収縮，外分泌促進），骨格筋の痙攣および麻痺，めまい，吐き気，昏睡などが現れ，呼吸困難で死に至る．有機リン化合物が結合した ChE は安定であり，持続的にアセチルコリンの分解を阻害する．有機リン化合物中毒の緩解には，抗コリン薬やプラリドキシム（PAM）が用いられる．

i）プラリドキシム pralidoxime（PAM）

PAM は有機リン酸化合物のアルキル基と反応し，リン酸化された ChE からリン酸基を解離させ，酵素活性を回復させる．しかし，ChE と結合した有機リン酸化合物は，時間が経つと体内で脱アルキル化が生じ，PAM との反応性を失う（老化；aging）．そのため PAM による有機リン酸中毒の治療は，迅速に行う必要がある（図3-4）．

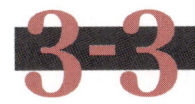

3-3 副交感神経抑制薬

ムスカリン受容体上でアセチルコリンと競合する拮抗薬を**副交感神経抑制薬**あるいは**抗コリン薬**という．交感神経と副交感神経の二重支配を受けている臓器において，これらの薬物により副交感神経の働きが抑えられると，交感神経の作用がより強く現れることになる．

3-3-1　ベラドンナアルカロイド belladonna alkaloid

ナス科植物のベラドンナ *Atropa belladonna*，ハシリドコロ *Scopolia japonica* に含まれるアルカロイドで，抗コリン作用を有するものにアトロピンとスコポラミンがある．これらはムスカリンM_1，M_2 および M_3 受容体を非選択的に拮抗する．末梢での作用はほぼ同じであるが，スコポラミンは血液-脳関門を通過できるため，中枢作用も現れる．

（1）アトロピン atropine，スコポラミン scopolamine

① **中枢神経系への作用**：スコポラミンは，中枢のムスカリン受容体を遮断し，治療量で鎮静，傾眠，多幸感，健忘，記憶喪失が見られる．パーキンソニズムの振戦や筋硬直を改善する．アトロピンは少量では中枢作用を示さないが，大量では迷走神経の興奮を起こし，徐脈が生じる．共に中毒量では，不安，せん妄，幻覚が現れ，昏睡，呼吸麻痺に至る．
② **循環器系への作用**：心臓は副交感神経系の支配が強いため，心臓房結節の M_2 受容体を遮断することで，心拍数の増加が見られる．血管系に対する作用はない．
③ **消化器系への作用**：消化管運動は副交感神経系の支配が強く，平滑筋の M_3 受容体の遮断が消化管の緊張を低下させる（鎮痙作用）．唾液の分泌が抑制され，口渇を起こす．
④ **呼吸器系への作用**：鼻腔，気道，気管支での分泌を抑制し，気管支は拡張する．この作用は麻酔前投与薬として利用される．
⑤ **泌尿器系への作用**：膀胱平滑筋（排尿筋）を弛緩させ，排尿を抑制する．
⑥ **眼への作用**：瞳孔括約筋の弛緩により瞳孔を散大する（散瞳作用）．毛様体筋を弛緩させ，シュレム管が閉塞することで眼房水の排出が抑制される．その結果，眼圧が上昇する．また毛様体筋の弛緩はレンズの機能に影響し，遠視性調節麻痺を起こす．

〔臨床応用〕
アトロピンは胃・十二指腸潰瘍での運動亢進・疼痛の改善，散瞳，視力調節麻痺，有機リン酸化合物や副交感神経興奮薬での中毒の改善などに用いられる．スコポラミンは麻酔前投与，特発性および脳炎後パーキンソニズムに用いられる．

〔副作用〕
口渇，嚥下障害，心悸亢進，呼吸困難，瞳孔散大，遠視性調節麻痺が生じる．眼圧上昇および

尿閉を起こすことがあるので，緑内障や前立腺肥大による排尿障害の患者には禁忌である．これらの性質は抗コリン薬が共通して有するものである．

3-3-2　合成抗コリン薬

アトロピンと同様にムスカリン受容体を拮抗する薬物が，**散瞳薬，鎮痙薬，胃潰瘍治療薬，気管支喘息治療薬**などに用いられる．

（1）トロピカミド toropicamide, シクロペントラート cyclopentolate

散瞳薬としてのアトロピンの作用は数日間持続するため，検査薬としては不適当である．そのため，これら三級アンモニウム化合物で持続時間の短い抗コリン作動薬が点眼薬として用いられる．散瞳作用の持続時間は，トロピカミドが約20分，シクロペントラートが約2時間である．

（2）プロパンテリン propantheline, ブチルスコポラミン butylscopolamine, メペンゾラート mepenzolate

これらは四級アンモニウム化合物であるため，血液-脳関門を通らず中枢神経作用はない．末梢に強く作用が生じるため**鎮痙薬**（消化管平滑筋の痙縮を抑制する薬物）として用いられる．また，抗ムスカリン作用の他に自律神経節遮断作用をもつ．消化器潰瘍，胃腸炎，胆嚢・胆管炎などの際に生じる痙縮・消化管運動亢進および疼痛の抑制に用いられる．メペンゾラートは過敏性大腸炎に適応される．

（3）ピレンゼピン pirenzepine

胃の神経組織やECL細胞（胃ヒスタミン含有細胞）にある**M_1受容体**を選択的に遮断する．胃酸分泌を抑制して，急性胃炎，慢性胃炎の急性増悪期の消化器症状の改善および胃潰瘍，十二指腸潰瘍に用いられる．M_2受容体遮断による心悸亢進やM_3受容体遮断による口渇，便秘などの副作用が発現しにくい．

（4）イプラトロピウム ipratropium, オキシトロピウム oxitropium, チオトロピウム tiotropium

吸入用抗コリン薬．気管支平滑筋にあるM_3受容体を遮断して，副交感神経による気道の狭窄を抑止する．気管支喘息時には副交感神経を介する気道収縮が亢進することが多く，抗コリン薬での治療が有効となる．**気管支喘息や肺気腫の呼吸困難**に対して予防的に用いられる．長時間作用型のチオトロピウムは，**慢性閉塞性肺疾患**（慢性気管支炎，肺気腫）での気道閉塞性障害の改善に用いる．

（5）ピペリドレート piperidolate

鎮痙薬として用いられる他，子宮平滑筋の収縮や，Oddi括約筋の収縮を抑制する．**切迫流産・早産防止薬**として用いる．

（6）プロピベリン propiverine，オキシブチニン oxybutinin

膀胱平滑筋（排尿筋）に作用し，膀胱の収縮を抑制する．この作用にはムスカリン受容体の遮断の他，平滑筋への直接の弛緩作用によると考えられている．神経因性膀胱・不安定膀胱における頻尿，尿失禁に用いる．

（7）トリヘキシフェニジル trihexyphenidyl，ビペリデン biperiden，ピロヘプチン piroheptine，プロフェナミン prophenamine

中枢性の抗コリン作用が強く，振戦，筋固縮などの特発性および抗精神病薬投与によるパーキンソニズムの症状改善に用いられる（第4章参照）．

表 3-6 副交感神経作用薬

カテゴリー	一般名	作用機序	適応	備考	
副交感神経興奮薬（コリン作動薬）	アセチルコリン	ニコチン受容体およびムスカリン受容体を直接刺激して，副交感神経刺激時と類似の作用を引き起こす．	① 麻酔後の腸管麻痺，消化管機能低下のみられる急性胃拡張，② 円形脱毛症	コリンエステラーゼで分解されやすく，作用は一過性となる．	副作用：腹痛，下痢，縮瞳，発汗，唾液分泌過多，頭痛，発熱，発汗 これらコリン作動薬は，気管支喘息，虚血性心疾患，てんかん，パーキンソン病患者には禁忌である．
	カルバコール		なし		
	ベタネコール		① 手術後および分娩後の腸管麻痺，麻痺性イレウス，② 手術後，分娩後および神経因性膀胱などの低緊張性膀胱による排尿困難	ニコチン様作用を弱めた合成コリンエステル．コリンエステラーゼによる分解を受けにくい．	
	アクラトニウム		慢性胃炎，胆道ジスキネジーおよび消化管手術後における消化器機能異常（悪心，嘔吐，食欲不振，腹部膨満感）		
	ピロカルピン		① 緑内障，診断または治療を目的とする縮瞳，② 放射線治療およびシェーグレン症候群での口腔内乾燥状態の改善	南米原産植物 *Pilocarpus jaborandi* および *P. microphyllus* に含まれるアルカロイド．眼に対する作用が強い．	
	フィゾスチグミン	コリンエステラーゼを阻害し，間接的に副交感神経の働きを高める．	なし		

表3-6 副交感神経作用薬 つづき

カテゴリー	一般名	作用機序	適応	備考	
副交感神経抑制薬(抗コリン薬)	ネオスチグミン	コリンエステラーゼを阻害し，間接的に副交感神経の働きを高める．	① 重症筋無力症，② 手術後および分娩後の腸管麻痺，排尿困難，③ 非脱分極性筋弛緩薬の作用の拮抗	脱分極性筋弛緩薬（スキサメトニウム）とは併用禁忌（作用の増強が生じる）．	副作用：コリン作動性クリーゼ（腹痛，下痢，縮瞳，発汗，唾液分泌過多，骨格筋の痙攣・麻痺），不整脈
	ジスチグミン		① 重症筋無力症，② 手術後および神経因性膀胱などによる排尿困難，③ 緑内障，調節性内斜視		これらコリンエステラーゼ阻害薬は，消化管または尿路の器質的閉塞，迷走神経緊張症の患者には禁忌である．
	アンベノニウム		重症筋無力症		
	エドロホニウム		重症筋無力症の診断，筋弛緩薬投与後の遷延性呼吸抑制の作用機序の鑑別診断		
	アトロピン	各臓器のムスカリン受容体でアセチルコリンと競合し，副交感神経系の伝達を遮断する．	① 胃・十二指腸潰瘍の分泌・運動亢進，胃腸，胆道・胆管の痙攣性疼痛，② 有機リン酸系殺虫剤・副交感神経興奮剤の中毒，③ 非薬物性パーキンソニズム，④ 麻酔前投与，⑤ 診断または治療を目的とする散瞳と調節麻痺など	ベラドンナアルカロイド．副作用：散瞳，視調節障害，口渇，悪心・嘔吐，便秘，排尿障害，頭痛，記憶障害，眠気，心悸亢進，発疹（これらの作用は，以下の抗コリン薬にも共通して見られる）．	緑内障，前立腺肥大による排尿困難，麻痺性イレウスの患者には禁忌である．
	スコポラミン		① 麻酔の前投与，② 特発性および脳炎後のパーキンソニズム		
	トロピカミド		診断または治療を目的とする散瞳と調節麻痺	三級アンモニウム化合物で，作用の持続は短い．点眼薬として用いる．	緑内障および狭隅角や前眼房が浅いなどの眼圧上昇の素因のある者には禁忌である．
	シクロペントラート				
	プロパンテリン		① 胃・十二指腸潰瘍，胃酸過多症，幽門痙攣，胃炎，腸炎，過敏大腸炎，膵炎，胆道ジスキネジーにおける痙攣ならびに運動機能亢進，② 夜尿症または遺尿症，③ 多汗症	これらは四級アンモニウム化合物で，スコポラミンなどの三級アンモニウム化合物と異なり中枢作用が少ない．	緑内障，前立腺肥大による排尿困難，重篤な心疾患，麻痺性イレウスの患者には禁忌である．

表3-6 副交感神経作用薬 つづき

カテゴリー	一般名	作用機序	適応	備考
副交感神経抑制薬（抗コリン薬）	ブチルスコポラミン	各臓器のムスカリン受容体でアセチルコリンと競合し，副交感神経系の伝達を遮断する．	① 胃・十二指腸潰瘍，胃酸過多症，食道・幽門痙攣，胃炎，腸炎，胆嚢・胆管炎，胆道ジスキネジー，尿路結石症，膀胱炎における痙攣ならびに運動機能亢進，② 消化管のX線および内視鏡検査の前処置	これらは四級アンモニウム化合物で，スコポラミンなどの三級アンモニウム化合物と異なり中枢作用が少ない．	緑内障，前立腺肥大による排尿困難，重篤な心疾患，麻痺性イレウスの患者には禁忌である．
	メペンゾラート		過敏大腸炎		
	ピレンゼピン		① 急性胃炎，慢性胃炎時の急性増悪期での胃粘膜病変（びらん，出血，発赤，付着粘液）ならびに消化器症状，② 胃潰瘍，十二指腸潰瘍，③ 上部消化管出血，手術侵襲ストレスによる胃酸分泌の抑制，④ 麻酔前投与	M_1受容体の選択的拮抗薬．胃酸の分泌を抑制する．	
	イプラトロピウム		気管支喘息，慢性気管支炎，肺気腫に基づく呼吸困難など	エアロゾルまたは吸引用カプセル剤として用いれられる．副作用：心房細動，頻脈	緑内障，前立腺肥大による排尿困難，麻痺性イレウスの患者には禁忌である．
	オキシトロピウム				
	チオトロピウム		慢性閉塞性肺疾患（慢性気管支炎，肺気腫）の気道閉塞性障害に基づく諸症状		
	ピペリドレート		① 胃・十二指腸潰瘍，胃炎，腸炎，胆石症，胆嚢炎などにおける痙攣性疼痛，② 切迫流産・早産	副作用：肝機能障害，黄疸	
	プロピベリン		神経因性膀胱や不安定膀胱における頻尿，尿失禁	副作用：急性緑内障，尿閉，麻痺性イレウス，幻覚・せん妄，横紋筋融解症，皮膚粘膜眼症候群	緑内障，重症筋無力症，胃アトニー，消化管閉塞，尿路閉塞の患者には禁忌である．
	オキシブチニン			副作用：血小板減少，麻痺性イレウス	

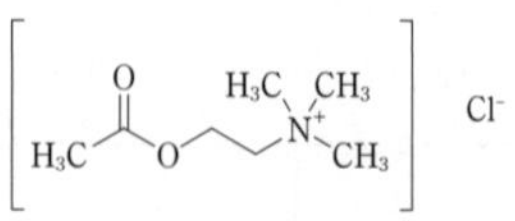

アセチルコリン塩化物

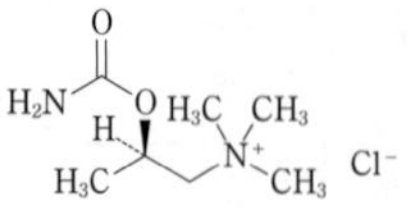

及び鏡像異性体

ベタネコール塩化物 (局)

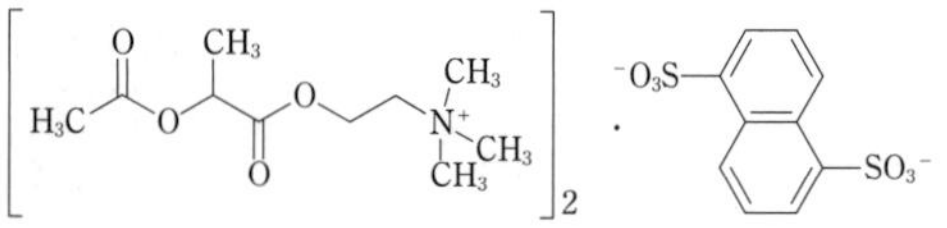

アクラトニウムナパジシル酸塩

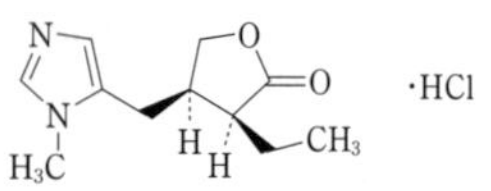

ピロカルピン塩酸塩 (局)

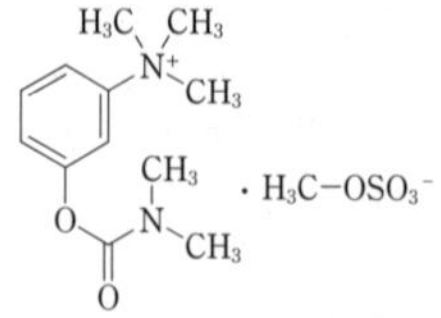

ネオスチグミンメチル硫酸塩 (局)

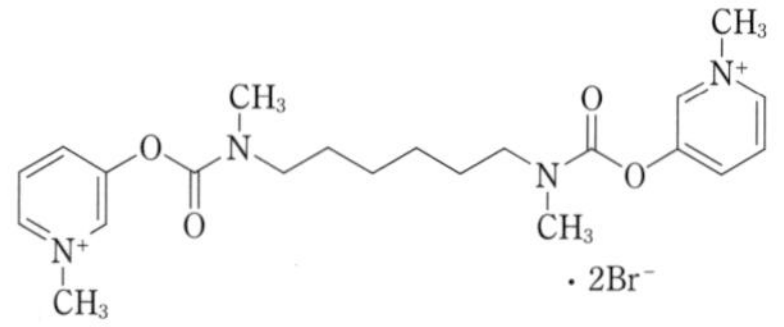

ジスチグミン臭化物 (局)

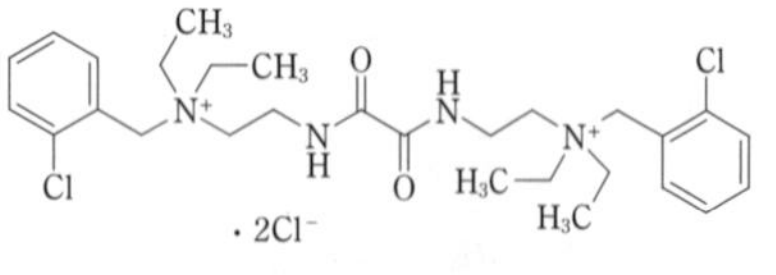

アンベノニウム塩化物 (局)

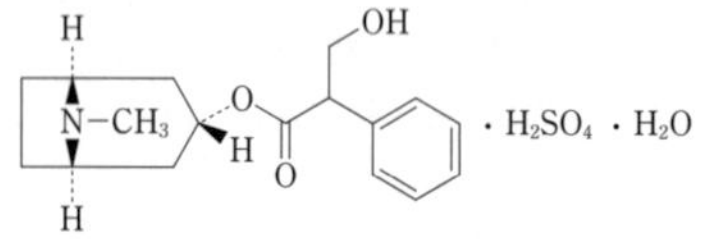

アトロピン硫酸塩水和物 (局)

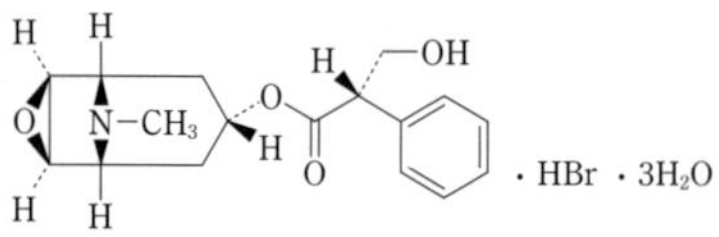

スコポラミン臭化水素酸塩水和物 (局)

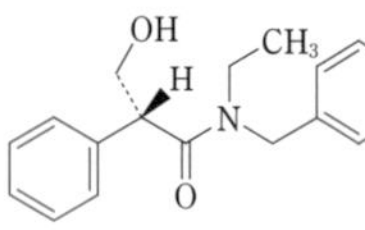

及び鏡像異性体

トロピカミド (局)

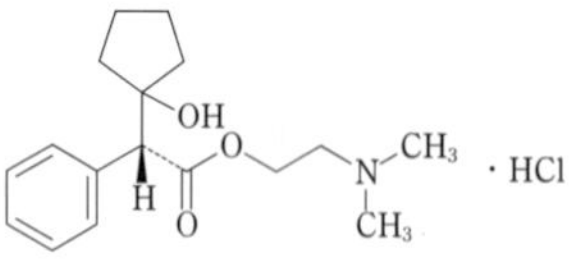

及び鏡像異性体

シクロペントラート塩酸塩 (局)

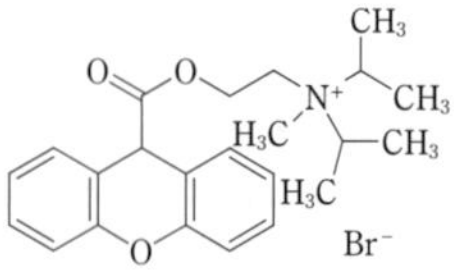

プロパンテリン臭化物 (局)

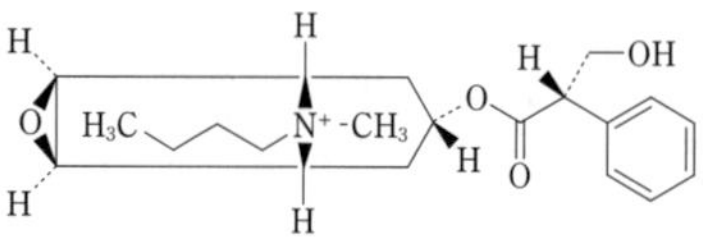

ブチルスコポラミン臭化物 (局)

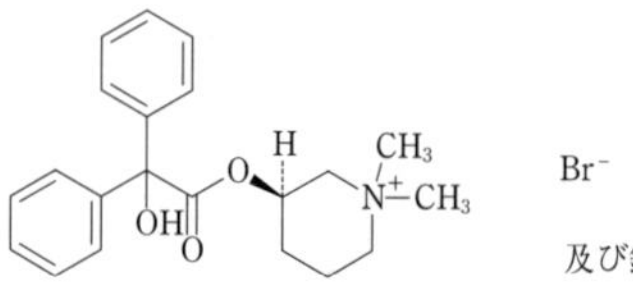

及び鏡像異性体

メペンゾラート臭化物 (局)

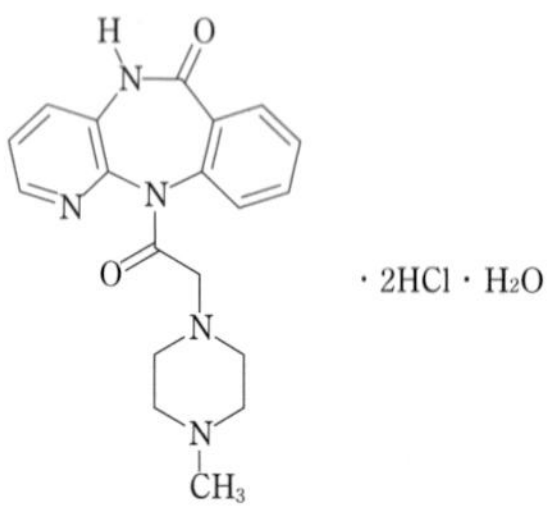

ピレンゼピン塩酸塩水和物 (局)

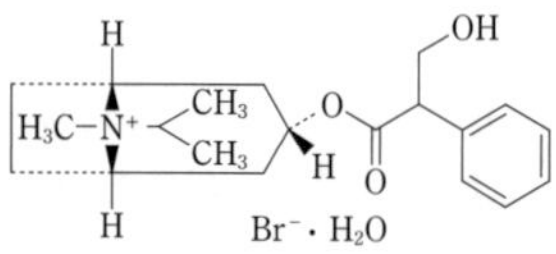

イプラトロピウム臭化物水和物 (局)

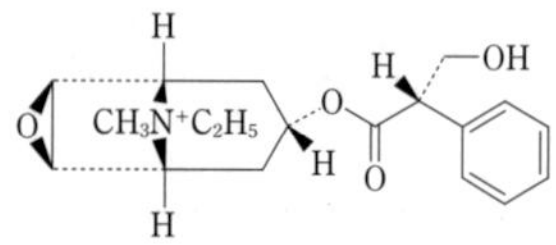

オキシトロピウム臭化物

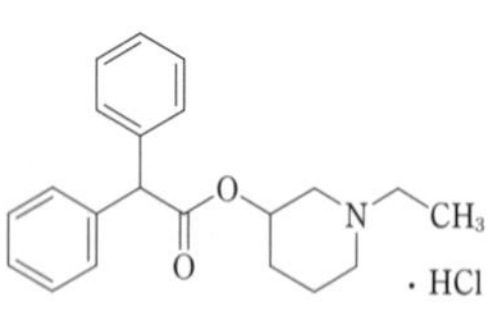

ピペリドレート塩酸塩 (局)

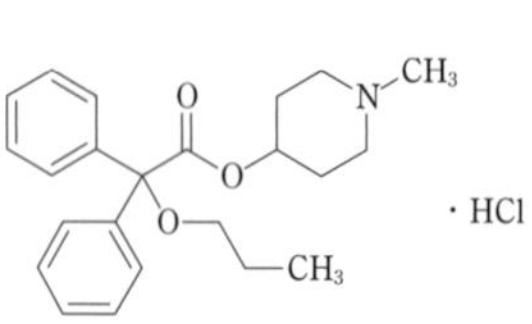

プロピベリン塩酸塩 (局)

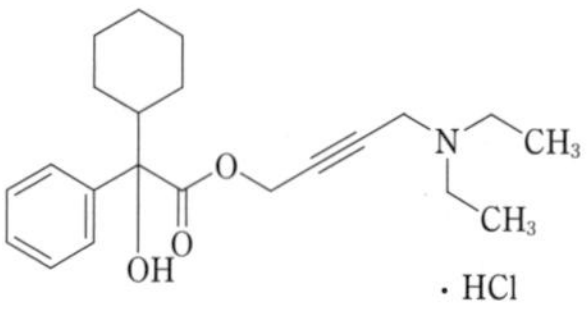

オキシブチニン塩酸塩

3-4 自律神経節に作用する薬物

　ここで紹介する薬物はニコチン受容体に作用し，自律神経節での伝達を増強あるいは遮断するものである．各臓器は交感神経系と副交感神経系での拮抗的な二重支配を受けるが，その支配は均等ではなく，どちらか一方の神経系が優位性をもっている．そのため自律神経節に作用する薬物に対する各臓器の反応は，優位に支配する神経系の機能が反映される（表3-3）．

3-4-1　自律神経節における神経伝達

　交感神経系および副交感神経系では神経節の存在部位が異なるが，興奮の伝達は共にアセチルコリンにより行われる．神経終末より遊離したアセチルコリンは，節後細胞のニコチン受容体（N_N 受容体）に結合し，内蔵されたカチオンチャネルを開口する．チャネルを介した Na^+ や Ca^{2+}（カチオン）の流入は脱分極性電位（速い EPSP）を発生させ，これが閾値電位に達すると電位依存性 Na^+ チャネルが開口し活動電位が生じる．活動電位は神経節後神経の軸索を伝わり，神経終末部で伝達物質の遊離を起こす．また，一部の神経節にはムスカリン M_1 受容体があり，この刺激は数百ミリ秒の遅い反応で生じる興奮性電位（遅い EPSP）を引き起こす．さらに，アセチルコリンは神経節内の介在神経のムスカリン受容体を刺激し，ノルアドレナリンの遊離を促す．ノルアドレナリンは節後神経に過分極性電位（IPSP）を生じさせる．N_N 受容体を介した興奮性電位は，これら遅い EPSP や IPSP により修飾されている（図3-5）．

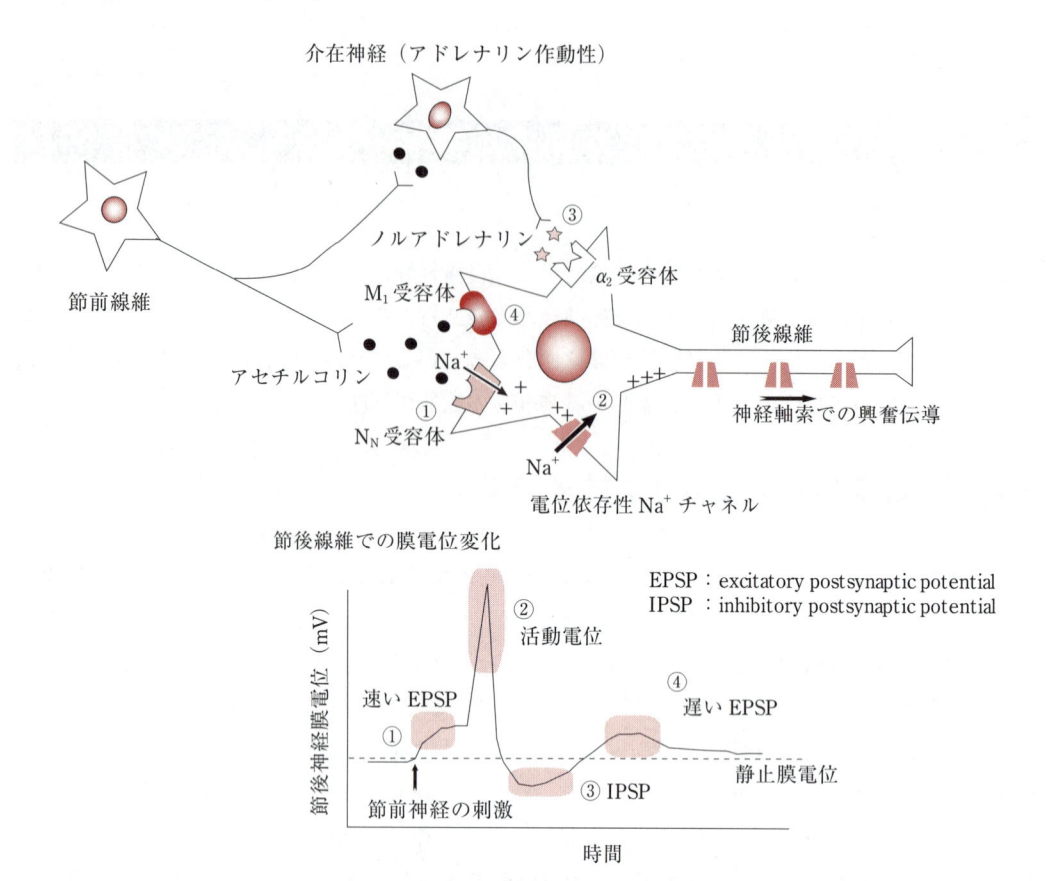

図 3-5 自律神経節での神経伝達

① 遊離したアセチルコリンは節後線維の神経型ニコチン受容体（N_N 受容体）を刺激し，速い EPSP を発生させる．② 膜電位が閾値を超え，電位依存性 Na^+ チャネルが開口すると，活動電位が生じる．活動電位は軸索を伝わり，神経終末へ達する．③ アセチルコリンは，介在神経のノルアドレナリンの遊離を促す．ノルアドレナリンは $α_2$ 受容体を介して，IPSP を発生させる．④ 節後線維の M_1 受容体の刺激により，遅い EPSP が生じる．

3-4-2 自律神経節刺激薬

ニコチン受容体（N_N 受容体）を刺激する薬物．ニコチン，ロベリン lobeline やジメチルフェニルピペラジニウム dimethylphenyl piperazinium（DMPP）がある．

（1）ニコチン nicotine

タバコ *Nicotiana tabacum* の葉に含まれるアルカロイド．自律神経節，副腎髄質，神経筋接合部および中枢のニコチン受容体に作用する．毒性が高く，臨床では禁煙補助剤として貼付薬やガム製剤として用いられているのみである．ニコチンの作用は用量により二相性を示す（表 3-7）．少量では節後線維を興奮させ，自律神経系の亢進と同じ作用をもたらすが，大量では持続的な脱分極によりアセチルコリンに反応しない状態（脱感作）を生じ，神経の伝達を遮断する．このような神経伝達の遮断様式を脱分極性遮断と呼ぶ．

表 3-7 ニコチンの薬理作用

		優位な神経系	少量（刺激）	大量（遮断）
循環器系	心臓	副交感神経系	心拍数減少	心拍数増加
	血管	交感神経系	収縮・血圧上昇	弛緩・血圧低下
平滑筋組織	消化管	副交感神経系	蠕動促進	蠕動麻痺
	膀胱	副交感神経系	収縮・排尿	麻痺・尿貯留
分泌腺	唾液腺	副交感神経系	分泌促進	分泌抑制・口渇
	汗腺	副交感神経系	分泌促進	分泌抑制・無汗症
眼	毛様体筋	副交感神経系	収縮・近視化	収縮麻痺・遠視化
	瞳孔括約筋	副交感神経系	収縮・縮瞳	弛緩・散瞳

① **循環器への作用**：少量のニコチンは，副交感神経系が優位な心臓において心拍数減少を，交感神経系が優位な血管系では，収縮と血圧上昇が生じる．用量の増加により神経節が遮断されると，心拍数増加および血圧低下が生じる．

② **消化器系への作用**：消化管は副交感神経系が優位のため，少量では蠕動運動や消化管分泌の亢進が生じ，用量の増加に伴い，機能が低下し中毒量では消化管麻痺が生じる．

③ **中枢神経系への作用**：ニコチンは延髄，小脳などに働き，小量では興奮作用，大量では抑制作用を示す．そのため少量では，迷走神経核，呼吸中枢，小脳，脊髄などを興奮させ，呼吸促進や痙攣を誘発する．その後，高濃度に達すると，これらの脳部位の麻痺による虚脱状態となり，呼吸抑制や意識消失が生じ，呼吸麻痺で死に至る．また連用により依存性が生じる．

④ **骨格筋への作用**：骨格筋には筋肉型ニコチン受容体（N_M 受容体）が存在している．少量では骨格筋を収縮させるが，大量では神経筋接合部の遮断による筋弛緩が生じる．この呼吸筋弛緩が，呼吸麻痺の末梢での機序である．

3-4-3 自律神経節遮断薬

ニコチン受容体の拮抗薬として働き，神経伝達の遮断のみを起こす薬物．

（1）トリメタファン trimethaphan

作用の発現が早く持続時間が短いので，脳外科手術時の低血圧薬（手術による出血量を減らす）として用いられていた．脳血管は交感神経の支配をあまり受けないが，神経節の遮断により末梢では血管が拡張し血流量が増加する．その結果，脳への血流が相対的に減少し，脳手術時の出血が減る．

（2）ヘキサメトニウム hexamethorium

メトニウム化合物は，ビス第四級アンモニウム塩 $(CH_3)_3N^+(CH_2)_n-N^+(CH_3)_3$ の構造をもち，メチレン基を 6 個もつ（つまり $n=6$）ヘキサメトニウムは，神経節のニコチン受容体（N_N 受容体）を遮断する．メチレン基が増加すると神経筋接合への作用が現れ，$n=10$ のデカメトニウムは，強い骨格筋弛緩作用をもつ（脱分極性筋弛緩薬の項参照）．ヘキサメトニウムは末梢血管の

拡張による血圧低下，平滑筋（消化管，膀胱）の運動を抑制する．臨床応用はない．

表3-8　自律神経節作用薬

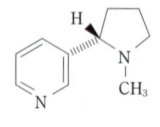

カテゴリー	一般名	作用機序	適応	備考
自律神経節刺激薬	ニコチン（少量）	自律神経節のニコチン受容体を刺激して，各臓器を優位に支配する神経系の作用を強める．	（この作用が臨床で用いられることはない）	禁煙補助剤としてガムあるいは貼付剤として用いられる．
	ロベリン		なし	
	ジメチルフェニルピペラジウム		なし	
自律神経節遮断薬	ニコチン（大量）	自律神経節のニコチン受容体を遮断して，各臓器を優位に支配する神経系の作用を弱める．	（この作用が臨床で用いられることはない）	
	トリメタファン		なし	
	ヘキサメトニウム		なし	

ニコチン

3-5　神経筋接合部に作用する薬物

3-5-1　運動神経系の情報伝達

　体性神経系の遠心路である運動神経系は大脳皮質の運動野や小脳などから発せられる命令を骨格筋に伝える経路である．運動神経系を構成する経路には延髄の錐体を経由する錐体路系と，これを経由しない錐体外路系がある．意図的な骨格筋の運動は錐体路系により支配され，錐体外路系は骨格筋の緊張，身体・姿勢の制御などの不随意運動を支配する．この錐体路系と錐体外路系は協調して運動を円滑に行えるよう働く．例えばヒトが歩行する場合，歩き始めや止まろうとする運動は我々の意図により生じる．このような命令は錐体路を介して骨格筋に伝えられる．一方，いったん歩き始めると強く意識せずとも，我々は手足を動かし歩行できる．この時に働くのが錐体外路系である．錐体外路系の障害は，四肢の持続的な振戦，筋硬直，姿勢の異常などの運動失調をもたらす．

3-5-1-1　神経筋接合部での神経伝達

　運動神経系が骨格筋とつながる部分を**神経筋接合部**と呼ばれる．運動神経軸索の末端部は，神経筋接合部付近になると髄鞘がなくなり細かく枝分かれし，筋細胞膜がくぼんだ構造をとる**終板**の中に入り込んでいる．運動神経終末にはアセチルコリンを含む数多くのシナプス小胞が存在し，一方の終板部にはニコチン受容体が局在する．脳から発せられた命令が運動神経終末に達すると脱分極が生じ，小胞内のアセチルコリンが放出される．放出されたアセチルコリンは終板部のニコチン受容体を刺激し，筋細胞への Na^+ 透過性が増加し，終板電位が発生する．アセチルコリン刺激による終板電位が，静止電位からある一定の閾値を超えると，筋細胞膜に活動電位が発生する．筋細胞膜に沿って伝導してきた活動電位は，筋細胞膜が細胞の内側に入り組んだ部分（**筋横行小管（T 管）**）を通り，細胞内にある**筋小胞体**の近傍に伝わる．筋横行小管の脱分極に対して筋小胞体は，ライアノジン受容体を介して蓄えていた Ca^{2+} を細胞質中へ放出する．弛緩した骨格筋ではアクチンとミオシンの相互作用をトロポミオシンが抑制しているが，細胞質の Ca^{2+} の増加により，この抑制が外れ，アクチンとミオシンの相互作用が回復して筋が収縮する．骨格筋において，このような細胞の脱分極が筋収縮をもらすまでのプロセスを**興奮-収縮連関**という（図 3-6）．

3-5-2　神経筋接合部遮断薬

　運動神経終末から遊離したアセチルコリンの伝達を阻害し，骨格筋の収縮を抑制する薬物で，その薬理作用から末梢性筋弛緩薬とも呼ばれる．これらは骨格筋を弛緩させる様式から**競合性筋弛緩薬**と**脱分極性筋弛緩薬**に分けられ，手術時など筋の緊張を解く目的で使用される．また，筋弛緩薬には運動神経の脊髄反射を抑制するものもあり，これらは中枢性筋弛緩薬と呼ばれる（第 4 章参照）．

3-5-2-1　競合性筋弛緩薬

　神経筋接合部のニコチン受容体（N_M 受容体）でアセチルコリンと競合し，終板電位の発生を抑制する．競合性筋弛緩薬が過量になると呼吸麻痺を起こすことがある．呼吸麻痺を起こした場合には，ネオスチグミンなどのコリンエステラーゼ阻害薬を用いる．

（1）ツボクラリン tubocurarine

　南米アマゾン地方の先住民が矢毒として用いたクラーレから単離されたアルカロイド．筋弛緩作用は *d* 体が *l* 体に比べ強い．ツボクラリンによる骨格筋の弛緩は，小さく速く動く筋（外眼筋，咽喉，手指，足，耳など）でまず生じる．次いで四肢，頸筋，横隔膜や肋間筋が弛緩し，その結果，呼吸麻痺が生じる．ツボクラリンは肥満細胞からのヒスタミン遊離作用や自律神経節の遮断により，血管拡張，低血圧を引き起こす．臨床では用いられていない．

(A) 筋接合部での神経伝達

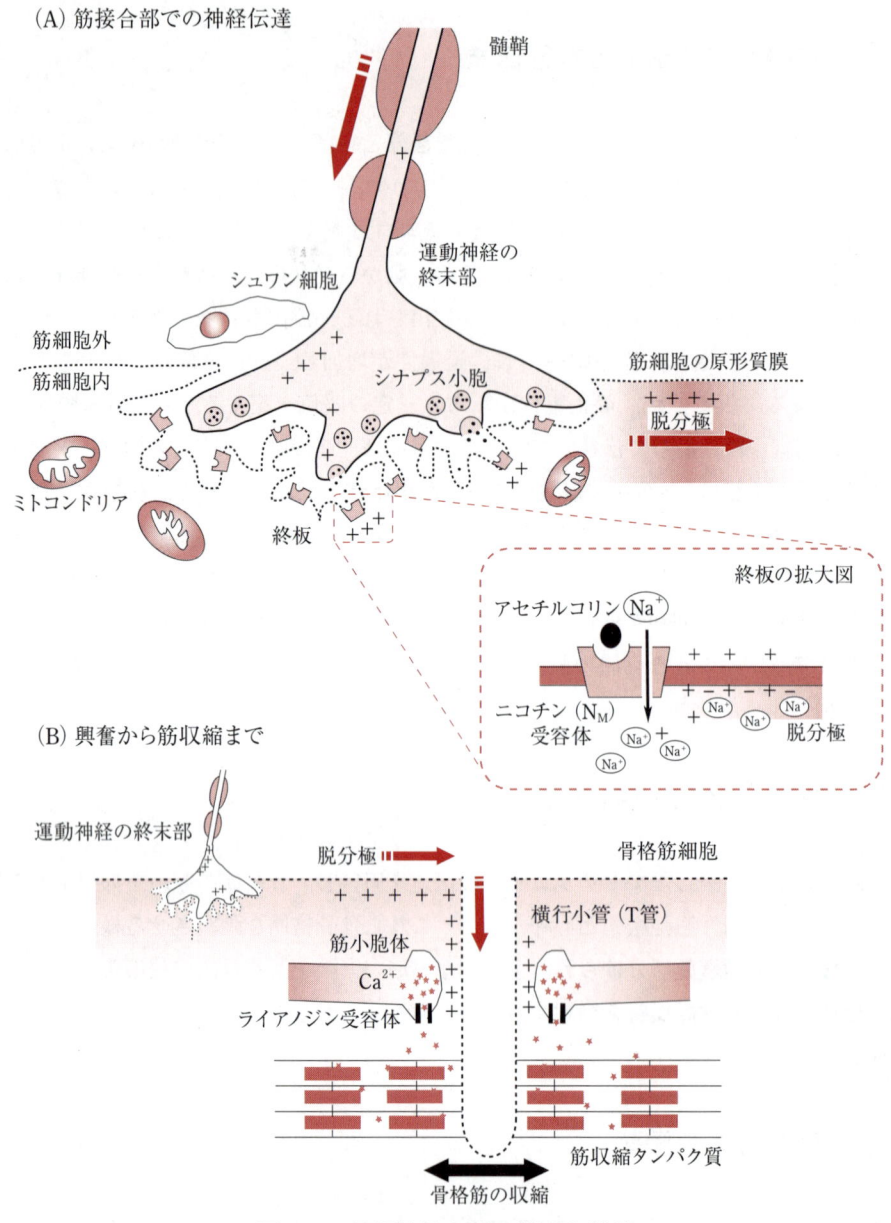

図 3-6 神経筋接合部の構造と機能

(2) パンクロニウム pancuronium

ツボクラリンより強い筋弛緩作用をもち，持続時間も長い．ヒスタミン遊離作用はなく，神経節遮断作用も弱い．手術時の骨格筋弛緩を目的に使用される．

(3) ベクロニウム vecuronium

パンクロニウムの類似体で作用時間は短い．循環器系への作用が少なく，麻酔および気管内挿管時の筋弛緩に用いる．

3-5-2-2　脱分極性筋弛緩薬

アセチルコリンと同じくニコチン受容体を刺激し，終板を脱分極させる薬物である．これらの薬物によるニコチン受容体の刺激は脱分極が持続するため，筋の再分極が遅延し，運動神経による興奮が発生せず筋収縮が阻害される．脱分極性筋弛緩薬は，初期にはそれ自体で脱分極を誘発するため一過性の筋収縮が起こり（第Ⅰ相），次いで弛緩が生じる．脱分極は徐々に再分極へと回復するが，終板のニコチン受容体はアセチルコリンに対する反応性低下が維持され，骨格筋の弛緩が保たれる（第Ⅱ相）．スキサメトニウムとデカメトニウムがある．

（1）スキサメトニウム suxamethonium（サクシニルコリン succinylcholine）

作用の発現は速いが肝臓や血液中の偽性コリンエステラーゼにより速やかに加水分解され，持続時間は短い．このため筋弛緩作用が調節しやすく麻酔時，気管内挿管，骨折脱臼の整復時などの筋弛緩に用いる．ヒスタミン遊離作用や神経節に対する作用は弱い．副作用として呼吸停止を起こすことがあり，使用に際しては人工呼吸器を準備しておく．特に遺伝的に偽性コリンエステラーゼが低い家族性非特異的コリンエステラーゼ欠損症では，呼吸抑制が強く生じやすい．その他の副作用としては外眼筋の拘縮による眼圧上昇，悪性症候群がある．

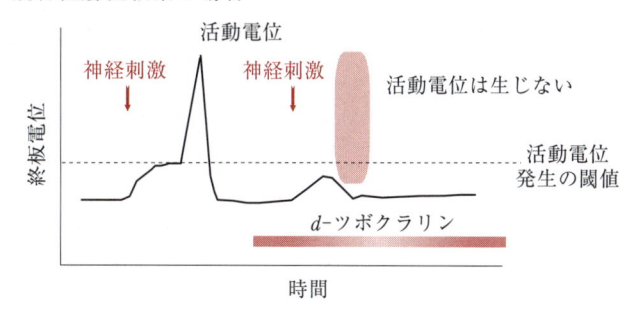

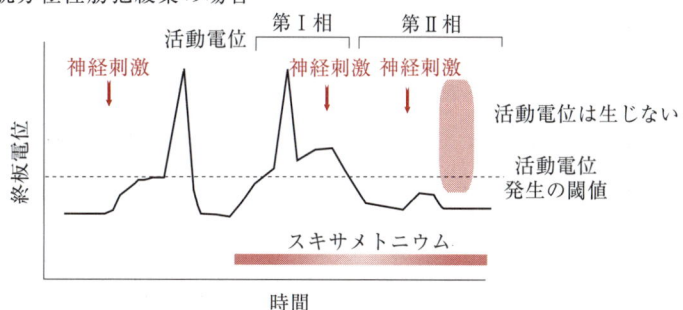

図3-7　競合性筋弛緩薬と脱分極性筋弛緩薬の終板電位に対する作用

（2）デカメトニウム decamethonium

神経筋接合部に対してツボクラリンの4〜5倍の遮断作用をもつ．呼吸筋の抑制を生じない用量で四肢の筋弛緩を起こす．臨床応用はない．

3-5-3　その他の末梢性筋弛緩薬

（1）ダントロレン dantrolene

ツボクラリンやスキサメトニウムとは異なり神経筋接合部での作用はなく，骨格筋に直接作用し筋弛緩作用を示す．その機序は，横行小管系（T管系）の脱分極による筋小胞体からのCa^{2+}遊離を阻害し，骨格筋の興奮-収縮連関を抑制する．そのため，筋の活動電位の発生には影響を与えない．各種の脳脊髄性痙性麻痺や悪性高熱症の際に生じる痙攣に用いられる．

（2）A型ボツリヌス毒素 botulinum toxin type A

ボツリヌス菌 *Clostridium botulinum* の産生する外毒素で食中毒の原因となる．運動神経終末からのアセチルコリン遊離を阻害し，神経筋接合部の伝達を阻害する．少量を局所に投与し，眼瞼痙攣，片側顔面麻痺，痙性斜頸などの改善に用いる．

3-5 神経筋接合部に作用する薬物　*101*

表 3-9　神経筋接合部作用薬

カテゴリー	一般名	作用機序	適応	備考
神経筋接合部遮断薬	ツボクラリン	骨格筋のニコチン受容体でアセチルコリンと競合し，その伝達を阻害することで筋弛緩作用を示す（競合性筋弛緩薬）.	なし	副作用：アナフィラキシー様症状，遅延性呼吸抑制，横紋筋融解症
	パンクロニウム		各種手術時の筋弛緩	
	ベクロニウム		麻酔時・気管内挿管時の筋弛緩	
	スキサメトニウム	骨格筋のニコチン受容体を刺激し持続的な脱分極を引き起こす．その結果，骨格筋が運動神経のアセチルコリンに反応できない状態となり筋弛緩が生じる（脱分極性筋弛緩薬）.	麻酔時の筋弛緩，気管内挿管，骨折脱臼の整復時，喉頭痙攣時の筋弛緩など	血漿コリンエステラーゼにより速やかに分解される．副作用：悪性高熱症，心停止，遅延性呼吸抑制，横紋筋融解症
	デカメトニウム		なし	
その他	ダントロレン	筋小胞体からのCa^{2+}遊離を阻害し，骨格筋の興奮-収縮連関を抑制することで筋弛緩を起こす．	① 脳血管障害，脳性麻痺，痙性脊髄麻痺，傷害・術後後遺症，多発性硬化症，筋萎縮性側索硬化症，脊髄小脳変性症などによる痙性麻痺，② 悪性症候群	
	A型ボツリヌス毒素	運動神経終末からのアセチルコリン遊離を阻害し，神経筋接合部の伝達を阻害する．	① 眼瞼麻痺，② 片側顔面麻痺，③ 痙性斜頸，④ 上肢痙縮，下肢痙縮，⑤ 小児脳性麻痺における下肢縮痙縮に伴う尖足	

パンクロニウム臭化物㊞

ベクロニウム臭化物

スキサメトニウム塩化物水和物㊞

ダントロレンナトリウム水和物㊞

3-6 アドレナリン作動薬

　交感神経系は主にストレスに反応して，心臓や血管系をはじめとする器官の機能を調節する．交感神経終末から遊離する神経伝達物質であるノルアドレナリン（ノルエピネフリン），および交感神経系の変形と考えられる副腎髄質からホルモンとして遊離されるアドレナリン（エピネフリン）が標的細胞のアドレナリン受容体刺激を介して作用が引き起こされる．アドレナリン作動薬（交感神経作動薬 sympathomimetic drug）はノルアドレナリンおよびアドレナリンに類似した作用を有する薬物の総称である．アドレナリン作動薬はアドレナリン受容体に直接作用する薬物（直接型アドレナリン作動薬），内因性ノルアドレナリン遊離を介して間接的に作用する薬物（間接型アドレナリン作動薬），および直接作用と間接作用の両方をもつ薬物（中間型アドレナリン作動薬）に分類される（図3-8，表3-10）．

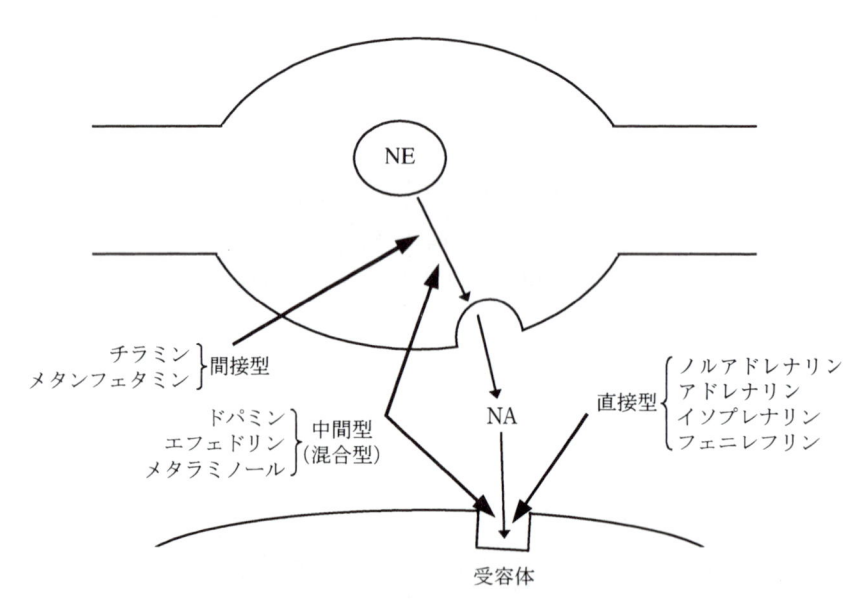

図3-8　直接型，間接型および中間型アドレナリン作動薬
NA：ノルアドレナリン

3-6-1　アドレナリン受容体

　受容体の存在を予言したことは薬理学の大きな成果であった．薬物の作用は特異的受容物質との相互作用によって生じるという受容体仮説は，約100年前に John Langley と Paul Ehrlich によって提唱された．1948年に Raymond Ahlquist が2種類のアドレナリン受容体の存在を示唆する実験を行い，α受容体，およびβ受容体と命名した．α受容体に対する作用強度はアドレナリ

表 3-10 アドレナリン作動薬の化学構造と分類

	薬物	⌬-CH-CH-N			受容体*	用途
直接型	アドレナリン	OH OH OH	H	CH₃ H	α, β	気管支拡張, アレルギー症状の緩解
	ノルアドレナリン	OH OH OH	H	H H	α, $β_1 > β_2$	血管収縮
	イソプレナリン（イソプロテレノール）	OH OH OH	HCH·(CH₃)₂ H		β	気管支拡張
	エピニン	OH OH OH	H	CH₃ H	(β)	血管収縮
	フェニレフリン	H OH OH	H	CH₃ H	α	鼻出血の止血, 昇圧
	シネフリン	OH H OH	H	CH₃ H	α	昇圧
中間型	ドパミン	OH OH H	H	H H	α, β, D	心収縮力増大, 利尿
	フェニルエタノールアミン	H H OH	H	H H	α	
	エフェドリン	H H H	OH	CH₃ CH₃ H	α, β	気管支拡張
	メチルエフェドリン	H H H	OH	CH₃ CH₃ CH₃	α, $β_2$	気管支拡張
	メタラミノール	H OH OH	OH	CH₃ H H	α, β	昇圧
間接型	チラミン	OH H H	H	H H	α	——
	アンフェタミン	H H H	H	CH₃ H H	α(β)(直)	中枢興奮
	メタンフェタミン	H H H	H	CH₃ CH₃ H	α(β)(直)	中枢興奮

*受容体 β に数字を記入しない場合は, $β_1$ および $β_2$ 両方を意味する.

ン≧ノルアドレナリン≫イソプレナリンの順であり, β受容体に対する作用強度はイソプレナリン＞アドレナリン≧ノルアドレナリンの順である*. 現在, アドレナリン受容体サブタイプは Ca^{2+} 動員型の $α_1$ 受容体, cAMP 産生抑制型の $α_2$ 受容体, cAMP 産生亢進型の β 受容体に分類される. それぞれはさらに3種類のサブタイプに分類される. 受容体サブタイプの分類は受容体サブタイプ特異的リガンドの開発と受容体サブタイプをコードする遺伝子クローニングにより行われてきた.

3-6-1-1　アドレナリン α 受容体

歴史的には, アドレナリン β 受容体のサブタイプが先に同定され, その後, アドレナリン α 受容体が $α_1$ 受容体と $α_2$ 受容体の2つのサブタイプに分かれることが, 受容体遮断薬による薬理学実験, および放射性リガンドを用いた結合試験により示された. さらに, 受容体の遺伝子クローニングにより, $α_1$ 受容体は, $α_{1A}$, $α_{1B}$, および $α_{1D}$ 受容体サブタイプに, また $α_2$ 受容体は, $α_{2A}$, $α_{2B}$, および $α_{2C}$ 受容体サブタイプに分けられることが明らかにされた.

$α_1$ 受容体刺激は, 受容体と共役する G_q タンパク質を介して, ホスホリパーゼ Cβ の活性化を引き起こし, 膜に組み込まれているポリホスホイノシタイド polyphosphoinositide を加水分

---
*α受容体, および β 受容体には共にサブタイプが存在するので, それぞれのサブタイプに対する作用強度については再検討の必要がある.

解し，イノシトール 1,4,5-三リン酸 inositol 1,4,5-trisphosphate（IP$_3$）とジアシルグリセロール diacylglycerol（DG）の産生を亢進させる．IP$_3$ は IP$_3$ 受容体を刺激して，細胞内 Ca^{2+} 貯蔵部位から Ca^{2+} を放出させ，細胞内遊離 Ca^{2+} 濃度を上昇させる．DG はプロテインキナーゼ C（PKC）を活性化する．PKC もサブタイプがあり，DG と Ca^{2+} により活性化されるもの，DG により活性化されるもの，および DG で活性化されないものに分類される．

α$_2$ 受容体シグナルは，G$_i$ タンパク質を介して，アデニル酸シクラーゼの活性を抑制し，細胞内サイクリック AMP（cAMP）含量を減少させる．

3-6-1-2 アドレナリン β 受容体

アドレナリン β 受容体遮断薬によりアドレナリン β 受容体が明らかにされた後，β$_1$，および β$_2$ 受容体サブタイプが，そして近年 β$_3$ 受容体サブタイプの存在が明らかにされた．β$_1$ 受容体に対して，ノルアドレナリンとアドレナリンはほぼ同等の親和性をもつが，β$_2$ 受容体に対しては，アドレナリンのほうがノルアドレナリンより親和性が高い．

β$_1$，β$_2$，β$_3$ の 3 種類のアドレナリン β 受容体サブタイプのシグナルは，すべて G$_s$ タンパク質を介して，アデニル酸シクラーゼを活性化し，細胞内 cAMP 含量を増加させる．cAMP は cAMP 依存性プロテインキナーゼ（PKA）を活性化し，肝臓においてはグリコーゲンホスホリラーゼの活性化によるグリコーゲン分解の亢進を，心臓においては細胞内遊離 Ca^{2+} 濃度の上昇による心拍数増加と心収縮力増加を，また平滑筋においてはミオシン軽鎖キナーゼの不活性化による弛緩を引き起こす．最近の研究では，β$_1$ 受容体および β$_2$ 受容体は，それぞれホモダイマー，およびヘテロダイマーを形成することが明らかにされている．

3-6-1-3 受容体シグナルの調節機構

受容体シグナル調節機構の最も重要なものは脱感作機構である．脱感作により受容体の反応性は低下する．脱感作には種々のメカニズムが存在し，時間経過も短いものから長いものまで存在する．分単位で引き起こされる脱感作機構にはタンパク質のリン酸化反応，受容体と他のタンパク質との結合，受容体の細胞内分布の変化などが関与する．長期的な受容体の刺激により，受容体の発現量が減少し（ダウンレギュレーション），受容体の反応性が低下するという現象も知られている．

脱感作には，刺激された受容体の反応性のみが減少する同種脱感作と，刺激された受容体以外の種類の受容体の反応性も減少する異種脱感作が存在する．G タンパク質共役型受容体（GPCR）の同種脱感作には G タンパク質共役型受容体キナーゼ（GRK）が関与する．GRK は作動薬が結合している GPCR を特異的に基質にし，受容体をリン酸化する．リン酸化された GPCR は β アレスチンと結合し，G$_s$ タンパク質との共役を阻害する．また，β アレスチンは構造タンパク質のクラスリンと結合し，GPCR の細胞内移行を促進させる．一方，β 受容体刺激により蓄積した cAMP は PKA を活性化し，β 受容体のみならず，PKA によりリン酸化される分子構造をもつ種々の受容体をリン酸化し，異種脱感作を引き起こす．

3-6-1-4　アドレナリンβ受容体の遺伝子多型

野生型の β_2 受容体の 16 番目のアルギニンがグリシンに変異した遺伝子多型，27 番目のグルタミンがグルタミン酸に変異した遺伝子多型がある．これらの変異した受容体では脱感作が起こりにくい．

野生型の β_3 受容体の 64 番目のトリプトファンがアルギニンに変異した遺伝子多型も知られている．変異がある場合，野生型に比べて脂肪分解の亢進の程度が弱く，肥満になりやすい．

3-6-2　アドレナリン作動薬の化学構造

アドレナリン作動性神経を刺激した場合と同様の作用を示す薬物を，アドレナリン作動薬 adrenergic agents（交感神経興奮様薬 sympathomimetics）といい，ノルアドレナリン，アドレナリンおよびイソプレナリンはこのグループの代表的薬物である．

ノルアドレナリンと類似の化学構造をもつアドレナリン，イソプレナリン，ドパミンなどは分子中にカテコール基をもっているため，カテコールアミンと呼ばれている．そして，ノルアドレナリン，アドレナリンおよびイソプレナリンの化学構造の比較から，アミノ基に結合しているアルキル基が大きいほどβアドレナリン作用が強いことが示されている．また，β_2 受容体の特異的作動薬は，アミノ基に大きな置換基をもつことが多い．一方，アドレナリン受容体に対する親和性が低いドパミンは，β位炭素に OH 基をもたない．この OH 基はアドレナリン受容体への親和性に必須である．

エフェドリンおよびアンフェタミンは，α位炭素にメチル基置換を受けている．これらはモノアミン酸化酵素で代謝されにくく，したがって作用の持続時間が長い．また，交感神経終末のノルアドレナリン貯蔵顆粒に作用し，ノルアドレナリンと置換する作用をもつ．そのため，間接型アドレナリン作動薬として働く．

カテコール基の 2 つの OH 基はアドレナリン受容体に対する高親和性のために必須である．アドレナリンとフェニレフリンの比較が好例である．ところが，カテコールアミンはカテコール-O-メチル基転移酵素（COMT）により代謝されるが，カテコール基をもたないエフェドリンなどは代謝されない．そのため作用時間は長い．また，OH 基が少ないと，中枢移行性が増加する．アンフェタミンがその好例である．

アドレナリン作動薬はその作用様式から，受容体に直接作用するもの（直接型アドレナリン作動薬）と，交感神経終末に取り込まれ，終末からのノルアドレナリンの遊離を介して間接的に作用するもの（間接型アドレナリン作動薬），およびその中間型（混合型）の 3 つに分類される．一般的に，カテコール核をもつ薬物は受容体に直接作用し，芳香環上に OH 基を欠くものは間接的に作用する傾向がある．芳香環に OH 基をもたないものでも，側鎖のβ位に OH 基をもつもの（例えばエフェドリン），あるいはカテコール核をもつがβ位に OH 基を欠くもの（例えばドパミン）は，直接，間接の両作用を示す（表3-10）．直接作用型に属するイソプレナリンは，神経内に全く取り込まれないので，コカインによって作用の増強も減弱も認められない．間接作用

型は，コカインの前投与により神経終末への取り込みが抑制されるため，作用が減弱することになる．

3-6-3 直接型アドレナリン作動薬

（1）アドレナリン adrenaline

アドレナリンは副腎髄質から分泌されるホルモンである．Oliver や Schafer ら（1895）によって，副腎髄質中に血圧上昇物質が存在することが見いだされ，高峰ら（1901）によって初めて結晶が取られた．

強力な心臓刺激薬であり，また強力な血管収縮薬である．心臓に対しては，β_1 受容体を介して陽性変時作用，および陽性変力作用を発揮する．血管に対しては，α_1 受容体刺激を介して収縮させ，収縮期血圧上昇に関与する．また，血管には β_2 受容体も発現しているため，同時に，血管拡張性にも働く．そして，拡張期血圧の低下に関与する．β_2 受容体は骨格筋内の血管に多く発現しており，交感神経刺激時には，骨格筋内血管の拡張により，骨格筋への血流量が増加する．

（2）ノルアドレナリン noradrenaline

ノルアドレナリンは，交感神経節後線維終末から遊離される神経伝達物質である．ノルアドレナリンは α 受容体と β_1 受容体に対してはアドレナリンと同等の作用をもつ．しかし，β_2 受容体に対する作用はほとんどない．心臓に対しては，β_1 受容体を介して陽性変時作用，陽性変力作用および陽性変伝導作用をもつ．血管に対しては，α_1 受容体刺激を介して収縮させ，収縮期血圧，および拡張期血圧の上昇に関与する．ノルアドレナリンの強力な血圧上昇作用は代償的迷走神経反射を引き起こし，陽性変時作用を打ち消して，徐脈を引き起こす．これを反射性徐脈という．しかし，陽性変力作用はほとんど影響を受けない．

（3）イソプレナリン isoprenaline（イソプロテレノール isoproterenol）

強力な β アドレナリン作動薬である．アドレナリン α 受容体に対する作用はほとんどない．心臓に対して，β_1 受容体を介して陽性変時作用，陽性変力作用および陽性変伝導作用をもつ．血管に対しては，β_2 受容体を介する血管拡張作用をもつ．心拍出量の増大と拡張期血圧の低下が引き起こされる．

（4）ドパミン dopamine

ノルアドレナリン生合成の前駆物質である．ドパミンには，ドパミン受容体刺激作用，アドレナリン β_1 受容体刺激作用，アドレナリン α_1 受容体刺激作用があり，投与量によりこの3つの作用の現れ方が異なる．一般的には，2〜3 μg/kg/分以下の少量の持続的静脈投与により，選択的に血管ドパミン D_1 受容体が刺激され，腎血管や内臓血管の拡張により血流が増加して利尿作用が現れる．中等量（2〜5 μg/kg/分）の静注では，利尿作用に加えて，心臓 β_1 受容体刺激やノ

ルアドレナリン遊離促進（交感神経末端のD_2受容体刺激による）により心収縮力が増加するため，急性心不全に使用される．高用量（$5\ \mu g/kg/$分～）では，α_1受容体刺激作用が強く現れ，末梢血管の収縮により，血圧が上昇する．したがって，ドパミンは，血圧が低く，乏尿状態の心不全に有用である．経口投与では無効であり，血液脳関門は通過しない．

3-6-3-1　直接型アドレナリンα_1受容体作動薬

フェニレフリン phenirephrine，エチレフリン etilephrine，メトキサミン methoxamine，ミドドリン midodrine などがある．フェニレフリン，メトキサミンおよびミドドリンは非カテコールアミン系薬物であるため COMT によって分解されない．したがって，作用が持続する．ミドドリンはプロドラッグであり，脱グリシン体（デスグリミドドリン）に変換されて作用を現す．低血圧やショックの治療薬，散瞳薬，充血除去薬として用いられる．

3-6-3-2　直接型アドレナリンα_2受容体作動薬

（1）クロニジン clonidine

中枢性の降圧薬として重要な薬物で，化学的には，イミダゾリンル imidazoline 誘導体である．延髄の血管運動中枢に存在するα_2受容体を刺激し，交感神経系の緊張を低下させる．ヒトに静注すると一過性の昇圧が起こるが，これは末梢血管のα_1受容体を刺激するためで，次いで中枢性の血圧下降が現れる．

副作用として，幻覚，錯乱，口渇，眠気，徐脈，起立性低血圧がある．クロニジンを長期連用した後に突然休薬すると，リバウンド現象による急激な血圧上昇を示すことがあるが，これはα_1遮断薬で防止できる．類似薬にメチルドパ methyldopa，グアンファシン guanfacine，グアナベンズ guanabenz などがある．

（2）メチルドパ methyldopa

血液脳関門を通過し，中枢の（ノル）アドレナリン作動性神経細胞内に取り込まれ，ドパ脱炭酸酵素によりα-メチルノルアドレナリンに変換される．α-メチルノルアドレナリンは，ノルアドレナリンと同様に顆粒内に貯蔵，遊離され，クロニジンと同様に中枢のアドレナリンα_2受容体を刺激し，中枢性の降圧作用を示す．

3-6-3-3　直接型アドレナリンβ_1受容体作動薬

（1）ドブタミン dobutamine

ドパミンの誘導体である．β_1，β_2およびα_1受容体作動薬として働くが，β_1受容体に対する選択性が高い．肝臓の COMT により代謝されるので，内服では無効であり，急性循環不全におけ

る心収縮力増強に点滴静注で用いられる．類似薬にデノパミン denopamine があるが，これは内服で使用できる．

3-6-3-4 直接型アドレナリン β_2 受容体作動薬

アドレナリン β_2 受容体は血管や気管支，子宮などの平滑筋に存在する．サルブタモール salbutamol，テルブタリン terbutaline，メタプロテレノール metaproterenol，ピルブテロール pirbuterol があるが，新たに作用持続の長い選択的 β_2 受容体作動薬として，サルメテロール salmeterol，ホルモテロール formoterol など，多くの薬が開発されている（表3-11）．気管支平滑筋弛緩作用を利用して，主として気管支拡張薬として使用される．吸入または内服で気管支喘息の治療に用いられる．リトドリン ritodrine は子宮平滑筋弛緩作用を利用して，切迫流産の治療に用いられる．

表3-11 直接型アドレナリン β_2 受容体作動薬

薬品名	摘　要
オルシプレナリン硝酸塩 （第1世代） （販売中止，副作用のリスクが治療効果を上回るため．）	・$\alpha < \beta$，$\beta_1 = \beta_2$ ・β_2 刺激作用により気管支拡張作用 ・心臓血管系に対する作用はイソプレナリンより弱い． ・気管支喘息，慢性気管支炎，心臓刺激伝導障害 ・副作用：血清 K^+ 値低下，心悸亢進，頭痛
メタプロテレノール硫酸塩 （第1世代） （販売中止）	・$\alpha < \beta$，$\beta_1 <$ やや β_2 ・副作用：血清 K^+ 値低下，心悸亢進，頭痛 ・気管支喘息 ・吸入薬として用いられた．
メトキシフェナミン塩酸塩 （第1世代）	・$\alpha < \beta$，$\beta_1 < \beta_2$ ・エフェドリン様の気管支拡張作用を持つ． ・中枢刺激作用，脈管刺激作用，中枢作用 ・気管支喘息，慢性気管支炎 ・副作用：血清 K^+ 値低下，心悸亢進，頭痛 ・内服：1回 50 100 mg　1日3回，または就寝時1回，発作時：1回 100 mg　3〜4時間毎，1日量 500 mg まで
トリメトキノール塩酸塩 （第1世代）	・$\alpha =$ ほぼ 0，$\beta_1 < \beta_2$ ・気管支拡張作用はイソプレナリンより強く，持続時間は長い． ・気管支喘息，慢性気管支炎 ・副作用：血清 K^+ 値低下，心悸亢進，頭痛 ・内服：1回 24 mg　1日2〜3回，吸入：1回

表 3-11　直接型 β_2 アドレナリン受容体作動薬　つづき

薬品名	摘　要	
サルブタモール硫酸塩 （第 2 世代）	・α ＝ほぼ 0，$\beta_1 < \beta_2$ ・短時間作用型（親水性が高いため），速効性 ・気管支喘息に対して，内服：1 回 4 mg　1 日 3 回（症状の激しい場合：1 回 8 mg　1 日 3 回），吸入：1 回 1.5～2.5 mg，エアゾール：1 回 2 吸入 200 μg	・第 1 世代，第 2 世代，第 3 世代と新しくなるに従って，α 作用がなくなり，β_2 作用の選択性が高まり，作用時間が長くなる． ・比較的選択的に β_2 受容体に作用し，気管支，子宮，骨格筋内血管の平滑筋を弛緩させる． ・気管支喘息，慢性気管支炎 ・副作用：血清 K$^+$ 値低下，動悸，頻脈，振戦，頭痛，悪心，消化器障害 ・高血圧症，冠動脈疾患，うっ血性心不全，甲状腺機能亢進症，糖尿病の患者に対する使用は注意 ・頻回投与により効力低下（β_2 受容体数の減少，ダウンレギュレーション）
テルブタリン硫酸塩 （第 2 世代）	・α ＝ほぼ 0，$\beta_1 < \beta_2$ ・短時間作用型，経口の吸収悪い，吸入投与 ・気管支喘息に対して，内服：1 回 4 mg　1 日 3 回，皮下注：1 回 0.2 mg	
ピルブテロール酢酸塩 （第 2 世代）	・α ＝ほぼ 0，$\beta_1 < \beta_2$ ・短時間作用型 ・気管支喘息に対して，吸入：1 回 1.25-5 mg	
ホルモテロールフマル酸塩 （第 3 世代）	・α ＝ほぼ 0，$\beta_1 \ll \beta_2$ ・長時間作用型，速効性 ・気管支喘息に対して，内服：1 日 160 μg 分 2	
ツロブテロール塩酸塩 （第 3 世代）	・α ＝ほぼ 0，$\beta_1 \ll \beta_2$ ・気管支喘息に対して，内服：1 回 1 mg　1 日 2 回，テープ：1 日 1 回 2 mg（胸部または上腕部に貼付）	
フェノテロール臭化水素酸塩 （第 3 世代）	・α ＝ほぼ 0，$\beta_1 \ll \beta_2$ ・短時間作用型，速効性 ・気管支喘息に対して，内服：1 回 2.5 mg　1 日 3 回，吸入：エアゾール 1 回 2 吸入 0.2 mg	
プロカテロール塩酸塩 （第 3 世代）	・α ＝ほぼ 0，$\beta_1 \ll \beta_2$ ・短時間作用型，速効性 ・MAO，COMT 抵抗性 ・気管支喘息に対して，内服：1 回 50 μg　1 日 1 回（就寝前）または 1 日 2 回（朝，就寝前），吸入：1 回 30～50 μg	
クレンブテロール塩酸塩 （第 3 世代）	・α ＝ほぼ 0，$\beta_1 \ll \beta_2$ ・長時間作用型 ・気管支喘息に対して，内服：1 回 20 μg　1 日 2 回（朝，就寝前），頓用：1 回 20 μg	
マブテロール塩酸塩 （第 3 世代）	・α ＝ほぼ 0，$\beta_1 \ll \beta_2$ ・気管支喘息に対して，内服：1 回 50 μg　1 日 2 回（朝，就寝前），頓用：1 回 50 μg	
サルメテロールキシナホ酸塩 （第 3 世代）	・α ＝ほぼ 0，$\beta_1 \ll \beta_2$ ・長時間作用型，遅効性 ・気管支喘息に対して，吸入：1 回 50 μg　1 日 2 回（朝，就寝前）	
リトドリン塩酸塩	・経口の吸収悪い，静脈内投与 ・切迫早産，切迫流産（第 1 選択薬） ・劇薬	

3-6-4　間接型アドレナリン作動薬

（1）チラミン tyramine

　ノルアドレナリンを遊離させて交感神経興奮様作用を現す．したがって，作用はノルアドレナリンに類似する．頻回投与により，反応の低下（タキフィラキシー）が起こる．経口投与では肝臓のモノアミン酸化酵素（MAO）により，ほとんどが代謝される．しかし，チラミンを多く含む食物（チーズ，赤ワイン，ニシン，チョコレート，肝臓など）をモノアミン酸化酵素阻害薬服用時に摂取すると，高血圧発作を起こす場合があるので注意が必要である．

（2）メタンフェタミン methamphetamine，アンフェタミン amphetamine

　中枢興奮作用が強い．右旋性光学異性体（d 体）のほうが左旋性異性体（l 体）よりも中枢作用が強い．食欲抑制作用があり，やせ薬としても用いられる．連用によって耐性を生じやすく，また精神的依存を生じる．急性中毒症状としては，不穏，攻撃性，幻覚などの中枢興奮が強く現れる．覚せい剤取締法により，一般の使用は禁止されている．

3-6-5　中間型アドレナリン作動薬

（1）エフェドリン ephedrine，メチルエフェドリン methylephedrine

　エフェドリンの作用の強さは，アドレナリンの 1/100 にすぎないが，ベンゼン核に OH 基がないため体内でより安定で，内服でも有効で，作用は持続的である．ノルアドレナリンの遊離作用という間接作用のほか，α，β 両受容体への直接作用（主に β 作用）を有する中間型のアドレナリン作動薬である．静注すると，心機能亢進作用と血管収縮作用により血圧は上昇する．2 回目の静注を 10〜20 分以内に行うと，間接作用を介する血圧の上昇は著しく減弱する．この現象はタキフィラキシー tachyphylaxis と呼ばれる．タキフィラキシー発現のメカニズムについては，① 先に投与されたエフェドリンにより，受容体が遮断されたままであるという説と，② 神経終末部のアミン顆粒中のノルアドレナリンが枯渇し，間接作用が減弱するためであるという説がある．

　その他の末梢組織に対する作用は，アドレナリンと同様の作用を示すが，その強さはアドレナリンより遥かに弱い．中枢神経系に対しては，アドレナリンより強い覚せい作用と呼吸興奮作用を示す．

　メチルエフェドリンは，気管支拡張作用はエフェドリンよりも弱いが，副作用としての血圧上昇作用および中枢興奮作用が弱いので，気管支喘息に用いられる．その他，感冒，気管支炎，肺結核，上気道炎などの疾患に伴う咳嗽，鼻粘膜の充血・腫脹，脊髄麻酔（脊椎麻酔）時の血圧下降の防止などに用いられる．副作用として，悪心，発汗，めまい，振戦，心悸亢進，神経過敏，不眠などの中枢神経症状や，連用により心室収縮力の低下，期外収縮などが現れることがある．

3-6-6　特殊な間接型アドレナリン作動薬

コカイン cocaine は局所麻酔薬であるが，交感神経末端のノルアドレナリン再取り込み機構を阻害するため，アドレナリン作動薬（交感神経作動薬）としての性質ももつ．また，中枢神経系のドパミン神経末端の再取り込みを阻害して，アンフェタミン作用である気分高揚，多幸感を引き起こす．作用時間はアンフェタミンよりも短いが，より強力である．

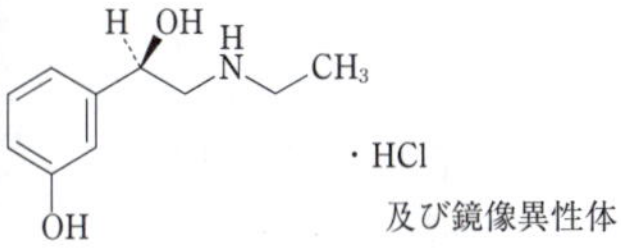

エチレフリン塩酸塩 局

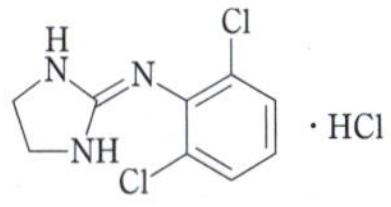

クロニジン塩酸塩 局

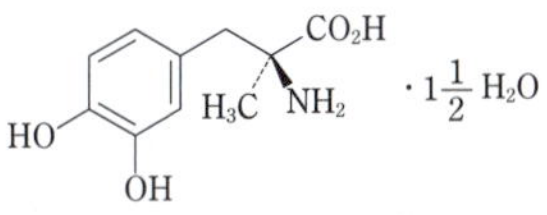

メチルドパ水和物 局

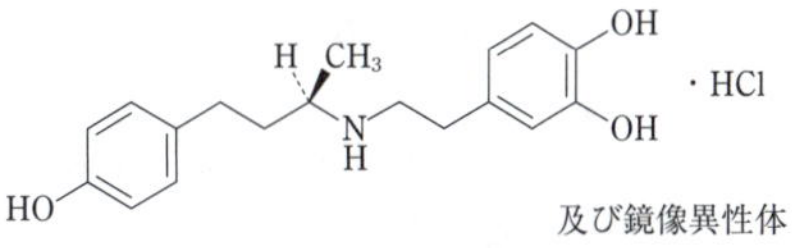

ドブタミン塩酸塩 局

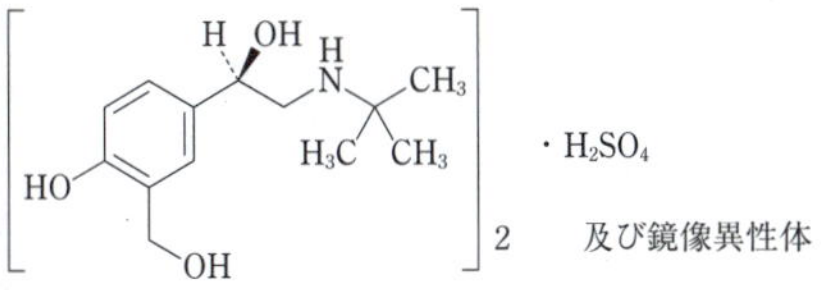

サルブタモール硫酸塩 局

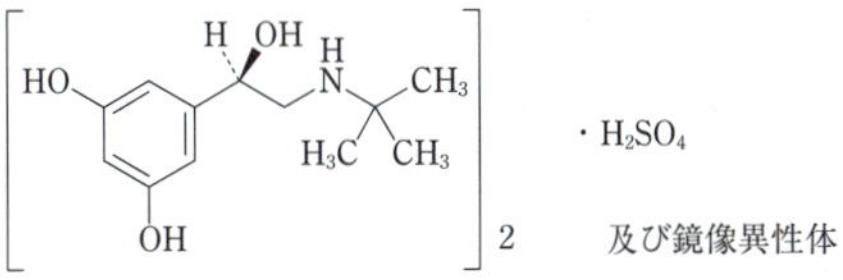

テルブタリン硫酸塩 局

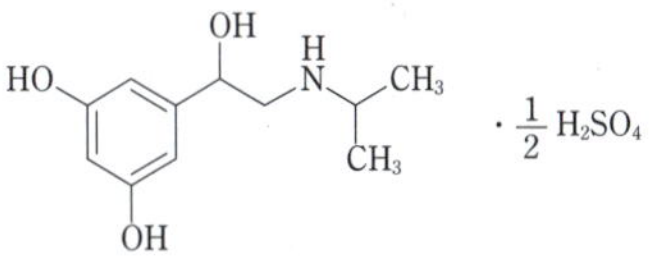

メタプロテレノール硫酸塩

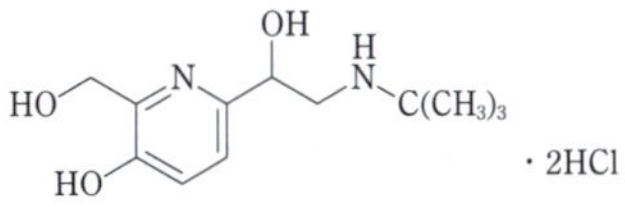

ピルブテロール塩酸塩

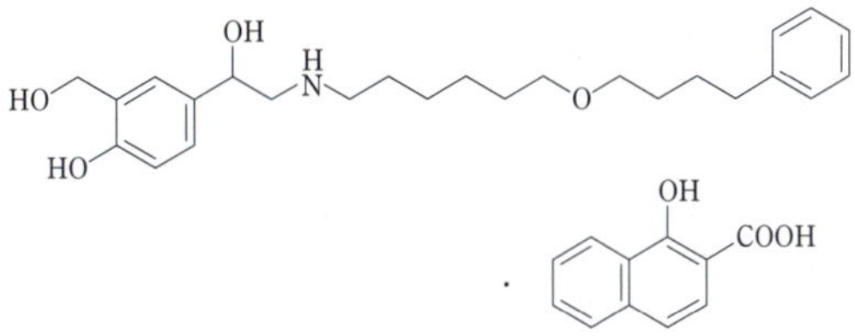
サルメテロールキシナホ酸塩

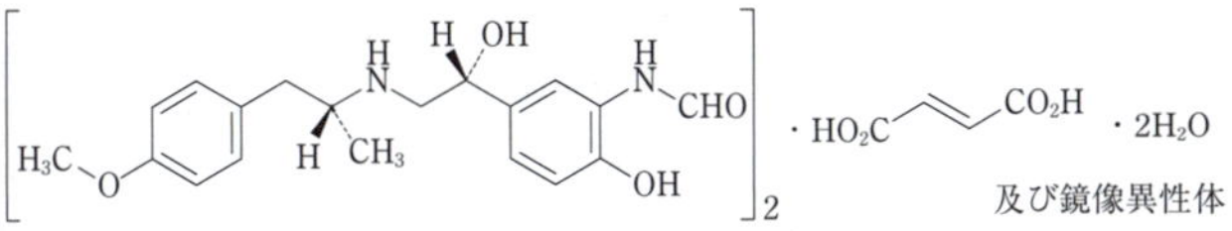

ホルモテロールフマル酸塩水和物 局

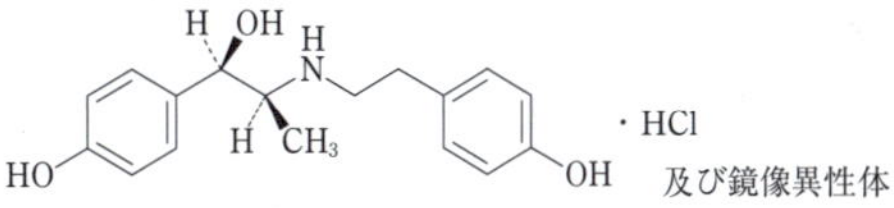

リトドリン塩酸塩 局

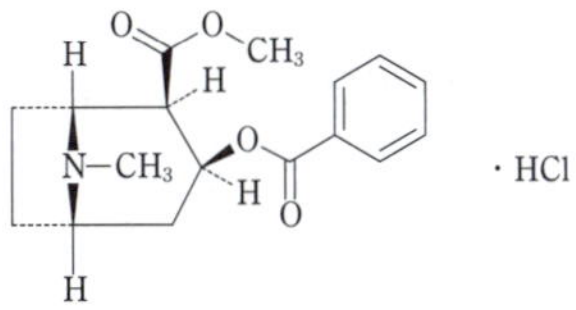

コカイン塩酸塩 局

図 3-9　アドレナリン作動薬

3-6-7　アドレナリン作動薬の各器官に対する作用

アドレナリン作動薬の各器官に対する作用は，各器官に発現する受容体サブタイプの種類とその量，受容体を介する作用に対する代償的反射などにより総合的に決まる．

3-6-7-1　心血管系

（1）心　臓

心臓に対する直接作用は，主としてβ_1受容体を介する．洞房結節に作用して，心拍数を増加させる（正の変時作用 positive chronotropic effect）．房室結節における伝導速度を増大させ（正の変伝導作用 positive dromotropic effect），不応期を短縮する．また，固有心筋に作用して，収縮力を増大させる（正の変力作用 positive inotropic effect）．血圧上昇により圧受容器を介した迷走神経反射が起きると，心拍数は顕著に減少する．

（2）心停止，完全心ブロック

アドレナリンやイソプレナリンはこれらの病態に対する緊急投与に用いられる．心ブロックには電気的ペースメーカーが効果的で安全である．

（3）血　管

血管平滑筋はα_1受容体刺激により収縮し，動脈抵抗が増大する．一方，β_2受容体刺激は血管拡張を引き起こす．血管の緊張度は，体内で産生されるカテコールアミンに大きく依存している．

（4）血　圧

α受容体に選択性の高いフェニレフリンは，末梢細動脈の収縮に基づく血管抵抗の増大により，血圧を上昇させる．β受容体作動薬のイソプレナリンは心収縮力を増大させるが，β_2受容体を介して血管を強く弛緩させるため，主として拡張期血圧の低下を引き起こす．

（5）ショック shock

ショックは全身の組織への血液の供給が減少し，放置すると多臓器不全から死に至る急性心血管症候群である．ショックの原因は，循環血液量の減少，心不全，および血管抵抗の低下である．ショックの治療にアドレナリン受容体作用薬は重要であるが，ショックの治療の目的は血圧の維持ではなく，組織への血液循環の維持である．

（6）心原性ショック cardiogenic shock

心原性ショックの原因として，心筋梗塞が多い．心機能を維持するためにドパミンやドブタミ

ンなどの末梢血管抵抗を増大させない正の変力作用薬が用いられる．

（7）アナフィラキシーショック

即時型（I型）アレルギー反応によって引き起こされる呼吸器症状を伴う急性心血管症候群である．アドレナリンが第1選択薬であり，ステロイド薬，抗ヒスタミン薬（ヒスタミン H_1 受容体遮断薬），およびヒスタミン H_2 受容体遮断薬が第2選択薬として用いられる．

（8）低血圧

脳，腎臓，および心臓などの主要臓器の血流が正常に維持されている場合や自覚症状がない場合は，通常，薬物による治療を必要とせず．体液の状態の補正など，基礎的な原因に対処した処置が行われる．しかし，低血圧緊急状態などにおいては，交感神経作用薬による治療が行われる．すなわち，大量の出血，重篤な脊髄損傷，高血圧症治療薬や中枢神経抑制薬の過剰投与などによる脳・冠循環不全においては，静脈内輸液や輸血に加えて，血管収縮のためにノルアドレナリン，フェニレフリン，メトキサミンなどの直接型 α アドレナリン作動薬が用いられる．また，これまでは慢性起立性低血圧には主にエフェドリンが用いられてきたが，今後は選択的 α_1 受容体作動薬のミドドリンの経口投与が主流となるであろう．

（9）局所血流量を減少させる必要のある病態

手術時の出血防止，局所麻酔薬の注入部位からの拡散防止のために，アドレナリン，ノルアドレナリン，フェニレフリンなどの α 受容体作動薬，コカインなどの局所麻酔薬，または両者の併用投与が行われる．これらの薬物は鼻出血，花粉症などのアレルギー性疾患における鼻粘膜や結膜の充血にも用いられる．

3-6-7-2　呼吸器

気管支平滑筋には β_2 受容体が多く発現している．β_2 受容体作動薬により気管支は拡張するので，選択的 β_2 受容体作動薬のテルブタリン，およびサルブタモールが気管支喘息治療薬として用いられている．非選択的アドレナリン作用薬のアドレナリンや β 受容体作動薬のイソプレナリンはほとんど使われなくなっている．

3-6-7-3　眼

虹彩の瞳孔散大筋には α_1 受容体が発現しており，α_1 受容体作動薬により瞳孔は散大する．フェニレフリンは眼底検査のための散瞳薬として用いられる．

眼圧は交感神経系により調節を受けている．β 受容体遮断薬，アプラクロニジン apraclonidine などの α_2 受容体作動薬およびブナゾシン bunazosin などの α_1 受容体遮断薬が眼圧低下に有効であるが，作用機序の詳細は明らかにされていない．

3-6-7-4 子　宮

子宮平滑筋には β_2 受容体が発現しており，β_2 受容体作動薬により子宮は弛緩する．リトドリンやテルブタリンなどの選択的 β_2 受容体作動薬が，早産の予防に用いられている．

3-6-7-5 神経系

アンフェタミンの反復的作業における注意力改善作用や脳波の速波化と脱同期化がヒントとなり，アンフェタミン代用薬として，モダフィニル modafinil が開発され，ナルコレプシー治療薬として用いられる．小児の注意力欠如多動症候群 attention deficit/hyperactivity disorder（AD/HD）に対して，メチルフェニデートやクロニジンが奏効する場合がある．また，自律神経障害を伴う糖尿病患者の下痢や麻薬性鎮痛薬，アルコール，喫煙の中断時の禁断症状，また閉経期の熱感にクロニジンが有効である．

3-6-7-6 代　謝

肝臓では β_2 受容体が主要なアドレナリン受容体であるが，α_1 受容体も発現している．これらの受容体刺激はグリコーゲン分解を促進し，血糖を上昇させる．脂肪組織には β_3 受容体が発現しており，その刺激により脂肪分解が亢進し，血中脂肪酸，およびグリセロールの血中への放出が増大する．

3-6-8　アドレナリン作動薬の有害作用

主な有害作用は，アドレナリン受容体作動薬による心血管系のアドレナリン受容体の過剰刺激により引き起こされる．アドレナリン受容体作動薬を昇圧薬として用いた場合，狭心症や心筋梗塞を誘発する可能性がある．β 受容体作動薬は心室性不整脈を引き起こす可能性がある．このような有害作用は特異的アドレナリン受容体遮断の適切な使用により抑制可能である．コカインは不整脈や心筋梗塞を引き起こす可能性がある．

中枢神経系に対して，アンフェタミンは情動不安，振戦，不眠，不安感などを，またコカインは痙攣や脳出血を引き起こすことがある．

表3-12 アドレナリン作動薬

カテゴリー	一般名	作用機序	適応	備考
直接型アドレナリン受容体作動薬	アドレナリン（エピネフリン）	アドレナリンαおよびβ受容体を直接刺激する．	心停止，完全心ブロック，アナフィラキシーショック，出血防止，局所麻酔薬の拡散防止，鼻粘膜・結膜の充血防止．	有害作用は過剰投与により引き起こされ，狭心症，心筋梗塞，心室性不整脈を引き起こす可能性がある．
	ノルアドレナリン（ノルエピネフリン）	アドレナリンαおよびβ_1受容体を直接刺激する．	低血圧緊急状態における昇圧．出血防止，局所麻酔薬の拡散防止，鼻粘膜・結膜の充血防止．	
	イソプレナリン（イソプロテレノール）	アドレナリンβ受容体を直接刺激する．		アドレナリン，およびイソプレナリンは，気管支喘息の治療に用いられたが，現在はほとんど用いられない．
	ドパミン	ドパミンD_1受容体，アドレナリンα_1およびβ_1受容体を直接刺激する．	心筋梗塞時の心原性ショックにおける心機能の維持．	ドパミンD_1受容体を介して，内臓血管，腎血管が拡張し，β_1受容体を介して，心臓刺激作用が現れ，α_1受容体を介して血管収縮作用が現れる．
直接型α_1受容体作動薬	フェニレフリン	アドレナリンα_1受容体を直接刺激する．	低血圧緊急状態における昇圧．眼底検査のための散瞳薬．出血防止，局所麻酔薬の拡散防止，鼻粘膜・結膜の充血防止．	散瞳は抗コリン薬と併用される．
	メトキサミン		低血圧緊急状態における昇圧．	
	エチレフリン		慢性起立性低血圧	甲状腺機能亢進症をもつ患者には用いない．
	ミドドリン			プロドラッグ（活性体：デスグリミドドリン）
直接型α_2受容体作動薬	クロニジン	アドレナリンα_2受容体を直接刺激する．		
	メチルドパ			プロドラッグ：中枢に移行後，活性体のα-ノルアドレナリンに変換．

表3-12 アドレナリン作動薬 つづき

カテゴリー		一般名	作用機序	適応	備考
直接型アドレナリン受容体作動薬	直接型β_1受容体作動薬	ドブタミン	アドレナリンβ_1受容体を直接的に刺激する.	心筋梗塞時の心原性ショックにおける心機能の維持.	
		デノパミン		（経口投与可能）	
	直接型β_2受容体作動薬	サルブタモール	アドレナリンβ_2受容体を直接刺激する.	気管支喘息, 慢性気管支炎	第二世代（β_1受容体より, β_2受容体に対して選択性が高い）.
		テルブタリン			
		ピルブテロール			
		ホルモテロール			第三世代（β_2受容体に対する選択性がさらに高い）. しかし, β_1受容体に対する作用が全くないわけではない.
		ツロブテロール			
		フェノテロール			
		プロカテロール			
		クレンブテロール			
		マブテロール			
		サルメテロール			
		リトドリン		切迫早産, 切迫流産	経口投与での吸収が悪い. 点滴静脈で投与.
間接型アドレナリン受容体		チラミン	ノルアドレナリンの遊離により, 交感神経興奮作用を引き起こす.		タキフィラキシーが出現しやすい. チラミンを多量に含む食品の摂取は, モノアミン酸化酵素阻害薬服用時に高血圧発作の注意を要する.
		メタンフェタミン			中枢興奮作用が強い. 連用により, 耐性, 精神依存を生じる. 急性中毒により, 不穏, 攻撃性, 幻覚が生じる. 覚せい剤取締法の対象薬である.
		アンフェタミン			〈その他〉CYP2D6により代謝
中間型アドレナリン作動薬		エフェドリン	アドレナリンα, β受容体の直接刺激作用に加えて, ノルアドレナリン遊離抑制作用をもつ.		心機能亢進作用, および血管収縮作用におけるタキフィラキシーが出現しやすい. アドレナリンに比べて遥かに作用は弱いが, 代謝が遅いことから, 作用は持続的である.

表 3-12 アドレナリン作動薬 つづき

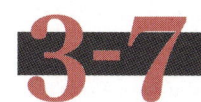

カテゴリー	一般名	作用機序	適応	備考
中間型アドレナリン作動薬	メチルエフェドリン	アドレナリン α, β 受容体の直接刺激作用に加えて，ノルアドレナリン遊離抑制作用をもつ．		気管支拡張作用はエフェンドリンよりも弱いが，副作用の血圧上昇作用，中枢興奮作用もエフェドリンより弱いので，気管支喘息に用いられたが，現在はほとんど用いられない．
特殊な間接型アドレナリン作動薬	コカイン	交感神経末端でのノルアドレナリン再取り込み阻害．	局所麻酔に加えて，局所麻酔薬の拡散防止．	中枢ドパミン神経末端の再取り込みを阻害によるアンフェタミン様作用．心臓に対して，不整脈，心筋梗塞を引き起こす可能性，中枢に対して，痙攣，脳出血を引き起こす可能性がある．

3-7 抗アドレナリン作動薬

3-7-1 アドレナリン受容体遮断薬

　アドレナリン受容体には受容体サブタイプ（α_1受容体，α_2受容体，β_1受容体，β_2受容体など）が存在し，それぞれに対する選択的遮断薬および非選択的遮断薬が開発されている．アドレナリン受容体遮断薬は臨床的に価値の高いものが多い（表 3-13）．

表 3-13 アドレナリン受容体遮断薬のサブタイプ選択性

α 受容体遮断薬	プラゾシン，テラゾシン，ドキサゾシン	$\alpha_1 \gg \alpha_2$
	フェノキシベンザミン	$\alpha_1 > \alpha_2$
	フェントラミン	$\alpha_1 = \alpha_2$
	ヨヒンビン，ラウォルシン	$\alpha_1 < \alpha_2$
β 受容体遮断薬	メトプロロール，アセブトロール，アテノロール，ビソプロロール	$\beta_1 \gg \beta_2$
	プロプラノロール，アルプレノロール，オクスプレノロール，チモロール，ブフェトロール，ピンドロール	$\beta_1 = \beta_2$
	ブトキサミン	$\beta_1 \ll \beta_2$

3-7-1-1 アドレナリンα受容体遮断薬 α-adrenergic blocking agents, α-adrenergic antagonists, α-blockers

アドレナリンα受容体遮断薬（α受容体遮断薬）には，天然品と合成品がある．天然品としては，麦角アルカロイド（非選択的α受容体遮断薬）およびヨヒンビン（選択的α_2受容体遮断薬）があり，合成品としてはβ-ハロアルキルアミン誘導体（dibenamine, phenoxybenzamine），イミダゾリン誘導体（フェントラミン phentolamine，トラゾリン tolazoline），およびキナゾリン誘導体（プラゾシン prazosin，ブナゾシン bunazosin）がある．一方，α受容体遮断薬には受容体との相互作用が可逆的なものと不可逆的なものがある．β-ハロアルキルアミン誘導体は，アドレナリンα受容体のアルキル化による共有結合を形成し，不可逆的非競合的遮断作用を示す．他のα受容体遮断薬は可逆的競合的遮断作用を示す．選択的アドレナリンα_1受容体遮断薬にはキナゾリン誘導体が，選択的アドレナリンα_2受容体遮断薬にはヨヒンビンがあり，その他は非選択的アドレナリンα受容体遮断薬である．

（1）アドレナリンα受容体遮断薬の薬理作用

a. 血 管

細動脈および静脈にはα_1受容体，およびβ_2受容体が発現する．α_1受容体刺激により血管は収縮し，β_2受容体刺激により血管は拡張する．しかし，血管の反応はα_1受容体を介する作用が圧倒的に大きいので，α_1受容体とβ_2受容体の両方に作用するアドレナリンの作用は末梢血管抵抗を増大させ，血圧を上昇させる．そして，α_1受容体拮抗薬はアドレナリンの昇圧反応を降圧反応に変える．この変化はアドレナリン反転（デールの反転）と呼ばれる．

血管平滑筋のα_1受容体は交感神経による血管の緊張を維持するために働いている．そして，α受容体拮抗薬は血管のα_1受容体に作用して，しばしば起立性低血圧を起こす．さらに，非選択的α拮抗薬は心臓の交感神経末端の前シナプスα_2受容体（オートレセプター）刺激によるノルアドレナリン遊離亢進を引き起こす．そして，心臓のβ_1受容体刺激による頻脈を引き起こす．

（2）個々のアドレナリンα受容体遮断薬

a. 天然物由来アドレナリンα受容体遮断薬

ⅰ）麦角アルカロイド ergot alkaloid

ライ麦 rye に好んで寄生する菌 *Claviceps purpurea* の菌核を乾燥したものを麦角 *Secale cornuntum* という．

麦角の中には，有機成分として，多くのアルカロイドが見いだされるが，化学的に3種に分けることができる．すなわち，アミノ酸アルカロイドの ergotoxine 属と ergotamine 属，およびアミンアルカロイドの ergometrine 属である．Stoll と Hoffman の研究により，ergotoxine 属の ergotoxine は ergocristine, ergocryptine, および ergocornine の混合物であることが明らかにされた．

アドレナリン作動性神経遮断作用（α受容体遮断作用），アドレナリンの昇圧作用を抑制，または逆転して降圧させる（アドレナリン反転，デールの反転）．

延髄最後野 area postrema にある化学受容器引き金帯 chemoreceptor trigger zone（CTZ）のドパミン D_2 受容体を介して嘔吐中枢を刺激し，嘔吐を起こす．大量で痙れんや精神障害を起こす．

子宮，血管，消化管の平滑筋に直接作用して収縮させる．特に，子宮収縮作用は，臨床的に意義の高いものがある（子宮収縮薬のエルゴメトリンマレイン酸塩）．

リセルグ酸ジエチルアミド（LSD-25）は催幻覚作用をもつ．

エルゴタミン酒石酸塩は片頭痛発作に有効である．エルゴタミンの血管収縮作用が，脳表面の痛覚受容体刺激を少なくさせるためであろうと考えられている．

アドレナリンによる肝グリコーゲン分解や高血糖に対する抑制作用が強い．

ブロモクリプチンメシル酸塩が下垂体前葉，および線条体に存在するドパミン D_2 受容体を刺激し，乳汁分泌抑制および抗パーキンソン病作用を示す．

麦角アルカロイドのうち，主要なものはエルゴタミン ergotamine 酒石酸塩，エルゴメトリン ergometrine マレイン酸塩，およびメチルエルゴメトリン methylergometrine マレイン酸塩である（表 3-14）．

表 3-14 麦角アルカロイドの薬理作用

薬物名	α遮断	子宮収縮	血管収縮	血圧	催吐	用途
エルゴメトリンマレイン酸塩	−	＋＋ 速効	＋	↑	＋	子宮収縮（出産後の子宮復古，弛緩出血，人工妊娠中絶）
メチルエルゴメトリンマレイン酸塩	−	＋＋ 速効	(±)	↑	＋	子宮収縮（出産後の子宮復古，弛緩出血，人工妊娠中絶）
エルゴタミン酒石酸塩	＋＋	＋ 遅効	＋＋	↑	＋	片頭痛

ii）ヨヒンビン yohimbine

アフリカ原産の植物 *Corynanthe yohimbe* に含まれるアルカロイドである．アドレナリン α_2 受容体に選択性の高い薬物として，薬理学的研究に用いられるが，他の直接作用もあるので，アドレナリン α_2 受容体遮断薬としての臨床応用の価値はない．交感神経終末のアドレナリン α_2 受容体（前シナプスアドレナリン α_2 受容体）を遮断し，神経興奮によるノルアドレナリン遊離を促進する．作用の持続時間は短い．ヨヒンビンは，催淫薬として古くから知られているが，実用的価値は低い．

b．合成アドレナリン α 受容体遮断薬
i）フェノキシベンザミン phenoxybenzamine

強力なアドレナリン α 受容体遮断薬で，その遮断作用は徐々に進み，最終的にはアドレナリン α 受容体と非可逆的な共有結合を形成する．したがって，作用発現は遅く，持続的で非競合的遮断作用を示す．その結果，α 受容体遮断による起立性低血圧，頻脈，鼻閉，射精抑制などの有害作用が引き起こされる．

ii）フェントラミン

イミダゾール誘導体であり，α_1 および α_2 受容体の両方に対する強力な拮抗薬である．血管に対しては末梢抵抗を減弱させるが，その機構は，α_1 受容体遮断による血管拡張が引き起こす末梢抵抗の減少による．心臓に対しては交感神経刺激作用を引き起こすが，その機構は，末梢抵抗減少による血圧低下が引き起こす圧反射機序を介する交感神経刺激，および交感神経末端のシナプス前 α_2 受容体遮断を介するノルアドレナリン遊離増加により引き起こされる．トラゾリン tolazoline は類似化合物である．

iii）プラゾシン prazosin

キナゾリン誘導体であり，α_1 受容体選択的遮断薬である．動脈，静脈，および前立腺平滑筋を弛緩させる．類似の薬物にテラゾシン terazosin，およびドキサゾシン doxazosin がある．高血圧症，および前立腺肥大症の治療に有効である．タムスロシン tamsulosin は α_1 受容体サブタイプの中で，α_{1A} 受容体，および α_{1D} 受容体に対する親和性が高い．α_{1A} 受容体サブタイプは前立腺平滑筋に多く発現し，血管の発現が低いことから，タムスロシンは前立腺肥大症の治療に有効であり，高血圧症には有効でない．

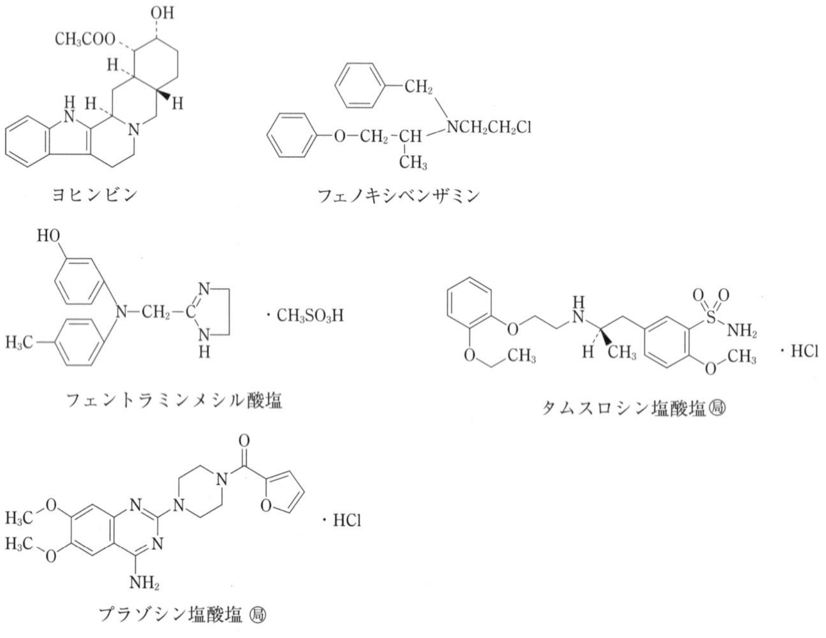

図 3-10 アドレナリン α 受容体遮断薬

（3）アドレナリン α 受容体遮断薬の臨床薬理学

a. 褐色細胞腫

この腫瘍は副腎髄質から発生することが多い．アドレナリンおよびノルアドレナリンによる症状を示す．代謝物である 3-ヒドロキシ-4-メトキシマンデル酸（VMA）を多量に排泄する．治療にフェノキシベンザミン，フェントラミン，および Ca^{2+} 拮抗薬が用いられる．褐色細胞腫の外科

的切除の際のカテコールアミン遊離による症状はフェントラミンとニトロプルシドにより制御する．

b. 高血圧緊急症

褐色細胞腫，交感神経作動薬の過剰投与，およびクロニジンによる高血圧症治療における投薬中止によるリバウンドにおいて，α_1 受容体遮断，β 受容体遮断作用を併せもつラベタロールが用いられる．フェントラミンも用いられるが経験を要する．

c. 高血圧症

プラゾシンなどの選択的 α_1 受容体遮断薬が多くの患者に用いられる．副作用に起立性低血圧がある．初回投与後に注意を要する．

d. 末梢性血管疾患

レイノー病をはじめとする末梢血管疾患にプラゾシン，フェントラミン，およびフェノキシベンザミンが用いられる．

e. 前立腺肥大

プラゾシン，ドキサゾシン，およびテラゾシンなどの選択的 α_1 受容体遮断薬が症状改善に有効である．最近，選択的 α_{1A} 受容体遮断薬のタムスロシンが有効性，および安全性に優れていることが明らかにされている．

3-7-1-2 アドレナリン β 受容体遮断薬 β-adrenergic blocking agents, β-adrenerigc antagonists, β-blockers

アドレナリン β 受容体遮断薬（β 受容体遮断薬）は，アドレナリン作動薬であるイソプレナリンのカテコール基にある 2 個の OH 基を 2 個の Cl で置換した合成品のジクロロイソプロテレノール dichloroisoproterenol（DCI）が最初である（Powell & Slater, 1958）．この薬物により，それまで未知の領域であった β 受容体遮断薬の研究が盛んに進められ，種々の β 受容体遮断薬が開発された（図 3-11）．多くの β 受容体遮断薬は α 受容体遮断薬と異なり，側鎖に共通の β-isopropylaminoethyl 構造，またはこれと類似の結合鎖をもっていることが特徴である．

β 受容体遮断薬の多くは受容体に結合しても受容体を活性化させない純粋な拮抗薬（ニュートラルアンタゴニスト）である．一方，部分作動薬（部分アゴニスト）も存在し，完全作動薬（フルアゴニスト）であるアドレナリンやイソプロテレノールより弱いが，β 受容体をある程度活性化する．そのため，カテコールアミンの濃度の高い場合，β 受容体の活性を抑制するが，内因性アゴニスト濃度が枯渇した場合，β 受容体の緩徐な活性化を引き起こす（内因性交感神経刺激作用 intrinsic sympathomimetic action（ISA））．

β 受容体遮断薬の多くは局所麻酔作用（膜安定化作用）をもつ．この作用は Na^+ チャンネルの遮断作用によるが，臨床的意義は不明である．例外的に，ソタロールは K^+ チャンネル遮断作用をもちクラス Ⅲ 抗不整脈作用をもつ．

β 受容体遮断薬により長期間 β 受容体を遮断することにより，β 受容体の発現量が増加する

(アップレギュレーション). 受容体発現量の増加により，シグナル量が増加し，反応が増加する．β受容体遮断薬により高血圧症の治療を受けていた患者が治療薬の休止により高血圧発作（リバウンド）を引き起こす病理機構となる．

β受容体には$β_1$受容体，$β_2$受容体，および$β_3$受容体などのサブタイプが存在し，それぞれの組織分布が異なる．β受容体サブタイプのうち，心臓の$β_1$受容体の遮断作用をもつβ受容体遮断薬は，高血圧症，不整脈，狭心症の治療や予防に広く用いられる．しかし，平滑筋の$β_2$受容体遮断を目的とする臨床応用はない．

最初に臨床適用されたβ受容体遮断薬はプロプラノロールである．主なβ受容体遮断薬として，非選択性β（$β_1 + β_2$）受容体遮断薬のプロプラノロール，アルプレノロール，ピンドロールなど，選択的$β_1$受容体遮断薬のアセブトロール，アテノロール，メトプロロールなど，さらに選択的$β_2$受容体遮断薬のブトキサミンなどがある．このほかβ受容体遮断作用に$α_1$受容体遮断作用を併せ持つラベタロール，カルベジロールなどがある．

化学構造的にβ受容体遮断薬はβ受容体作動薬であるイソプレナリンの構造に類似している．

β受容体遮断薬の多くは経口による治療が可能である．しかし，ピンドロール，およびソタロールを除いて，バイオアベイラビリティーは高くない．プロプラノロール，およびペンブトロールは高脂溶性で血液-脳関門を容易に通過する．メトプロロールは肝臓でシトクロム P450 2D6（CYP2D6）の代謝により不活化されるが，遺伝的欠損の患者に対する投与において薬効が強力になるので注意を要する．

（1）β受容体遮断薬の薬理作用

a. 心血管

心臓は$β_1$受容体を介した陽性変時作用，陽性変力作用，および房室結節の伝導速度増大作用が引き起こされる．また，腎傍糸球体細胞から$β_1$受容体を介したレニンの分泌が引き起こされる．$β_1$受容体特異的遮断薬，およびβ受容体遮断薬はこれらの反応に対する抑制作用をもつ．β受容体遮断薬は血管の$β_2$受容体を遮断し，α受容体を介した収縮作用により血管抵抗は上昇する．β受容体遮断薬は虚血性心疾患（狭心症），慢性心不全，および心筋梗塞後の心不全の主要な治療薬である．β受容体遮断薬の長期投与は高血圧症に有効である．しかし，有効性の薬理機構は不明である．正常血圧の健康なヒトにおいて通常量のβ受容体遮断薬の投与は低血圧を起こさない．

b. 気道

気管支平滑筋の$β_2$受容体遮断は気管支喘息患者において呼吸抵抗の増大を引き起こす．気管支喘息患者にβ受容体遮断薬の投与を行うとき，$β_1$受容体選択的拮抗薬のほうが優れている．しかし，現在の$β_1$受容体選択的遮断薬の特異性は$β_2$受容体遮断作用をなくすほど高くないので，気管支喘息患者への投与は避けるべきである．

c. 代謝

正常人の肝グリコーゲン分解はグルカゴンの比重が大きく，$β_2$受容体を介するグリコーゲン

$\beta_1+\beta_2$ 遮断薬

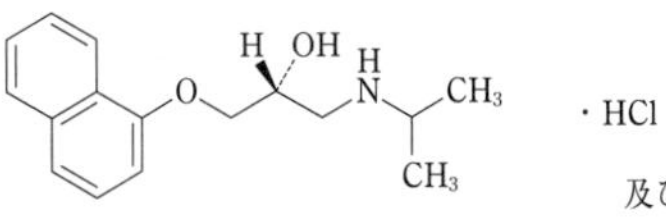

及び鏡像異性体

プロプラノロール塩酸塩㊖

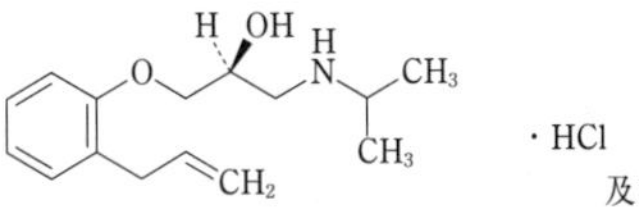

及び鏡像異性体

アルプレノロール塩酸塩㊖

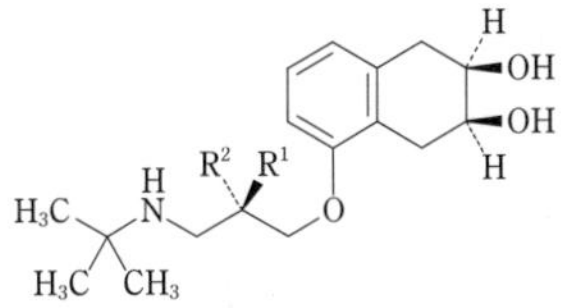

及び鏡像異性体

ナドロール㊖

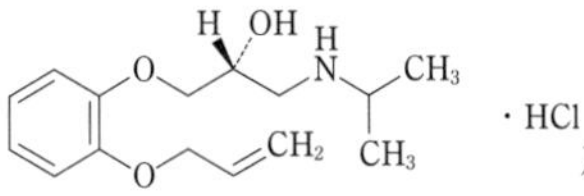

及び鏡像異性体

オクスプレノロール塩酸塩㊖

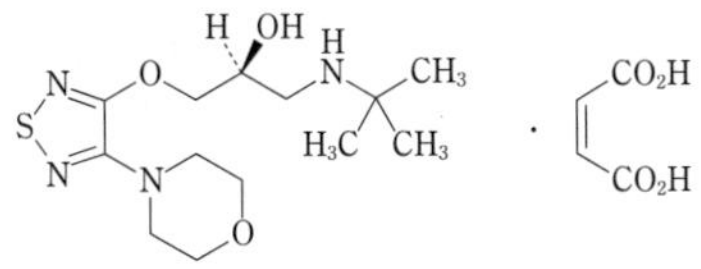

チモロールマレイン酸塩 ㊖

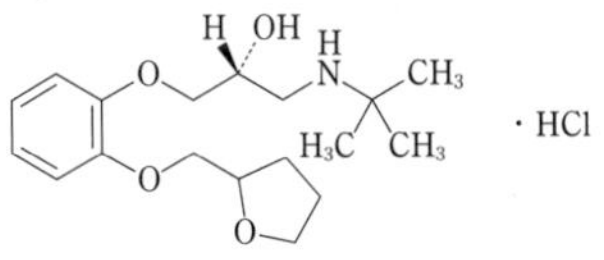

ブフェトロール塩酸塩㊖

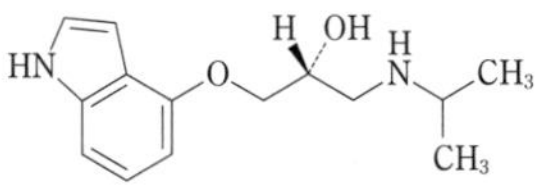

及び鏡像異性体

ピンドロール ㊖

β_1 遮断薬

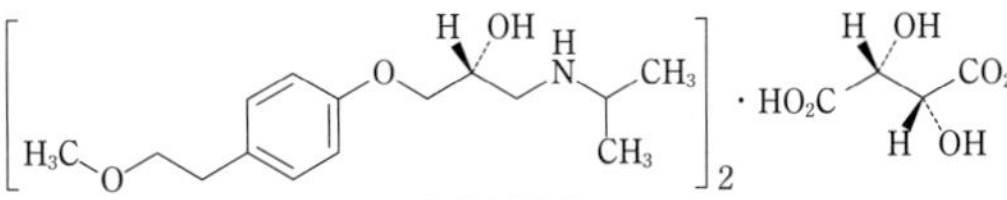

及び鏡像異性体

メトプロロール酒石酸塩㊖

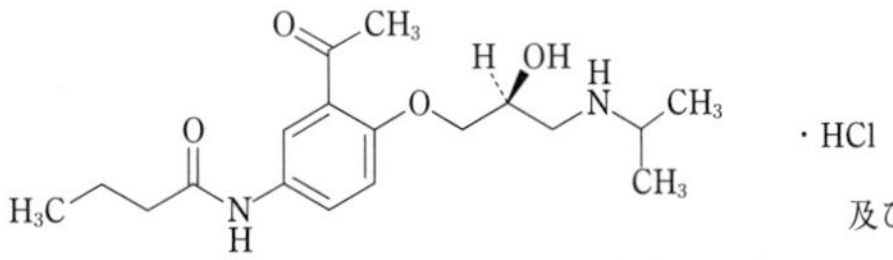

及び鏡像異性体

アセブトロール塩酸塩 ㊖

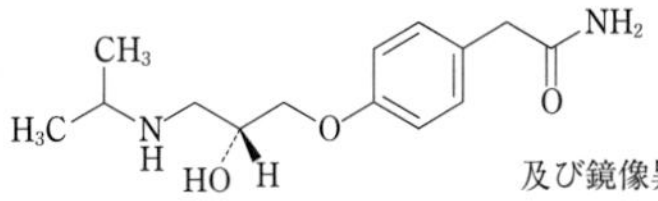

及び鏡像異性体

アテノロール㊖

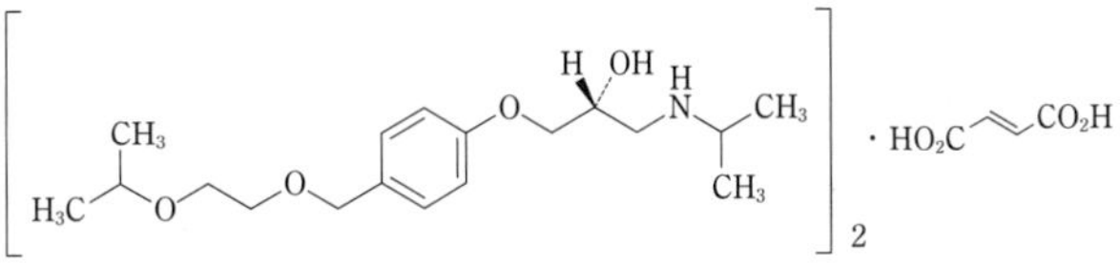

及び鏡像異性体

ビソプロロールフマル酸塩 ㊖

$\alpha+\beta$ 遮断薬

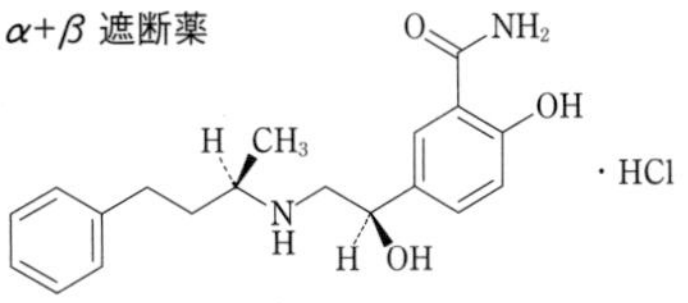

及び鏡像異性体

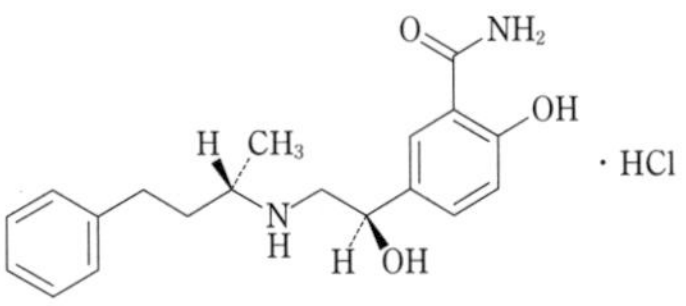

及び鏡像異性体

ラベタロール塩酸塩 ㊖

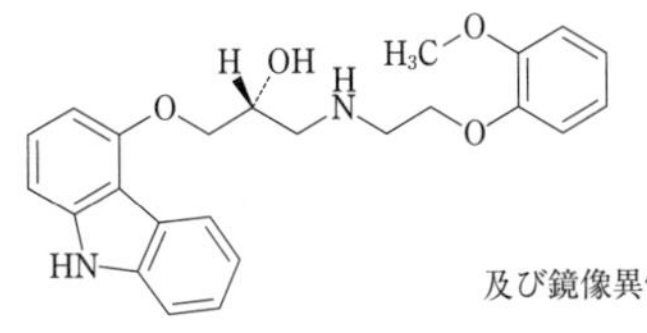

及び鏡像異性体

カルベジロール ㊖

図 3-11 主な β 受容体遮断薬

分解の比重は明らかでない．しかし，糖尿病患者などのグルカゴン産生能が低下している場合，β_2受容体の比重は増加するのでβ受容体遮断薬の投与は慎重を要する．

（2）個々のβ受容体遮断薬

プロプラノロール塩酸塩 propranolol hydrochloride は最も初期に臨床適用された代表的β受容体遮断薬である．β_1受容体とβ_2受容体を区別しないため，β_2受容体による気管支拡張を遮断し，気道抵抗の増大を抑制する．この作用は，正常時は軽度で臨床的には大した意味はないが，喘息患者では重大な問題となるおそれがある．メトプロロール metoprolol，およびアテノロール atenolol はβ_1受容体に対する選択性が高い．気管支喘息の既往をもつ患者にはより安全であるが，β_2受容体に対する作用も有するので投与は行うべきでない（表3-15）．

ピンドロール pindolol，アセブトロール acebutolol，カルテオロール carteolol，ボピンドロール bopindolol，オクスプレノロール oxprenolol，セリプロロール celiprolol，およびペンブトロール penbutolol は部分作動薬活性（内因性交感神経刺激作用）をもつβ受容体遮断薬である．内因性交感神経刺激作用の臨床的重要性は不明である．

チモロール timolol（非選択的），ベタキソロール betaxolol（β_1選択的），カルテオロール carteolol（非選択的），レボブノロール levobunolol（非選択的）は眼圧降下作用が強く，緑内障の治療に用いられる．

エスモロール esmolol はエステル構造をもつことからエステラーゼにより速やかに不活化される超短時間作用型β_1受容体遮断薬である．上室性不整脈，虚血性心疾患，および手術前後の高血圧症における緊急のコントロールに用いられる．

表3-15　各種β受容体遮断薬の薬理的性質の比較

	β受容体遮断薬	β受容体遮断薬としての強さ（propranololとの比）	内因性交感神経刺激作用（ISA）	膜安定化作用
I　$\beta_1+\beta_2$遮断薬	プロプラノロール　propranolol	1	0	++
	ナドロール　nadolol	0.5	0	0
	チモロール　timolol	5〜10	±	0
	ピンドロール　pindolol	5〜10	++	±
II　β_1遮断薬	メトプロロール　metoprolol	0.5〜2	0	±
	アテノロール　atenolol	1	0	0
	アセブトロール　acebutolol	0.3	+	+

Goodman & Gilman's the Pharmacological Basis of Therapeutics（9th Ed., 1995）より一部引用．

（3）β受容体遮断薬の臨床薬理学

a. 高血圧症

β受容体遮断薬は多くの高血圧症の治療に用いられる．利尿薬，および血管拡張薬との併用投与も行われる．β受容体遮断薬の長期投与による高血圧症に対する有効性の薬理機構は不明である．主要作用機序として，心拍出量の低下が考えられ，このほか，中枢のβ受容体遮断，レニ

ン分泌の抑制，圧受容器を介する末梢血管抵抗の低下などの関与が考えられている．

b. 虚血性心疾患

 β受容体遮断薬は心臓のβ受容体遮断により心拍数，および心収縮力を減少させ，酸素消費を減少させる．β受容体遮断薬は多くの狭心症患者の狭心症発作頻度を減少させ，より強い運動を可能とする．プロプラノロール，チモロール，およびメトプロロールの有効性は大規模臨床試験により証明された．β受容体遮断薬は心筋梗塞の急性期に頻回に用いられる．しかし，除脈，低血圧，中等度から高度の左室不全，ショック，心停止，および気道過敏症に対して使用しない．

c. 不整脈

 β受容体遮断薬は上室性，および心室性の両方の不整脈に用いられる．特に，カテコールアミンに起因する心室性期外収縮に有効である．房室結節の不応期を延長させ，心室の拍動を遅延させ，心房粗動や細動を改善させる．心筋梗塞患者に対するβ受容体遮断薬投与による生存率の改善は不整脈の予防であると考えられている．

d. 心不全

 β受容体遮断薬は慢性心不全患者に対して長期にわたり，慎重に徐々に投与量を増加させることにより改善をきたす場合がある．

e. 緑内障

 毛様体のβ受容体を介する眼房水産生の抑制により，眼内圧を減少させると考えられている．局所麻酔作用の少ないチモロールなどが頻回に用いられる．

f. 甲状腺機能亢進症

 甲状腺機能亢進における交感神経機能亢進の抑制に有効であると考えられる．

g. 神経疾患

 片頭痛，および不安や緊張による身体症状に対して有効である．

h. 有害作用

 鎮静作用，睡眠障害，うつ状態などの中枢神経系への作用が知られる．
 β_2受容体遮断による気管支喘息や気道閉塞性疾患の悪化の可能性から，β受容体遮断薬よりβ_1選択的受容体遮断薬が気道に対する影響が少ない．
 心筋機能の低下など交感神経の緊張状態において，β受容体遮断薬による心不全のおそれがある．
 β受容体遮断薬とベラパミルは相互作用を引き起こし，重篤な低血圧，徐脈，刺激伝導異常，心不全のおそれがある．

高血圧症，および虚血性心疾患などにβ受容体遮断薬を長期投与している場合，突然の投与中止はリバウンドが起こり，危険である（p.122 参照）．

糖尿病患者に対するβ受容体遮断薬投与は低血糖発作頻度が増加する．

3-7-2 アドレナリン作動性神経遮断薬

アドレナリン作動性神経遮断薬 adrenergic neuron blockers は，アドレナリン受容体遮断薬と異なり，受容体には作用せず，神経終末におけるノルアドレナリンの蓄積および遊離を阻害することによって遮断作用を発現する．本群に属する薬物は，その適用により，除神経効果 denervation effect を招き，標的細胞（効果器細胞）（後シナプス）の受容体（α_1 または β 受容体）が増加する．この場合，神経終末からノルアドレナリン遊離を増強させる間接型作動薬（チラミンなど）の作用は失われるが，直接型アドレナリン作動薬の作用はむしろ増強される．このような現象を過感受性 supersensitivity という．

（1）レセルピン reserpine

インド蛇木 *Rauwolfia serpentina* の根より抽出されたアルカロイドで，シナプス小胞へのカテコールアミンの取り込み機構を阻害し，小胞内のカテコールアミンを減少させる（図 3-12）．小胞外にとどまるカテコールアミンは増えるが，速やかに MAO で酸化的脱アミノを受け，不活化される．このため，レセルピンを特にアドレナリン枯渇薬と呼び，後述のグアネチジンなどをアドレナリン作動性神経遮断薬とする場合もある．この作用は，交感神経終末のほか，副腎髄質および中枢神経でもみられる．降圧作用は主に末梢の枯渇作用に起因し，効果は正常時のカテコー

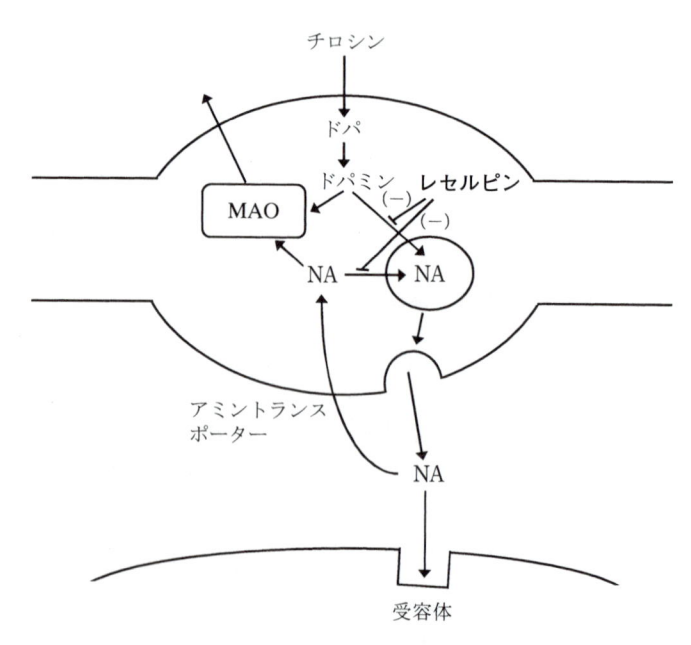

図 3-12　レセルピンの作用機序
NA：ノルアドレナリン

ルアミン含量が1/3に減少したときに現れる．この効果は，新しいシナプス小胞が軸索流に乗って神経終末まで下ってくるまで持続する．それゆえレセルピンの作用は極めて持続的である．降圧効果発現時に徐脈を伴うことが多く，中枢においてはメジャートランキライザーとして知られるが，フェノチアジン系やブチロフェノン系のメジャートランキライザーにアレルギーのある場合以外は使用されない．

（2）グアネチジン guanethidine

アドレナリン作動性神経終末よりカテコールアミンを徐々に枯渇させ，降圧に導く．グアネチジンの作用様式は，まず，① ノルアドレナリンの放出抑制が起こる．アミントランスポーターを介して神経終末に取り込まれ，シナプス前膜に高濃度に集まり，膜安定化作用を示す．次いで，② シナプス小胞からノルアドレナリンを放出して，一過性の血圧上昇を生じる．③ 最終的に，グアネチジンが小胞内カテコールアミンと入れ替わり，神経終末のカテコールアミンが枯渇する（図3-13）．その結果，血圧下降が持続する．主に，中等度以上の高血圧症の治療に用いられていたが，副作用が強いため，現在は使用されない．極性が極めて高いので，中枢作用はない．また，副腎のカテコールアミンは枯渇させない．

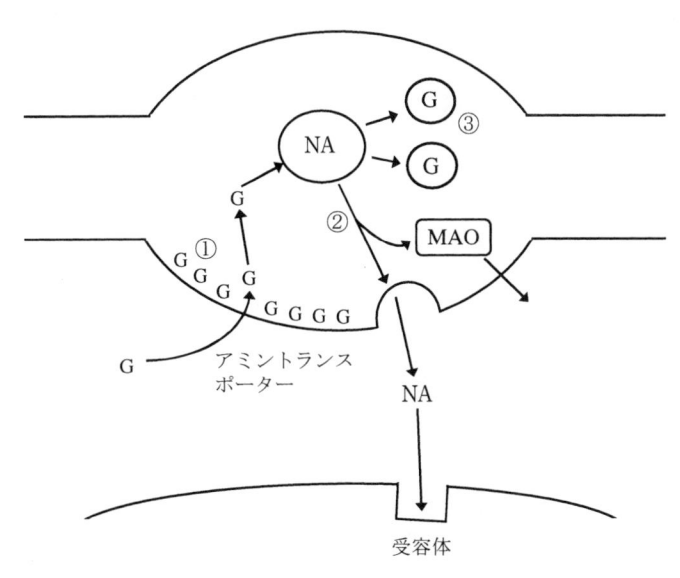

図3-13 グアネチジン（G）の作用機序
NA：ノルアドレナリン

（3）ブレチリウム bretylium

アドレナリン作動性神経終末からのノルアドレナリン放出を抑制する．効果が不安定なこと，耐性を生じること，さらに作用時間が短いこと，毒性や副作用がが強いことから，臨床的には価値は少ない．

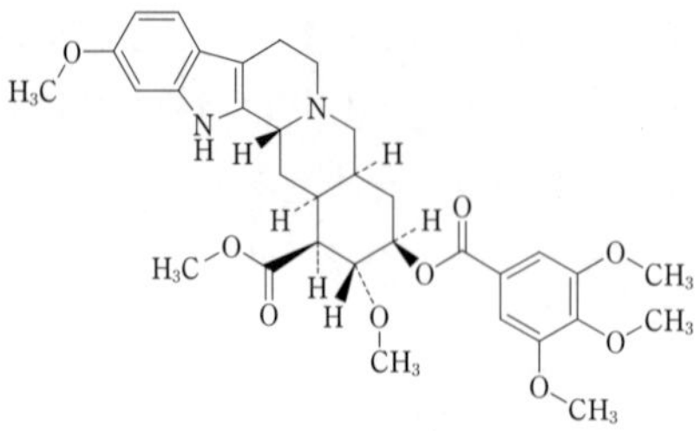

128　第3章　末梢神経薬理

レセルピン 局

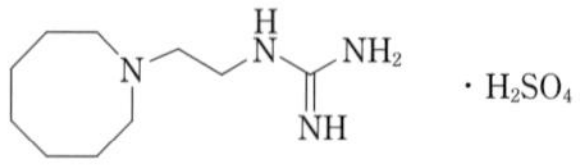

グアネチジン硫酸塩 局

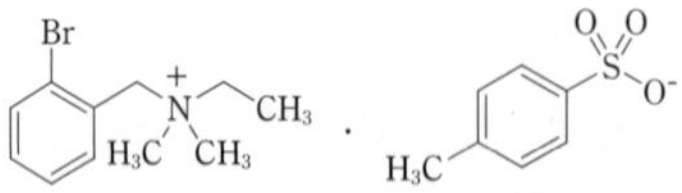

ブレチリウムトシル酸塩

図3-14　アドレナリン作動性神経遮断薬

表3-16　抗アドレナリン作動薬

カテゴリー		一般名	作用機序	適応	備考	その他
アドレナリン受容体遮断薬	天然物由来アドレナリンα受容体遮断薬	麦角アルカロイド	非選択的アドレナリンα受容体遮断薬.		アドレナリン反転（デールの反転）の実験に用いられた．麦角アルカロイドの主要な成分，エルゴタミンがα受容体遮断作用をもつ．アドレナリン受容体を介する反応ではないが，子宮収縮作用は臨床的意義は高い．	
		ヨヒンビン	比較的選択性の高いアドレナリン$α_2$受容体遮断薬.			
	合成アドレナリンα受容体遮断薬	フェノキシベンザミン	アドレナリンα受容体と共有結合を形成する．作用発現は緩徐だが，持続的，非拮抗的遮断作用を示す．	褐色細胞腫，レイノー病．		$α_1$および$α_2$受容体に対する選択性はない．副作用の頻脈は，末梢血管抵抗減少による血圧低下が引き起こす神経反射，および$α_2$受容体遮断による交感神経興奮作用の結果であると考えられる．

表3-16 抗アドレナリン作動薬 つづき

カテゴリー		一般名	作用機序	適応	備考	その他
アドレナリン受容体遮断薬	合成アドレナリンα受容体遮断薬	フェントラミン	α_1およびα_2受容体に対する非選択的遮断薬である.	褐色細胞腫の診断薬（レギチンテスト，フェントラミンテスト），および治療薬．治療にはニトロプルシドと併用される．レイノー病．		α_1およびα_2受容体に対する選択性はない．副作用の頻脈は，末梢血管抵抗減少による血圧低下が引き起こす神経反射，およびα_2受容体遮断による交感神経興奮作用の結果であると考えられる．
		トラゾリン		褐色細胞腫．レイノー病．		
	合成アドレナリンα_1受容体選択的遮断薬	プラゾシン	アドレナリンα_1受容体を選択的に遮断する．	高血圧症．レイノー病．前立腺肥大症．	副作用として，起立性低血圧．特に，初回投与後に注意を要する．	
		テラゾシン				
		ドキサゾシン				
		タムスロシン	アドレナリンα_1受容体選択的遮断薬であるが，α_{1A}およびα_{1D}受容体サブタイプに対する親和性が高い．	前立腺肥大症．	α_{1A}受容体サブタイプの発現は前立腺平滑筋に高く，血管平滑筋に低いことから，前立腺肥大症にはタムスロシンが有効性，安全性に優れている．高血圧症の治療には使用されない．	
	合成アドレナリンβ受容体遮断薬 非選択性$\beta(\beta_1+\beta_2)$遮断薬	プロプラノロール	β受容体（β_1受容体とβ_2受容体）の遮断作用	高血圧症，虚血性心疾患（狭心症），不整脈（上室性，心室性）［慢性心不全，甲状腺機能亢進症，片頭痛，不安・緊張状態］	長期投与によりβ受容体発現量が増加（アップレギュレーション）が引き起こされ，β受容体拮抗薬の休止により高血圧発作（リバウンド）を引き起こす可能性がある．気管支喘息をもつ患者への投与は，β_1受容体拮抗薬でも投与してはならない．糖尿病患者に対する投与は慎重を要し，ケトアシドーシスの既往がある場合は投与してはならない．低血圧症，うっ血性心不全，過度の徐脈，肺高血圧による心不全の患者にも投与してはならない．	CYP2D6により代謝
		アルプレノロール				
		ナドロール				
		ブフェトロール				
		ピンドロール				特に，部分作動薬（内因性交感神経刺激作用）を持つ．
		オクスプレノロール				
		ボピンドロール				
		セリプロロール				CYP2D6により代謝
		ペンブトロール		高血圧症		
		カルテオロール				
		チモロール		緑内障		CYP2D6により代謝
		レボブノロール				

表3-16 抗アドレナリン作動薬 つづき

カテゴリー		一般名	作用機序	適応	備考	その他
アドレナリン受容体遮断薬	合成アドレナリンβ受容体遮断薬 選択的β₁遮断薬	アテノロール	β_1受容体の遮断作用	高血圧症 虚血性心疾患 不整脈	長期投与によりβ受容体発現量が増加（アップレギュレーション）が引き起こされ，β受容体拮抗薬の休止により高血圧発作（リバウンド）を引き起こす可能性がある．気管支喘息をもつ患者への投与は，β_1受容体拮抗薬でも投与してはならない．糖尿病患者に対する投与は慎重を要し，ケトアシドーシスの既往がある場合は投与してはならない．低血圧症，うっ血性心不全，過度の徐脈，肺高血圧による心不全の患者にも投与してはならない．	
		メトプロロール				CYP2D6により代謝
		アセブトロール				部分作動薬（内因性交感神経刺激作用）を持つ．
		ベタキソロール		高血圧症 虚血性心疾患 緑内障 上室性不整脈		
		エスモロール		虚血性心疾患，緊張緩和のための手術前投与．		短時間作用型β_1受容体遮断薬
	合成アドレナリンβ+α₁受容体遮断薬	ラベタロール	β受容体とα₁受容体の遮断作用	高血圧症 褐色細胞腫		
		カルジベロール		高血圧症 虚血性心疾患		CYP2D6により代謝
アドレナリン作動性神経遮断薬		レセルピン	シナプス小胞へのカテコールアミン取り込み阻害による小胞内カテコールアミン減少	高血圧症	持続的作用．副腎髄質，中枢神経系にも作用する．メジャートランキライザーのひとつ．	
		グアネチジン	アドレナリン作動性神経終末におけるカテコールアミンの放出抑制．グアネチジンが小胞に貯蔵され，カテコールアミンは枯渇する．		持続的作用．副作用が強く，現在臨床には使用されない．副腎髄質のカテコールアミンには作用しない．中枢作用もない．	
		ブレチリウム	ノルアドレナリン放出抑制		短時間作用．毒性が強く，臨床的使用はない．	

3-8 局所麻酔薬

局所麻酔薬 local anesthesics は意識に影響を及ぼすことなく，局所投与の知覚，特に痛覚を鈍麻させる薬物である．

3-8-1 局所麻酔薬の化学構造

ほとんどの局所麻酔薬は3つの領域，すなわち，芳香環などをもつ脂溶性領域，エステルもしくはアミド構造の中間鎖，および三級アミンなどの弱塩基性領域をもつ．

$$\text{脂溶性部分} + \begin{matrix} -\text{NHCO}- \\ -\text{O}-\text{CO}- \\ -\text{CO}-\text{O}- \end{matrix} + (\text{CH}_2)_n + -\text{N}\begin{matrix} \text{R}_1 \\ \text{R}_2 \end{matrix}$$

エステル　　　アルキル鎖
または　　　$n = 1 \sim 3$
アミド

3-8-2 局所麻酔薬の作用機序

神経細胞，および心筋細胞は興奮膜，すなわち細胞膜に電位依存性ナトリウム（Na^+）チャネル voltage-dependent sodium channel（VDSC）をもつ．静止状態では細胞内の電位は $-90\,mV \sim -60\,mV$ であるが，細胞の興奮により VDSC が開口し，Na^+ が細胞内に流入し，膜電位は脱分極する．脱分極により，VDSC は閉鎖し，K^+ チャネルが開口し，細胞内から K^+ が流出し，膜電位は再分極し，イオンチャネルは静止状態になる．細胞内に流入した Na^+，および細胞外に流出した K^+ はナトリウムポンプ（Na^+, K^+-ATPase）によりそれぞれ細胞外，および細胞内に輸送される．

局所麻酔薬は VDSC に結合し，興奮膜の活動電位を可逆的に抑制する．静止膜電位を変えないで活動電位を抑制するので膜安定化薬とも呼ばれる．有効濃度は比較的高く，mM オーダーである．局所麻酔薬は活性化状態の VDSC に対して強い親和性をもつ．そのために時間依存性，すなわち興奮している神経細胞（心筋細胞）に対して一定の時間をかけて局所麻酔薬の遮断作用が現れる．痛覚神経は発火頻度が高いため，局所麻酔薬は，低濃度では比較的選択的に痛覚神経に作用する．高濃度では麻酔作用は他の神経にも及ぶ．

神経の感受性は C 繊維（無髄，知覚神経や自律神経節後繊維），B 繊維（有髄，自律神経節前繊維），Aα 繊維（有髄，運動神経）の順である．その理由は，局所麻酔薬の感受性は細い神経線維が太い繊維より強く，無髄神経が有髄神経よりも強いからである．神経細胞以外に，筋細胞

（骨格筋，心筋，平滑筋）も Na$^+$ チャンネルを発現することから適用部位，および濃度により収縮抑制作用を受ける．

VDSC に結合した局所麻酔薬は一定時間後に解離し，麻酔作用が回復する．しかし，解離に要する時間が生理状態と比べて 10 倍〜1,000 倍長いことから神経細胞の不応期は延長する．

3-8-3　局所麻酔薬の構造活性相関

局所麻酔薬は分子が小さいほど，また脂溶性が高いほど VDSC との結合が速くなる．リドカイン，プロカイン，メピバカインなどは水溶性が高く，テトラカイン，ブピバカイン，ロピバカインなどは使用性が高い．麻酔作用は後者のほうが強力である．

3-8-4　局所麻酔薬とアドレナリンの併用

コカイン塩酸塩以外の局所麻酔薬は，アドレナリンと併用される．アドレナリンの血管収縮作用により局所麻酔薬の吸収が遅延し，作用の持続時間が延長し，全身に対する副作用の軽減が得られる．また，アドレナリンの中枢神経系 α_2 受容体刺激によるサブスタンス P の遊離抑制により麻酔作用が増強する．そこで，α_2 受容体作動薬のクロニジン，デクスメデトミジンが用いられるようになった．また，プロカイン，リドカインなどの短時間作用型，中間型に対してアドレナリンの併用は有効である．長時間型は脂溶性が高いので細胞膜の透過性が高く，血管収縮作用の効果が弱い．コカインはそれ自身，アドレナリン受容体に対する部分作動薬の活性をもつ．

3-8-5　局所麻酔薬の臨床薬理学

（1）局所麻酔の様式（図 3-15）

① **表面麻酔**：粘膜，角膜，外傷箇所など表面に適用する．
② **浸潤麻酔**：表在の神経終末に適用する．
③ **伝導（伝達）麻酔（神経ブロック）**：神経幹に適用する．浸透のために高濃度を必要とし，運動神経にも作用する．
④ **脊髄麻酔**：第 2 腰椎から第 1 仙椎の間でクモ膜下腔に注入し，脊髄神経の伝導を遮断する．知覚神経麻痺とともに，運動神経麻痺を伴う．
⑤ **硬膜外麻酔**：通常，腰椎から仙椎レベルの硬膜上腔に投与し，脊髄神経の硬膜上腔部で神経伝達を遮断する．ペインクリニックで用いられる方法である．癌痛や強度の痛みの緩和に用いられる．

局所麻酔薬は短時間作用型（プロカイン），中間型（リドカイン，メピバカイン，プリロカイン），長時間作用型（ロピバカイン）に分類される．アドレナリンやフェニレフリンの併用により作用時間を延長させることができる．重炭酸ナトリウムの併用により作用発現時間が速くなる．

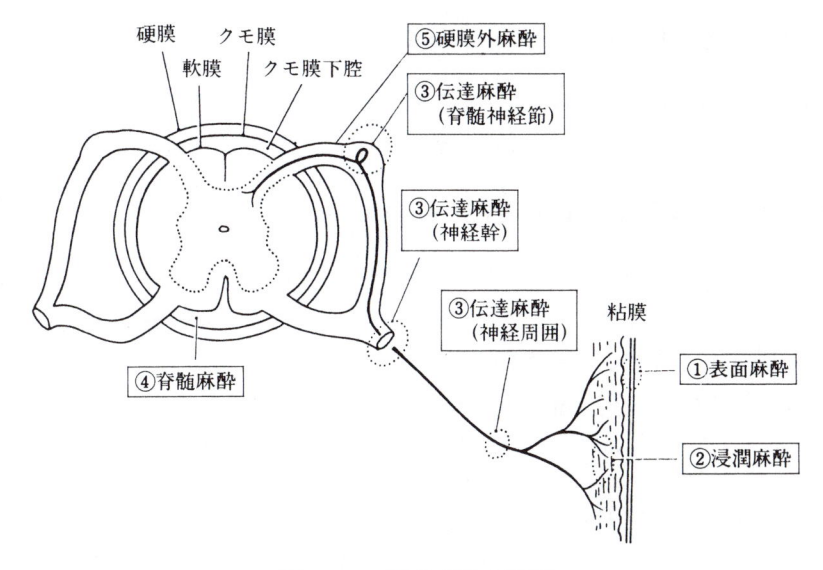

図 3-15 局所麻酔の種類

局所麻酔薬の反復使用によりタキフィラキシーが出現する．

3-8-6 中 毒

　作用機構から，すべての局所麻酔薬は中枢神経系に対する中毒作用を引き起こし得る．前兆として，眠気，軽い頭痛，焦燥感があり，高濃度で眼振，筋肉攣縮，強直性間代性痙攣が引き起こされ，さらには中枢神経系の抑制，死亡につながる．最も重篤なものは痙攣であり，それを避けるために最小有効濃度による麻酔を行う．また，痙攣の閾値を上げるためにベンゾジアゼピンの前投与を行う．一方，痙攣閾値を下げるアシドーシスにならないように注意を払う必要がある．骨格筋の痙攣に対してはスキサメトニウムが有効である．

　心臓に対しては VDSC の抑制を介してペースメーカー細胞の異常興奮，および刺激伝導を抑制する．ブピバカインは他の局所麻酔薬に比べて VDSC の抑制レベルが強い．また，コカインはノルアドレナリン再取り込み阻害により交感神経刺激作用を示すことから，コカインは局所麻酔薬の中で特殊に扱う必要がある．現在は用いられない．

3-8-7 個々の局所麻酔薬

（1）コカイン塩酸塩 cocaine hydrochloride

　南米原産のコカノキ科コカノキ属 *Erythroxylon coca* の葉に存在するアルカロイドである．中枢興奮作用が強く，ヒトが服用すると多幸感が得られ，嘔吐中枢も刺激される．交感神経末端のノルアドレナリン再取り込み阻害作用をもつ．薬物依存性（精神依存性）を示すことから麻薬に指定されている．

（2）プロカイン塩酸塩 procaine hydrochloride

浸潤麻酔，伝導麻酔に用いられる．エステル型であるため，作用持続時間は短い．そのためにアドレナリンとの併用で用いられる．皮膚，粘膜の吸収が悪いので表面麻酔には用いられない．

（3）リドカイン塩酸塩 lidocaine hydrochloride

代表的なアミド型局所麻酔薬であり，作用発現が速く，強力で，持続時間が長い．代謝物のモノエチルグリシンキシリダイド，およびグリシンキシリダイドも局所麻酔作用をもつ．作用持続時間延長のためにアドレナリンとの併用を行う．心臓に対してキニジン作用を介した抗不整脈治療薬として用いられる．しかし，静脈注射や急速な輸液による心抑制の医療事故に注意を要する．

（4）オキセサゼイン oxethazaine

胃酸に安定なため，胃腸疾患の疼痛，悪心，嘔吐の治療に用いられる．

（5）メピバカイン塩酸塩 mepivacaine hydrochloride

粘膜からの吸収がないので表面麻酔には用いられないが，その他の作用はリドカイン塩酸塩に類似する．

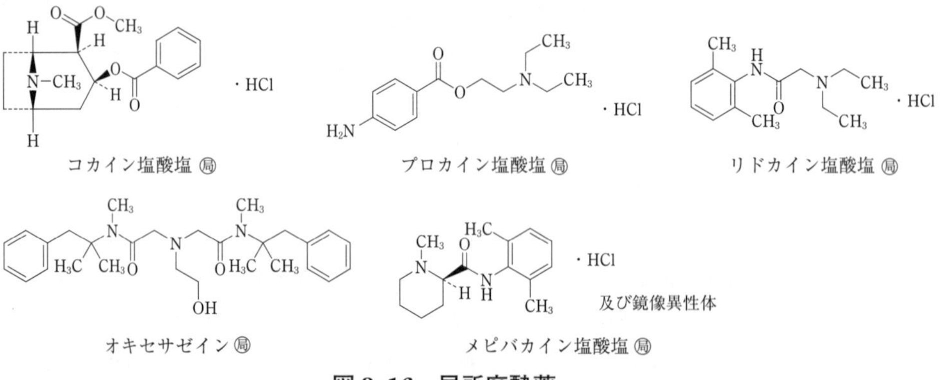

図 3-16 局所麻酔薬

4 中枢神経薬理

4-1 中枢の構造と機能・ニューロトランスミッター

　中枢神経系は脳および脊髄で構成される．脳はさらに，大脳新皮質，大脳辺縁系（大脳旧皮質＋大脳古皮質），間脳（視床・視床下部），小脳，中脳，橋・延髄に区分される．大脳新皮質は感覚情報の入力・運動情報の出力およびそれらの情報を高度に統合処理する機能を有しており，複雑な精神活動に重要な役割を果たしている．中枢神経内には神経細胞およびグリア細胞が存在し，神経細胞ネットワークによって情報伝達・処理が行われている．

4-1-1 器官の説明

（1）中枢神経系の機能

a．大脳新皮質

　大脳皮質は，外側面から観たとき，**前頭葉，頭頂葉，側頭葉，後頭葉**の4つの領域に区分される．頭頂葉は体性感覚の入力とその処理を行う．後頭葉と側頭葉は，それぞれ視覚と聴覚の特殊感覚情報の入力とその処理を行う．前頭葉は運動情報の統合と出力を行う．一次情報の直接処理に関係する部位以外は連合野と呼ばれ，その中で前頭連合野は意欲，行動計画立案などの高次精神活動に関与する．

b．大脳辺縁系

　大脳旧皮質と大脳古皮質を合わせた領域をいう．**海馬や扁桃核**などがあり，情動の調節，本能行動の発現や記憶などに関与する．

c．間　脳

　視床の特殊核には感覚情報の中継核としての機能がある．視床下部は生体のホメオスタシスに

必要な各種調節の中枢となっており，体温調節中枢，摂食中枢，飲水中枢などが存在する．また内分泌系の中枢としての働きをもっており，ホルモン分泌系の出発点となる放出ホルモンを分泌する．

d. 小 脳

平衡感覚情報などを処理し，身体の平衡を保つ働きや，運動の協調性を保つ働きをする．錐体外路系ネットワークに属し，随意運動の準備や協調性の調節を行う．

e. 中 脳

ドパミン神経細胞が多く集まる黒質や腹側被蓋野がある．脳神経の動眼神経の起始核が存在する．

f. 橋・延髄

生命維持に不可欠な**自律性反射中枢**が存在する．心臓中枢や血管運動中枢，呼吸中枢，咳中枢，化学受容器引き金帯 chemoreceptor trigger zone（CTZ），嘔吐中枢などが存在する．橋にはノルアドレナリン神経細胞が多く集まる青斑核があり，中脳・橋・延髄にはセロトニン神経細胞が多く集まる縫線核が存在する．

g. 脊 髄

運動神経細胞の出力および一次感覚神経細胞の入力が存在し，脳との連絡を行う．脳を介さない脊髄反射の中枢としての働きをもつ．

4-1-2　生理活性物質（ニューロトランスミッター）

中枢神経系内の神経細胞同士もシナプスを介して情報を伝えることでネットワークを構成し，複雑な情報処理を行っている．シナプスの構造や生理的調節は第2章で解説したものと同じである．神経伝達物質（ニューロトランスミッター）は第2章で挙げた全ての**低分子神経伝達物質**が存在するが，加えて**ペプチド系神経伝達物質**・神経調節物質も存在する．ここでは，脳内の調節に深く関わる低分子神経伝達物質とその機能およびペプチド系神経伝達物質・神経調節物質について解説する．

中枢神経系内の主要な**興奮性神経伝達物質**はアミノ酸の**グルタミン酸** glutamic acid（および**アスパラギン酸** aspartic acid）である．グルタミン酸が興奮情報を伝えるときの受容体はイオンチャネル内蔵型のものであり，陽イオン（Na^+, Ca^{2+}）を通過させる（表 4-1）．

中枢神経系内の主要な**抑制性神経伝達物質**もアミノ酸の**γ-アミノ酪酸** γ-aminobutyric acid（GABA）および**グリシン** glycine である．グリシンは主に脊髄において役割を果たしている．GABA受容体およびグリシン受容体も主要なものはイオンチャネル内蔵型であり，陰イオン（Cl^-）を通過させる（表 4-1）．

アミノ酸系神経伝達物質のグルタミン酸はアミノ酸のグルタミンからグルタミナーゼによっ

表 4-1 アミノ酸神経伝達物質とその受容体

神経伝達物質	受容体	受容体の構造	シグナル伝達	その他の調節因子・薬物
グルタミン酸（アスパラギン酸）	AMPA/カイニン酸受容体（non-NMDA受容体）	イオンチャネル内蔵	Na^+, (Ca^{2+}) 透過	
	NMDA受容体	イオンチャネル内蔵	Na^+, Ca^{2+} 透過	グリシンが補アゴニストとして活性化に必要.
GABA	$GABA_A$受容体	イオンチャネル内蔵	Cl^- 透過	ベンゾジアゼピン系薬物, バルビツール酸系薬物作用部位がある. ピクロトキシン（痙攣誘発薬）がチャネル開口を阻害する.
	$GABA_B$受容体	Gタンパク質（G_i）共役型	cAMP産生抑制, K^+チャネル開口	バクロフェン（中枢性筋弛緩薬の1つ）は作動薬.
グリシン	グリシン受容体	イオンチャネル内蔵	Cl^- 透過	ストリキニーネが競合的拮抗薬.

AMPA: α-amino-3-hydroxy-5-methyl-4-isoxazolepropionic acid
NMDA: N-methyl-D-aspartate
GABA: γ-aminobutyric acid

て合成される．また，クエン酸回路の 2-オキソグルタル酸にアミノトランスフェラーゼが働いてもグルタミン酸が生成する．GABA はグルタミン酸にグルタミン酸デカルボキシラーゼが働いて合成される．遊離された後の GABA は神経終末に再取込されるものの他は，GABA トランスアミナーゼによってコハク酸セミアルデヒド succinic semialdehyde に代謝され，さらにコハク酸 succinic acid に代謝される．

　その他の低分子神経伝達物質，**ドパミン** dopamine，**ノルアドレナリン** noradrenaline，**セロトニン** serotonin，**アセチルコリン** acetylcholine などは脳機能を興奮あるいは抑制させる働きをもち，それぞれの脳部位において働き方は異なる．これらの神経伝達物質が働く受容体は第 2 章で解説したものがあり，脳部位により受容体サブタイプの分布は異なる．

　ペプチド系神経伝達物質・神経調節物質にも種々のものが存在する．**エンケファリン** enkephalin，**エンドルフィン** endorphin などのオピオイド系ペプチド，**サブスタンス P** substance P などのタキキニン系ペプチドなどがその代表的なものとなる．サブスタンス P は痛覚などの一次感覚ニューロンの脊髄における伝達物質の 1 つであり，オピオイド系ペプチドは痛覚情報伝達経路に対する調節作用をもち，痛覚の抑制に関与すると共に情動系などの調節にも関与する生理活性物質である．

　ペプチド系神経伝達物質は低分子神経伝達物質と異なり，細胞体で合成されたものが軸索輸送によって終末部に運ばれて機能する．オピオイドペプチドの 1 つであるエンドルフィンを例に挙げて説明する．まず，リボソームにて，プレプロオピオメラノコルチンが合成された後，ゴルジ体において，プロオピオメラノコルチンにプロセシングされる．オピオメラノコルチンの配列の

138　第4章　中枢神経薬理

一部に β-エンドルフィンの配列が存在し，切り出され，ゴルジの膜で作られる小胞内に貯蔵されて軸索輸送される．神経終末でのペプチド系神経伝達物質の遊離機構は低分子神経伝達物質と同様であるが，不活性化機構は再取込みによる再利用ではなく，ペプチダーゼで分解されることによる．ペプチド系神経伝達物質が作用する受容体は全て GTP 結合タンパク質共役型受容体である．

4-1-3　中枢神経薬理学

中枢神経系に作用する薬物は用いる疾患あるいは目的によっていくつかに区分される．

精神疾患に用いられるものは，統合失調症の治療に用いられる抗精神病薬，感情障害（気分障害）の治療に用いられる抗うつ薬や気分安定薬，不安障害の治療に用いられる抗不安薬などがある．

中枢神経疾患に用いられるものは，パーキンソン病やパーキンソン症候群の治療に用いられる抗パーキンソン病薬，てんかん発作の治療や予防に用いられる抗てんかん薬，アルツハイマー病や脳血管障害などによる認知症に用いられる抗認知症薬がある．

他に，睡眠障害のうちの不眠症に用いられる催眠薬，癌などの強い痛みを鎮めるために用いられる麻薬性鎮痛薬，外科手術時の全身麻酔状態を得るために用いられる全身麻酔薬がある．

4-2　抗精神病薬

精神疾患である統合失調症は，以前は「精神分裂病」といわれていたが，2002 年より現在の統合失調症に疾患名が変更された．統合失調症は内因性精神障害の1つで，その発症原因は現在も明らかになっていない．また，特別な身体的所見もなく，意識などの障害や脳の器質的病変も観られない．原因は明らかでないが，効果のある治療薬の作用機序などからの推定で，主要な症状には**陽性症状**と考えられる幻覚・妄想があるが，この症状には中枢神経系内ドパミン神経系の過剰活動が起こっていることが関与していると考えられている．一方，**陰性症状**と考えられる自発性減退や感情の平坦化などの症状にはセロトニン神経系の関与も考えられている．陽性症状には従来からある定型抗精神病薬が，陰性症状には比較的新しい非定型抗精神病薬の有用性がいわれている．

4-2-1　背景（歴史），関連する生体システム

1955 年に国内で最初の抗精神病薬クロルプロマジン chlorpromazine が臨床において使用され，その後，1964 年にハロペリドール haloperidol が使用され始めた．これらの薬物はドパミン D_2 受容体遮断作用を主たる作用機序としてもつ．このような一連の薬物を「**神経遮断薬 neuroleptics**」とも呼ぶ．1996 年以降はそれまでの主たる作用機序であるドパミン D_2 受容体遮断

作用よりもセロトニン 5-HT$_2$ 受容体遮断作用を主たる作用機序にもつ薬物が臨床使用されてきている．

　中枢神経系における主要な調節系神経伝達物質である，ドパミン dopamine，ノルアドレナリン noradrenaline，セロトニン serotonin の 3 つのアミン系神経伝達物質ネットワークの中枢神経系内での役割については，おおよそ次のような行動などに関連していることがいわれている．ドパミン神経系が関与するのは**快感**，**欲動**，ノルアドレナリン神経系が関与するのは**作業志向性**，**覚醒**，セロトニン神経系が関与するのは**栄養志向性**，**情動**，ドパミンとノルアドレナリン両神経系は**欲求**に，ノルアドレナリンとセロトニン両神経系は**不安**や**易怒性**に，ドパミンとセロトニンの両神経系は**食欲**や**興奮性**に関与する．3 つの神経の働きが関与するものとして，**気分**，**情動**，**認知機能**がある．3 つの神経伝達が集まる神経核は脳幹に存在し，脳の広い範囲に投射して精神活動などを調節していると考えられている．

　脳内の**ドパミンニューロン**はその細胞体が**中脳**の**黒質**あるいは**腹側被蓋野**に存在する．黒質のドパミンニューロンは**線条体**に投射し，**黒質-線条体系**を形成する．黒質-線条体系は錐体外路系ネットワークの中に属し，運動の協調性，準備状態の形成に重要な役割を果たしている．腹側被蓋野のドパミンニューロンは大脳皮質や大脳辺縁系に投射し，**中脳-皮質系**，**中脳-辺縁系**ドパミンシステムを形成する．その他には**視床下部-下垂体（漏斗下垂体）系**にもプロラクチン分泌調節系として存在する．統合失調症においては脳内のドパミンシステムの活動異常亢進が，幻覚・妄想などの陽性症状の発現に関与しているとされる．ドパミンシステムのなかでも中脳-辺縁系の異常亢進が関与しているとされるが，治療薬はこのシステムのドパミン D$_2$ 受容体に拮抗薬として働くことでドパミンの過剰活動を抑制する．しかし，同時に黒質-線条体ドパミンシステムにも作用し，錐体外路系ネットワークのドパミン調節バランスを低下させる．この作用は，主要な副作用である錐体外路症状（薬剤性パーキンソン症候群）を誘発する．動物実験において錐体外路症状を最もわかりやすく判定する行動として，カタレプシーが挙げられる．カタレプシーはラットなどを不自然な体勢にした場合にも，不自然な姿勢からの回復がないかあるいは非常に遅くなる状態のことである．通常のラットの行動ではそのような不自然な体勢からは速やかな体勢回復が認められる．漏斗下垂体系のドパミンシステムの抑制は副作用であるプロラクチン分泌増加を引き起こす．この理由は通常，下垂体ではドパミンはプロラクチン抑制因子として働いているためである．

　一方，陰性症状には中脳-皮質系が関与しているとされ，この系の調節においてグルタミン酸神経機能の低下が示唆されている．セロトニン神経系は大脳皮質の抑制性ニューロン活動を 5-HT$_2$ 受容体を介して活性化し，大脳皮質の活動性を抑制的に調節している．この系でのセロトニン神経機能の過剰亢進は大脳皮質の抑制を過剰に引き起こすと考えられる．

4-2-2 統合失調症

4-2-2-1 病態生理

　統合失調症は精神科領域疾患において，重大な症状を示す精神障害であり，その症状には**幻覚，妄想，思考異常，感情の平坦化，意欲低下**などが見られる．統合失調症の世界における発症率は約1％程度であるといわれており，思春期から青年期に発症することが多い．この統合失調症の発症原因は，現在までに確定したものはないが，幻覚・妄想などには脳内ドパミン神経系の過剰活動が，意欲低下などにはグルタミン酸神経系の活動低下が関与するのではないかといわれている．

　陽性症状：前述の症状のうち，行動的にその症状が表出されるものをいう．例えば，幻覚，妄想の場合は，幻覚・妄想の対象に対する抵抗行動や攻撃行動などの形で現れることがある．思考異常については，会話・論述の整合性がとれず，意味不明の言葉を発する形となる．

　陰性症状：前述の症状のうち，その症状が患者自身の内なる側に入り込んでしまうものをいう．例えば，感情の平坦化は，喜怒哀楽の感情表現の起伏がほとんどなくなることであり，快楽を得るための行動・意欲も低下する．

4-2-2-2 解剖生理，情報伝達などの追加情報

（1）ドパミン仮説とグルタミン酸神経系の関与

　統合失調症の主要な中枢神経系内変化として，ドパミン神経系の過剰活動が考えられており，これを統合失調症のドパミン仮説と呼ぶ．この仮説が出現した背景には次のようなことがある．まず，覚醒剤であるアンフェタミン類が統合失調症と同様の幻覚，妄想状態を引き起こすこと．このアンフェタミン類は中枢興奮薬で後述するようにドパミンの神経伝達を亢進する働きをもつ．一方，統合失調症の治療に有効で，幻覚，妄想を抑制する薬物に共通する働きとしてドパミンD_2受容体遮断作用がある．これらの事象と脳内の生化学的，受容体などの画像解析の成績などからドパミン仮説は提唱されている．しかしながら，統合失調症の陰性症状については，この仮説では充分な説明がつかず，前頭葉のグルタミン酸神経活動の低下が陰性症状発現に関与するのではないかといったグルタミン酸仮説などが提唱されている．

4-2-3 抗精神病薬の分類

4-2-3-1 定型抗精神病薬

ドパミン D_2 受容体遮断作用を主たる作用機序としてもつ．統合失調症の治療においてはドパミン D_2 受容体遮断作用の強さと臨床における陽性症状改善作用の治療用量に正の相関関係があることが明らかとなっている．定型抗精神病薬の薬物分類は化学構造の基本骨格による．

フェノチアジン系薬物はクロルプロマジン chlorpromazine を代表薬とし，ドパミン D_2 受容体遮断作用の他，ヒスタミン H_1 受容体遮断作用，アドレナリン α_1 受容体遮断作用，セロトニン 5-HT_2 受容体遮断作用，ムスカリン受容体遮断作用などをもつ．ドパミン D_2 受容体以外の作用は基本的に副作用となる症状を引き起こすものであるが，鎮静作用（アドレナリン α_1 受容体遮断作用およびヒスタミン H_1 受容体遮断作用）は治療においても有用となる場合がある．

ブチロフェノン系薬物はハロペリドール haloperidol を代表薬とし，ドパミン D_2 受容体遮断作用が強く，他の受容体に対する遮断作用は基本的にクロルプロマジンより弱く，抗コリン作用をほとんどもたない．

ベンズアミド系薬物はスルピリド sulpiride を代表薬とし，ドパミン D_2 に対する遮断作用が強く，他の受容体に対する遮断作用はほとんどない．

その他の構造をもつものにはゾテピン zotepine，ピモジド pimozide（ブチロフェノン系類似），クロカプラミン clocapramine，カルピプラミン carpipramine，モサプラミン mosapramine（以上3つはイミノジベンジル誘導体），オキシペルチン oxypertine がある．

主な抗精神病薬の作用並びに副作用と関連する受容体を表 4-2 にまとめた．ドパミン D_2 受容体遮断作用は主作用の陽性症状の改善に，副作用である錐体外路障害およびプロラクチン分泌増加（高プロラクチン血症）の発症に関与する．セロトニン 5-HT_2 受容体遮断作用は主作用の陰性症状改善に関与している可能性があり，加えて副作用の錐体外路障害の軽減に寄与している．アドレナリン α_1 受容体遮断作用は副作用となる鎮静作用や血圧降下および起立性低血圧に関与している．ムスカリン受容体遮断作用は抗コリン性副作用（口渇，便秘など）の発生に関与している．ヒスタミン H_1 受容体遮断作用は鎮静や摂食関係の副作用に関与していると考えられている．

表 4-2 主な抗精神病薬の受容体結合（拮抗作用）の強さ

薬　物	D₂	5-HT₂	D₁	D₄	M	α₁	α₂	H₁
クロルプロマジン	++	+++	++	++	++	+++	+	++
フルフェナジン	+++	++	++	++	+/-	++	+/-	++
ペルフェナジン	+++	+++			+/-	++	+	
ハロペリドール	+++	++	++	++	-	+++	+/-	+/-
ピパンペロン	++	+++	+/-		-	++	+	-
スルピリド	+++	-	-	++	-	-		+/-
ネモナプリド	+++	+	+/-	+++	-	-		
リスペリドン	+++	+++	+	++	-	+++	++	++
ペロスピロン	+++	+++	+		-	++	+	+++
オランザピン	++	+++	++	++	+++	++		+++
クエチアピン	+	+	+	+/-	+	++	-	++
クロザピン	+	+++	++	++	++	++	+	+++
アリピプラゾール	+++	+++	+	++	-	++		++
ゾテピン	+++	+++	++	+++	+	+++	+/-	+++
ピモジド	+++	++		++				

アリピプラゾールのD₂作用は部分作動作用.
ドパミンD₂（D₄）遮断作用は主作用である陽性症状改善作用に関与する.
ドパミンD₂遮断作用は副作用である，錐体外路障害およびプロラクチン分泌促進に関与する.
セロトニン5-HT₂受容体遮断作用は主作用である陰性症状改善に関与する可能性があり，副作用の錐体外路障害軽減に寄与する.
ムスカリンM受容体遮断作用は抗コリン性副作用の口渇，便秘などに関与する.
アドレナリンα₁受容体遮断作用は鎮静作用，血圧降下，起立性低血圧に関与する.
ヒスタミンH₁受容体遮断作用は鎮静作用，体重増加に関与する.

4-2-3-2 非定型抗精神病薬

　ドパミンD₂受容体遮断作用よりもセロトニン5-HT₂受容体遮断作用が強い薬物や，ドパミンD₂受容体の部分作動薬の働きをもつ比較的新しい薬物がこの分類に属する．陰性症状の改善作用が定型抗精神病薬より勝り，また主たる副作用の錐体外路障害が発症しにくいとされる．主たる副作用の錐体外路障害の発症に関与するのは黒質-線条体系である．この系ではドパミン神経が抑制的に，アセチルコリン神経が促進的にネットワークを調節している（4-4　抗パーキンソン病薬参照）．ドパミン受容体の遮断は抑制を解除してしまうため副作用の症状が発生する．セロトニン神経系がこの系に対しても調節作用をもっており，5-HT₂受容体を介してドパミンの遊離を抑制的に調節している．非定型抗精神病薬がもつ5-HT₂受容体遮断作用はセロトニンによるドパミン遊離抑制を解除し，ドパミンの遊離を増やすことで，錐体外路障害の発生を軽減していると考えられている．
　現在は，非定型抗精神病薬は次の3つのグループに細分類され，そのグループ名は作用機序（作用様式）を表している．
　セロトニン・ドパミン拮抗薬 serotonin-dopamine antagonist（SDA）はリスペリドン risperidone，ペロスピロン perospirone，ブロナンセリン blonanserin およびパリペリドン

paliperidone が分類される．

多元受容体標的作用薬 multi-receptor-targeted anti-psychotics（MARTA）はオランザピン olanzapine，クエチアピン quetiapine およびクロザピン clozapine が分類される．

ドパミンシステムスタビライザー dopamine system stabilizer（DSS）はアリピプラゾール aripiprazole のみであり，そのドパミン D_2 受容体に対する作用は部分作動薬である．

抗精神病薬はラットなどを用いた動物実験において，鎮静を起こさない用量で**条件回避反応**を抑制する．この条件回避反応の選択的抑制は抗不安薬や催眠薬では認められない抗精神病薬に特徴的な作用である．条件回避反応とは条件刺激（ベルや光などの動物に侵害とならない刺激）と無条件刺激（床グリッドからの電気ショックなど動物に侵害となる刺激）を繰り返し与えて逃避訓練を行うと，通常の動物では訓練が成立すると，条件刺激だけを与えても逃避行動を示すようになることである．統合失調症治療薬はこの成立した条件回避反応を選択的に抑制する．なお，統合失調症治療薬処置下でも無条件刺激を与えると動物は逃避行動を起こす．

また，抗精神病薬に共通する重大な副作用として**悪性症候群**がある．悪性症候群は抗精神病薬による最も重要な副作用で，意識障害，高熱，頻脈，筋強剛，嚥下困難，振戦，尿失禁などを特徴とし，白血球増加や血清クレアチンキナーゼ上昇などが見られる．発症時の対処方法は起因薬剤の中止と，補液およびダントロレン投与である．

4-2-4 抗精神病薬

4-2-4-1 定型抗精神病薬

フェノチアジン系薬物のうちクロルプロマジンとレボメプロマジン levomepromazine は側鎖が脂肪族であり，鎮静作用や催眠作用が強い．体温下降作用や抗コリン作用，アドレナリン α_1 受容体，ヒスタミン H_1 受容体遮断作用をもつ．

フルフェナジン fluphenazine，ペルフェナジン perphenazine，プロクロルペラジン prochlorperazine，トリフロペラジン trifluoperazine，プロペリシアジン propericiazine は側鎖がピペラジン側鎖となっており，クロルプロマジンに比較してドパミン D_2 受容体遮断作用が強く，ムスカリン受容体遮断作用が少ない．体温下降作用も示し，正常体温も低下させる．

ハロペリドール，ブロムペリドール bromperidol，ピパンペロン pipamperone，スピペロン spiperone，チミペロン timiperone のブチロフェノン系はドパミン D_2 受容体の遮断作用が強いため，幻覚・妄想などの抑制作用が強いが，副作用である錐体外路障害も強く発現する．抗コリン作用やヒスタミン受容体遮断作用はほとんどもたない．

スルピリド sulpiride，スルトプリド sultopride，チアプリド tiapride，ネモナプリド nemonapride のベンズアミド系薬物はドパミン D_2 遮断作用以外の作用はほとんどもたないため，副作用が少ない．スルピリドは脳内移行が良くないため，プロラクチン分泌亢進の副作用は発現しやすい．スルピリドは統合失調症の治療に用いる他に，交感神経興奮による血管攣縮を中枢性

に抑制し，胃粘膜血流の停滞を改善すると共に，胃粘膜成分の増加作用をもつため胃・十二指腸潰瘍の治療に低用量で用いられる．加えて，うつ病の治療にも用いられるが，セロトニンやノルアドレナリンの神経終末への再取込み阻害作用はもたない．スルトプリドに関する作用では，催眠薬の睡眠増強作用をもたないことや脳波の徐波化作用をもたないことがわかっており，意識レベル低下を起こす可能性が低い．チアプリドに関する作用では，スルピリドに比べ脳内移行性が高いことや，麻酔増強作用をもたないこと，体温下降作用をもたないことがわかっている．ネモナプリドの作用に関しては，催眠薬の睡眠増強作用や脳波の徐波化作用をもつことがわかっている．ネモナプリドのカタレプシー惹起作用はクロルプロマジンより強い．

フルフェナジンとハロペリドールにはデカン酸エステルの持続効果注射剤があり，4週間隔での投与で治療が行えるため，慢性期の統合失調症の維持療法などに使用されている．

4-2-4-2　非定型抗精神病薬

SDA に属するリスペリドン risperidone，ペロスピロン perospirone，ブロナンセリン blonanserin，パリペリドン paliperidone はセロトニン 5-HT$_2$ 受容体*遮断作用とドパミン D$_2$ 受容体遮断作用を主たる作用機序としてもつ薬物である．セロトニン 5-HT$_2$ 受容体遮断作用を有することが統合失調症の陰性症状に有効な理由の1つであると考えられており，加えて錐体外路系の副作用の軽減，すなわち線条体でのドパミン遮断効果の緩和に関与していると考えられる．リスペリドンは中脳辺縁系のドパミン受容体に対する親和性の方が線条体における親和性より高い．アドレナリン α$_1$ 受容体遮断作用とヒスタミン H$_1$ 受容体遮断作用も有する．ペロスピロンも同様の作用プロフィールをもつが，セロトニン 5-HT$_{1A}$ 受容体部分作動薬の働きをもち，抗不安効果や抗うつ効果がある．ブロナンセリンはドパミン D$_2$ 受容体に対する親和性がセロトニン 5-HT$_2$ 受容体に対するより高く，錐体外路症状が発現しやすいが，カタレプシー惹起作用の効力はハロペリドールの約 1/3 である．ノルアドレナリン α$_1$ 受容体，ヒスタミン H$_1$ 受容体，ムスカリン受容体に対する親和性は低く，鎮静作用は弱い．パリペリドンはリスペリドンの代謝物であり，リスペリドンよりもドパミン D$_2$ 受容体に対する親和性が少し高く，セロトニン 5-HT$_2$ 受容体に対する親和性は低い．アドレナリン α$_1$ 受容体やヒスタミン H$_1$ 受容体に対する作用は，リスペリドンと同等である．カタレプシー惹起作用はリスペリドンと同等である．リスペリドンには持続性効果製剤（注射剤）があり，2週間隔での投与での治療が可能となっている．

MARTA に属するオランザピン olanzapine，クエチアピン quetiapine，クロザピン clozapine はセロトニン 5-HT$_2$ 受容体遮断作用，ドパミン D$_2$ 受容体遮断作用をはじめその他の受容体にも広く作用する機序をもつ薬物である．オランザピンは，ドパミンの D$_2$ サブファミリーの受容体全て（D$_2$, D$_3$, D$_4$），セロトニン 5-HT$_2$ 受容体，アドレナリン α$_1$ 受容体，ヒスタミン H$_1$ 受容体にほぼ同程度の親和性を示し，ドパミン D$_1$ およびセロトニン 5-HT$_3$ 受容体に対する親和性はやや低

＊本項でセロトニン 5-HT$_2$ 受容体と標記したサブタイプの多くは 5-HT$_{2A}$ 受容体サブタイプのことであるが，5-HT$_2$ 受容体には 5-HT$_{2A}$, 5-HT$_{2B}$, および 5-HT$_{2C}$ の3つのサブタイプが存在し，薬物によっては全てのサブタイプに対する情報がそろっていない，あるいはどのサブタイプへの作用かが不明なため，5-HT$_2$ 受容体としてまとめて表記した．

い．加えて，ムスカリン受容体に対する親和性も有する．これらの受容体に対する作用は全て拮抗作用である．カタレプシー惹起効力はハロペリドールの数十分の1程度である．クエチアピンは，セロトニン5-HT$_2$受容体，ドパミンD$_2$受容体，アドレナリンα$_1$およびα$_2$受容体，ヒスタミンH$_1$受容体に親和性をもち，セロトニン5-HT$_{1A}$およびドパミンD$_1$受容体にやや弱い親和性を示す．ムスカリン受容体に対する親和性はもたない．クロザピンはセロトニン5-HT$_2$受容体，ドパミンD$_4$受容体，ムスカリン受容体，アドレナリンα$_1$受容体およびヒスタミンH$_1$受容体に高い親和性を示す．ドパミンD$_2$受容体に対する親和性は弱い．この受容体作用プロフィールがクロザピンの作用が特徴的である理由の可能性がある．動物実験における作用の特徴としてドパミン作動薬による常同行動をほとんど抑制せず，カタレプシー惹起作用もほとんどなく，血中プロラクチン上昇も非常に弱い．

DSSに属するアリピプラゾールaripiprazoleはドパミンD$_2$受容体の部分作動薬の作用をもつため，過剰なドパミン神経系の活動は抑制的に，逆に低下しているドパミン神経系の活動は賦活するように働くことでドパミン神経活動の安定化を行う薬物である．ドパミンD$_2$受容体部分作動薬の働きをもつため，プロラクチン分泌は低下する．他に5-HT$_2$受容体拮抗作用，5-HT$_{1A}$受容体部分作動作用をもつため，錐体外路症状が現れにくい．アドレナリンα$_1$受容体およびヒスタミンH$_1$受容体拮抗作用ももつ．

4-2-4-3　その他の抗精神病薬

ゾテピンzotepineはドパミン受容体，セロトニン受容体遮断作用をもち，ノルアドレナリン，ドパミン，セロトニンの再取込み阻害作用をもつ．鎮静作用は強く，ラットでのカタレプシー惹起作用はペルフェナジンperphenazineやハロペリドールhaloperidolより弱い．

ピモジドpimozideはドパミン受容体を遮断するが，ノルアドレナリン受容体は遮断しない．麻酔増強作用や体温下降作用はクロルプロマジンやハロペリドールよりかなり弱い．抗コリン作用やヒスタミン受容体拮抗作用も弱い．

クロカプラミンclocapramine，カルピプラミンcarpipramine，モサプラミンmosapramineは三環系抗うつ薬に近い化学構造をもち，ドパミン受容体に対する阻害作用はクロルプロマジンと同等かそれよりも強力である．ラットでのカタレプシー惹起作用はクロルプロマジンあるいはハロペリドールより弱い．クロカプラミンはノルアドレナリンα$_2$受容体に高い親和性を示し，カルピプラミンはイミプラミン結合部位に対する作用を有し，モサプラミンはセロトニン5-HT$_2$受容体に高い親和性を示す特徴をもっている．

オキシペルチンoxypertineの各種受容体に対する作用はクロルプロマジンと類似しているが，その作用はクロルプロマジンよりも数倍強力である．

統合失調症の治療には用いられないが，ブチロフェノン系薬物に分類される，**ドロペリドール**droperidolはドパミン，ノルアドレナリン，セロトニン，GABAの働きを阻害する作用をもち，条件回避反応を抑制する．ドロペリドールは鎮静作用が，ハロペリドールやクロルプロマジンより非常に強力で，全身麻酔の「**神経遮断性麻酔**」や麻酔前投薬に用いられる（4-9　全身麻酔薬参照）．

表 4-3 抗精神病薬リスト

カテゴリー	薬物名（一般名）	作用機序	適応	備考
定型抗精神病薬	クロルプロマジン	ドパミン D_2 受容体遮断作用により統合失調症の陽性症状を改善する．他に，5-HT_2 受容体，α_1 受容体，H_1 受容体，ムスカリン受容体遮断作用をもつ．	統合失調症．躁病．神経症における不安・緊張・抑うつ．悪心・嘔吐．吃逆（しゃっくり）．破傷風に伴う痙攣．麻酔前投薬．人工冬眠．催眠・鎮静・鎮痛薬の効力増強．	体温調節中枢抑制作用をもつため，体温が周囲の環境温度によって下降（上昇）する．嘔吐症状を不顕性化（制吐作用による）する．禁忌：昏睡状態，循環虚脱状態，中枢神経抑制薬の強い影響下の患者，アドレナリン投与中の患者．重大な副作用：悪性症候群，突然死，心室頻拍，再生不良性貧血等の血液・血球症状，麻痺性イレウス，遅発性ジスキネジア，遅発性ジストニア，抗利尿ホルモン不適合分泌症候群（SIADH），眼障害，全身性エリテマトーデス（SLE）様症状，肝障害，黄疸，横紋筋融解症，肺塞栓症，深部静脈血栓症．
定型抗精神病薬 フェノチアジン誘導体	レボメプロマジン	同上	統合失調症．躁病．神経症における不安・緊張．	禁忌：クロルプロマジン参照．重大な副作用：悪性症候群，突然死，再生不良性貧血，無顆粒球症，白血球減少，麻痺性イレウス，遅発性ジスキネジア，遅発性ジストニア，SIADH，眼障害，SLE 様症状，横紋筋融解症，肺塞栓症，深部静脈血栓症．
	フルフェナジン	同上	統合失調症．	禁忌，重大な副作用：クロルプロマジン参照．
	ペルフェナジン	同上	統合失調症．術前・術後の悪心・嘔吐．メニエル症候群．	禁忌：クロルプロマジン参照．重大な副作用：悪性症候群，突然死，無顆粒球症，白血球減少，麻痺性イレウス，遅発性ジスキネジア，角膜・水晶体の混濁，角膜色素沈着，SLE 様症状，肺塞栓症，深部静脈血栓症．
	プロクロルペラジン	同上	術前・術後等の悪心・嘔吐．統合失調症．	禁忌：クロルプロマジン参照．重大な副作用：ペルフェナジン参照，再生不良性貧血，SIADH．
	トリフロペラジン	同上	統合失調症．	禁忌，重大な副作用：クロルプロマジン参照．
	プロペリシアジン	同上	統合失調症．	禁忌，重大な副作用：クロルプロマジン参照．
ブチロフェノン誘導体	ハロペリドール	ドパミン D_2 受容体遮断作用により統合失調症の陽性症状を改善する．他に，5-HT_2 受容体，α_1 受容体遮断作用をもつ．	統合失調症．躁病．	錐体外路系副作用が強い．禁忌：昏睡状態，中枢神経抑制薬の強い影響下の患者，重症心不全の患者，パーキンソン病の患者，アドレナリン投与中の患者，妊婦．重大な副作用：麻痺性イレウス，遅発性ジスキネジア，SIADH，心室頻拍，悪性症候群，無顆粒球症，白血球減少，横紋筋融解症，肺塞栓症，深部静脈血栓症．
	ブロムペリドール	同上	統合失調症．	禁忌，重大な副作用：ハロペリドール参照．
	ピパンペロン	同上	統合失調症．	禁忌：昏睡状態，中枢神経抑制薬の強い影響下の患者，重症心不全の患者，パーキンソン病の患者，アドレナリン投与中の患者，妊婦．重大な副作用：悪性症候群，腸管麻痺，突然死，SIADH，無顆粒球症，白血球減少，肺塞栓症，深部静脈血栓症．
	スピペロン	同上	統合失調症．	禁忌，重大な副作用：ピパンペロン参照．
	チミペロン	同上	統合失調症．躁病．	禁忌，重大な副作用：ハロペリドール参照（横紋筋融解症除く）．
ベンズアミド誘導体	スルピリド	ドパミン D_2 受容体遮断作用により統合失調症の陽性症状を改善する．	統合失調症．うつ病・うつ状態．胃・十二指腸潰瘍．	高プロラクチン血症が起こりやすい．ドパミン受容体以外の受容体にはほとんど作用しない．禁忌：褐色細胞腫の疑いのある患者，プロラクチン分泌性下垂体腫瘍の患者．重大な副作用：QT 延長，心室頻拍，肝障害，黄疸，悪性症候群，痙攣，遅発性ジスキネジア，無顆粒球症，白血球減少，肺塞栓症，深部静脈血栓症．

表 4-3　抗精神病薬リスト　つづき

カテゴリー		薬物名（一般名）	作用機序	適応	備考
定型抗精神病薬	ベンズアミド誘導体	スルトプリド	ドパミン D_2 受容体遮断作用により統合失調症の陽性症状を改善する．	躁病．統合失調症の興奮および幻覚・妄想状態．	ドパミン受容体以外の受容体にはほとんど作用しない． 禁忌：プロラクチン分泌性下垂体腫瘍の患者，昏睡状態，中枢神経抑制薬の強い影響下の患者，重症心不全の患者，パーキンソン病の患者，脳障害の患者． 重大な副作用：QT 延長，心室頻拍，麻痺性イレウス，痙攣，悪性症候群，遅発性ジスキネジア，無顆粒球症，白血球減少，肺塞栓症，深部静脈血栓症．
		チアプリド	ドパミン D_2 受容体遮断作用により統合失調症の陽性症状を改善する．	脳梗塞後遺症に伴う攻撃的行為，精神興奮，徘徊，せん妄の改善．突発性ジスキネジア．パーキンソニズムに伴うジスキネジア．	ドパミン受容体以外の受容体にはほとんど作用しない． 禁忌：プロラクチン分泌性下垂体腫瘍の患者． 重大な副作用：悪性症候群，昏睡，痙攣，QT 延長，心室頻拍．
		ネモナプリド		統合失調症．	ドパミン受容体以外の受容体にはほとんど作用しない． 禁忌：昏睡状態，中枢神経抑制薬の強い影響下の患者，パーキンソン病の患者． 重大な副作用：悪性症候群，無顆粒球症，白血球減少，肝障害，黄疸，肺塞栓症，深部静脈血栓症．
	その他	ゾテピン	ドパミン受容体遮断作用により統合失調症の陽性症状を改善する．他に，セロトニン受容体遮断作用，ノルアドレナリン・ドパミン・セロトニン再取込み阻害作用をもつ．	統合失調症．	禁忌：昏睡状態，循環虚脱状態，中枢神経抑制薬の強い影響下の患者，アドレナリン投与中の患者． 重大な副作用：悪性症候群，心電図異常，麻痺性イレウス，痙攣発作，無顆粒球症，白血球減少，肺塞栓症，深部静脈血栓症．
		オキシペルチン	クロルプロマジン参照．作用はクロルプロマジンより強力．	統合失調症．	重大な副作用：悪性症候群，麻痺性イレウス，無顆粒球症，白血球減少，肺塞栓症，深部静脈血栓症．
		ピモジド	ドパミン受容体遮断作用により統合失調症の陽性症状を改善する．	統合失調症．小児の自閉性障害，精神遅滞に伴う諸症状．	禁忌：先天性 QT 延長症候群の患者，先天性 QT 延長症候群の家族歴のある患者，QT 延長を起こしやすい患者，CYP3A4 を阻害する薬剤投与中，パロキセチン，フルボキサミン投与中の患者，昏睡状態，中枢神経抑制薬の強い影響下の患者，内因性うつ病の患者，パーキンソン病の患者． 重大な副作用：心室頻拍，突然死，悪性症候群，低 Na 血症，痙攣発作，無顆粒球症，白血球減少，肺塞栓症，深部静脈血栓症．
	イミノジベンジル誘導体	クロカプラミン	ドパミン受容体遮断作用により統合失調症の陽性症状を改善する．アドレナリン $α_2$ 受容体作用ももつ．	統合失調症．	禁忌：昏睡状態，循環虚脱状態，中枢神経抑制薬の強い影響下の患者，アドレナリン投与中の患者． 重大な副作用：悪性症候群，無顆粒球症，白血球減少，遅発性ジスキネジア，麻痺性イレウス，SIADH，肺塞栓症，深部静脈血栓症．

表4-3 抗精神病薬リスト つづき

カテゴリー		薬物名（一般名）	作用機序	適応	備考
定型抗精神病薬	イミノジベンジル誘導体	カルピプラミン	ドパミン受容体遮断作用により統合失調症の陽性症状を改善する．他に，イミプラミン結合部位に対する作用ももつ．	他の抗精神病薬の効果が不十分な場合に付加して使用．	禁忌：クロルプロマジン参照．重大な副作用：クロカプラミン参照．
		モサプラミン	ドパミン受容体遮断作用により統合失調症の陽性症状を改善する．他に，セロトニン 5-HT$_2$ 受容体に高い親和性をもつ．	統合失調症．	禁忌：クロカプラミン参照＋パーキンソン病の患者，妊婦．重大な副作用：悪性症候群，無顆粒球症，白血球減少，遅発性ジスキネジア，肺塞栓症，深部静脈血栓症．
非定型抗精神病薬	セロトニン・ドパミン遮断薬(SDA)	リスペリドン	セロトニン 5-HT$_{2A}$ 受容体遮断作用およびドパミン D$_2$ 受容体遮断作用により，統合失調症の陽性症状・陰性症状を改善する．	統合失調症．	禁忌：昏睡状態，中枢神経抑制薬の強い影響下の患者，アドレナリン投与中の患者．（注射のみ）クロザピン投与中の患者．重大な副作用：悪性症候群，遅発性ジスキネジア，麻痺性イレウス，SIADH，肝障害，黄疸，横紋筋融解症，不整脈，脳血管障害，高血糖，糖尿病性アシドーシス，糖尿病性昏睡，低血糖，無顆粒球症，白血球減少，肺塞栓症，深部静脈血栓症．
		ペロスピロン		統合失調症．	禁忌：リスペリドン参照．重大な副作用：悪性症候群，遅発性ジスキネジア，麻痺性イレウス，SIADH，痙攣，横紋筋融解症，無顆粒球症，白血球減少，高血糖，糖尿病性ケトアシドーシス，糖尿病性昏睡，肺塞栓症，深部静脈血栓症．
		ブロナンセリン		統合失調症．	禁忌：リスペリドン参照＋アゾール系抗真菌薬，HIV プロテアーゼ阻害薬投与中の患者．重大な副作用：悪性症候群，遅発性ジスキネジア，麻痺性イレウス，横紋筋融解症，無顆粒球症，白血球減少，肺塞栓症，深部静脈血栓症．
		パリペリドン		統合失調症．	リスペリドンの代謝物，半減期はより長い．禁忌：昏睡状態，中枢神経抑制薬の強い影響下の患者，アドレナリン投与中の患者，中等度から重度の腎機能障害患者．重大な副作用：悪性症候群，遅発性ジスキネジア，肝機能障害，黄疸，横紋筋融解症，不整脈，脳血管障害，高血糖，糖尿病性ケトアシドーシス，糖尿病性昏睡，低血糖，無顆粒球症，白血球減少，肺塞栓症，深部静脈血栓症．
	多元受容体標的抗精神病薬(MARTA)	オランザピン	セロトニン 5-HT$_{2A}$ 受容体遮断，ドパミン D$_2$ 受容体遮断作用に加え，α$_1$ 受容体遮断，ヒスタミン受容体遮断作用などをもち，統合失調症の陽性症状・陰性症状を改善する．	統合失調症．	禁忌：昏睡状態，中枢神経抑制薬の強い影響下の患者，アドレナリン投与中の患者，糖尿病，糖尿病既往歴のある患者．重大な副作用：高血糖，糖尿病性ケトアシドーシス，糖尿病性昏睡，低血糖，悪性症候群，肝障害，黄疸，痙攣，遅発性ジスキネジア，横紋筋融解症，麻痺性イレウス，無顆粒球症，白血球減少，肺塞栓症，深部静脈血栓症．

表4-3 抗精神病薬リスト つづき

カテゴリー	薬物名（一般名）	作用機序	適応	備考
非定型抗精神病薬	多元受容体標的抗精神病薬（MARTA）	クエチアピン	セロトニン 5-HT$_{2A}$ 受容体遮断，ドパミン D$_2$ 受容体遮断作用に加え，α$_1$ 受容体遮断，ヒスタミン受容体遮断作用などをもち，統合失調症の陽性症状・陰性症状を改善する．	統合失調症．	禁忌：オランザピン参照． 重大な副作用：高血糖，糖尿病性ケトアシドーシス，糖尿病性昏睡，低血糖，悪性症候群，横紋筋融解症，痙攣，無顆粒球症，白血球減少，肝障害，黄疸，麻痺性イレウス，遅発性ジスキネジア，肺塞栓症，深部静脈血栓症．
		クロザピン	強いドパミン D$_4$ 受容体遮断作用をもち，統合失調症の症状を改善する．	治療抵抗性統合失調症．	禁忌：CPMS（クロザリル患者モニタリングサービス（Clozaril Patient Monitoring Service））登録前（4週間以内）の血液検査で白血球数 4000/mm^3 未満または好中球 2000/mm^3 未満．CPMS の規定を遵守できない患者，CPMS 血液検査中止基準で本剤投与中止経験のある患者，無顆粒球症・重度の好中球減少症既往歴のある患者，骨髄機能障害の患者，骨髄抑制の可能性のある薬剤投与中または放射線療法・化学療法等骨髄抑制を起こす可能性のある方法で治療中の患者，持効性抗精神病薬投与中の患者，重度の痙攣性疾患または治療で管理不十分なてんかん患者，アルコール・薬物の急性中毒の患者，昏睡状態，循環虚脱または中枢神経抑制状態の患者，重度の心疾患・腎障害・肝障害の患者，麻痺性イレウスの患者，アドレナリン作動薬投与中の患者． 重大な副作用：無顆粒球症，白血球減少症，好中球減少症，心筋炎，心筋症，心膜炎，心嚢液貯留，高血糖，糖尿病性ケトアシドーシス，糖尿病性昏睡，悪性症候群，てんかん発作，痙攣，ミオクローヌス発作，起立性低血圧，失神，循環虚脱，肺塞栓症，深部静脈血栓症，劇症肝炎，肝炎，胆汁うっ滞性黄疸，腸閉塞，麻痺性イレウス．
	ドパミンシステムスタビライザー（DSS）	アリピプラゾール	ドパミン D$_2$ 受容体の部分作動作用をもち，過剰なドパミン神経活動を抑制することにより統合失調症の症状を改善するが，ドパミン神経伝達を完全には遮断しないため，薬剤性パーキンソン症候群の発現が少ない．	統合失調症．	禁忌：昏睡状態，中枢神経抑制薬の強い影響下の患者，アドレナリン投与中の患者，クロザピン投与中の患者． 重大な副作用：悪性症候群，遅発性ジスキネジア，麻痺性イレウス，アナフィラキシー様症状，横紋筋融解症，糖尿病性ケトアシドーシス，糖尿病性昏睡，痙攣，無顆粒球症，白血球減少，肺塞栓症，深部静脈血栓症．

抗精神病薬（定型）
フェノチアジン系

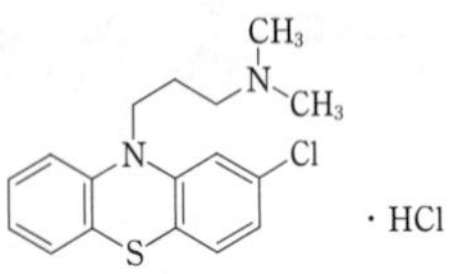

クロルプロマジン塩酸塩Ⓙ　　レボメプロマジンマレイン酸塩Ⓙ

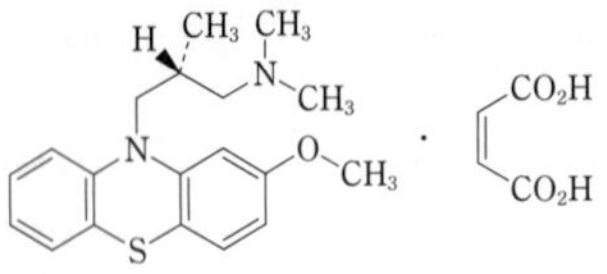

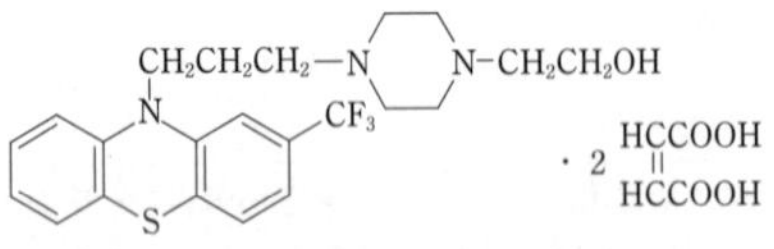

フルフェナジンマレイン酸塩Ⓙ　　ペルフェナジンマレイン酸塩Ⓙ　　プロクロルペラジンマレイン酸塩Ⓙ

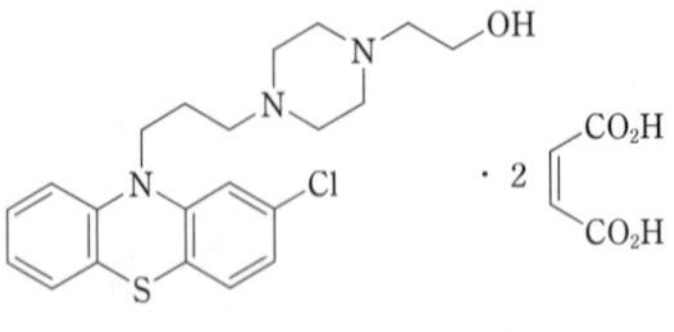

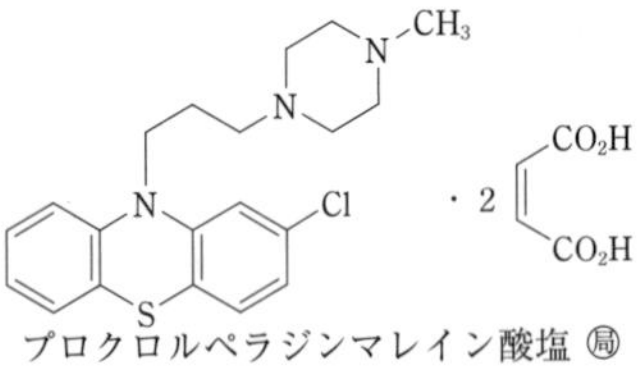

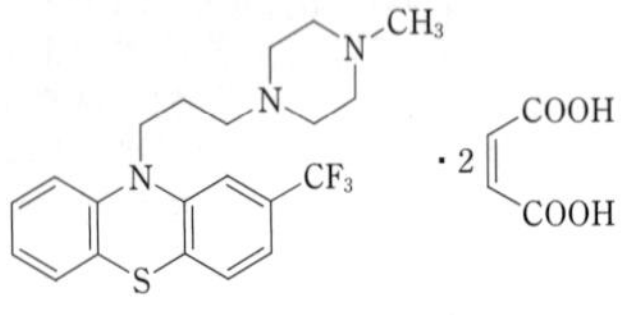

トリフロペラジンマレイン酸塩 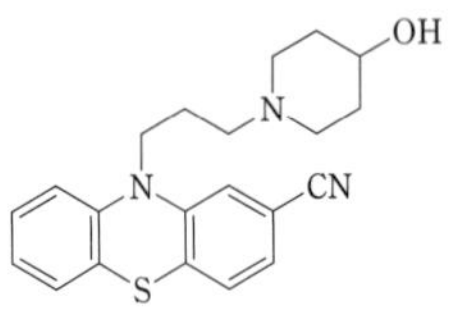　　プロペリシアジン

ブチロフェノン系

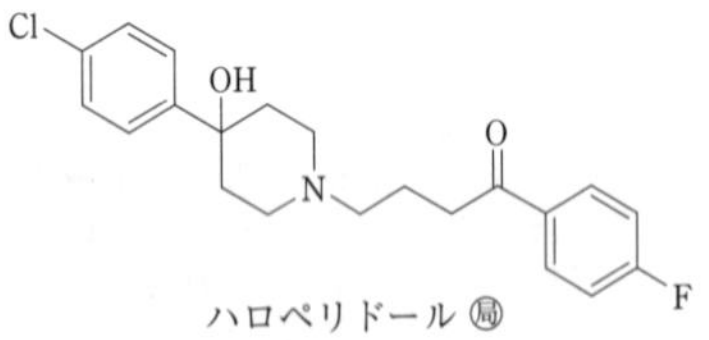

ハロペリドールⓁ　　ブロムペリドール 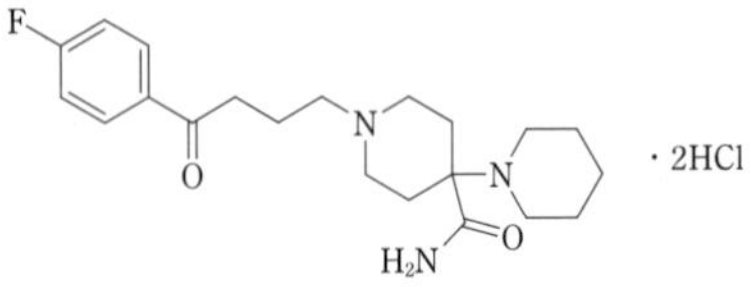　　ピパンペロン塩酸塩
(別名)塩酸フロロピパミド

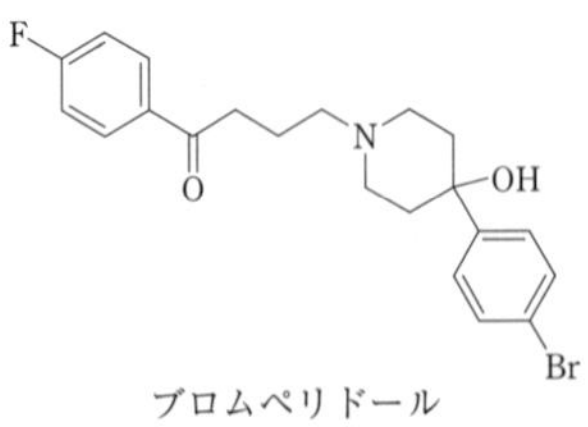

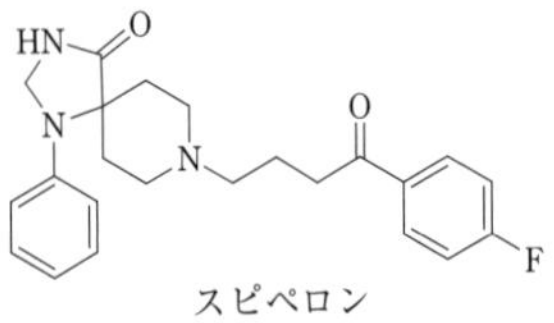

スピペロン 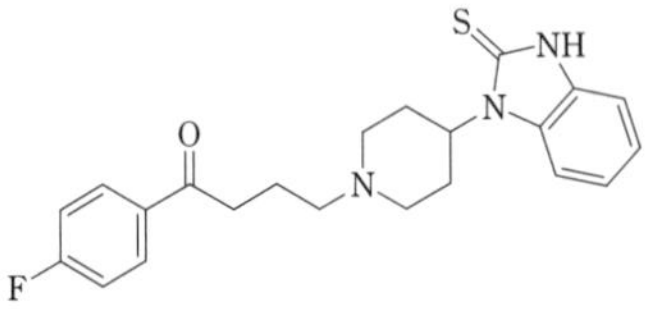　　チミペロン

ベンズアミド系

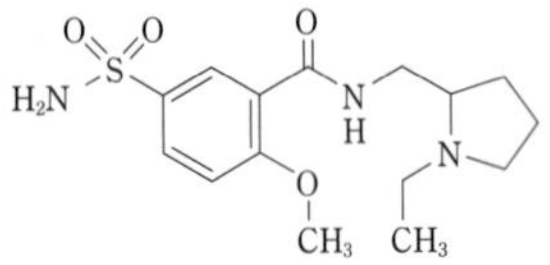

スルピリドⓁ　　スルトプリド塩酸塩 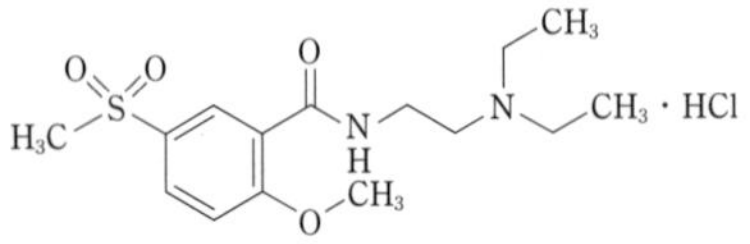　　チアプリド塩酸塩Ⓙ

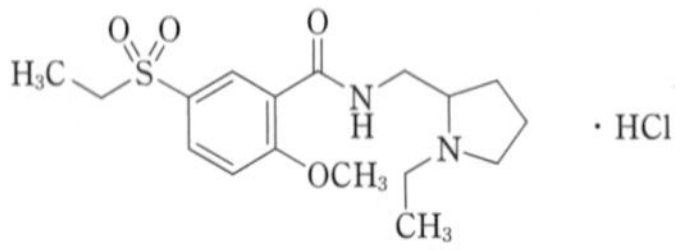

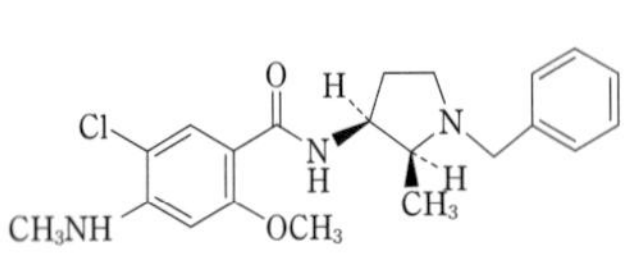

ネモナプリド

図4-1　抗精神病薬1

抗精神病薬（非定型）
SDA

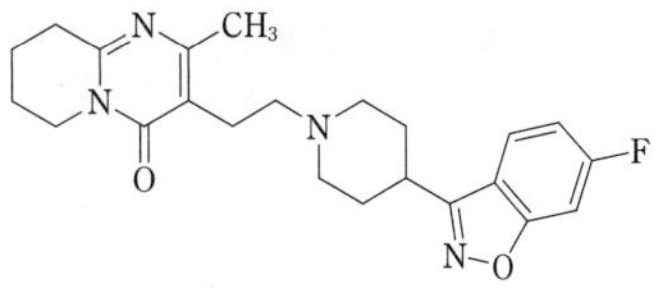

リスペリドン㊞

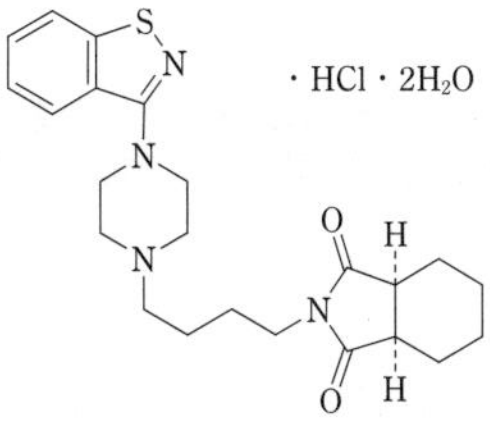

ペロスピロン塩酸塩水和物

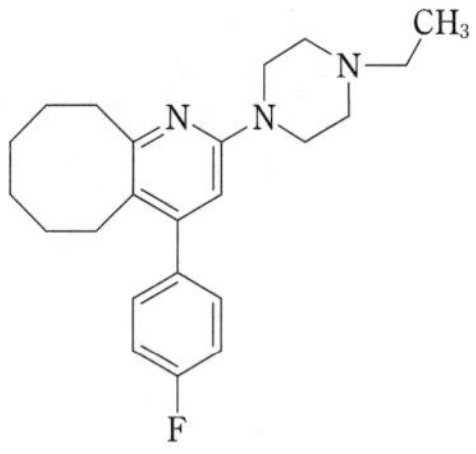

ブロナンセリン

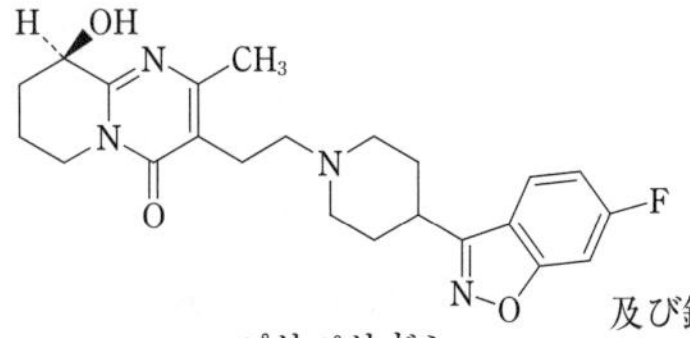

パリペリドン 及び鏡像異性体

MARTA

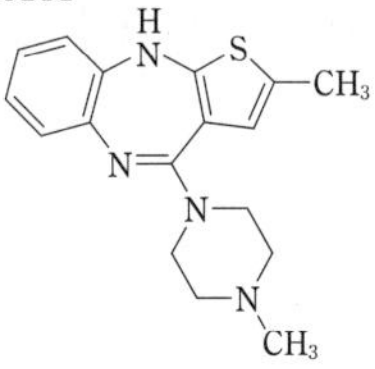

オランザピン

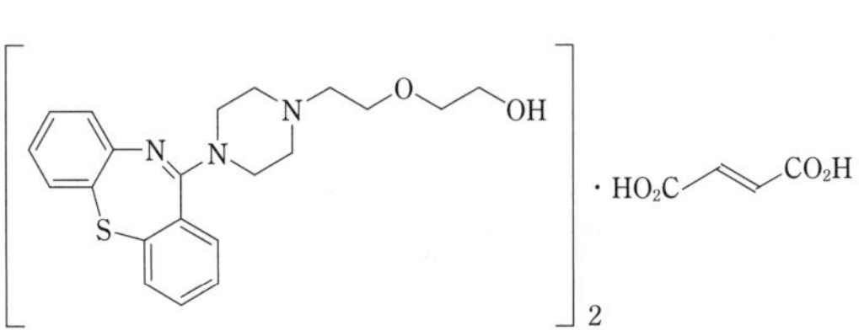

クエチアピンフマル酸塩

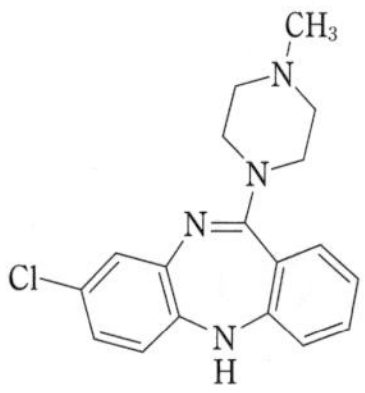

クロザピン

DSS

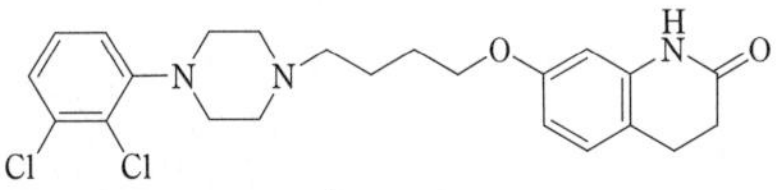

アリピプラゾール

抗精神病薬（定型）
その他

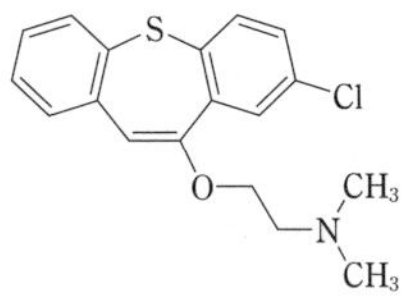

ゾテピン

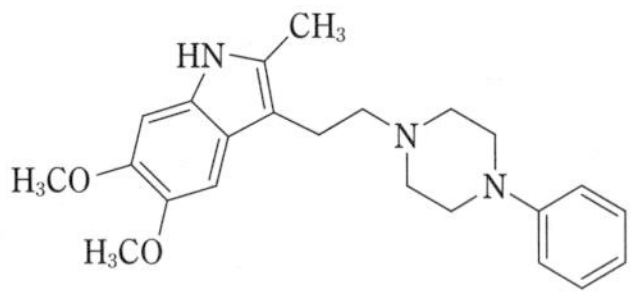

オキシペルチン

ブチロフェノン類似薬

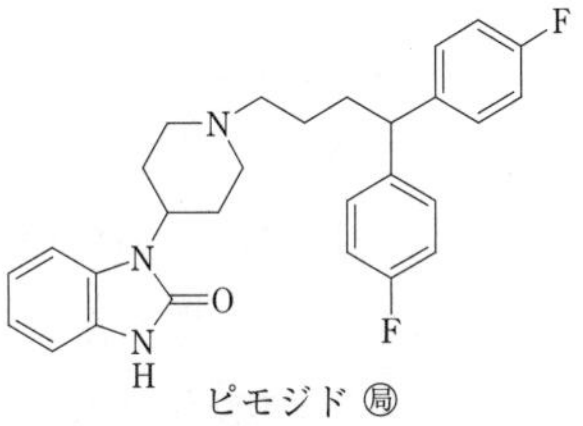

ピモジド㊞

イミノジベンジル誘導体

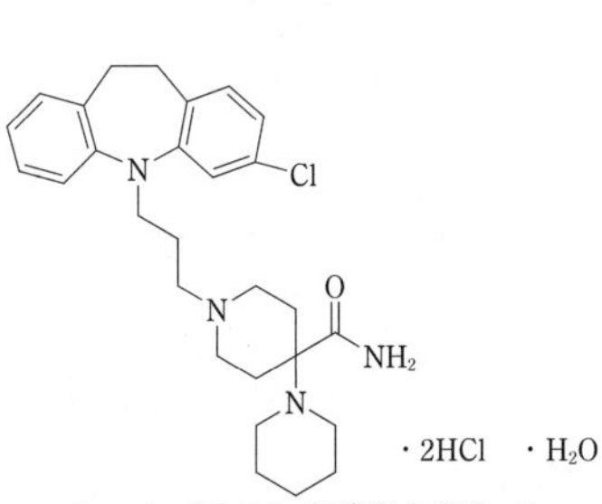

クロカプラミン塩酸塩水和物㊞

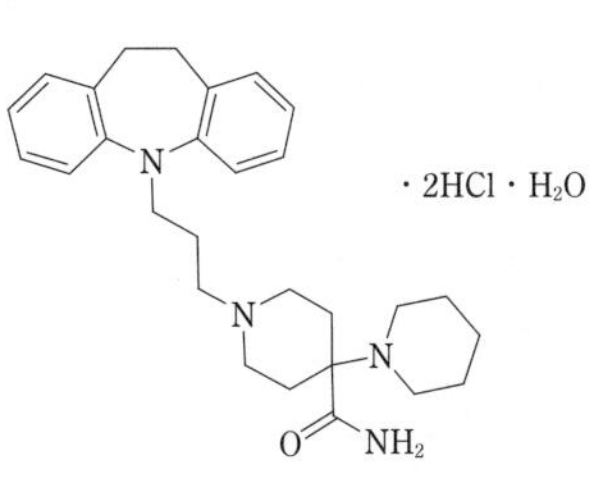

カルピプラミン塩酸塩水和物

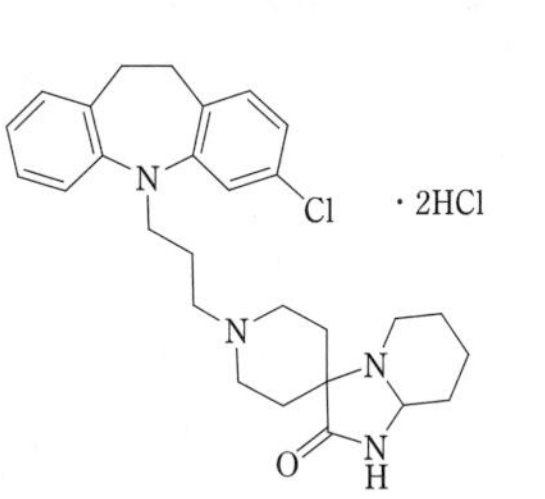

モサプラミン塩酸塩

図 4-2　抗精神病薬 2

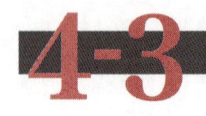

4-3 抗うつ薬・気分安定薬・精神刺激薬

　気分障害はその名のとおり気分（感情）の障害が持続し，通常の社会生活が営めなくなる疾患であり，うつ病，躁うつ病などがある．しかしながら，一時的，短期的な抑うつ気分や気分昂揚は，通常の状態でも見られる現象であり，疾患との境界が不明瞭になる1つの要因になっている．うつ病にはノルアドレナリンやセロトニン神経伝達亢進作用をもつ薬物が治療に用いられる．現在は，さまざまな治療薬が使用され，早期対応によって，社会復帰や社会生活を送りながらの治療が可能となっている．躁うつ病には炭酸リチウムが用いられる．

　中枢興奮薬の治療対象となる，**ナルコレプシー**や**注意欠陥・多動性障害（AD/HD）**も日常生活に影響が出る疾患であるが，いくつかの治療薬が使用されるようになってきている．

4-3-1　背景（歴史），関連する生体システム

　抗うつ薬の歴史としては，1950年代前半に，結核の治療に用いられていたイプロニアジドiproniazidに抗うつ作用が発見されたことに始まる．モノアミン枯渇作用をもち，動物にうつ状態に近い行動を引き起こす**レセルピン**reserpineの鎮静作用に対してイプロニアジドは拮抗作用を示した．イプロニアジドの作用機序はモノアミン酸化酵素の阻害であった．一方，現在用いられている**三環系抗うつ薬**は，当初，抗ヒスタミン作用・鎮静作用・抗パーキンソン病作用などを目的に開発された．1950年代後半にその中のイミプラミンimipramineが抗うつ作用をもつことが明らかとなり，これが出発点となり，現在の多くの治療薬が作られて来ている．三環系抗うつ薬の作用機序はセロトニンやノルアドレナリンなどのアミンの神経終末への取込を阻害することであるが，開発の経緯から，様々な他の受容体に作用し副作用を引き起こすことが欠点であった．この欠点を少なくし，アミントランスポーターのみに選択的に作用する薬物が開発されるようになった．日本において**選択的セロトニン再取込み阻害薬（SSRI）**がうつ病の治療に用いることができるようになったのは1999年からである．その後，**選択的セロトニン・ノルアドレナリン再取込み阻害薬（SNRI）**などもうつ病治療薬として登場した．

　抗うつ薬の基本薬理作用機序において標的分子となるのは**アミントランスポーター**である．セロトニントランスポーター，ノルアドレナリントランスポーター，ドパミントランスポーターは神経終末部に存在し，神経終末から遊離されたセロトニン，ノルアドレナリン，ドパミンを神経終末内に再取込みする働きをもつタンパク質である．これらのトランスポーターは細胞膜を12回貫通する構造をもち，伝達物質の輸送はNa^+およびCl^-依存性である．アミントランスポーターのうち，セロトニントランスポーターやノルアドレナリントランスポーターが大部分の抗うつ薬の標的になるタンパク質であり，薬物によってその選択性は異なる．

4-3-2 うつ病，ナルコレプシー，多動性障害

4-3-2-1 病態生理

　うつ病は気分障害（感情障害）の病型の1つであり，**うつ病相（単極性）**のみの疾患である．うつ病においては嫌な気分が続き，気分転換を試みても気分が晴れないといった**抑うつ気分**，気力がわかず，何をするにも億劫に感じる**精神運動制止**，頭の回転が遅くなり，考えが前に進まない**思考の抑制**，些細なことを心配してしまう**焦燥感や不安**などの症状があり，時には罪悪感や自己否定感情をもつこともある．一部のうつ病においては身体症状も付随することがある．付随する身体症状の代表的なものとして，早朝覚醒などの**睡眠障害**，非常に疲れやすくなる**疲労・倦怠感**，好きなものでもおいしく感じなくなるような**食欲不振**などがある．うつ病の発症率は約15％といわれており，男性よりも女性に発症が多い．

　躁うつ病は気分障害（感情障害）の病型の1つであり，うつ病相と躁病相を通常，交互に繰り返す（双極性障害ともいう）疾患である．中には，うつ病相がほとんどないかわからない躁病相のみの場合（躁病）もある．躁病の発症率は約1％といわれている．躁病の症状としては，特別な理由もなく高揚した気分が持続する**爽快気分**や些細なことで怒りやすくなったり，攻撃的になったりする**易刺激性**や**多弁・多動**などの**意欲障害**，**誇大妄想**や**観念奔逸**などの**思考障害**および**睡眠障害**などの身体症状が見られる．

　うつ病の発症には脳内セロトニン神経系および脳内ノルアドレナリン神経系の機能低下が関与する．躁病の発症にもアミン系神経伝達物質の変化が関与するとの報告もあったが，神経伝達物質そのものの変化よりも，細胞内情報伝達系（セカンドメッセンジャー系）の変化が関与している可能性が示唆されている．G_qタンパク質によって活性が変化する**ホスホリパーゼC-イノシトールリン脂質系**の亢進が関与するとされる．

　ナルコレプシーは睡眠障害のうちの**過眠症**の病型の1つであり，**睡眠発作**とも呼ばれる．睡眠がいかなる時でも発作的に生じてしまうため，日中の社会生活に支障が生じることになる．脱力発作（筋緊張の突然の消失）や睡眠麻痺などを伴う場合がある．発症には遺伝性の原因があるといわれているが，確定したものはない．

　注意欠陥・多動性障害 attention deficit/hyperactivity disorder（AD/HD）は多くは発達段階における**注意散漫**と**衝動性**の反復を示す疾患で，**多動性**を伴わないこともある．遺伝性の要因があるといわれているが，病気の原因は不明である．脳内の変化に関しては，ドパミン神経の機能低下が報告されており，カテコールアミン神経を活性化する薬物の有効性の説明となっている．

4-3-2-2　情報伝達

（1）うつ病のモノアミン仮説と抗うつ薬治療効果における神経可塑性の関与について

　前述したように情動，意欲，不安にはアドレナリン，セロトニン神経系が深く関与していることはこれまでの研究により明らかとなっており，うつ病患者の脳において受容体や伝達物質（代謝物）の変化が知られている．加えて，現在までに主として使用されている抗うつ薬はセロトニンやノルアドレナリンのシナプスでの濃度を上昇させる薬理作用を有するものがほとんどである．これらのことから，うつ病にはモノアミン系の神経活動低下が，抗うつ薬の治療効果にはモノアミン系神経活動の回復が関与すると考えられてきた．しかしながら，抗うつ薬の治療効果については，症状の改善には通常 2〜3 週間必要であるのに対し，セロトニンなどの伝達物質の濃度増加は単回の服用でも引き起こされるといった矛盾があることがわかってきている．この矛盾を説明する仮説として，1 つめは，モノアミン仮説の基本的な考えから，抗うつ薬を単回投与するとシナプス間隙の神経伝達物質量は増加するが，増加した神経伝達物質が自己受容体（伝達物質を遊離した細胞上に存在し，伝達物質の遊離をフィードバック的に抑制する受容体）に作用し，伝達物質の遊離低下が引き起こされ伝達物質遊離増加が元に戻るか減少する．このフィードバック回路に関与する自己受容体は抗うつ薬連続投与によって刺激され続けると感受性が低下する脱感作を引き起こし，自己受容体の数や反応性が低下する．自己受容体の脱感作によってフィードバックがかからなくなり，伝達物質の遊離量が増大する．一方，遊離された伝達物質が作用するシナプス後に存在する受容体サブタイプの感受性には大きな変化が起こらないため，伝達物質の遊離増大とその作用増強がしばらく経ってから見られるという考え方（説明）がある．2 つめの説明であるが，うつ病などの病態において，**海馬の萎縮**が見られることが多い．海馬の歯状回領域は成熟した後も，**神経細胞の新生**が起こっている脳部位であり，うつ病にはこの神経新生の低下が関与する可能性が示唆されている．最近では，抗うつ薬の投与によって亢進したセロトニンおよびノルアドレナリンの神経伝達が神経栄養因子のシステムを活性化し，神経栄養因子が増加したり，低下していた海馬における神経新生が回復・増加するといった神経可塑性が作用機序に関与するのではないかといった報告が出ている．神経栄養因子の働き・神経新生の変化が 1〜2 日で起こらない事象であり，抗うつ薬が神経可塑性変化を起こすのに必要な期間も，抗うつ薬が治療効果を発現する期間とほぼ一致することも，この考えを支持するものとなっている．しかしながら，いずれも確定したものではなく，今後も研究が続けられていく必要がある．

4-3-3　抗うつ薬，気分安定薬，精神刺激薬

4-3-3-1　抗うつ薬

　抗うつ薬として古くから使用されている薬物はその化学構造からイミプラミン imipramine な

どの**三環系抗うつ薬**，ミアンセリン mianserin などの**四環系抗うつ薬**などに分類されるが，比較的新しい薬物は主たる作用機序以外の受容体に対する作用が少ないため，その主たる作用機序を元に薬物分類が行われる．抗うつ薬の薬理作用機序はシナプス間隙のセロトニンおよびノルアドレナリンの両方あるいはいずれか一方の量を増加させる作用である．このシナプス間隙の神経伝達物質量の増加は単回投与した場合でも認められるが，うつ病の治療効果発現には早いものでも1週間，多くの場合は2～3週間を要する．この基本薬理作用機序と治療効果発現のずれについての研究は現在も続けられている．このずれを説明できると思われる仮説は前述のとおりである．

抗うつ薬として古くから存在するイミプラミンを代表薬とする**三環系抗うつ薬**は，セロトニンおよびノルアドレナリンの神経終末に存在するトランスポーターを阻害し，シナプス間隙のセロトニンおよびノルアドレナリン量を増加させる薬理作用をもつ．また，神経伝達物質受容体に対する作用も多くもっており，ムスカリン受容体遮断作用（抗コリン作用），ヒスタミン受容体遮断作用，アドレナリン α_1 受容体遮断作用をもっている．他に，心電図のQT間隔を延長する作用ももつ（心毒性）．

従来の抗うつ薬としては比較的新しい，**四環系抗うつ薬**のミアンセリンとセチプチリン setiptiline はアドレナリン α_2 受容体遮断作用をもつことで，ノルアドレナリンの遊離量を増加させる作用をもつ．四環系抗うつ薬のひとつであるマプロチリン maprotiline や**その他の薬物**であるトラゾドン trazodone はアミントランスポーターに作用してシナプス間隙のセロトニンおよびノルアドレナリン量を増加させる．抗コリン作用や α_1 受容体遮断作用および心臓に対する作用はイミプラミンの世代のものより減弱しているが，ヒスタミン受容体遮断作用は減弱していない．

選択的セロトニン再取込み阻害薬 selective serotonin reuptake inhibitor（**SSRI**）にはパロキセチン paroxetine，フルボキサミン fluvoxamine，セルトラリン sertraline の3つがあり，神経終末のセロトニントランスポーターを選択的に阻害する．従来の抗うつ薬で見られた，抗コリン作用などの副作用はほとんど見られない．そのため，賦活したセロトニンの消化器系に対する副作用（悪心・嘔吐など）が顕在化している．

選択的セロトニン・ノルアドレナリン再取込み阻害薬 selective serotonin-noradrenaline reuptake inhibitor（**SNRI**）にはミルナシプラン milnacipran とデュロキセチン duloxetine があり，神経終末のノルアドレナリントランスポーターとセロトニントランスポーターを選択的に阻害し，その他の受容体に対する作用はほとんど見られない．

ノルアドレナリン作動性・選択的セロトニン作動性抗うつ薬 noradrenergic and specific serotonergic antidepressant（**NaSSA**）としてはミルタザピン mirtazapine のみがあり，神経伝達物質トランスポーターに対する阻害作用はほとんどない．作用はアドレナリン α_2 受容体を遮断し，ノルアドレナリンの遊離を促進する．遊離されたノルアドレナリンはノルアドレナリン神経伝達を引き起こすと共に，セロトニン神経細胞上の α_1 受容体を刺激し，セロトニンの遊離を促進する．遊離されたセロトニンはシナプス後細胞膜上の $5-HT_{1A}$ 受容体に選択的に働く．シナプス後細胞膜上のセロトニン $5-HT_2$ および $5-HT_3$ 受容体はミルタザピンによって遮断されているため，セロトニン作用に関与しない．

抗うつ薬の主な薬物の副作用について表 4-4 にまとめた．副作用の症状に関連する神経伝達物質受容体は，鎮静にはアドレナリン α_1 受容体遮断作用およびヒスタミン H_1 受容体遮断作用が関与する．血圧下降や起立性低血圧はアドレナリン α_1 受容体遮断作用による．抗コリン性の副作用はムスカリン受容体遮断作用によるが，口渇，便秘などがその症状として挙げられる．悪心・嘔吐などの消化器症状は消化器系に対するセロトニン神経系の活性化によると考えられる．体重増加はヒスタミン受容体が関与しているとされる．心毒性は心臓に対する不整脈誘発作用を示している．

薬物治療に反応しない薬物抵抗性のうつ病や自殺の危険性が高い患者においては，電撃痙攣療法 electro-convulsive therapy (ECT) が用いられる．ECT の治療効果は薬物治療よりも早く発現するとされている．

表 4-4 主な抗うつ薬の神経伝達物質選択性と副作用

薬物	神経伝達物質選択性		鎮静	血圧下降	抗コリン	消化器症状	体重増加	心毒性	備考
イミプラミン	NA, 5-HT		++	++	++	+/-	++	+++	
クロミプラミン	NA, 5-HT		++	++	+++	+	++	+++	
ノルトリプチリン	NA		+	+	+	+/-	+	++	
アミトリプチリン	NA, 5-HT		+++	+++	+++	+/-	++	+++	
アモキサピン	NA, 5-HT		+	++	+	+/-	+	++	
トリミプラミン	NA, 5-HT		+++	++	+++	+/-	++	+++	
マプロチリン	NA		++	++	++	+/-	+	++	
ミアンセリン	NA	取込み阻害弱い	+++	+	+/-	+/-	+	+/-	
フルボキサミン	5-HT		+/-	-	-	+++	-	-	
パロキセチン	5-HT		+/-	-	+/-	+++	-	-	
セルトラリン	5-HT		+/-	-	-	+++	-	-	
ミルナシプラン	5-HT, NA		+/-	-	-	+	-	-	
デュロキセチン	5-HT, NA		+/-	+/-	-	+/-	+/-	+/-	
ミルタザピン	5-HT, NA	取込み阻害なし	++++	+/-	-	+/-	+/-	-	
トラゾドン	5-HT		+++	-	-	++	+	+/-	
アトモキセチン	NA		-	-	-	+/-	-	-	AD/HD 治療薬

鎮静はアドレナリン α_1 受容体遮断およびヒスタミン H_1 受容体遮断作用が関与する．
血圧下降はアドレナリン α_1 受容体遮断作用が関与する．
抗コリン性副作用（口渇，便秘など）はムスカリン受容体遮断作用が関与する．
消化器症状（悪心・嘔吐など）は消化器系に対するセロトニン神経伝達の促進による．
体重増加はヒスタミン H_1 受容体遮断作用などが関与する．
心毒性は不整脈誘発作用．
(Goodman & Gilman's The Pharmacological Basis of Therapeutics, 11th ed. (2005), p. 432-436, Table17-1 より抜粋引用)

4-3-3-2 躁病，躁うつ病治療薬

躁うつ病のうつ状態に抗うつ薬が使用されることはほとんどないが，その理由は薬物治療により躁状態への移行の危険性があるからとされている．したがって，躁病，躁うつ病の治療には主に以下に示す 3 つの薬物が用いられる．

炭酸リチウム lithium carbonate が躁病に効果を示す薬理作用機序は確定していないが，作用に関係するであろういくつかの機序については明らかにされている．まず，リチウム lithium は 1 価の陽イオンであることから，Na^+ 等の生体膜興奮性に対する働きを置換する可能性がある．例えば，Na^+ に代わるとすると，細胞膜の興奮性が低下することが予測される．細胞内情報伝達系に対する作用として，**イノシトールリン脂質代謝系**に対する作用が知られている．リチウムはイノシトール一リン酸脱リン酸化酵素（イノシトールモノホスファターゼ）を阻害し，イノシトール 1, 4, 5-三リン酸の代謝回転を低下させ，細胞内 Ca^{2+} 遊離反応を減弱し，興奮性を抑制すると考えられる．他には，神経保護作用なども報告されてきている．

炭酸リチウムも躁病治療効果を発現するまで約 2 週間が必要である．また，健常者にはほとんど中枢作用を示さないなどの特徴がある．加えて，リチウムの治療域（血清濃度：0.4～1.0 mEq/L）と**中毒域**が近いため，血中濃度の定期的測定を行い血中濃度を適正に保つことが必要である．リチウムの**中毒症状**は血清濃度が 1.5 mEq/L を超えると出現し始め，軽度では，手指振戦，悪心・嘔吐，めまいなどが見られ，中等度（2.0 mEq/L～）になると耳鳴り，痙攣，意識障害などが出現し，重度（3.5 mEq/L～）になると昏睡や死に至ることがある．

カルバマゼピン carbamazepine は元々抗てんかん薬であり（4-5 抗てんかん薬参照），そのてんかん発作抑制作用機序は Na^+ チャネルの抑制であるといわれている．この作用は，リチウムのイオンとしての働きに共通すると考えられる．

バルプロ酸 valproate も抗てんかん薬であり（4-5 抗てんかん薬参照），GABA トランスアミナーゼ阻害など多様な作用機序をもっている．その中には Na^+ チャネルに対する抑制作用もある．さらに，カルバマゼピンやバルプロ酸にはイノシトールに対する作用をもつ可能性が報告されており，イノシトール代謝系を抑制することが考えられ，この作用もリチウムの作用機序と共通する点となっており，躁病の治療メカニズムに関与していると考えられる．

4-3-3-3　精神刺激薬

（1）精神機能興奮薬

キサンチン誘導体のカフェイン caffeine はコーヒーなどの嗜好品にも含まれる成分であるが，精神機能を亢進する作用をもつ．カフェインそのものが精神疾患に使用されることはないが，眠気抑制のために様々な製剤に含まれて使用されている．同じ分類に属するテオフィリン theophylline は末梢作用薬として，心機能促進，気管支拡張薬として用いられる．カフェインの中枢興奮作用には，ホスホジエステラーゼ阻害作用による細胞内 cAMP の増加作用，細胞内貯蔵 Ca^{2+} の遊離促進作用，およびアデノシン受容体拮抗作用が関与するといわれている．

（2）覚醒剤および類似薬

アミン系の神経伝達物質の遊離を促進し，再取込を阻害することで，シナプス伝達を亢進する．

覚醒剤のメタンフェタミン methamphetamine はノルアドレナリンおよびドパミンの遊離促進

作用と再取込み阻害作用，およびモノアミン酸化酵素（MAO）阻害作用によるシナプスでの濃度上昇が薬理作用に関与している．同じく覚せい剤のアンフェタミン amphetamine は臨床に使用されていない．

類似薬物としては，メチルフェニデート methylphenidate があるが，これはドパミンの遊離促進作用をもつ．ノルアドレナリン神経系に対する作用が少ないため，末梢交感神経興奮作用は少ない．依存性形成作用が強く，製剤によって適応が異なり，リタリン®はナルコレプシーにのみ，コンサータ®は小児期における注意欠陥・多動性障害にのみ使用される．ペモリン pemoline も同様のドパミン遊離促進作用をもつが，依存性が高い．モダフィニル modafinil については治療効果の作用機序は不明であるが，ヒスタミン神経系活性化および GABA 神経系抑制作用をもっており，これが中枢興奮作用に関与するといわれている．アトモキセチン atomoxetine はノルアドレナリントランスポーターの選択的阻害作用をもち，ノルアドレナリンの神経伝達を促進することで中枢興奮作用を発現する．

4-3-3-4　個々の抗うつ薬

（1）三環系

イミプラミンは三級アミンの構造をもつが，生体内で脱メチル化されるとデシプラミン desipramine（二級アミン）を生じる．デシプラミンは現在日本では使用されていない．アミトリプチリン amitriptyline も三級アミンであり，生体内でノルトリプチリン nortripthyline が生成される．三級アミン構造と二級アミン構造の神経伝達物質取込み阻害特性を比較すると，二級アミンの方がノルアドレナリンにより選択性が高くなるといわれている．クロミプラミン clomipramine，トリミプラミン trimipramine，ロフェプラミン lofepramine，ドスレピン dosulepin は三級アミン構造をもつ．ただし，ロフェプラミンはノルアドレナリン阻害作用が強い．アモキサピン amoxapine は側鎖にピペラジニル基をもち，ノルアドレナリンに対する取込み阻害が強い．三環系抗うつ薬と四環系抗うつ薬のマプロチリン maprotiline は程度の大小はあるが，鎮静，血圧下降，抗コリン性副作用や体重増加の副作用に加えて，心臓に対する副作用を有している．

（2）四環系

マプロチリンは四環系の構造をもつが，ノルアドレナリン再取込み阻害作用を示すが，セロトニン再取込みに対しては阻害作用を示さない．四環系のミアンセリン mianserin，セチプチリン setiptiline はアドレナリン α_2 受容体遮断作用とノルアドレナリンの弱い再取込み阻害作用によりシナプス間隙のノルアドレナリン濃度を増加させる．ミアンセリンとセチプチリンは同様の作用プロフィールを示し，鎮静作用が強いが，その他の副作用は弱いかもたない．

（3）その他

トラゾドン torazodone はノルアドレナリンの取込み阻害作用をもたない．弱いセロトニンの取込み阻害作用をもつため，セロトニンの再取込み阻害作用が抗うつ作用に関与するといわれて

いる．セロトニン 5-HT₂ 受容体遮断作用も抗うつ作用に関与する可能性がある．副作用としては鎮静作用と消化器症状が見られる．

（4）SSRI

フルボキサミン fluvoxamine, セルトラリン sertraline, パロキセチン paroxetine は，セロトニントランスポーター阻害/ノルアドレナリントランスポーター阻害の比率がそれぞれ約 600 倍，約 1400 倍，約 300 倍であり，セロトニントランスポーターに選択的である．これら 3 つの薬物に見られる主な副作用は消化器症状であるがこれはセロトニン神経系に対する作用の結果起こっているものと考えられる．SSRI はセロトニントランスポーターに選択的で他の受容体に対する作用が非常に弱くなったため顕在化してきた副作用と考えられる．SSRI の 3 つの薬物は不安関連疾患の治療にも用いられる．3 つの薬物がもつ適応は異なるが，フルボキサミンは強迫性障害，社会不安障害に，セルトラリンはパニック障害に，パロキセチンはパニック障害，強迫性障害，社会不安障害に適応をもつ．

（5）SNRI

ミルナシプラン milnacipran, デュロキセチン duloxetine のセロトニントランスポーター選択性はノルアドレナリントランスポーターの約 10 倍程度であり，他の受容体に対する作用もほとんどない．

（6）NaSSA

ミルタザピンは四環系の化学構造をもっており，その構造はミアンセリン mianserin に似ている．神経伝達物質トランスポーターに対する作用はほとんどなく α_2 受容体遮断作用によるノルアドレナリンの遊離促進と遊離されたノルアドレナリンによるアドレナリン α_1 受容体を介したセロトニンの遊離促進作用が治療効果に関与していると考えられる．遊離されたセロトニンは受容体が薬物で阻害されていない 5-HT$_{1A}$ 受容体に対してのみ作用する．SNRI や NaSSA に属する薬物の抗うつ作用は従来のものに比べて早く発現するとされている．

表 4-5　抗うつ薬

カテゴリー		薬物名（一般名）	作用機序	適応	備考
抗うつ薬	三環系	イミプラミン	アミントランスポーターに作用し，神経終末へのノルアドレナリン/セロトニンの再取込みを阻害することで，シナプス領域の濃度を上昇させる．ノルアドレナリン/セロトニン選択性は薬物により異なる．	精神科領域におけるうつ病・うつ状態，遺尿症．	取込み阻害：セロトニン（5-HT）＞ノルアドレナリン（NA） 禁忌：緑内障の患者，尿閉の患者，QT延長症候群のある患者，心筋梗塞回復初期，モノアミン酸化酵素（MAO）阻害薬投与中・投与中止後 2 週間以内の患者． 重大な副作用：悪性症候群，セロトニン症候群，てんかん発作，無顆粒球症，麻痺性イレウス，間質性肺炎，好酸球性肺炎，心不全，QT延長，心室頻拍，抗利尿ホルモン不適合分泌症候群（SIADH），肝障害，黄疸．
		クロミプラミン		精神科領域におけるうつ病・うつ状態，遺尿症．	取込み阻害：5-HT＞NA． 禁忌，重大な副作用：イミプラミン参照．
		ノルトリプチリン		精神科領域におけるうつ病・うつ状態．	取込み阻害：NA≧5-HT 禁忌：緑内障の患者，尿閉の患者，心筋梗塞回復初期，MAO阻害薬投与中の患者 重大な副作用：てんかん発作，無顆粒球症，麻痺性イレウス．
		アミトリプチリン		精神科領域におけるうつ状態・うつ病，夜尿症．	取込み阻害：5-HT≧NA 禁忌：緑内障の患者，尿閉の患者，心筋梗塞回復初期，MAO阻害薬投与中・投与中止後 2 週間以内の患者． 重大な副作用：悪性症候群，セロトニン症候群，心筋梗塞，幻覚，せん妄，精神錯乱，痙攣，顔・舌部の浮腫，無顆粒球症，骨髄抑制，麻痺性イレウス，SIADH．
		アモキサピン		うつ病・うつ状態．	取込み阻害：NA≧5-HT 禁忌：緑内障の患者，心筋梗塞回復初期，MAO阻害薬投与中・投与中止後 2 週間以内の患者． 重大な副作用：悪性症候群，痙攣，精神錯乱，幻覚，せん妄，無顆粒球症，麻痺性イレウス，遅発性ジスキネジア，皮膚粘膜眼症候群，中毒性表皮壊死症，急性汎発性発疹性膿疱症，肝障害，黄疸．
		トリミプラミン		精神科領域におけるうつ病・うつ状態．	取込み阻害：5-HT＞NA 禁忌：緑内障の患者，心筋梗塞回復初期，MAO阻害薬投与中の患者． 重大な副作用：悪性症候群，無顆粒球症，麻痺性イレウス，幻覚，せん妄，精神錯乱．
		ロフェプラミン		うつ病・うつ状態．	取込み阻害：NA＞5-HT 禁忌：緑内障の患者，心筋梗塞回復初期，MAO阻害薬投与中の患者． 重大な副作用：悪性症候群．
		ドスレピン		うつ病・うつ状態．	取込み阻害：5-HT≒NA 禁忌：緑内障の患者，心筋梗塞回復初期，尿閉，MAO阻害薬投与中の患者． 重大な副作用：悪性症候群，SIADH．

表 4-5 抗うつ薬 つづき

カテゴリー		薬物名（一般名）	作用機序	適応	備考
抗うつ薬	四環系	マプロチリン	アミントランスポーターに作用し，神経終末へのノルアドレナリン/セロトニンの再取込みを阻害することで，シナプス領域の濃度を上昇させる．	うつ病・うつ状態．	5-HT 取込み阻害弱い． 禁忌：緑内障の患者，心筋梗塞回復初期，痙攣性疾患の患者，尿閉の患者，MAO 阻害薬投与中の患者． 重大な副作用：悪性症候群，てんかん発作，横紋筋融解症，皮膚粘膜眼症候群，無顆粒球症，麻痺性イレウス，間質性肺炎，好酸球性肺炎，QT 延長，心室頻拍，肝障害，黄疸．
		ミアンセリン	アドレナリン α_2 受容体遮断作用により，ノルアドレナリンの遊離を促進する．	うつ病・うつ状態．	弱い NA 取込み阻害作用あり． 禁忌：MAO 阻害薬投与中の患者． 重大な副作用：悪性症候群，無顆粒球症．
		セチプチリン		うつ病・うつ状態．	弱い NA 取込み阻害作用あり． 禁忌，重大な副作用：ミアンセリン参照．
	その他	トラゾドン	5-HT$_{2A}$ 受容体遮断作用をもつ．神経終末へのセロトニンの再取込みを阻害し，シナプス領域の濃度を上昇させる．	うつ病・うつ状態．	取込み阻害：5-HT ≫ NA 重大な副作用：QT 延長，心室性期外収縮，セロトニン症候群，悪性症候群，錯乱，せん妄，麻痺性イレウス，無顆粒球症，持続性勃起．
	選択的セロトニン再取込み阻害薬（SSRI）	フルボキサミン	他の受容体機能に影響を与えることなく，選択的にセロトニンの神経終末への再取込みを阻害し，シナプス領域のセロトニン濃度を上昇させる．	うつ病・うつ状態．強迫性障害．社会不安障害．	取込み阻害：5-HT/NA 選択性 約 600 倍． 禁忌：MAO 阻害薬，チオリダジン，ピモジド，チザニジン投与中の患者． 重大な副作用：痙攣，せん妄，錯乱，幻覚，妄想，意識障害，ショック，アナフィラキシー様症状，セロトニン症候群，悪性症候群，白血球減少，血小板減少，肝障害，黄疸，SIADH．
		セルトラリン		うつ病・うつ状態．パニック障害．	取込み阻害：5-HT/NA 選択性 約 1400 倍． 禁忌：MAO 阻害薬投与中または投与中止後 2 週間以内の患者，ピモジド投与中の患者． 重大な副作用：セロトニン症候群，悪性症候群，痙攣，昏睡，肝障害，SIADH，皮膚粘膜眼症候群，中毒性表皮壊死融解症，アナフィラキシー様症状．
		パロキセチン		うつ病・うつ状態．パニック障害．強迫性障害．社会不安障害．	取込み阻害：5-HT/NA 選択性 約 300 倍． 禁忌：MAO 阻害薬投与中または投与中止後 2 週間以内の患者，ピモジド投与中の患者． 重大な副作用：セロトニン症候群，悪性症候群，錯乱，幻覚，せん妄，痙攣，中毒性表皮壊死融解症，皮膚粘膜眼症候群，多形紅斑，SIADH，重篤な肝障害．
	選択的セロトニン/ノルアドレナリン再取込み阻害薬（SNRI）	ミルナシプラン	他の受容体機能に影響を与えることなく，選択的にセロトニンおよびノルアドレナリンの再取込みを阻害し，シナプス領域のセロトニン・ノルアドレナリンの濃度を上昇させる．	うつ病・うつ状態．	禁忌：MAO 阻害薬投与中の患者，尿閉の患者． 重大な副作用：悪性症候群，セロトニン症候群，痙攣，白血球減少，重篤な皮膚障害，SIADH，肝障害，黄疸．

表 4-5 抗うつ薬　つづき

カテゴリー	薬物名（一般名）	作用機序	適応	備考
抗うつ薬	選択的セロトニン/ノルアドレナリン再取込み阻害薬（SNRI）	デュロキセチン	他の受容体機能に影響を与えることなく，選択的にセロトニンおよびノルアドレナリンの再取込みを阻害し，シナプス領域のセロトニン・ノルアドレナリンの濃度を上昇させる．	うつ病・うつ状態．	禁忌：MAO阻害薬投与中または投与中止後2週間以内の患者，高度の肝・腎障害の患者，コントロール不良の閉塞隅角緑内障の患者． 重大な副作用：セロトニン症候群，SIADH，痙攣，幻覚，肝障害，肝炎，黄疸，皮膚粘膜眼症候群，アナフィラキシー反応，高血圧クリーゼ，尿閉．
	ノルアドレナリン作動性・特異的セロトニン作動性抗うつ薬（NaSSA）	ミルタザピン	アドレナリンα_2受容体遮断作用によりノルアドレナリンの遊離を促進する．遊離したノルアドレナリンによりα_1受容体を介したセロトニン遊離促進を引き起こす．セロトニン5-HT$_2$および5-HT$_3$受容体遮断作用をもつため，ノルアドレナリン神経機能促進とセロトニン5-HT$_{1A}$受容体を介する機能促進作用を示す．	うつ病・うつ状態．	かなり弱いがNA取込み阻害作用あり．5-HT取込み阻害なし． 眠気が非常に強い． 禁忌：MAO阻害薬投与中または投与中止後2週間以内の患者． 重大な副作用：セロトニン症候群，無顆粒球症，好中球減少症，痙攣，肝障害，黄疸，SIADH，皮膚粘膜眼症候群，多形紅斑．

表 4-6　気分安定薬

カテゴリー	薬物名（一般名）	作用機序	適応	備考
気分安定薬	炭酸リチウム	イノシトールモノホスファターゼを阻害し，イノシトール三リン酸の代謝回転を低下させ，細胞内Ca^{2+}遊離反応を減弱することにより興奮性を低下させる．生体内のNa^+の関与する反応を変化させる．	躁病．躁うつ病の躁状態．	治療効果発現までに約2週間を必要とする．治療域と中毒域が近いため定期的な血中濃度測定が必要である． 禁忌：てんかん等の脳波異常のある患者，重篤な心疾患の患者，リチウムの体内貯留を起こしやすい状態にある患者（腎障害，食塩制限患者等），妊婦． 重大な副作用：リチウム中毒，悪性症候群，徐脈，腎性尿崩症，認知症様症状，意識障害．
	カルバマゼピン	Na^+チャネル抑制作用をもつ．イノシトール代謝系抑制作用ももつ．	てんかん（精神運動発作，大発作など）．躁病，躁うつ病の躁状態，統合失調症の興奮状態．三叉神経痛	抗てんかん薬． 禁忌：三環系抗うつ薬過敏症の既往歴のある患者，重篤な血液障害のある患者，第Ⅱ度以上の房室ブロックあるいは高度徐脈のある患者，ボリコナゾール投与中の患者，ポルフィリン症の患者． 重大な副作用：再生不良性貧血，汎血球減少，白血球減少，無顆粒球症，貧血，溶血性貧血，赤芽球癆，血小板減少，皮膚粘膜眼症候群，中毒性表皮壊死症，紅皮症，全身性エリテマトーデス（SLE）様症状，過敏症症候群，肝障害，黄疸，急性腎不全，肺好酸球増加（PIE）症候群，間質性肺炎，血栓塞栓症，アナフィラキシー反応，うっ血性心不全，房室ブロック，洞機能不全，徐脈，SIADH，無菌性髄膜炎，悪性症候群．

表 4-6 気分安定薬 つづき

カテゴリー	薬物名（一般名）	作用機序	適応	備考
気分安定薬	バルプロ酸	Na^+ チャネル抑制作用やGABAトランスアミナーゼ阻害作用など多様な作用をもつ．イノシトール代謝系抑制作用ももつ．	各種てんかんおよびてんかんに伴う性格行動障害（不機嫌・易怒性など）．躁病および躁うつ病の躁状態（片頭痛の発症抑制）．	抗てんかん薬． 禁忌：重篤な肝障害のある患者，カルバペネム系薬物投与中の患者，尿素サイクル異常症の患者． 重大な副作用：重篤な肝障害，黄疸，脂肪肝，高アンモニア血症を伴う意識障害，溶血性貧血，赤芽球癆，汎血球減少，血小板減少，顆粒球減少，急性膵炎，間質性腎炎，ファンコニー症候群，皮膚粘膜眼症候群，中毒性表皮壊死症，過敏症症候群，脳萎縮，認知症様症状，パーキンソン様症状，横紋筋融解症，SIADH．

表 4-7 精神刺激薬

カテゴリー	薬物名（一般名）	作用機序	適応	備考
精神刺激薬 / 覚せい剤	メタンフェタミン	ドパミン，ノルアドレナリンの遊離促進と再取込み阻害，およびモノアミン酸化酵素阻害によるシナプス領域の濃度上昇．	ナルコレプシー．各種の昏睡，嗜眠，もうろう状態．インスリンショック．うつ病・うつ状態．統合失調症の遅鈍症．手術中・手術後の虚脱状態からの回復促進．麻酔からの覚醒促進．麻酔薬・睡眠薬急性中毒．	禁忌：MAO阻害薬投与中の患者，重篤な高血圧症，動脈硬化症，心疾患の患者，甲状腺機能亢進症の患者，不眠症，激越状態の患者，薬物乱用歴のある患者． 重大な副作用：連用により依存症．
精神刺激薬 / その他	メチルフェニデート	ドパミンの遊離促進と再取込み阻害およびモノアミン酸化酵素阻害によるシナプス領域の濃度上昇．	ナルコレプシー［リタリン］．小児期における注意欠陥多動性障害（AD/HD）［コンサータ］．	製剤により適応が異なる． 交感神経刺激様作用は少ない． 禁忌：過度の不安，緊張，興奮のある患者，緑内障の患者，甲状腺機能亢進のある患者，不整頻拍，狭心症の患者，運動性チックのある患者，Tourette症候群の患者，重症うつ病の患者，褐色細胞腫の患者，MAO阻害薬投与中，投与中止後2週間以内の患者． 重大な副作用：剥脱性皮膚炎，悪性症候群，脳血管障害，狭心症．
精神刺激薬 / その他	モダフィニル	詳細な作用機序は不明であるが，ヒスタミン神経系活性化作用などをもつ．	ナルコレプシーに伴う日中の過度の眠気．	禁忌：重篤な不整脈のある患者． 重大な副作用：皮膚粘膜眼症候群，多形紅斑．
精神刺激薬 / その他	ペモリン	ドパミンの遊離促進作用などによるシナプス領域の濃度上昇．	軽症うつ病，抑うつ神経症．ナルコレプシーおよび近縁傾眠疾患．	禁忌：過度の不安，緊張，興奮性，焦燥，幻覚，妄想症状，強迫状態，ヒステリー状態，舞踏病のある患者，重篤な肝障害のある患者，緑内障の患者，甲状腺機能亢進のある患者，不整頻拍，狭心症，動脈硬化症の患者，てんかん等の痙攣性疾患の患者． 重大な副作用：重篤な肝障害，薬物依存．
選択的ノルアドレナリン再取込み阻害薬	アトモキセチン	ノルアドレナリン再取込み阻害によるシナプス領域の濃度上昇．	小児期における注意欠陥多動性障害（AD/HD）．	ドパミン神経系には作用しない． 禁忌：MAO阻害薬投与中，投与中止後2週間以内の患者，褐色細胞腫またはその既往歴のある患者，閉塞隅角緑内障の患者． 重大な副作用：肝障害，黄疸，肝不全，アナフィラキシー様症状．

三環系

イミプラミン塩酸塩 ㊜

クロミプラミン塩酸塩 ㊜

ノルトリプチリン塩酸塩 ㊜

アミトリプチリン塩酸塩 ㊜

アモキサピン ㊜

トリミプラミンマレイン酸塩

ロフェプラミン塩酸塩

ドスレピン塩酸塩

非三環系（四環系）

マプロチリン塩酸塩 ㊜

ミアンセリン塩酸塩

セチプチリンマレイン酸塩

非三環系（その他）

トラゾドン塩酸塩

SSRI

フルボキサミンマレイン酸塩 ㊜

セルトラリン塩酸塩

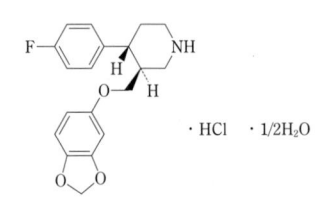

パロキセチン塩酸塩水和物

SNRI

ミルナシプラン塩酸塩

デュロキセチン塩酸塩

NaSSA

ミルタザピン

及び鏡像異性体

図 4-3　抗うつ薬

気分安定薬

炭酸リチウム 〇局　　カルバマゼピン 〇局　　バルプロ酸ナトリウム 〇局

精神刺激薬

カフェイン水和物 〇局　　メタンフェタミン塩酸塩 〇局　　メチルフェニデート塩酸塩

モダフィニル　　ペモリン　　アトモキセチン塩酸塩

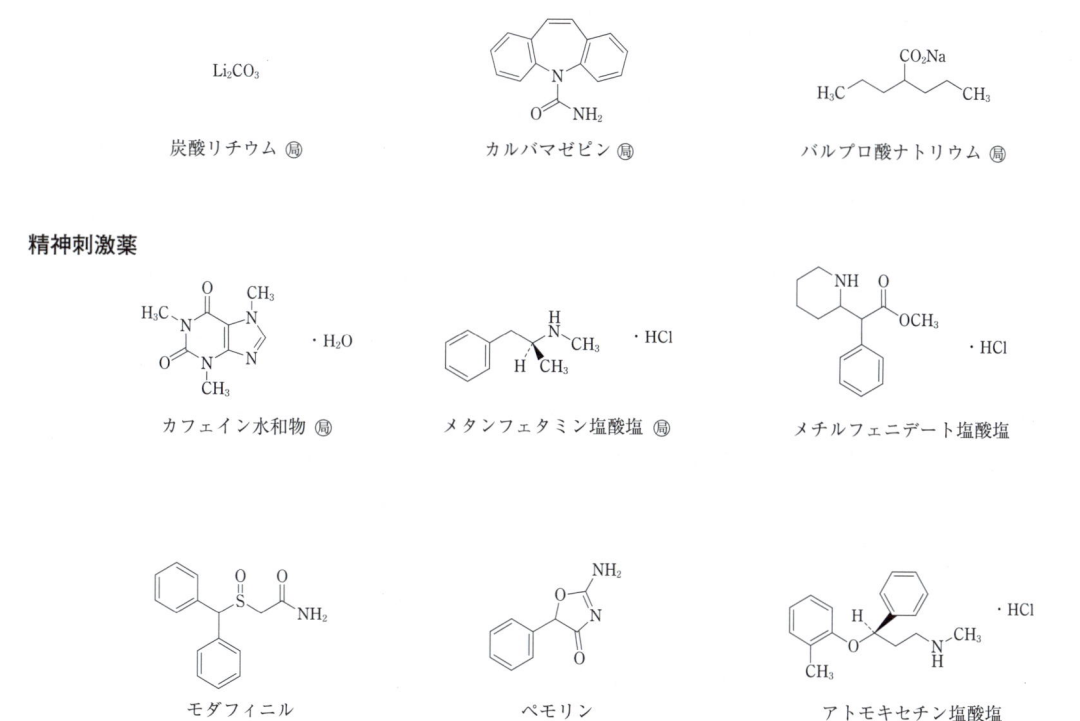

図 4-4　気分安定薬，精神刺激薬

4-4 抗パーキンソン病薬

　パーキンソン病は中脳黒質のドパミン作動性神経細胞が変性・脱落し，その神経終末にあたる大脳基底核線条体でのドパミンが不足するため，静止時振戦，筋強剛，無動などの錐体外路性運動障害を生じる疾患である．治療では，薬物療法が中心となり，抗パーキンソン病薬が用いられ，不足したドパミン補充を目的としたレボドパ，またドパミン受容体作動薬，抗コリン作動薬などの投与が有効である．しかし，薬物は長期間にわたって使用されるので，薬物の副作用に十分に注意する必要がある．一方，脳血管障害，薬物中毒，一酸化炭素中毒などが原因となって，パーキンソン病様症状を呈する症候性（二次性）パーキンソン病がある．治療には，原因を除去するか，抗コリン作動薬などが用いられる．

4-4-1 パーキンソン病（症候群）

　1817年に英国の医師ジェームズ・パーキンソンが振戦麻痺を特徴とする症例を報告したのが病名の由来である．① **無動（動作緩慢）**，② **筋強剛**，③ **静止時振戦**，④ **姿勢保持反射障害**（4主徴）などの錐体外路系運動障害の症状を生じる神経変性疾患の1つである．これに伴い歩行障害（これを加えて5主徴），仮面様顔貌も現れる．また，慢性便秘，排尿障害，起立性低血圧，脂漏性皮膚などの自律神経系障害，およびうつ症状，痴呆などの神経精神症状を呈する（表4-8）．特徴的なのが前屈前傾姿勢の手の振りの少ない小股歩行である（図4-5）．

　30～80歳代まで幅広く発症するが，特に50～60歳に多発する．有病率は1,000人に1人で，加齢とともに上昇し，65歳以上では100人に1人となる．超高齢化社会となり，有病率は激増する傾向にある．発症に男女差はない．病因は不明であるが，家族性パーキンソン病（全体の5％）の原因遺伝子の解析からその原因が探索されている．

　一方，脳血管障害，脳炎，薬物中毒（抗精神病薬など），一酸化炭素やマンガン中毒，脳腫

表4-8　パーキンソン病の症状

1. 錐体外路系症状
   ① 無動（動作緩慢）
   ② 筋強剛
   ③ 静止時振戦
   ④ 姿勢保持反射障害（四大症候）
   ⑤ 歩行障害（これを加えて五大症候）など
2. 自律神経系障害
   ① 慢性便秘
   ② 排尿障害
   ③ 起立性低血圧
   ④ 脂漏性皮膚
3. 神経精神症状
   ① うつ症状
   ② 認知症

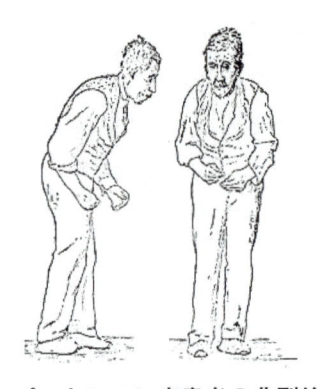

図4-5　パーキンソン病患者の典型的な姿勢
ウィリアム・リチャード・ガワーズ『神経系疾患マニュアル』に記載されたイラスト（1886年）

表4-9 パーキンソン症候群の分類

1. 本態性パーキンソン病
   孤発性（突発性）
   家族性（遺伝性）
2. 症候性（二次性）パーキンソン病
   ① 薬物性パーキンソン症候群：抗精神病薬など
   ② 血管障害性：基底核の脳梗塞など
   ③ 脳炎後：日本脳炎など
   ④ 中毒性：マンガン，一酸化炭素，MPTP
      （1-methyl-4-phenyl-1, 2, 3, 6-tetrahydropyridine）
      など
   ⑤ 代謝性：副甲状腺機能低下症など
   ⑥ 脳腫瘍：基底核，前頭葉など
   ⑦ 脳外傷：ボクサー脳症など
   ⑧ 中枢神経系変性疾患：皮質基底核変性症など

瘍，頭部外傷などで起こる振戦，無動，筋強剛などのパーキンソン病に特徴的な症状を共有する疾患を**症候性（二次性）パーキンソン病**という．これと**本態性パーキンソン病**を合わせて，**パーキンソン症候群**と呼ぶ（表4-9）．

　パーキンソン病では，中脳の黒質緻密層のメラニンmelanin含有ドパミン作動性神経の変性，そして脱落が生じ，その結果，黒質からドパミン作動性神経が投影している大脳基底核の線条体でのドパミン量が不足する（図4-6）．またドパミン作動性神経に細胞質内封入体のレビー（レヴィー）小体が出現する．線条体では，ドパミンが抑制系の神経伝達物質として，一方，アセチルコリンが興奮系の伝達物質として働き，両者がバランスをとり合い不随運動の調節を行っている．ドパミン作動性神経の障害により，このバランスがコリン作動性神経側に傾きパーキンソン病症状が出現すると考えられている（仮説）（図4-6, 4-7）．さらに病変は橋の青斑核ノルアドレナリン作動性神経，縫線核セロトニン作動性神経にも及び，進行すると辺縁系，大脳皮質にも広がり，幻想，妄想，認知機能の低下の原因ともなる．

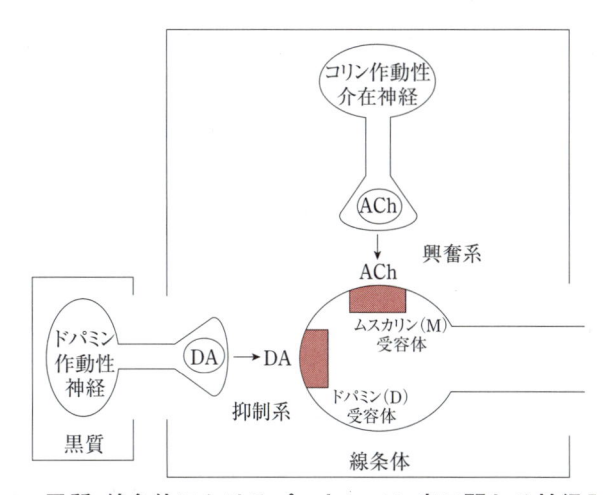

図4-6　黒質-線条体におけるパーキンソン病に関わる神経入出路

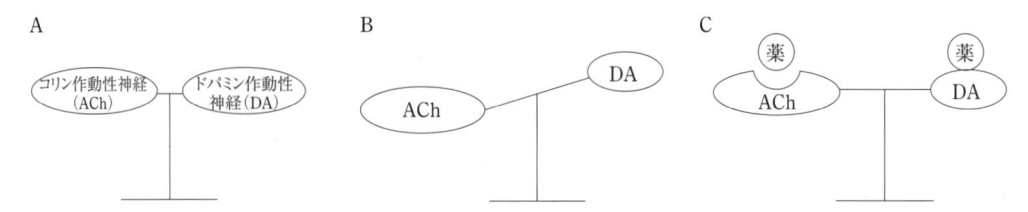

図 4-7　線条体におけるドパミン作動性神経とコリン作動性神経作用のバランス（仮説）
正常な状態において，線条体ではコリン作動性神経から遊離されたアセチルコリン（ACh）が興奮系，ドパミン作動神経から遊離されたドパミン（DA）が抑制系の伝達物質として働き，両者がバランスをとり合い不随運動を調節している(A)．パーキンソン病では，DA 機能が低下し，相対的に ACh 機能が高まっている(B)．そこで治療には，DA 機能を亢進させる薬物，または ACh 機能を抑制する薬物が用いられる．

4-4-2　パーキンソン病（症候群）の治療

　治療の中心は薬物療法である．しかし，薬物療法で改善しない場合や薬物の副作用が強い例などに手術（定位脳手術）が適応される．

　薬物療法では，黒質ドパミン作動性神経系の変性により，線条体で欠乏しているドパミンを補う補充療法が基本である．しかしドパミンは血液-脳関門を通過できないため，その前駆体である L-DOPA（L-3,4-ジヒドロキシフェニルアラニン L-3,4-dihydroxyphenylalanine，レボドパ levodopa）が用いられ，黒質神経において芳香族 L-アミノ酸脱炭酸酵素（L-DOPA 脱炭酸酵素）によって，ドパミンに変換され治療目的を遂げる（図 4-8）．その他，線条体のドパミン受容体は機能しているので，ドパミン受容体作動薬やドパミン作動性神経からのドパミンの放出を促進させるアマンタジン amantadine も治療に用いられる．さらにドパミンの分解を触媒する B 型モノアミン酸化酵素（MAO-B）の選択的阻害薬はレボドパの投与量を節約する目的で用いられる．また，レボドパの分解を促進するカテコール-O-メチル基転位酵素の阻害薬も有効である（図 4-8）．

　一方，線条体において，ドパミン作用（抑制性）とアセチルコリン作用（興奮性）の均衡がアセチルコリン側に傾き，相対的に過剰興奮状態となって不随運動が生じると考えられることから（図 4-7），中枢性のムスカリン受容体遮断薬を用いてこの不均衡を是正する方法もとられる．さらに，神経変性が青班核のノルアドレナリン作動性神経系にも及ぶため，ノルアドレナリン前駆体となるドロキシドパ droxidopa がすくみ足などの改善に用いられる．

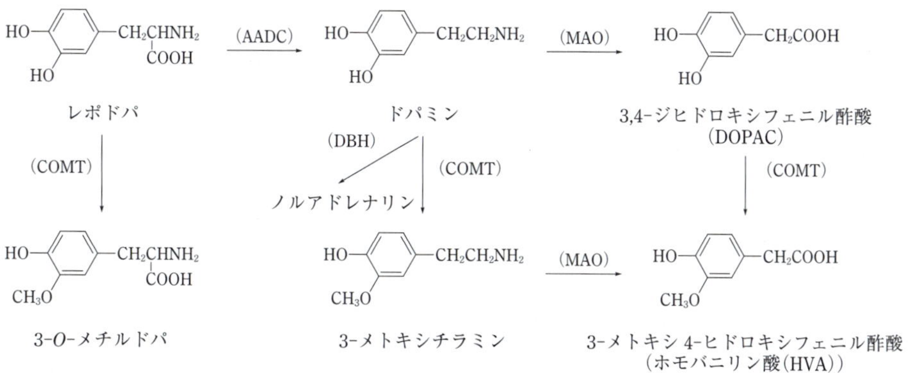

図 4-8　レボドパの主な代謝経路
AADC：芳香族 L-アミノ酸脱炭酸酵素；COMT：カテコール-O-メチル転移酵素；
DBH：ドパミン β-水酸化酵素；MAO：モノアミン酸化酵素

4-4-3　薬物分類

4-4-3-1　ドパミン前駆体

　黒質の変性により線条体では，ドパミンが不足する．そのため補充療法としてドパミン投与が考えられるが，ドパミンは血液-脳関門を通過できない．そこで，血液-脳関門を容易に通過するドパミン前駆体のレボドパが用いられる．レボドパは脳内で芳香族 L-アミノ酸脱炭酸酵素によりドパミンへ変換され，受容体に作用する（図 4-6, 4-8）．さらに末梢でのレボドパのドパミンへの変換を抑制し，脳内への移行効率を高めるため，芳香族 L-アミノ酸脱炭酸酵素阻害薬のカルビドパやベンセラジドが併用される．
　レボドパ，レボドパ＋カルビドパ carbidopa，レボドパ＋ベンセラジド benserazide

4-4-3-2　ドパミン受容体作動薬

　線条体のドパミン受容体は残っているので，ドパミン D_2 受容体を刺激し作用を現す．麦角アルカロイド系と新規でドパミン D_2 受容体に選択性の高い薬物（非麦角アルカロイド系）に分類される．
麦角アルカロイド系
　ブロモクリプチン bromocriptine，ペルゴリド pergolide，カベルゴリン cabergoline
非麦角アルカロイド系
　タリペキソール talipexole，プラミペキソール pramipexole，ロピニロール ropinirole

4-4-3-3　選択的モノアミン酸化酵素B（MAO-B）阻害薬

脳内でドパミンの酸化代謝の大半を担っているMAO-Bを阻害することにより作用する（図4-8）．

　セレギリン selegiline

4-4-3-4　カテコール-*O*-メチル基転移酵素（COMT）阻害薬

末梢でレボドパをメチル化し，代謝するCOMTを阻害することにより，レボドパの血中半減期を延ばして中枢神経系への到達を増加させる（図4-8）．

　エンタカポン entacapone

4-4-3-5　ノルアドレナリン前駆体

脳内でノルアドレナリンとなり，ドパミンと共に不足しているノルアドレナリンを補う．特にすくみ足に有効である．

　ドロキシドパ droxidopa

4-4-3-6　抗コリン作動薬（ムスカリン受容体拮抗薬）

線条体のムスカリン受容体を遮断し，ドパミンの不足で相対的に高まっているコリン作動性神経作用を抑制する．

　トリヘキシフェニジル trihexiphenidyl，ビペリデン biperiden，プロフェナミン profenamine，メチキセン metixene，ピロヘプチン piroheptine，マザチコール mazaticol

4-4-3-7　その他

　アマンタジン amantadine
　ゾニサミド zonisamide

4-4-4 薬 物

4-4-4-1 ドパミン前駆体

（1）レボドパ levodopa（L-3,4-ジヒドロキシフェニルアラニン L-3,4-dihydroxy-phenylalanin（L-DOPA））

　抗パーキンソン病薬の中でもっとも有効な薬物である．生体内では L-チロシンからチロシン水酸化酵素によって合成されるドパミンの前駆体であり，芳香族 L-アミノ酸脱炭酸酵素（L-DOPA 脱炭酸酵素）によってドパミンに変換される（図 4-8）．パーキンソン病による黒質変性，脱落により線条体で不足するドパミンを補うため，血液-脳関門を通過できないドパミンの代わりにレボドパを使用する．脳内で芳香族 L-アミノ酸脱炭酸酵素によりドパミンとなり作用する．単独では，末梢でそのほとんどがドパミンとなってしまうため，カルビドパやベンセラジドなどの末梢性の芳香族 L-アミノ酸脱炭酸酵素阻害薬と併用される．

体内動態：経口投与されたレボドパは消化管から速やかに吸収され，0.5〜3 時間以内に血中濃度は最高に達する（パーキンソン病患者に 1 g を 1 回経口投与）．しかし 95% 以上は末梢で脱炭酸され，脳へ移行するのは 1% 以下である．ラットに ^{14}C-レボドパ 4 mg/kg を 1 回経口投与した時の各組織内濃度は副腎，腎＞肝＞肺，血液＞心，脾，骨格筋，睾丸，胸腺＞脂肪＞脳の順に高く，経時的にみると，いずれの組織でも投与後 1〜2 時間で最高に達し，その後は血中濃度と同様に急速に減少する．レボドパ 1 g を 1 回経口投与すると，24 時間までにほとんどが MAO によって 3,4-ジヒドロキシフェニル酢酸 3,4-dihydroxyphenylacetic acid（DOPAC），および COMT によってホモバニリン酸 homovanillic acid（HVA）に代謝（図 4-8），尿中に排泄される．

臨床適用：パーキンソン病，およびパーキンソン症候群に伴う下記のすべての徴候や症状の治療と予防に有効である．寡動〜無動，筋強剛，振戦，日常生活動作障害，仮面様顔貌，歩行障害，言語障害，姿勢異常，突進現象，膏様顔，書字障害，精神症状，唾液分泌過剰など

副作用：末梢で代謝されたドパミンによる副作用が現れる．
① 消化器症状
　嘔吐中枢の CTZ（chemoreceptor trigger zone）のドパミン D_2 受容体を刺激することによって，悪心，嘔吐，食欲不振が多くの患者に現れる．これらはドパミン D_2 受容体遮断薬のドロペリドンで抑制される．
② 精神・神経症状
　幻覚，妄想，興奮，傾眠，めまい，頭痛，倦怠感，不眠などが起こる．

③ 循環器症状

起立性低血圧，心悸亢進，不整脈などが現れる．

④ その他

急な減量，または中止により，**悪性症候群**（高熱，意識障害，高度の筋硬直，不随運動，ショックなど）が現れる場合がある．

この中で重大な副作用は悪性症候群，錯乱，幻覚，抑うつなどの精神症状，胃潰瘍・十二指腸潰瘍の悪化，溶血性貧血，突発的睡眠などである．

長期投与による問題点：レボドパの長期投与により，効果の低下や不安定さ，また様々な副作用が出現する．

① Wearing off（Up and down）（すり減り）現象

しだいに効果持続時間が短縮していく現象で，患者は薬効がなくなるのを自覚している．1日用量の範囲内で投与回数を増すなどの処置を行う．

② On-off 現象

服用時間や血中濃度には関係なく，急激に症状が悪化したり（off），急に改善したりする（on）現象である．維持量の漸減，または休薬を行う．症状悪化に際しては，他の抗パーキンソン病薬の併用等の処置を行う．

③ No on/delayed on 現象

効果が発現しなかったり（no on），効果発現に時間がかかったりする（delayed on）現象である．

④ ジスギネジア

精神疾患治療薬を長期にわたって服用中に出現する持続性の不随意運動の総称である．臨床的には，舞踏様運動が最も多い．

⑤ ジストニア

不随運動の1つで，四肢，体躯をゆっくりとねじり，あるいはねじる姿勢を一定時間行う．薬の作用が不十分な状態で起こる．

（2）レボドパへカルビドパ carbidopa の併用，レボドパへベンセラジド benserazide の併用

血液-脳関門を通過しない末梢性の芳香族 L-アミノ酸脱炭酸酵素阻害薬のカルビドパやベンセラジドと併用することにより，効率よくレボドパを脳内へ移行することができ，レボドパの副作用を軽減することができる．具体的には，① レボドパ投与量を 1/4～1/5 に減量，② 末梢性副作用の悪心，嘔吐，不整脈を軽減，③ 速い効果発現と高い安定性，④ 芳香族 L-アミノ酸脱炭酸酵素の補酵素であるビタミン B_6 によるレボドパの代謝促進作用の低下などの利点がある．しかし，ジスキネジアなどの中枢性神経症状や精神症状の副作用はレボドパ単独よりも起こりやすい．

4-4-4-2　ドパミン受容体作動薬

線条体のドパミン D_2 受容体に直接作用して抗パーキンソン病活性を現す．高齢者でない初期

軽症患者の治療開始時の第一選択薬である．レボドパよりも効力は弱いが，作用の持続時間が長く，長期投与のよる wearing off や on-off 現象，ジスギネジアなども起こりにくい．麦角アルカロイド系のブロモクリプチン，ペルゴリド，カベルゴリンと非麦角アルカロイド系で新規の比較的ドパミン D_2 受容体に選択性の高いタリペキソール，プラミペキソール，ロピニロールが用いられる．ただし，急な減量や中止によって悪性症候群が現れることがある．

(1) 麦角アルカロイド系

ブロモクリプチン bromocriptine

このグループの薬物の中では選択的にドパミン D_2 受容体に作用する．ドパミン D_1 受容体に対する作用は弱い．パーキンソン病症候群の治療の他に，成長ホルモン過剰分泌による下垂体性巨人症や末端肥大症にも用いられる．またプロラクチン分泌を抑制するので，乳汁漏出症，高プロラクチン血性排卵障害や下垂体腺腫にも有効である．

ブロモクリプチンの最高血中濃度は投与 3.2 時間後で，半減期は約 10 時間である（健常成人に 2.5 mg を 1 回経口投与）．

副作用：麦角アルカロイド系は**心臓弁膜症**を誘発し，心不全を起こしやすい．その既往症がある患者，ならびに投与中，心エコーでそれが確認された場合には投与しない．重大な副作用はショック，悪性症候群，胸膜炎，心臓弁膜症，後腹膜線維症，幻覚・妄想・せん妄などの精神症状，胃・十二指腸潰瘍，痙攣，突発的睡眠などである．その他，過敏症（発疹），ジスキネジア，眼（視覚異常，霧視），肝臓障害，循環器障害，消化器障害などがある．

ペルゴリド pergolide，カベルゴリン cabergoline

ドパミン D_1，D_2 受容体の両方に作用する．

ブロモクリプチンよりも血中半減期が長く 1 日 1 回の投与で有効血中濃度が保たれる．

ペルゴリド（健常成人に 138 μg を 1 回経口投与）とカベルゴリン（健常成人に 2 mg を 1 回経口投与）の最高血中濃度はそれぞれ投与 1〜3 時間と 1.9 時間後で，半減期は 15〜42 時間と 43 時間である．

(2) 非麦角アルカロイド系

タリペキソール talipexole，プラミペキソール pramipexole，ロピニロール ropinirole

ドパミン受容体作動薬の中で**第一選択薬**として使用される．

タリペキソールとプラミペキソールはドパミン D_2 受容体に選択的に作用するのに対して，ロピニロールは構造がドパミンに類似しており，ドパミン D_2/D_3 受容体の親和性の比がドパミンに近い．ジスギネジアや幻想の発現が少ない．

タリペキソールの最高血中濃度は投与約 2 時間後で，半減期は約 5 時間である（健常成人に食後，1 回経口投与）．プラミペキソールの最高血中濃度は投与 1.5 時間後で，半減期は 7.7 時間である（健康成人に 0.1 mg を空腹時に 1 回経口投与）．

副作用：非麦角アルカロイド系は食欲不振などの消化器症状が麦角アルカロイド誘導体に比べ少ない．しかし眠気が起こりやすいので，**突発的睡眠**になる頻度が高い（特にプラミペキソー

ルとロピニロール）．重大な副作用は突発的睡眠，悪性症候群，幻覚・妄想・せん妄などである．その他，悪心，食欲不振などの消化器症状，興奮，不安などの精神神経症状，めまい，起立性低血圧などの循環器症状，肝臓障害，腎臓障害などがある．

4-4-4-3　選択的モノアミン酸化酵素B（MAO-B）阻害薬

（1）セレギリン seregiline

レボドパ治療において，十分な効果の得られなかったパーキンソン病患者にレボドパと併用して使用する．

モノアミン酸化酵素（MAO）には，セロトニン serotonin，ノルアドレナリン noradrenaline，アドレナリン adrenaline を基質にする A 型とベンジルアミンなどを基質にする B 型がある．ドパミン，チラミン tyramine，トリプタミン tryptamine は両者の基質となる．セレギリンは選択的に MAO-B を阻害し，線条体においてドパミンの分解を抑制する．そのため非特異的 MAO 阻害薬の投与を受けている患者がチラミンを多く含む食品（チーズやワイン）を摂った場合に生じる致死症状を起こす可能性は少ない．しかし，1日 10 mg 以上の投与は MAO-A にも作用する．また，三環系抗うつ薬（4-8　催眠薬・抗不安薬（鎮静薬）参照）を投与中，あるいは中止後 14 日間以内，さらに SSRI や SNRI（4-8　催眠薬・抗不安薬（鎮静薬）参照）を投与中には注意が必要である．

セレギレンの最高血中濃度は投与 0.08〜2.42 時間後で，半減期は 0.22〜1.47 時間である（健常成人に 2.5〜15 mg を1回経口投与）．

副作用：重大な副作用は幻覚・妄想・錯乱・せん妄，狭心症の発現，または増悪，悪性症候群，低血糖，胃潰瘍である．その他，不随意運動，興奮などの精神神経症状，悪心・嘔吐，食欲不振などの消化器症状，起立性低血圧，動悸などの循環器症状，肝臓障害，過敏症（発疹）などがある．

4-4-4-4　カテコール-*O*-メチル基転移酵素（COMT）阻害薬

（1）エンタカポン entacapone

レボドパ levodopa・カルビドパ carbidopa，またはレボドパ・ベンセラジド benserazide と併用し，パーキンソン病症状の日内変動（wearing off 現象）改善の目的で使用される．末梢でのレボドパから 3-*O*-メチルドパの反応を触媒する COMT を阻害することで（図 4-8），レボドパの高い血中濃度を維持することにより脳内への移行効率を上げる．レボドパ長期投与による wearing off 現象を改善する．

副作用：レボドパ作用の増強によるジスキネジア，消化管症状，起立性低血圧，肝障害がある．重大な副作用は悪性症候群，横紋筋融解症，突発性睡眠，幻覚・幻視・幻聴・錯乱などの精神症状，肝機能障害である．その他，皮疹，蕁麻疹などの皮膚障害，不眠症，悪夢などの精神障

害，失神，回転性めまい，運動低下，ジスキネジア，ジストニアなどの神経系障害，鼓腸，便秘，悪心，食欲不振，嘔吐などの胃腸障害などがある．

4-4-4-5　ノルアドレナリン前駆体

（1）ドロキシドパ droxydopa

L-トレオ-ジヒドロキシフェニルセリン L-threo-dihydroxyphenylserine で芳香族 L-アミノ酸脱炭酸酵素により，ノルアドレナリンに変換される．パーキンソン病でドパミンと共に欠乏しているノルアドレナリンの補充療法として用いられる．ノルアドレナリン欠乏は錐体外路症状，うつ状態，自律神経症状の一因とされ，ドロキシドパはすくみ足や姿勢反射の改善に有効である．末梢性芳香族 L-アミノ酸脱炭酸酵素阻害薬の併用により，レボドパ同様，脳内への移行効率が高まると同時に，末梢での副作用を抑えることができる．起立性低血圧にも有効であるが，過度の血圧上昇を生じることがあるので，注意する必要がある．

血中濃度は投与 2 時間後に最高値に達し，その後比較的速やかに減少して（半減期約 1.5 時間），12 時間後にはほとんど消失する（健常成人に 100 mg，または 300 mg を 1 回経口投与）．

副作用：重大な副作用は悪性症候群，白血球減少・無顆粒球症・好中球減少・血小板減少などの血液障害である．その他，幻覚・妄想・夜間せん妄・不随意運動などの精神神経症状，悪心・嘔吐，食欲不振などの消化器症状，血圧上昇，動悸などの循環器症状，肝臓障害などがある．

4-4-4-6　抗コリン作動薬（ムスカリン受容体拮抗薬）

以前は，パーキンソン病における薬物療法の中心であったが，レボドパやドパミン受容体作動薬の登場により，現在では補助的な役割である．線条体でのドパミン欠乏に伴う相対的なコリン作動性神経系作用の亢進に対して抑制的に作用する．中枢神経系に対する作用が強く，末梢に対する作用は弱い．初期のパーキンソン病（軽症）や振戦の強い場合には，第一選択薬として使用され，抗精神病薬によって生じる薬物性パーキンソン症候群に対しては，レボドパとドパミン受容体作動薬は効果がなく，本薬が有効である．

（1）トリヘキシフェニジル trihexyphenidyl，（2）ビペリデン biperiden，（3）プロフェナミン profenamine，（4）メチキセン metixene，（5）ピロヘプチン piroheptine，（6）マザチコール mazaticol

本態性ならびに症候性パーキンソン病に使用される．

トリヘキシフェニジルの最高血中濃度は投与 1.2 時間後で，半減期は 17.6 時間である（健常成人男子に 8 mg を空腹時 1 回経口投与）．

副作用：ムスカリン受容体遮断が副作用となって現れる．末梢性では，口渇，かすみ目，散瞳，緑内障悪化，尿閉塞や胃腸運動障害で，中枢性では，精神症状（幻覚，錯乱，せん妄）や**認知・記憶障害**が出現しやすくなるので，高齢者への長期投与は避けるべきである．この中で，重大な副作用は悪性症候群，精神錯乱，幻覚，せん妄などの精神症状，閉塞隅角緑内障である．

4-4-4-7 その他

（1）アマンタジン amantadine

A型インフルエンザの予防，治療薬であり（第12章参照），抗パーキンソン病作用も有する．また，脳梗塞後遺症に伴う意欲・自発性低下の改善にも用いられる（4-7 抗認知症薬，脳循環代謝改善薬参照）．線条体のドパミン作動性神経からのドパミン放出を促進するなど，ドパミン系の賦活化作用と考えられているが，その作用機序は不明である．通常はレボドパに併用されるが，軽症の場合には単独でも用いられる．レボドパの長期投与で誘発されるジスギネジアに有効であるとされる．

最高血中濃度は投与2〜3時間後で，半減期は10〜12時間である（健常成人に空腹時50 mg，または100 mgを1回経口投与）．

副作用：重大な副作用は悪性症候群，皮膚粘膜眼症候群，視力低下を伴うびまん性表在性角膜炎・角膜上皮浮腫様症状，心不全，肝機能障害，腎障害，意識障害，幻覚，妄想などの精神症状などである．その他，不安，気分高揚などの精神症状，視調節障害（霧視等），便秘，下痢，食欲不振，悪心・嘔吐などの消化器症状，血圧下降，動悸などの循環器障害などがある．

（2）ゾニサミド zonisamide

日本で開発された代表的な抗てんかん薬であり，抗パーキンソン病作用も示す．線条体のMAO-B阻害作用とドパミン作動性神経のドパミン合成と遊離を促進することにより，ドパミン濃度を高める．レボドパに，他の抗パーキンソン病薬を使用しても十分に効果が得られなかった場合に併用する．

最高血中濃度は投与約4（1〜10）時間後で，半減期は約94時間である（健常成人に空腹時25 mgを1回経口投与）．

副作用：重大な副作用は悪性症候群，皮膚粘膜眼症候群，過敏症症候群，再生不良性貧血・無顆粒球症・赤芽球癆・血小板減少などの血液障害，急性腎不全，間質性肺炎，肝機能障害などである．その他，過敏症（発疹，湿疹，瘙痒感），眠気，気力低下，ジスキネジアなどの精神神経症状，血圧低下，動悸，起立性低血圧などの循環器障害，食欲不振，悪心，口渇，胃不快感などの消化器症状などがある．

表4-10 抗パーキンソン病薬にみられる代表的な副作用

1. 消化器症状
2. ジスキネジア
3. せん妄，幻覚（幻視），妄想
4. 心臓弁膜症
5. 突発的睡眠
6. 悪性症候群

1と2はレボドパとドパミン受容体作動薬，3と6は抗パーキンソン病薬に共通，4は麦角アルカロイド系，5は非麦角アルカロイド系に現れやすい．

表 4-11 抗パーキンソン病薬

カテゴリー	薬物名（一般名）	作用機序	適応	備考
ドパミン関連薬 / ドパミン前駆体	レボドパ，レボドパヘカルビドパの併用，レボドパヘベンセラジドの併用	黒質の変性により線条体では，ドパミンが不足している．そのため補充療法として，血液-脳関門を通過できないドパミンの代わりに容易に通過するドパミン前駆体のレボドパを用いる．レボドパは脳内で芳香族 L-アミノ酸脱炭酸酵素によりドパミンへ変換され，受容体に作用する．	本態性ならびに症候性パーキンソン病	末梢でのレボドパのドパミンへの変換を抑制し移行効率を高めるため，通常では，芳香族 L-アミノ酸脱炭酸酵素阻害薬（カルビドパ，ベンセラジド）が併用される．
ドパミン関連薬 / ドパミン受容体作動薬	麦角アルカロイド系 ブロモクリプチン，ペルゴリド，カベルゴリン 非麦角アルカロイド系 タリペキソール，プラミペキソール，ロピニロール	線条体のドパミン D_2 受容体を刺激し，作用を現す．麦角アルカロイド系と新規でドパミン D_2 受容体に選択性の高い非麦角アルカロイド系に分類される．	パーキンソン症候群，産褥性乳汁分泌抑制，乳汁漏出症，高プロラクチン血性排卵障害，高プロラクチン血性下垂体腺腫（外科的処置を必要としない場合に限る），下垂体性巨人症，末端肥大症	ペルゴリド，タリペキソール，プラミペキソール，ロピニロールはパーキンソン病だけの適応である．
カテコールアミン代謝酵素阻害薬 / 選択的モノアミン酸化酵素 B（MAO-B）阻害薬	セレギリン	脳内でドパミンの酸化代謝の大半を担っている MAO-B を阻害することにより作用する．	レボドパ治療において，十分な効果が得られていないパーキンソン病	レボドパと併用して用いられる．
カテコールアミン代謝酵素阻害薬 / カテコール-O-メチル基転移酵素（COMT）阻害薬	エンタカポン	末梢でレボドパをメチル化し，代謝する COMT を阻害することにより，レボドパの血中半減期を延ばして中枢神経への到達を増加させる．	レボドパ・カルビドパ，またはレボドパ・ベンセラジドとの併用により日内変動（wearing-off 現象）の改善	
ノルアドレナリン前駆体	ドロキシドパ	脳内の青斑核変性により不足しているノルアドレナリンを補う．	パーキンソン病におけるすくみ足，また立ちくらみの改善	
抗コリン作動薬（ムスカリン受容体拮抗薬）	トリヘキシフェニジル，ビペリデン，プロフェナミン，メチキセン，ピロヘプチン，マザチコール	線条体のムスカリン受容体を遮断し，ドパミンの不足で相対的に高まっているコリン作動性神経作用を抑制する．	本態性ならびに症候性パーキンソン病	
その他	アマンタジン	線条体のドパミン作動性神経からのドパミン放出を促進するなど，ドパミン系の賦活化作用と考えられているが，その作用機序は不明である．	パーキンソン症候群，A 型インフルエンザウイルス感染症，脳梗塞後遺症に伴う意欲・自発性低下の改善	通常はレボドパに併用されるが，軽症の場合には単独で用いられる．
その他	ゾニサミド	線条体の MAO-B 阻害作用とドパミン作動神経のドパミン合成と遊離を促進することにより，ドパミン濃度を高める．	パーキンソン病	レボドパに他の抗パーキンソン病薬を使用しても十分に効果が得られなかった場合に用いられる．

第4章 中枢神経薬理

抗パーキンソン病薬

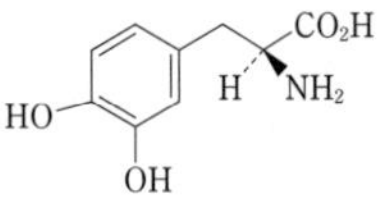

レボドパ 局

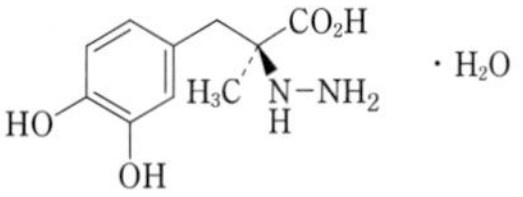

カルビドパ水和物 局

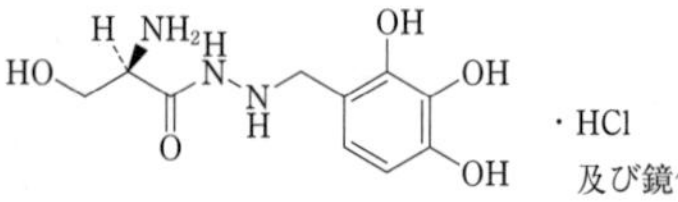

ベンセラジド塩酸塩 局
及び鏡像異性体

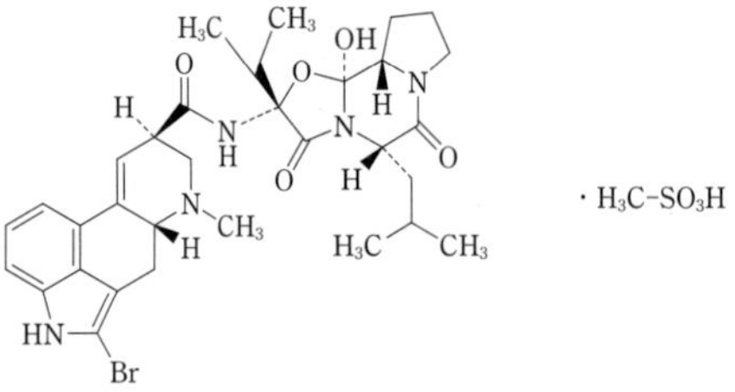

ブロモクリプチンメシル酸塩 局

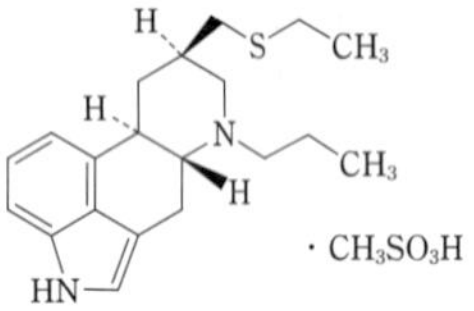

ペルゴリドメシル酸塩

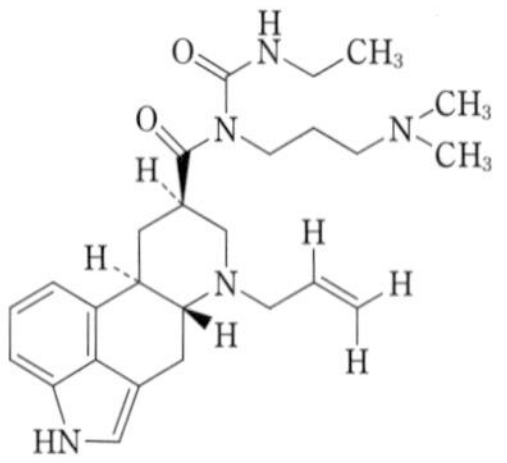

カベルゴリン

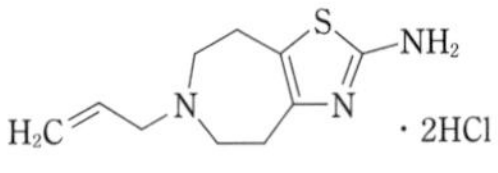

タリペキソール塩酸塩

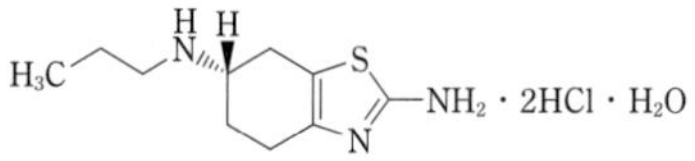

プラミペキソール塩酸塩水和物

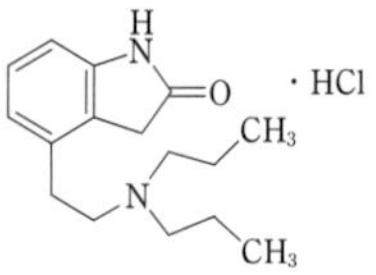

ロピニロール塩酸塩

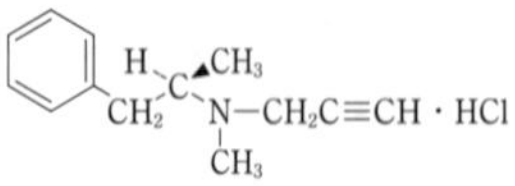

セレギリン塩酸塩

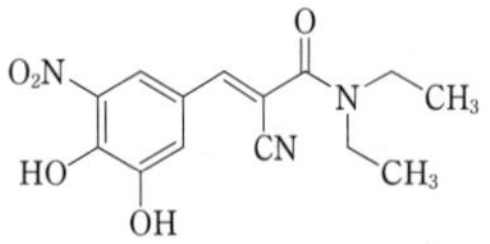

エンタカポン

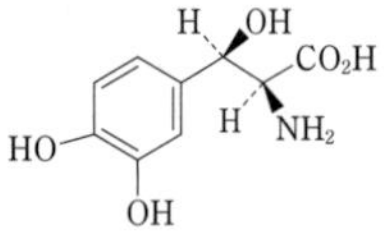

ドロキシドパ 局

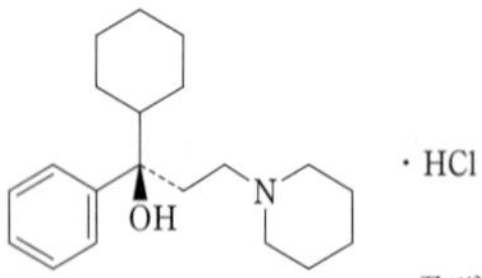

トリヘキシフェニジル塩酸塩 局
及び鏡像異性体

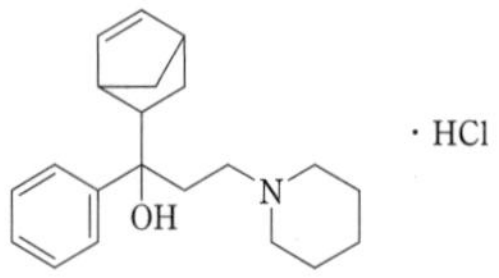

ビペリデン塩酸塩 局

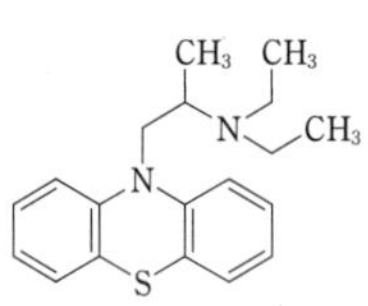

プロフェナミン

メチキセン塩酸塩　　　　ピロヘプチン塩酸塩　　　　マザチコール塩酸塩

アマンタジン塩酸塩®　　　ゾニサミド

4-5 抗てんかん薬

　てんかんは大脳神経細胞の過剰な興奮が突然起こり，発作（強直-間代痙攣発作，欠神発作など）を繰り返す病態である．この発作を予防，または治療するのが抗てんかん薬である．様々な発作の型があり，その型（症状）に適した抗てんかん薬を選択することが重要である．抗てんかん薬は中枢抑制薬であり，興奮部位を抑制し発作を抑える．しかし，安全域が狭いので，血中薬物濃度を監視しながら投与される．また痙攣の治療に用いられる多くの抗痙攣薬はてんかんの治療にも使用される．

4-5-1　背景（歴史）

　最初に用いられた抗てんかん薬は19世紀末のブロマイド（KBr）であった．その後，20世紀に入ってフェノバルビタール phenobarbital がてんかんの発作を抑制することが確認され，抗てんかん薬の原型となった．1938年にメリットとプットマンは電気刺激による痙攣発作をジフェニルヒダントイン diphenylhydantoin（後のフェニトイン phenytoin）が抑制することを発見した．その後，多くの薬物が開発され，多剤併用療法が行われた．さらに2000年代には，クロバザム clobazam，ラモトリギン lamotrigine，ガバペンチン gabapentin，トピラマート topiramate などの新しい抗てんかん薬が開発された．現在のてんかんの薬物療法は薬物の臨床応用と作用機序，ならびにてんかんの発作型の理解が深まり，発作型に適した薬物を選び，1種類の薬物を発作の抑制ができるまで，血中薬物モニタリングを行いながら，十分な量を用いることによって治療することを原則としている．

4-5-2 てんかん

大脳皮質における神経細胞の異常な興奮によって起こる反復性の発作を主徴とする慢性疾患である．症状は多彩であり（意識消失，痙攣，また運動，知覚，自律神経系，ならびに精神機能障害など），通常，脳波異常を伴う（図 4-9）．

てんかんの有病率は約 200 人に 1 人の割合で，真性てんかんでは，生後 2 歳までの間と思春期に最も多く発症する．

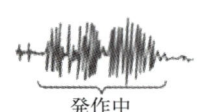

強直-間代発作　　欠神発作　　ミオクロニー発作　単純部分発作（焦点発作）　複雑部分発作（精神運動発作）

図 4-9　てんかんの脳波
（イヤーノート内科・外科編（2008年度版），メディックメディア）

4-5-3 てんかんの分類

4-5-3-1 原因による分類

てんかんは原因によって，**真性（突発性）てんかん**と**症候性てんかん**に分類される．

1）真性（突発性）てんかん

原因不明であるが，遺伝的要因によることが多い．小児期から思春期に初発する．原因遺伝子が特定されているものもある．

2）症候性てんかん

原因が明らかである．原因として，頭部外傷，脳腫瘍，脳血管障害，脳変性疾患，中毒などがあり，二次的に発症するものである．

4-5-3-2 臨床的・脳波学的分類

国際抗てんかん連盟 International League Against Epilepsy（ILAE）によって 1981 年に臨床的，脳波学的にてんかん発作が分類された（表 4-12，図 4-9）．この分類は 1984 年に改定され，さらに 1989 年に"ある一人の患者がどのような型のてんかんか"を診断するために「てんかん，てんかん症候群，および関連発作性疾患の分類」も作成された．1984 年に改定された分類は複雑であるので，本書では 1981 年の分類を示す（表 4-12）．大きくは発作が一側の大脳半球の一部から始まる**部分発作**と両側半球が起源である**全般発作**に分けられる．

その他，乳児・小児に見られる代表的なてんかん症候群に Early infantile epileptic encephalopathy with suppression burst（E.I.E.E.（早期てんかん性脳症）），West 症候群と Lennox 症候群がある．

表 4-12　International League Against Epilepsy（ILAE）によるてんかんの分類（1981）

Ⅰ．部分（焦点，局所）発作
A．単純部分発作（意識の消失はない）　　　　　≒皮質焦点発作*
B．複雑部分発作（意識障害を伴う）　　　　　　≒精神運動発作*，（自律神経発作*）
C．部分発作から二次的に全般発作に進展するもの
Ⅱ．全般発作（痙攣性，非痙攣性）
A．1．欠神発作　　　　　　　　　　　　　　　≒小発作*
2．非定型欠神
B．ミオクロニー発作　　　　　　　　　　　　　≒ミオクローヌスてんかん*
C．間代発作
D．強直発作　　　　　　　　　　　　　　　　　≒大発作*
E．強直-間代発作
F．脱力発作（失立）
Ⅲ．未分類のてんかん発作

*抗てんかん薬の選択に用いられる Gibbs の分類（旧分類）との比較．

（1）部分発作

① 単純部分発作

意識障害がなく，比較的・単純な症状を呈する．脳の一部に発生場所があり，その部分に限局した痙攣や知覚障害が現れる．**皮質焦点発作**とも呼ばれる．

② 複雑部分発作

意識障害を伴い，外部の刺激に反応しなくなる．同時に舌なめずり，舌打ち，無意味に服をいじる，訳のわからぬことを口走るなどの異常行動，また攻撃的の行動が見られる．**精神運動発作**とも呼ばれる．

③ 二次性全般化発作

部分発作から始まり，全身痙攣発作（全般発作）に進展する場合をいう．部分発作の半数で見られる．

（2）全般発作

① 欠神発作

突然始まる十数秒で終わる短時間の意識障害発作で，痙攣を伴わない．表情はうつろになり，それまで続けていた行為を突然中断するが，発作が終わると何事もなかったようにそれまでの行為を平然と続ける．**小発作**とも呼ばれる．

② ミオクロニー発作

全身の筋肉の収縮と弛緩を繰り返す間代性痙攣である．意識消失はない．**ミオクローヌスてんかん**とも呼ばれる．

③ 間代発作
ミオクロニー発作が短時間のうちに周期的に繰り返す．
④ 強直発作
数秒の短い強直性痙攣を生じる．
⑤ 強直-間代発作
突然意識を失い倒れ，四肢・躯幹を突っ張る強直性痙攣，次いで間代性痙攣に移行する．発作の全経過時間は5分程度であるが，その後昏迷状態を経て睡眠へと移行する場合が多い．この間の発作の記憶はない．**大発作**とも呼ばれる．
⑥ 脱力発作（失立発作）
意識消失と筋緊張の低下が突然現れ，転倒する．小児にみられる．

（3）乳児・小児てんかん

① Early infantile epileptic encephalopathy with suppression burst（E.L.E.E.）
乳児期早期に発症し，屈筋群を中心とした部分的な痙攣を起こす．West症候群へ移行する確率が高い．

② West症候群
一歳前後の乳児期に起こる短時間の前屈型発作を主徴とする．上体と頭部を強く前屈し，瞬間的に全身の筋肉に強直性痙攣が生じる．Lennox症候群や強直-間代発作へ移行する．**点頭てんかん**とも呼ばれる．

③ Lennox症候群
3～5歳に好発し，強直発作や脱力発作，また非定形型欠神発作が混在して現れる．瞬時に転倒する．症候性全般発作に含まれる難治性てんかんである．

（4）てんかん重積状態

てんかん発作の型ではなく，状態を表す．てんかん発作が30分以上にわたって持続するか，断続的に反復してその間意識が回復しない状態をいう．生命に危機が及ぶ場合もある．

4-5-4 てんかんの治療

薬物療法が中心となる．多剤併用ではなく，発作型に適合した薬物を単独で使用するのが原則である．しかし薬物に抵抗性を示す難治性のてんかんが全体の20％程度あり，外科手術も考慮される．抗てんかん薬は長期服用されるので，副作用や薬物相互作用に十分に配慮し，薬物の血中濃度モニタリングを行いながら使用する．

4-5-5 薬物分類（作用機序）

作用機序により大きく2つに分類される．イオンチャネルに作用し，その機能を抑制，または活性化するものとGABA受容体機能を促進するものである．その他，炭酸脱水素酵素を阻害し

て，効果を発揮するものもある．1つの薬物が2つ以上の作用機序をもつものが多い．ここには薬物の主要な作用部位を挙げた．

4-5-5-1 イオンチャネルの抑制または活性化

A. Na^+ チャネルの抑制
　　バルプロ酸ナトリウム sodium valproate, ヒダントイン hydantoin 系, カルバマゼピン carbamazepine, バルビツール酸 barbituric acid 系
B. Ca^{2+} チャネル（T型）の抑制（興奮性神経系の前シナプス Ca^{2+} チャネル抑制）
　　エトスクシミド ethosuximide, バルプロ酸ナトリウム
C. K^+ チャネルの活性化
　　バルプロ酸ナトリウム

4-5-5-2 GABA$_A$ 受容体の機能促進

A. GABA$_A$ 受容体のピクロトキシン結合部位に作用
　　ピクロトキシン結合部位に結合し，Cl^- チャネルの開口を延長する．
　　バルビツール酸系
B. GABA$_A$ 受容体のベンゾジアゼピン benzodiazepine 結合部位に作用
　　ベンゾジアゼピン結合部位に結合し，GABA の受容体への結合を増大させ，Cl^- の細胞内への流入を促進する．
　　ベンゾジアゼピン系
C. GABA トランスアミナーゼ阻害
　　GABA の分解を抑制する．
　　バルプロ酸ナトリウム，ヒダントイン系

4-5-5-3 炭酸脱水酵素阻害

炭酸脱水酵素を阻害して中枢神経系の異常興奮を抑制する．
　　アセタゾラミド acetazolamide, スルチアム sultiam

4-5-5-4 その他

トリメタジオン trimethadione, アセチルフェネトライド acetylpheneturide, ゾニサミド zonisamide, ガバペンチン gabapentin, トピラマート topiramate, ラモトリギン lamotrigine, ACTH, ビタミン B$_6$ vitamine B$_6$

4-5-6 薬物分類（構造的）

4-5-6-1　バルビツール酸 barbituric acid 系

GABA_A 受容体のピクロトキシン結合部位に結合し，Cl⁻ チャネルの開口を促進して神経活動を抑制する．Na⁺，Ca²⁺ チャネル機能には抑制的に働く．欠神発作を除く，強直-間代発作，部分発作，点頭てんかんなど，すべてのてんかんに有効である．

　フェノバルビタール phenobarbital，プリミドン primidone

4-5-6-2　ヒダントイン hydantoin 系

Na⁺ チャネル機能を抑制（回復を遅延させる）し，Na⁺ 流入を阻害して神経活動を抑える．欠神発作を除く，強直-間代発作，部分発作，点頭てんかんなど，すべてのてんかんに有効である．

　フェニトイン phenytoin，エトトイン ethotoin

4-5-6-3　イミノスチルベン iminostilbene 系

Na⁺ チャネルを抑制し，Na⁺ 流入をブロックして神経興奮を抑える．**部分発作の第一選択薬**となる．

　カルバマゼピン carbamazepine

4-5-6-4　カルボン酸 carboxylic acid 系

Na⁺ や Ca²⁺ チャネル機能を抑制する．また K⁺ チャネル機能を活性化する．さらに GABA トランスアミナーゼを阻害し，抑制性シナプスでの GABA 量を増加させる．これらの総合作用によって神経活動を抑える．すべてのてんかんに有効で，特に**全般発作の第一選択薬**である．

　バルプロ酸ナトリウム

4-5-6-5　オキサゾリジン oxazolidine 系

エトスクシミドは電位感受性 T 型 Ca²⁺ チャネル機能を抑制する．しかしながらトリメタジオンの作用機序は不明である．欠神発作，ミオクロニー発作，失立（無動）発作，点頭てんかんに有効である．

　エトスクシミド ethosuximide
　トリメタジオン trimethadione

4-5-6-6　スルホンアミド sulfonamide 系

炭酸脱水酵素を阻害して中枢神経系の異常興奮を抑制すると考えられる．欠神発作，強直-間代発作，単純部分発作などに有効である．

アセタゾラミド acetazolamide，スルチアム sultiame

4-5-6-7　フェニル尿素系

作用機序は不明である．強直-間代発作，皮質焦点発作，精神運動発作，自律神経発作などの部分発作に有効である．

アセチルフェネトライド acetylpheneturide

4-5-6-8　ベンゾジアゼピン benzodiazepine 系

$GABA_A$ 受容体のベンゾジアゼピン結合部位に結合し，GABA の受容体への結合を増大させ，Cl^- の細胞内への流入を促進して神経活動を抑制する．ジアゼパムは**てんかん重積症の第一選択薬**であり，小児の熱性痙攣，およびてんかんの痙攣発作の改善に用いられる．クロナゼパムはミオクロニー発作，失立（無動）発作，点頭てんかん，精神運動発作，自律神経発作に有効である．また，クロバザムは他の抗てんかん薬で十分な効果が認められないてんかんに用いる．

ジアゼパム diazepam，クロナゼパム clonazepam，クロバザム clobazam

4-5-6-9　ベンゾイソキサゾール系

詳細な作用機序は不明である．様々なてんかん発作に有効である．

ゾニサミド zonisamide

4-5-6-10　その他

トピラマート topiramate，ラモトリギン lamotrigine，ガバペンチン gabapentine，ACTH，ビタミン B_6 vitamin B_6

4-5-7 薬　物

4-5-7-1　バルビツール酸系

（1）フェノバルビタール phenobarbital

　催眠，麻酔作用を現さない用量で，有効な抗痙攣作用を示す．欠神発作を除く，強直-間代発作，部分発作，点頭てんかんなど，すべてのてんかんに有効である．
　$GABA_A$ 受容体機能を活性化し，Cl^- の流入を促進して神経活動を抑制する．Na^+ や Ca^{2+} チャネル機能も抑制する．
　最高血中濃度は投与後 1〜2.4 時間で達し，半減期は 95〜131 時間（健常成人に 1 回経口投与）と長い．

副作用：眠気，運動失調などが現れ，慢性投与で耐性が形成される．投薬を急に中止すると強直-間代痙攣を誘発するので，徐々に減量する必要がある．また，肝薬物代謝酵素（CPY3A）を誘導するので，薬物相互作用に注意する必要がある．重大な副作用は皮膚粘膜眼症候群，中毒性表皮壊死症，過敏症症候群，薬物依存症，顆粒球減少や血小板減少などの血液障害，肝機能障害，呼吸抑制などである．その他，猩紅熱様・麻疹様・中毒疹様発疹などの過敏症，血小板減少，巨赤芽球性貧血などの血液異常，腎臓障害，眩暈，頭痛，せん妄，昏迷などの精神神経症状，食欲不振などの消化器症状，くる病，骨軟化症，歯牙の形成不全などの骨・歯障害などがある．

（2）プリミドン primidone

　生体内で，フェノバルビタールとフェニルエチルマロンアミドに代謝されるが，これらも抗てんかん作用を有し，臨床効果は三者によってもたらされる．欠神発作を除く，すべてのてんかんに有効である．
　プリミドンの最高血中濃度は投与後約 12 時間で達し，半減期は約 19 時間である．一方，フェノバルビタールとフェニルエチルマロンアミドの最高血中濃度は投与後，それぞれ約 52 時間と 36 時間で達し，半減期は約 125 時間と 27 時間（健常成人に空腹時 600 mg を 1 回経口投与）である．約 50％ が血漿タンパク質と結合する．
　フェノバルビタールと同じ作用機序であり，副作用も類似している．

4-5-7-2　ヒダントイン系

（1）フェニトイン phenytoin（ジフェニルヒダントイン diphenylhydantoin）

　電気刺激による動物の痙攣を抑制する薬物として開発された．欠神発作を除くすべてのてんかんに有効である．欠神発作をかえって悪化させる．Na^+ チャネル機能を抑制し，Na^+ 流入をブ

ロックして神経興奮を抑える．高濃度で GABA の代謝を抑制する．

90％ が血漿タンパク質と結合する．最高血中濃度は投与後約 4 時間で達し，半減期は 10〜34 時間と長い（健常成人に 100 mg を 1 回経口投与）．

副作用：運動失調，眼球振とう，めまいなどの中枢神経症状が血中濃度 20 μg/mL を超えると発症するが，減量すると消失する．また歯肉の過形や無顆粒球症，血小板減少などの血液障害，異所性発毛症（多毛），ビタミン D 代謝障害による骨軟化症や低カルシウム血症，葉酸吸収障害よる巨赤芽球貧血がある．重大な副作用は皮膚粘膜眼症候群や中毒性表皮壊死症，過敏症症候群，発熱，紅斑，関節痛，肺炎などの全身エリテマトーデス（SLE）様症状，汎血球減少，無顆粒球症，単球性白血病，血小板減少などの血液障害，肝機能障害，間質性肺炎，悪性リンパ腫やリンパ節腫脹，小脳萎縮，横紋筋融解症，急性腎不全・間質性腎炎などである．

（2）エトトイン ethotoin

フェニトインに類似した作用を示す．

4-5-7-3 イミノスチルベン系

（1）カルバマゼピン carbamazepine

三環系抗うつ薬に類似のイミノスチルベン核をもつ抗てんかん薬であり，すべての**部分発作の第一選択薬**である．欠神発作以外の全般発作，特に強直-間代発作にも有効である．また躁病，躁うつ病の躁状態や統合失調症の興奮状態，さらに三叉神経痛にも用いられる．Na^+ チャネル機能を抑制し，Na^+ 流入をブロックして神経興奮を抑える．

最高血中濃度は投与後 4〜24 時間で達し，半減期は約 36 時間である（健常成人に 1 回経口投与）．血漿タンパク質に 70〜80％ 結合する．CYP3A4 にとって主に代謝されるが，CYP3A4 をはじめとする酵素の誘導作用がある．

副作用：重大な副作用は白血球減少，再生不良性貧血などの骨髄障害，皮膚粘膜眼症候群・中毒性表皮壊死症・紅皮症，発熱，関節痛，白血球減少，血小板減少などの SLE 様症状，過敏症症候群などである．その他，過敏症，色素沈着，痤瘡，丘疹などの皮膚症状，筋脱力，筋痙攣，関節痛などの筋骨格症状などがある．

4-5-7-4 カルボン酸系

（1）バルプロ酸ナトリウム sodium valproate

すべてのてんかんに有効である．特に**欠神発作に強直-間代発作が合併する場合や全般発作の第一選択薬**である．また，躁病および躁うつ病の躁状態の治療にも用いられる．Na^+ や Ca^{2+} チャネル機能を抑制，および K^+ チャネル機能を活性化する．さらに GABA トランスアミナーゼを阻害し，GABA 分解を低下させ，抑制性シナプスでの GABA 量を増加させる．

消化管からの吸収がよく，最高血中濃度は投与後 30〜60 分で達し，半減期は 8〜15 時間である（健常成人に 400 mg を 1 回経口投与）．血漿タンパク質に 80〜95％ 結合する．

副作用：重大な副作用は劇症肝炎等の重篤な肝障害，高アンモニア血症を伴う意識障害，溶血性貧血，赤芽球癆，汎血球減少，重篤な血小板減少，顆粒球減少などの血液障害，急性膵炎，間質性腎炎，皮膚粘膜眼症候群・中毒性表皮壊死症，過敏症症候群，脳の萎縮・認知症様症状・パーキンソン様症状などの神経障害，横紋筋融解症，抗利尿ホルモン不適合分泌症候群である．その他，貧血，白血球減少，好酸球増加などの血液症状，傾眠，失調，めまい，頭痛，不眠などの精神神経症状，悪心・嘔吐，食欲不振，胃部不快感，便秘などの消化器症状，肝臓障害などがある．

4-5-7-5 オキサゾリジン系

（1） エトスクシミド ethosuximide

欠神発作，ミオクロニー発作，失立（無動）発作，点頭てんかんに有効であり，**欠神発作の第一選択薬**である．しかし，強直-間代発作には無効であり，かえって増悪，または誘発することがある．視床ニューロンの低閾値 Ca^{2+} 電流（T型 Ca^{2+} チャネル）を減少させ，欠神発作を抑えると考えられる．ペンテトラゾール誘発の間代性痙攣に有効であるが，電撃による強直性痙攣には影響しない．

最高血中濃度は投与後 1〜4 時間で達し，半減期は 8〜15 時間である（健常成人（外国）に 1 g を 1 回経口投与）．血漿タンパク質には結合しない．

副作用：重大な副作用は皮膚粘膜眼症候群，SLE 様症状，再生不良性貧血，汎血球減少である．その他，過敏症，白血球減少，好酸球増加，顆粒球減少などの血液異常，眠気，眩暈，頭痛などの精神神経症状，眼障害，食欲不振，悪心・嘔吐などの消化器症状などがある．

（2） トリメタジオン trimethadione

欠神発作，ミオクロニー発作，失立（無動）発作，点頭てんかんに有効である．しかし，強直-間代発作には無効であり，かえって増悪，または誘発することがある．作用機序は不明である．ペンテトラゾール誘発の痙攣に有効であるが，電撃による痙攣には無効である．

副作用：重大な副作用は皮膚粘膜眼症候群，中毒性表皮壊死症，SLE 様症状，再生不良性貧血，汎血球減少，筋無力症である．その他，過敏症，血小板減少，白血球減少などの血液障害，肝障害，腎障害などがみられる．

4-5-7-6 アセチル尿素系

（1） アセチルフェネトライド acetylpheneturide

強直-間代発作，皮質焦点発作，精神運動発作，自律神経発作に有効である．マウスやラット

の電撃痙攣，およびペンテトラゾール痙攣に対して強い抑制作用を示す．

副作用：重大な副作用は再生不良性貧血がある．その他，過敏症，白血球減少，肝障害，腎障害，眠気，運動失調，注意力・集中力・反射運動能力等の低下などの精神神経障害などがある．

4-5-7-7　スルホンアミド系

（1）アセタゾラミド acetazolamide

炭酸脱水酵素を阻害して効果を現す．利尿作用も有する．体内の酸塩基平衡を変化させ，中枢神経系の異常興奮を抑制すると考えられる．欠神発作，強直-間代痙攣発作，単純部分発作などに有効で，他の抗てんかん薬で効果不十分な場合に併用，または単独で使用される．その他，緑内障，肺気腫における呼吸性アシドーシスや心性浮腫，肝性浮腫などにも用いられる．

最高血中濃度は投与後2～4時間で達し，半減期は10～12時間である（健常人に5 mg/kgを1回経口投与）．

副作用：重大な副作用はショック，再生不良性貧血，溶血性貧血，無顆粒球症などの血液障害，皮膚粘膜眼症候群，中毒性表皮壊死症，腎障害，精神錯乱，痙攣，肝機能障害などである．その他，代謝性アシドーシス・血清K^+の低下等の電解質失調，高尿酸血症，血糖値上昇などの代謝異常，皮膚（光線過敏症），過敏症（発熱，発疹），食欲不振，悪心・嘔吐，下痢などの消化器症状などがある．

（2）スルチアム sultiame

炭酸脱水酵素を阻害する．電撃痙攣，およびペンテトラゾール痙攣を抑制する．精神運動発作に用いられる．

最高血中濃度は投与後2～4時間で達する（健常人に5 mg/kgを1回経口投与）．

副作用：重大な副作用は腎不全であり，その他，白血球減少，貧血などの血液異常，過敏症，眠気，眩暈，知覚異常，多発神経炎などの精神神経障害などである．

4-5-7-8　ベンゾジアゼピン系

ベンゾジアゼピン系の中で，特に抗痙攣作用の強いものが抗てんかん薬に用いられる．$GABA_A$受容体のベンゾジアゼピン結合部位に結合し，GABAの作用を増強してCl^-チャネル機能を亢進させる．

（1）ジアゼパム diazepam

てんかん重積症の第一選択薬である．小児の熱性痙攣，およびてんかんの痙攣発作の改善に用いられる．その他，神経症やうつ病における不安・緊張・抑うつ，心身症における身体症候，ならびに不安・緊張・抑うつ，脳脊髄疾患に伴う筋痙攣・疼痛における筋緊張の軽減に，さらに麻

酔前投薬に用いられる．

　最高血中濃度は投与後約1時間で達し，半減期は27～28時間である（健常人に10 mgを1回経口投与）．血漿タンパク質に96.8～98.6％結合する．

副作用：重大な副作用は薬物依存性，刺激興奮，錯乱等（統合失調症等の精神障害者に投与すると逆に刺激興奮，錯乱等），呼吸抑制などである．その他，眠気，ふらつき，眩暈，歩行失調などの精神神経症状，肝臓障害，顆粒球減少や白血球減少などの血液異常などがある．

（2）クロナゼパム clonazepam

　ミオクロニー発作，失立（無動）発作，点頭てんかん，精神運動発作，自律神経発作に有効である．

　最高血中濃度は投与後2時間で達し，半減期は19～46時間である（健常人に2 mgを1回経口投与）．血漿タンパク質に47～82％結合する．副作用はジアゼパムに類似する．

（3）クロバザム clobazam

　他の抗てんかん薬で十分な効果が認められないてんかん（部分発作（単純部分発作，複雑部分発作，二次性全般化発作），全般発作（強直-間代発作，強直発作，非定型欠神発作，ミオクロニー発作，脱力発作））に併用して用いられる．

　最高血中濃度は投与後1.7 ± 0.6時間で達し，半減期はα相1.1 ± 0.6時間，β相30.1 ± 7.9時間である（健常成人に10 mgを空腹時1回経口投与）．血漿タンパク質に89.6～90.6％結合する．

副作用：ジアゼパムに類似する．

4-5-7-9　ベンゾイソキサゾール系

（1）ゾニサミド zonisamide

　多くの抗てんかん薬にみられるウレイド構造を含まないという特徴を有する．日本で開発された薬物である．Na^+チャネルの不活性化状態を延長し，神経の興奮を抑制すると考えられているが作用機序は不明である．すべてのてんかん発作に有効である．他の抗てんかん薬で発作が抑制されない難治症例を含む部分てんかん，および全般てんかん治療薬として高い有用性が認められる．ミオクロニー発作には無効である．

　最高血中濃度は投与後約5時間で達し，半減期は約62時間である（健常成人に200 mgを1回経口投与）．

副作用：重大な副作用は皮膚粘膜眼症候群，中毒性表皮壊死症，紅皮症，過敏症症候群，再生不良性貧血，無顆粒球症，赤芽球癆，血小板減少などの血液障害，急性腎不全，肝機能障害，横紋筋融解症，腎・尿路結石などである．その他，過敏症（発疹・瘙痒感），多形紅斑，脱毛などの皮膚異常，眠気，無気力・自発性低下などの精神神経症状，複視・視覚異常，眼振などの眼異常，食欲不振，悪心・嘔吐，胃痛，腹痛，下痢などの消化器症状，白血球減少，貧血，血

小板減少などの血液障害などがある．

4-5-7-10　その他

（1）ガバペンチン gabapentin

使用性と血液-脳関門の透過性を高めて，中枢性GABA作動薬としてデザインされた．構造中にGABA分子をもつ．しかし，抗痙攣作用のメカニズムは不明である．他の抗てんかん薬で十分な効果が認められない部分発作に対して他の薬物と併用して用いられる．

最高血中濃度は投与後約3時間で達し，半減期は6～7時間である（健常成人に400 mgを空腹時1回経口投与）．多くの抗てんかん薬は肝代謝型であるのに対して，腎排泄型である．血漿タンパク質に結合しない．

副作用：重大な副作用は急性腎不全，皮膚粘膜眼症候群，肝炎，肝機能障害，黄疸である．その他，傾眠，浮動性めまい，頭痛，痙攣などの精神神経障害，複視，眼振などの眼異常，脱毛，発疹，湿疹などの皮膚障害，悪心・嘔吐，上腹部痛，食欲減退，食欲不振などの消化器症状，白血球数減少や増加，ヘモグロビン減少などの血液障害，肝障害などがある．

（2）トピラマート topiramate

電位依存性Na^+チャネル機能，電位依存性L型Ca^{2+}チャネル機能，ならびにAMPA/カイニン酸型グルタミン酸受容体機能抑制作用，またGABA存在下における$GABA_A$受容体機能増強作用，さらに炭酸脱水酵素阻害作用に基づいて抗てんかん作用を発揮するとされるが，詳細な作用メカニズムは不明である．他の抗てんかん薬で十分な効果が認められない部分発作に対して他の薬物と併用して用いられる．

最高血中濃度は投与後0.8 ± 0.3時間で達し，半減期は25.3 ± 2.2時間である（健常成人に200 mgを絶食下1回経口投与）．

副作用：重大な副作用は続発性閉塞隅角緑内障とそれに伴う急性近視，腎・尿路結石，代謝性アシドーシスである．その他，傾眠，めまい，摂食異常，しびれ感，頭痛などの精神神経症状，腹痛，悪心，便秘，下痢，嘔吐などの消化器症状，電解質（K^+, Ca^{2+}, Cl^-, Na^+など）異常，血中重炭酸塩減少，中性脂肪上昇，血中アンモニア値上昇などの代謝異常，視覚異常，眼痛，視力低下などの眼異常，肝臓障害などがある．

（3）ラモトリギン lamotrigine

葉酸レベルとてんかん発作と関係があるとの仮説（誤り）から開発された．Na^+チャネル機能を抑制する作用とまだ知られていない作用機序によって抗痙攣作用を示すと考えられる．電撃痙攣を抑制するが，ペンテトラゾールによる痙攣は抑制しない．他の抗てんかん薬で十分な効果が認められない部分発作，強直-間代発作，Lennox症候群における全般発作に対して，他の薬物と併用して用いられる．

最高血中濃度は投与後1.7～2.5時間で達し，半減期は31～38時間である（健常成人に25～

200 mg を 1 回経口投与）．

副作用：重大な副作用は皮膚粘膜眼症候群，中毒性表皮壊死症，過敏症症候群，再生不良性貧血，汎血球減少，無顆粒球症，肝炎，肝機能障害，無菌性髄膜炎などである．その他，皮膚（発疹），全身症状（発熱，疲労，疼痛），めまい，傾眠，頭痛，不眠などの精神神経障害，嘔気・嘔吐，下痢，食欲不振などの消化器症状，肝障害，白血球減少，貧血，好中球減少，血小板減少などの血液異常などである．

（4）ACTH（酢酸テトラコサクチド tetracosactide acetate（亜鉛懸濁液））

E.I.E.E，West 症候群に用いられる．

（5）ビタミン B_6 vitamin B_6

West 症候群に用いられる．

表 4-13 抗てんかん薬

カテゴリー		薬物名（一般名）	作用機序	適応	備考
イオンチャネル作用薬	カルボン酸系	バルプロ酸ナトリウム	Na^+ チャネルの不活性状態からの回復を延長し，神経活動を抑制する．	すべてのてんかんに有効	全般発作の第一選択薬
	ヒダントイン系	フェニトイン，エトトイン		欠神発作を除くすべてのてんかんに有効	
	バルビツール酸系	フェノバルビタール，プリミドン		欠神発作を除くすべてのてんかんに有効	
	イミノスチルベン系	カルバマゼピン		欠神発作を除くすべてのてんかんに有効	部分発作の第一選択薬
	オキサゾリジン系	エトスクシミド	興奮性神経の前シナプス電位感受性 T 型 Ca^{2+} チャネル機能を抑制する．	欠神発作，ミオクロニー発作，失立（無動）発作，点頭てんかんに有効	欠神発作の第一選択薬
	カルボン酸系	バルプロ酸ナトリウム		上述を参照	
			K^+ チャネルを活性化し，神経興奮を抑える．	上述を参照	
$GABA_A$ 受容体作用薬	バルビツール酸系	フェノバルビタール，プリミドン	$GABA_A$ 受容体のピクロトキシン結合部位に結合し，Cl^- チャネルの開口を延長して Cl^- 流入を促進する．	上述を参照	
	ベンゾジアゼピン系	ジアゼパム		小児の熱性痙攣およびてんかん痙攣発作	てんかん重積症の第一選択薬
		クロナゼパム	$GABA_A$ 受容体のベンゾジアゼピン結合部位に結合し，GABA の結合を増大させる．	ミオクロニー発作，失立（無動）発作，点頭てんかん，精神運動発作，自律神経発作に有効	
		クロバザム		他の抗てんかん薬で十分な効果が認められない発作に併用	ほとんどすべての発作に使用

表 4-13　抗てんかん薬　つづき

カテゴリー		薬物名（一般名）	作用機序	適　応	備　考
GABA_A 受容体作用薬	カルボン酸系	バルプロ酸ナトリウム	GABA トランスアミナーゼを阻害する.	上述を参照	
	ヒダントイン系	フェニトイン，エトトイン		上述を参照	
炭酸脱水酵素阻害薬	スルホンアミド系	アセタゾラミド，スルチアム	炭酸脱水酵素を阻害して中枢神経系の異常興奮を抑制する.	欠神発作，強直-間代発作，単純部分発作などに有効	
その他	オキサゾリジン系	トリメタジオン	不明（可能性のある作用機序については本文参照）	欠神発作，ミオクロニー発作，失立（無動）発作，点頭てんかんに有効	強直-間代発作には無効であり，かえって増悪，または誘発することがある.
	フェニル尿素系	アセチルフェネトライド		強直-間代発作，皮質焦点発作，精神運動発作，自律神経発作に有効	
	ベンゾイソキサゾール系	ゾニサミド		ミオクロニー発作を除くすべての発作に有効	
		ガバペンチン		他の抗てんかん薬で十分な効果が認められない部分発作に対して他の薬物と併用	
		トピラマート		他の抗てんかん薬で十分な効果が認められない部分発作に対して他の薬物と併用	
		ラモトリギン		他の抗てんかん薬で十分な効果が認められない部分発作，強直-間代発作，Lennox 症候群における全般発作に対して他の薬物と併用	
		ACTH		E.I.E.E, West 症候群（点頭てんかん）に有効	
		ビタミン B_6		West 症候群（点頭てんかん）に有効	

抗てんかん薬と中枢性筋弛緩薬

バルビツール酸系

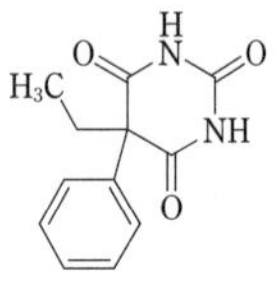

フェノバルビタール Ⓟ

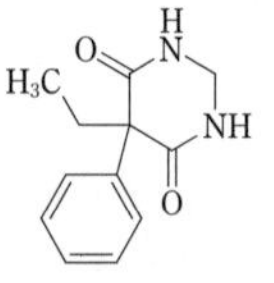

プリミドン Ⓟ

ヒダントイン系

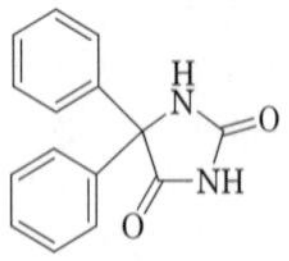

フェニトイン Ⓟ

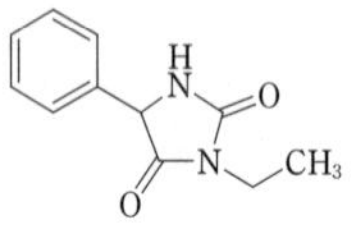

エトトイン

イミノスチルベン系

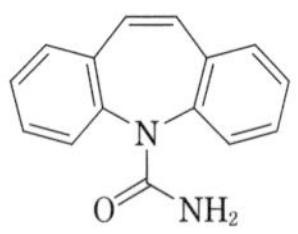

カルバマゼピン Ⓟ

カルボン酸系

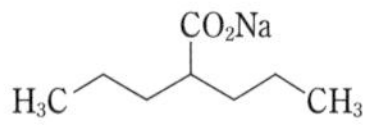

バルプロ酸ナトリウム Ⓟ

オキサゾリジン系

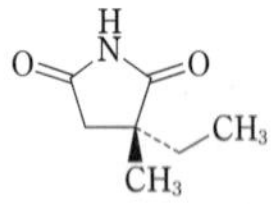

エトスクシミド Ⓟ　及び鏡像異性体

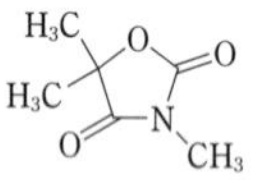

トリメタジオン Ⓟ

スルホンアミド系

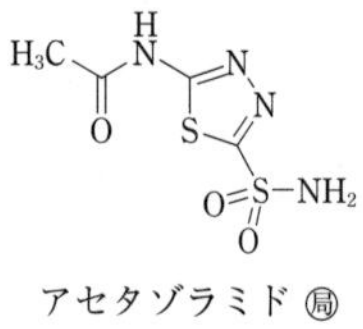

アセタゾラミド Ⓟ

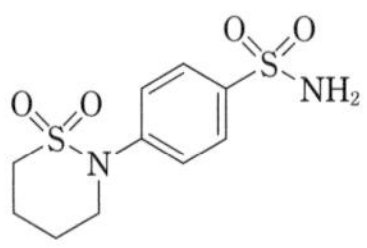

スルチアム Ⓟ

フェニル尿素系

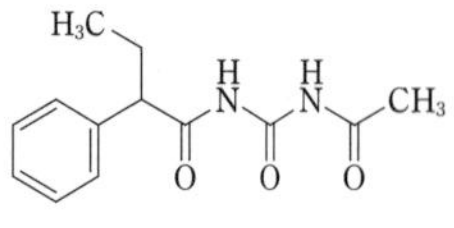

アセチルフェネトライド

ベンゾジアゼピン系

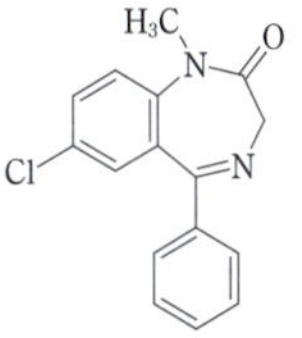

ジアゼパム㊜　　クロナゼパム㊜　　クロバザム

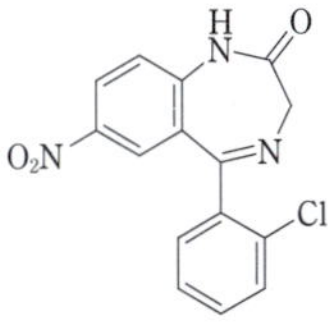

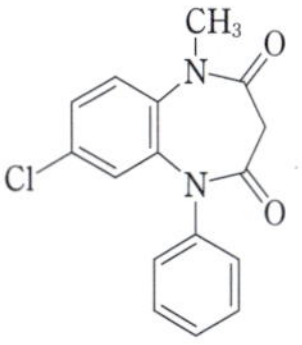

ベンゾイソキサゾール系

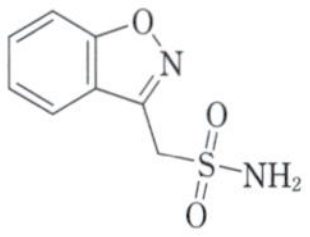

ゾニサミド

その他

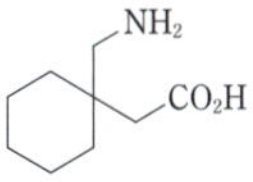

ガバペンチン 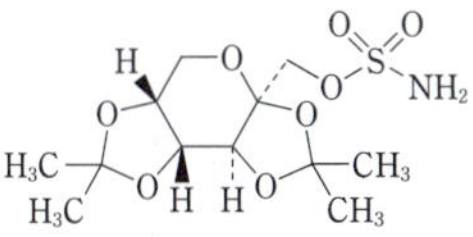　　トピラマート 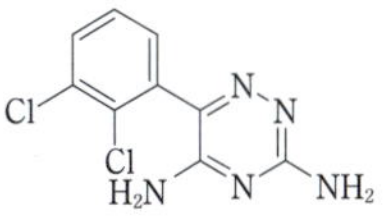　　ラモトリギン

4-6　中枢性骨格筋弛緩薬

　中枢性筋弛緩薬は末梢の筋接合部や筋紡錘に直接作用せず，骨格筋の緊張にかかわる中枢神経機構を抑制することで，筋を弛緩させる．多くの薬物は脊髄あるいは脳幹におけるシナプス伝達系に作用し，主に脊髄の多シナプス反射経路を抑制することで，効果を発現する．痙性麻痺や肩こりなどの治療に用いられる．

4-6-1　骨格筋緊張の調節機構

　骨格筋の緊張は脊髄から出る運動神経の α-運動ニューロンと γ-運動ニューロンの協調により，保たれている（図4-10）．α-運動ニューロンは骨格筋線維（錘外筋線維）を支配し，その興奮は骨格筋を収縮させる．一方，γ-運動ニューロンは筋緊張や運動をモニターする感覚受容器の機能をもつ筋紡錘に分布する．一般に大脳皮質（上位中枢）から伝えられた興奮は α-運動ニューロン，ならびに γ-運動ニューロンの両者に伝えられ，筋収縮と緊張を調節している．また，それぞれのニューロンが単独，あるいは協調して，筋緊張の調節を行っている．例えば，γ-運動ニューロンの興奮は錘内筋の両端を収縮させ，これにより紡錘筋を伸張させる．これが筋紡錘にある知覚神経（一次求心線維）を刺激し，その刺激が脊髄へ送られ，直接，あるいは1つ以上の介在ニューロンを介して α-運動ニューロンに伝えられる．その結果，α-運動ニューロ

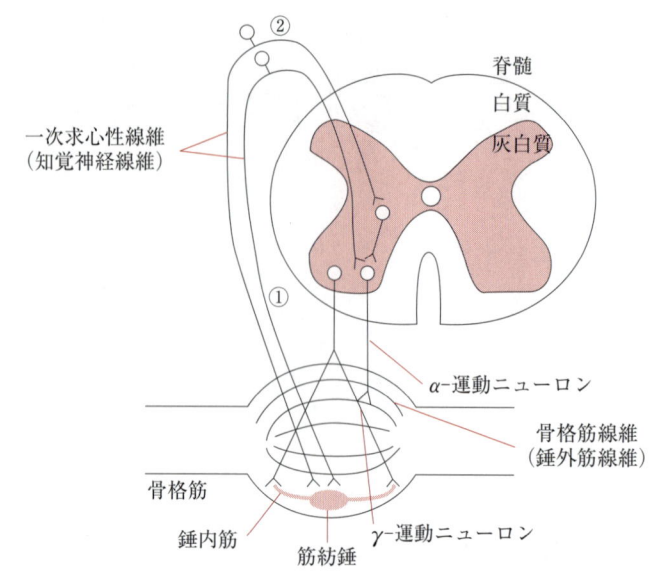

図 4-10 脊髄における骨格筋緊張の調節と反射経路
① 単シナプス反射経路
② 多シナプス反射経路

ンが興奮し，筋緊張が高まる．また α-運動ニューロンによる筋収縮も知覚神経を介して脊髄へ伝えられている．このように骨格筋収縮，緊張は複雑，かつ巧みな機構で制御されている．

4-6-2 薬物分類と薬物（臨床適応については表 4-14 参照）

4-6-2-1 プロパンジオール系

（1）クロルフェネシン chlorphenesin

脊髄の多シナプス反射経路における介在ニューロンを選択的に遮断し，神経興奮の伝達を抑制する．また，α-および γ-運動ニューロンも抑制し，これらが協力的に働き筋弛緩作用を発揮する．

最高血中濃度は投与後 2 時間で達し，半減期は 3.8 時間である（健常成人に空腹時 1 回経口投与）．

副作用：重大な副作用はショック，中毒性表皮壊死症である．その他，精神神経症状，消化器症状などがある．

（2）メトカルバモール methocarbamol

脊髄の多シナプス反射を抑制することにより筋弛緩作用を示す．また抗痙攣作用も認められる．

最高血中濃度は投与後30分で達し，半減期は2.15時間である（健常成人に1gを1回経口投与）．

副作用：過敏症，精神神経や消化器症状などがある．

（3）プリジノール pridinol

脊髄の多シナプス反射路における介在ニューロンに選択的に作用し，反射路を遮断する．

副作用：過敏症，精神神経症状，消化器症状などがある．

4-6-2-2　ベンゾジアゼピン系

（1）エチゾラム etizolam，ジアゼパム diazepam

$GABA_A$受容体に作用し，受容体機能を高め，筋弛緩作用を現す．脳幹に作用点があると考えられる（詳細については，4-8　催眠薬・抗不安薬（鎮静薬）参照）．

4-6-2-3　β-アミノプロピオフェノン系

（1）トルペリゾン tolperisone

脊髄，および上位の中枢に作用する．多シナプス反射，ならびに単シナプス反射を抑制する．脳幹からのγ-運動ニューロンに投射している下行性経路を遮断し，筋紡錘の感度を緩和する．

最高血中濃度は投与後1時間で達し，半減期は2.19時間である（健常成人に100 mgを1回経口投与）．

副作用：重大な副作用はショック，胸内苦悶や呼吸障害である．その他，肝臓障害，過敏症，精神神経症状，消化器症状がある．

（2）エペリゾン eperisone

脊髄反射を抑制し，筋紡錘から出る求心性線維の活動を抑える．

最高血中濃度は投与後1.6～1.9時間で達し，半減期は1.6～1.8時間である（健常成人に150 mgを1回経口投与）

副作用：重大な副作用はショックやアナフィラキシー様症状，皮膚粘膜眼症候群，中毒性表皮壊死症である．その他，肝臓，腎臓機能障害などがある．

4-6-2-4　GABA系

（1）バクロフェン baclofen

p-クロロフェニル-GABAであり，血液-脳関門を通過する．$GABA_B$受容体作動薬として働き，脊髄の単シナプス反射，および多シナプス反射を抑制し，γ-運動ニューロンの活動を抑える．

最高血中濃度は投与後3時間で達し，半減期は3時間である（健常成人に5 mg を1回経口投与）．

副作用：重大な副作用は意識障害，呼吸抑制等の中枢神経抑制症状と薬物依存性である．その他，精神神経症状，循環器障害，肝臓障害などがある．

4-6-2-5　キナゾリノン系

（1）アフロクアロン afloqualone

作用はトルペリゾンに類似しているが，トルペリゾンより効力は強い．

最高血中濃度は投与後1時間で達し，半減期は3.3時間である（健常成人に20 mg を1回経口投与）．

副作用：精神神経症状，消化器症状，皮膚（光線過敏症）などがある．

4-6-2-6　イミダゾリン系

（1）チザニジン tizanidine

中枢性 α_2 作動薬でクロニジンの類似体である．多シナプス反射を抑制する．

最高血中濃度は投与後約1時間で達し，半減期は約1.5時間である（健常成人に4 mg を1回経口投与）．

副作用：重大な副作用はショック，心不全，呼吸障害，肝炎，肝機能障害，黄疸である．その他，循環器障害，精神神経症状，消化器症状などがある．

表 4-14 中枢性筋弛緩薬

カテゴリー		薬物名（一般名）	作用機序	適応	備考
GABA受容体作動薬	GABA$_A$受容体作動薬（ベンゾジアゼピン系）	エチゾラム，ジアゼパム	GABA$_A$受容体に作用し，受容体機能を高め筋弛緩作用を現す．脳幹に作用点があると考えられている．	脳脊髄疾患に伴う筋痙攣・疼痛における筋緊張の軽減など	催眠，抗不安，抗痙攣作用も有する．
	GABA$_B$受容体作動薬	バクロフェン	抑制性神経伝達物質GABAの誘導体である．シナプス後膜のGABA$_B$受容体に作用し，K$^+$チャネルを開口して過分極を誘発させる．脊髄の単，多シナプス反射を抑制し，γ-運動ニューロンの活動を抑える．	脳血管障害，脳性（小児）麻痺，痙性脊髄麻痺，脊髄血管障害などによる痙性麻痺	上位中枢のGABA受容体にも作用し，これが副作用となって現れる．
その他	プロパンジオール系	クロルフェネシン，メトカルバモール，プリジノール	脊髄の多シナプス反射経路における介在ニューロンを選択的に遮断し，神経興奮の伝達を抑制する．また，α-およびγ-運動ニューロンも抑制し，これらが協力的に働き筋弛緩作用を発揮する．	運動器疾患に伴う有痛性痙縮：腰背痛症，変形性脊椎症，椎間板ヘルニア，脊椎分離・すべり症，脊椎骨粗鬆症，頸肩腕症候群など	最初に筋弛緩薬として使用されたのがメフェネシンであるが，作用は弱い．現在は使用されていない．
	β-アミノプロピオフェノン系	トルペリゾン，エペリゾン	トリペリゾンは脊髄の単，多シナプス反射を抑制する．脳幹からのγ-運動ニューロンに投射している下行性経路を遮断し，筋紡錘の感度を緩和する．エペリゾンは脊髄レベルで，筋紡錘から出る求心性線維の活動を抑制する．また血管拡張作用を有する．	頸肩腕症候群，肩関節周囲炎，腰痛症などによる筋緊張状態の改善，さらにトルペリジンは脳卒中後遺症，脳性麻痺，スモン（SMON）などによる痙性麻痺	
	キナゾリノン系	アフロクアロン	脳幹，および脊髄に作用し，γ-運動ニューロンを抑制して筋緊張を緩和する．単シナプス，ならびに多シナプス反射を抑制する．	頸肩腕症候群，腰痛症における筋緊張状態の改善，および脳血管障害，脳性麻痺，痙性脊髄麻痺，脊髄血管障害による痙性麻痺	トルペリゾン類似の作用である．
その他	イミダゾリン系	チザニジン	脳幹，および脊髄に作用し，筋緊張を緩和する．多シナプス反射を抑制する．中枢性α$_2$受容体の作動薬でもある．	頸肩腕症候群，腰痛症における筋緊張状態の改善，および脳血管障害，脳性麻痺，痙性脊髄麻痺，脊髄血管障害による痙性麻痺	中枢性α$_2$受容体作動薬のクロニジンの類似体である．

中枢性筋弛緩薬
プロパンジオール系

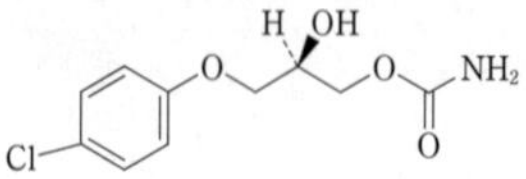

クロルフェネシンカルバミン酸エステル 局　及び鏡像異性体

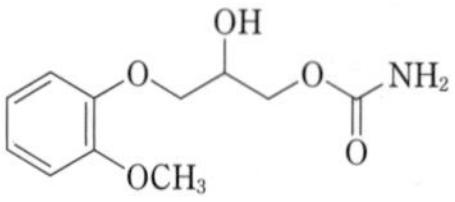

メトカルバモール

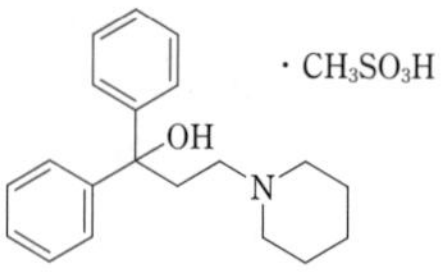

プリジノールメシル酸塩

ベンゾジアゼピン系

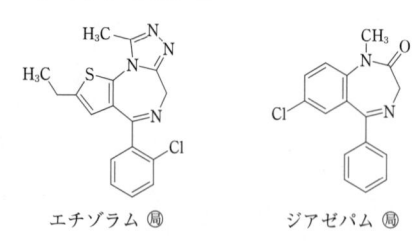

エチゾラム 局

ジアゼパム 局

β-アミノプロピオフェノン系

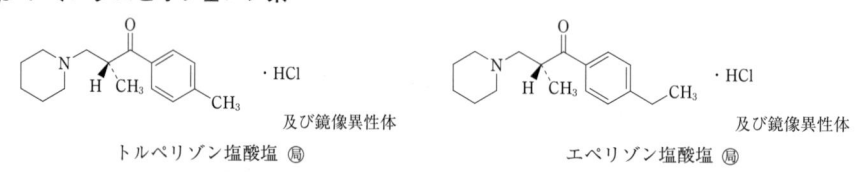

トルペリゾン塩酸塩 局　及び鏡像異性体

エペリゾン塩酸塩 局　及び鏡像異性体

GABA系

バクロフェン 局　及び鏡像異性体

キナゾリノン系

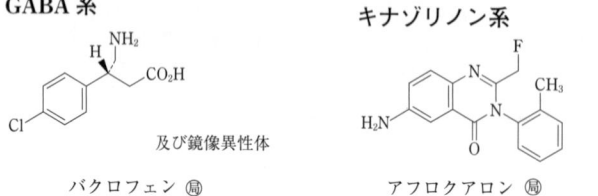

アフロクアロン 局

イミダゾリン系

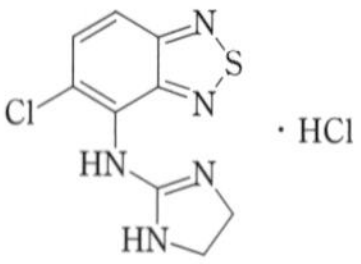

チザニジン塩酸塩 局

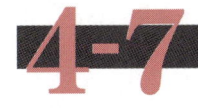

4-7 抗認知症薬，脳循環代謝改善薬

　高齢化社会となり，認知症は急激に増加している．その8割以上をアルツハイマー型と脳血管性認知症で占める．アルツハイマー病には，現在のところ，コリンエステラーゼ阻害薬などの利用による予防・治療が，また脳血管性認知症には，原因疾患の除去による予防や脳循環改善薬などの利用による治療が行われている．脳循環代謝改善薬は脳の代謝を改善する作用（脳代謝賦活化作用）をもつ薬物のことで，広くは脳の血流を改善する脳循環改善薬も含まれる．脳循環障害の改善により，結果的に代謝を亢進させることができる．脳梗塞や脳出血などの脳血管障害後遺症の改善に有効である．

4-7-1 認知症

　認知症とは，一度獲得した脳の機能が後天的な脳の損傷によって持続的な認知機能の障害をきたし，そのために日常生活や社会生活，対人関係が明らかに障害された状態をいう．また意識障害は伴わない．

　アルツハイマー病と脳血管性認知症が代表的な認知症で，有病率は65歳以上で約6％，80歳以上で約30％と推定される．認知症の中で，アルツハイマー病はその半数を，また脳血管性認知症は約30％を占めるが，今後，診断技術の向上により，他の疾患数の増加が予想される（図4-11）．

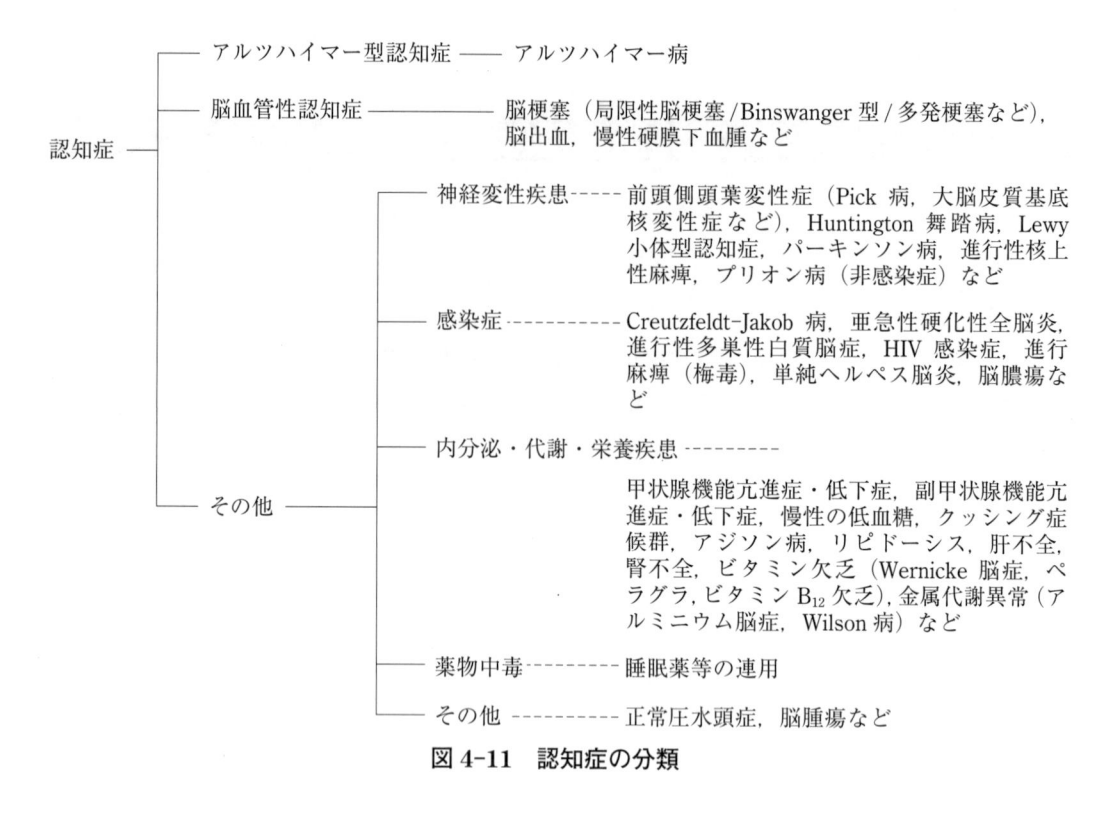

```
認知症 ┬─ アルツハイマー型認知症 ─── アルツハイマー病
       ├─ 脳血管性認知症 ─────── 脳梗塞（局限性脳梗塞/Binswanger型/多発梗塞など），
       │                          脳出血，慢性硬膜下血腫など
       └─ その他 ┬─ 神経変性疾患 ----- 前頭側頭葉変性症（Pick病，大脳皮質基底
                 │                    核変性症など），Huntington 舞踏病，Lewy
                 │                    小体型認知症，パーキンソン病，進行性核上
                 │                    性麻痺，プリオン病（非感染症）など
                 ├─ 感染症 ---------- Creutzfeldt-Jakob病，亜急性硬化性全脳炎，
                 │                    進行性多巣性白質脳症，HIV感染症，進行
                 │                    麻痺（梅毒），単純ヘルペス脳炎，脳膿瘍な
                 │                    ど
                 ├─ 内分泌・代謝・栄養疾患 ---------
                 │       甲状腺機能亢進症・低下症，副甲状腺機能亢
                 │       進症・低下症，慢性の低血糖，クッシング症
                 │       候群，アジソン病，リピドーシス，肝不全，
                 │       腎不全，ビタミン欠乏（Wernicke脳症，ペ
                 │       ラグラ，ビタミン$B_{12}$欠乏），金属代謝異常（ア
                 │       ルミニウム脳症，Wilson病）など
                 ├─ 薬物中毒 -------- 睡眠薬等の連用
                 └─ その他 ---------- 正常圧水頭症，脳腫瘍など
```

図4-11　認知症の分類

4-7-1-1　アルツハイマー病

(1) アルツハイマー病とは

"初老期に発症し，痴呆を呈しながら進行する疾患"をアルツハイマーが1907年に報告した．最近のことが覚えられない記憶障害ではじまり，次第に普段の生活に介助が必要となる．続いて夜間徘徊，幻覚，妄想が現れ，晩期には，人格崩壊となる．脳の広範囲な神経細胞脱落に加え，老人斑（大脳皮質灰白質細胞外にアミロイドβタンパク質が沈着し，その周りに神経細胞の変性・崩壊物などが集まった球状の構造物）やアルツハイマー神経原線維変化（2本の紐をよりあわせた線維の不溶性タンパク質で，ニューロフィラメント，タウタンパク質を含んだ微小管結合タンパク質，ユビキチンなどから成る構造体が神経細胞内で沈着したもの）が多数出現する神経変性疾患である．緩徐で進行性の経過をたどり，末期には，著明な脳萎縮をきたす．海馬を含む大脳側頭葉内側部と側頭，頭頂，後頭葉接合部に病変が強く現れる．家族性アルツハイマー病（近親に同疾患が多発する遺伝性の一群）では，第1，14，19，21染色体における遺伝子の変異が認められており，これらの原因遺伝子が発症に関与している可能性が示されている（第1番染色体：presenilin-2遺伝子；第14番染色体：presenilin-1遺伝子；第19番染色体：アポリポタンパクE遺伝子；第21染色体：アミロイド前駆物質遺伝子）．

（2）治　療

絶対的な予防や治療法は見出されていない．脳代謝賦活化薬，脳循環改善薬，神経伝達物質機能調整薬などの脳機能改善薬を用いる薬物療法や生活指導，看護，介護などが治療の中心である．

4-7-1-2　脳血管性認知症

（1）脳血管性認知症とは

多発梗塞性認知症とほぼ同義語で使われている．全身の動脈硬化症，高血圧症，糖尿病，脂質代謝異常症，虚血性心疾患などに起因する血管性病変によって，脳に多発性の梗塞巣や出血巣が生じ，それによって種々の認知症状が現れる疾患をいう．

（2）治　療

原因疾患の治療による予防や脳循環改善薬などを使用する薬物療法，またリハビリテーションが行われる．アルツハイマー病治療薬が有効であるという報告もある．

4-7-2　脳血管障害性疾患

成人の脳重量は体重の約2％（約1,300 g）にすぎないが，脳の血流量は全循環血液量の約15％である．このように脳組織は循環血液から酸素 oxygen とブドウ糖 glucose を必要とする．そのため脳は他の臓器と異なり，循環障害などによって短時間でも酸素欠乏に陥ると，直ちにエネルギー代謝が損なわれ，不可逆的な機能障害，そして組織障害を生じる．これらを脳血管障害性疾患という．脳出血，脳梗塞，一過性脳虚血発作，高血圧性脳症などに分類される．

4-7-3　薬　物

4-7-3-1　抗認知症薬（アルツハイマー病治療薬）

（1）ドネペジル donepezil

アルツハイマー病患者の脳では，前脳基底核（Meynert核）を起始部として大脳皮質や海馬へ投射するコリン作動性神経が変性，脱落し，コリンアセチルトランスフェラーゼが減少していることがわかり，これが認知症の程度と相関することが示された．そこで，脳内でACh量を増やす補充療法が考えられ，ドネペジル donepezil が用いられる．ドネペジルはピペリジン piperidine 系薬物で，AChを分解するアセチルコリンエステラーゼを特異的，可逆的に阻害し，脳内のACh量を増加させ，コリン作動性神経系を賦活化する．脳内に移行しやすく，末梢組織の偽性

コリンエステラーゼの阻害作用は弱い．そのため末梢性コリン作用を起こしにくい．アルツハイマー病の認知症症状の進行を抑制する．しかし疾患の進行には影響しない．

最高血中濃度は投与後 3.00 ± 1.10 時間で達し，半減期は 89.3 ± 36.0 時間と長い（健常成人男性に 5 mg を 1 回経口投与）．主に尿中に排泄される．

副作用：重大な副作用は迷走神経刺激作用の失神，徐脈，心ブロック（房室ブロック，洞房ブロック），心筋梗塞，心不全，消化性潰瘍，十二指腸潰瘍穿孔，消化管出血などである．

（2）ガランタミン galanthamine

2011 年に承認された薬物である．コリンエステラーゼを競合的に阻害すること，ニコチン性アセチルコリン受容体に結合し ACh の作用を増強させること，神経細胞保護作用により神経細胞の機能低下を抑制することで，アルツハイマー病に有効であると考えられる．

最高血中濃度は投与後 1.0～1.5 時間で達し，半減期は 8.0～9.4 時間である（健常成人男子に 4 mg，または 8 mg を 1 回経口投与）．

副作用：重大な副作用は失神，徐脈，心ブロック，QT 延長，肝炎である．その他，鼻咽頭炎，膀胱炎，尿路感染などの感染症，食欲不振，腹痛，便秘などの消化器症状，不眠症，攻撃性，不安，幻覚，うつ病，頭痛，浮動性めまいなどの精神神経症状，貧血などがある．

（3）メマンチン memantine

2011 年に承認された薬物である．NMDA 型グルタミン酸 glutamic acid 受容体に拮抗し，神経細胞内への Ca^{2+} 流入を抑制することで神経保護作用を現すと考えられる．

最高血中濃度は投与後 5.3 ± 2.1 時間で達し，半減期は 55.3 ± 6.4 時間である（健常成人男子に 5 mg を 1 回経口投与）．

副作用：重大な副作用は痙攣，意識消失，妄想，幻覚，錯乱などの神経精神症状である．その他，めまい，頭痛，傾眠，不眠，徘徊などの精神神経症状，肝機能異常，便秘，食欲不振などの消化器症状，頻尿，尿失禁，発疹などがある．

ドネペジル塩酸塩 ⓡ　　　ガランタミン臭化水素酸塩　　　メマンチン塩酸塩

表 4-15　抗認知症薬（アルツハイマー病治療薬）

カテゴリー	薬物名（一般名）	作用機序	適応	備考
抗コリンエステラーゼ薬	ドネペジル	コリンエステラーゼ阻害	アルツハイマー病の認知症症状の進行を抑制	
	ガランタミン	コリンエステラーゼを競合的に阻害，ニコチン性アセチルコリン受容体に結合しAChの作用を増強，神経細胞保護作用により神経細胞の機能低下を抑制	軽度，および中等度のアルツハイマー型認知症における認知症症状の進行抑制	2011年に承認
NMDA受容体拮抗薬	メマンチン	NMDA型グルタミン酸受容体に拮抗し，神経細胞内へのCa^{2+}流入を抑制	中等度，および高度アルツハイマー型認知症における認知症症状の進行抑制	2011年に承認

4-7-3-2　脳循環代謝改善薬

脳の代謝を改善する作用（脳代謝賦活化作用）をもつ薬物のことで，広くは脳の血流を改善する脳循環改善薬も含まれる．また脳保護薬もこれに含まれる．

（1）脳循環改善薬

（1）-1　イフェンプロジル ifenprodil

脳梗塞後遺症と脳出血後遺症に伴うめまいの改善に用いられる．脳血管障害患者の全脳，および虚血病巣部位での血流量を増大させる．それはアドレナリン adrenaline α 受容体遮断を介した作用と直接作用による血管平滑筋の弛緩のためと考えられている．また，血小板粘着能抑制作用と血小板凝集抑制作用も有する．出血傾向のある薬物との併用に注意する必要がある．

最高血中濃度は投与後1.77時間で達し，半減期は1.33時間である（健常成人男子に10 mgを1回経口投与）．

副作用：口渇，悪心・嘔吐，食欲不振などの消化器症状，頭痛，めまい，不眠などの精神神経症状，発疹，皮膚瘙痒感などの過敏症，動悸，立ちくらみ，頻脈などの循環器症状，AST・ALTの上昇などの肝機能異常などがある．

（1）-2　ニセルゴリン nicergoline

脳梗塞後遺症に伴う慢性脳循環障害による意欲低下の改善に用いられる．脳血管障害患者の頸動脈や椎骨動脈の血流を，また虚血病巣部位での血流量を増大させる．さらに血小板凝集を抑制，赤血球変形能を亢進させ，血液流動性改善作用を示す．

最高血中濃度は投与後2〜4時間で達し，大部分が代謝物として，24時間までに51％排泄される（健常成人に15 mgを1回経口投与）．

副作用：食欲不振，下痢，便秘，悪心などの消化器症状，肝機能障害，めまい，立ちくらみ，動

悸などの循環器障害，眠気，倦怠感，頭痛などの精神神経症状，発疹，蕁麻疹などの過敏症などがある．

（1）-3　イブジラスト ibudilast

脳梗塞後遺症に伴う慢性脳循環障害によるめまいの改善に用いられる．PGI_2 の血管拡張作用を増強し，脳局所血流量を増加させる．一方，ロイコトリエンや血小板活性化因子 platelet activating factor（PAF）の作用に拮抗する．また気道液分泌，および粘液線毛輸送能を促進させ，気道過敏性を改善する．そのため気管支喘息の治療にも用いられる（第9章参照）．

最高血中濃度は投与後4時間で達し，半減期は12時間である（健常成人に 10 mg を1回経口投与）．

副作用：重大な副作用は血小板減少，肝機能障害，黄疸である．その他，発疹，そう痒感などの過敏症，めまい，頭痛，振戦，不眠などの精神神経症状，食欲不振，嘔吐，腹痛，下痢，胃潰瘍などの消化器障害，心悸亢進，起立性低血圧，ほてりなどの循環器症状，貧血，白血球減少などの血液障害などがある．

（1）-4　ジヒドロエルゴトキシン dihydroergotoxine

頭部外傷後遺症に伴う随伴症状に用いられる．また，高血圧症（高齢者で利尿薬の効果が弱い患者）や閉塞性動脈硬化症，動脈塞栓・血栓症，レイノー病などにおける末梢循環障害にも使用される．交感神経終末におけるシナプス前ドパミン受容体刺激によるノルアドレナリン遊離抑制，およびシナプス後アドレナリンα受容体遮断により，脳血管を拡張すると考えられる．

最高血中濃度は投与後1.2時間で達し，半減期は7.3時間である（健常成人に 4 mg を1回経口投与）．

副作用：重大な副作用は後腹膜線維症（背部痛，下肢浮腫，腎機能障害など），発疹，瘙痒感などの過敏症，徐脈，血圧低下，脳貧血様症状などの循環器障害，頭痛，頭重感，めまいなどの精神神経症状，悪心・嘔吐，便秘，腹痛などの消化器症状，肝機能異常である．その他，舌のあれ，脱力・倦怠感，舌のもつれなどがある．

（1）-5　ニゾフェノン nizofenone

くも膜下出血急性期（軽症～中等症）の虚血による脳障害の改善に用いられる．この改善作用は抗過酸化作用，脳酸素消費量低下，抗脳浮腫作用，抗 TXA_2 作用，PGI_2 生成促進作用によると考えられる．静脈注射で用いられる．

副作用：重大な副作用は意識低下，傾眠，呼吸抑制である．その他，血圧低下，貧血，血小板減少，発疹，肝機能異常，腎臓障害などがある．

（1）-6　ファスジル fasudil

くも膜下出血術後の脳血管攣縮，およびこれに伴う脳虚血症状の改善を目的として使用される．Rho キナーゼの阻害を介して平滑筋収縮におけるミオシン軽鎖のリン酸化を抑制し，血管を拡張させる．静脈注射で用いられる．

副作用：重大な副作用は頭蓋内出血，消化管出血，肺出血，鼻出血，皮下出血，ショック，麻痺性イレウスである．その他，低血圧，顔面潮紅などの循環器障害，貧血，白血球減少，血小板減少などの血液異常，肝機能異常，排尿困難，多尿などの腎機能異常，膨満感，嘔吐などの消化器障害，過敏症などがある．

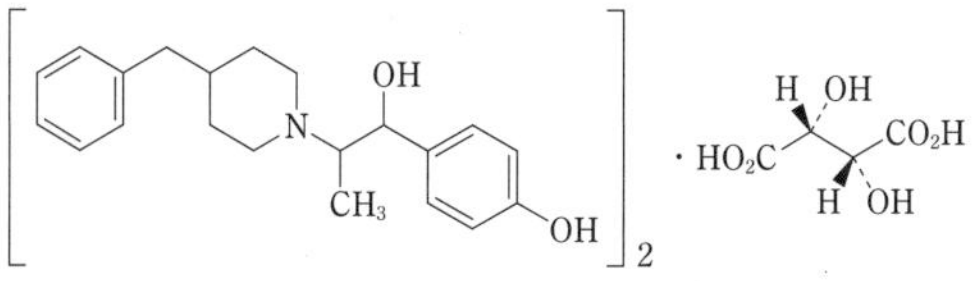

イフェンプロジル酒石酸塩 ㊁

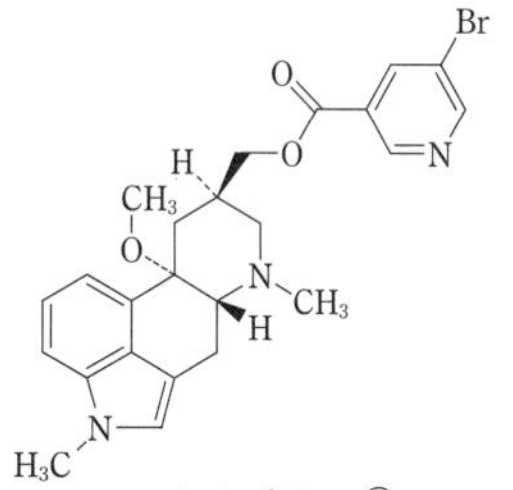

ニセルゴリン ㊁

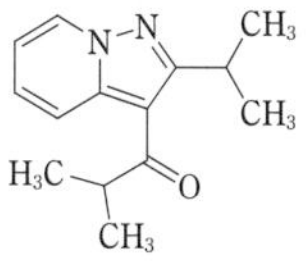

イブジラスト ㊁

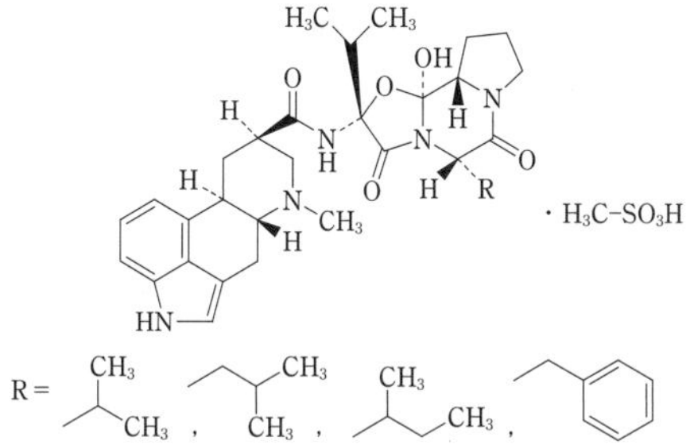

ジヒドロエルゴトキシンメシル酸塩 ㊁

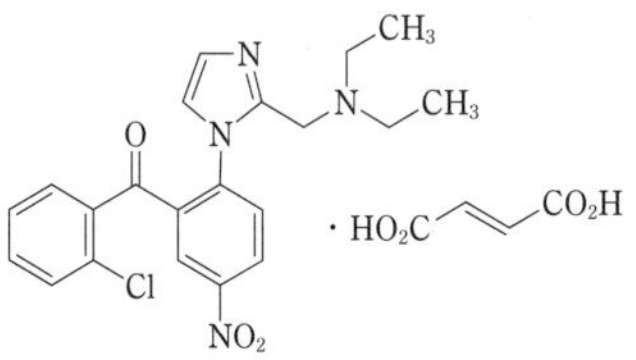

ニゾフェノンフマル酸塩

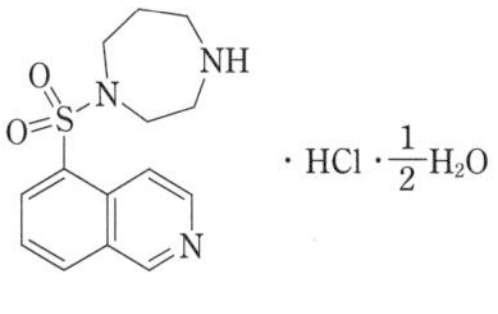

ファスジル塩酸塩水和物

表 4-16　脳循環改善薬

カテゴリー	薬物名（一般名）	作用機序	適応	備考
アドレナリン受α容体遮断関連薬	イフェンプロジル	アドレナリンα受容体遮断を介した作用と直接作用による血管平滑筋の弛緩	脳梗塞後遺症と脳出血後遺症に伴うめまいの改善	
	ジヒドロエルゴトキシン	交感神経終末におけるシナプス前ドパミン受容体刺激によるノルアドレナリン遊離抑制，およびシナプス後アドレナリンα受容体遮断により，脳血管を拡張	頭部外傷後遺症に伴う随伴症状	
Rho キナーゼ阻害薬	ファスジル	Rho キナーゼの阻害を介して平滑筋収縮におけるミオシン軽鎖のリン酸化を抑制し，血管を拡張	くも膜下出血術後の脳血管攣縮，およびこれに伴う脳虚血症状の改善	
その他	ニセルゴリン	脳血管障害患者の頸動脈や椎骨動脈の血流を，また虚血病巣部位での血流量を増大	脳梗塞後遺症に伴う慢性脳循環障害による意欲低下の改善	
	イブジラスト	PGI_2 の血管拡張作用を増強し，脳局所血流量増加	脳梗塞後遺症に伴う慢性脳循環障害によるめまいの改善	気管支喘息にも適応（ロイコトリエン遊離抑制作用など）
	ニゾフェノン	抗過酸化作用，脳酸素消費量低下，抗脳浮腫作用，抗トロンボキサン A_2 作用，プロスタサイクリン生成促進作用	くも膜下出血急性期（軽症～中等症）の虚血による脳障害の改善	

(2) 脳代謝改善薬

(2)-1 メクロフェノキサート meclofenoxate

　頭部外傷後遺症におけるめまいや脳術後と頭部外傷の急性期における意識障害に用いられる．脳血流増加作用，脳代謝促進化作用，中枢神経賦活化作用，抗低酸素作用を有する．しかし，その作用機序は不明である．

　最高血中濃度は投与後2.1時間で達し，半減期は8.4時間である（健常成人に300 mgを14日間経口投与）．

副作用：発疹，不眠，頭痛，焦燥感などの精神神経症状，悪心，食欲不振などの消化器症状，肝機能異常などがある．

(2)-2 アマンタジン amantadine

　脳梗塞後遺症に伴う意欲・自発性低下の改善を目的として使用される．ドパミン作動性神経からのドパミンの遊離促進，神経終末部へのドパミン dopamine の再取り込み阻害，ドパミン合成の促進作用がある．このためパーキンソン病の治療薬としても用いられる．またウイルスの脱殻阻害や宿主細胞への侵入阻止作用を持つためA型インフルエンザウイルス感染症に有効である．

　最高血中濃度は投与後約3.3時間で達し，半減期は12.3時間である（健常成人男子に50 mgを1回経口投与）．副作用については 4-4 抗パーキンソン病薬，12-3-3-2 脱殻阻害薬を参照．

(2)-3 チアプリド tiapride

　脳梗塞後遺症に伴う攻撃的行為，精神興奮，徘徊，せん妄の改善を目的として使用される．中枢ドパミン D_2 受容体を選択的に遮断する．ドパミン dopamine 受容体刺激による攻撃性行動を抑制する．また抗うつ，抗不安作用も有する．特発性ジスキネジア，およびパーキンソン症候群に伴うジスキネジアにも適用される．

　最高血中濃度は投与後2時間で達し，半減期は3.91時間である（健常成人に100 mgを1回経口投与）．

副作用：重大な副作用は悪性症候群，昏睡，痙攣，QT延長・心室頻拍である．その他，不整脈，頻脈，胸内苦悶などの循環器障害，錐体外路症状，眠気，不眠，不安・焦燥などの精神神経症状，めまい・ふらつき，口渇などの自律神経症状，嘔吐，腹痛，胃部不快感などの消化器症状，肝機能異常，発疹，瘙痒感などの過敏症がある．

(2)-4 プロチレリン protirelin

　頭部外傷，クモ膜下出血（ただし，意識障害固定期間3週以内）における昏睡，半昏睡を除く遷延性意識障害や脊髄小脳変性症における運動失調の改善に用いられる．中枢刺激作用により，自発運動亢進，覚醒促進，脳波賦活，そして運動失調改善作用が認められる．甲状腺刺激ホルモン放出ホルモン（TRH）でもあり，甲状腺刺激ホルモン，ならびにプロラクチンの分泌を促進する．そのため，下垂体TSH分泌機能検査にも用いられる．

副作用：重大な副作用は一過性の血圧低下，意識喪失等のショック様症状，痙攣，下垂体卒中，血小板減少である．その他，血圧の変動，脈拍数の変動，熱感などの循環器症状，悪心，心窩部不快感，嘔吐，食欲不振などの消化器症状，肝機能異常などがある．

(2)-5 アデノシン三リン酸 adenosine triphosphate（ATP）

頭部外傷後遺症に伴う諸症状の改善を目的として使用される．その他，心不全，調節性眼精疲労における調節機能の安定化，消化管機能低下のみられる慢性胃炎，メニエール病，および内耳障害によるめまいなどに用いられる．ATPはリン酸基がATPaseによって容易に分解され，高い遊離エネルギーを放出する．また，リン酸供与体として各種の補酵素を介し，糖質，脂肪，タンパク質の代謝などに関与する．

副作用：重大な副作用はショック様症状（注射の場合）である．その他，悪心，食欲不振などの消化器症状，全身拍動感，瘙痒感，発疹などの過敏症，頭痛，眠気，気分が落ち着かないなどの精神神経症状，耳鳴などがある（内服の場合）．

(2)-6 シチコリン citicoline（CDP-コリン）

頭部外傷や脳手術に伴う意識障害，脳梗塞急性期意識障害，脳卒中片麻痺患者の上肢機能回復促進（ただし，発作後1年以内で，リハビリテーション，および通常の内服薬物療法（脳代謝賦活薬，脳循環改善薬等の投与）を行っている症例のうち，下肢の麻痺が比較的軽度なもの）に用いられる．脳障害などの病的状態において，脳血流量，脳酸素量を増大し，脳循環を改善する．また，脳幹網様体，特に上行性網様体賦活系の働きを促進して，意識水準を高め，さらに錐体路系にも作用し運動機能を高める．またレシチンの前駆体のためレシチンの生合成を促進するので，急性膵炎，慢性再発性膵炎の急性増悪期，術後の急性膵炎にタンパク質分解酵素阻害薬との併用で用いられる．投与は注射である．

副作用：重大な副作用はショックである．その他，過敏症，不眠，頭痛，めまいなどの精神神経症状，悪心，食欲不振などの消化器症状，肝機能異常，一過性の複視などがある．

(2)-7 チトクロームC cytochrome C

頭部外傷後遺症における頭痛，および脳重量感の改善，また放射性療法における白血球減少の軽減を目的として使用される．チトクロームaの補酵素として働き，細胞呼吸の酸化還元に重要な役割を果たしている．脳血管障害患者の脳血流量，脳酸素供給量，脳酸素消費量，および脳酸素摂取量を増大させ，虚血状態における脳循環，ならびに脳代謝を改善する．さらに，脳出血，および脳塞栓の出血傾向を抑制する．

最高血中濃度は投与後3～6時間で達し，以後漸減する．

副作用：顔面浮腫，発疹，蕁麻疹などの過敏症，嘔気，腹痛，下痢などの消化器症状がある．

(2)-8 γ-アミノ酪酸 γ-aminobutyric acid（GABA）

頭部外傷後遺症における頭痛，頭重感，易疲労性，のぼせ感，耳鳴，記憶障害，睡眠障害，意欲低下改善を目的に用いられる．TCAサイクルおけるヘキソキナーゼ活性を高め，糖質代謝を

促進し，血流を改善して脳代謝を賦活化する．脳内の神経伝達物質でもある．
副作用：悪心，食欲不振，便秘，下痢などの消化器症状がある．

　この他，脳循環障害急性期の治療薬として，血栓溶解薬〔アルテプラーゼ（組織プラスミノーゲン活性化因子（t-PA））〕，ウロキナーゼ urokinase，抗凝血薬（アルガトロバン argatroban，ヘパリン heparin），抗血小板薬（オザグレル ozagrel，アスピリン aspirin）（第5章血液参照）などが使用される．

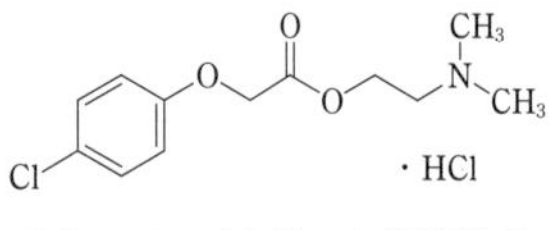

メクロフェノキサート塩酸塩 ®

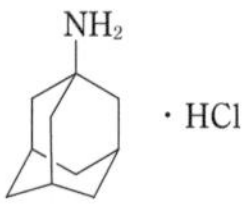

アマンタジン塩酸塩 ®

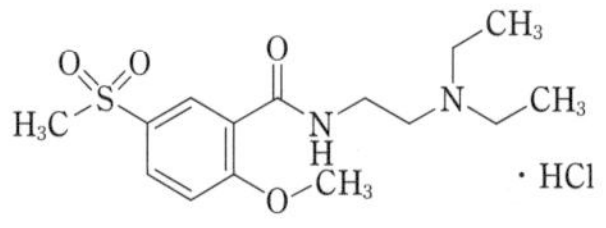

チアプリド塩酸塩 ®

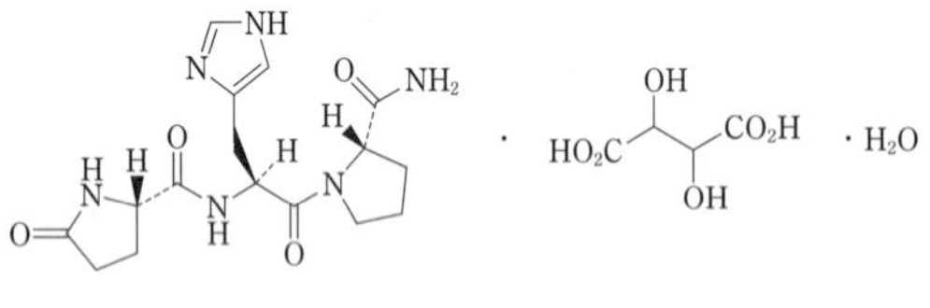

プロチレリン酒石酸塩水和物 ®

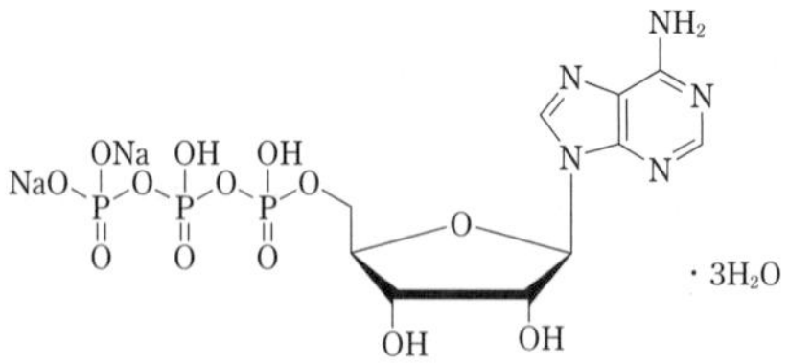

アデノシン三リン酸二ナトリウム水和物

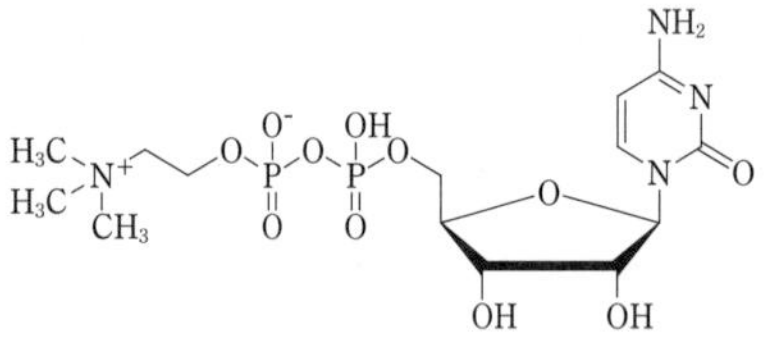

シチコリン

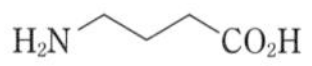

γ-アミノ酪酸

表 4-17　脳代謝改善薬

カテゴリー	薬物名(一般名)	作用機序	適応	備考
ドパミン D_2 受容体拮抗薬	チアプリド	中枢ドパミン D_2 受容体を選択的に遮断	脳梗塞後遺症に伴う攻撃的行為，精神興奮，徘徊，せん妄の改善	特発性ジスキネジア，およびパーキンソ症候群に伴うジスキネジアにも適応
生体内物質	アデノシン三リン酸（ATP）	リン酸基が ATPase によって分解され，高い遊離エネルギーを放出	頭部外傷後遺症に伴う諸症状の改善	心不全，調節性眼精疲労における調節機能の安定化，消化管機能低下のみられる慢性胃炎，メニエール病，および内耳障害によるめまいなどにも適応
	シチコリン（CDP-コリン）	脳血流量，脳酸素量を増大し，脳循環を改善	頭部外傷や脳手術に伴う意識障害，脳梗塞急性期意識障害，脳卒中片麻痺患者の上肢機能回復促進	レシチンの前駆体．急性膵炎，慢性再発性膵炎の急性増悪期，術後の急性膵炎にタンパク質分解酵素阻害薬との併用で適応
	チトクローム C	チトクローム a の補酵素として機能	頭部外傷後遺症における頭痛，および脳重量感の改善	放射性療法における白血球減少の軽減にも適応

表 4-17 脳代謝改善薬 つづき

カテゴリー	薬物名(一般名)	作用機序	適応	備考
生体内物質	γ-アミノ酪酸（GABA）	TCA サイクルおけるヘキソキナーゼ活性を高め，糖質代謝を促進し，血流を改善して脳代謝を賦活化	頭部外傷後遺症における頭痛，頭重感，易疲労性，のぼせ感，耳鳴，記憶障害，睡眠障害，意欲低下改善	
その他	メクロフェノキサート	不明	頭部外傷後遺症におけるめまいや脳術後と頭部外傷の急性期における意識障害	
	アマンタジン	ドパミン作動性神経からのドパミンの遊離促進，神経終末部へのドパミンの再取込み阻害，ドパミン合成の促進作用	脳梗塞後遺症に伴う意欲・自発性低下の改善	パーキンソン病，A 型インフルエンザウイルス感染症にも適応
	プロチレリン	自発運動亢進作用，覚醒促進作用，脳波賦活作用，運動失調改善作用	頭部外傷，クモ膜下出血（ただし意識障害固定期間 3 週以内）における昏睡，半昏睡を除く遷延性意識障害や脊髄小脳変性症における運動失調の改善	甲状腺刺激ホルモン放出ホルモン（TRH）

（3）脳保護薬

（3）-1　エダラボン edaravone

　脳梗塞急性期（発症後 24 時間以内）に伴う神経症状，および機能障害の改善を目的として使用される．活性酸素（フリーラジカル）を消去するスカベンジャーとして働き，脳血管内皮細胞や神経細胞を酸化的障害から保護する．

副作用：重大な副作用は急性腎不全，ネフローゼ症候群，劇症肝炎，肝機能障害，黄疸，血小板減少症，顆粒球減少，播種性血管内凝固症候群（DIC），急性肺障害，横紋筋融解症，ショック，アナフィラキシー様症状である．その他，過敏症，赤血球減少，白血球増加，白血球減少，ヘマトクリット値減少などの血液障害，肝臓障害，腎臓障害などがある．

表 4-18 脳保護薬

カテゴリー	薬物名(一般名)	作用機序	適応	備考
ラジカルスカベンジャー	エダラボン	活性酸素（フリーラジカル）を消去するスカベンジャーとして機能	脳梗塞急性期（発症後 24 時間以内）に伴う神経症状，および機能障害の改善	

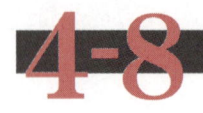

4-8 催眠薬・抗不安薬（鎮静薬）

　鎮静や催眠は中枢神経が抑制された状態である．運動や精神機能にほとんど影響を与えない程度に中枢神経を抑制して不安や緊張を軽減あるいは除去して鎮静作用をもたらす薬物を抗不安薬 antianxiety drugs という．不安や緊張は誰もが経験することであるが，それらが頻繁あるいは過剰な場合，また不適切な状況で出現するような場合には正常な日常生活に支障をきたすため，抗不安薬で治療する必要がある．鎮静よりもさらに中枢神経を抑制し，できる限り自然に近い睡眠状態を誘導して維持する薬物を催眠薬 hypnotics という．催眠薬は睡眠薬 sleeping pill ともいう．日中の眠気や集中力低下など精神運動機能の障害に至るような不眠の場合には催眠薬による治療が必要である．多くの場合は抗不安薬の服用量を増量すれば催眠作用へと移行する．古くから，アルコールがストレスや緊張・不安の緩和を目的に用いられてきた．また，20世紀初頭からはバルビツール酸誘導体が鎮静・催眠薬として用いられてきた．しかし，これらは服用量に応じて催眠から全身麻酔状態，さらに昏睡，呼吸・血圧維持の不能へと進行して死に至る．一方，20世紀半ばから登場したベンゾジアゼピン系薬物は高用量においても呼吸麻痺にまでは至らず安全域が広いため，今では抗不安薬や催眠薬のいずれにおいても主流となっている．

4-8-1 睡眠と睡眠障害

4-8-1-1 睡眠の生理

　脳波は意識水準によって特有のパターンを示す（図 4-12）．はっきりした覚醒状態では，脳波は β 波（14～30 Hz，覚醒波）あるいは低振幅速波を示す．睡眠は脳波のパターンによって，徐波睡眠と速波睡眠とに大きく分けられる．

a. 徐波睡眠
　徐波睡眠は non-REM 睡眠 non-rapid eye movement sleep（急速な眼球運動を伴わない睡眠）とも呼ばれ，睡眠深度から 4 段階に分けられる．
① 第 1 期（入眠期）：β 波から α 波（8～13 Hz）へと移行後，α 波が減少して低振幅徐波（θ 波，4～7 Hz）が優勢となる．
② 第 2 期（浅眠期）：徐波や紡錘波が現れる．
③ 第 3 期（中等度睡眠期）：高振幅徐波（δ 波，1～3 Hz）に加え，θ 波や紡錘波が混在する．
④ 第 4 期（深眠期）：高振幅徐波が優勢となる．
　睡眠型脳波は同期波ともいう．多数の神経細胞の活動電位が同期することが脳波の徐波化をもたらす．

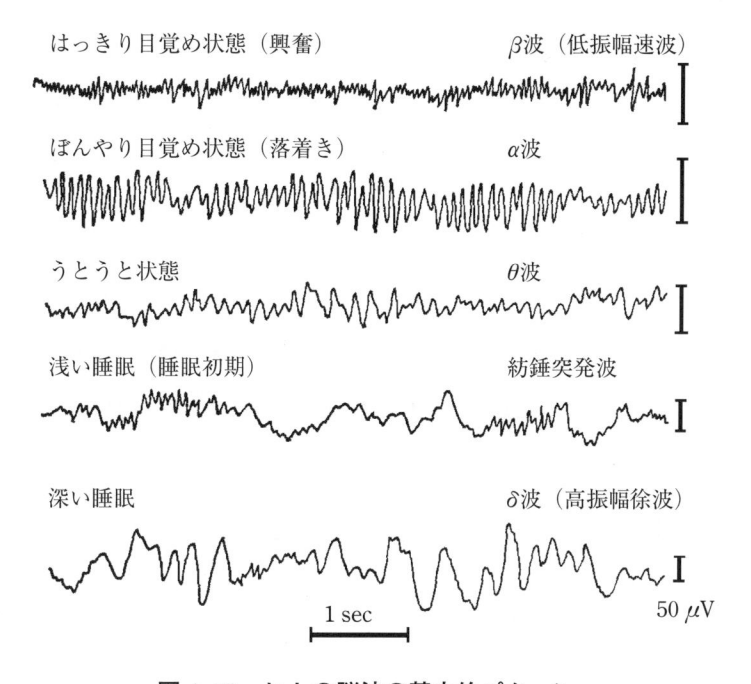

図4-12 ヒトの脳波の基本的パターン
（竹内幸一，福井裕行，栗原順一編（2005）薬理学―医薬品の作用―，図3.9，廣川書店を一部改変）

b. 速波睡眠

速波睡眠は REM 睡眠 rapid eye movement sleep あるいは逆説睡眠 paradoxical sleep とも呼ばれる特殊な睡眠で，脳波は低振幅徐波が混入する覚醒パターンを示す（図4-13）．速い眼球運動を伴い，また自律神経機能の変動（四肢や体幹の筋緊張の消失，呼吸・血圧の変動，脳血流の増加，陰茎勃起，瞳孔散大）が見られる．REM 睡眠では non-REM 睡眠に比べ，想起可能な夢を見ることが多い．

REM 睡眠は non-REM 睡眠の第4期に引き続いて起こり，non-REM 睡眠の第1期へと移行する．睡眠のパターンは，通常 non-REM 睡眠と REM 睡眠とで併せて90分くらいであり，non-REM 睡眠は睡眠全体の70〜75％を占める．

4-8-1-2 不眠症のタイプと催眠薬の選択

不眠，環境性（騒音・明るさ・温度などの環境因性，時差などの既日リズム関連性，老人性など）の不眠，精神性（ストレス，神経症性，精神障害など）の不眠，身体疾患（内科性疾患，パーキンソン病などの神経疾患，疼痛，アトピー性皮膚炎などの皮膚科系疾患など）に伴う不眠，薬物（カフェイン・興奮薬・アルコールなど）による不眠，睡眠時無呼吸症候群のような無呼吸による浅眠など，その原因は様々であり，まずは不眠の原因を明らかにして改善することが第一である．不眠には，① 入眠困難タイプ（入眠障害），② 中途覚醒・早朝覚醒タイプ，③ 熟眠障害タイプがあり，推奨される薬剤が異なる．

① **入眠障害**：寝つきが悪いが，入眠すれば朝までぐっすり眠れるタイプの不眠である．速効性

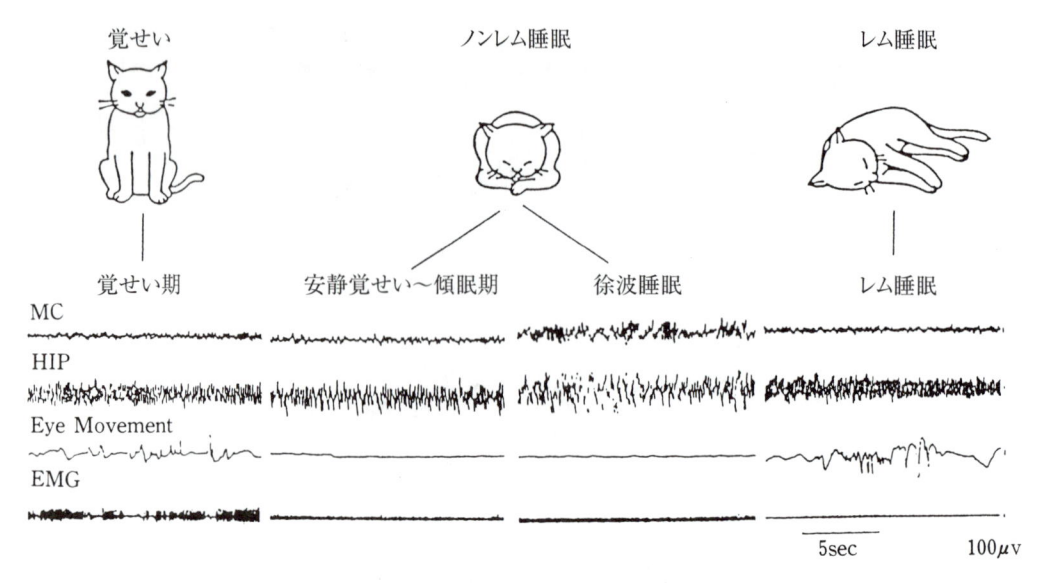

図 4-13 覚醒と睡眠のポリグラフ
MC：皮質（運動野）脳波，HIP：海馬脳波，Eye Movement：眼球運動，EMG：頸部筋電図
（竹内幸一，福井裕行，栗原順一編（2005）薬理学―医薬品の作用―，図3.10，廣川書店）

で短時間型の薬（就眠薬）を選ぶ．
② **中途覚醒・早朝覚醒**：眼が醒めてしまうとその後入眠できないタイプの不眠である．高齢者やうつ病患者に多い．遅効性で持続性の催眠薬が有効である．
③ **熟眠障害**：夢ばかりみてすぐに覚醒するため熟眠感がないタイプの不眠である．催眠作用の強い長時間型～中間型の作用薬（熟眠薬）が有効である．

4-8-2　催眠薬

代表的な催眠薬はベンゾジアゼピン benzodiazepine 系薬とバルビツール酸誘導体 barbiturates である（表4-19）．バルビツール酸誘導体は用量に比例して中枢神経系に対する抑制作用が増加し，呼吸抑制や昏睡さらに死に至る場合がありうる．一方，ベンゾジアゼピン系薬は安全域が広く（図4-14），高用量でも呼吸抑制は弱いため，現在では不眠症の第一選択薬として広く用いられている．

表4-19 主な催眠薬の種類とその作用

カテゴリー		薬物名(一般名)	作用機序	適応	備考
ベンゾジアゼピン系	長時間型	クアゼパム	GABA$_A$受容体を介する中枢抑制の増強. 主にω_1受容体に作用するため筋弛緩作用ほとんどなし.	不眠症, 麻酔前投与.	禁忌：急性閉塞隅角緑内障, 重症筋無力症, 睡眠時無呼吸症候群, リトナビル投与中. 重大な副作用：(大量連用)依存性, 刺激興奮, 錯乱, 呼吸抑制, 炭酸ガスナルコーシス, 精神症状, 意識障害, 思考異常, 勃起障害, 興奮, 運動失調, 運動機能低下, 協調異常, 言語障害, 振戦. 一過性前向性健忘, もうろう状態. 血中半減期：15 mg食後内服32時間.
		フルラゼパム	GABA$_A$受容体を介する中枢抑制の増強.	不眠症, 麻酔前投与.	禁忌：重症筋無力症, 急性閉塞隅角緑内障, ベンゾジアゼピン系薬過敏症, リトナビル投与中. 重大な副作用：薬物依存, 呼吸抑制, 炭酸ガスナルコーシス. 血中半減期：30 mg内服5.9時間(未変化体), 24時間(活性代謝物).
		ハロキサゾラム		不眠症.	禁忌：重症筋無力症, 急性閉塞隅角緑内障. 重大な副作用：呼吸抑制, 炭酸ガスナルコーシス. 依存性.
	中間型	フルニトラゼパム		(内服)不眠症, 麻酔前投与. (注射)全身麻酔の導入, 局所麻酔時の鎮静.	強力な睡眠作用がある. 禁忌：急性閉塞隅角緑内障, 重症筋無力症. 重大な副作用：依存性, 刺激興奮, 錯乱, 呼吸抑制, 炭酸ガスナルコーシス, 肝障害, 黄疸, 横紋筋融解症, 悪性症候群, 意識障害. 一過性前向性健忘, もうろう状態. 血中半減期：2 mg内服6.8時間.
		ニトラゼパム	GABA$_A$受容体を介する中枢抑制の増強.	不眠症, 麻酔前投与, 異型小発作群, 焦点性発作.	催眠作用のほか, 筋弛緩作用, 抗痙れん作用がある. 禁忌：重症筋無力症, 急性閉塞隅角緑内障. 重大な副作用：呼吸抑制, 炭酸ガスナルコーシス. 依存性, 刺激興奮, 錯乱. 血中半減期：5 mg空腹時内服25〜27時間.
		エスタゾラム		不眠症, 麻酔前投与.	禁忌：重症筋無力症, HIVプロテアーゼ阻害薬投与中. 副作用：フルニトラゼパムを参照. 血中半減期：4 mg内服24時間.
		ニメタゼパム		不眠症.	禁忌：急性閉塞隅角緑内障, 重症筋無力症. 副作用：フルニトラゼパムを参照.
	短時間型	トリアゾラム	GABA$_A$受容体を介する中枢抑制の増強.	不眠症, 麻酔前投与.	禁忌：急性閉塞隅角緑内障, 重症筋無力症, イトラコナゾール, フルコナゾール, ホスフルコナゾール, ボリコナゾール, ミコナゾール, HIVプロテアーゼ阻害剤, エファビレンツ投与中. 重大な副作用：薬物依存, 離脱症状, 精神症状, 呼吸抑制, 一過性前向性健忘, もうろう状態. 肝炎, 肝障害, 黄疸. 血中半減期：0.5 mg内服2.9時間.

表 4-19 主な催眠薬の種類とその作用 つづき

カテゴリー		薬物名(一般名)	作用機序	適応	備考
ベンゾジアゼピン系	短時間型	ブロチゾラム	GABA$_A$ 受容体を介する中枢抑制の増強.	不眠症, 麻酔前投与.	チエノジアゼピン誘導体. 禁忌：急性閉塞隅角緑内障, 重症筋無力症. 重大な副作用：肝障害, 黄疸, 一過性前向性健忘, もうろう状態. 血中半減期：7 時間.
		ロルメタゼパム		不眠症.	禁忌：急性閉塞隅角緑内障, 重症筋無力症. 重大な副作用：依存性, 刺激興奮, 錯乱, 呼吸抑制, 炭酸ガスナルコーシス. 血中半減期：1 mg 内服 10 時間. CYP で代謝されないため, 肝疾患や高齢者でも使いやすく相互作用の心配が少ない.
		リルマザホン		不眠症, 麻酔前投与.	禁忌：急性閉塞隅角緑内障, 重症筋無力症. 重大な副作用：呼吸抑制, 炭酸ガスナルコーシス, 依存性, 刺激興奮, 錯乱, 一過性前向性健忘, もうろう状態. 血中半減期：2 mg 空腹時内服 11 時間（活性代謝物）.
		ゾピクロン		不眠症, 麻酔前投与.	シクロピロロン誘導体. 入眠効果は強く, 筋弛緩作用は弱い. 口中の苦味が問題. 禁忌：重症筋無力症, 急性閉塞隅角緑内障. 重大な副作用：呼吸抑制, 肝障害, 精神症状, 意識障害, 一過性前向性健忘, アナフィラキシー様症状.（連用）依存性. 血中半減期：7.5 mg 内服 3.7 時間.
		ゾルピデム	GABA$_A$ 受容体を介する中枢抑制の増強. ω_1 受容体に選択的に作用, 脱力や転倒, 記憶障害などの副作用少ない.	不眠症（統合失調症・躁うつ病の不眠症除く）.	シクロピロロン誘導体. 禁忌：重篤な肝障害, 重症筋無力症, 急性閉塞隅角緑内障. 重大な副作用：依存性, 離脱症状, 精神症状, 意識障害, 一過性前向性健忘, 呼吸抑制, 肝障害, 黄疸. 血中半減期：5 mg 空腹時内服 2.1 時間. 代謝が速く, 翌朝への持ち越し少ない.
バルビツール酸誘導体	短時間型	ペントバルビタール	GABA$_A$ 受容体を介する中枢抑制の増強.	不眠症, 麻酔前投与, 不安・緊張状態の鎮静. 持続睡眠療法における睡眠調節.	禁忌：バルビツール酸系薬過敏症. 重大な副作用：皮膚粘膜眼症候群, 薬物依存, 退薬症候.
		セコバルビタール		不眠症, 麻酔前投与, 全身麻酔の導入, 不安・緊張状態の鎮静.	禁忌：バルビツール酸系薬過敏症. 重大な副作用：チアノーゼ, 呼吸抑制, 薬物依存, 禁断症状, 皮膚粘膜眼症候群.
	中間型	アモバルビタール		不眠症, 不安緊張状態の鎮静.	禁忌：バルビツール酸系薬過敏症. 重大な副作用：皮膚粘膜眼症候群.
	長時間型	バルビタール		不眠症, 不安緊張状態の鎮静.	禁忌：バルビツール酸系薬過敏症. ボリコナゾール投与中. 重大な副作用：皮膚粘膜眼症候群.

表 4-19 主な催眠薬の種類とその作用 つづき

カテゴリー		薬物名(一般名)	作用機序	適応	備考
バルビツール酸誘導体	長時間型	フェノバルビタール	抗てんかん薬の項を参照.		
メラトニン受容体作動薬		ラメルテオン	視交叉上核に存在するメラトニン受容体に特異的に作用する.	不眠症における入眠困難の改善.	ベンゾジアゼピン受容体に作用しないため，効果は弱いが副作用少ない．高齢者や身体疾患患者，睡眠相のずれなどに効果が期待される．禁忌：高度な肝障害．フルボキサミン投与中．重大な副作用：アナフィラキシー様症状．
その他		ブロモバレリル尿素	血中でBr⁻を遊離して鎮静・催眠作用を発現する.	不眠症．鎮静．	重大な副作用：依存性．
		抱水クロラール	肝臓において加水分解されトリクロロエタノールとなって作用.	(内服)不眠症．(注射用・坐剤)理学検査時における鎮静・催眠，静注が困難な痙れん重積状態．	禁忌：トリクロホスナトリウム過敏症．急性間欠性ポルフィリン症．(坐剤のみ)ゼラチン過敏症．重大な副作用：ショック，アナフィラキシー様症状．依存性．安全域が狭い．
		トリクロホスナトリウム		不眠症，心電図および脳波検査などにおける睡眠．	禁忌：抱水クロラール過敏症，急性間欠性ポルフィリン症．安全域が狭い．

ベンゾジアゼピン誘導体

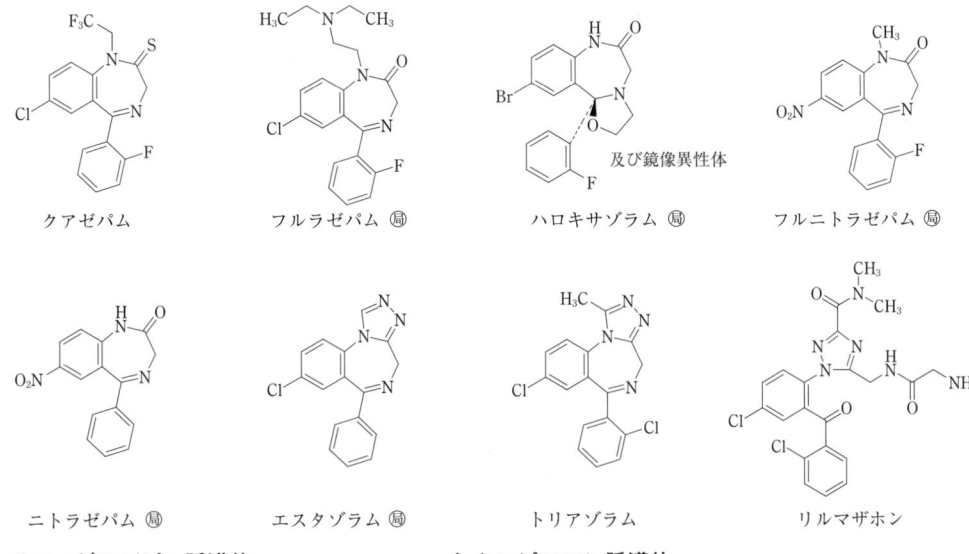

クアゼパム　　フルラゼパム 局　　ハロキサゾラム 局 及び鏡像異性体　　フルニトラゼパム 局

ニトラゼパム 局　　エスタゾラム　　トリアゾラム　　リルマザホン

チエノジアゼピン誘導体

ブロチゾラム

シクロピロロン誘導体

ゾルピデム酒石酸塩水和物 局

バルビツール酸誘導体

フェノバルビタール 局　　バルビタール 局　　アモバルビタール 局　　ペントバルビタールカルシウム 局
及び鏡像異性体

メラトニン受容体作動薬

ラメルテオン

その他

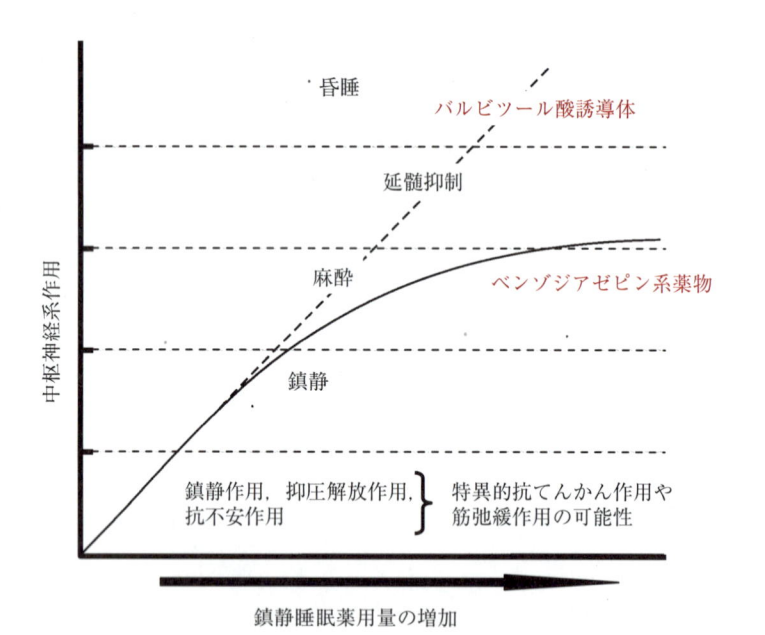

ブロモバレリル尿素 局　及び鏡像異性体　　抱水クロラール 局

図 4-14　ベンゾジアゼピン系薬物とバルビツール酸誘導体の中枢神経系作用の用量-反応曲線
（カッツング・コア薬理学 原書 6 版，図 22-3，丸善を一部改変）

4-8-2-1　ベンゾジアゼピン benzodiazepine 系催眠薬

1960 年に**クロルジアゼポキシド** chlordiazepoxide が開発され，1967 年に**ニトラゼパム** nitrazepam が催眠薬として最初に使用されている．その後，種々のベンゾジアゼピン誘導体が開発された．非ベンゾジアゼピン誘導体のチエノジアゼピン誘導体やシクロピロロン誘導体は催眠作用を有し，ベンゾジアゼピン系催眠薬に分類される．

a. 体内動態と分類

ベンゾジアゼピン誘導体は弱塩基性であり，pH の高い十二指腸からよく吸収される．治療量

では1~3時間で最高血中濃度に達する．ベンゾジアゼピン系催眠薬は半減期の違いによって，短時間型，中間型，長時間型に分類される．いずれも，内服では不眠症や麻酔前投与などに適応がある．短時間型と中間型のベンゾジアゼピン誘導体は，主として直接グルクロン酸抱合体として尿中に排泄される．長時間型では，肝臓で酸化されてできる代謝物も薬理学的活性を持つ活性代謝物である．

短時間型：**トリアゾラム** triazolam, **ブロチゾラム** brotizolam, **ロルメタゼパム** lormetazepam, **リルマザホン** rilmazafone, **ゾピクロン** zopiclone, **ゾルピデム** zolpidem がある．半減期は数時間から10時間前後までである．リルマザホンは，体内で速やかに代謝されて環状構造をとりベンゾジアゼピン誘導体となる．ブロチゾラムはチエノジアゼピン誘導体，ゾピクロンとゾルピデムはシクロピロロン誘導体である．ゾルピデムは自然睡眠に一番近い眠りをもたらす薬として米国では一番用いられている催眠薬である．

中間型：**フルニトラゼパム** flunitrazepam, **ニトラゼパム** nitrazepam, **エスタゾラム** estazolam, **ニメタゼパム** nimetazepam がある．フルニトラゼパムの注射剤は，全身麻酔の導入や局所麻酔時の鎮静に用いられる．半減期は6.8時間（フルニトラゼパム）~25時間前後である．

長時間型：**クアゼパム** quazepam, **フルラゼパム** flurazepam, **ハロキサゾラム** haloxazolam がある．半減期は32時間（クアゼパム）~100時間前後である．

b. 薬理作用

ベンゾジアゼピン系催眠薬は，GABA$_A$受容体-Cl$^-$チャネル複合体のベンゾジアゼピン結合部位（図4-15のαおよびγサブユニット）に結合してCl$^-$チャネルの開口頻度を増加させることによってGABAの中枢神経抑制作用を増強する．すなわち，Cl$^-$イオン流入により神経細胞が過分極する．また，Cl$^-$チャネル開口により膜抵抗が低下すると，興奮性神経伝達を受けた際の脱分極が減少する．いずれも神経細胞の興奮性の低下をもたらし活動電位の発生を抑制する．ベンゾジアゼピン結合部位には2つのサブユニット（ω_1およびω_2受容体と呼ぶ）があり，ベンゾジアゼピン誘導体，チエノジアゼピン thienodiazepine 誘導体はω_1およびω_2受容体いずれにも結合する．ゾルピデムと長時間型のクアゼパムはω_1受容体への選択性が高く，筋弛緩作用をほとんど発現することなく催眠作用をもたらす．したがって，高齢者での転倒リスクが軽減される．ベンゾジアゼピン結合部位の特異的拮抗薬として**フルマゼニル** flumazenil があり，ベンゾジアゼピン過剰投与による過度の鎮静に対して拮抗する．

ベンゾジアゼピン拮抗薬

フルマゼニル

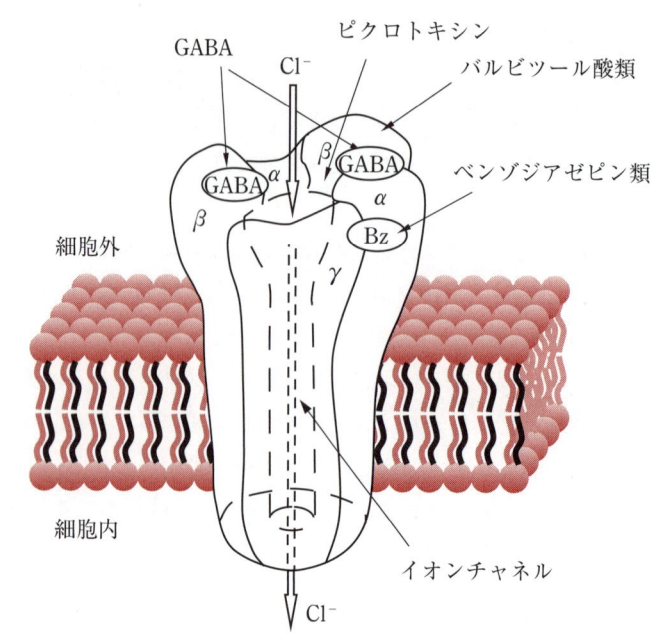

図 4-15　GABA_A 受容体-Cl⁻ チャネル複合体と各種薬物の作用部位
（カッツング・コア薬理学 原書6版，図 22-2，丸善を一部改変）

　一般に，ベンゾジアゼピン誘導体は催眠作用以外には，抗痙れん作用，筋弛緩作用（いずれも 4-6 節参照），抗不安作用（4-8-3 項参照）を有しており，個々の化合物によってこれらの効力はそれぞれ異なり，使い分けられている．また，視床下部自律神経中枢の刺激による交感神経興奮反応，血圧上昇，心機能亢進などを抑制する．これらの薬理作用も GABA の作用増強によるものである．

　ベンゾジアゼピン系睡眠薬はバルビツール酸系催眠薬と比較して次のような利点を有している．

① バルビツール酸系催眠薬は用量の増加に伴って中枢神経系の抑制が強くなり，過量では呼吸麻痺により死に至る場合があるのに対し，ベンゾジアゼピン系催眠薬は安全域が高く致命的な中毒は起こらない（図 4-14）．
② 睡眠のサイクル（リズム）に与える影響が小さい．また，治療量では REM 睡眠を抑制せず，過量では抑制する（図 4-16）．
③ 肝ミクロソームの酵素誘導が起こらないため，薬物耐性（代謝性耐性）や薬物相互作用が少ない．
④ 薬物依存の起こる可能性が少ない．

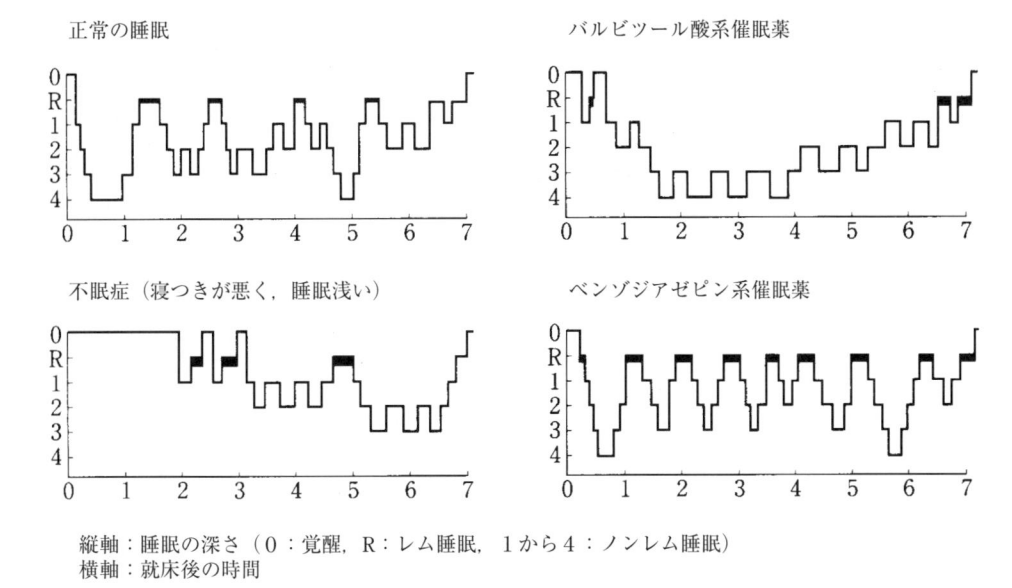

図 4-16　睡眠のリズムと催眠薬（模式図）
（田中　潔著：現代の薬理学，参照）

縦軸：睡眠の深さ（0：覚醒，R：レム睡眠，1から4：ノンレム睡眠）
横軸：就床後の時間

c. 副作用・禁忌

一般的に，ベンゾジアゼピン系催眠薬は副作用が少ないが，以下の点に留意すべきである．

① 長時間型では蓄積されて，眠気や精神運動機能抑制作用の翌日への持ち越しhangoverが生じやすい．

② 順行性健忘 anterograde amnesia（前向性健忘ともいう）が起こりやすい．また，Cluster syndrome（離人症，不安感），せん妄も起こしやすい．

③ トリアゾラムのような短時間作用型は，連用中止により反跳性不眠 rebound insomnia，不安の増大などの退薬症状が現れる．半減期の長い長時間型では退薬症状は現れない．したがって，退薬は徐々に行うか，長時間型で退薬症状を緩和する．

④ アルコール，催眠薬，抗てんかん薬，吸入麻酔薬，オピオイド，MAO阻害薬などと併用すると，相加的に中枢神経抑制作用を増強させることがあるので注意する必要がある（相加的CNS抑制）．相加的CNS抑制は，ベンゾジアゼピン系催眠薬に限らず，上記のような中枢神経を抑制する薬剤同士の併用では注意すべき事項である．

⑤ ベンゾジアゼピン系催眠薬には抗コリン作用があるため，筋弛緩作用や眼圧上昇作用がある．したがって，重症筋無力症，急性狭隅角緑内障には禁忌である．

4-8-2-2　バルビツール酸 barbituric acid 系催眠薬

バルビツール酸誘導体は，Fischerとvon Meringが1903年に導入して以来，1950年代まで最も重要な催眠薬として使用されてきた．しかし，強い依存性や過量による急性中毒（呼吸麻痺）などの欠点のため，現在では鎮静・催眠の目的ではあまり用いられない．

a. 体内動態と分類

バルビツール酸誘導体は，作用持続時間によって，超短時間型（1時間以内），短時間型（3時間以下），中間型（3～6時間），長時間型（6時間以上）に分類される．超短時間型は静脈麻酔薬として，長時間型は抗てんかん薬として主に使用される．催眠薬としては，短時間型の**ペントバルビタール** pentobarbital，**セコバルビタール** secobarbital が，中間型の**アモバルビタール** amobarbital が，長時間型として**フェノバルビタール** phenobarbital，**バルビタール** barbital がある．いずれも，不眠症，不安・緊張状態の鎮静に適応があり，さらに短時間型の場合はペントバルビタールとセコバルビタールが麻酔前投与，セコバルビタールが全身麻酔の導入にも適応がある．

バルビツール酸 barbituric acid 誘導体は弱酸性であり，吸収は非解離型の量とその脂溶性の強さによる．一般に脂溶性が高く，血液-脳関門を容易に通過する．特に尿素の代わりにチオ尿素 thiourea が入ったバルビツール酸誘導体である超短時間型の**チオペンタール** thiopental や**チアミラール** thiamylal は脂溶性が高く，静脈内に投与後速やかに脳内へ移行するが，脂肪組織などへの再分布も速い（4-9節参照）．一方，フェノバルビタールなど長時間型のものは血中で解離型になる割合が多く，脂溶性が低く，したがって組織分布も遅い．ベンゾジアゼピン誘導体と違い，ほとんど例外なくバルビツール酸系薬物の代謝物は薬理学的活性を欠く．超短時間型や短時間型では未変化体のまま腎から排泄されることはほとんどないが，長時間型ではその割合が増加する．また，弱酸性のバルビツール酸誘導体は，尿がアルカリになるとイオン化したものが増加して腎尿細管から再吸収されずに尿中排泄量が増加する．

b. 薬理作用

バルビツール酸誘導体は，$GABA_A$ 受容体-Cl^- チャネル複合体に結合して Cl^- チャネルの開口時間を増加させることによって GABA の中枢神経抑制作用を増強する．バルビツール酸誘導体はベンゾジアゼピンとは異なり，$GABA_A$ 受容体-Cl^- チャネル複合体の β サブユニットに結合する（図 4-15）．しかし，バルビツール酸誘導体の GABA 神経伝達への増強作用は，ベンゾジアゼピン系化合物に比べて選択性が低く，AMPA 受容体を介する興奮性神経伝達に対する抑制作用や，神経伝達とは無関係の細胞膜への作用なども有する．

用量の増加に伴い，中枢神経系に対する抑制作用が増加する．過量では呼吸麻痺により死に至る．そのため，ベンゾジアゼピン系催眠薬と違って安全性が低い．麻酔は致死量の約 1/2 である．麻酔量の約 1/4 で鎮静・抗不安，麻酔量の約 1/3 で催眠を誘発する．抗痙れん作用は，麻酔量で現れるのが一般的であるが，長時間型のフェノバルビタールなどは，鎮静を引き起こす用量あるいはそれ以下で現れるため，抗てんかん薬としても使用される．

バルビツール酸系催眠薬は REM 睡眠を大きく抑制し，睡眠のリズムが消失する（図 4-16）．睡眠のリズムが保たれるベンゾジアゼピン系催眠薬とは大きく異なる．

c. 副作用・中毒

次のような副作用がある．
① 眠気や精神運動機能抑制作用の翌日への持ち越し hangover が生じやすい．

② 過量による急性中毒は，自殺目的での多量の服用，また，服用を忘れた患者が急に過量の薬を服用した場合に起こる．昏睡，呼吸抑制，血圧低下，体温下降，反射消失などが起こり，呼吸麻痺で死亡する．気道確保と呼吸補助のうえ，尿排泄の促進，胃洗浄，血液透析などの対処が必要となる．
③ 肝臓での薬物代謝酵素誘導を起こす．代謝性耐性や薬物相互作用が生じる要因となっている．
④ バルビツール酸 barbituric acid 誘導体の大きな問題点の1つに耐性がある．薬物代謝酵素誘導が要因の代謝性耐性の他に，神経細胞のバルビツール酸誘導体に対する感受性が低下する機能性耐性も関与する．
⑤ もう1つの大きな問題点は，精神的・身体的依存である．連用を急に中止するとアルコールの禁断症状に類似した身体的依存が生じる．

------------ 交叉耐性と交叉依存 ------------

バルビツール酸誘導体に耐性ができると，ベンゾジアゼピン系化合物やアルコールなども効きにくくなり耐性が発現する．このように，1種類の薬剤に対して耐性を獲得すると同時に他の種類の薬剤に対する耐性も獲得することを交叉耐性という．また，バルビツール酸誘導体で依存が形成されると，ベンゾジアゼピン系化合物やアルコールへの依存も形成される．このように，ある薬物の依存が全く別の薬物の依存に継続できる状態を交叉依存という．交叉依存を利用して退薬症状を軽減することが可能であり，バルビツール酸誘導体による退薬症状は，長時間型のベンゾジアゼピン系催眠薬に置き換えることで軽減可能である．

4-8-2-3　その他の催眠薬

メラトニン melatonin 受容体作動薬の**ラメルテオン** ramelteon はわが国では2010年に上市されている．不眠症における入眠困難の改善に適応がある．メラトニン受容体に作用する日本発の睡眠導入剤である．脳内で睡眠・覚醒のサイクルを司り，「体内時計」ともいわれる視交叉上核に存在するメラトニン受容体に特異的に作用することで，睡眠覚醒リズムを調節し，自然な睡眠をもたらす．ベンゾジアゼピン受容体に作用しないために，効果は弱いが副作用も少ない．薬物依存性を有しない．ラメルテオンは $GABA_A$ 受容体を始めとする GABA，セロトニン serotonin，ドパミン dopamine，ノルアドレナリン noradrenaline およびアセチルコリン acetylcholine などの神経伝達物質受容体に対する親和性も示さない．ラメルテオンは，non-REM 睡眠および徐波睡眠の潜時を短縮し，総睡眠量を増加させる．また，覚醒時間を短縮して徐波睡眠時間を増加させる．選択的セロトニン取込み阻害薬 selective serotonin reuptake inhibitor (SSRI) のフルボキサミン fluvoxamine はラメルテオンの肝臓での代謝を阻害して作用を増強させるため，併用禁忌となっている．重大な副作用としてアナフィラキシー様症状（蕁麻疹，血管浮腫等）がある．

ブロモバレリル尿素 bromovalerylurea，**抱水クロラール** chloral hydrate，**トリクロホスナトリウム** triclofos sodium，**臭化カルシウム** calcium bromide などは，バルビツール酸誘導体と基本的に同じ適応をもつが，バルビツール酸誘導体より優れた点はない．

ブロモバレリル尿素 bromovalerylurea は血中で Br^- を遊離して鎮静・催眠作用を発現する．重大な副作用として依存性がある．また，ブロム疹が現れることがある．

抱水クロラール chloral hydrate とトリクロホスナトリウム triclofos sodium のクロラール chloral 類は，肝臓において加水分解されトリクロロエタノール trichloro ethanol となって作用する．鎮静・催眠および抗痙れん作用があるが，安全域が狭い．また，抱水クロラール自身にも中枢抑制作用があり，投与直後の作用は抱水クロラールによるもので，その後の作用はトリクロロエタノールによるものとされている．トリクロロエタノールの代謝物のトリクロロ酢酸 trichloro-acetic acid は血漿タンパク結合部位からワルファリン warfarin を遊離置換して遊離型ワルファリン濃度を増加させ，ワルファリンの抗凝結作用を一時的に増強させる．

4-8-2-4　アルコール類

脂肪族アルコール類は一般的に中枢抑制薬に分類されている．アルコール飲料は摂取すると胃および小腸から急速に吸収され，90% 以上は肝で酸化される．消毒薬としてはエタノール ethanol やイソプロパノール isopropanol が用いられる．

（1）エタノール ethanol（エチルアルコール ethyl alcohol）

無色透明の液体で引火性である．種々の医薬品の溶媒として，医薬品としては消毒薬として使われる．

a. 薬理作用

(1) 中枢神経系

中枢抑制作用をもつ一種の鎮静睡眠薬である．中枢抑制作用は全身麻酔薬と同様に不規則的下行性麻酔であるが，全身麻酔薬の発揚期に相当する部分が長い．手術期に相当する部分が短く，意識消失が始まると急速に延髄が抑制される呼吸麻痺期へと移行して急性アルコール中毒で死に至ることがある．発揚期は抑制性神経系の抑制すなわち脱抑制によるものである．$GABA_A$ 受容体機能亢進作用，NMDA 受容体活性化阻害作用，電位依存性 Ca^{2+} チャネルや電位依存性 Na^+ チャネル阻害作用などがある．エタノールの血中濃度と中枢作用との関係を表 4-20 に示す．

(2) 呼吸および循環系

エタノール（アルコール飲料）摂取により皮膚血管が拡張して温かく感じるようになる．血管運動中枢に対する抑制効果と，代謝物のアセトアルデヒド acetaldehyde による血管平滑筋に対する直接的な弛緩効果によるものと考えられている．寒冷時には熱の損失が非常に速く体温の低下を招くため，アルコール摂取は危険である．

(3) 消化器系

少量のエタノールは，胃酸分泌を促進するため食欲や消化を促進する．ガストリン gastrine 分泌促進作用と胃粘膜直接刺激作用を介するもので，アトロピン atropine では拮抗されない．多量では逆に胃酸分泌を含め消化機能は抑制される．

表 4-20　エタノールの血中濃度と中枢症状

エタノールの血中濃度	症　状
50 mg/100 mL 以下	脱抑制による興奮（行動活発，おしゃべり，自制心の欠如）
50～200 mg/100 mL	感覚機能低下，思考判断力低下，運動能力低下
200～300 mg/100 mL	視力障害，言語障害，記憶障害
300～350 mg/100 mL	昏迷，意識喪失
350～600 mg/100 mL	昏睡，呼吸・循環系不全→生命の危険（死）

(4) 肝臓・腎臓

エタノールは肝の脂肪の蓄積を促進する．交感神経系の亢進のため，β受容体を介して蓄積脂肪から脂肪が動員されることに起因すると考えられている．アルコール依存症では脂肪肝から肝硬変が起こる．

また，エタノールは下垂体後葉からの抗利尿ホルモン（ADH）分泌を抑制して利尿作用を示す．それに続き，アルコール飲料の水分も加わりさらに利尿が起こる．

(5) 子宮平滑筋

エタノールは子宮平滑筋を弛緩させる．かつては早産を抑制するために静脈内投与された．

(6) 局所作用

タンパク凝固作用と脱水作用により皮膚や粘膜の収斂作用と発汗防止作用をもつことが，殺菌作用発現に関係する．殺菌作用は，70% 水溶液で一番強い．神経線維に 90% 水溶液を直接適用すると，神経ブロックにより疼痛除去作用を示す．

(7) その他

代謝産物のアセトアルデヒドは副腎からのエピネフリン epinephrine 遊離を促進する．一時的に高血糖，高脂血症になりやすい．エタノール摂取後の急性高脂血症は，交感神経系を亢進させてβ受容体を介した蓄積脂肪から脂肪が動員されるためと考えられている．

b. 代　謝

エタノールの約 90% は肝の NAD 依存性アルコール脱水素酵素（アルコールデヒドロゲナーゼ alcohol dehydrogenase（ADH））により，残りは肝ミクロソームのエタノール酸化系 microsomal ethanol oxidizing system（MEOS）により酸化されてアセトアルデヒド acetaldehyde となる．次いでアルデヒド脱水素酵素（アルデヒドデヒドロゲナーゼ aldehyde dehydrogenase（ALDH））によって酢酸となる．酢酸はさらにアセチル-CoA となって大部分は TCA 回路に入る．一部のアセチル-CoA は脂肪酸やコレステロール cholesterol の生成に用いられ，アルコールの連用により脂肪肝の発生原因の 1 つとなる（図 4-17）．

血中エタノール濃度 100 mg/100 mL 以上では，補酵素の NAD が欠乏して ADH による酸化経路が飽和状態になるため，MEOS のエタノール代謝への関与が大きくなる．MEOS はエタノールやバルビツール酸誘導体への長期暴露によって活性が上昇し，耐性形成に寄与する．

遺伝的にアルデヒド脱水素酵素を欠く東洋人（ヒト肝の ALDH には I と II のアイソザイム isozyme があり，東洋人の 40% は I を欠如する）では少量のエタノール摂取でもアセトアルデ

ヒドが蓄積し，悪心，嘔吐，顔面紅潮，心拍増加などのアセトアルデヒド症状が起こる．

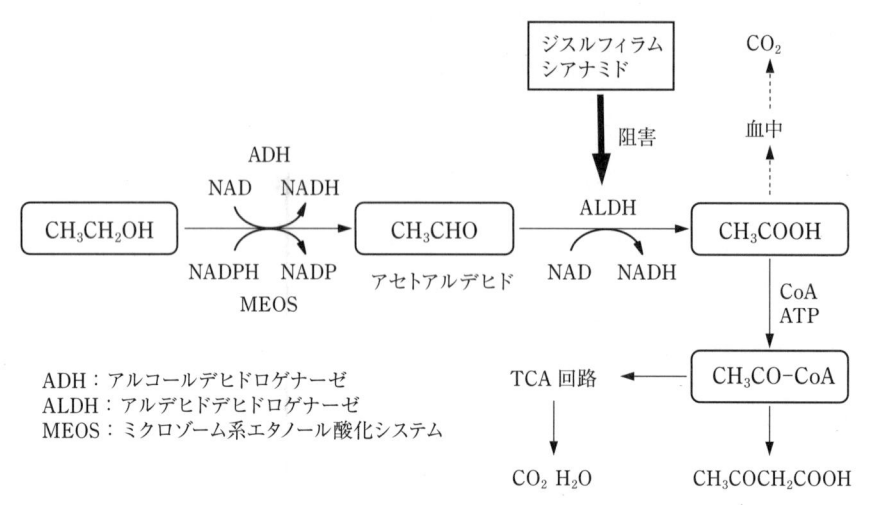

図 4-17 エタノール代謝と嫌酒薬の作用点

c. 急性毒性

エタノールを多量に摂取した場合，特に血中濃度が 350 mg/100 mL 以上になると，昏睡，体温下降，心機能抑制，血圧低下，呼吸抑制が現れ生命の危険が生じる．このような重症の場合，呼吸管理の上，胃洗浄，昇圧剤による血圧調整などの対症療法が行われる．必要に応じ血液透析なども併用する．たとえ軽症でも吐物が喉に詰まると窒息死する場合があるため慎重に対処する必要がある．

エタノールを多量に摂取した翌日まで，頭痛，脱力感，めまい，悪心，嘔吐などの症状が残る持ち越し現象 hangover を二日酔いという．これらの症状にはエタノールの代謝物のアセトアルデヒドが関与している．一般に，水の補給とアシドーシスに対する処置（ブドウ糖，炭酸水素ナトリウム投与）を行う．

d. アルコール依存症

エタノールの慢性中毒をアルコール依存症 alcohol dependence syndrome という．エタノールを定期的に大量摂取することにより発現し，高度の身体的依存と中程度の耐性が生じる（4-11-2項参照）．精神的依存も伴う．耐性発現の機構として，中枢神経系のエタノールに対する感受性の低下が主に関与するが，エタノール代謝速度の増加も寄与する．

アルコール依存症患者では，断酒によって不眠，振戦，不安，せん妄，痙れん発作などの禁断症状が現れる．鎮静睡眠薬と交叉耐性や交叉依存がある．交叉依存を利用して，長時間型のベンゾジアゼピン系催眠薬を用いて禁断症状を緩和する．慢性中毒の治療は断酒することで，酒量抑制薬が用いられることもある．

アルコール依存症では，肝の脂肪変性，肝硬変，胃炎，心筋症，多発性末梢神経障害，Korsakoff 症候群，Wernicke 脳症などの合併症が起こる．

e. 酒量抑制薬（嫌酒薬）

ジスルフィラム disulfiram やシアナミド cyanamide は ALDH を阻害し（図 4-17），少量のエタノール飲酒でも血中アセトアルデヒド濃度を上昇させて悪心，嘔吐，顔面紅潮，心悸亢進，頭痛，血圧低下などの二日酔い症状を誘発させるため，嫌酒薬となる．ジスルフィラムは ALDH 阻害作用の特異性が低い，個体差が大きい，遅効性で数日間連用しないと効果が得られないなどの欠点があるため，現在ではシアナミドが断酒療法や節酒療法に汎用されている．

嫌酒薬

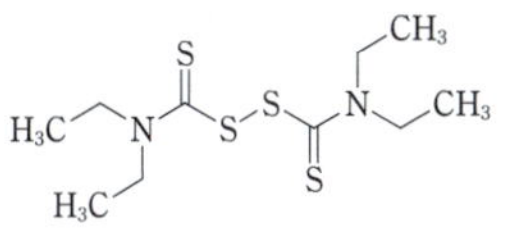

ジスルフィラム Ⓡ　　　　シアナミド Ⓡ

（2）メタノール methanol

メタノールには治療的用途はなく，誤用による中毒が問題となる．肝臓で ADH によって酸化されてホルムアルデヒド formaldehyde が生成し，ALDH によってギ酸になる．ホルムアルデヒドは網膜を変性させて失明を起こすおそれがある．エタノールの急速静脈投与により ADH をメタノールと競合させてホルムアルデヒドの生成を阻止する．炭酸水素ナトリウムの静注や血液透析でアシドーシスを防ぐ処置を行うこともある．

（3）イソプロパノール isopropanol

50～70% 溶液が消毒薬として用いられる．50% より 70% の方が効果が強い．エタノールよりも脱脂作用が強い．

4-8-3　抗不安薬

抗不安薬は神経症性障害や心身症の治療に用いられる．神経症性障害とは，不安，緊張，焦燥，抑うつ，易疲労性，睡眠障害，自律神経障害を主症状とする心因性の精神障害で，慢性的・持続的である．病気であることの自覚が保たれ，人格崩壊を起こさない．また，脳や身体臓器に器質的変化は伴わない．

一方，心理的要因により身体の臓器に器質的（例えば消化性潰瘍）または機能的疾患（例えば過敏性腸症候群）が見られる場合は心身症と呼ぶ．ただし，神経症やうつ病など，他の精神障害に伴う身体障害は心身症とは区別する．

抗不安薬の種類を表 4-21，主な神経症性障害の分類を表 4-22 に示した．

表 4-21 抗不安薬の種類とその作用

カテゴリー		薬物名（一般名）	作用機序	適 応	備 考
ベンゾジアゼピン誘導体（*はチエノジアゼピン誘導体）	長時間型	ジアゼパム	GABA_A 受容体を介する中枢抑制の増強.	（内服）神経症，うつ病，心身症の不安・緊張・抑うつ．脳脊髄疾患に伴う痙れん・疼痛の筋緊張軽減．麻酔前投与．（注射）神経症の不安・緊張．抑うつ．麻酔前，麻酔導入時，麻酔中，術後，アルコール依存症の禁断症状．分娩時の不安・興奮・抑うつ軽減．てんかん様重積状態など．	鎮静・筋弛緩・抗痙れん作用が強く，半減期が長い．禁忌：重症筋無力症．急性閉塞隅角緑内障．HIV プロテアーゼ阻害薬投与中．（注射）ショック，昏睡，バイタルサインの悪い急性アルコール中毒．重大な副作用：薬物依存．離脱症状．刺激興奮．錯乱．呼吸抑制．［注射］舌根沈下による上気道閉塞，循環性ショック．
		クロキサゾラム		神経症・心身症の不安・緊張・抑うつなど．術前の不安除去．	鎮静作用．筋弛緩作用が強い．禁忌：クロチアゼパムを参照．重大な副作用：依存性．刺激興奮．
		フルジアゼパム		心身症の身体症候，不安・緊張・抑うつ・焦燥・易疲労性，睡眠障害．	抗不安作用が比較的強い．禁忌：クロチアゼパムを参照．重大な副作用：依存性，刺激興奮，錯乱．血中半減期：0.25 mg 内服 23 時間．
		クロルジアゼポキシド		神経症，うつ病，心身症の不安・緊張・抑うつ．	禁忌：重症筋無力症．急性閉塞隅角緑内障．重大な副作用：依存性．刺激興奮．錯乱．呼吸抑制．
		オキサゾラム		神経症・心身症の不安・緊張・抑うつなど．麻酔前投与．	禁忌：クロチアゼパムを参照．重大な副作用：依存性．
		メダゼパム		神経症・心身症の不安・緊張・抑うつ．	禁忌：クロチアゼパムを参照．重大な副作用：依存性，刺激興奮，錯乱．
		メキサゾラム		神経症・心身症の不安・緊張・抑うつ．易疲労性，睡眠障害など．	禁忌：クロチアゼパムを参照．重大な副作用：依存性，刺激興奮，錯乱．
		クロラゼプ酸		神経症の不安・緊張・焦燥・抑うつ．	禁忌：急性閉塞隅角緑内障．重症筋無力症．リトナビル投与中．重大な副作用：依存性，刺激興奮，錯乱．
		ロフラゼプ酸エチル		心身症・神経症の不安・緊張・抑うつ・睡眠障害．	強力な抗不安作用．依存性は比較的少ない．禁忌：ベンゾジアゼピン系薬過敏症．急性閉塞隅角緑内障．重症筋無力症．重大な副作用：薬物依存，離脱症状．刺激興奮，錯乱．幻覚．呼吸抑制．血中半減期：2 mg 内服 122 時間，1 日 1 回投与が可能．
		フルトプラゼパム		神経症・心身症の不安・緊張・抑うつ・易疲労性・睡眠障害，心身症における身体症候．	禁忌：クロチアゼパムを参照．重大な副作用：依存性．血中半減期：190 時間．
		プラゼパム		神経症・うつ病・心身症の身体症候・不安・緊張・抑うつ，睡眠障害．麻酔前投与．	禁忌：クロチアゼパムを参照．重大な副作用：依存性．刺激興奮，錯乱．
	中間型	ロラゼパム		神経症・心身症の不安・緊張・抑うつ，心身症の身体症候．	P450 に関係しないため，肝疾患患者，高齢者などに使いやすい．禁忌：急性閉塞隅角緑内障．重症筋無力症．重大な副作用．依存性．刺激興奮，錯乱．血中半減期：1.0 mg 内服 12 時間．

表4-21 抗不安薬の種類とその作用 つづき

カテゴリー		薬物名(一般名)	作用機序	適応	備考
ベンゾジアゼピン誘導体（＊はチエノジアゼピン誘導体）	中間型	アルプラゾラム	GABA_A 受容体を介する中枢抑制の増強.	心身症の身体症候，不安・緊張・抑うつ・睡眠障害.	抗不安・パニック効果は強く，筋弛緩作用は比較的弱い. 禁忌：急性閉塞隅角緑内障．重症筋無力症．HIVプロテアーゼ阻害薬投与中. 重大な副作用：薬物依存，離脱症状．刺激興奮，錯乱．呼吸抑制．アナフィラキシー様症状. 血中半減期：0.4 mg 内服 14 時間.
		ブロマゼパム		(内服) 神経症の不安・緊張・抑うつ・強迫・恐怖．うつ病の不安・緊張．心身症の身体症候・不安・緊張・抑うつ・睡眠障害．麻酔前投与．(坐剤) 麻酔前投与.	鎮静作用，抗不安作用，筋弛緩作用，抗痙れん作用が強い. 禁忌：クロチアゼパムを参照. 重大な副作用：依存性．刺激興奮，錯乱. 血中半減期：6 mg 内服 20 時間.
	短時間型	クロチアゼパム＊		心身症の不安・緊張・抑うつ．睡眠障害．自律神経失調のめまい，肩こり，食欲不振．麻酔前投与.	マイルドな作用. 禁忌：重症筋無力症．急性閉塞隅角緑内障. 重大な副作用：依存性．肝障害，黄疸. 血中半減期：5 mg 内服 6.3 時間.
		エチゾラム＊		神経症の不安・緊張・抑うつ・神経衰弱症状・睡眠障害．うつ病の不安・緊張・睡眠障害．心身症の身体症候・不安・緊張・抑うつ・睡眠障害．統合失調症の睡眠障害．頸椎症，腰痛症，筋収縮性頭痛の不安・緊張・抑うつおよび筋緊張.	抗不安作用に加え催眠作用もある．筋弛緩効果. 禁忌：クロチアゼパムを参照. 重大な副作用：依存性．呼吸抑制，炭酸ガスナルコーシス．悪性症候群．横紋筋融解症．間質性肺炎．肝障害，黄疸. 血中半減期：2 mg 食後内服 6.3 時間.
		フルタゾラム		心身症の不安・緊張・抑うつ.	禁忌：クロチアゼパムを参照. 血中半減期：12 mg 内服 3.5 時間.
5-HT_1A 受容体アゴニスト		タンドスピロン	セロトニン_1A 神経系に選択的に作用する.	心身症の身体症候・抑うつ・不安・焦燥・睡眠障害．神経症の抑うつ・恐怖.	ベンゾジアゼピン系薬剤から切り替える場合には注意（交叉依存性がない）.ベンゾジアゼピン系薬に見られる筋弛緩や健忘，依存性は少ないが，効果発現が遅い．軽症例や高齢者には望ましい. 重大な副作用：肝障害，黄疸．セロトニン症候群．悪性症候群. 血中半減期：20 mg 食後内服 1.4 時間.
抗うつ薬			フルボキサミン，パロキセチンは抗うつ薬の項を参照.		
抗ヒスタミン薬		ヒドロキシジン	H_1 受容体拮抗薬.	神経症における不安・緊張・抑うつなど.	抗アレルギー性緩和精神安定剤．中枢抑制作用．抗アレルギー作用. 禁忌：セチリジン，ピペラジン誘導体，アミノフィリン，エチレンジアミン過敏症既往歴．ポルフィリン症．妊婦. 重大な副作用：ショック，アナフィラキシー様症状．肝障害，黄疸．[注射のみ] 注射部位の壊死，皮膚潰瘍.

ベンゾジアゼピン誘導体

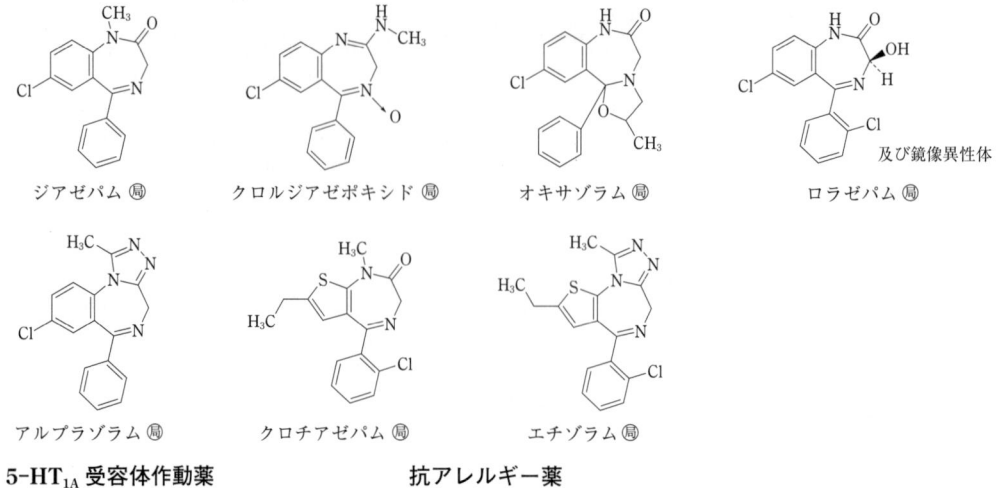

ジアゼパム 局　　クロルジアゼポキシド 局　　オキサゾラム 局　　ロラゼパム 局 及び鏡像異性体

アルプラゾラム 局　　クロチアゼパム 局　　エチゾラム 局

5-HT$_{1A}$ 受容体作動薬

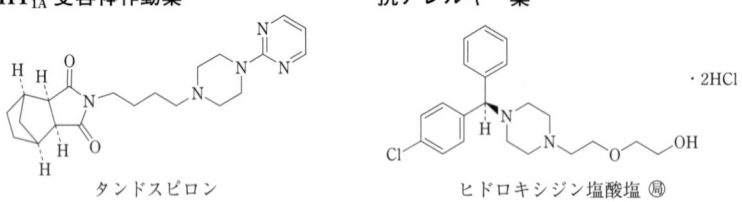

タンドスピロン

抗アレルギー薬

ヒドロキシジン塩酸塩 局

表 4-22　主な神経症性障害の分類

障害の種類		症　状
恐怖性不安障害	広場恐怖	不安やパニックに襲われたときに，雑踏や店，交通機関など逃げられないような場所にいることが不安となる
	社会恐怖	スピーチ，演技，他の人との食事その他，公共の場の行動への恐怖
	特定の恐怖	高所，閉所，飛行，ネズミ，ヘビなど特定のものへの恐怖
他の不安障害	パニック障害	・突然襲ってくる強い不安発作を中核とする障害 ・動悸，呼吸困難などを伴う場合が多い
	全般性不安障害	さまざまな活動，出来事への持続する過剰な不安
強迫性障害		強迫思考，戸締り確認・手洗いなどの繰り返し強迫行為を伴う
重度ストレス障害	急性ストレス反応	事故，自然災害，暴行被害などで急性的に発症
	外傷後ストレス障害 posttraumatic stress disorder（PTSD）	・きわめて強度のストレス後，数週間から数か月後に発症 ・心の傷となった出来事の情景を繰り返し再体験し，その出来事を思い出すような状況で，強い恐怖を感じる

4-8-3-1 ベンゾジアゼピン benzodiazepine 誘導体

a. 作用時間による分類

血中半減期の違いから，短時間型，中間型，長時間型に分類される．半減期の短い薬物は，発作性の症状を抑えたり，不安が予想される状況での症状出現を予防したりする目的で使用される．一方，半減期の長い薬物は，いつ出現するかの予想がつかないような症状の予防や，夜間・早朝に出現する症状の予防を目的に使用される．

短時間型：半減期は5時間前後である．**クロチアゼパム** clotiazepam，**エチゾラム** etizolam，**フルタゾラム** flutazolam がある．

中間型：半減期は20時間前後のものが相当する．**ロラゼパム** lorazepam，**アルプラゾラム** alprazolam，**ブロマゼパム** bromazepam がある．

長時間型：半減期は25時間前後から200時間前後まで幅広い．**ジアゼパム** diazepam，**クロキサゾラム** cloxazolam，**フルジアゼパム** fludiazepam，**クロルジアゼポキシド** chlordiazepoxide，**オキサゾラム** oxazolam，**メダゼパム** medazepam，**メキサゾラム** mexazolam，**クロラゼプ酸** clorazepate，**ロフラゼプ酸エチル** ethyl loflazepate，**フルトプラゼパム** flutoprazepam，**プラゼパム** prazepam などがある．

b. 薬理作用とその機序

神経症に伴う不安，緊張を緩和し，心身症の症状を緩和する．本能・情動を支配する大脳辺縁系への作用と考えられている．通常，視床下部，脳幹網様体などへの作用が少ないため，意識や高次脳機能への影響は少ない．作用機序は，GABAの中枢神経抑制作用を増強することである（4-8-2-1 ベンゾジアゼピン系催眠薬を参照）．

c. 副作用・禁忌

一般的に，眠気，脱力感，ふらつきなどであるが，安全性が高く副作用は少ない．依存も起きにくい．また，ベンゾジアゼピン系催眠薬と同様に，順行性健忘や長時間型による持ち越し効果 hangover がある．相加的 CNS 抑制も留意すべきである．

重症筋無力症，急性狭隅角緑内障には禁忌である．

4-8-3-2 5-HT$_{1A}$ 受容体作動薬

アザピロン誘導体の**タンドスピロン** tandospirone は，心身症の身体症候・抑うつ・不安・焦燥・睡眠障害，神経症の抑うつ・恐怖に適応がある．5-HT$_{1A}$ 受容体を介してセロトニン神経系に選択的に作用するため，ベンゾジアゼピン系抗不安薬に見られる筋弛緩や健忘，依存症は少ないが，効果発現は遅く，2週間近くも要する．延髄にある縫線核から海馬や扁桃体などの大脳辺縁系へ投射するセロトニン神経において，タンドスピロンは縫線核の 5-HT$_{1A}$ 自己受容体に部分作動薬として作用し，セロトニン神経活動を抑制させる．5-HT$_{1A}$ 受容体は G$_i$ タンパク質と共役

し，活性化されるとcAMP産生の抑制あるいはK$^+$チャネルの開口促進により神経活動が抑制される．しかし，連続投与により5-HT$_{1A}$受容体のダウンレギュレーションが起こり，逆にセロトニン神経活動が増加することが抗不安作用や抗うつ作用と関係する可能性もある．

タンドスピロンは耐性や退薬症状を生じない．またベンゾジアゼピン系誘導体とは交叉依存性がなく，ベンゾジアゼピン系誘導体から直ちに切り替えるとベンゾジアゼピン系誘導体の退薬症状が引き起こされ，症状が悪化することがある．したがって，ベンゾジアゼピン系誘導体を中止する場合は徐々に減量する等の注意が必要である．

4-8-3-3　抗うつ薬

SSRIの**フルボキサミン** fluvoxamine や**パロキセチン** paroxetine は，強迫性障害，社会不安障害に適応がある．パロキセチンはパニック障害にも適応がある．また適応外ではあるが，三環系抗うつ薬の**クロミプラミン** clomipramine は強迫性障害に，**イミプラミン** imipramine はパニック障害に有効である．抗うつ薬についての詳細は，4-3節を参照．

4-8-3-4　抗アレルギー薬

ヒスタミンH$_1$受容体拮抗薬の**ヒドロキシジン** hydroxyzine は，蕁麻疹，皮膚疾患に伴う瘙痒以外に，神経症における不安・緊張・抑うつに適応をもつ．また，術前・術後の悪心・嘔吐防止，麻酔前投与にも用いられる．ヒドロキシジンは眠気が強いため不眠でも用いられる．

4-9　全身麻酔薬

外科手術に必須な全身麻酔の主な条件は，① **睡眠**（無意識，意識消失），② **鎮痛**（痛覚消失），③ **筋弛緩**（不動化）および ④ **反射抑制**である．全身麻酔ではこれらが可逆的にかつ必要な時間だけ得られることが求められる．これらの条件を副作用なしに満たすような単独の麻酔薬はない．全身麻酔薬は大きく吸入麻酔薬と静脈麻酔薬に分けることができ，現在の麻酔では，通常はこれら両者を含めて，いくつかの麻酔薬を併用して上の条件を満たすバランスの取れた麻酔（**バランス麻酔**）が実施されている．バランス麻酔では，個々の薬物の利点を相加させ，欠点を補うことが可能となる．全身麻酔は，覚醒状態から麻酔状態へと導く**麻酔導入**，手術を実施するのに適正な麻酔レベルを維持する**麻酔維持**，麻酔状態からもとの意識レベルに戻る**覚醒**，の3段階からなる．

4-9-1 麻酔の背景

4-9-1-1 歴史

　日本麻酔科学会では，10月13日を「麻酔の日」と定めている．1804年のこの日，江戸時代のわが国において，華岡青洲が「通仙散」による全身麻酔下に世界で初めて乳がん摘出手術に成功している．その後，40年以上も経た1846年に米国のMortonがエーテルether（ジエチルエーテルdiethyl ether）を用いた全身麻酔の手術に成功している．続いてクロロホルムも登場したが，肝毒性のため，またエーテルも可燃性と爆発性のため現在では使用されない．1950年代以降，ハロタンが使用され始め，その後，様々なハロゲン置換物質であるハロゲン化炭化窒素が登場した．

4-9-1-2 麻酔の徴候と経過

　全身麻酔では一般に，大脳皮質→間脳→中脳→脊髄→延髄の順序で中枢神経系に対する抑制作用を示す．これを不規則的下行性麻酔という．知覚消失から運動機能の抑制へと進行するが，中毒量では呼吸停止と血圧低下で死亡する．麻酔の状態と徴候についての伝統的な記載は，ゆっくりと中枢神経系への作用を示すエーテルによる全身麻酔の観察から導かれており，次の4段階に大別される（表4-23）．

　第Ⅰ期：導入期，無痛覚期
　　意識は保たれているが痛覚は低下する．
　第Ⅱ期：発揚期，興奮期
　　意識混濁から消失，興奮状態となって自制心が消失する．反射亢進，呼吸不規則，散瞳が起こる．抑制性ニューロンが麻酔によって抑制されるために脱抑制状態になるためと考えられる．これからもわかるように，中枢神経系の興奮性・抑制性ニューロンが麻酔薬によって同時に一様に抑制されていくわけではない．この時期は手術には適さない．
　第Ⅲ期：外科的麻酔期，手術期
　　第Ⅰ相：興奮がなくなり呼吸が正常となる．反射消失，四肢の弛緩が起こる．
　　第Ⅱ相：反射消失，筋弛緩，眼球の固定，瞳孔縮小化が起こる．血圧も安定しており，手術に適している．
　　第Ⅲ相：著しく筋肉が弛緩し，肋間筋に及ぶ．
　　第Ⅳ相：呼吸が浅く速くなる．血圧が低下する．
　第Ⅳ期：延髄麻痺期，呼吸麻痺期
　　延髄機能が抑制され，呼吸麻痺および血圧低下となり死に至る．

表 4-23　麻酔薬（エーテル）による麻酔深度と反応

		第Ⅰ期（導入期）	第Ⅱ期（発揚期）	第Ⅲ期（外科的麻酔期) 第1相	第2相	第3相	第4相	第Ⅳ期（延髄麻痺期）
呼吸	胸式 腹式							
	瞳孔の大きさ	⊙	⊙	⊙	⊙	●	●	
	眼球運動	随意的	活発	次第に減少	固定	固定	固定	固定
	骨格筋	正常	運動亢進	軽度の弛緩	中等度の弛緩	高度の弛緩	高度の弛緩	極度の弛緩
反射	まつ毛 眼瞼 結膜	有 有 有	消失 有 有	消失 消失				
	屈曲	有	有	有	消失			
	咽頭 喉頭 嚥下 嘔吐	有 有 有 有	有 有 有 有	消失 有 有 有	消失 消失 消失			
	気管分岐部 内臓牽引 肛門括約筋	有 有 有	有 有 有	有 有 有	有 有 有	有 有 有	消失 消失 有	消失
意識		不完全ながら保たれる	消失					

(New 薬理学 改訂第 2 版，表Ⅳ-24, 南江堂より改変)

現代の急速に作用する吸入麻酔薬や静脈麻酔薬では，このような麻酔の中間状態とその徴候が観察されることはまれである．また，呼吸活動は人工呼吸器でコントロールされることもあり，術前や術中に投与される薬物のために麻酔の徴候は大きく影響を受ける．

4-9-2　吸入麻酔薬

吸入麻酔には，笑気ガス（亜酸化窒素 nitrous oxide N_2O）と常温1気圧では液体の揮発性麻酔薬が使われる．通常は，揮発性麻酔薬と酸素，笑気ガスの混合ガスが使用される．揮発性麻酔薬はエチル基あるいはエーテル基にハロゲン halogen（Br, Cl, F）が結合したハロゲン化合物で，ハロタン halothane, エンフルラン enflurane, イソフルラン isoflurane, セボフルラン sevoflurane, デスフルラン desflurane がある．これらは麻酔強度や血液への溶解度など異なった特徴をもっている（表 4-24）．デスフルランはわが国では未承認である．

表 4-24 主な吸入麻酔薬の特徴

	化学的性質	引火性	血液/ガス分配係数	導入・覚醒	MAC (v/v%)	麻酔作用	鎮痛作用	筋弛緩作用	血圧下降作用	呼吸抑制作用	気道刺激作用	気管支拡張作用	心筋被刺激性亢進作用	子宮筋弛緩作用	肝障害	体内代謝率(%)
ハロタン	揮液	-	2.3	速	0.78	+++	+	+	+	+	-	拡張	+	++	++	20
エンフルラン	揮液	-	1.9	速	1.68	+++	++	+++	+	+	-	拡張		+	+	2
イソフルラン	揮液	-	1.3	速	1.4	+++	++	+++	+	+	-	拡張		+	+	0.2
セボフルラン	揮液	-	0.6	速	1.71	+++	++	+++	+	+	-				+	2
エーテル	揮液	+	15	遅	1.9	+++	+++	+++	-	-	+			+	±	5〜10
亜酸化窒素	気体	-	0.4	速	105	+	++									

4-9-2-1 麻酔導入の速さ

吸入麻酔薬は，肺胞膜を通過して拡散により肺毛細血管に入って血液に溶解し，脳組織中へと移行して麻酔状態をもたらす．吸入気体中や血中または他の組織中の麻酔薬の分圧が濃度の尺度となる．麻酔導入の速度とは，麻酔薬が脳において所定の濃度に達する速度であり，すなわち吸入した麻酔薬の肺胞内分圧が脳内分圧と平行に達するまでの時間である．麻酔導入の速度は，溶解度や吸入麻酔濃度，肺への吸入速度，肺血流速度，動脈と静脈間での濃度勾配などにより影響を受ける．肺胞濃度の上昇が速やか（肺換気量が大きく，麻酔薬の吸入濃度が高い）で，肺胞濃度が低下しにくい（血液/ガス分配係数が低い，肺血流量が減少する）状態だと麻酔導入は速やかである．

血液/ガス分配係数：溶解度は肺から動脈血への移行に影響する重要な因子である．2つの異なった相で平衡状態にある時の各相の濃度比を分配係数といい，血液/ガス分配係数は溶解性の指標となる．麻酔の強さとは直接に関係しない．血液/ガス分配係数が低いと血液には溶けにくいが，血液とより速く平衡に達するため脳内分圧と平衡に達する時間も短くなり，麻酔導入が速くなる．笑気ガス，セボフルラン sevflurane，デスフルラン desflurane は血液/ガス分配係数が低い．

4-9-2-2 麻酔の強度

吸入麻酔薬の麻酔の強さは最小肺胞内濃度 minimum alveolar concentration（MAC）で表される．すなわち，生体に侵害刺激を加えた場合，50% のヒトが無動化するような最小肺胞内濃度（v/v%）である．この場合，侵害刺激はヒトでの皮膚切開を指す．MAC が小さいことは麻酔作用が強いことを意味する．麻酔作用の強い順（MAC 値の小さい順）は，ハロタン＞イソフルラン＞エンフルラン＞セボフルラン＞笑気ガスとなる．MAC は全身麻酔薬の ED_{50} 値に相当し，MAC 値の 1.5〜2.0 倍あるいはそれ以上が外科手術では必要とされる．高齢者では MAC 値は減

少する．また，揮発性麻酔薬の MAC 値は笑気ガスとの併用によりほぼ半減する．

4-9-2-3　代謝と排泄

　脳から麻酔薬が除去される速度は，麻酔薬からの回復にかかる時間に影響を与える．血液や脳に比較的溶けにくい吸入麻酔薬の方が除去されやすいため，血液/ガス分配係数が低いと麻酔からの覚醒も速い．麻酔ガスの大部分は呼気を介してそのまま排出されるが，一部は肝臓や他の臓器で代謝される．代謝のされやすさは，ハロタン halothane ＞エンフルラン enflurane，セボフルラン sevoflurane ＞イソフルラン isoflurane ＞デスフルラン desflurane ＞笑気ガスの順となる．笑気ガスはほとんど代謝を受けない．ハロタンの嫌気性代謝物は肝毒性を示す．ハロタン，エンフルラン，セボフルランが肝臓で代謝されて遊離するフッ素イオンは腎毒性をもつ．イソフルランやデスフルランはほとんど代謝を受けず，組織毒性もまれである．

4-9-2-4　吸入麻酔薬の薬理作用

（1）中枢神経系への作用

　複数の作用機序が寄与していると考えられが，未解明な点が多い．揮発性麻酔薬は臨床で使用される濃度で，$GABA_A$ 受容体やグリシン受容体を介した内在性の抑制経路を強める作用をもつ．すなわち，これら受容体と複合体を形成する Cl^- チャネルを通る Cl^- 電流を増強してニューロンの興奮性を減弱させる．濃度を高めると電位依存性イオンチャネルに対して Ca^{2+} チャネル＞ Na^+ チャネル＞ K^+ チャネルの順で抑制作用を示す（図 4-18）．

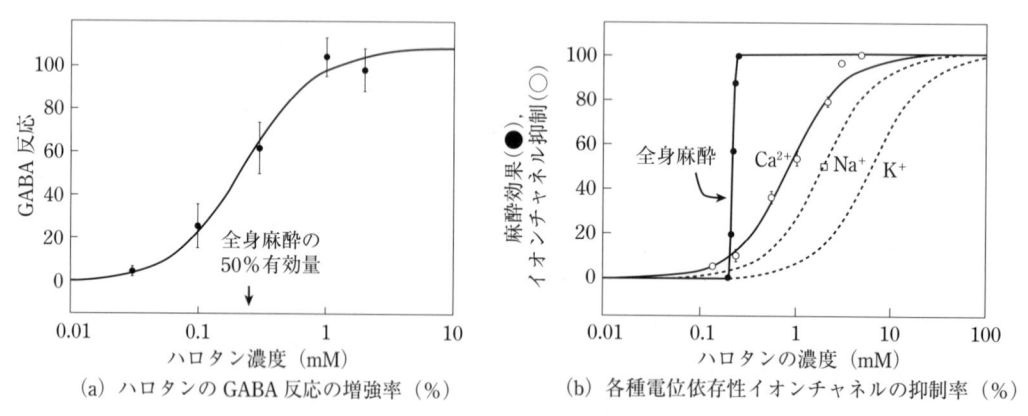

図 4-18　ハロタンの GABA 反応増強作用と各種電位依存性イオンチャネルに対する作用
(a) ハロタンの GABA 反応の増強率（%）
(b) 各種電位依存性イオンチャネルの抑制率（%）

（2）心血管作用

　揮発性麻酔薬は一般に濃度に依存して心筋収縮力抑制作用，血管拡張作用，交感神経抑制作用

を示すため，心拍出量は減少して血圧は下降する．特に，ハロタンとエンフルランは心筋抑制作用が強い．また，ハロタンは心筋のカテコールアミン catecholamine 感受性を増大させるため，ハロタン麻酔中にアドレナリンなどを投与すると心室性不整脈が発生しやすくなる（これを心被刺激性亢進作用という）．

（3）呼吸系に対する作用

揮発性麻酔薬は呼吸中枢への直接作用により呼吸抑制作用を示し，分時換気量の低下を招く．また，揮発性麻酔薬には気管平滑筋弛緩作用があり，喘息患者にも用いられる．笑気ガスには呼吸抑制作用はない．エーテルは気道刺激作用のために気道分泌を高める．ハロタンは甘い匂いで気道刺激作用は少なく，笑気ガスは無臭で刺激作用はない．

（4）脳代謝・脳血流，肝血流への影響

揮発性麻酔薬は脳代謝を低下させる．しかし，脳血管拡張作用を示し，脳血流を増加させる．特にハロタンは脳血流増加作用が強く頭蓋内圧を上昇させ脳外科手術には適さない．また，ハロタンは肝血量や腎血量を低下させる．ハロタンは最も強く肝血流の低下を招くのに対し，イソフルランによる肝血流低下は軽微である．

（5）平滑筋，骨格筋に対する影響

揮発性麻酔薬は，子宮平滑筋弛緩作用がある．ハロタンは子宮筋の弛緩を目的に産科領域で使用される．また，揮発性麻酔薬は骨格筋弛緩作用を有し，非脱分極性筋弛緩薬と併用するとその作用を増強する．笑気ガスは，平滑筋や骨格筋に対する弛緩作用は示さない．

悪性高熱症：揮発性麻酔薬特にハロタンにより患者に異常な高熱，筋硬直，頻脈，不整脈，高カリウム血症，重篤なアシドーシス，高 CPK 血症などの症状が現れることがある．骨格筋内の筋小胞体リアノジン受容体の変異によって Ca^{2+}-induced Ca^{2+} release (CICR) が遺伝的に亢進していると起こる．CICR を抑制するダントロレンを投与する．

4-9-3 静脈麻酔薬

静脈麻酔薬とは，静脈内投与によって麻酔効果を現す麻酔薬である．一般に単回投与の場合は，急速に血中濃度を上昇させて脳内に移行させることによる麻酔導入の目的で使われる．持続点滴静注は麻酔維持の目的で行われる．作用時間が極めて短く体内蓄積の少ない睡眠薬，鎮痛薬，筋弛緩薬を組み合わせた持続点滴静注による麻酔維持が理想的であり，これはそれぞれの目的に合致した薬物を用いることによって麻酔管理を行うバランス麻酔である．主な静脈麻酔薬の分類を表 4-25 に示した．

表 4-25 主な静脈麻酔薬

カテゴリー	薬物名（一般名）	作用機序	備考
バルビツール酸誘導体	チオペンタール	GABA_A 受容体を介する中枢抑制の増強.	超短時間作用型で，麻酔導入，回復が速い．脳代謝を抑制し，また脳血流も減少させるため頭蓋内圧を減少させる． 禁忌：ショック・大出血による循環不全，重症心不全，急性間欠性ポルフィリン症，アジソン病，重症気管支喘息，バルビツール酸系薬物過敏症． 重大な副作用：ショック，呼吸停止，呼吸抑制.
	チアミラール		
ベンゾジアゼピン誘導体	ミダゾラム	GABA_A 受容体を介する中枢抑制の増強.	麻酔効果発現が速く持続時間短い． 禁忌：重症筋無力症，急性狭隅角緑内障，HIV プロテアーゼ阻害剤および HIV 逆転写酵素阻害剤を投与中．ショック，昏睡，バイタルサイン抑制が見られる急性アルコール中毒． 重大な副作用：薬物依存．無呼吸，呼吸抑制，舌根沈下．アナフィラキシーショック．心停止．心室性頻拍，心室性頻脈．悪性症候群． 血中半減期：静注 1.8〜6.4 時間.
	ジアゼパム	催眠薬・抗不安薬の項を参照.	
オピオイド	レミフェンタニル	オピオイド受容体にアゴニストとして作用する.	超短時間作用型．非特異的エステラーゼによって代謝．血中半減期が短く，体内に蓄積しにくい． 禁忌：フェンタニル系化合物過敏症． 重大な副作用：筋硬直．呼吸抑制．血圧低下．徐脈．不全収縮．心停止．ショック，アナフィラキシー様症状.
	モルヒネ，フェンタニルについては麻薬性鎮痛薬の項を参照.		
その他	プロポフォール	GABA_A 受容体を介する中枢抑制の増強など	脳代謝を抑制し，また脳血流も減少させるため頭蓋内圧を減少させる．麻酔後の回復時間が速やか． 禁忌：妊産婦，小児． 重大な副作用：低血圧，アナフィラキシー様症状，気管支痙れん，舌根沈下，一過性無呼吸，てんかん様体動，重篤な徐脈，心室性期外収縮，覚醒遅延など.
	ケタミン	NMDA 受容体阻害作用.	解離性麻酔．麻酔，鎮痛作用．脳血流量を増加させて頭蓋内圧を上昇． 禁忌：脳血管障害，高血圧，脳圧亢進症，重症の心代償不全，痙れん発作既往，外来患者． 重大な副作用：急性心不全．呼吸抑制，無呼吸．舌根沈下．痙れん．覚醒時反応.

静脈麻酔薬

チオペンタールナトリウム ㊞ 及び鏡像異性体

ミダゾラム

レミフェンタニル

プロポフォール

ケタミン塩酸塩 ㊞ 及び鏡像異性体

吸入麻酔薬

ハロタン ⓡ 及び鏡像異性体

エンフルラン ⓡ 及び鏡像異性体

イソフルラン ⓡ 及び鏡像異性体

セボフルラン ⓡ

エーテル ⓡ

笑気ガス N₂O

4-9-3-1 バルビツール酸誘導体 barbiturates

　超短時間作用型バルビツール酸誘導体の**チオペンタール** thiopental や**チアミラール** thiamylal が使用される．麻酔導入や短時間の手術に使われる．単回投与で用いられ，点滴静注には不適である．麻酔導入が速く，また回復も速い．投与 10〜20 秒後には意識が消失し，15〜30 分で回復する．高い脂溶性のために血液-脳関門を容易に通過して急速に脳に移行するが，骨格筋や最終的には脂肪組織などの脳以外の組織に再分布して脳内濃度が減少してしまうために麻酔時間が短い（図 4-19）．脳以外の組織への再分布よりもずっと遅れてから肝代謝が行われて体内から排泄される．麻酔作用機序は，$GABA_A$ 受容体を介する GABA の作用増強であり，受容体と一体化した Cl^- チャネルの開口時間を延長することによって広く中枢神経を抑制する．鎮痛作用は強くない．脳代謝を抑制し，また脳血流も減少させるため頭蓋内圧を減少させる．このため，脳外科手術に適する．

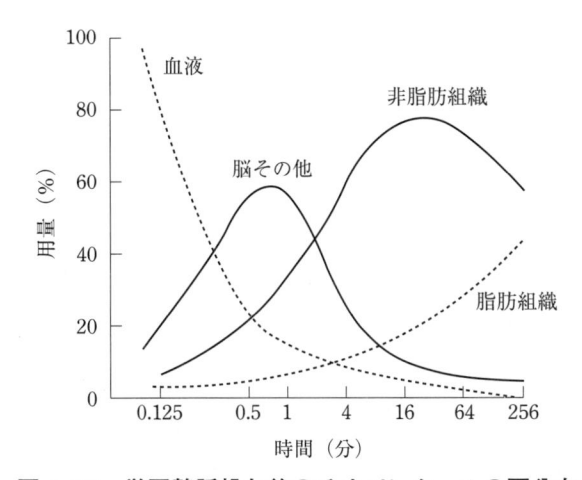

図 4-19　単回静脈投与後のチオペンタールの再分布

4-9-3-2 ベンゾジアゼピン誘導体 benzodiazepines

　ベンゾジアゼピン誘導体の**ミダゾラム** midazolam や**ジアゼパム** diazepam などが鎮静の目的で麻酔薬と併用される．ベンゾジアゼピン系薬は，完全な意識の消失をもたらすことなしに，健

忘，鎮静，鎮痛効果を患者に与えることが可能である（有意識下の鎮静）．一般的にバルビツール酸誘導体の静脈麻酔薬と比較すると，麻酔効果発現が遅く作用も持続し，また，麻酔後の回復も長くなるが，ミダゾラム midazolam は作用発現が速く持続時間の短いことが特徴である．薬剤投薬後のことを忘れる順行性健忘の発生頻度が高い．ベンゾジアゼピン結合部位のアンタゴニスト antagonist である**フルマゼニル** flumazenil はベンゾジアゼピン類による麻酔（鎮静）からの回復を早める．麻酔作用機序は，GABA$_A$ 受容体を介する GABA の作用増強であり，受容体と一体化した Cl$^-$ チャネルの開口頻度を増加させることによる中枢抑制である．

4-9-3-3　オピオイド opioids

モルヒネ morphine，**フェンタニル** fentanyl，**レミフェンタニル** remifentanil などが鎮痛の目的で麻酔薬と併用される．また，オピオイド鎮痛薬麻酔は有意識下の鎮静を患者にもたらす．モルヒネと笑気ガスの併用は心臓手術の麻酔に広く使われている．オピオイドは呼吸抑制作用があり，術後にオピオイドアンタゴニストの**ナロキソン** naloxone の投与で回復できる．フェンタニルやレミフェンタニルは骨格筋の硬直を起こしやすい．超短時間作用型であるレミフェンタニルは，血液中並びに組織内に存在する非特異的エステラーゼによって代謝され，血中半減期が短く体内に蓄積しにくい性質を持つ．オピオイドは高用量の使用でも，麻酔中の覚醒や術後に不快な記憶の想起が生じることがある．

神経遮断性麻酔 neuroleptanalgesia（NLA）：強力な鎮痛薬フェンタニルと神経遮断薬のドパミン D$_2$ 受容体遮断薬**ドロペリドール** doroperidol を併用すると，鎮静下に呼びかけには応答できる程度の意識レベルを保ちながら，手術可能な無痛状態を得ることができる．これは神経遮断性麻酔と呼ばれ，バランス麻酔の概念へとつながるものである．

バランス麻酔：神経遮断性麻酔の発展形である．鎮静・睡眠，鎮痛，筋弛緩さらに自律神経反射抑制を別々の薬剤で行い，各薬剤の優れた効果を得る一方で主となる麻酔薬の使用量を減らして副作用の軽減が可能となる．

全静脈麻酔 total intravenous anesthesia（TIVA）：バランス麻酔の概念に基づき，麻酔状態を得るのに必要な薬剤を全て鎮痛，鎮静，筋弛緩などの各要素を担う薬剤を静脈内投与することにより行う．

4-9-3-4　プロポフォール propofol

プロポフォールは麻酔導入と持続点滴静注による麻酔維持に用いられる．麻酔導入が1分以内，回復も5分程度と超短時間型バルビツール酸誘導体よりも速い．また，蓄積効果がない．非水溶性のためにロイシン含有エマルションとして使用される．プロポフォールは脳幹の血管運動中枢を抑制して血圧を低下させる．心筋抑制作用は弱い．制吐作用がある．バルビツール酸誘導体と同様に，脳代謝を抑制し，また脳血流も減少させるため頭蓋内圧を減少させる．したがって，脳外科手術に適する．麻酔作用機序には，GABA$_A$ 受容体を介する GABA の作用増強が寄与すると考えられている．また，過分極で活性化する非選択的陽イオンチャネルに対する抑制作用

があり，これもニューロンの興奮性を減弱させる．

4-9-3-5　ケタミン ketamine

ケタミンはフェンサイクリジン phencyclidine の誘導体で NMDA 受容体拮抗作用を有する．静注や筋注で用いられる．脂溶性が高く，中枢移行性が良いが，バルビツール酸誘導体と同様に脳以外の組織に再分布する．ケタミンは，脳波上では大脳皮質が徐波化しているのに対して大脳辺縁系は覚醒波を示す解離性麻酔を引き起こす．強力な鎮痛作用をもつため，麻酔だけではなく慢性疼痛の治療にも使われる．心血管系に対する直接的な刺激作用の他に中枢性に交感神経を刺激して血圧の上昇と心拍数の増加をもたらす．また，ハロタン同様に脳血流量を増加させて頭蓋内圧を上昇させるため，脳外科手術には適さない．ケタミン麻酔からの回復期に覚醒時現象と呼ばれる不快な夢や幻覚が起こることがあり，ジアゼパム diazepam やドロペリドール droperidol を前投与するとこの現象は軽減する．麻薬に指定されている．

4-9-4　麻酔前投与

全身麻酔の前に種々の薬剤を投与して患者を安定した状態にすることにより，麻酔を安全に導入し麻酔薬の副作用の軽減を図る．

a. 不安の除去と鎮静・催眠：バルビツール酸誘導体 barbiturate，ベンゾジアゼピン benzodiazepine 系薬など．
b. 術中や術後の疼痛軽減：麻薬性鎮痛薬（モルヒネ morphine やペチジン pethidine）など．
c. 筋弛緩：末梢性筋弛緩薬（パンクロニウム pancuronium やベクロニウム vecuronium など）で骨格筋を弛緩させると麻酔薬の量を減らすことが可能．
d. 副交感神経遮断：抗コリン薬（アトロピン atropine やスコポラミン scopolamine）は迷走神経反射による低血圧や徐脈を予防し，唾液や気管分泌を抑制する．
e. 嘔吐抑制：ドンペリドン donperidone やドロペリドールなどの制吐薬．

4-10　麻薬性鎮痛薬

国際疼痛研究学会 International Association for the Study of Pain は，痛みを「感覚と感情の不快な経験であり，組織の傷害が実際にある場合，あるいはその可能性がある場合と関係しているか，あるいはそのような傷害があるとして訴えられる」と定義している．このように痛みは主観的経験として定義されるものである．外傷による痛み，出産時の痛み，さらに外科手術時の痛みをはじめとする急性疼痛を適切に管理することは非常に重要である．一過性で基礎疾患が治ると消える急性疼痛は生体に対する警告信号としての重要な役割を担っているが，生体反応が終了した後でも持続する慢性疼痛は，もはや警告信号の役割をもたずそれ自体が疾患であり，治療の対

象である．鎮痛薬は，意識を失うことなしに選択的に痛みを軽減あるいは消失させる薬物のことをいう．本節では，主に中枢神経系に作用して鎮痛作用をもたらす麻薬性鎮痛薬（表4-26）を中心に解説する．

表4-26 主な麻薬性鎮痛薬

カテゴリー	薬物名（一般名）	作用機序	適応	備考
麻薬性鎮痛薬	アヘン	モルヒネが主な作用を担う．	激しい下痢，腸管蠕動運動の抑制，激しい疼痛時の鎮痛・鎮静・鎮痙，激しい咳嗽発作の鎮咳．	鎮痛・鎮静・呼吸抑制作用はモルヒネより弱く，腸管に対する作用強い．禁忌：モルヒネ参照．さらに，【アヘンチンキ】の場合は，ジスルフィラム・シアナミド・カルモフール・プロカルバジン投与中（アルコール反応のおそれ）．重大な副作用：モルヒネを参照．
	モルヒネ	主にμ受容体に完全アゴニストとして作用する．δおよびκ受容体には弱アゴニストとして働く．	【塩酸塩水和物】（内服）激しい疼痛時の鎮痛・鎮静，激しい咳嗽発作の鎮咳，激しい下痢症状の改善・手術後など腸管蠕動運動抑制．（注射）皮下・静注；①同上，麻酔前投与，麻酔補助．②中等度～高度の疼痛時の各種癌の鎮痛．硬膜外・くも膜下；③激しい疼痛時の鎮痛．④中等度から高度の疼痛時の各種癌の鎮痛．（坐剤）激しい疼痛時の各種癌の鎮痛．【塩酸塩水和物徐放剤】中等度から高度の疼痛を伴う各種癌における鎮痛（1日1回投与で効果発現も速い）．【硫酸塩水和物徐放剤】激しい疼痛を伴う各種癌における鎮痛（持続性で1日1回投与）．	禁忌：重篤な呼吸抑制，肝障害，気管支喘息発作中，慢性肺疾患に続発する心不全，痙れん状態，急性アルコール中毒，アヘンアルカロイド過敏症．（坐剤除く）出血性大腸炎．（10 mg・50 mg注のみ）（硬膜外・くも膜下）注射部位・周辺に炎症，肺血症．（くも膜下のみ）中枢神経系疾患，脊髄・脊椎に結核，脊椎炎および転移性腫瘍等の活動性疾患．重大な副作用：依存性，呼吸抑制，錯乱，せん妄，無気肺，気管支痙れん，喉頭浮腫，麻痺性イレウス，中毒性巨大結腸．
	コデイン	μ受容体に弱い親和性を有する．肝薬物代謝酵素CYP2D6により代謝（O-脱メチル化）されてできるモルヒネが鎮痛作用を示すと考えられる．	鎮咳・鎮静，鎮痛，激しい下痢症状の改善．	鎮痛作用はモルヒネの約1/6．禁忌：重篤な呼吸抑制，気管支喘息発作中，重篤な肝障害，慢性肺疾患に続発する心不全，痙れん状態，急性アルコール中毒，アヘンアルカロイド過敏症，出血性大腸炎．重大な副作用：依存性，呼吸抑制，錯乱，無気肺，気管支痙れん，喉頭浮腫，麻痺性イレウス，中毒性巨大結腸．
	ジヒドロコデイン	コデインを参照．		
	エチルモルヒネ	コデインと類似？	（内服）鎮咳，鎮痛．（眼科用）虹彩炎，緑内障，角膜潰瘍，硝子体混濁などの眼疾患．	コデインに類似し，強力な鎮咳・鎮痛作用．禁忌：モルヒネ参照（出血性大腸炎を除く）．重大な副作用：依存性，呼吸抑制．

表 4-26 主な麻薬性鎮痛薬 つづき

分類	薬物名（一般名）	作用機序	適応	備考
麻薬性鎮痛薬	オキシコドン	μ受容体の完全アゴニストとして作用する．	中等度から高度の疼痛を伴う各種癌における鎮痛．【塩酸塩水和物】速放性製剤．【塩酸塩水和物徐放剤】鎮痛効果は投与1時間後から12時間持続．血中半減期：20 mg 空腹時内服 5.7 時間．	禁忌：重篤な呼吸抑制・慢性閉塞性肺疾患．気管支喘息発作中．慢性肺疾患に続発する心不全．痙れん状態．麻痺性イレウス．急性アルコール中毒．アヘンアルカロイド過敏症．出血性大腸炎．重大な副作用：ショック，アナフィラキシー様症状．依存性．呼吸抑制．錯乱，せん妄．無気肺．気管支痙れん．喉頭浮腫．麻痺性イレウス，中毒性巨大結腸．肝障害．
	ペチジン	μ受容体の完全アゴニストとして作用する．	激しい疼痛時の鎮痛・鎮静・鎮痙．（注射のみ）麻酔前投与．無痛分娩．麻酔の補助．	合成麻薬でモルヒネの約1/8の鎮痛作用．禁忌：重篤な呼吸抑制．重篤な肝障害．慢性肺疾患に続発する心不全．痙れん状態．急性アルコール中毒．MAO阻害薬投与中．重大な副作用：モルヒネを参照．さらに，ショック，アナフィラキシー様症状．痙れん．血中半減期：50 mg 内服 3.5 時間．
	フェンタニル	μ受容体の完全アゴニストとして作用する．	【フェンタニルクエン酸塩】（注射液）全身麻酔，全身麻酔における鎮痛．局所麻酔における鎮痛の補助．激しい疼痛（術後疼痛，癌性疼痛）に対する鎮痛．（テープ：持続24時間の貼付剤）非オピオイドおよびオピオイドで治療困難な中等度から高度の疼痛を伴う各種癌における鎮痛（他のオピオイドから切り替える場合のみ）．（口腔粘膜吸収剤）強オピオイド鎮痛薬を定時投与中の癌患者における突出痛の鎮痛．【フェンタニル】（麻薬として初の貼付剤．1回の貼付で約72時間鎮痛効果持続）非オピオイドおよび弱オピオイドで治療困難例に限り，中等度から高度の① 疼痛を伴う各種癌の鎮痛，② 慢性疼痛の鎮痛．持続24時間の貼付剤の場合は①のみの適応．	【クエン酸塩】禁忌：筋弛緩薬使用禁忌の患者．頭部外傷，脳腫瘍などによる昏睡状態．痙れん発作．喘息．（硬膜外・くも膜下のみ）注射部位またはその周辺の炎症．肺血症．（くも膜下のみ）中枢神経系疾患．脊髄・脊椎に結核，脊椎炎および転移性腫瘍等の活動性疾患．重大な副作用：依存性．呼吸抑制．無呼吸．換気困難．血圧低下．ショック．アナフィラキシー様症状．不整脈．期外収縮．心停止．興奮．筋硬直．チアノーゼ．
	レミフェンタニル	4-9-3 静脈麻酔薬の項を参照．		
非麻薬性鎮痛薬	ペンタゾシン	κ受容体部分アゴニスト．	【ペンタゾシン塩酸塩】各種癌における鎮痛．【ペンタゾシン】（注射）各種癌，術後，心筋梗塞，胃・十二指腸潰瘍，腎・尿路結石，閉塞性動脈炎，胃・尿管・膀胱検査器具使用時の鎮痛．麻酔前投与・麻酔補助．	禁忌：頭蓋内圧上昇．頭部傷害．重篤な呼吸抑制・全身状態の著しい悪化患者など．重大な副作用：ショック，アナフィラキシー様症状．無顆粒球症．呼吸抑制．依存性など．
	エプタゾシン	κ受容体部分アゴニスト．	各種癌・術後の鎮痛	禁忌：ペンタゾシンを参照．重大な副作用：ショック．呼吸抑制．胸部圧迫感．大量連用により依存性．

244 第4章　中枢神経薬理

表 4-26　主な麻薬性鎮痛薬　つづき

分類	薬物名（一般名）	作用機序	適応	備考
非麻薬性鎮痛薬	ブプレノルフィン	μ受容体部分アゴニスト.	適応：（注射）術後・各種癌・心筋梗塞症の鎮痛および麻酔補助．（坐剤）術後・各種癌の鎮痛．（テープ）非オピオイドで治療困難な変形性関節症および腰痛症に伴う慢性疼痛における鎮痛．	オピオイド受容体親和性が高く，強力かつ長時間の鎮痛効果．禁忌：重篤な呼吸抑制・肺機能障害．重篤な肝障害．頭部傷害，意識混濁．頭蓋内圧上昇．妊婦．（坐剤）直腸炎，直腸出血，著明な痔疾．重大な副作用：呼吸抑制，呼吸困難，舌根沈下，ショック，せん妄，妄想，依存性，急性期肺水腫，血圧低下から失神．
	ブトルファノール	κ受容体部分アゴニスト.	術後・各種癌の鎮痛．麻酔補助．	禁忌：重篤な呼吸抑制，頭部傷害，脳病変で意識混濁，頭蓋内圧亢進．重大な副作用：呼吸抑制．（大量連用）依存性．
	トラマドール	μ受容体部分アゴニスト作用，セロトニン・ノルアドレナリン取込み阻害作用．	（内服）軽度～中等度の疼痛を伴う各種癌の鎮痛．（注射）各種癌・術後の鎮痛．	依存性・精神作用が弱い．禁忌：飲酒，睡眠薬，鎮痛薬，オピオイドまたは向精神薬による急性中毒．MAO阻害薬投与中または投与中止後14日以内．治療により不十分な管理のてんかん患者．（注射）重篤な呼吸抑制．頭部傷害，意識混濁の危惧．重大な副作用：ショック，アナフィラキシー様症状．痙れん．依存性．

麻薬性鎮痛薬

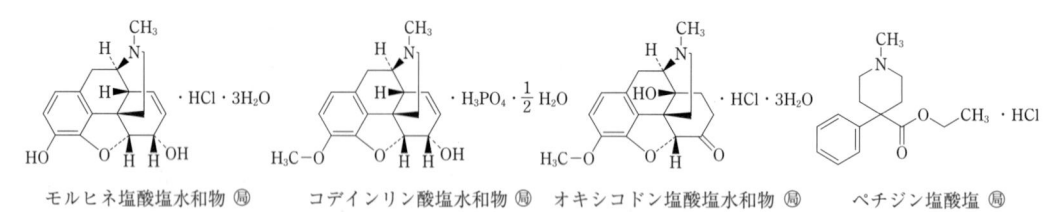

モルヒネ塩酸塩水和物 ㊙　　コデインリン酸塩水和物 ㊙　　オキシコドン塩酸塩水和物 ㊙　　ペチジン塩酸塩 ㊙

非麻薬性鎮痛薬

フェンタニルクエン酸塩 ㊙　　ペンタゾシン ㊙ 及び鏡像異性体　　エプタゾシン

ブプレノルフィン塩酸塩 ㊙　　トラマドール 及びその鏡像異性体

4-10-1　痛みの伝達と生体内鎮痛抑制系

4-10-1-1　痛みの受容と伝達

　痛みを脊髄後角へと伝える知覚神経線維（有髄神経のAδ線維と無髄神経のC線維）の終末は，体の表面や内臓に加えられた侵害刺激（組織を損傷するか，長時間作用すると傷害を生じる可能性をもった刺激）を受容する侵害受容器としての役割を有している．知覚神経終末から発したインパルスは知覚神経線維（第一次ニューロン）を伝播して脊髄の後根から脊髄後角に入り，そこで第二次ニューロンへの興奮性シナプス伝達が行われる．有髄神経のAδ線維（直径平均3 μm，伝導速度12〜30 m/sec）は一次痛（即時痛）を伝え，痛みの部位感は明瞭でチクリとかピリピリと感じる．一方，無髄のC線維（直径平均2 μm以下，伝導速度0.5〜2 m/sec）は二次痛（遅延痛）を伝え，うずくような不快な痛みで長く尾を引き逃避反射が起こりやすい．第二次ニューロンの大部分は脊髄レベルで左右反対側に交差して前側索を上行し，内側毛帯を通って視床に入る．視床でニューロンを交代して第三次ニューロンが大脳皮質の知覚領に達する．これを脊髄視床路 spino-thalamic tract といい，主要な痛覚伝導路である．頭部，顔面の痛みの経路は，三叉神経を経て橋に入り，頸髄まで下行し反対側に出て視床に至り大脳皮質に達する．また，脊髄視床路から出た側枝は，脳幹網様体や視床下部・大脳辺縁系へ投射しており，痛みに伴う不安などの不快情動反応や血圧上昇などの自律神経反応を引き起こす．

4-10-1-2　痛みに対する内在性抑制機構

　生体には痛みに対して増幅あるいは抑制しようとする内在性制御機構が存在する．下行性抑制系，内因性鎮痛物質，広範囲侵害抑制性調節などが内在性疼痛抑制機構として代表的である．また，下行性疼痛促進系も存在する．
　下行性抑制系とは，脳から脊髄後角に下行する神経系で，視床下部から中脳水道周囲灰白質 periaqueductal gray matter（PAG），延髄の大縫線核や大細胞性網様核を経由して脊髄に下行する系と，橋の青斑核から脊髄に下行する系などが知られている．大縫線核からはセロトニン serotonin 神経が，青斑核からはノルアドレナリン noradrenaline 神経がそれぞれ脊髄後角へと下行し，末梢からの痛覚情報の伝達を抑制する（図4-20）．
　生体内には，モルヒネ morphine と類似した鎮痛作用を持つ内因性鎮痛物質として β-エンドルフィン β-endorphin，エンケファリン enkephalin，ダイノルフィン dynorphin など多数のオピオイドペプチド opioid peptides が存在する．視床下部から PAG に投射する β-エンドルフィンニューロン β-endorphin neuron や PAG のエンケファリンニューロン（図4-20），脊髄後角のエンケファリンニューロン enkephalin neuron などが知られている．
　広範囲（広汎性ともいう）侵害抑制性調節とは，体のある部位の痛みが体の他の部位の侵害刺激によって抑制される現象である．脊髄レベルでの反射性の現象ではなく，脊髄よりも上位部位

が関与していると考えられている．

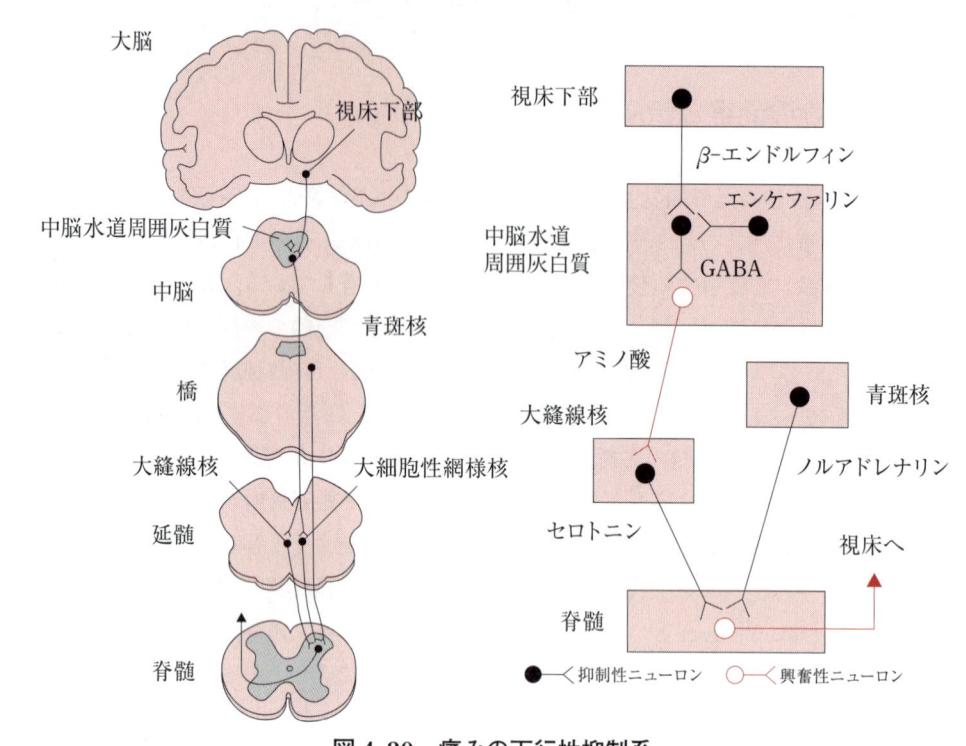

図 4-20　痛みの下行性抑制系
（横田敏勝（1990）臨床医のための痛みのメカニズム，南江堂を一部改変）

4-10-2　オピオイド受容体と鎮痛作用

　人類の歴史が始まって以来，我々は痛みをいかに除去するかに苦心してきたといっても過言ではない．紀元前1550年にはすでにケシ *Papaver somniferum* Linné の処方が記載されている．ケシの未熟な果実に傷をつけてそこから流れる乳液を集め乾燥したものがアヘン opium であり，黄褐色〜暗褐色で，特異なにおいがあり，極めて苦い．1世紀頃のローマ時代には粗製アヘン汁の製法とその処方が記載されている．アヘンは，アルカロイド，アルカロイド以外の有機化合物，無機化合物および水分を成分として含み，20種類以上あるアルカロイドの主なものは，フェナントレン phenanthrene 誘導体のモルヒネ morphine（平均10％），コデイン codeine（0.5％以下），テバイン thebaine などとイソキノリン isoquinoline 誘導体のパパベリン papaverine，ノスカピン noscapine などである．含有率は生産地によってかなり異なる．

　オピオイド opioid とはアヘン様 opium-like という意味で，アヘンから得られる天然あるいは半合成されたアルカロイド誘導体，薬理学的に同様な合成薬や誘導体，さらに内因性モルヒネ様ペプチド類（オピオイドペプチド）を合わせてオピオイド opioid と総称する．これらの受容体をオピオイド受容体 opioid receptor と呼ぶ．オピオイド受容体は主に，μ，δ，κ の3つのサブタイプに分類されている（表4-27）．1992年に δ 受容体が，1993年に μ 受容体と κ 受容体がク

表 4-27 オピオイド受容体の種類

サブタイプ	所在	内因性活性物質候補 (内因性オピオイドペプチド)	作動薬	拮抗薬	機能
μ	脳, 脊髄 モルモット小腸	β-エンドルフィン エンケファリン	モルヒネ DAMGO	ナロキソン	鎮痛, 陶酔感 呼吸抑制, 腸管抑制
δ	脳, 脊髄 マウス輸精管	β-エンドルフィン エンケファリン	DPDPE DTLET	ナルトリンドール	鎮痛, 腸管抑制
κ	脳, 脊髄	ダイノルフィン A (1-17)	ペンタゾシン プレマゾシン	MR2266	鎮痛, 鎮静, 腸管抑制

DAMGO：Tyr-D-Ala-Gly-NMe-Phe-Gly-ol, DPDPE：Tyr-D-Pen-Gly-Phe-D-Pen (Pen：penicillamine)
DTLET：Tyr-D-Thr-Gly-Phe-Leu-Thr

ローニングされ，それらはアミノ酸配列に相同性を示す．いずれも細胞膜 7 回貫通性型の G タンパク質共役型受容体であり，$G_{i/o}$ を介してアデニル酸シクラーゼ adenylic acid cyclase 活性の抑制，K^+ チャネルの開口促進，Ca^{2+} チャネルの開口抑制などを引き起こす．シナプス前終末の電位依存性 Ca^{2+} チャネルの閉口は伝達物質の遊離を減少させ，シナプス後ニューロンでの K^+ チャネルの開口は過分極を引き起こす．

オピオイド受容体が高密度に存在する脊髄後角では，一次求心性知覚神経線維からの伝達物質放出の抑制と第二次ニューロンの過分極はいずれも鎮痛効果に寄与すると考えられる（図 4-21）．また，視床や脳幹を始め上位脳もオピオイド類の重要な作用部位であり，その下流の下行性抑制系が結果として賦活化されて鎮痛効果を引き起こす（図 4-20）．

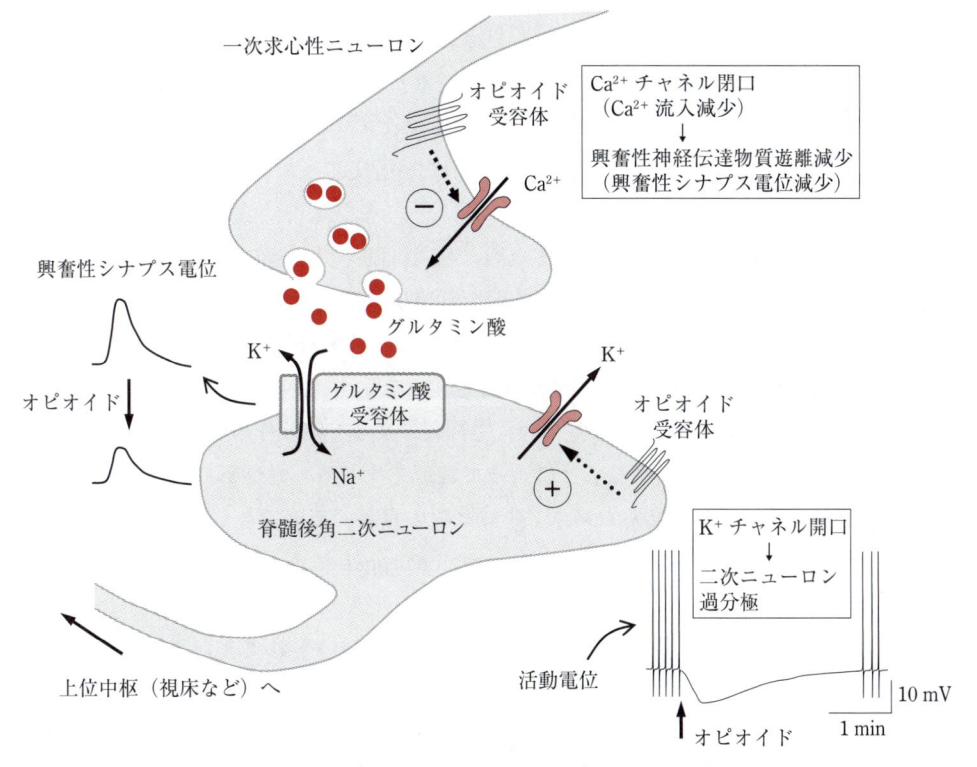

図 4-21 脊髄後角におけるオピオイドの作用

4-10-3 モルヒネ morphine

モルヒネはケシの未熟な果実から得られるアヘンアルカロイド opium alkaloid の 1 つである．麻薬性鎮痛薬の代表的な薬物であり，他の麻薬性鎮痛薬の薬理作用もモルヒネにほぼ準ずる．モルヒネは μ 受容体の完全アゴニスト agonist であり，δ や κ 受容体にも親和性を示す．モルヒネの中枢および末梢作用のほとんどは μ 受容体を介するものである．鎮痛，多幸感，鎮静および呼吸抑制作用は，反復使用することで高頻度の耐性を引き起こす．一方，縮瞳作用と消化管運動抑制作用に耐性は生じない．麻薬に指定されている．

a. 薬理作用

モルヒネを成人に皮下投与すると 5〜10 mg で鎮痛効果が現れる．咳は止まり，呼吸は抑制される．1 回の皮下注射による鎮痛効果は 60〜90 分をピークとして 4〜5 時間持続する．10 mg では意識や運動系に異常はなく，痛み以外の知覚に変化がない．過量になると意識がもうろうとして眠る．

(1) **鎮痛作用**：モルヒネの鎮痛作用は上位中枢への作用と脊髄への作用を併せたものとして現れている．上位中枢では，大脳皮質知覚領の痛覚閾値を上昇させるほか，PAG や延髄網様体細胞に作用して下行性疼痛抑制系を活性化させる．また，脊髄後角では一次求心性神経終末と第二次ニューロンとに作用して両者間の神経伝達を抑制する．多幸感（陶酔 euphoria）が生じるので，患者は不安から解放され鎮痛効果が助長される．

(2) **鎮静作用**：鎮静や眠気を引き起こす．モルヒネは本来興奮と抑制の 2 つの作用を有し，動物種によって一方が優勢になるものと考えられている．鎮痛量のモルヒネではヒト，サル，イヌ，ウサギ，ラットは鎮静状態になる．逆にネコ，マウス，ウマ，ブタなどでは興奮症状を呈する．マウスでは脊髄に対する興奮作用を反映した挙尾反応（ストラウブ挙尾反応 Straub tail reaction）がみられる．

(3) **呼吸抑制作用**：延髄呼吸中枢を抑制するために呼吸抑制を引き起こす．呼吸抑制はモルヒネの急性中毒死の主因となる．5 mg の皮下注射で呼吸は抑制され，大量では急性中毒時の主症状であるチェイン・ストークス Cheyne-Stokes 型呼吸（浅い呼吸から深い呼吸になり，再び浅くなって数十秒無呼吸に移行する周期を繰り返す）を示す．

(4) **鎮咳作用**：延髄の孤束核における知覚神経入力抑制によって鎮咳作用を示す．

(5) **縮瞳作用**：動眼神経核を刺激することによって縮瞳を生じる．耐性形成はほとんど認められない．副交感神経系の興奮であるため，アトロピンの点眼で拮抗できる．

(6) **催吐作用**：延髄の化学受容器引金帯 chemoreceptor trigger zone（CTZ）を興奮させ悪心・嘔吐を起こす．

(7) **消化管運動抑制作用**：ケシ生薬が古くから止瀉薬として用いられてきたことからもわかるように，モルヒネは止瀉・便秘作用が強い．腸管神経系と中枢神経系に作用して発現する．オピオイド受容体は消化管に高密度に存在し，μ，δ，κ いずれの受容体も消化管運動抑制に関与するが，主な作用点は腸間膜神経叢に存在する μ 受容体である．耐性の形成は認められない．

胆管の緊張を増加し Oddi の括約筋の収縮を起こすので胆汁分泌が悪くなり，胆道内圧は上昇する．

(8) その他：膀胱括約筋緊張を高めるため尿が貯留する．モルヒネはヒスタミン遊離作用をもつため気管支収縮を引き起こし，呼吸抑制作用による換気量の減少を助長する．また，皮膚に存在するマスト細胞からのヒスタミン遊離作用や知覚神経 C 線維末端（侵害受容器や脊髄後角の中枢端）への直接作用により，痒みを引き起こす．

b. 体内動態

モルヒネは注射によってよく吸収されるが，内服では完全でない．代謝は速く，60〜70% は肝臓でグルクロン酸 glucuronic acid と抱合し，約 20% はそのまま遊離の形で尿中に排泄される．残りの 10% の中には脱メチルを受けたノルモルヒネ normophine もある．モルヒネ塩酸塩水和物の 10 mg を内服した場合の血中半減期は 2.1 時間と短い．しかし，坐剤や徐放製剤の開発で長時間安定した鎮痛効果が得られるようになった．モルヒネ塩酸塩水和物の坐剤は投与後 8 時間まで安定した有効血漿中濃度が得られる．また，モルヒネ塩酸塩水和物徐放剤やモルヒネ硫酸塩水和物徐放剤は 1 日 1 回投与を目的とした徐放製剤である．

c. 適　応

モルヒネは，①激しい疼痛時の鎮痛・鎮静，②鎮咳，③激しい下痢症状の改善，④麻酔前投与や麻酔補助に適応をもつ．内服，注射あるいは坐剤として投与される．鎮痛目的の場合でも，長期投与では耐性や依存性の発現が問題となるため，術後疼痛，癌性疼痛，心筋梗塞時の疼痛などに限って用いられる．一般に，末期癌の持続的疼痛の治療におけるモルヒネの服用に関して，一定間隔の使用（一定用量と時間）は効果的であり，頓服方式は避けるのが合理的とされる．

d. 副作用

術後痛などの急性痛に用いた場合に，過鎮静と呼吸抑制が副作用として問題となる．オピオイド受容体拮抗薬ナロキソン naloxone で拮抗可能である．また，Oddi の括約筋収縮による胆道内圧の上昇は臨床上問題になることは少ないようであり，アトロピン atropine の併用で予防が可能である．一方，慢性痛に用いる場合には，便秘，悪心・嘔吐，眠気が 3 大副作用として問題となる．他に，排尿障害や精神神経症状などがある．痛みに釣り合った適切なオピオイド投与を行う限りにおいて，精神依存や耐性は生じにくいとされている．

中枢神経抑制剤（フェノチアジン phenothiazine 系薬剤，ベンゾジアゼピン benzodiazepine 系薬剤，バルビツール酸 barbituric acid 系薬剤など），吸入麻酔剤，MAO 阻害剤，三環系抗うつ剤，β 遮断剤，アルコールなどとモルヒネをはじめとしたオピオイド opioid を併用すると相加的に中枢神経抑制作用を増強させることがあるので注意する必要がある（相加的 CNS 抑制）．

e. 急性および慢性毒性

モルヒネは 50〜200 mg で急性中毒を引き起こす．うとうと状態から睡眠，昏睡に進む．呼吸は抑制されチェイン・ストークス型呼吸となり，瞳孔は縮小する．チアノーゼを起こし，脈拍も

弱く，血圧下降，体温下降をきたし，個体差はあるものの 200 mg 前後による中毒において処置をしないと 5〜10 時間で死亡するため危険である．胃洗浄で排泄し，呼吸，体温の管理を行う．ナロキソン naloxone やレバロルファン levallorphan などのオピオイド受容体拮抗薬を用いる．

一方，肉体の痛みの除去の他，精神的不安からの解放や現実からの逃避を目的に使用を続けるとまず精神依存が高まる．普通量で 2〜3 週間のうちに耐性を獲得する．身体依存に陥り，その頃に休薬あるいはナロキソン投与を行うと，退薬症状（発汗，振戦，不安，不眠，血圧上昇，嘔吐，下痢など）を呈する．モルヒネ中毒患者では縮瞳と便秘が認められる．漸減療法やメサドン methadone 置換療法などが治療法である（メサドンは日本では発売されていない）．メサドンの薬理作用はモルヒネに類似し，鎮痛強度と有効性もモルヒネに匹敵するが，持続時間が長い．

4-10-4 その他のモルヒネ系鎮痛薬

モルヒネと構造が類似したモルヒネ系鎮痛薬には，**コデイン** codeine，**ジヒドロコデイン** dihydrocodeine，**エチルモルヒネ** ethylmorphine，**オキシコドン** oxycodone がある．いずれも麻薬に指定されている．呼吸抑制作用，催吐作用，依存性などはモルヒネよりも弱い．

コデインは，モルヒネの C_3 位の -OH が $-OCH_3$ に置換されているため，グルクロン酸抱合による初回通過効果が減少する一方，鎮痛作用はモルヒネの約 1/6 である．咳と痛みに適応をもつ．鎮咳作用もモルヒネより弱い．ジヒドロコデインの鎮痛作用はモルヒネの約 1/3 で，コデインと同様に，咳と痛みに適応をもつ弱オピオイドである．鎮咳作用はコデインより強い．

オキシコドンは，経口でモルヒネの約 1.5 倍の効力を有する強オピオイドであり，中等度から高度の疼痛を伴う各種癌における鎮痛に用いられる．モルヒネ同様に，μ 受容体の完全アゴニストである．オキシコドン塩酸塩水和物の徐放製剤では鎮痛効果が投与 1 時間後から 12 時間持続する．

エチルモルヒネは，コデインに類似して強力な鎮咳・鎮痛作用を有する．咳と痛みへの適応（内服）のほか，虹彩炎，緑内障，角膜潰瘍，硝子体混濁等の眼疾患への適応（点眼）をもつ．

4-10-5 合成麻薬性鎮痛薬

合成麻薬性鎮痛薬には**ペチジン** pethidine，**フェンタニル** fentanyl，**レミフェンタニル** remifentanil がある．いずれも麻薬に指定されている．また，μ 受容体の完全アゴニストである．

（1）ペチジン

モルヒネの約 1/8 の鎮痛作用をもつ．代謝はモルヒネより速く，作用時間は短い．依存，退薬症状が見られるが，モルヒネより弱い．副交感神経末端に対するアトロピン様の作用とパパベリン様の平滑筋に対する直接の作用により，鎮痙作用も示す．呼吸抑制，吐気などの副作用がある．大量の投与で中間代謝物が痙攣作用を持つ．麻酔前投与，麻酔の補助，無痛分娩にも使用される．

（2）フェンタニル

フェンタニルクエン酸塩 fentanyl citrate の注射剤とフェンタニルの貼付剤がある．注射剤は導入麻酔，麻酔維持，局所麻酔補助の目的で使用され，鎮痛作用はモルヒネの約80倍であるが作用持続は短い．高用量では筋固縮を起こす．ドロペリドール droperidol との併用で神経遮断性麻酔として使用されることが多い．貼付剤は1回の貼付で約72時間鎮痛効果が持続する．非オピオイド鎮痛剤および弱オピオイド鎮痛剤で治療困難な中等度から高度の，① 疼痛に伴う各種癌における鎮痛，② 慢性疼痛における鎮痛を目的に，他のオピオイド鎮痛剤から切り替えて使用する場合に限り使用される．

（3）レミフェンタニル

超短時間作用型であるレミフェンタニル remifentanil は，血液中並びに組織内に存在する非特異的エステラーゼによって代謝され，血中半減期が短く体内に蓄積しにくい性質をもつ．静脈麻酔薬として全身麻酔の導入，維持期の鎮痛目的で使用される．

4-10-6 非麻薬性鎮痛薬（麻薬拮抗性鎮痛薬）

ペンタゾシン pentazocine，エプタゾシン eptazocine，ブトルファノール butorphanol は，κ受容体部分アゴニストとして，また，ブプレノルフィン buprenorphine は μ 受容体部分アゴニストとして鎮痛作用を示す．モルヒネなどの麻薬性鎮痛薬の鎮痛効果を減弱させたり退薬症状が現れたりすることがあるため，これらの併用は避ける．また，薬物依存性が軽いので麻薬には指定されていない．その他に，トラマドール tramadol もこの分類に属する．

（1）ペンタゾシン pentazocine

鎮痛および麻酔前投与・麻酔補助に用いる．弱い μ 受容体アンタゴニスト作用も有する．

（2）エプタゾシン eptazocine

各種癌・術後の鎮痛に用いられる．

（3）ブトルファノール butorphanol

術後・各種癌の鎮痛および麻酔補助に用いる．μ 受容体部分的アゴニストあるいはアンタゴニストとしての作用も有する．

（4）ブプレノルフィン buprenorphine

注射剤は鎮痛および麻酔補助に用いる．坐剤は術後・各種癌の鎮痛に用いられる．μ 受容体への親和性が高く，強力かつ長時間の鎮痛効果を有する．

（5）トラマドール tramadol

合成のコデイン類似薬である．μ 受容体部分アゴニスト作用の他に，セロトニン・ノルアドレナリン取込み阻害作用による下行性疼痛抑制系賦活化作用を有する．内服では軽度～中等度の疼痛を伴う各種癌の鎮痛に，注射剤では各種癌・術後の鎮痛に用いる．ブプレノルフィン，ペンタゾシン等との併用は，トラマドールの鎮痛作用を減弱させたり退薬症状を起こすおそれがある．また，三環系抗うつ薬や選択的セロトニン再取込み阻害剤（SSRI）等のセロトニン作用薬との併用は中枢神経系でのセロトニンの蓄積を起こし，セロトニン症候群が現れるおそれがある．

4-10-7 麻薬拮抗薬

ナロキソン naloxone とレバロルファン levallorphan がある．ナロキソンはオピオイド opioid 受容体の純粋なアンタゴニストであり，それ自身では鎮痛作用は示さない．オピオイドによる呼吸抑制ならびに覚醒遅延の改善に用いられる．オピオイド μ 受容体との親和性が高い．親和性は低いが，δ および κ 受容体にも拮抗し，また，麻薬拮抗性鎮痛薬の作用にも拮抗する．作用持続時間が短く，ナロキソンよりも作用時間の長いオピオイドの場合には呼吸抑制の再発をみることがある．このような場合には，ナロキソンを繰り返し投与する．一方，レバロルファンはオピオイドによる呼吸抑制に拮抗するが，オピオイド受容体の弱作動性アンタゴニストであるために，連用すると薬物依存を生じることがあり，また連用中における投与量の急激な減少ないし投与の中止により退薬症状が現れることもある．

麻薬拮抗薬

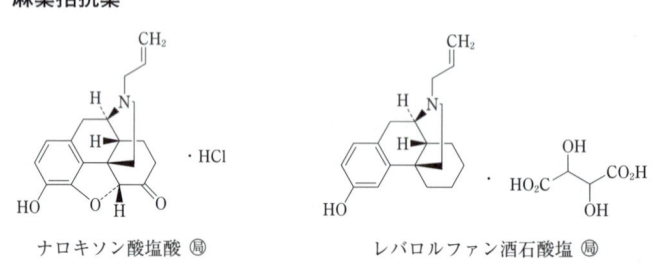

ナロキソン塩酸塩 Ⓡ　　レバロルファン酒石酸塩 Ⓡ

4-10-8 癌性疼痛治療におけるオピオイドと鎮痛補助薬

WHO（世界保健機関）は，癌性疼痛を 3 段階に分け，それぞれの段階における薬物の使用法として 3 段階除痛ラダーを推奨している．

a．第 1 段階
軽度の強さの痛みで，非ステロイド抗炎症薬（NSAIDs）などの非オピオイド鎮痛薬を使用する．

b. 第2段階

軽度～中等度の強さの痛みで，NSAIDs と弱オピオイド鎮痛薬（リン酸コデイン codeine phosphate，トラマドール tramadol，少量のオキシコドン oxycodone など）を使用する．ペンタゾシン pentazocine やブプレノルフィン buprenorphine などの部分アゴニストはこの段階で用いられることが多い．

c. 第3段階

中等度～高度の強さの痛みで，NSAIDs と強オピオイド鎮痛薬（モルヒネ morphine，オキシコドン oxycodone，フェンタニル fentanyl）を使用する．

また，全ての段階で鎮痛補助薬を組み合わせて使用可能である．鎮痛補助薬には，抗てんかん薬，抗うつ薬，抗不整脈薬，NMDA 受容体拮抗薬，抗精神病薬，抗不安薬，ステロイドなどが含まれる．

------------ **神経障害性疼痛と鎮痛補助薬** ------------------------

神経障害性疼痛は，体性感覚系に対する損傷や疾患の直接的結果として生じている痛みと定義されている．慢性疼痛の一種であり，末梢神経系あるいは脳や脊髄といった中枢神経系の損傷や機能障害などに起因する痛みである．自発痛，侵害性刺激に対する疼痛閾値が低下する痛覚過敏，通常痛みを引き起こさない触覚刺激のような非侵害性の刺激で痛みが惹起されてしまうアロディニアなど症状は多様であり，非常に難治性である．急性疼痛では効果的な鎮痛作用が得られる NSAIDs やオピオイドに対して抵抗性を示すことが多い．神経障害性疼痛を始め慢性疼痛に対して，本来の適応疾患が疼痛ではない薬物が単独で鎮痛効果を示したり，鎮痛薬との併用でその鎮痛効果を増強したりすることが多い．このような薬物には，抗てんかん薬，抗うつ薬，抗不安薬，抗不整脈薬，NMDA 受容体拮抗薬，アドレナリン α_2 受容体作動薬などがあり，いわゆる鎮痛補助薬に分類される種類の薬物群である．抗てんかん薬**ガバペンチン** gabapentin の類似薬である**プレガバリン** pregabalin は帯状疱疹後神経痛を含む神経障害性疼痛の第一選択薬である．過剰に興奮した神経系において，各種神経伝達物質の放出を抑制することがプレガバリンの鎮痛作用機序の1つと考えられている．また，上位中枢に働いてノルアドレナリン性の下行性疼痛抑制系を活性化させる．

神経性疼痛緩和薬

プレガバリン

4-11 薬物の耐性と依存性

薬物を連用すると，当初有効だった投与量では同じ効果が得られなくなって用量や投与頻度を増加したりしなければならなくなることがある．このような効果の低下を耐性 tolerance という．また，薬物の連用により，中断が困難な依存状態に陥ることがあり，このような状態を薬物依存 drug dependence という．薬物依存には，摂取による快楽を味わいたいために中断できない精神的依存と，休薬により体に変調をきたしてしまう身体的依存がある．

4-11-1 耐性

連用により薬物の効果が低下する薬物耐性は，生体の薬物に対する反応性が低下することが原因で起こる．薬物依存を引き起こす薬物の多くは耐性を形成するが，依存性薬物のコカインや大麻では耐性は生じない．発現機構から耐性は代謝性耐性と機能性耐性とに分類される．なお，抗生物質や化学療法薬が連用により薬効が低下することがあるが，これは病原体が薬物に対して抵抗性を獲得したことによる耐性 resistance であり，ここでは扱わない．

4-11-1-1 耐性の発現機構

（1）代謝性耐性

フェノバルビタール phenobarbital のようなバルビツール酸誘導体やアルコールなどは肝臓の薬物代謝酵素を誘導するため，薬物代謝が促進されて血中濃度が低下して十分な薬効に至らなくなる（4-8-2 項参照）．

（2）機能性耐性

薬物に連続して暴露されることで受容体数が増減したり，あるいは受容体とその下流の細胞内シグナル伝達系とが脱共役したりすると，薬物の効果は低下する．これを機能性耐性という．受容体数は，薬物が受容体アゴニストの場合は減少し，受容体アンタゴニストの場合は増加する．バルビツール酸誘導体 barbiturates は神経細胞のバルビツール酸誘導体に対する感受性の低下を起こす．ベンゾジアゼピン benzodiazepine 系薬の長期連用はベンゾジアゼピン結合部位の密度低下を引き起こす．また，同じ薬物でも連用によってその薬理作用に一律に機能耐性が形成されるわけでもない．例えばモルヒネの場合，鎮痛や呼吸抑制，鎮咳作用などとは違い，縮瞳や消化管運動抑制作用に耐性は生じにくい（4-10-3 項参照）．

4-11-1-2 交叉耐性

ある1つの薬物に耐性となると類似の薬物にも耐性となることをいう．催眠・鎮静薬同士ないしはエタノールとの間に交叉耐性が認められる（4-8-2項参照）．

4-11-2 薬物依存

薬物依存には精神的依存と身体的依存がある．摂取により多幸感や陶酔感が得られるために精神的に薬物に頼り，薬物を再度摂取したいという強迫的欲求を示す状態を精神依存 psychological dependence という．身体が長期にわたり薬物の存在下にあったために生体がその状態に適応し，休薬により退薬症状 withdrawal symptom（離脱症状ともいう）が発現する状態を身体的依存 physical dependence という．退薬症状として，頭痛，嘔気，めまい，不安感，不眠，集中力低下，下痢さらには全身痙れんなどの苦悶症状が挙げられる．

精神的依存の形成や維持には，脳内報酬系といわれる中脳辺縁ドパミン dopamine 神経系が活性化されてその投射先の側坐核でドパミン量の増加することが関係すると考えられている．精神的依存が形成されると多くの場合は耐性も形成されるため，同じ快楽を得るためには投与量や投与回数が増加する．また，薬物が切れて退薬症状が現れることをおそれて強迫的に摂取することもあることから，精神的依存にある程度の身体的依存が伴う場合もあり，精神的依存と身体的依存の両者の区別は必ずしも明確ではない．

4-11-2-1 薬物依存の薬物別分類

薬物依存は，中枢抑制薬が引き起こす①アルコール alcohol 型，②バルビツール酸誘導体型（ベンゾジアゼピン誘導体も含む）および③オピオイド opioid 型と，中枢興奮薬が引き起こす④アンフェタミン amphetamine 型，⑤コカイン cocaine 型，⑥大麻 hemp 型，⑦幻覚発現薬型および⑧有機溶剤型などに分類され，これらはいずれも精神的依存を伴う．①から③の中枢抑制薬が引き起こす薬物依存は身体的依存も伴う．また，⑤と⑥以外は耐性を形成する．

退薬症状を生じる薬物でも精神的依存を示さない薬物は依存性薬物とはいわない．SSRI のフルボキサミン fluvoxamine やパロキセチン paroxetine は投与中止や減薬で退薬症状が現れることがあるが，精神的依存は形成しない．

4-11-2-2 交叉依存

ある薬物の依存が全く別の薬物の依存に継続できる状態を交叉依存という．薬物依存の薬物別分類の各タイプ（型）に属する薬は相互に交叉依存性を示す．また，異なるタイプ（型）の薬物間でも交叉依存を示す場合もある．バルビツール酸誘導体で依存が形成されると，ベンゾジアゼピン系薬やアルコールへの依存も形成される．交叉依存を利用した退薬症状の軽減が可能である

(4-8-2 項参照)．エタノールを含む短時間作用型催眠薬による退薬症状を長時間作用型催眠薬が緩和する．

5 循環器薬理

5-1 心臓作用薬

　代表的な心臓疾患として，興奮発生あるいは興奮伝導の異常によって発生する**不整脈**，ポンプ機能の不全によって生じる**心不全**，冠循環の障害によって発症する**虚血性心疾患**などがある．不整脈治療薬としては，興奮発生を抑制する Na^+ チャネル遮断薬，洞房結節や房室結節の自動能あるいは活動電位持続時間および不応期の延長によって興奮伝導を抑制する β 遮断薬，K^+ チャネル遮断薬，Ca^{2+} チャネル遮断薬などが用いられている．心不全治療薬としては，心筋の収縮力を増強する強心配糖体，β 受容体刺激薬，ホスホジエステラーゼ phosphodiesterase Ⅲ 阻害薬があり，また前負荷および後負荷を軽減する薬物として利尿薬，アンギオテンシン angiotensin 変換酵素阻害薬などがある．また，虚血性心疾患としては，冠血管を拡張させ酸素供給を増加させる，あるいは心臓の仕事量を抑制する有機硝酸化合物，β 受容体遮断薬，Ca^{2+} チャネル遮断薬などが用いられる．

5-1-1 心臓の構造と機能

　心臓は，心内膜，心筋層および心外膜からなる左右の心房・心室から構成されている．心臓の血管系（**冠血管系**）は，大動脈の起始部から分岐した2本の冠動脈（左冠動脈および右冠動脈）が心外膜下を走り，さらに枝分かれして心臓全体に分布している．

　心内膜と心筋層との間には，特殊な筋線維からなる**刺激伝導系**が形成されている（図5-1）．右心房の上大静脈開口部付近にある**洞房結節**の周期的な脱分極によって活動電位（興奮）が発生するが，この興奮は心房全体に伝わり心房の収縮を引き起こし，右心房下部の**房室結節**に至る．興奮はさらに**房室束（ヒス束）**から左右の両脚に分れて心室に入り，**プルキンエ線維**を介して心室の収縮を引き起こす．固有心筋（収縮して血液を送り出す心筋）の活動電位においては，短い急激な脱分極と，長い再分極が見られる．

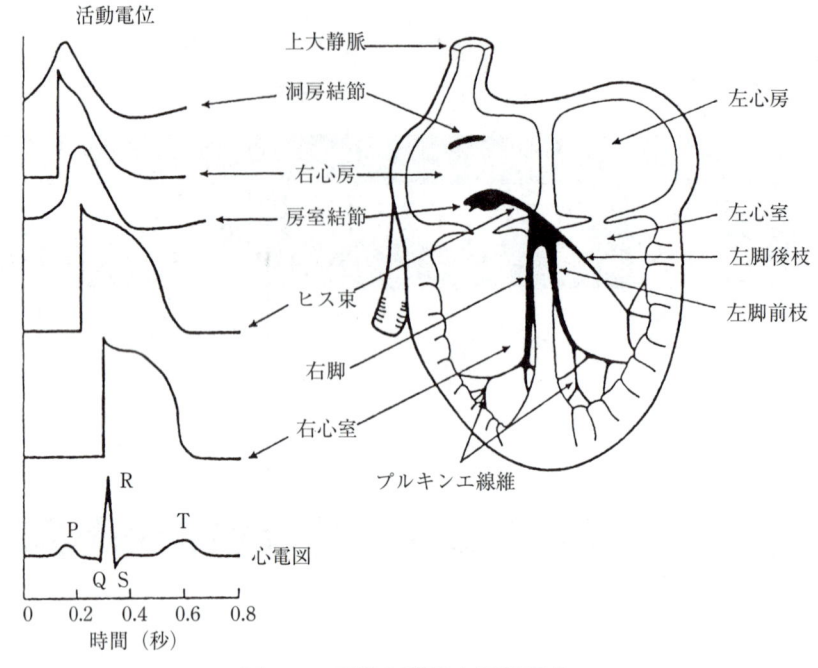

図5-1 刺激伝導系と活動電位
(高田芳伸 (1999) ミクス薬学シリーズ ⑤ 薬理学〔南原利夫総監修, 重信弘毅監修〕, p.152, 図1, エルゼビア・サイエンス㈱ミクスより引用)

心臓は**交感神経**および**副交感神経**の拮抗的二重支配を受けている．交感神経の興奮によってノルアドレナリン noradrenaline が分泌されると心筋収縮力は強まり（**陽性変力作用**），心拍動数は増加する（**陽性変時作用**）．また，房室間の伝導速度は速まり（**陽性変伝導作用**），心室筋の静止時閾値は低下し，自動興奮性が強まる（**陽性変閾作用**）．一方，副交感神経が興奮すると，アセチルコリン acetylcholine が分泌され，心筋収縮力の減弱（**陰性変力作用**），心拍動数の減少（**陰性変時作用**），刺激伝導速度の遅延（**陰性変伝導作用**）がみられる．交感神経線維は心房および心室の全体にわたって分布しているが，副交感神経線維は主として洞房結節と房室結節に分布している．

5-1-2 抗不整脈薬 antiarrhythmic drugs

5-1-2-1 病態生理

不整脈 arrhythmia とは，刺激生成あるいは興奮伝導の異常によって心臓の拍動が乱れる状態をいう．不整脈の原因として，虚血性心疾患，心臓の器質的障害，疲労，精神的不安定，薬物による副作用などがある．

刺激生成の異常には，ペースメーカーである洞房結節における**正所性刺激発生異常**と洞房結節以外の部位で発生する**異所性刺激発生異常**がある．正所性刺激発生異常には，**洞性頻脈**（心

拍数100〜180/分），**洞性徐脈**（心拍数60/分以下）および不規則な刺激発生を示す**洞性不整脈**がある．また，**洞停止**は洞房結節の刺激発生停止を意味するが，通常は下位部位（房室結節，心室）の自動性抑制が解除されるため，一過性である．しかし，解除がない場合は，心臓ブロックによって突然の意識消失をきたし，ときとして痙攣を伴うアダムス・ストークス症候群 Adams-Stokes syndrome を引き起こす．

異所性刺激発生異常は，伝導経路に障害が生じる結果，代償的に下位部に刺激が発生するもので，発生頻度が高いものに**期外収縮**がある．これは正常な拍動のなかに異常な拍動が混在しているもので，**上室性**（洞，心房，房室間）と**心室性**（プルキンエ線維，心室）期外収縮に区別される．臨床においてみられる期外収縮の大半は心室性のものである．**発作性頻脈**は，発作的に上室や心室の一定部位から異所性刺激が150〜250回/分発生するものであるが，これは一般に深呼吸などによって消失する．

心房粗動は，異所性刺激発生が250〜400回/分心房で起こるが，通常，粗動は**心房細動**（異所性刺激350〜600回/分）に移行するために心室はこれに応じられない．期外収縮についで多い．心室における異常な高頻度の異所性刺激発生は**心室粗動**（170〜300回/分）あるいは**心室細動**（300〜600回/分）と呼ばれ，心室は細かく無秩序に震える状態である．多くの場合，心室内血液のうっ帯により死に至る．

興奮伝導の異常には，洞房結節と心房組織の伝導障害である**洞房ブロック**，房室結節での伝導障害によって心房から心室への刺激が正常に伝わらない**房室ブロック**および心室内伝導障害である**左脚，右脚，両脚ブロック**がある．ジギタリス中毒によってしばしばみられる興奮伝導障害に洞房ブロックがある．また，一部の伝導路が低下しているため興奮が完結せず，他の伝導路における興奮が伝導低下部位へ戻ってくること（**リエントリー**）も興奮伝導異常の原因となる（図5-2）．

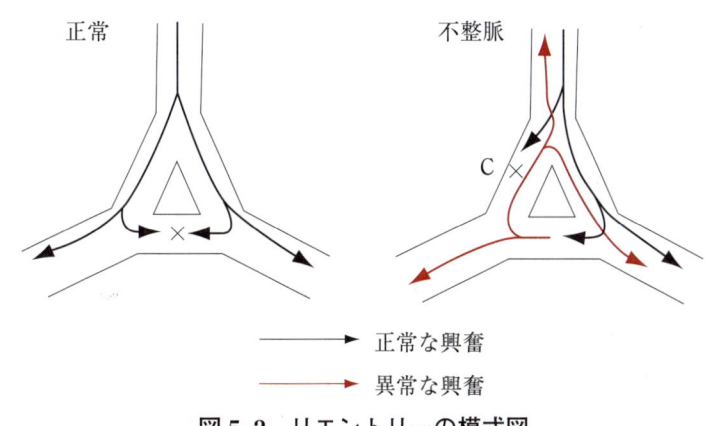

図 5-2 リエントリーの模式図
（赤池昭紀，他編（2008）最新薬物治療学, p.95, 廣川書店，一部改変）

5-1-2-2 治療薬

抗不整脈薬は，i) 死亡の危険性が高い重症不整脈患者，ii) 強い自覚症状がありQOLが障害

されている患者，iii) 不整脈により基礎疾患が増悪する可能性のある患者，iv) 著しく徐脈性あるいは頻脈性であるため，血行動態や心機能が重大な影響を受ける可能性のある患者などに投与される．しかし，抗不整脈薬自体に不整脈を誘発する作用（催不整脈作用）を有するものも少なくないため，薬物治療にあたっては注意が必要である．抗不整脈薬の分類法として，長年 **Vaughan-Williams の分類**（表5-1）が用いられてきた．これは薬物の心筋細胞のイオンチャネルおよび活動電位に対する作用によって分けられている．最近，より安全で，より有効な不整脈治療を目的として **Sicillian Gambit の分類**が用いられている．

表5-1 抗不整脈薬の分類（Vaughan-Williams の分類）

分類	作用	薬物
I群 Ia	Na^+ チャネル遮断（脱分極，0相の抑制） 0相抑制：中等度 Na^+ チャネルとの結合解離速度：中間 K^+ チャネル遮断：中等度 活動電位持続時間：延長，不応期：延長	キニジン，プロカインアミド，ジソピラミド，アジマリン，シベンゾリン，ピルメノール
Ib	0相抑制：弱い Na^+ チャネルとの結合解離速度：速い K^+ チャネル開口促進 活動電位持続時間：短縮	リドカイン，メキシレチン，アプリンジン
Ic	0相抑制：強い Na^+ チャネルとの結合解離速度：遅い 活動電位持続時間：不変	プロパフェノン，フレカイニド，ピルシカイニド
II群	β_1 受容体遮断 心筋収縮力抑制 心拍数減少	アテノロール，ビソプロロール，メトプロロール，アセブトロール，ナドロール，プロプラノロール，カルテオロール，アルプレノロール，ブフェトロール，ランジオロール，エスモロール
III群	K^+ チャネル遮断 Na^+，Ca^{2+} チャネル遮断作用を併有 活動電位持続時間：延長，不応期：延長	アミオダロン，ソタロール，ニフェカラント
IV群	Ca^{2+} チャネル遮断 心収縮力抑制	ベラパミル，ベプリジル，ジルチアゼム

（1）Vaughan-Williams の分類

a. I群（Na^+ チャネル遮断薬）

Na^+ チャネルを遮断し心筋の活動電位の立ち上がり速度を抑制することで，興奮の伝導を抑制する．さらにI群は心筋細胞膜の Na^+ チャネルとの結合解離速度の違いによって活動電位持続時間を延長させるIa群，短縮させるIb群，影響を受けないIc群に細分される．

i) Ia群

キニジン qunidine，プロカインアミド procainamide，ジソピラミド disopyramide，アジマリン ajmaline，シベンゾリン cibenzoline，ピルメノール pirmenol がIa群に属する薬物として用いられている．これらの薬物は上室性および心室性不整脈に有効である．Na^+ チャネルとの結合解

離速度はⅠbとⅠcの中間である．K$^+$チャネル遮断作用を有するため活動電位持続時間は延長する．また不応期も延長する．副作用として，心電図ではQTの延長がみられ，これはⅠ群で最も強い．心室細動などの重篤な不整脈を引き起こすことがある．また，抗コリン作用を有しているものも多く，口渇，排尿障害，便秘などがみられる．K$^+$チャネル遮断作用によって低血糖を起こすことがある．

ii) Ⅰb群

リドカイン lidocaine，メキシレチン mexiretine，アプリンジン aprindine がⅠb群に属する薬物である．心室性不整脈に有効であるが，上室性不整脈には無効である．Na$^+$チャネルとの結合解離速度はⅠ群で最も速い．K$^+$チャネル活性化によって活動電位持続時間は短縮される．QT延長や重篤な不整脈の誘発の頻度は小さい．意識障害，痙攣などの中枢神経症状などがみられることがある．

iii) Ⅰc群

プロパフェノン propafenone，フレカイニド flecainide，ピルシカイニド pilsicainide が本群の薬物として用いられている．上室性および心室性不整脈に有効であるが，他の抗不整脈薬が使えないか，あるいは無効の場合に用いられる．Na$^+$チャネルとの結合解離速度はⅠ群のなかで最も遅いが，Na$^+$チャネル遮断作用は最も強い．活動電位持続時間や不応期は影響を受けない．心機能抑制作用は比較的弱いが，遅発性の催不整脈作用がある．

b．Ⅱ群（β受容体遮断薬）

アテノロール atenolol，ビソプロロール bisoprolol，メトプロロール metoprolol，プロプラノロール propranolol などがβ受容体遮断薬として用いられている．これらはβ$_1$遮断作用によって洞房結節や房室結節の自動能および伝導能を抑制するため，交感神経緊張を原因とする不整脈に著効を示す．またキニジン様作用（膜安定化作用）を有するため，心筋障害者への使用には注意を要する．また，心筋収縮力抑制作用があるので強い心不全症状を示す患者に用いれば悪化する．

c．Ⅲ群（K$^+$チャネル遮断薬）

アミオダロン amiodarone，ソタロール sotalol，ニフェカラント nifekalant が本群に属する．これらはK$^+$チャネルを遮断し，活動電位持続時間および不応期を延長する（再分極相延長）．したがってQTの延長を起こしやすい．上室性および心室性不整脈に用いられるが，他剤が無効か，あるいは使用できない場合に投与される．アミオダロンはNa$^+$チャネルおよびCa^{2+}チャネル遮断作用も有する．ソタロールはラセミ体で，l体のみにβ遮断作用があるが，抗不整脈作用はd体を含む両異性体にみられる．副作用として間質性肺炎，肺線維症，肝障害などがある．

d．Ⅳ群（Ca^{2+}チャネル遮断薬）

ベラパミル verapamil，ベプリジル bepridil，ジルチアゼム diltiazem が本群の薬物として用いられている．これらの薬物はCa^{2+}チャネルを遮断し，細胞外からのCa^{2+}の流入を抑制する．洞房結節および房室結節においてはNa$^+$チャネルが不活化されているため，電位依存性L型Ca^{2+}

チャネルを介して Ca^{2+} が流入し，活動電位が立ち上がるが，これらの薬物はこの Ca^{2+} チャネルを遮断する．その結果，洞房結節の自動能は抑制され不応期は延長する．房室伝導が抑制されるので上室性不整脈に有効で，心房細動や心房粗動に用いられる．ベラパミル verapamil の抗不整脈作用はジルチアゼム diltiazem よりも強い．ベプリジル bepridil は Na^+ および K^+ チャネル遮断作用も有する．洞停止や房室ブロックなどの副作用がみられることがある．

表 5-2 抗不整脈薬

カテゴリー	薬物名(一般名)	作用と特徴	適応	備考
Ⅰa群	キニジン	Na^+ チャネルを遮断し，細胞内への Na^+ の流入を抑制．これにより心房・心室筋，プルキンエ線維の活動電位 0 相の立ち上がりは抑制され，刺激伝導は遅延（Ⅰa，Ⅰb，Ⅰc に共通）．K^+ チャネル遮断作用を併有．	期外収縮，発作性頻脈，心房細動・粗動，急性心筋梗塞時における心室性不整脈の予防．	禁忌：刺激伝導障害，重篤なうっ血性心不全，高 K 血症．活動電位持続時間と不応期を延長．心筋自動性を低下および閾値を上昇により異所性自動能を抑制．抗コリン作用あり．
	プロカインアミド	副作用：高度伝導障害，心停止，心室細動，心不全，SLE 様症状，無顆粒球症，再生不良性貧血，溶血性貧血．	同上，手術・麻酔に伴う不整脈予防．	禁忌：同上，重症筋無力症．
	ジソピラミド	活動電位 0 相の立ち上がりの抑制はキニジンより弱い．副作用：心停止，心室細動・粗動，心房粗動，心不全悪化，低血糖，緑内障悪化，腎障害，痙攣，麻痺性イレウス，失神．	期外収縮，発作性上室性頻脈，心房細動．	禁忌：同上，緑内障，尿貯留傾向．キニジンよりも強い抗コリン作用．
	アジマリン	副作用：同上，無顆粒球症．		禁忌：刺激伝導障害（房室ブロック，洞房ブロック）．インド蛇木のアルカロイド．
	シベンゾリン	副作用：心室頻拍，上室性不整脈，心不全，低血糖，重篤な肝障害，貧血，間質性肺炎．	他の抗不整脈薬が使用できないかまたは無効の頻脈性不整脈．	禁忌：高度の房室・洞房ブロック，うっ血性心不全，透析中，緑内障，尿貯留傾向．抗コリン作用は中等度．
	ピルメノール	副作用：心室細動，房室ブロック，心室頻拍，洞停止，心不全，失神，低血糖．	他の抗不整脈薬が使用できないかまたは無効の頻脈性不整脈（心室性）．	上室性への適応なし．

表 5-2　抗不整脈薬　つづき

カテゴリー	薬物名(一般名)	作用と特徴	適応	備考
Ib群	リドカイン	活動電位持続時間は短縮. K^+チャネル刺激作用を併有. 副作用：刺激伝導系の抑制, ショック, 悪性高熱, 意識障害, 痙攣血圧下降.	期外収縮, 発作性頻脈, 急性心筋梗塞時および手術に伴う心室性不整脈の予防.	禁忌：重篤な刺激伝導障害, アミド型局所麻酔薬過敏症. 神経膜Na^+チャネル遮断により局所麻酔作用を発現. 半減期は短い(1.5h).
	メキシレチン	副作用：中毒性表皮壊死症, 皮膚粘膜眼症候群, 紅皮症, 腎不全, 肝障害, 間質性肺炎, 心室頻拍.	頻脈性不整脈（心室性）, 糖尿病性神経障害.	禁忌：重篤な刺激伝導障害.
	アプリンジン	副作用：催不整脈, 肝障害, 無顆粒球症, 間質性肺炎, 痙攣.	頻脈性不整脈.	禁忌：重篤な刺激伝導障害, うっ血性心不全, 妊婦. 陰性変力作用は少ない.
Ic群	プロパフェノン	活動電位持続時間は不変. β遮断作用, Ca拮抗作用, 血管拡張作用を併有. 作用：心室頻拍・心室細動, 洞停止, 洞房・房室ブロック, 失神.	頻脈性不整脈（他の抗不整脈薬が使用できないか, または無効の場合）.	禁忌：うっ血性心不全, 高度の房室・洞房ブロック.
	フレカイニド	副作用：心室頻拍・心室細動, 心房粗動, 洞停止, 高度房室ブロック, 心不全悪化.		禁忌：同上, 妊婦.
	ピルシカイニド	心室頻拍・細動, 洞停止, 完全房室ブロック, 失神, 肝障害.		禁忌：うっ血性心不全, 高度の房室・洞房ブロック. 抗コリン作用は弱い.
II群	アテノロール	選択的β_1受容体遮断によって洞房結節および房室結節の自動能や伝導能を抑制. また, キニジン作用（膜安定化作用）によって活動電位の立ち上がり速度を抑制. 副作用：心不全, 徐脈, 心胸比増大, 房室・洞房ブロック, 起立性低血圧, 血小板減少症, 紫斑病, 気管支痙攣, 喘鳴.	頻脈性不整脈（洞性頻脈, 期外収縮), 本態性高血圧（軽症～中等症), 狭心症.	禁忌：糖尿病性ケトアシドーシス, 代謝性アシドーシス, 高度徐脈, 房室・洞房ブロック, 洞不全症候群, 心原性ショック, うっ血性心不全, 低血圧症. β_2受容体遮断作用は極めて弱いため, 呼吸機能に及ぼす影響は少ない.
	ビソプロロール	副作用：心不全, 完全房室ブロック, 高度徐脈, 洞不全症候群.		禁忌：同上, 妊婦. β_1選択性は最も高い（アテノロールの約4倍）.
	メトプロロール	副作用：心原性ショック, うっ血性心不全, 房室ブロック, 徐脈, 洞機能不全, 喘息症状誘発・悪化.		禁忌：同上, β遮断薬過敏症.

表5-2 抗不整脈薬 つづき

カテゴリー	薬物名(一般名)	作用と特徴	適応	備考
II群	アセブトロール	副作用：心不全，房室ブロック，SLE様症状，間質性肺炎．	頻脈性不整脈（洞性頻脈，期外収縮），本態性高血圧（軽症～中等症），狭心症．	禁忌：ビソプロロールに同じ．
	ナドロール	非選択的受容体遮断作用．副作用：心不全．		禁忌：同上，気管支喘息，気管支痙攣，慢性閉塞性疾患．
	プロプラノロール	副作用：徐脈，末梢性虚血，房室ブロック，気管支痙攣，うっ血性心不全，起立性低血圧，無顆粒球症，血小板減少症，紫斑病．		禁忌：同上，気管支喘息，気管支痙攣，慢性閉塞性疾患．
	カルテオロール	副作用：房室・洞房ブロック，洞不全症候群，高度徐脈性不整脈，うっ血性心不全．		
	アルプレノロール	副作用：うっ血性心不全，徐脈，低血圧．	頻脈性不整脈，狭心症．	
	ブフェトロール	副作用：うっ血性心不全，徐脈，喘息．	洞性頻脈，狭心症．	
	ランジオロール	副作用：ショック，心停止，完全房室ブロック，洞停止，高度徐脈，血圧低下，喘息．	手術時，手術後の心房細動，心房粗動，洞性頻脈に対する緊急処置．	禁忌：心原性ショック，糖尿病性ケトアシドーシス，代謝性アシドーシス，房室ブロック，洞不全症候群，うっ血性心不全．超短時間作用薬（半減期：4 min）．
	エスモロール	副作用：心不全，末梢性虚血，房室ブロック，気管支痙攣，肺水腫，低血圧．	手術時の上室性頻脈性不整脈に対する緊急処置．	禁忌：同上，β遮断薬過敏症．短時間作用薬．
III群	アミオダロン	心筋細胞膜のK$^+$チャネルを抑制し，活動電位持続時間および有効不応期を延長．再分極は遅延．副作用：間質性肺炎，肺線維症，心不全，完全房室ブロック，肝障害，血圧低下，甲状腺機能低下症．	生命に危険がある下記の再発性不整脈で他の抗不整脈薬が無効かまたは使用できない場合：心室細動，心室性頻拍，心不全または肥大型心筋症に伴う心房細動．	禁忌：重篤な洞不全症候群，房室ブロック，ヨウ素過敏症．Na$^+$・Ca^{2+}チャネル遮断作用および抗アドレナリン作用を併有．重篤な副作用を発現するため，致死的不整脈に対する最終選択薬．
	ソタロール	心筋細胞膜のK$^+$チャネル抑制による再分極遅延作用．またβ_1受容体遮断作用も有する．副作用：心室細動・心室頻拍，洞停止，完全房室ブロック，心不全．	生命に危険のある心室頻脈・細動の再発性不整脈で他の抗不整脈薬が無効か使用できない場合．	禁忌：心原性ショック，重度うっ血性心不全，重篤な腎障害，高度の洞性徐脈・刺激伝導障害，気管支喘息．

表 5-2 抗不整脈薬 つづき

カテゴリー	薬物名(一般名)	作用と特徴	適応	備考
Ⅲ群	ニフェカラント	副作用：催不整脈．	生命に危険のある下記の不整脈で他の抗不整脈薬が無効かまたは使用できない場合：心室細動，心室頻拍．	禁忌：QT延長症候群，アミオダロン注射投与中（QT延長の恐れ）．陰性変力作用なし．活動電位持続時間および有効不応期延長．
Ⅳ群	ベラパミル	Ca^{2+}遮断作用によって心筋細胞外Ca^{2+}の細胞内流入を阻止し，洞房結節自動能の抑制，房室伝導時間や房室結節不応期をもたらす．上室性不整脈に有効．副作用：心不全，洞停止，房室ブロック，意識消失，皮膚障害．	頻脈性不整脈（心房細動・粗動・発作性上室性頻拍），虚血性心疾患．高血圧症は適応外．	禁忌：重篤なうっ血性心不全，房室・洞房ブロック，妊婦．ジルチアゼムよりも強い抗不整脈作用あり．
Ⅳ群	ベプリジル	Na^+およびK^+チャネル遮断作用を併有．副作用：QT延長，心室頻拍，心室細動，洞停止，房室ブロック，無顆粒球症，間質性肺炎．	他の抗不整脈薬が使用できないか，または無効の場合の持続性心房細動，頻脈性不整脈（心室性），狭心症．	禁忌：うっ血性心不全，高度の房室・洞房ブロック，HIVプロテアーゼ阻害薬投与中．
Ⅳ群	ジルチアゼム	副作用：完全房室ブロック，高度徐脈，うっ血性心不全，心停止，皮膚粘膜眼症候群，中毒表皮壊死症，肝障害，紅皮症．	頻脈性不整脈（上室性），高血圧症，狭心症．	禁忌：重篤なうっ血性心不全，房室ブロック，洞不全症候群，洞停止，洞房ブロック，妊婦，重篤な低血圧・心原性ショック・心筋症．血管拡張作用あり（血管平滑筋細胞へのCa^{2+}流入抑制）．

キニジン硫酸塩水和物 局

プロカインアミド塩酸塩 局

ジソピラミド 局 及び鏡像異性体

アジマリン 局

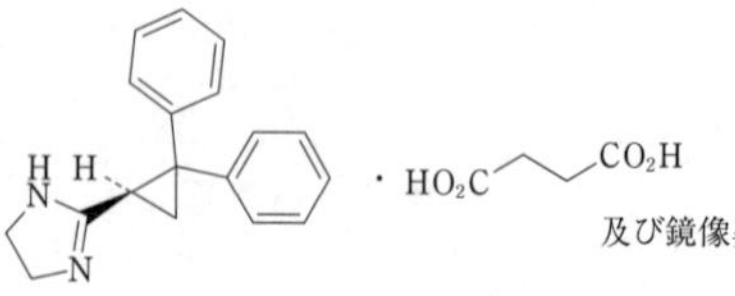

及び鏡像異性体

シベンゾリンコハク酸塩 ㊄

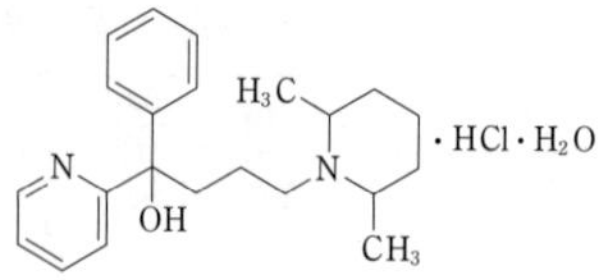

ピルメノール塩酸塩水和物

リドカイン ㊄

及び鏡像異性体

メキシレチン塩酸塩 ㊄

アプリンジン塩酸塩 ㊄

及び鏡像異性体

プロパフェノン塩酸塩 ㊄

及び鏡像異性体

フレカイニド酢酸塩 ㊄

ピルシカイニド塩酸塩水和物

及び鏡像異性体

アテノロール ㊄

及び鏡像異性体

ビソプロロールフマル酸塩 ㊄

及び鏡像異性体

メトプロロール酒石酸塩 ㊄

及び鏡像異性体

アセブトロール塩酸塩 ㊄

及び鏡像異性体

ナドロール ㊄

及び鏡像異性体

プロプラノロール塩酸塩 ㊄

及び鏡像異性体

カルテオロール塩酸塩 ㊄

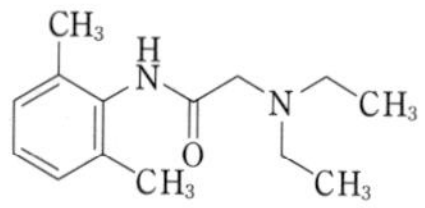

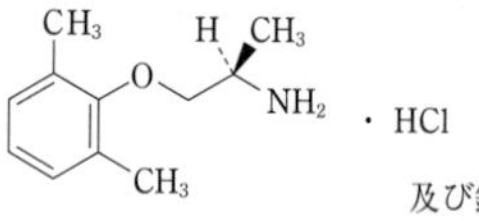

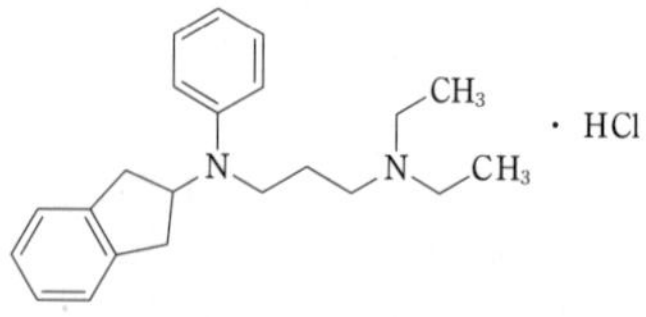

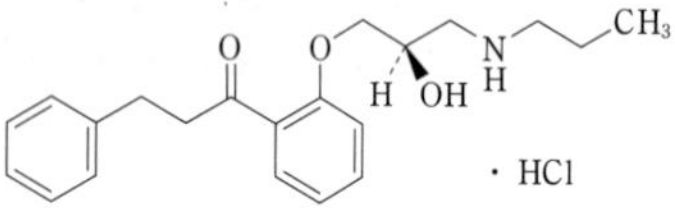

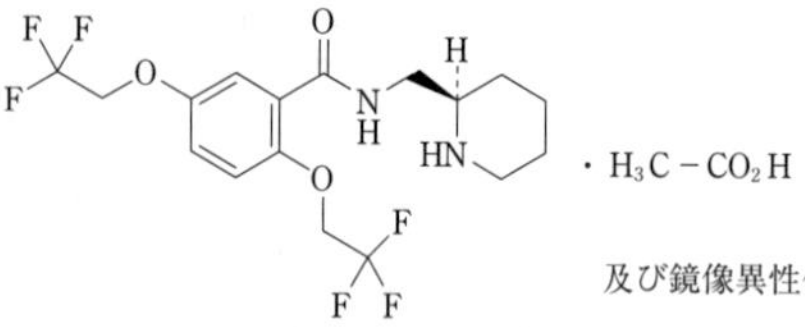

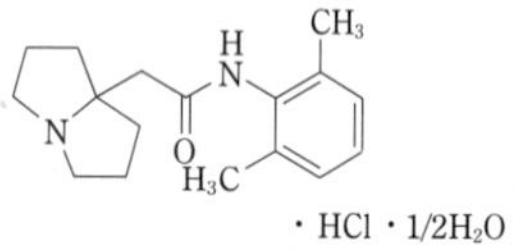

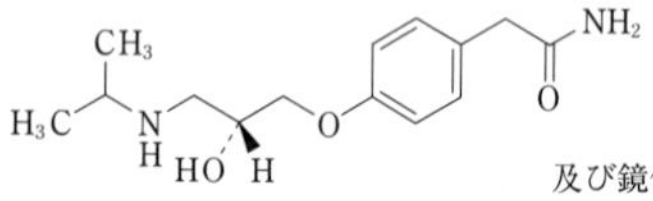

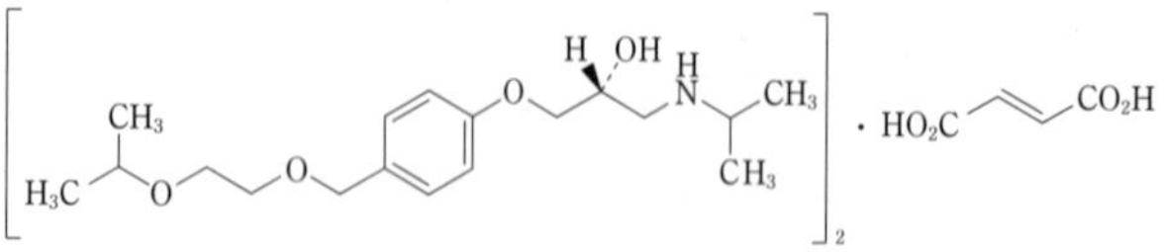

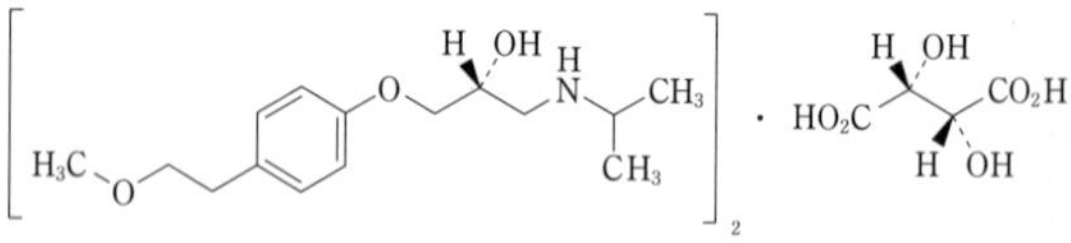

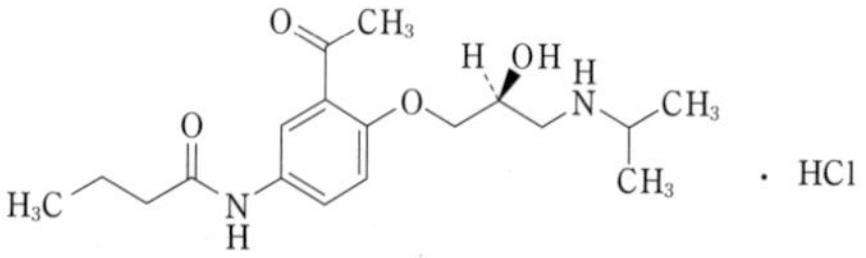

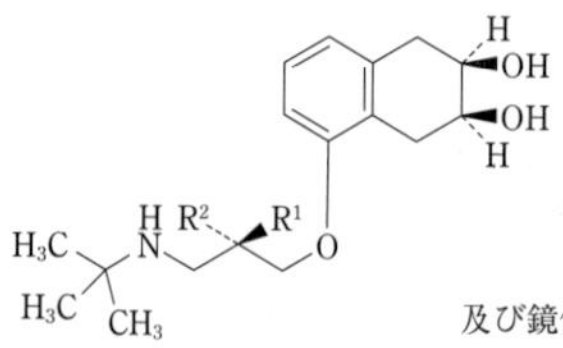

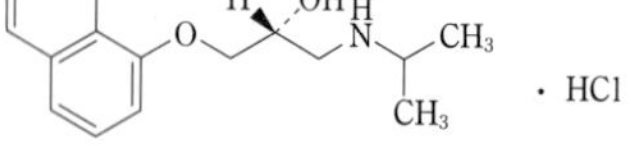

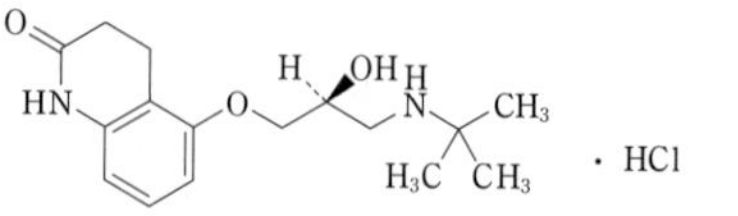

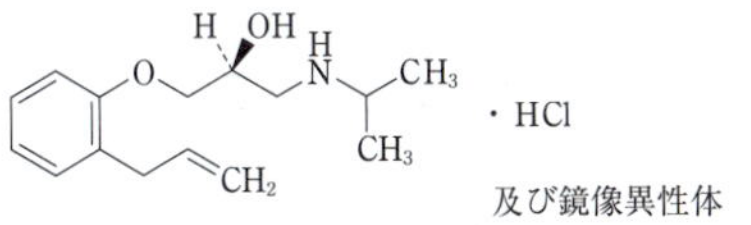

アルプレノロール塩酸塩 ㊞　　ブフェトロール塩酸塩 ㊞　　ランジオロール塩酸塩

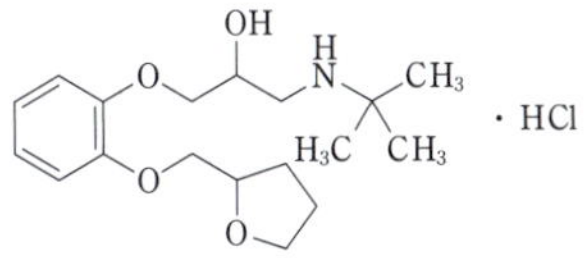

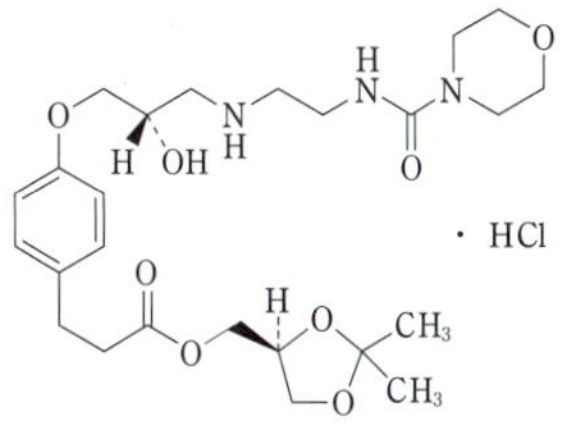

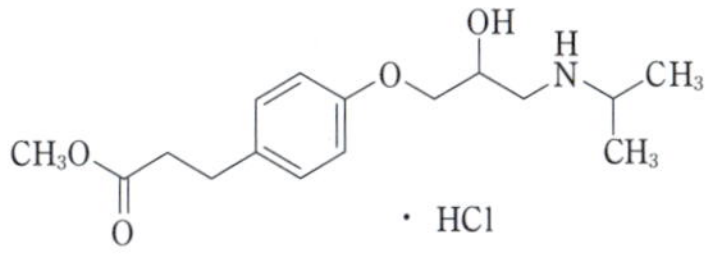

エスモロール塩酸塩 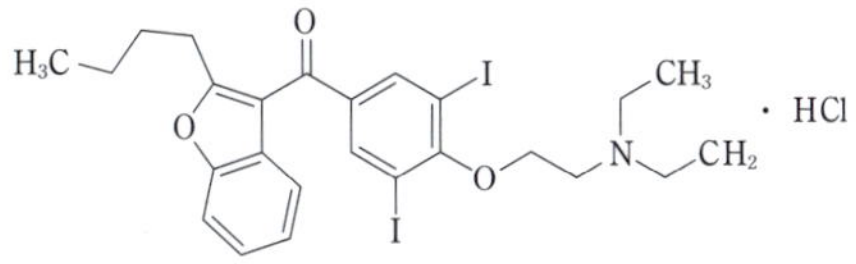　　アミオダロン塩酸塩 ㊞　　ソタロール塩酸塩

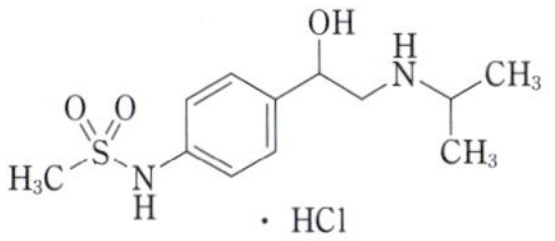

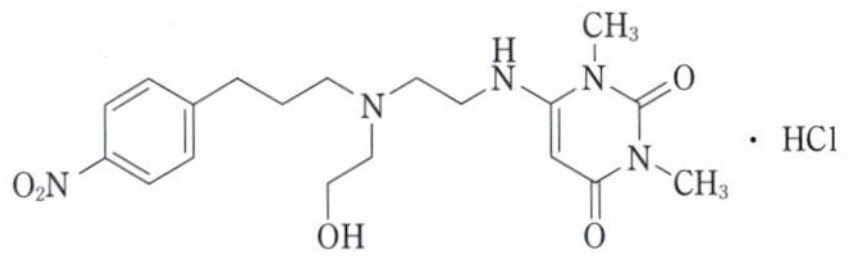

ニフェカラント塩酸塩 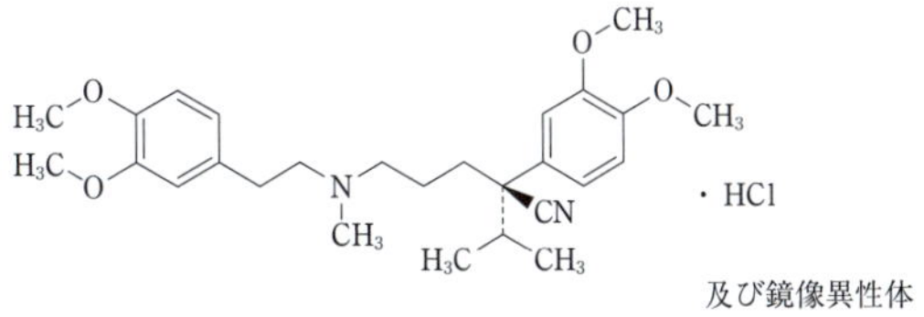　　ベラパミル塩酸塩 ㊞

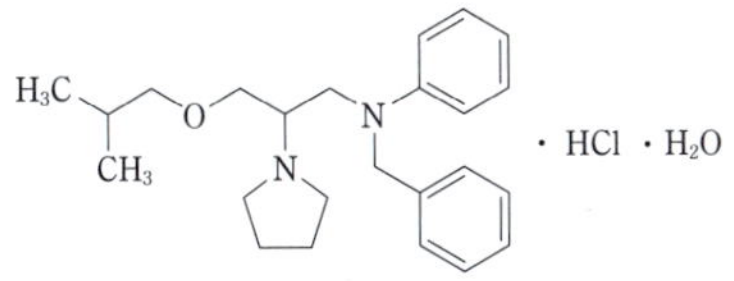

ベプリジル塩酸塩水和物 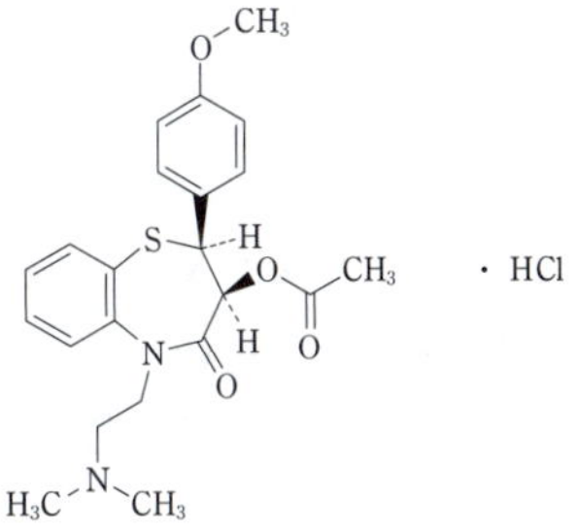　　ジルチアゼム塩酸塩 ㊞

（2）その他の抗不整脈薬（ジゴキシン digoxin）

　強心作用を有するジゴキシン digoxin は，洞房結節における不応期を延長させて興奮の伝導を抑制するため，心房細動および粗動による頻拍や発作性上室頻拍などの心房性および上室性不整脈に用いられる．また，この房室ブロック作用によって頻拍心室の調律数を減少させる．

5-1-3　心不全治療薬

5-1-3-1　病態生理

　心不全 heart failure とは，心臓の収縮機能が低下するため全身組織へ必要量の血液や酸素を送

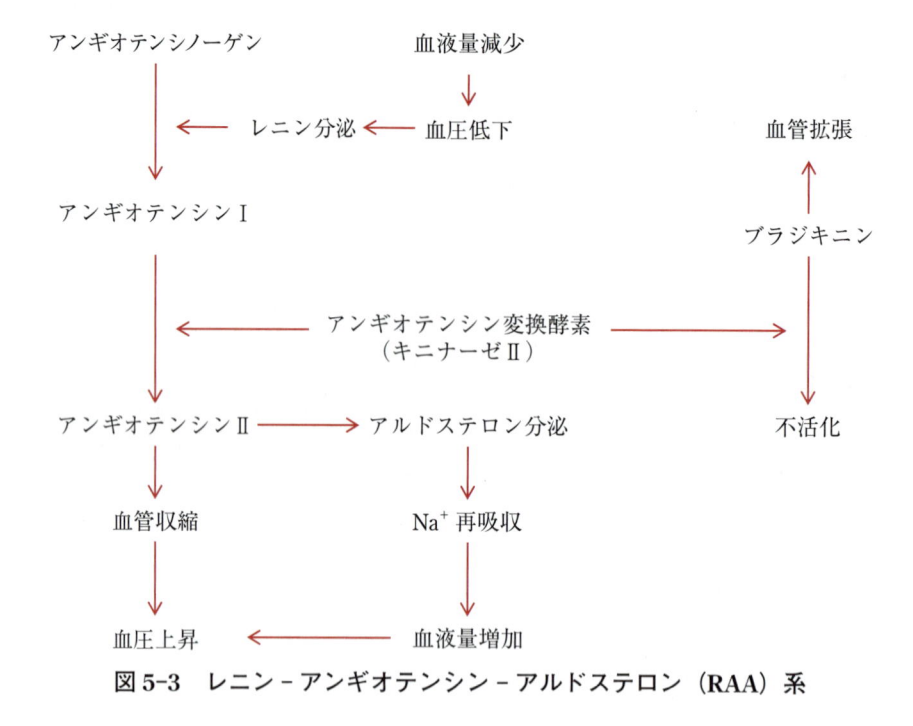

図5-3 レニン-アンギオテンシン-アルドステロン（RAA）系

り込むことができない状態をいう．心収縮機能の低下は，心筋自体の障害（心筋梗塞，心筋炎，心筋肥大など），高血圧，弁膜疾患，先天性心臓病などが原因となって起こる．臨床症状としては，肺うっ血，全身うっ血による呼吸困難，空咳，乏尿，浮腫，体重増加などがみられる．また，心拍出量の減少を代償するため，交感神経系，**レニン-アンギオテンシン-アルドステロン** renin-angiotensin-aldosterone（RAA）系（図5-3）が活性化される．しかし，これらが心臓にさらなる負荷をかけ心室の拡張をきたすが，この心肥大の進行によって心不全はさらに増悪し，悪循環に陥る．

5-1-3-2 治療薬

心不全治療薬として，心筋の収縮力を増強する強心薬があるが，これは**強心配糖体（ジギタリス digitalis 製剤）**，**β受容体刺激薬**，**ホスホジエステラーゼ phosphodiesterase Ⅲ阻害薬**などに分類される（表5-3）．また，**前負荷および後負荷を軽減する薬物として利尿薬**，**アンギオテンシン** angiotensin **変換酵素（ACE）阻害薬**，**アンギオテンシン** angiotensin **受容体拮抗薬**などが用いられる．さらに，心不全には原則禁忌であるが，長期における生命予後の改善を目的としてβ**受容体遮断薬**が使用されることがある．

（1）強心配糖体（ジギタリス digitalis 製剤）

強心配糖体は，ジギタリス digitalis 類の葉の有効成分で，ジギトキシン digitoxin，ギトキシン gitoxin，ラナトシド C lanatoside C，デスラノシド deslanoside，ジゴキシン digoxin などがある．現在はジゴキシン digoxin，デスラノシド deslanoside が臨床で用いられている．強心配糖体は，

心筋に直接作用し収縮力を増強する．

強心配糖体による心筋収縮増強作用の機序として，心筋膜に結合している**Na$^+$，K$^+$-ATPase**の阻害がある．この酵素はATPを分解してNa$^+$，K$^+$の能動輸送のエネルギーを供給しているため，これが阻害されると細胞内Na$^+$濃度が上昇し，その結果**Na$^+$-Ca^{2+}交換系**が止まり，筋収縮に必要な細胞内Ca^{2+}の増大をきたすと考えられている（**陽性変力作用**）．また，迷走神経亢進および交感神経抑制により心拍数が低下する（**陰性変時作用**）．さらに，房室間での刺激伝導系を抑制し興奮伝導を遅らせるとともに，房室結節の不応期も延長する（**陰性変伝導作用**）．さらに，プルキンエ線維の自動能を亢進させ，心室性期外収縮などの不整脈を誘発する．強心作用に由来する二次的なものとして利尿作用がある．

ジギタリスは薬効量と中毒量の開きが小さいため，中毒を起こしやすい．また，腎機能低下，低K血症，基礎疾患心疾患の悪化，甲状腺機能低下などによってジギタリス中毒を起こすことが少なくない．このうち，利尿薬による尿中K排泄促進は**低K血症**を引き起こすので，ジギタリスと利尿薬との併用には注意が必要である．また，消化器症状として悪心，嘔吐をきたすことがあるが，これはジギタリスによる消化管粘膜刺激と延髄のCTZ刺激によって生じる．その他，神経症状として頭重，幻覚，疲労感などがあり，視覚障害として視野不鮮明，複視などがある．

（2）β受容体刺激薬（カテコールアミン類）

ドパミン dopamine は β_1 受容体を刺激して心筋収縮力を増強するため，急性心不全および慢性心不全の急性増悪時に用いられる．しかし，心拍数も増加し酸素需要も増すため，投与が長期に及ぶと不整脈を引き起こすことがあり，他の心不全治療薬が無効な場合，あるいは短期間に限って用いられる．ドブタミンは心筋の β_1 受容体に比較的選択的に働き，デノパミン denopamine はドブタミン dobutamine よりもさらに選択的に作用する β_1 刺激薬である．

（3）ホスホジエステラーゼ（PDE）Ⅲ阻害薬

非選択的PDE阻害薬であるアミノフィリンの強心作用は比較的弱い．一方，平滑筋弛緩作用は強く，気管支喘息治療薬として用いられる．強心作用の機序は，次の通りである．cAMP分解酵素であるPDE Ⅲ活性を阻害することで心筋細胞内cAMP濃度を上昇させる．これによって**プロテインキナーゼA（PKA）**が活性化し，**L型Ca^{2+}チャネル**がリン酸化されて，Ca^{2+}が細胞内に流入する．このCa^{2+}の流入により筋小胞体のCa^{2+}遊離チャネルが開口し，細胞内遊離Ca^{2+}濃度はさらに上昇する．その結果，心筋の収縮力が増大する．選択的PDE Ⅲ阻害薬としてオルプリノン，ミルリノンなどがあるが，これらは他剤の効果が不十分な急性心不全に短期的な静注薬として用いられる．

（4）ピモベンダン pimobendan

PDE Ⅲ阻害作用以外に心筋の収縮調節タンパク質（**トロポニンC**）のCa^{2+}感受性増強作用によって強心作用を発現する．血管拡張作用も示す．急性および慢性心不全に用いられる．

（5）ユビデカレノン ubidecarenone

細胞内ミトコンドリアに取り込まれ，虚血心筋に直接作用することによって酸素利用効果を改善する．このため高い ATP 産生機能を維持し，心筋組織の障害を軽減する．うっ血性心不全に用いられる．

（6）α型ヒト心房性ナトリウム利尿ポリペプチド（カルペリチド carperitide）

カルペリチドはα型ヒト心房性ナトリウム利尿ポリペプチド受容体に結合し，**グアニル酸シクラーゼ** guanylate cyclase を活性化することによって **cGMP** を増加させ血管拡張を引き起こす．また，利尿効果によって前負荷および後負荷を減少させる．急性心不全および慢性心不全の急性増悪期に用いられる．

（7）心臓への負荷を軽減する薬物

a．利尿薬

ループ利尿薬やチアジド系およびカリウム保持性利尿薬（第6章参照）などは，その利尿作用によって循環血液量を減らし心臓にかかる前負荷を減少させるため，心不全に有効である．

b．アンギオテンシン変換酵素（ACE）阻害薬

エナラプリル enalapril やリシノプリル lisinopril は ACE を阻害することによって，**アンギオテンシン** angiotensin Ⅱの生成を抑制するが，これにより血管収縮の抑制ならびに**アルドステロン** aldosterone 分泌の減少がみられる．また，**ブラジキニン** bradykinin による血管拡張作用が生じ，後負荷および前負荷は軽減する．さらに，アンギオテンシンⅡによる心筋細胞の増殖や間質の線維化（リモデリング）も抑制され，心機能は改善する．

c．アンギオテンシン AT$_1$ 受容体遮断薬（ARB）

ARB は **AT$_1$ 受容体**を遮断し，アンギオテンシンⅡの作用を抑制することによって心臓への負荷を軽減する．

d．β受容体遮断薬

一般に，β受容体遮断薬は心不全に対し禁忌であるが，カルベジロールは心不全に用いられることがある．心不全においては，その代償機序として交感神経系が賦活化されるが，カルベジロールは交感神経系を抑制し，心臓の仕事量を減少させることによって心不全増悪の抑制効果および生命予後の改善を示す．また，α受容体遮断作用も有するため，血管は拡張するとともにレニン分泌も抑制され，心臓の負荷は軽減される．虚血性心疾患または拡張型心筋症に基づく慢性心不全に対して用いられるが，ACE 阻害薬や利尿薬と併用して少量より慎重に投与される．

表 5-3 心不全治療薬

カテゴリー	薬物名(一般名)	作用と特徴	適応	備考
ジギタリス製剤	ジゴキシン	薬理作用：強心作用（すべての強心薬に共通）. 作用機序：Na^+, K^+-ATPase 阻害し，細胞内 Ca^{2+} 濃度を高め，心筋を収縮. 副作用：ジギタリス中毒，消化器障害，不整脈，視覚異常，精神神経系障害.	うっ血性心不全，心房細動・粗動による頻脈，発作性上室頻脈，ショック・手術・出産・急性中毒による心不全・頻脈.	禁忌：房室ブロック，洞房ブロック，閉塞性心筋疾患，ジギタリス中毒，過敏症.
	メチルジゴキシン			
	デスラノシド			
カテコールアミン	ドパミン	β_1 受容体刺激により心筋収縮力増強. 副作用：末梢虚血，麻痺性イレウス，不整脈，消化器障害.	急性循環不全（心原性ショック，出血性ショック）.	禁忌：褐色細胞腫 低用量でD受容体刺激．中用量で$\beta>\alpha$. 高用量で$\alpha>\beta$.
	ドブタミン	比較的 β_1 受容体に選択性. 副作用：不整脈，過度の血圧上昇，狭心痛.		禁忌：肥大型閉塞性心筋症. 他の強心薬(ドパミンやミルリノン)と併用.
	ドカルパミン	ドパミンのプロドラッグ. 生体内で加水分解を受けてドパミンに転換. 副作用：心室頻拍, 肝障害.	ドパミンやドブタミン点滴静注からの離脱困難な循環不全.	禁忌：褐色細胞腫. 維持療法ではない.
	イソプレナリン	副作用：重篤な血清K低下，心筋虚血，心悸亢進.	急性心不全, 低心拍出量症候群, 高度徐脈, アダムス・ストークス症候群, 気管支喘息の重症発作.	禁忌：突発性肥大性大動脈弁下狭窄症, ジギタリス中毒, カテコールアミン製剤 (アドレナリン等). 不整脈誘発に注意.
カテコールアミン系	デノパミン	ドブタミンより β_1 受容体に対する選択性が大きい.	慢性心不全.	維持療法ではなく，ドブタミン離脱期に使用.
	ブクラデシンナトリウム	cAMP の誘導体. 副作用：血圧下降, 不整脈.	急性循環不全における心収縮力増強, 末梢血管抵抗軽減, インスリン分泌促進.	PDE 阻害作用を併有.
PDE Ⅲ阻害薬	アミノフィリン	PDE Ⅲ (cAMP 分解酵素) を阻害し，細胞内 cAMP を増加させ，心筋収縮力を増強. 副作用：痙攣, 意識障害, 急性脳症, 横紋筋融解症, 消化性出血, アナフィラキシーショック, 肝障害, 高血糖症.	うっ血性心不全, 気管支喘息, 肺性心, 心臓喘息.	禁忌：キサンチン系薬への重篤な副作用既往歴. 冠拡張作用, 利尿作用, 気管支拡張作用を併有.
	ミルリノン	選択的 PDE Ⅲ 阻害薬. 副作用：心室頻拍, 腎障害, 血圧低下.	他の薬剤で効果不十分な急性心不全.	禁忌：肥大型閉塞性心筋症.
	オルプリノン			禁忌：肥大型閉塞性心筋症, 妊婦.

表 5-3 心不全治療薬　つづき

カテゴリー	薬物名(一般名)	作用と特徴	適応	備考
その他	ピモベンダン	PDE III 阻害作用に加えて、心筋の収縮調節タンパク質（トロポニン C）の Ca^{2+} に対する感受性増大作用を併有．陽性変力作用．副作用：心室細動，心室頻拍，心室期外収縮．	急性および慢性心不全（軽症～中等度）でジギタリス，利尿薬などで効果が不十分な場合．	血管拡張作用を併有．
	ユビデカレノン	薬理作用：心機能改善作用．作用機序：心疾患時に低下したユビデカレノン（コエンザイム Q）を補う．虚血心筋に直接作用し，酸素利用効率を改善．副作用：胃部不快感，発疹．	基礎治療施行中の経度・中等度のうっ血性心不全症状．	抗アルドステロン作用による利尿作用を併有．
	カルペリチド	薬理作用：血管拡張作用（急性心不全時の血行動態改善作用）．作用機序：α 型ヒト心房性ナトリウム利尿ペプチドの受容体に結合し，膜結合型 GC を活性化させ，細胞内 cGMP を増加．副作用：血圧低下，低血圧性ショック，徐脈，心室性不整脈．	急性心不全（慢性心不全の急性増悪期を含む．	禁忌：重篤な低血圧，心原性ショック，右室梗塞，脱水症患者．利尿作用を併有．

ジゴキシン Ⓡ

メチルジゴキシン Ⓡ

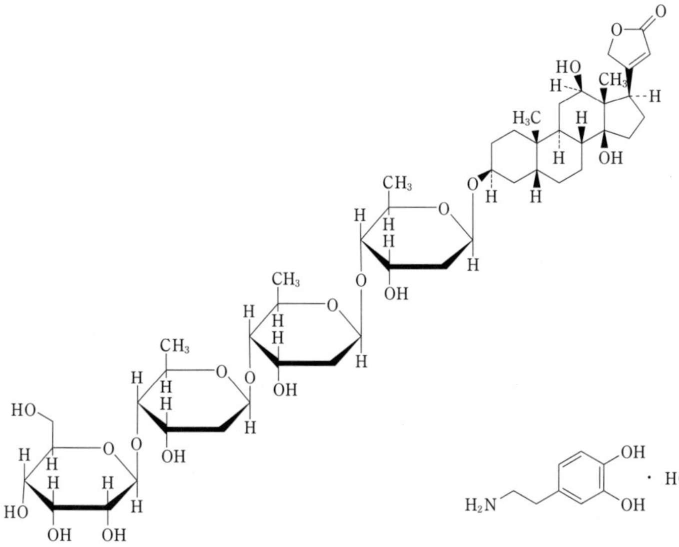

5-1 心臓作用薬

デスラノシド 局

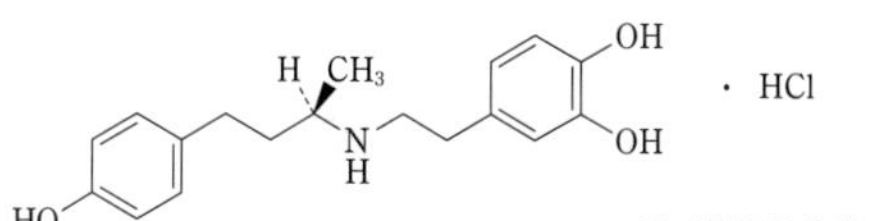

ドブタミン塩酸塩 局
及び鏡像異性体

ドパミン塩酸塩 局

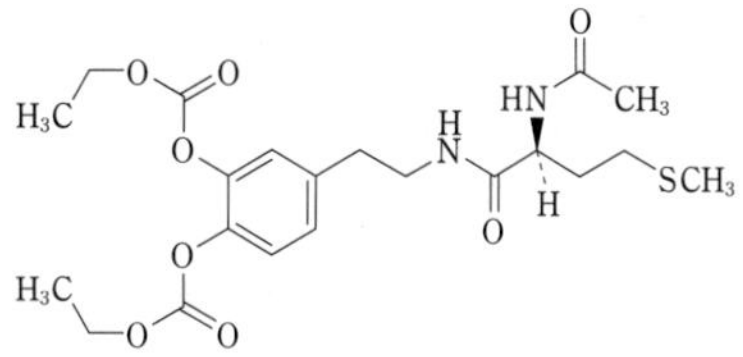

ドカルパミン 局

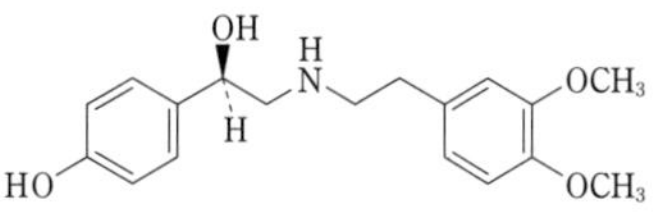

デノパミン

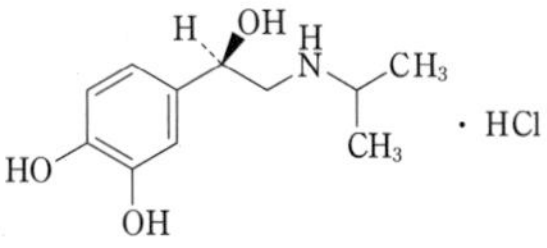

l-イソプレナリン塩酸塩 局

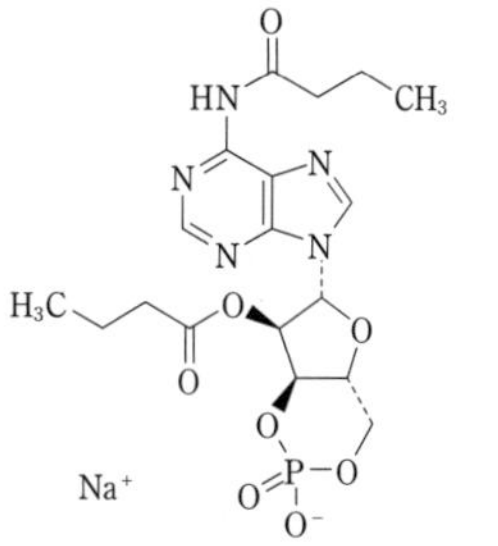

ブクラデシンナトリウム

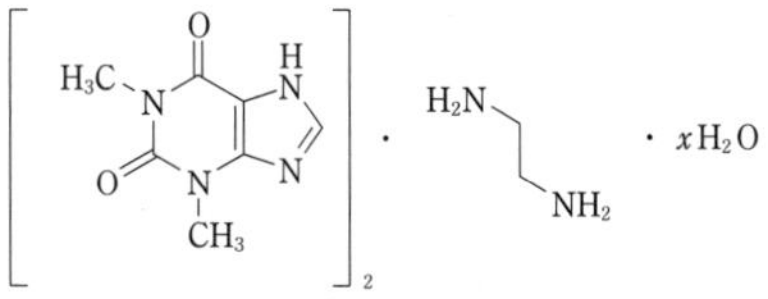

アミノフィリン水和物 局

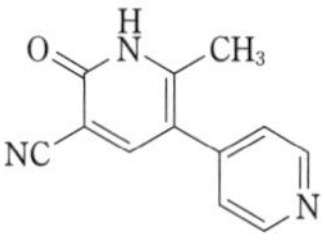

ミルリノン

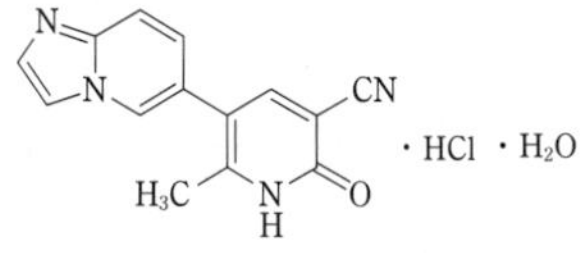

オルプリノン塩酸塩水和物

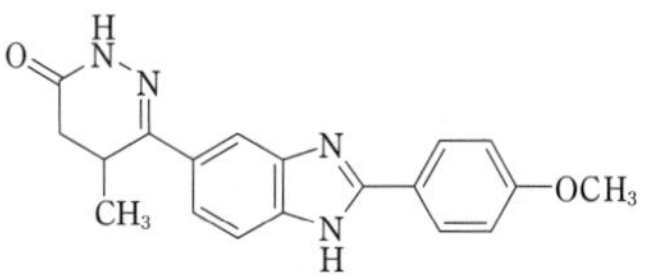

ピモベンダン

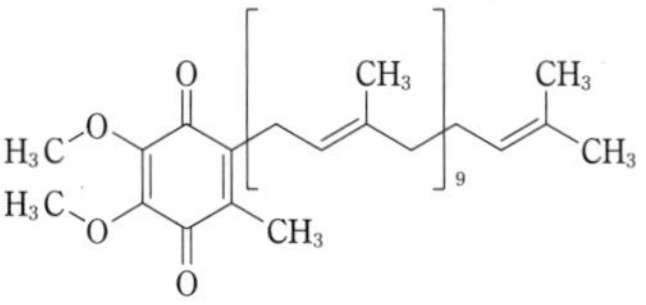

ユビデカレノン 局

カルペリチド（遺伝子組換え）

H−Ser−Leu−Arg−Arg−Ser−Ser−Cys−Phe−
Gly−Gly−Arg−Met−Asp−Arg−⌐S−S⌐
Ile−Gly−Ala−Gln−Ser−Gly−Leu−Gly−Cys−
Asn−Ser−Phe−Arg−Tyr−OH

5-1-4 虚血性心疾患治療薬

5-1-4-1 病態生理

虚血性心疾患 cardiac ischemia とは，心筋の酸素需要に対し，冠循環が十分に対応できないため心筋の酸素欠乏となり，その結果生じる症候群である．一過性のこのような状態を**狭心症** angina pectoris という．胸骨下部や左前胸部などでの疼痛発作を主徴とする．この冠不全が長時間持続すると心筋内膜に小壊死部分を作り，**心筋梗塞** myocardial infarction に移行する．冠状動脈の左室前壁組織での下行枝に不全をきたすことが多い．

狭心症は，運動や精神的興奮が加わったときに発作がみられる**労作性狭心症** effort angina と，安静・睡眠時に発作がみられる**安静時狭心症** rest angina とに区分される．労作性狭心症においては冠状動脈に器質的狭窄による血流量の低下が背景にある．そこに肉体的・精神的な労作が加わると，酸素需要の増加に対して供給が追い付かず，虚血が生じ発症する．また安静時狭心症は，器質的狭窄の形成の有無にかかわらず，安静時あるいは就寝中に冠状動脈に攣縮（スパズム）が生じることによって冠状動脈血流量が急激に減少し，これにより心筋への酸素供給が一過性に低下するために発症する．

5-1-4-2 治療薬

狭心症は心筋の仕事量に見合う酸素（血液）の供給が不足するために発症するため，治療薬としては，冠血管を拡張させ酸素の供給を増加させる薬物，心臓の仕事量（負荷）を抑制して酸素消費を減少させる薬物，あるいはその両方の作用をもつ薬物が用いられる（表5-4）．

（1）有機硝酸化合物

ニトログリセリン nitroglycerin は狭心症発作に対する第一選択薬として用いられる．そのほか，硝酸イソソルビド isosorbide dinitrate，亜硝酸アミル amyl nitrite がある．すべての血管平滑筋を弛緩させ動脈・静脈血管を拡張させる．したがって，冠血管拡張によって心臓への酸素供給が増加する．また末梢血管拡張によって前負荷および後負荷は減少し心臓の仕事量は抑制される．

有機硝酸化合物は脂溶性が高いので，細胞膜を容易に通過し，S 化合物と結合する．中間体 S'-ニトロソシステイン S'-nitrosocysteine を経て，**NO** を生成する．生成された NO は細胞内**グアニル酸シクラーゼ** guanylate cyclase を活性化し，**cGMP** 量を増加させる．これによって細胞内 Ca^{2+} 濃度は低下し，血管は拡張する．

副作用として，血管拡張に伴う反射性頻脈，**起立性低血圧**，頭痛，顔面紅潮などがある．亜硝酸アミル amyl nitrite では**メトヘモグロビン** methemoglobin を生じ，チアノーゼ cyanosis や機能的貧血を起こすことがある．また，めまい，動悸，悪心・嘔吐などがみられることがある．

（2）アドレナリンβ受容体遮断薬

β受容体を非選択的に遮断するプロプラノロール propranolol，ピンドロール pindolol，カルテオロールおよび選択的 $β_1$ 遮断作用を有するアセブトロール，アテノロール，ビソプロロールなどの多くのβ受容体遮断薬が用いられている．これらの薬物は，$β_1$ 遮断によって心収縮力と心拍数を低下させ心臓の仕事量を抑制することによって心筋の酸素消費量を減少させる．したがって労作性狭心症に有効である．一方，冠動脈の $β_1$ 受容体が遮断されることで，血管収縮性の α 受容体が相対的に優位となるため，冠動脈の痙攣を促進する可能性があり，安静時狭心症を増悪させることがある．

副作用として，過度の心抑制に基づく心不全，徐脈，低血圧などがある．また，気管支喘息や末梢循環障害を誘発あるいは増悪することがある．非選択性のβ遮断薬は $β_2$ 受容体をも遮断するので，気管支喘息には禁忌である．

（3）Ca^{2+} チャネル遮断薬

ニフェジピン nifedipine，アムロジピン amlodipine，ベラパミル verapamil，ジルチアゼム diltiazem などを代表とする多くの Ca^{2+} チャネル遮断薬が用いられている．これらの薬物は細胞膜の電位依存性 L 型 Ca^{2+} チャネルに結合することによって細胞内 Ca^{2+} 流入を遮断する．また，より低い濃度で心筋よりは血管平滑筋に作用する．すなわち，冠血管拡張によって心筋組織への酸素供給は増加し，また末梢血管拡張によって後負荷は軽減するため心仕事量は減少する．さらに，Ca^{2+} の細胞内流入の抑制によって，心筋収縮力は低下し，酸素の需要は減少する．労作性および安静時狭心症に有効であるが，一般に冠血管拡張作用が強いため安静時狭心症により効果的である．しかし，ベラパミルは抗狭心作用が弱いため，上室性頻拍などの不整脈に用いられる．

副作用としては，血管拡張に伴う頭痛，めまい，顔面紅潮，悪心・嘔吐，起立性低血圧などがある．またそのほか，肝・腎障害，白血球減少，房室ブロックなどが知られている．

（4）その他の冠拡張薬

ジピリダモール dipyridamole は，虚血心筋から遊離したアデノシンの分解酵素であるアデノシンデアミナーゼを阻害するとともに，アデノシンの赤血球，血管壁および心筋組織への取り込みを抑制し，血中アデノシン濃度を上昇させる．その結果，アデノシンによる血管拡張作用は増強され，心筋への酸素供給が増加する．一方，末梢血管も拡張するため，冠血管の虚血部においては血流量が減少し，狭心症が悪化することがある．

トラピジル trapidil は，ホスホジエステラーゼ阻害作用によって細胞内 cAMP の濃度を上昇させ冠血管拡張作用を示す．また，末梢血管拡張作用によって前負荷および後負荷を軽減する．一方，プロスタサイクリン（PGI_2）生成促進作用およびトロンボキサン A_2（TXA_2）合成抑制作用を併有するため，血小板凝集阻害作用を示し出血傾向がみられることがある．

ニコランジル nicorandil は，硝酸エステルのニコチン酸誘導体で，ニトログリセリンと同様に NO を生成し，同様の機序によって冠動脈を拡張する．一方，末梢血管拡張作用はニトログリセ

リンと比較し弱いのでその降圧作用は小さい．また，本薬物はATP依存性K⁺チャネル開口作用を併有しているため，細胞膜におけるK⁺の透過性を亢進させ，活動電位の再分極を早める．その結果，細胞内Ca²⁺濃度は低下し，血管平滑筋は弛緩・拡張する．

表5-4 虚血性心疾患治療薬

カテゴリー	薬物名(一般名)	作用と特徴	適応	備考
有機硝酸化合物	ニトログリセリン	生体内でNOを生成し，GCを活性化後，cGMPを生成．これにより細胞内Ca²⁺濃度を低下させ，冠血管および全ての末梢血管を拡張（他の有機硝酸化合物に共通）．副作用：脳貧血，血圧低下，潮紅，動悸，頭痛，悪心・嘔吐．	狭心症，心筋梗塞，心臓喘息．	禁忌：重篤な低血圧，心原性ショック，閉塞隅角緑内障，頭部外傷または脳出血，高度貧血，硝酸系薬過敏症．冠血管拡張により心筋組織への酸素供給が増加．末梢血管拡張により心仕事量は減少．
	硝酸イソソルビド	副作用：ショック，心室細動・頻拍，めまい，頭痛，血圧低下，動悸，悪心・嘔吐．	狭心症，心筋梗塞．	
	一硝酸イソソルビド		狭心症．	禁忌：同上．硝酸イソソルビドの活性代謝物で，より強力な作用発現．
	亜硝酸アミル	副作用：メトヘモグロビン血症，チアノーゼ，溶血性貧血．	狭心症，シアンおよびシアン化合物による中毒．	禁忌：心筋梗塞急性期．吸入剤．ニトログリセリンよりも即効．
β遮断薬	オクスプレノロール	β₁遮断（非選択性）によって心仕事量を抑制し，心筋の酸素消費量を減少．労作性狭心症に有効．β₁遮断作用はプロプラノロールと同等．心筋細胞膜安定化作用を併有．副作用：心不全，徐脈，低血圧，めまい，悪心．	狭心症，頻脈性不整脈．	禁忌：気管支喘息，気管支痙攣のある患者，糖尿病ケトアシドーシス，代謝性アシドーシス，高度徐脈，房室・洞房ブロック，洞不全症候群，異型狭心症，心原性ショック，うっ血性心不全，低血圧症，未治療の褐色細胞腫．
	ベタキソロール	選択的β₁受容体遮断薬（アテノロールの20〜30倍高い選択性）．副作用：完全房室ブロック，心不全，心胸比増大，徐脈，低血圧，肝・腎障害，呼吸困難，血清尿酸値上昇．	狭心症，本態性高血圧症，腎実質性高血圧症．	禁忌：糖尿病ケトアシドーシス，代謝性アシドーシス，高度徐脈，房室・洞房ブロック，洞不全症候群，異型狭心症，心原性ショック，うっ血性心不全，低血圧症，糖尿病ケトアシドーシス，代謝性アシドーシス，高度徐脈，房室・洞房ブロック，心原性ショック，うっ血性心不全，妊婦．
	セリプロロール	β₂受容体刺激による血管拡張作用を併有．副作用：心不全，房室ブロック．		

表5-4 虚血性心疾患治療薬 つづき

カテゴリー	薬物名(一般名)	作用と特徴	適応	備考
β遮断薬	ニプラジロール	非選択的β受容体遮断薬. NO_2基を有するため, NOを産生し, 血管を拡張. 副作用：同上.	狭心症, 本態性高血圧症.	禁忌：オクスプレノロールに同じ, 妊婦. $α_1$遮断作用あり.
	チリソロール	非選択的β受容体遮断薬. 副作用：発疹, 瘙痒感.		禁忌：同上, 洞不全症候群. ATP依存性K^+チャネル開口作用あり.
	ピンドロール	副作用：心不全, 心胸比増大, 喘息症状.	狭心症, 本態性高血圧症, 洞性頻脈.	禁忌：ニプラジロールに同じ, β遮断薬過敏症. レニン分泌抑制作用を併有.
	カルベジロール	非選択的β受容体遮断作用を示す. また, $α_1$受容体遮断作用による血管拡張作用を併有. 副作用：心停止, アナフィラキシー様症状, 高度徐脈, ショック, 完全房室ブロック, 心不全, 肝障害, 急性腎不全.	狭心症, 本態性高血圧症, 虚血性心疾患または拡張型心筋症に基づく慢性心不全.	禁忌：ニプラジロールに同じ, 非代償性心不全.
	アテノロール ビソプロロール メトプロロール アセブトロール プロプラノロール カルテオロール	(表5-2参照)		
Ca^+チャネル遮断薬	ニフェジピン	Ca^{2+}チャネル遮断作用によって血管平滑筋細胞および心筋細胞内Ca^{2+}濃度を低下させ, 血管平滑筋を弛緩. 心収縮も抑制. 副作用：紅皮症, 無顆粒球症, ショック, 意識障害, 肝障害.	狭心症, 本態性高血圧症, 腎性高血圧症.	禁忌：妊婦, 心原性ショック, 急性心筋梗塞 短時間作用型.
	アムロジピン	副作用：肝障害, 黄疸, 房室ブロック, 発疹, 動悸, めまい.	狭心症, 高血圧症.	禁忌：妊婦, ジヒドロピリジン系薬過敏症. 拮抗作用は緩徐で持続的(最も長時間作用型). 血管選択性あり.

表 5-4 虚血性心疾患治療薬 つづき

カテゴリー	薬物名(一般名)	作用と特徴	適応	備考
Ca^{2+}チャネル遮断薬	エホニジピン	副作用：洞不全症候群，房室ブロック，ショック．	狭心症，高血圧症，腎実質性高血圧症．	禁忌：妊婦．
	ニソルジピン	副作用：肝・腎障害，頭痛，めまい，悪心・嘔吐．		禁忌：妊婦，心原性ショック．
	ニトレンジピン	副作用：過度の血圧低下により意識消失，呼吸減弱，顔面蒼白等のショック様症状，肝障害．		禁忌：妊婦．
	ベニジピン	副作用：肝・腎障害，WBC減少，動悸，顔面紅潮，発疹．		妊婦，心原性ショック．
	ベラパミル	(表5-2参照)		
	ベプリジル			
	ジルチアゼム			
その他の冠拡張薬	ジピリダモール	アデノシンの分解抑制および赤血球への取り込み抑制によって血中アデノシン濃度を増加させ，冠血管を拡張．副作用：狭心症悪化，出血傾向，過敏症，頭痛，心悸亢進，血圧低下，発疹．	狭心症，心筋梗塞(急性期除く)，うっ血性心不全，ワルファリン併用による心臓弁膜置換術後の血栓・塞栓の抑制．	PDE阻害作用によって細胞内cAMPおよびcGMP濃度を高め，血小板凝集を抑制することで血栓形成を阻止．
	トラピジル	冠血管拡張作用．副作用：皮膚粘膜眼症候群，肝障害，発疹，胃重感，頭痛，めまい．	狭心症．	禁忌：頭蓋内出血発作後，止血が完成していない患者．TXA$_2$合成阻害およびPGI$_2$生成促進による血管拡張および血小板凝集抑制．
	ニコランジル	冠血管拡張作用硝酸エステルのニコチン酸誘導体（NO生成によりGC活性化．cGMPは増大し，細胞内Ca^{2+}濃度低下）．副作用：肝障害，口内潰瘍，消化管潰瘍，頭痛，動悸，顔面紅潮，めまい．	内服：狭心症．注射：不安定狭心症，急性心不全．	禁忌：重篤な肝・腎・脳機能障害，重篤な低血圧または心原性ショック，原発性肺高血圧症，右室梗塞，脱水症状，神経循環無力症．ATP感受性K$^+$チャネル開口作用を併有．
	トリメタジジン	冠血管拡張作用．副作用：頭痛，倦怠感，発疹，悪心，ふらつき．	狭心症，心筋梗塞(急性期を除く)．	PGF$_{2α}$による血管収縮の抑制作用，心筋細胞内K$^+$保持による心筋保護作用および血小板凝集抑制作用を併有．

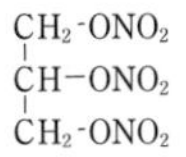

ニトログリセリン

硝酸イソソルビド ㊆

一硝酸イソソルビド

$C_5H_{11}NO_2$

亜硝酸アミル

及び鏡像異性体

オクスプレノロール塩酸塩 ㊆

及び鏡像異性体

ベタキソロール塩酸塩

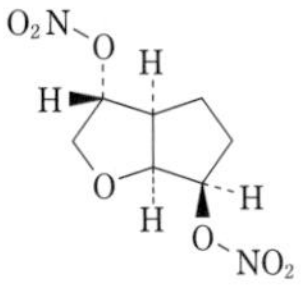

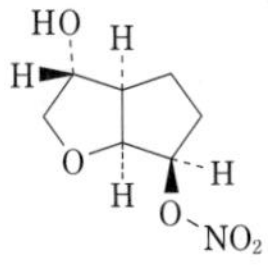

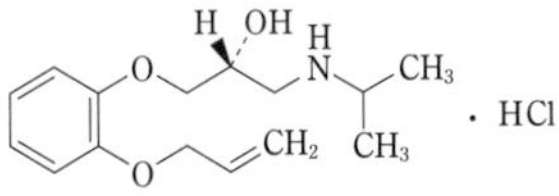

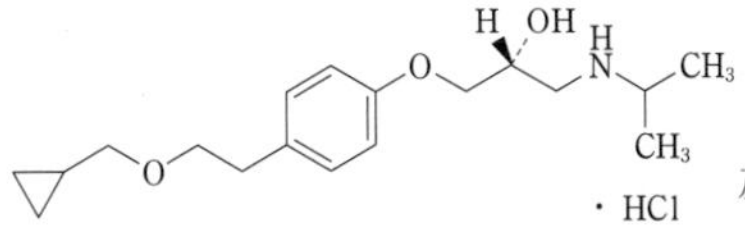

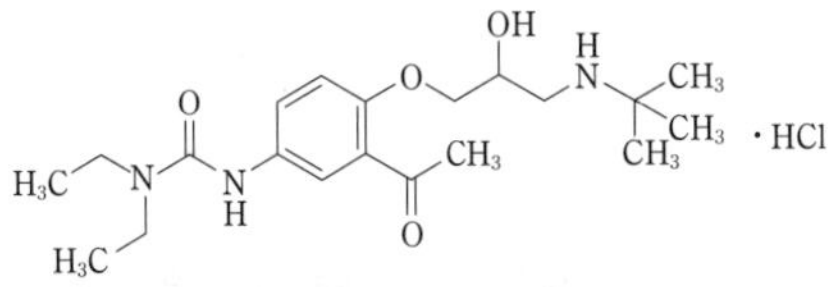

セリプロロール塩酸塩

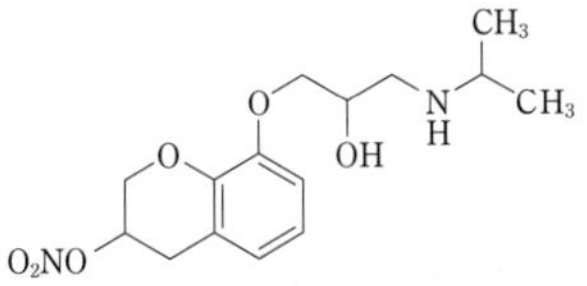

ニプラジロール

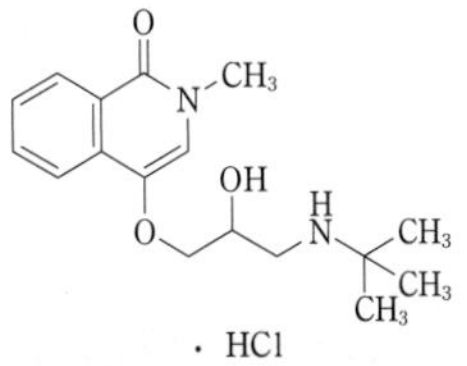

チリソロール塩酸塩

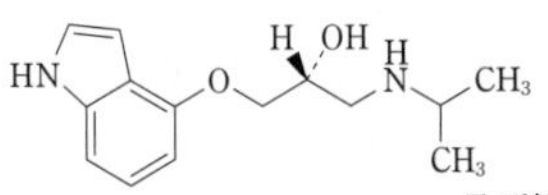

及び鏡像異性体

ピンドロール ㊆

及び鏡像異性体

カルベジロール

ニフェジピン ㊆

及び鏡像異性体

アムロジピンベシル酸塩 ㊆

エホニジピン塩酸塩
エタノール付加物

ニソルジピン

及び鏡像異性体

ニトレンジピン ㊆

及び鏡像異性体

ベニジピン塩酸塩 ㊆

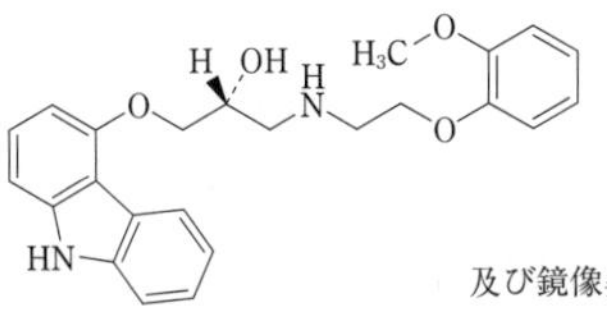

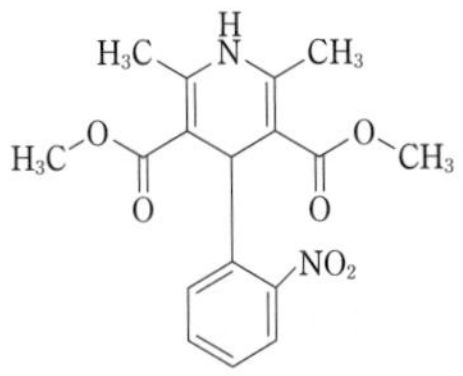

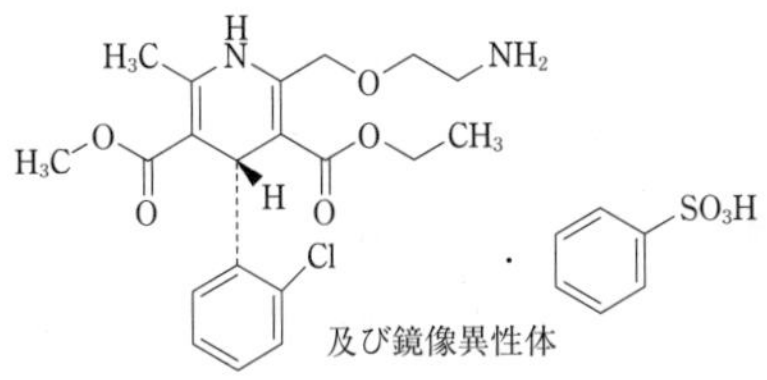

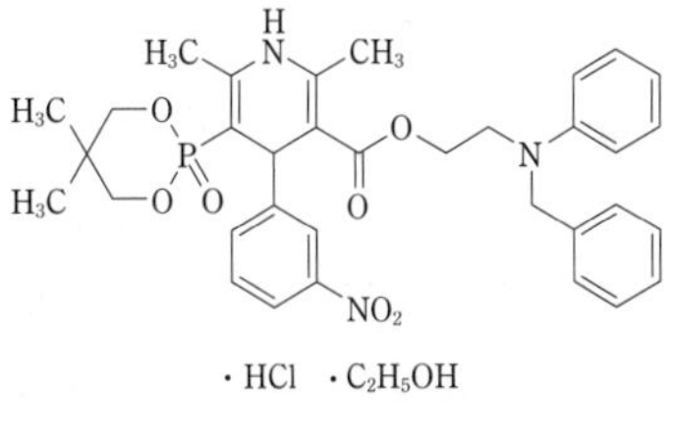

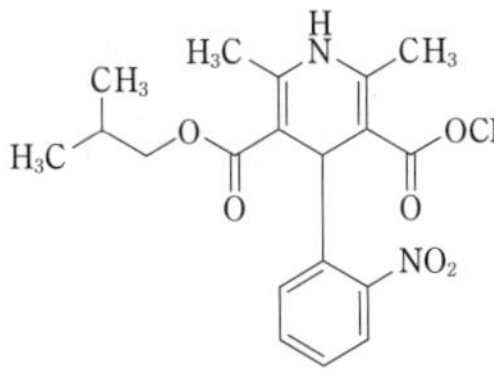

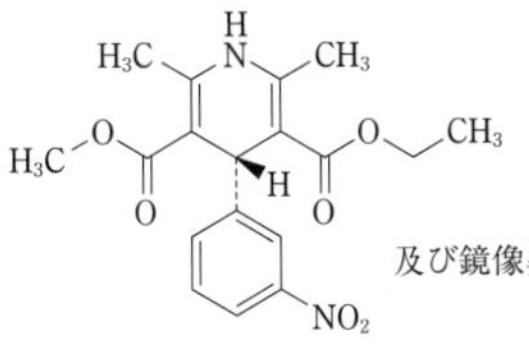

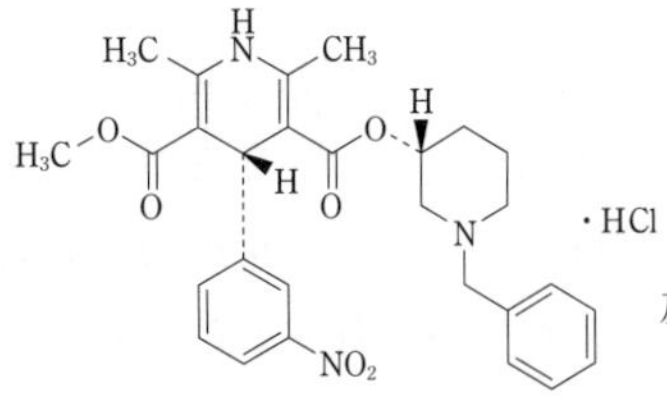

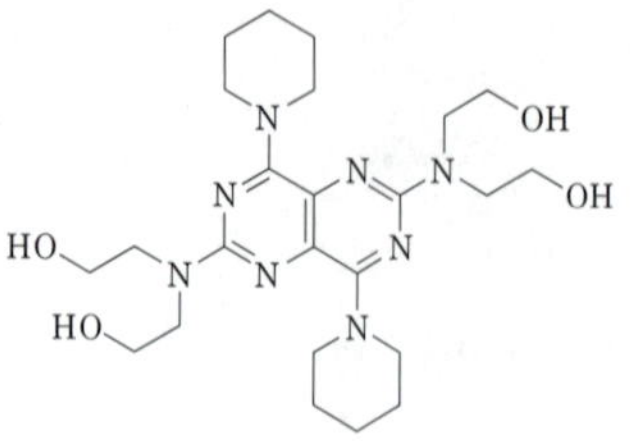

280　第5章　循環器薬理

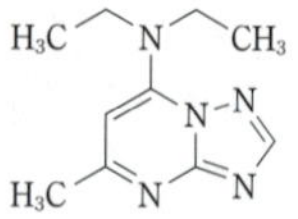

ジピリダモール ⓟ　　　　　　トラピジル ⓟ　　　　　　ニコランジル ⓟ

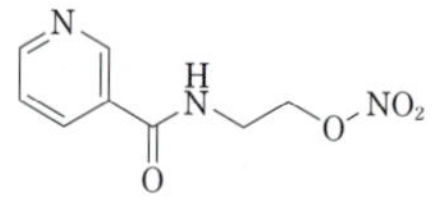

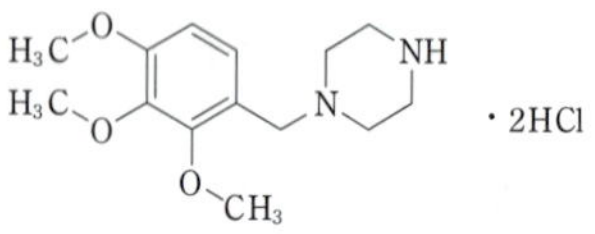

トリメタジジン塩酸塩 ⓟ

5-2 高血圧治療薬およびその他の血管作用薬

　高血圧治療薬は，血管に直接あるいは間接的に作用して血管抵抗性を減少させ，血管を弛緩・拡張させることによって降圧効果を示す薬物であり，Ca拮抗薬，アンギオテンシン変換酵素阻害薬，アンギオテンシンⅡ受容体遮断薬，α受容体遮断薬，β受容体遮断薬，中枢性および末梢性交感神経抑制薬，末梢血管拡張薬およびレニンrenin阻害薬などに分類される．一方，ショックなどによって急激な血圧低下がみられる**症候性低血圧症**に対しては，心収縮力の増強あるいは末梢血管抵抗を増大させて昇圧させる**低血圧治療薬**が用いられるが，これにはドパミンdopamineを代表とするカテコールアミンcatecholamine類およびエチレフリンetilefrineなどの非カテコールアミン類などがある．また，**慢性動脈閉塞症**などにみられる末梢循環障害の改善を目的として用いられる**末梢血管拡張薬**として，血管平滑筋弛緩作用を有するプロスタグランジンprostaglandin類，ニコチン酸系nicotinic acid類，α受容体遮断薬，β受容体遮断薬などがある．

5-2-1　血　圧

　血圧 blood pressure とは，血液が血管壁に及ぼす側圧力であり，水銀柱の高さ（mmHg）で表される．血圧は重力の影響を受け，心臓の上方では低く，下方では高い．また，血圧は運動，興奮などの精神的ストレス，年齢などの要因によって変動するが，日本高血圧学会によって成人における血圧値が分類されている（表5-5）．

表 5-5　成人における血圧値の分類

分　類	収縮期血圧 (mmHg)		拡張期血圧 (mmHg)
至適血圧	< 120	かつ	< 80
正常血圧	< 130	かつ	< 85
正常高値	130〜139	または	85〜89
Ⅰ度高血圧	140〜159	または	90〜99
Ⅱ度高血圧	160〜179	または	100〜109
Ⅲ度高血圧	≧ 180	または	≧ 110
（孤立性）収縮期高血圧	≧ 140	かつ	< 90

（日本高血圧学会：高血圧治療ガイドライン 2009）

　血圧は，自律神経系によって強く調節されている．**交感神経性血管運動神経**は全身の血管に分布し，血管抵抗を増減させている．橋の下部および延髄の上部網様体の両側に**血管運動中枢**があるが，その血管収縮中枢の興奮によって交感神経性血管収縮神経のインパルス数が増加することによって血管は収縮し，血圧は高まる．また，血管拡張中枢の興奮によって血管収縮神経のインパルスが減少することによって血管は拡張し，血圧は低下する．一方，副交感神経系は心機能の調節に重要であり，その興奮は心拍数を著しく減少させ，弱いが収縮力を減少させる．また，血圧は様々な体液性調節因子によっても制御され，代表的な調節因子として，レニン・アンギオテンシン・アルドステロン renin-angiotensin-aldosterone 系，カリクレイン・キニン kallikrein-kinin 系，プロスタグランジン prostaglandin 類，バソプレシン vasopressin，ナトリウム利尿ペプチド，エンドセリン endothelin などが知られている．

5-2-2　高血圧治療薬

5-2-2-1　病態生理

　高血圧症 hypertension とは，血圧が持続的に上昇している状態であり，一般に**収縮期血圧**が 140 mmHg 以上または**拡張期血圧**が 90 mmHg 以上の場合を指す．高血圧症は，その 90% 以上を占める原因不明の**本態性高血圧症**と原因が比較的明らかな二次性高血圧（腎性高血圧）とに分類される．高血圧のリスク要因として，糖尿病，臓器障害，心血管病，喫煙，肥満，脂質代謝異常，高齢などがある．軽症の高血圧症患者では自覚症状がほとんどない場合が多いが，重症例では，頭痛，めまい，動悸，易疲労性，鼻出血，血尿などがみられることがある．高血圧の状態が長期にわたって持続すると，脳血管障害（脳出血，脳梗塞），心疾患（心筋梗塞，心不全），腎不全などの循環器に関連する様々な致死的合併症が誘発される可能性が高まる．

5-2-2-2 治療薬

高血圧症の治療は，適度な運動，適性体重の保持，減塩，ストレスの回避などの生活習慣の修正を一定期間行い，それでも血圧の改善がみられない場合は，高血圧治療薬（降圧薬）が適応される．治療薬としては，利尿薬，Ca^{2+} チャネル遮断薬，アンギオテンシン変換酵素（ACE）阻害薬，アンギオテンシン AT_1 受容体遮断薬（ARB），β 受容体遮断薬，α 受容体遮断薬，中枢性および末梢性交感神経抑制薬，末梢血管拡張薬，レニン阻害薬などがある（表5-6）．

（1）利尿薬

チアジド thiazide 系利尿薬，ループ利尿薬，カリウム保持性利尿薬は高血圧症における第一選択薬の一つである．主に腎尿細管に作用し，Na^+ 再吸収を抑制することによって利尿作用を示すが，これによって循環血液量は減少し，その結果心拍出量が低下して血圧は降下する（第6章参照）．

（2）Ca^{2+} チャネル遮断薬

ニフェジピン nifedipine，ニカルジピン nicardipine，シルニジピン cilnidipine，エホニジピン efonidipine，アムロジピン amlodipine などの血管選択性が高いジヒドロピリジン dihydropyridine 系と，心抑制作用を併せもつベンゾチアゼピン benzothiazepin 系のジルチアゼム diltiazem が用いられている．心抑制作用が強いベラパミル verapamil は高血圧治療薬としては用いられない．ジヒドロピリジン系は降圧作用が強く，副作用が比較的少ないので高血圧治療薬として使用頻度が高い．血管平滑筋および心筋の細胞膜上にある膜電位依存性 L 型 Ca^{2+} チャネルを遮断し，Ca^{2+} の細胞内流入を抑制する．これによって血管は弛緩・拡張し，また心拍出量が減少することによって降圧作用が現れる．

副作用として，ジヒドロピリジン系においては，降圧に伴う循環反射によって交感神経が興奮し，頻脈や動悸を誘発することがある．そのほか，頭痛，顔面紅潮，悪心・嘔吐，便秘，過度の血圧低下などがみられることがある．

（3）アンギオテンシン変換酵素（ACE）阻害薬

カプトプリル captopril，エナラプリル enalapril，アラセプリル alacepril，デラプリル delapril，シラザプリル cilazapril などの ACE 阻害薬が用いられている．血圧が低下し腎血流量が減少すると，腎傍糸球体細胞からレニンが分泌される．レニンはアンギオテシノーゲンに作用してアンギオテンシン I を生成する．アンギオテンシンに ACE が作用してアンギオテンシン II が生成されるが，アンギオテンシン II は血管を強く収縮させ血圧を上昇させる．また，アンギオテンシン II はアルドステロンの分泌を促進し Na^+ の貯留を引き起こすため，循環血液量が増大するが，これにより血圧は上昇する（図5-3参照）．ACE 阻害薬は，ACE を阻害することによってアンギオテンシン II の産生を抑制し降圧作用を示す．

また，ACE はキニナーゼ kininase II と同一酵素であり，ブラジキニン bradykinin を不活性な

ペプチドに分解するが，ACE が阻害されることによってブラジキニンが増量する．ブラジキニンは強い血管拡張作用を有しているため，降圧効果は増大する．また，ブラジキニンはアラキドン酸代謝経路におけるホスホリパーゼ phospholipase A_2 活性を高め，血管拡張性のプロスタグランジンの産生を促すため，これも降圧効果に関与していると考えられる．

副作用として，ブラジキニンの増量による空咳がみられる．そのほか血管浮腫，発疹，無顆粒球症，高カリウム血症などがある．

(4) アンギオテンシン AT_1 受容体遮断薬（ARB）

ロサルタンカリウム losartan potassium，カンデサルタンシレキセチル candesartan cilexetil，バルサルタン valsartan，テルミサルタン telmisartan が ARB として用いられている．これらの薬物は，そのアンギオテンシンⅡのタイプⅠ受容体（AT_1）を遮断し降圧作用を示す．また，増量したアンギオテンシンⅡはタイプⅡ受容体（AT_2）に結合し血管拡張を引き起こすことによって降圧効果をさらに増強する．ARB はブラジキニンを増加させないため，ACE 阻害薬にみられる空咳がほとんどみられない．

副作用として，血管浮腫，急性腎不全，高カリウム血症，アナフィラキシー様症状などがある．

(5) アドレナリン β 受容体遮断薬

プロプラノロール propranolol，ナドロール nadolol，カルテオロール carteolol，アテノロール atenolol，ビソプロロール bisoprolol，メトプロロール metoprolol などが β 受容体遮断薬として用いられている．これらの薬物は，$β_1$ 受容体選択性，非選択性，β 受容体に対する**内因性交感神経刺激作用** intrinsic sympathomimetic activity（ISA）の有無，シナプス前 $β_2$ 受容体遮断作用の有無，脂溶性か水溶性か，膜安定化作用の有無などによって分類される．$β_1$ 受容体遮断作用によって，主に心筋収縮力の抑制，心拍出量の低下，房室伝導抑制，レニン分泌低下などが降圧効果に重要な役割を果たしている．非選択的 β 受容体遮断薬は，その $β_2$ 受容体遮断作用によって気管支平滑筋は収縮し，気管支喘息の誘発あるいは増悪を引き起こすことがある．ISA をもたない β 受容体遮断薬は，狭心症や不整脈などに用いることが可能である．シナプス前 $β_2$ 受容体が遮断されると，ノルアドレナリンの遊離は抑制され降圧効果がみられる．脂溶性が高く，血液脳関門の透過性がよい β 受容体遮断薬は，中枢神経系 β 受容体の遮断によって交感神経活性を低下させ，降圧作用を示す．β 遮断薬の膜安定化作用はキニジン様作用あるいは局所麻酔作用ともいわれ，心筋細胞の興奮性の低下，伝導抑制をきたし，心筋の酸素消費量を低下させる．

副作用としては，心抑制作用による徐脈や心不全がある．そのほか，末梢循環障害，動悸，めまい，発疹などがある．

(6) アドレナリン α 受容体遮断薬

ブナゾシン bunazosin，プラゾシン prazosin，ウラピジル urapidil，テラゾシン terazosin，ドキサゾシン doxazosin が選択的 $α_1$ 受容体遮断薬として用いられている．血管の $α_1$ 受容体を特異的に遮断することによって血管を拡張させ，降圧効果を示す．末梢細動脈の拡張作用が強く，心拍

出量を減少させることがないため，心機能低下症例，腎機能低下症例に使用可能である．また，LDL コレステロールの低下作用などによって脂質代謝を改善するため，高脂血症を伴った高血圧症にも適応される．非選択的 α 受容体遮断薬であるフェントラミン phentolamine は，$α_1$ 以外に交感神経終末のシナプス前膜の $α_2$ 受容体をも遮断するため，ノルアドレナリン noradrenaline 遊離を促進し，降圧効果の減弱と頻脈を引き起こすため，降圧薬としての実用性は低い．

副作用としては，起立性低血圧，意識消失，頭痛，めまい，動悸，浮腫などがある．

（7）アドレナリン α，β 受容体遮断薬

アモスラロール amosulalol，アロチノロール arotinolol，カルベジロール carvedilol，ラベタロール labetalol，ベバントロール bevantolol が α，β 受容体遮断薬として用いられている．$α_1$ 受容体遮断作用による血管拡張と，$β_1$ 受容体遮断作用による心拍数，心拍出量の低下，レニン産生抑制などによって降圧効果が得られる．これらの効果は各遮断薬の $α_1$ 遮断作用と $β_1$ 遮断作用の比率によって異なる．$β_1$ 遮断作用によってみられる血管抵抗は $α_1$ 遮断作用によって抑制されるため，末梢循環障害は起こりにくい．

副作用としては，頭痛，めまい，動悸，房室ブロック，心不全などがある．

（8）中枢性交感神経抑制薬

クロニジン clonidine，グアナベンズ guanabenz，メチルドパ metyldopa が中枢性交感神経抑制薬として用いられている．これらの薬物は，延髄の血管運動中枢に作用して $α_2$ 受容体を刺激し，全身の交感神経活性を低下させ，降圧効果をもたらす．交感神経終末の $α_2$ 受容体刺激を介したノルアドレナリンの遊離抑制による降圧効果の可能性はあるが，それが主因とは考えられていない．

副作用としては，中枢作用のため，眠気，めまい，幻覚，口渇などがある．また，その他に起立性低血圧，頭痛，発疹，溶血性貧血，無顆粒球症などがみられる．

（9）末梢性交感神経抑制薬

レセルピン reserpine が用いられているが，本薬物はインド蛇木 *Rauwolfia serpentina* の根に含まれるアルカロイドで，交感神経終末に入り，シナプス小胞に結合する．小胞膜に結合したレセルピンは膜に存在する Mg^{2+} 依存性 ATPase を非可逆的に阻害するため，ノルアドレナリンのシナプス小胞への取り込みは抑制され，降圧効果が現れる．副作用として抑うつ，徐脈，下痢，胃潰瘍，鼻閉などがみられる．

グアネチジン guanetidine はシナプス前膜に作用し，ノルアドレナリンの遊離を抑制することなどによって降圧効果を示すが，現在臨床においては用いられていない．

（10）末梢血管拡張薬

ヒドララジン hydralazine，ブドララジン budralazine が末梢血管拡張薬として用いられている．血管平滑筋に直接作用し，細胞外からの Ca^{2+} の流入阻害あるいは細胞内 Ca^{2+} 貯蔵部位からの Ca^{2+} 遊離阻害などによって弛緩させ，降圧効果をもたらすと考えられている．副作用として，

うっ血性心不全，狭心症発作，全身性エリテマトーデス様症状，急性腎不全などがある．

(11) レニン阻害薬

アリスキレン aliskiren は，レニン・アンギオテンシン系のレニン活性を選択的に阻害することによって，アンギオテンシノーゲンからアンギオテンシンⅠの産生を抑制する．アンギオテンシンⅠ自体には生理活性はほとんどないが，昇圧作用を示すアンギオテンシンⅡはアンギオテンシンⅠから生成されるため，アンギオテンシンⅠ産生抑制によって，間接的にアンギオテンシンⅡの産生が抑制され，降圧効果が現れる．副作用として，血管浮腫，高カリウム血症，血中尿酸値の上昇，頭痛などが知られている．

表 5-6 高血圧治療薬

カテゴリー	薬物名(一般名)	作用と特徴	適応	備考
利尿薬	(第6章利尿薬参照)			
Ca^{2+} チャネル遮断薬	シルニジピン	血管平滑筋細胞膜L型電位依存性 Ca^{2+} チャネルのジヒドロピリジン結合部位に結合し，Ca^{2+} 流入を抑制することによって血管を拡張（Ca拮抗薬に共通）．副作用：肝障害，腎機能検査値異常，頭痛，めまい，血圧低下，顔面紅潮，悪心・嘔吐，腹痛，発疹．	高血圧症．	禁忌：妊婦．交感神経に対しては，細胞膜N型電位依存性 Ca^{2+} チャネルからの Ca^{2+} 流入を抑制し，神経終末からのノルアドレナリンの放出を抑制．
	ニカルジピン	副作用：肝障害，低酸素血症，肺水腫，顆粒球減少，便秘，過敏症，血圧低下．	本態性高血圧症．	禁忌：頭蓋内出血で止血が完成していない患者，脳卒中急性期で頭蓋内圧亢進，妊婦．血管選択性が高い．
	ニルバジピン	副作用：肝障害，動悸，頻脈，頭痛，腹痛，食欲不振，潮紅．		
	バルニジピン	副作用：アナフィラキシー様症状，肝障害，過度の血圧低下，動悸，顔面紅潮，浮腫，発疹．	高血圧症，腎実質性高血圧症，腎血管性高血圧症．	禁忌：妊婦．
	フェロジピン	副作用：血管浮腫，頭痛，肝・腎障害，貧血，悪心・嘔吐，発疹，末梢性浮腫．	高血圧症．	禁忌：妊婦，心原性ショック．血管選択性が高い．比較的短時間作用型．
	アゼルニジピン	副作用：肝障害，房室ブロック，洞停止，徐脈，発疹，頭痛，悪心，動悸．		
	アラニジピン	副作用：肝・腎障害，顔面紅潮，動悸，血圧低下，頭痛，悪心．		
	アムロジピン	(表 5-4 参照)		
	エホニジピン			
	ニソルジピン			

表 5-6 高血圧治療薬 つづき

カテゴリー	薬物名(一般名)	作用と特徴	適応	備考
Ca^{2+} チャネル遮断薬	ニトレンジピン	(表 5-4 参照)		
	ニフェジピン			
	ベニジピン			
	ジルチアゼム	(表 5-2 参照)		
ACE 阻害薬	カプトプリル	ACE を阻害し，アンギオテンシンⅡの生成を抑制することにより血管拡張．また，アルドステロン分泌を抑制し，Na$^+$ 再吸収抑制．副作用：血管浮腫，無顆粒球症，急性腎不全，高 K 血症，狭心症，うっ血性心不全，アナフィラキシー様症状，皮膚粘膜眼症候群，膵炎，発疹，肝障害．	本態性高血圧症，腎性高血圧症，悪性高血圧症，腎血管性高血圧症．	禁忌：血管浮腫，妊婦．短時間作用型．ACE（キニナーゼⅡ）は BK の不活化を抑制．
	エナラプリル	加水分解により活性代謝物ジアシド体となり，ACE を阻害．副作用：同上，ショック，間質性肺炎，中毒性表皮壊死症，めまい，発疹，低血圧，咳．	本態性高血圧症，腎性高血圧症，腎血管性高血圧症，慢性心不全（軽症～中等症）．	禁忌：同上．プロドラッグ．前負荷および後負荷の軽減によって心機能を改善．
	アラセプリル	持続的な ACE 阻害作用．副作用：血管浮腫，無顆粒球症，天疱瘡様症状，高 K 血症，発疹，咳．	本態性高血圧症，腎性高血圧症．	禁忌：同上．代謝物のデアセチルアラセプリルは末梢交感神経を抑制．
	デラプリル	副作用：血管浮腫，急性腎不全，高 K 血症，過敏症，動悸，咳．	本態性高血圧症，腎性高血圧症，腎血管性高血圧症．	禁忌：同上．脂溶性を高めたことにより血管壁に移行しやすい．ACE 阻害作用が強い．
	シラザプリル	活性代謝物シラザプリラートによる ACE 阻害．副作用：同上，膵炎，貧血，発疹．	高血圧症．	禁忌：同上．プロドラッグ．持続的な効果．PG 産生促進作用あり．
	リシノプリル	副作用：上に同じ，皮膚粘膜眼症候群，中毒性表皮壊死症，天疱瘡様症状，血小板減少症，肝障害．	高血圧症，慢性心不全（軽症～中等症）．	禁忌：同上．24 時間安定した降圧効果（1 日 1 回投与）．
	ベナゼプリル	活性代謝物ベナゼプリラートが ACE を阻害．副作用：デラプリルに同じ，肝障害，無顆粒球症，膵炎．	高血圧症．	禁忌：同上．プロドラッグ．24 時間安定した降圧効果（1 日 1 回投与）．
	イミダプリル	活性代謝物イミダプリラートが ACE を阻害．副作用：デラプリルに同じ，紅皮症，皮膚粘膜眼症候群，天疱瘡様症状，発疹．	高血圧症，腎実質性高血圧症，Ⅰ型糖尿病に伴う糖尿病性腎症．	禁忌：同上．プロドラッグ．効果は持続的（1 日 1 回投与）．

表5-6 高血圧治療薬 つづき

カテゴリー	薬物名(一般名)	作用と特徴	適応	備考
ACE阻害薬	テモカプリル	活性代謝物テモカプリラートがACEを阻害. 副作用：血管浮腫，肝障害，高K血症，天疱瘡様症状，咳，発疹.	高血圧症，腎実質性高血圧症，腎血管性高血圧症.	禁忌：同上. プロドラッグ. 効果は持続的（1日1回投与）.
	キナプリル	活性代謝物キナプリラートがACEを阻害. 副作用：血管浮腫，急性腎不全，膵炎，高K血症，咳，肝障害，悪心・嘔吐，動悸，発疹.		禁忌：同上. プロドラッグ. 持続的効果（1日1回投与）.
	トランドラプリル	活性代謝物トランドラプリラートがACEを阻害. 副作用：膵炎，血管浮腫，腎障害悪化，高K血症，横紋筋融解症，肝障害，咳，貧血，発疹，動悸，悪心・嘔吐.	高血圧症.	禁忌：同上. プロドラッグ. 組織ACEに親和性が高く，持続的に阻害（1日1回投与）.
	ペリンドプリルエルブミン	活性代謝物ペリンドプリラートがACEを阻害. 副作用：血管浮腫，急性腎不全，高K血症，咳，発疹，低血圧，悪心.		禁忌：同上. プロドラッグ. 持続的効果（1日1回投与）. 血管リモデリングの改善作用により心肥大を抑制.
ARB	ロサルタンカリウム	ロサルタンおよびその代謝物カルボン酸体がいずれもアンギオテンシンⅡ受容体（AT$_1$）を特異的に遮断. 副作用：ショック，アナフィラキシー様症状，低血糖，血管浮腫，急性・劇症肝炎，腎不全，失神，横紋筋融解症，高K血症，不整脈.	高血圧症，2型糖尿病の糖尿病性腎症.	禁忌：妊婦，重篤な肝障害. 腎輸出細動脈を選択的に拡張させ，糸球体への過剰負荷を改善．尿中タンパク排泄および腎組織障害を抑制.
	カンデサルタンシレキセチル	カンデサルタンのプロドラッグ．活性代謝物カンデサルタンがAT$_1$を遮断. 副作用：血管浮腫，ショック，失神，急性腎不全，高K血症，肝障害，無顆粒球症，横紋筋融解症，間質性肺炎，低血糖.	高血圧症，腎実質性高血圧症.	禁忌：妊婦. AT$_1$を介した副腎でのアルドステロン遊離抑制も降圧作用に寄与.
	バルサルタン	選択的AT$_1$受容体遮断薬. 副作用：血管浮腫，肝炎，腎不全，高K血症，ショック，失神，無顆粒球症，間質性肺炎，低血糖，横紋筋融解症.	高血圧症.	禁忌：妊婦.
	テルミサルタン	選択的AT$_1$受容体遮断薬. 副作用：血管浮腫，高K血症，腎障害，ショック，失神，肝障害，低血糖，アナフィラキシー様症状，間質性肺炎，横紋筋融解症.	高血圧症.	禁忌：妊婦，胆汁分泌がきわめて悪い，または重篤な肝障害. AT$_1$受容体との親和性は高く，作用は持続的.

表 5-6 高血圧治療薬 つづき

カテゴリー	薬物名(一般名)	作用と特徴	適応	備考
ARB	オルメサルタンメドキソミル	活性代謝物オルメサルタンが選択的に AT_1 受容体を遮断. 副作用：血管浮腫, 腎不全, 高K血症, ショック, 失神, 肝障害, 低血糖, アナフィラキシー様症状, 間質性肺炎, 横紋筋融解症.	高血圧症.	禁忌：妊婦.プロドラッグ.
	イルベサルタン	選択的 AT_1 受容体遮断薬. 副作用：血管浮腫, 高K血症, ショック, 失神, 腎不全, 肝障害, 低血糖, 横紋筋融解症.		禁忌：妊婦.長時間作用型.
β遮断薬	ナドロール	非選択性, ISA−. $β_1$ 遮断作用により, 心拍出量減少および腎の傍糸球体装置におけるレニン分泌抑制. 副作用：徐脈, 心不全, 発疹, めまい, 咳, 胃腸障害, 肝障害.	本態性高血圧症（軽症～中等症）, 狭心症, 頻脈性不整脈.	禁忌：気管支喘息, 高度徐脈, 房室・洞房ブロック, 洞不全症候群, 異型狭心症, 慢性閉塞性肺疾患, 糖尿病性ケトアシドーシス, 代謝性アシドーシス, 心原性ショック, うっ血性心不全, 妊婦.
	プロプラノロール	非選択性, ISA−.（表 5-2 参照）		
	ニプラジロールチリソロール	非選択性, ISA−.（表 5-4 参照）		
	ペンブトロール	非選択性, ISA＋. 基本的な作用機序はナドロールと同じ. 副作用：徐脈, うっ血性心不全, 頭痛, めまい, 悪心・嘔吐, 発疹.	本態性高血圧症（軽症～中等症）.	禁忌：気管支喘息, 高度徐脈, 房室・洞房ブロック, 糖尿病性ケトアシドーシス, 代謝性アシドーシス, 心原性ショック, うっ血性心不全, 妊婦.
	ボピンドロール	非選択性, ISA＋. 主に活性代謝物 2-ヒドロキシ体が β 受容体を遮断. 副作用：心不全誘発・悪化, 房室ブロック, 喘息症状誘発・悪化, 発疹, 徐脈, 動悸, 低血圧, 咳, めまい.		禁忌：同上.プロドラッグ.作用時間が長い（1日1回投与）.
	カルテオロール	非選択性, ISA＋.（表 5-2 参照）		
	ピンドロール	非選択性, ISA＋.（表 5-4 参照）		
	アテノロールビソプロロールメトプロロール	$β_1$ 選択性, ISA−.（表 5-2 参照）		

表 5-6　高血圧治療薬　つづき

カテゴリー	薬物名(一般名)	作用と特徴	適応	備考
β遮断薬	ベタキソロール	β_1選択性,ISA-. (表5-4参照)		
	アセブトロール	β_1選択性,ISA+. (表5-2参照)		
	セリプロロール	β_1選択性,ISA+. (表5-4参照)		
α遮断薬	ウラピジル	選択的α_1受容体遮断作用により末梢血管拡張. 副作用:肝障害,めまい,頭痛,動悸,発疹.	本態性高血圧症,腎性高血圧症,褐色細胞腫による高血圧症,前立腺肥大症に伴う排尿障害,神経因性膀胱に伴う排尿困難.	前立腺,尿道および膀胱平滑筋におけるノルアドレナリン収縮を抑制.
	テラゾシン	選択的α_1受容体遮断薬. 副作用:意識喪失,肝障害,めまい,頭痛,動悸,浮腫,胃腸障害,頻尿.	本態性高血圧症,腎性高血圧症,褐色細胞腫による高血圧症,前立腺肥大症に伴う排尿障害.	α_2受容体遮断作用は著しく弱い. 肥大前立腺におけるα_1受容体を選択的に遮断.
	ドキサゾシン	選択的α_1受容体遮断薬. 副作用:意識喪失,不整脈,狭心症,無顆粒球症,肝障害,めまい,頭痛,動悸,浮腫.	本態性高血圧症,褐色細胞腫による高血圧症.	長時間作用型(1日1回投与).
	ブナゾシン	選択的α_1受容体遮断薬. 副作用:意識喪失,めまい,頭痛,頻脈,低血圧,悪心,頻尿,発疹,浮腫.	本態性高血圧症,腎性高血圧症,褐色細胞腫による高血圧症,他の治療薬で効果不十分な緑内障患者.	眼圧下降作用あり.
	プラゾシン	選択的α_1受容体遮断薬. 副作用:意識喪失,狭心症,めまい,頭痛,動悸,頻脈.	本態性高血圧症,腎性高血圧症,前立腺肥大症に伴う排尿障害.	短時間作用型(半減期:2時間).
	フェントラミン	非選択的α受容体遮断薬. 副作用:急激な血圧低下によるショック様症状,過敏症,頭痛,悪心・嘔吐.	過剰アドレナリンおよびノルアドレナリンを生じる褐色細胞腫の術前・術中の発作性高血圧.	禁忌:冠動脈疾患,低血圧症. 血管平滑筋に対する直接作用による血管拡張作用あり.

表 5-6　高血圧治療薬　つづき

カテゴリー	薬物名(一般名)	作用と特徴	適応	備考
$\alpha\beta$ 遮断薬	アモスラロール	α_1遮断：β遮断＝1：1． 副作用：過敏症，頭痛，眠気，めまい，動悸，肝障害．	本態性高血圧症，褐色細胞腫による高血圧症．	禁忌：糖尿病性ケトアシドーシス，代謝性アシドーシス，高度徐脈，房室・洞房ブロック，心原性ショック，うっ血性心不全，妊婦．
	アロチノロール	α遮断：β遮断＝1：8． 副作用：心不全，房室・洞房ブロック，洞不全症候群，徐脈，めまい，発疹．	本態性高血圧症（軽症～中等症），狭心症，頻脈性不整脈．	禁忌：同上，洞不全症候群，気管支喘息，未治療の褐色細胞腫．
	カルベジロール	α_1遮断：β遮断＝1：8． 副作用：心停止，アナフィラキシー様症状，高度徐脈，ショック，完全房室ブロック，心不全，肝障害，急性腎不全，徐脈，めまい，発疹．	本態性高血圧症（軽症～中等症），腎実質性高血圧症，狭心症．	禁忌：アモスラロールに同じ．その他に気管支喘息．脂質過酸化抑制作用．
	ラベタロール	α_1遮断：β遮断＝1：5． 副作用：うっ血性心不全，重篤な肝障害，SLE様症状，過敏症，頭痛，めまい，喘息様症状．	本態性高血圧症，褐色細胞腫による高血圧症．	禁忌：アモスラロールに同じ．
	ベバントロール	α_1遮断：β_1遮断＝1：14． 副作用：心不全，房室ブロック，洞機能不全，喘息発作，頭痛，めまい，肝・腎障害，発疹，尿酸上昇，浮腫．	高血圧症．	禁忌：アモスラロールに同じ． β_1遮断：β_2遮断＝1：14．Ca^{2+}拮抗作用あり．
中枢性交感神経抑制薬	クロニジン	脳幹部のα_2受容体に選択的に作用し，交感神経活性抑制により，末梢血管を拡張． 副作用：幻覚，錯乱，口渇，眠気，めまい，徐脈，起立性低血圧，過敏症	各種高血圧症（本態性高血圧症，腎性高血圧症）．	効果は比較的持続的．神経・精神性の副作用が強い．
	グアナベンズ	副作用：発疹，眠気，めまい，頭痛，口渇．	本態性高血圧症．	アミノグアニジン誘導体．早朝高血圧に対して眠前投与．
	メチルドパ	代謝物α-メチルノルアドレナリンによる中枢α_2受容体を刺激． 副作用：溶血性貧血，無顆粒球症，狭心症発作誘発，SLE様症状，うっ血性心不全，骨髄抑制，中毒性表皮壊死症，肝炎．	高血圧症（本態性，腎性など），悪性高血圧症．	禁忌：急性・慢性肝炎，肝硬変の活動期，非選択的MAO阻害薬投与中．妊娠高血圧に対して使用．
末梢性交感神経抑制薬	レセルピン	シナプス小胞へのCA取り込みを阻害し，ノルアドレナリンを枯渇． 副作用：抑うつ，徐脈，下痢，胃潰瘍，鼻閉．	高血圧症（本態性，腎性など），悪性高血圧症．	禁忌：うつ病・うつ状態，消化性潰瘍，妊婦．末梢作用以外に中枢性降圧作用あり．中枢神経系のセロトニンおよびCA枯渇により，鎮静作用あり．

表 5-6　高血圧治療薬　つづき

カテゴリー	薬物名(一般名)	作用と特徴	適応	備考
末梢血管拡張薬	ヒドララジン	詳細な降圧作用の機序は不明．細胞外からのCa^{2+}流入阻害，細胞内貯蔵部位からのCa^{2+}遊離阻害などによる末梢細動脈平滑筋への直接作用と考えられている．副作用：うっ血性心不全，狭心症発作誘発，麻痺性イレウス，呼吸困難，SLE様症状，急性腎不全，溶血性貧血，多発性神経炎，血管炎．	本態性高血圧症，妊娠中毒症による高血圧症．	禁忌：虚血性心疾患，大動脈弁狭窄，拡張不全による心不全，高度頻脈，解離性大動脈瘤，頭蓋内出血急性期．
	ブドララジン	副作用：動悸，頻脈，頭痛，悪心，便秘，発疹，貧血，肝機能異常．	本態性高血圧症．	禁忌：虚血性心疾患，心不全，リウマチ性僧房弁疾患，頭蓋内出血急性期．
レニン阻害薬	アリスキレン	RAA系のレニン産生を強力かつ選択的に阻害．副作用：血管浮腫，高K血症，血中TG・尿酸増加，頭痛，発疹，下痢．	高血圧症．	禁忌：妊婦．持続的降圧効果を発揮（1日1回投与）．

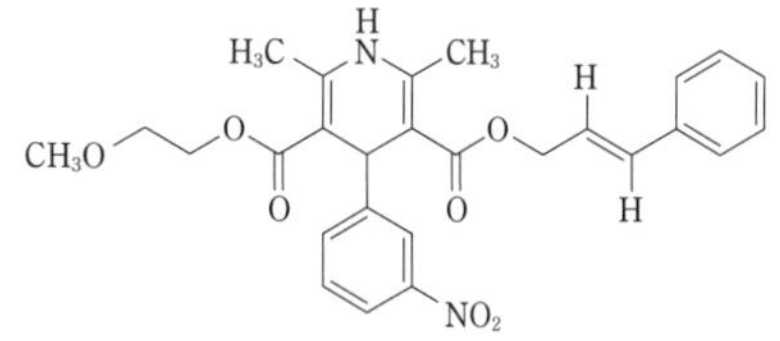

シルニジピン

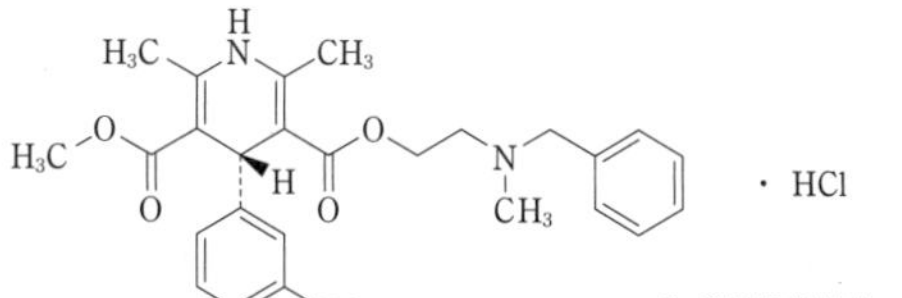

ニカルジピン塩酸塩 ㊜

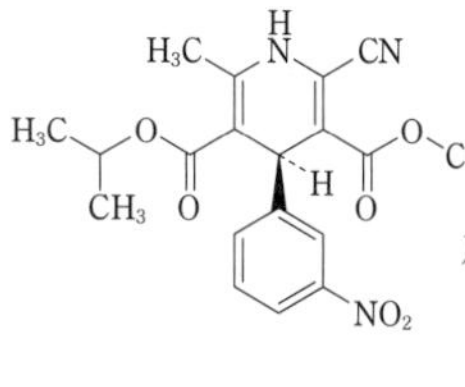

ニルバジピン ㊜

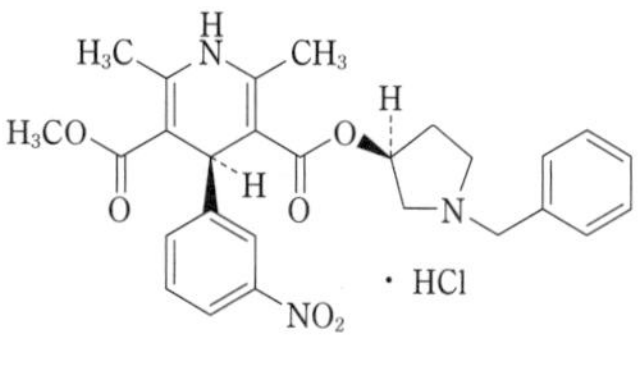

バルニジピン塩酸塩

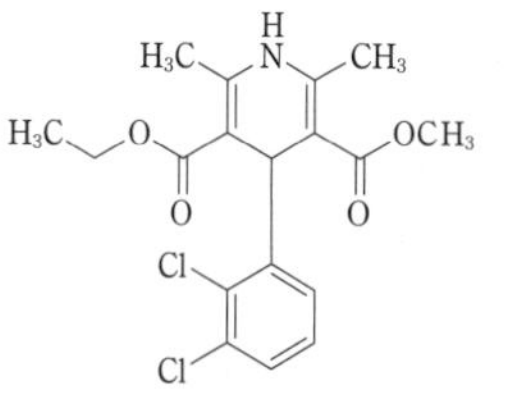

フェロジピン

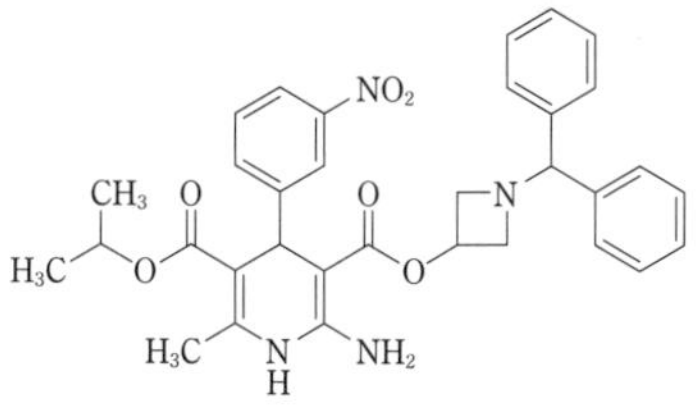

アゼルニジピン

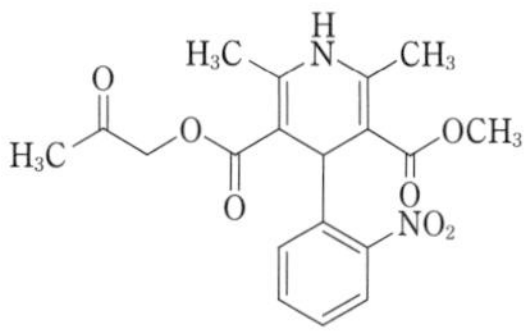

アラニジピン

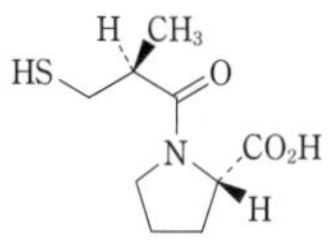

カプトプリル ㊜

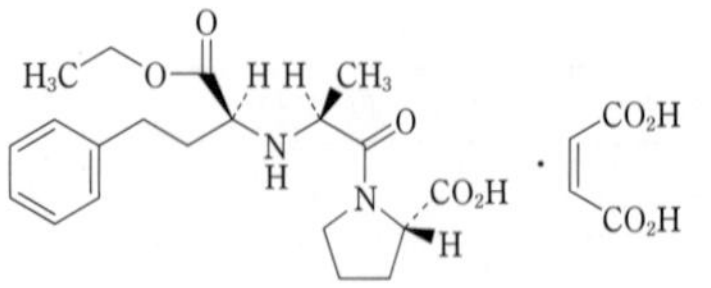

第5章 循環器薬理

エナラプリルマレイン酸塩 ㊞

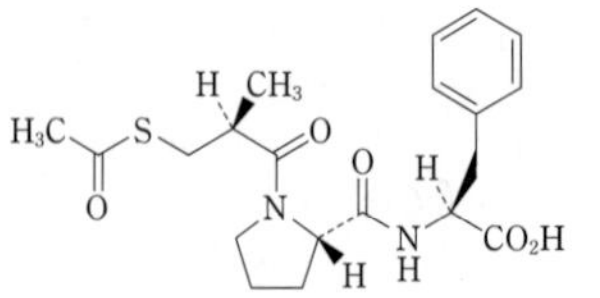

アラセプリル ㊞

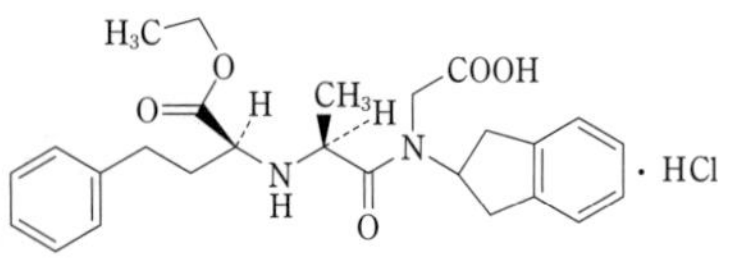

デラプリル塩酸塩

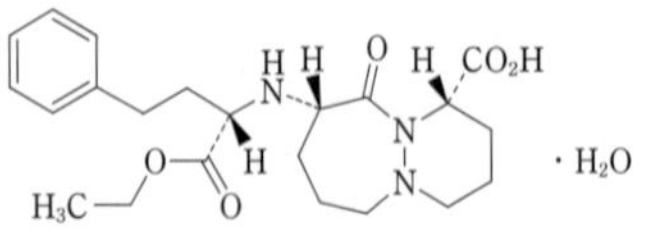

シラザプリル水和物 ㊞

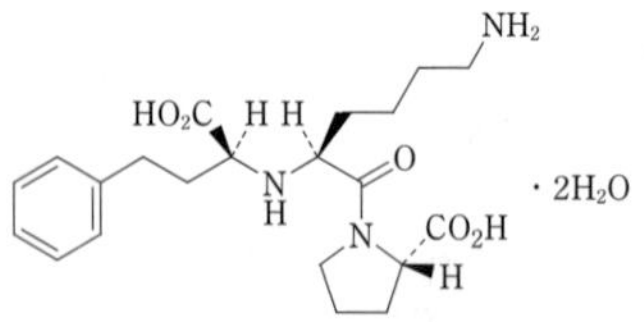

リシノプリル水和物 ㊞

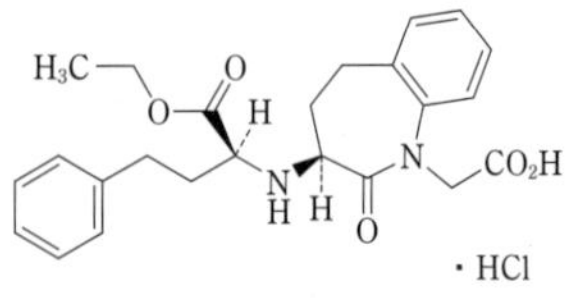

ベナゼプリル塩酸塩

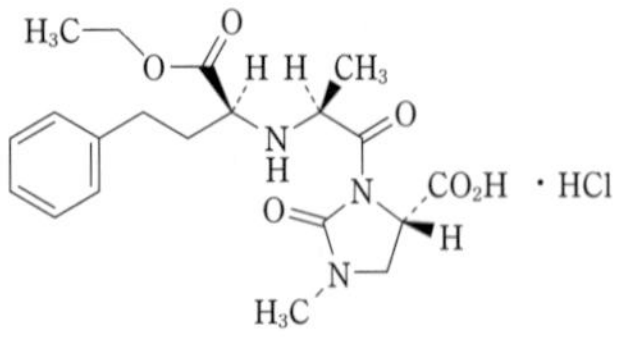

イミダプリル塩酸塩 ㊞

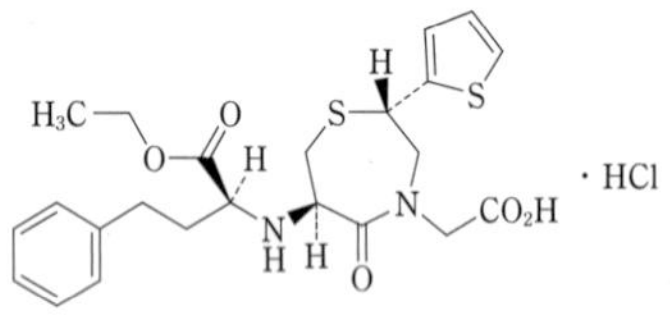

テモカプリル塩酸塩 ㊞

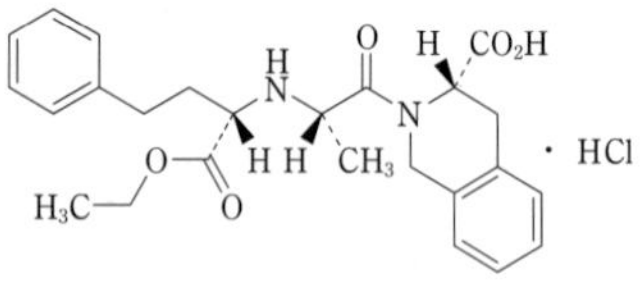

キナプリル塩酸塩 ㊞

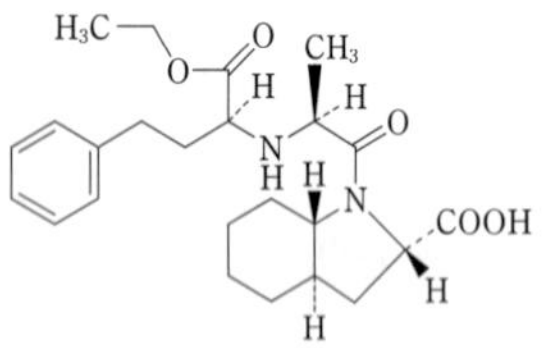

トランドラプリル

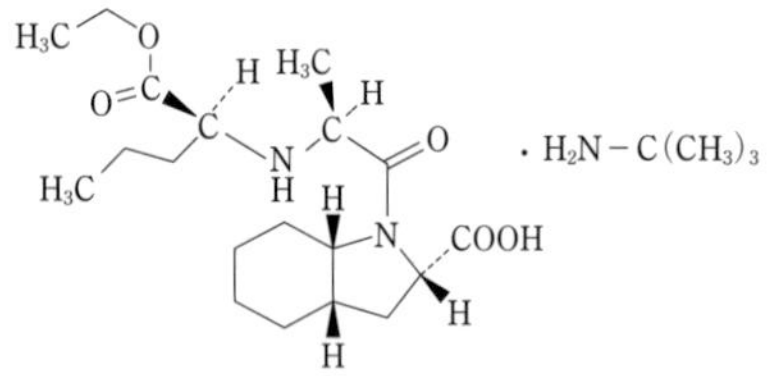

ペリンドプリルエルブミン

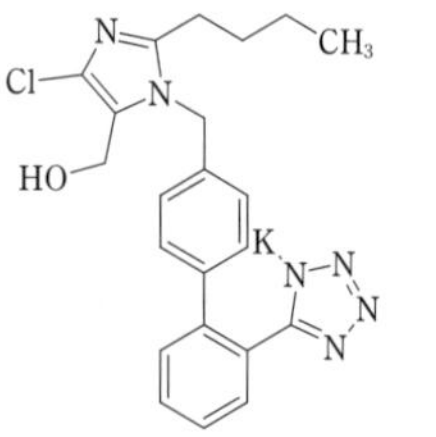

ロサルタンカリウム ㊞

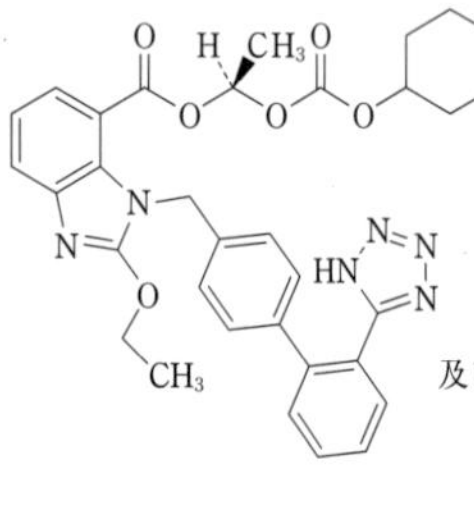

カンデサルタン シレキセチル ㊞

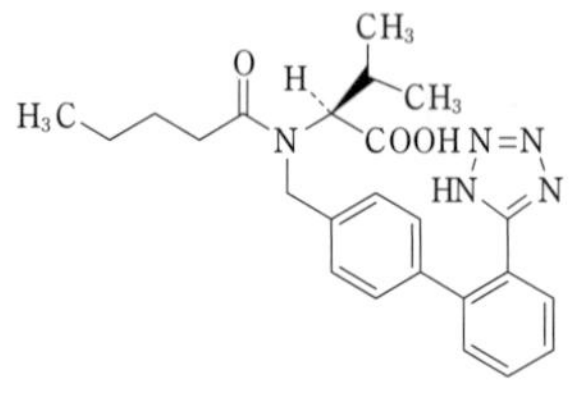

バルサルタン

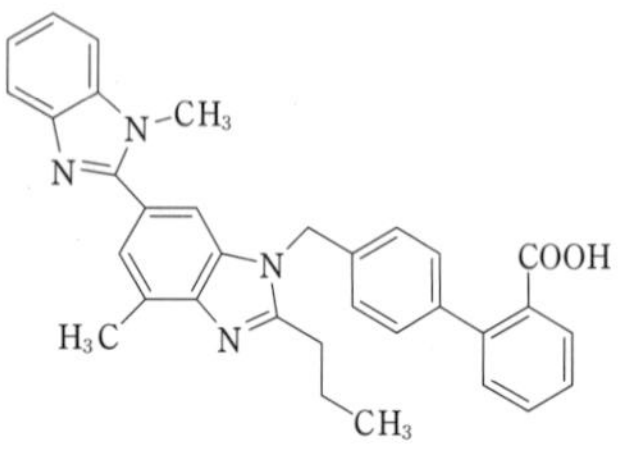

テルミサルタン

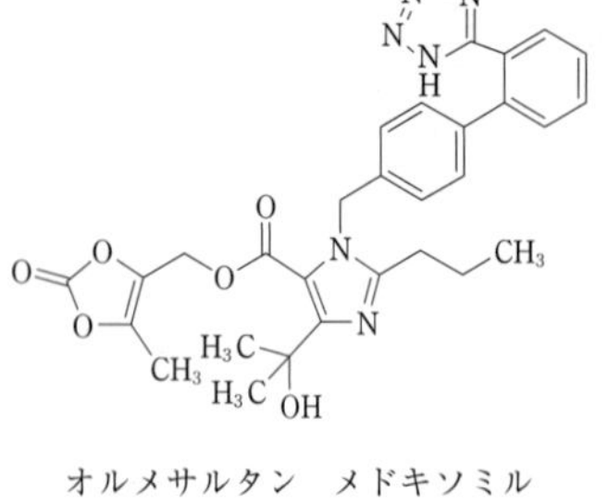

オルメサルタン メドキソミル

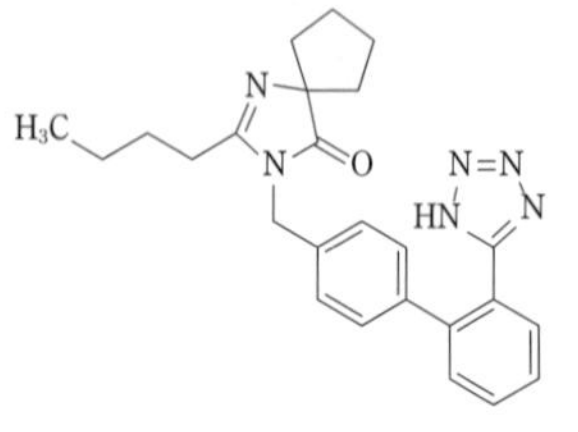

イルベサルタン

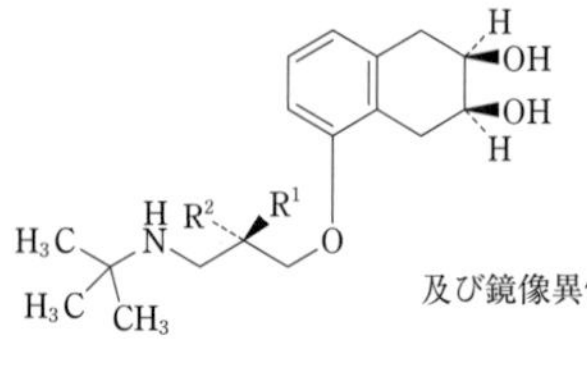

ナドロール ㊞

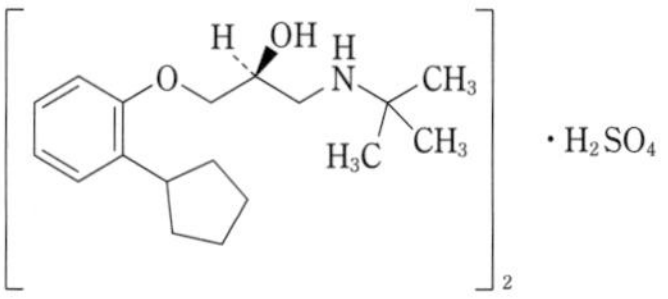

5-2 高血圧治療薬およびその他の血管作用薬

ペンブトロール硫酸塩 ㊐

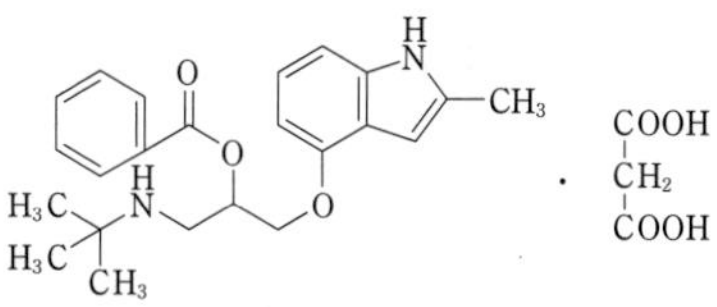

ボピンドロールマロン酸塩

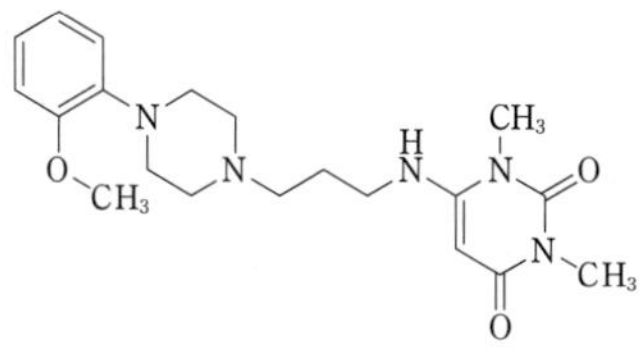

ウラピジル ㊐

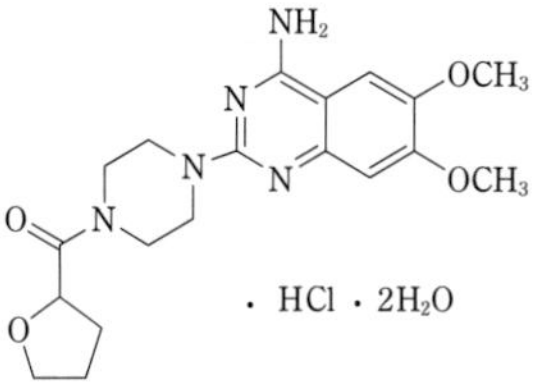

テラゾシン塩酸塩水和物

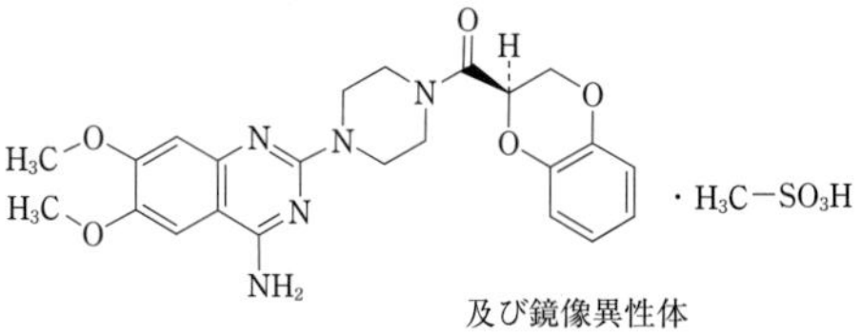

ドキサゾシンメシル酸塩 ㊐
及び鏡像異性体

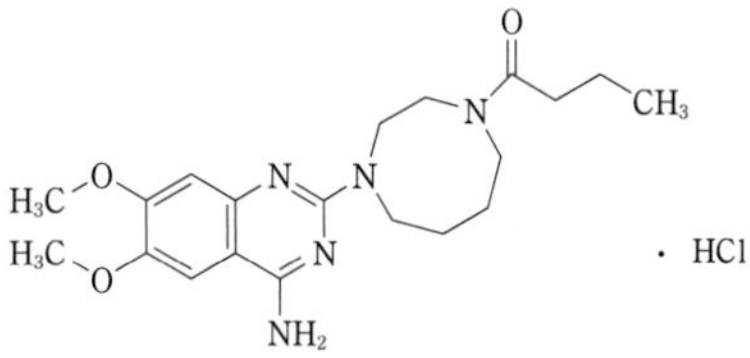

ブナゾシン塩酸塩 ㊐

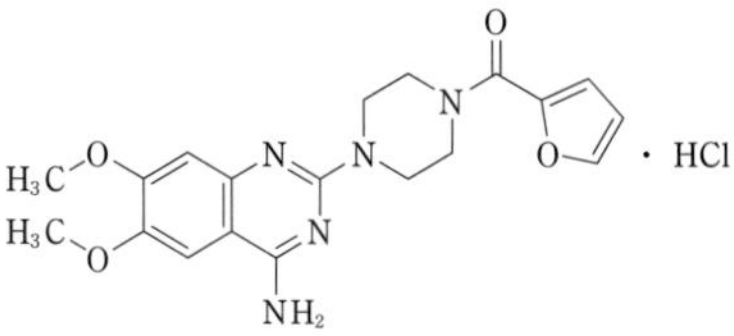

プラゾシン塩酸塩 ㊐

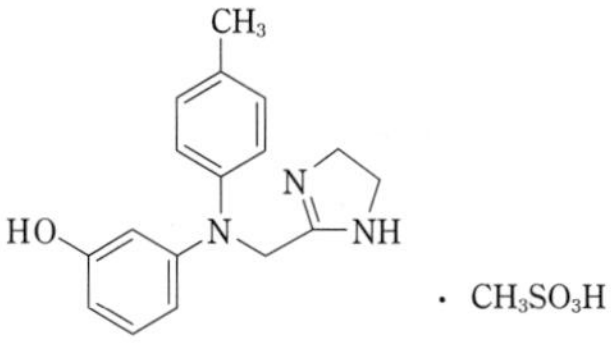

フェントラミンメシル酸塩

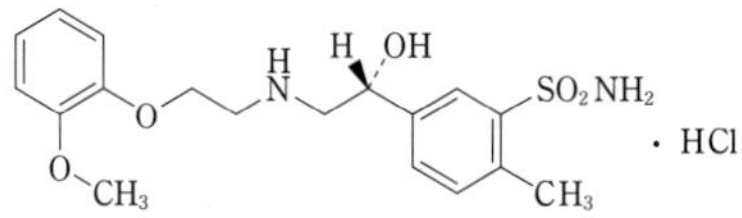

アモスラロール塩酸塩 ㊐
及び鏡像異性体

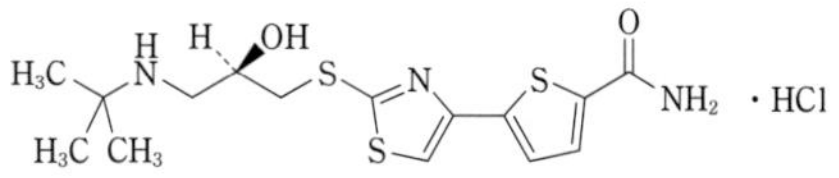

アロチノロール塩酸塩 ㊐
及び鏡像異性体

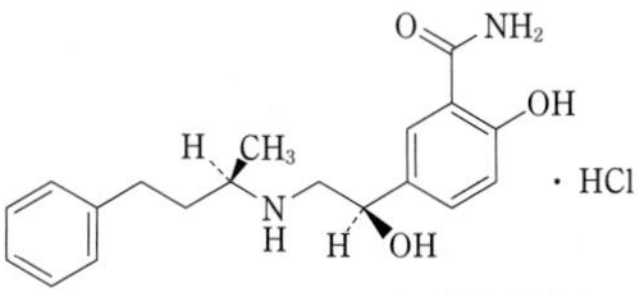

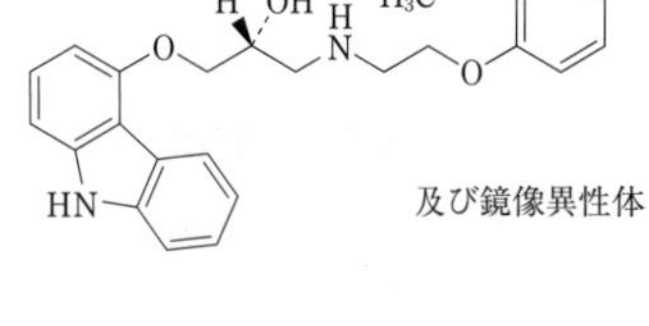

及び鏡像異性体

カルベジロール ㊐

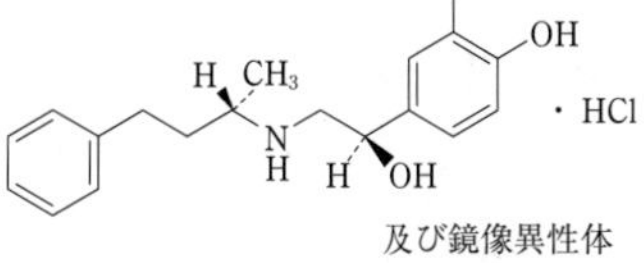

ラベタロール塩酸塩 ㊐
及び鏡像異性体

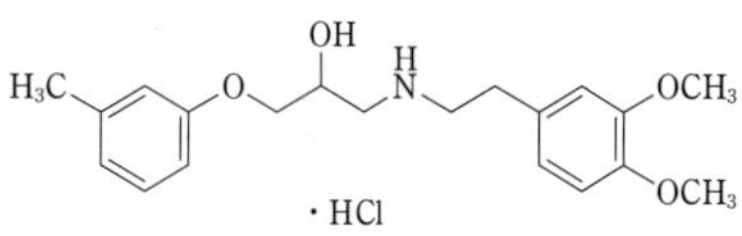

ベバントロール塩酸塩

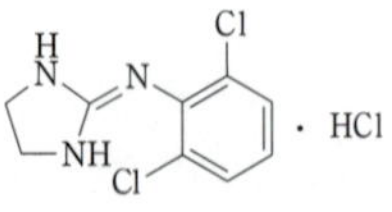

クロニジン塩酸塩 局 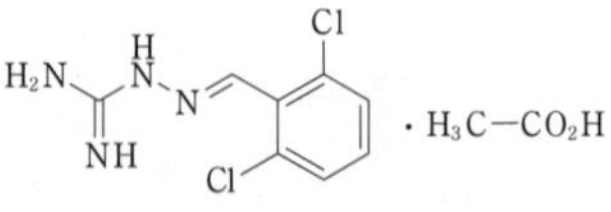　　　　グアナベンズ酢酸塩 局

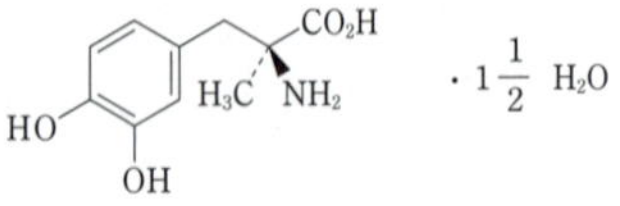

メチルドパ水和物 局 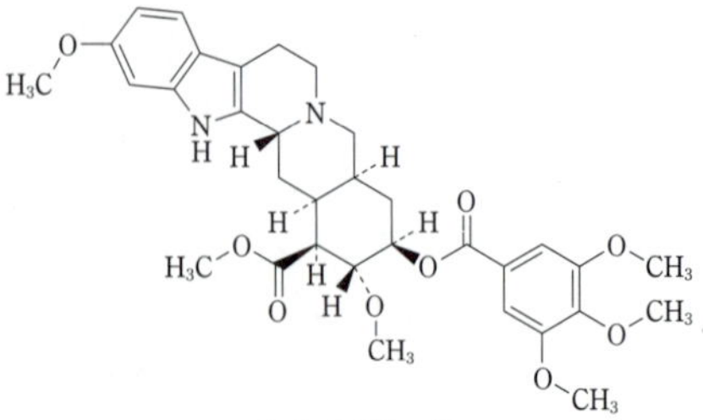　　　　レセルピン 局

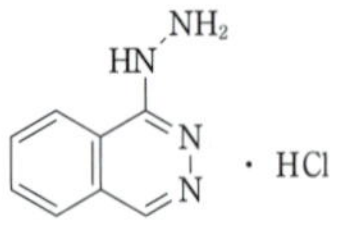

ヒドララジン塩酸塩 局 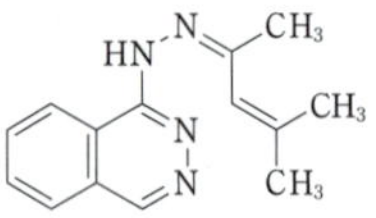　　　ブドララジン

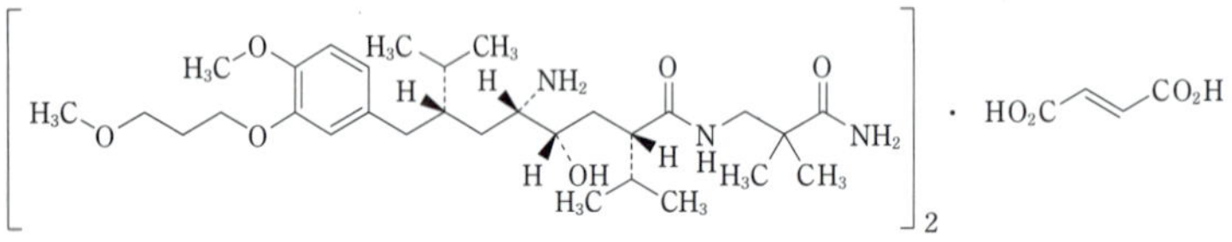

アリスキレンフマル酸塩

5-2-3 低血圧治療薬（昇圧薬 vassopressor）

5-2-3-1 病態生理

　高血圧症とは異なり，**低血圧症** hypotension では血圧値における明確な基準はないが，収縮期血圧が 100 mmHg 以下，拡張期血圧が 60 mmHg 以下の場合を低血圧症と呼ぶ場合が多い．低血圧症には原因が不明な**本態性低血圧症**と，原因が明らかな**症候性低血圧症**がある．本態性低血圧症患者では，交感神経の緊張低下や副交感神経の緊張亢進を示すものが多いが，その症状は不定愁訴が多く，非特異的であり，昇圧薬が必ずしも患者の愁訴を改善するとは限らないので，投薬は必要かつ有効な例に限定される．一方，心原性ショック，細菌性ショック，アナフィラキシーショック，出血性ショックなどを原因とする症候性低血圧症においては症状に応じて昇圧薬による緊急処置が必要である．また，長期臥床者，交感神経切除後，脳梗塞，糖尿病性末梢神経症では自律神経系あるいは血管系に障害が生じることが少なくないが，起立時に重力の影響で血液が下半身に停滞するため心臓への静脈環流量が減少して血圧が低下し，めまいや立ちくらみを起こすことがある（**起立性低血圧**）．この場合も昇圧薬の適応となる．

5-2-3-2 治療薬

昇圧薬の多くは，一般にαあるいはβ作用を増強することによって，血管を収縮あるいは心筋収縮力および心拍出量を増大させて昇圧効果を示すが，カテコールアミン類と非カテコールアミン類に大別される．

（1）カテコールアミン類

ドパミン dopamine は低用量でドパミン受容体に作用するが，用量の増加に伴いβ受容体に，更なる増量によってα受容体に作用し，昇圧効果を現す．急性循環不全やうっ血性心不全などの心原性ショックに著効を示す．頻脈，心室性不整脈，狭心症を引き起こすことがある．ドブタミン dobutamine およびデノパミン denopamine は β_1 受容体に選択的に作用する．α作用よりもβ作用が強いアドレナリンはアナフィラキシーショックに用いられる．ノルアドレナリンは，β作用よりもα作用が強く，神経原性ショックなどの末梢血管拡張を原因とするショックに使用するが，α作用による末梢血管が増大するために心原性ショックには不適である．ドロキシドパ droxidopa は，パーキンソン病治療薬であるが，体内で芳香族 L-アミノ酸脱炭酸酵素によってノルアドレナリンに変換され，血圧上昇を起こす．

（2）非カテコールアミン類およびその他

非カテコール系交感神経刺激性アミン類としてエチレフリン etilefrine，アメジニウム amezinium，ミドドリン midodrine が，また麦角アルカロイドで血管収縮作用を有するジヒドロエルゴタミンが低血圧治療薬として用いられる（表5-7）．エチレフリンはαおよびβ作用によって血圧を上昇させる．アメジニウムはノルアドレナリンと競合して末梢神経終末に取り込まれるので，ノルアドレナリンの再取り込みは抑制される．また，MAO 阻害によってノルアドレナリンの不活化は抑制され，交感神経機能が亢進する．ミドドリンは，プロドラッグであり，活性代謝物（脱グリシン体）が α_1 受容体を選択的に刺激して末梢血管を収縮させて昇圧を起こす．ジヒドロエルゴタミン dihydroergotamine は，静脈平滑筋に直接作用して収縮させ，静脈環流量を増加させるが，これにより心拍出量は増大し血圧は上昇する．

表5-7 低血圧治療薬

薬物名（一般名）	作用と特徴	適応	備考
エチレフリン	アドレナリンと同様にαおよびβ受容体を刺激（β＞α）し，血管収縮力および心筋収縮力や心拍出量を増大させ血圧を上昇．副作用：心悸亢進，頭痛，悪心，不眠，食欲不振．	本態性低血圧症候性低血圧症，起立性低血圧，網膜動脈の血行障害．	禁忌：甲状腺機能亢進症．ハロタン含有の吸入麻酔薬との併用で心筋の感受性が高まり，期外収縮を起こすことがある．中枢刺激作用あり．
アメジニウム	交感神経終末へのノルアドレナリン再取り込み阻害とMAO阻害によってシナプス間隙のノルアドレナリン濃度を上昇させ，交感神経を興奮．副作用：めまい，動悸，ほてり感，頭痛，不眠，悪心，肝障害，排尿障害．	本態性低血圧，起立性低血圧，透析時の血圧低下の改善．	禁忌：甲状腺機能亢進症，褐色細胞腫，狭隅角緑内障，前立腺肥大．ドロキシドパやノルアドレナリンとの併用で，異常な血圧上昇を起こすことがある．
ミドドリン	プロドラッグ．活性代謝物（脱グリシン体）がα₁受容体を選択的に刺激し，血管を収縮．副作用：発疹，動悸，ほてり，めまい，いらいら感，頭痛，腹痛，悪心・嘔吐，肝障害，心室性期外収縮，排尿困難．	本態性低血圧，起立性低血圧．	禁忌：甲状腺機能亢進症，褐色細胞腫．脳血管に対する作用は小さい．持続的な効果あり．心臓や中枢への影響は少ない．
ジヒドロエルゴタミン	静脈血管平滑筋を直接収縮させ，静脈環流量が増大．その結果，間接的に心拍出量が増加し血圧上昇．副作用：発疹，悪心・嘔吐，眠気，口渇，手指冷感．	片頭痛，起立性低血圧．	禁忌：末梢血管障害，狭心症，冠動脈硬化症，重篤な肝障害，敗血症，妊婦．麦角アルカロイド誘導体．動脈血管への作用は小さい．

エチレフリン塩酸塩 ㊜　　　　　アメジニウムメチル硫酸塩

ミドドリン塩酸塩　　　　　　　ジヒドロエルゴタミンメシル酸塩 ㊜

5-2-4 末梢循環障害治療薬（末梢血管拡張薬）

5-2-4-1 病態生理

　末梢循環障害とは，末梢の動静脈で起こる血液循環の障害であり，障害部位組織の虚血やうっ血を起こし，機能障害をきたす．冷感，チアノーゼ，壊死などの症状を伴う．一般に動脈は静脈と比較し，副側血行路が未発達であるため，循環障害を起こしやすい．**閉塞性動脈硬化症**および**バージャー病** Buerger's disease にみられる慢性動脈閉塞症，**レイノー病** Raynaud's disease のような機能的循環障害，糖尿病性血管障害などがある．治療薬としては，抗血栓薬，抗凝固薬，血栓溶解薬なども用いられているが，ここでは末梢血管拡張薬（表5-8）について述べる．

5-2-4-2 治療薬

（1）プロスタグランジン（PG）製剤

　PGE_1 製剤としてリポ製剤化したアルプロスタジル alprostadil が，またこれを α-シクロデキストリンで包接したアルプロスタジル アルファデクス alprostadil alfadex がそれぞれ注射薬として用いられる．また，PGE_1 誘導体の包接化合物であるリマプロスト アルファデクス limaprost alfadex および PGI_2 誘導体のベラプロストナトリウム beraprost sodium は経口薬として投与される．これらの PG 製剤は，Gs タンパク質を活性化し，血管平滑筋細胞内の cAMP を増加させて，末梢血管拡張作用と血小板凝集抑制作用を示す．副作用として顔面紅潮，悪心・嘔吐，下痢，腹痛などがある．

（2）ニコチン酸系薬

　ヘプロニカート hepronicate は，小腸内で加水分解されてニコチン酸となり徐々に吸収される．ニコチン酸はビタミンB群の一種で，末梢血管拡張作用を有する．副作用として，顔面紅潮，頭痛，悪心・嘔吐，下痢，発疹などがある．

（3）α 受容体遮断薬

　トラゾリン tolazoline およびジヒドロエルゴトキシン dihydroergotoxine は血管平滑筋の α 受容体を遮断して血管拡張作用を示す．副作用として悪心・嘔吐，めまい，頭痛，起立性低血圧などがある．

（4）β 受容体刺激薬

　イソクスプリン isoxsuprine は，血管平滑筋の β_2 受容体を刺激し，血管を拡張する．副作用として動悸，めまい，悪心，発疹などがある．

表 5-8　末梢循環障害治療薬

カテゴリー	薬物名(一般名)	作用と特徴	適応	備考
プロスタグランジン (PG) 類	アルプロスタジル	PGE₁ 製剤．EP 受容体を介して Gs タンパク質を活性化し，血管平滑筋細胞内の cAPM を増加させ，血管を拡張． 副作用：アナフィラキシー様症状，心筋梗塞，消化管出血，無顆粒球症，顔面紅潮，めまい，頭痛．	慢性動脈閉塞症，振動病における末梢血行障害，糖尿病性皮膚潰瘍．	禁忌：妊婦，重篤な心不全，出血． PGE₁ を脂肪乳剤化したリポ製剤であるため，PGE₁ を病巣部に集中できる（ターゲティング療法）．副作用を軽減． 血小板凝集阻害作用あり．注射薬．
	アルプロスタジル アルファデクス	PGE₁ を α-シクロデキストリンで包接したもの． 副作用：アナフィラキシー様症状，心不全，肺水腫，脳出血，発赤，頻脈，浮腫，悪心・嘔吐．	慢性動脈閉塞症，振動病における末梢血行障害．	妊婦，重篤な心不全，出血，肺水腫． 注射薬． 重症虚血肢に使用．
	リマプロスト アルファデクス	PGE₁ を経口製剤化したもの． 副作用：肝障害，下痢，悪心，腹痛，心悸亢進，頭痛，めまい．	閉塞性血栓血管炎．	禁忌：妊婦． 軽・中等症虚血肢に使用．
	ベラプロストナトリウム	PGI₂ 誘導体で経口製剤化したもの． 副作用：出血傾向，肝障害，頭痛，顔面紅潮，ほてり，頻脈，発疹．	慢性動脈閉塞症，原発性肺高血圧症．	禁忌：出血患者，妊婦． PGE₁ よりも強力． 血小板凝集阻害作用あり．
ニコチン酸系薬	ヘプロニカート	小腸内でニコチン酸に加水分解され徐々に吸収されるので，適正な血中濃度の維持が可能．脳や末梢血管を拡張． 副作用：頭痛，熱感，胃腸障害，発赤．	レイノー病，バージャー病，閉塞性動脈硬化症などの末梢循環障害．	禁忌：妊婦．
α 遮断薬	トラゾリン	血管の α 受容体を非選択的に遮断し血管拡張． 副作用：頭痛，めまい，顔面紅潮，心悸亢進，頻脈，起立性低血圧，胃痛，発疹．	レイノー病，バージャー病，閉塞性動脈硬化症，凍傷，壊疽などの末梢循環障害，網膜中心動脈閉塞症．	禁忌：冠動脈疾患，脳血管障害． 抗アドレナリン作用． 特に交感神経緊張度が高いレイノー病に有効．
	ジヒドロエルゴトキシン	麦角アルカロイドの中で α 遮断作用が最も強い．交感神経終末におけるシナプス前ノルアドレナリン遊離を抑制し，血圧降下および末梢循環を改善． 副作用：後腹膜線維症，血圧低下，徐脈，頭痛，めまい，悪心・嘔吐．	閉塞性動脈硬化症，頭部外傷後遺症に伴う随伴症状，高血圧症．	禁忌：麦角アルカロイド過敏症．

表 5-8 末梢循環障害治療薬 つづき

カテゴリー	薬物名(一般名)	作用と特徴	適応	備考
β刺激薬	イソクスプリン	$β_2$受容体を刺激により血管平滑筋を弛緩させ, 血管を拡張. 副作用：頭痛, 心悸亢進, めまい, 発汗, 悪心・嘔吐.	閉塞性動脈硬化症, 頭部外傷後遺症, バージャー病, レイノー病, 凍傷, 糖尿病による末梢血管障害, 子宮収縮の抑制.	禁忌：脳出血, 分娩直後, 胎盤の早期剥離. 子宮平滑筋$β_2$受容体作用によって子宮筋を弛緩.

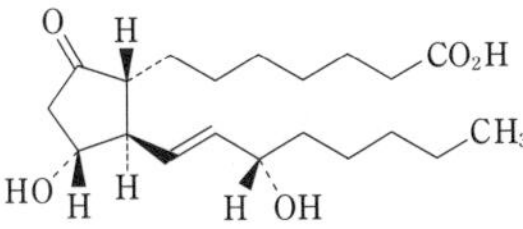

アルプロスタジル ⓟ

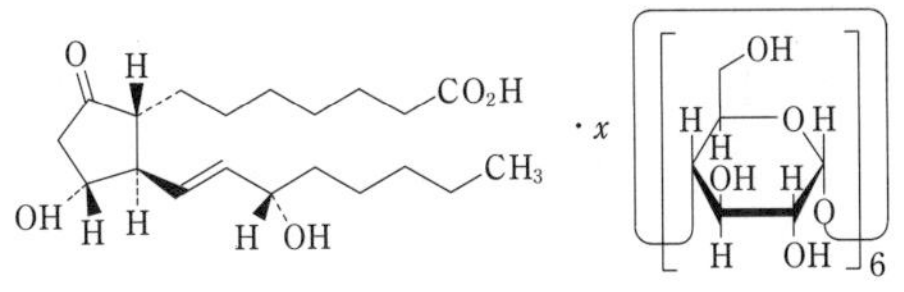

アルプロスタジル アルファデクス ⓟ

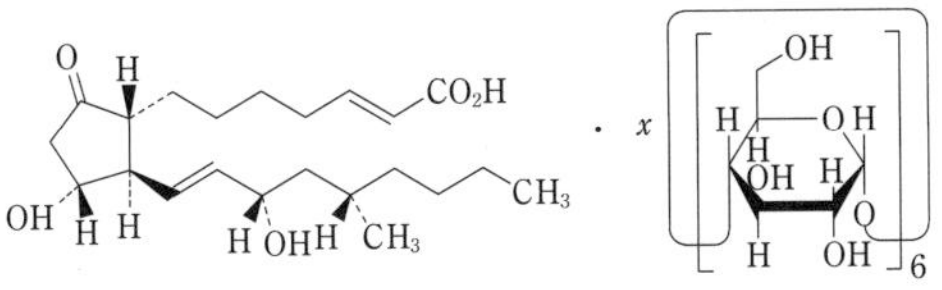

リマプロスト アルファデクス ⓟ

ベラプロストナトリウム ⓟ

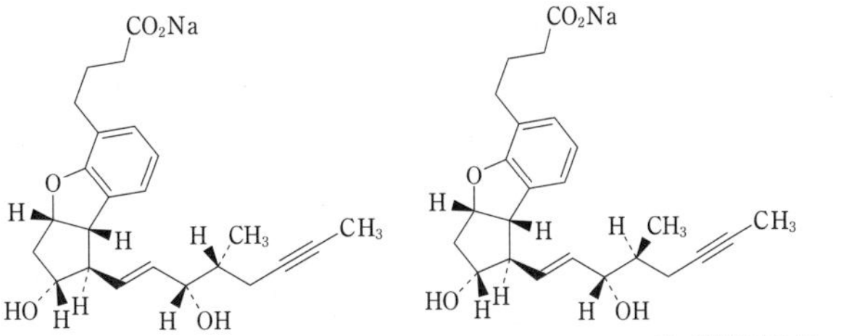

及び鏡像異性体

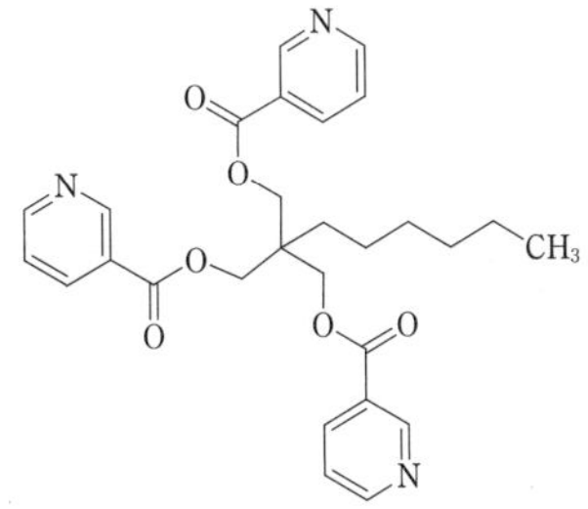

ヘプロニカート

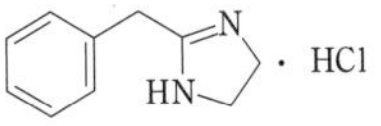

トラゾリン塩酸塩

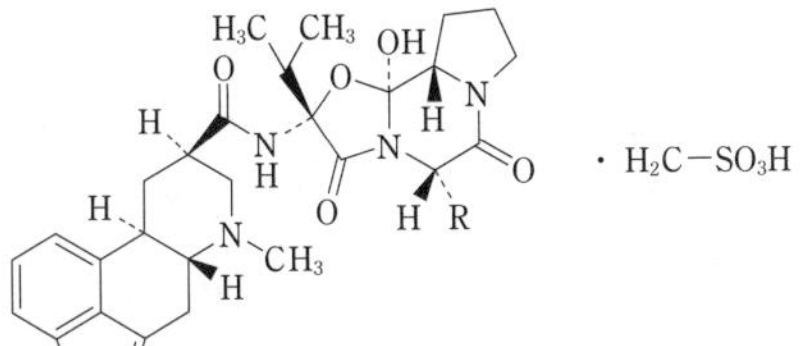

イソクスプリン塩酸塩 ⓟ

及び鏡像異性体

ジヒドロエルゴコルニンメシル酸塩： R = (イソプロピル)

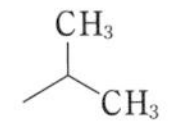

ジヒドロ-α-エルゴクリプチンメシル酸塩： R = (イソブチル)

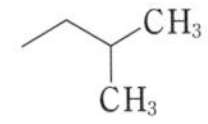

ジヒドロ-β-エルゴクリプチンメシル酸塩： R = (sec-ブチル)

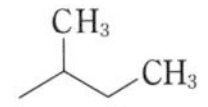

ジヒドロエルゴクリスチンメシル酸塩： R = (ベンジル)

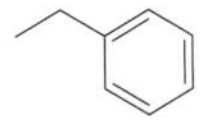

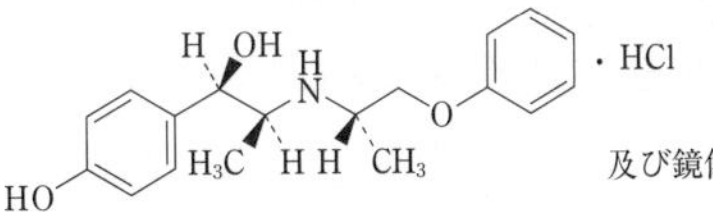

ジヒドロエルゴトキシンメシル酸塩 ⓟ

5-3 血液

　血液は全身の体細胞にくまなく酸素や栄養分を輸送する媒体で，成人では約4〜6リットルの血液が循環している．血液は，全血液中の約55%を占める液体成分の血漿plasmaと約45%を占める細胞成分の血球（赤血球，白血球，血小板）からなり，血漿はさらに採取した血液にフィブリンなどの凝固反応が起った後に上澄みとして残る血清serumと凝固タンパク質のフィブリンとに分けられる．血清には免疫グロブリンの各種抗体やホルモンなどの生理活性物質が含まれる．血液には，（1）血液凝固系の諸反応と血小板系および線溶系からなる止血と血栓除去（抗血栓）のシステムがあり，常に滞らない血液循環を維持しつつ，以下の生理機能を営んでいる．血液は物質輸送，特に（2）酸素運搬体としての機能を果たしている．また血液は（3）主として血液中に含まれる抗体や顆粒球やリンパ球，単球などのいわゆる免疫担当細胞である白血球によって行われる感染防御機能を果たしている．さらに，血液は（4）血液中に放出されることによって全身をくまなく巡り，目的とする標的器官に作用して生理的効果を現すホルモンやオータコイドなどのいわゆる体液性情報伝達物質の輸送の媒体でもある．

　本章では，血液の持つ（1）止血と抗血栓のシステム，（2）酸素運搬体としての役割，（3）感染防御機能について解説し，関連する疾患とその治療薬の分類，作用機序，副作用および臨床応用について述べる．

5-4 止血と血栓除去に関連する医薬品

　血液の循環は，全身にはりめぐらされた血管系によって行われるが，外傷や自然損傷などにより血管が破れると体外への血液の漏出（出血）が起こり，脳内での出血であれば即座に致命的な結果となる．そのために血液には血管損傷に際し，血栓を形成することによって止血を行い，また同時に損傷血管の修復後に不要となった血栓を溶かして除去するしくみが存在する．これら一連のシステムは，血管壁（内皮）の損傷，血小板の活性化，血液凝固反応および線溶系によって構成され，通常はできるだけ不必要な血栓を生じないように，抗血栓状態が凝固反応に対して優位になるようにバランスが保たれている．

5-4-1　血栓の形成

　止血のために形成される血栓は，血液中に溶け込んだフィブリノーゲン（線維素原）が単量体フィブリン（線維素）となり，さらに安定化フィブリンとして線維化析出することを主体とした血液凝固系と血管損傷がきっかけとなって開始する血小板の凝集による血栓形成すなわち血小板

5-4-2 血小板系（一次血栓）

　血栓の形成はまず血小板の凝集から起こる．これを一次血栓という．血管壁が損傷すると，血管内皮細胞が剝離して，むき出しになった内皮下組織にフォンビルブランド von Willebrand 因子（vWF）が結合し，vWF の活性化が起こる．活性化した vWF は，血小板膜上の糖タンパク質 GPIb に結合して血小板を粘着，活性化させる．活性化された血小板は突起を伸ばすなどの形態変化を起こし，フィブリノーゲン fibrinogen の結合部位である GP Ⅱb/Ⅲa を介して互いに凝集し合うようになる（図 5-4）．また活性化した血小板からはトロンボキサン A_2（TXA_2），アデノシンニリン酸（ADP）やセロトニン serotonin（5-HT）などを放出して後続の血小板を活性化し，血小板凝集をさらに促進する．これらの一連の反応を総称して血小板系（図 5-4）といい，また血小板の凝集により形成された血栓を一次血栓という．この血小板系による一次血栓の形成は血管内皮から分泌される一酸化窒素（NO）やプロスタサイクリン prostacyclin［プロスタグランジン I_2（PGI_2）］さらにアデノシンなどに抑制性の調節を受けている（図 5-4）．

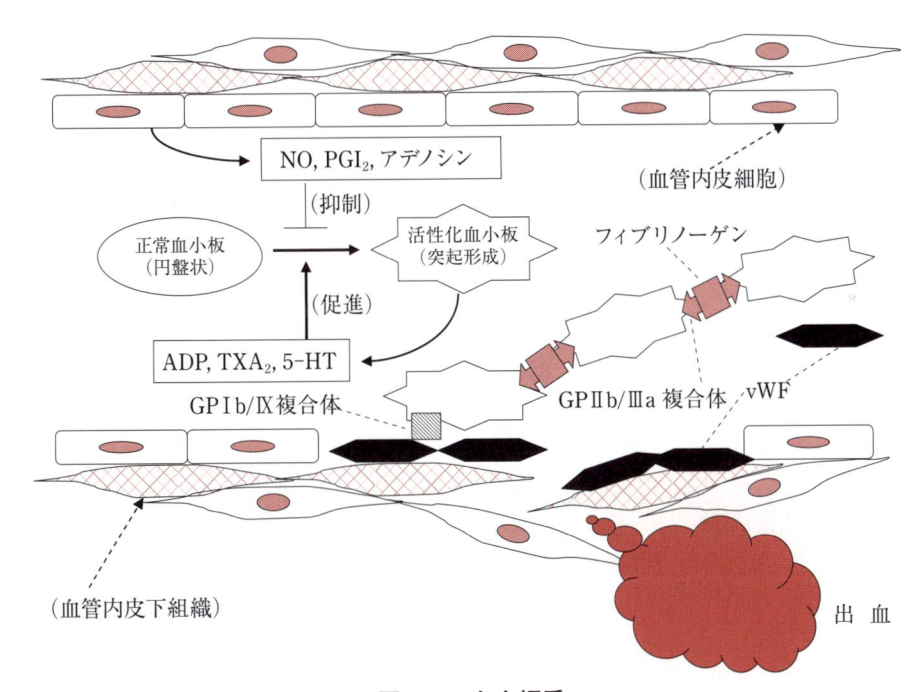

図 5-4　血小板系
　血管内膜に損傷が起きると血管内皮下組織のコラーゲン線維が露出し，血小板の粘着，凝集および一次血栓（血小板血栓）の形成が行われる．血小板の粘着はフォンビルブランド因子（vWF）と血小板膜糖タンパク質（GP Ib/Ⅸ複合体）による結合，一方，血小板凝集は，フィブリノーゲンと血小板形態変化によって活性化される糖タンパク質（GP Ⅱb/Ⅲa複合体）による結合によって仲介される．
　血小板活性化物質（ADP，TXA_2，5-HT），血小板抑制物質（NO，PGI_2，アデノシン）

5-4-3 血液凝固系（二次血栓）

血液中には，血液凝固の素材となるフィブリンがフィブリノーゲンの形で溶存している．フィブリノーゲンをフィブリンに変換させて血液凝固を起こさせるのはトロンビンの作用であるが，そこ

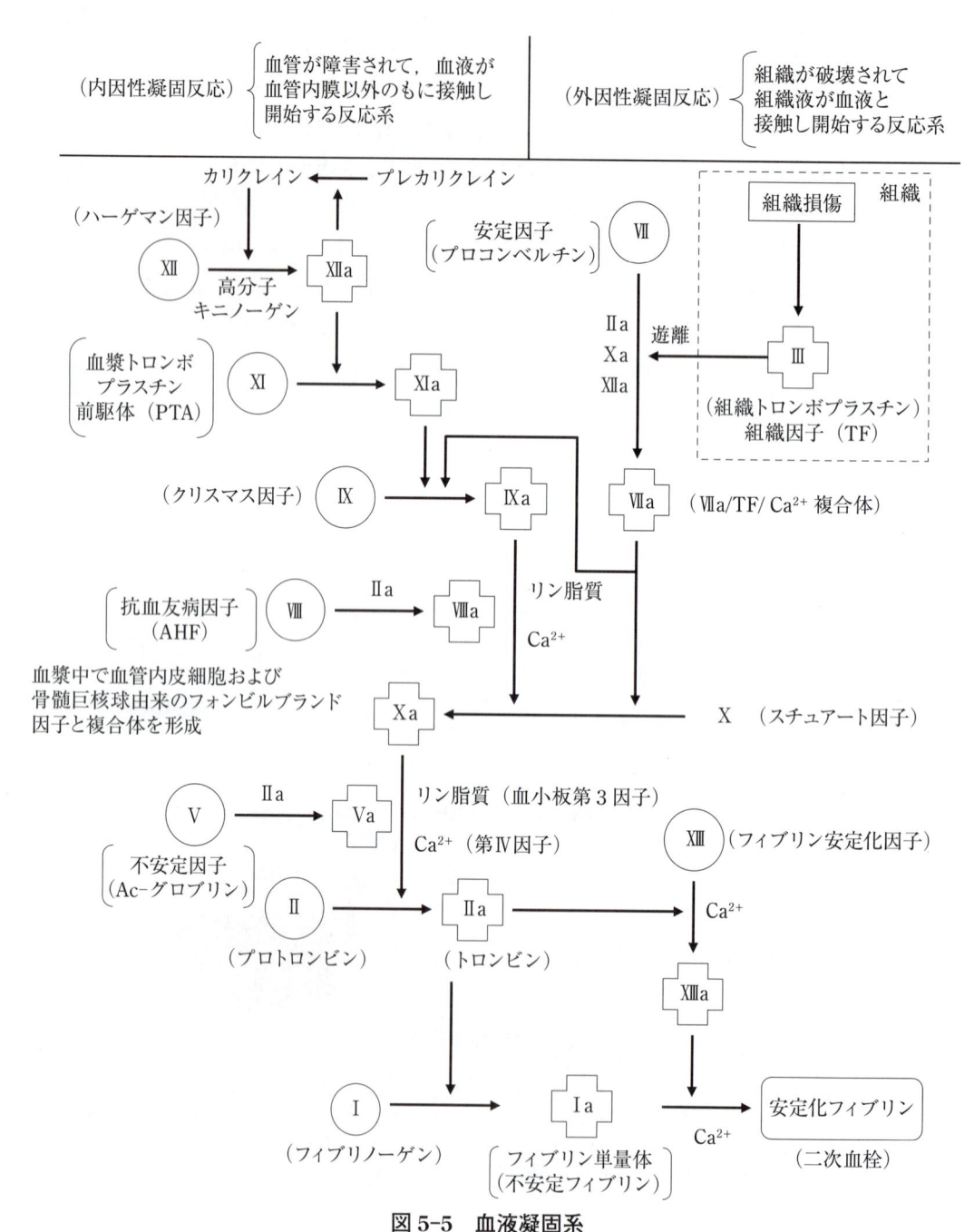

図 5-5 血液凝固系
ローマ数字にaのついた因子は活性型を示す．ビタミンK依存因子：II，IX，VII，X（憶え方：ニ，ク，ナッ，トウ）

に至るまでに図5-5に示した反応のカスケードが存在する．この中の第Ⅷ因子や第Ⅸ因子は，血友病患者において欠損または異常化しており，正常に働かないと血液凝固が阻害されることから抗血友病因子と呼ばれている．また，ビタミンKは肝臓において，トロンビンの前駆物質プロトロンビン（血液凝固第Ⅱ因子）や第Ⅶ因子，第Ⅸ因子および第Ⅹ因子の生合成反応を促す重要な栄養素であり，ビタミンKの作用は類似構造を持ったワルファリン warfarin によって抑制される．血液凝固系におけるその他の因子の役割は図5-5に示した通りであり，それらのうちのあるものは血液製剤として，血液凝固不全の患者に適用される．これら一連の反応を血液凝固系（図5-5）という．

　フィブリン fibrin の不溶化による血液凝固反応は，血小板の活性化とほぼ同時並行して起こり，血小板凝集による一次血栓に血液凝固反応による補強が加わったものを二次血栓という．二次血栓の完成により血管損傷部位の止血が完了し，血管壁の修復が行われる．血管壁の修復が完了したあとは，不要になった血栓を血液循環の妨げにならないように除去しなければならない．

5-4-4　線溶系

　血栓形成による血管損傷部位の止血が完了し，その後血管壁の修復が完了してしまうと，残された血栓は不要になるだけでなく，細い血管の閉塞など，血液循環への障害物となりうるので，できるだけ速やかに除去されなければならない．血液中には，不要になった血栓を溶解するシステムが備わっている．それを線溶系という（図5-6）．血管壁の修復が完了すると血液中の不活性型プラスミノーゲン plasminogen が腎で産生されるウロキナーゼ urokinase や血管内皮で産生される組織プラスミノーゲンアクチベーター tissue plasminogen activator（tPA）の働きにより限定分解され活性型のプラスミンとなる．プラスミンは不溶性のフィブリン血栓を溶解し，フィブリン分解産物 fibrin degradation products（FDP）として血液中に溶解除去される．このようにして血管の損傷部位の血栓は循環障害の原因とならないように除去され，血管壁は構造的に，また機能的に正常な状態に復帰する．線溶系の阻害因子として，α_2-プラスミンインヒビター（α_2-

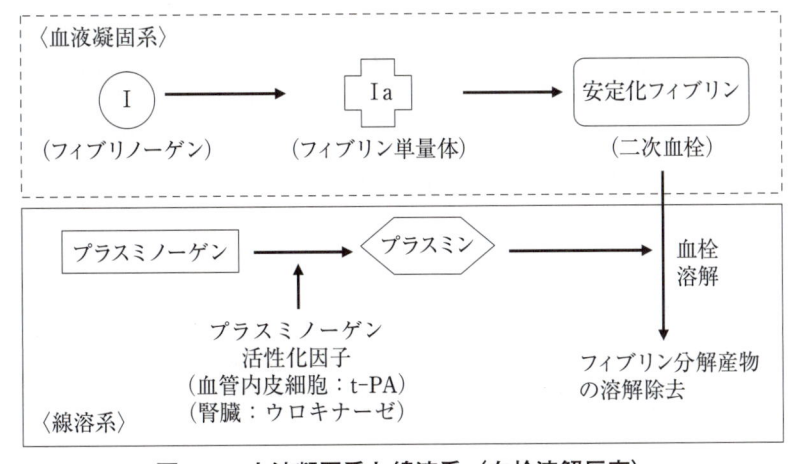

図5-6　血液凝固系と線溶系（血栓溶解反応）

PI) やプラスミノーゲンアクチベーターインヒビター-1 plasminogen activator inhibitor-1 (PAI-1) があり，これらの因子の活性のバランスの変化によって，血液の性状は，出血傾向または血栓傾向に変化する．

5-4-5 止血薬（表5-9）

我々の体内では通常，血栓の形成を防止するために，抗血栓状態優位になるように各種因子が働いているが，血管壁の損傷などにより出血が起こると血小板系および血液凝固系からなる止血の機構が作動して血液は凝固する．しかし何らかの原因（ビタミンK欠乏や血友病などの凝固因子欠乏症）によりそのバランスが崩れ，血液凝固因子の働きが弱くなりすぎると，出血が起きやすくなり危険である．そのような出血傾向を是正するために用いられるのが止血薬であり，止血薬として血液凝固因子，ビタミンK製剤，抗線溶薬，血管強化薬，局所止血薬などが，出血の様態や原因に応じて用いられる．

表5-9　止血薬

カテゴリー		薬物名（一般名）	作用機序	適　応	備　考
血液凝固因子	第Ⅱa因子製剤	トロンビン	タンパク質分解酵素としてフィブリノーゲンをフィブリンに変換する	止血困難な出血箇所の止血に局所適用	副作用：ショック・アナフィラキシー様症状，凝固異常，異常出血
	第Ⅰ因子製剤	フィブリノーゲン	血液凝固反応の最終段階におけるフィブリン前駆体	先天性フィブリノーゲン血症などの出血傾向，手術時の組織接着・閉鎖	副作用：ショック・アナフィラキシー様症状，血栓塞栓症，悪寒，発熱
	第Ⅶ因子製剤	エプタコグアルファ	第Ⅷ因子，第Ⅸ因子阻害物質保有者における両機能低下の補強	血友病A患者，血友病B患者の出血傾向	副作用：血栓症，出血，皮膚過敏症
	第Ⅷ因子製剤	オクトコグアルファ ルリオクトコグアルファ	第Ⅷ因子欠乏または異常に対する同因子機能の強化	血友病A患者の出血傾向	副作用：ショック・アナフィラキシー様症状
	第Ⅸ因子製剤	乾燥濃縮人血液凝固第Ⅸ因子複合体	第Ⅸ因子の補充	第Ⅸ因子欠損の血友病B患者および第Ⅷ因子阻害物質保有者の出血傾向	副作用：ショック・アナフィラキシー様症状，DIC
	第ⅩⅢ因子製剤	乾燥濃縮人血液凝固第ⅩⅢ因子	第ⅩⅢ因子の補充	第ⅩⅢ因子欠乏による手術後の縫合不全，瘻孔，シェーンライン・ヘノッホ紫斑病	副作用：ショック・アナフィラキシー様症状
その他の止血薬	ビタミンK製剤	フィトナジオン（ビタミンK₁製剤） メナテトレノン（ビタミンK₂製剤）	ビタミンKの補充	ビタミンK欠乏患者の出血傾向，また低プロトロンビン血症の出血傾向，ワルファリンの解毒	副作用：ショック・アナフィラキシー様症状，発疹，内服による悪心・嘔吐，軟便

表5-9 止血薬 つづき

カテゴリー		薬物名（一般名）	作用機序	適 応	備 考
その他の止血薬	抗プラスミン薬	トラネキサム酸 ε-アミノカプロン酸	プラスミノーゲンアクチベーターの作用を阻止して線溶系を阻害	紫斑病，術中・術後の異常出血，肺出血，鼻出血，性器出血，腎出血，中毒疹，扁桃炎	副作用：ショック・アナフィラキシー様症状，過敏症，悪心・嘔吐，下痢
	血管強化薬	カルバゾクロム アドレノクロム	出血部位での起炎物質による血管透過性の抑制とヒアルロニダーゼの阻害	紫斑病などの出血傾向，皮膚，粘膜および内膜からの出血，眼底出血，子宮出血，術中・術後出血	副作用：（内服）食欲不振，胃不快感 副作用：（注射）疼痛，発疹
	局所止血薬	ゼラチン アルギン酸ナトリウム 酸化セルロース	創傷面に密着して止血	各種外科手術時における止血	副作用：ゼラチンによる巨細胞肉芽腫
	蛇毒酵素	ヘモコアグラーゼ	ヘパリンに拮抗せずに止血作用を示す	肺出血，鼻出血などに凝固促進薬として用いる	副作用：ショック・アナフィラキシー様症状

止血薬

ビタミンK製剤

フィトナジオン 局

メナテトレノン 局

抗プラスミン薬

トラネキサム酸 局

ε-アミノカプロン酸 局

血管強化薬

カルバゾクロムスルホン酸ナトリウム 局

アドレノクロムモノアミノグラニジン

局所止血薬

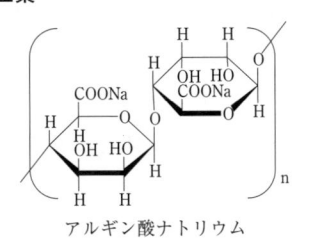

アルギン酸ナトリウム

酸化セルロース

5-4-5-1 血液凝固因子

　各種血液凝固因子の中で製剤化されているものは，第Ⅰ因子（フィブリノーゲン fibrinogen），第Ⅱa因子（トロンビン thrombin），第Ⅶ因子（エプタコグアルファ eptacog alfa：遺伝子組換え活性型第Ⅶ因子），第Ⅷ因子（遺伝子組換え第Ⅷ因子のオクトコグアルファ octocog alfa およびルリオクトコグアルファ rurioctocog alfa，さらに乾燥濃縮人血液凝固第Ⅷ因子），第Ⅸ因子（乾燥人血液凝固第Ⅸ因子複合体）および第ⅩⅢ因子（乾燥濃縮人血液凝固第ⅩⅢ因子）などである．

　トロンビン thrombin は，タンパク質分解酵素の一種，セリンプロテアーゼで，フィブリノーゲンをフィブリンに変換することによって血液凝固反応の最終段階を担い，さらに血液凝固系第Ⅴ因子と第Ⅷ因子の活性化を行っている（図5-5）．止血におけるトロンビンの役割には，血小板，血管壁，血管内皮細胞のトロンビン受容体の活性化による止血の促進があるが，これらの細胞に存在するトロンビン受容体はトロンビンのプロテアーゼ活性により細胞外の受容体N末端が切断されると活性化される．活性化されたトロンビン受容体は，$G_i/G_q/G_{12}$といったGTP結合タンパク質を介して，血小板や血管壁の活性化を促し，血小板凝集に促進的に働く．

（1）トロンビン

　止血困難な出血箇所の止血に局所適用として用いられる．
　副作用として，ショック・アナフィラキシー様症状，凝固異常，異常出血などがある．

（2）フィブリノーゲン fibrinogen

　先天性フィブリノーゲン血症のようなフィブリノーゲン欠乏による出血傾向の患者ならびに手術時の組織の接着・閉鎖に用いられる．
　副作用として，ショック・アナフィラキシー様症状，血栓塞栓症，悪寒，発熱などがある．

（3）第Ⅶ因子製剤

　その他の血液凝固因子製剤のうち，第Ⅷ因子や第Ⅸ因子に対する阻害物質を保有するために出血傾向の強い血友病A患者や血友病B患者に対して第Ⅶ因子製剤（エプタコグアルファ eptacog alfa：遺伝子組換え活性型第Ⅶ因子）が用いられる．
　副作用として，血栓症，出血，発熱，疼痛，嘔吐，皮膚過敏症などがある．

（4）第Ⅷ因子製剤

　第Ⅷ因子欠乏患者または第Ⅷ因子に異常のある血友病A患者第Ⅷ因子欠乏患者の出血傾向を抑える目的で，第Ⅷ因子製剤，オクトコグアルファ octocog alfa やルリオクトコグアルファ rurioctocog alfa また乾燥濃縮人血液凝固第Ⅷ因子が用いられ，第Ⅷ因子欠乏による血液凝固障害を改善する．
　第Ⅷ因子製剤の副作用として，ショック・アナフィラキシー様症状，じんま疹，発疹，嘔吐，血管痛などがある．

（5）第Ⅸ因子製剤

我が国における第Ⅸ因子製剤として，献血を加熱処理した乾燥濃縮人血液凝固第Ⅸ因子複合体が，第Ⅸ因子欠損の血友病B患者や第Ⅷ因子阻害物質保有患者の出血傾向に対して用いられる．

第Ⅸ因子製剤の副作用として，ショック・アナフィラキシー様症状，大量投与で，播種性血管内凝固症候群 disseminated intravascular coagulation（DIC）がある．

（6）第ⅩⅢ因子製剤

第ⅩⅢ因子製剤として，乾燥濃縮人血液凝固第ⅩⅢ因子があり，第ⅩⅢ因子欠乏による手術後の縫合不全，瘻孔，シェーンライン・ヘノッホ Schoenlein-Henoch 紫斑病の腹部症状および関節症状の改善に用いられる．

第ⅩⅢ因子製剤の副作用として，ショック・アナフィラキシー様症状，発疹，発熱，悪心・嘔吐，頭痛，めまい，血小板減少，肝・腎機能障害などが起きることがある．

[血友病]

血液凝固第Ⅷ因子，あるいは第Ⅸ因子の活性が先天的に低下することによって起こる出血性疾患を血友病といい，第Ⅷ因子の欠乏または活性低下によるものを血友病A，一方，第Ⅸ因子の欠乏または活性低下によるものを血友病Bという．

[DIC（disseminated intravascular coagulation：播種性血管内凝固症候群）]

悪性腫瘍や重症感染症，不適合輸血など様々な原因により起こる疾患で，全身微小血管に多発する血栓ならびに線溶反応の活性化とその結果としての各種臓器の虚血性機能不全とともに出血傾向を主徴とする．原因により1型，2型および3型のDICに分類される．

[シェーンライン・ヘノッホ Schoenlein-Henoch 紫斑病]

皮膚内出血を特徴とする状態のことを紫斑病というが，シェーンライン・ヘノッホ紫斑病は，血小板非減少性の紫斑病で，関節痛または腫脹，疝痛，血便および糸球体腎炎を伴う．

5-4-5-2 ビタミンK製剤

ビタミンKは，血液凝固反応におけるプロトロンビン（第Ⅱ因子），第Ⅶ因子，第Ⅸ因子および第Ⅹ因子の生合成を促す重要な栄養素であるが（図5-5），胆道および胃腸障害に伴うビタミンK吸収阻害の患者や抗生物質の使用によってビタミンK産生腸内細菌が死滅してしまったビタミンK欠乏の患者の出血傾向，また各種薬剤による低プロトロンビン血症，新生児の低プロトロンビン血症および肝障害による低プロトロンビン血症の出血傾向にフィトナジオン phytonadione（ビタミンK_1）やメナテトレノン menatetrenone（ビタミンK_2）が用いられる．また本来ビタミンKの拮抗薬として用いられる経口血液凝固阻害薬ワルファリンの解毒薬としても，これらのビタミンK製剤が用いられる．

ビタミンK製剤の副作用として，注射によるショック・アナフィラキシー様症状，発疹，また内服による悪心・嘔吐，軟便などがある．

5-4-5-3　抗線溶薬（抗プラスミン薬）

プラスミンは不溶性のフィブリン血栓を溶解除去する線溶系主要物質であるが，抗プラスミン作用をもったトラネキサム酸 tranexamic acid と ε-アミノカプロン酸 ε-aminocapronic acid が紫斑病，術中・術後の異常出血，肺出血，鼻出血，性器出血，腎出血，中毒疹，扁桃炎などに用いられる．これらの抗プラスミン薬の作用機序は，プラスミノーゲンのリジン結合部位に結合し，プラスミノーゲンアクチベーターの作用を阻止することによって線溶系を阻害することである．また両薬はプラスミンのリジン結合部位にも結合して，プラスミンのフィブリンへの結合を阻害し，さらにプラスミンによるキニン生成も抑えるため抗炎症効果をもたらす．

トラネキサム酸とε-アミノカプロン酸の副作用として，注射によるショック・アナフィラキシー様症状，過敏症，悪心・嘔吐，食欲不振，下痢，胸やけ，発疹などがある．

5-4-5-4　血管強化薬

紫斑病などの出血傾向，皮膚，粘膜および内膜からの出血，眼底出血，子宮出血，術中・術後の出血に，血管強化薬としてカルバゾクロム carbazochrome，アドレノクロム adrenochrome が用いられる．これらの血管強化薬の作用機序は，出血部位での起炎物質による血管透過性の抑制と血管壁成分のヒアルロン酸分解酵素（ヒアルロニダーゼ）の阻害によるものである．アドレノクロムは，アドレナリン（エピネフリン）の酸化物質であるが，血管収縮作用や血液凝固系および線溶系に対する効果はもっていない．

副作用として，注射時のショック・アナフィラキシー様症状，食欲不振，胃部不快感などが起ることがある．

5-4-5-5　局所止血薬

外科手術や創傷面に強く付着させて止血を行う薬品を総称して局所止血薬といい，ゼラチン geratin，アルギン酸ナトリウム sodium alginate，酸化セルロース oxidized cellulose などが用いられる．

（1）ゼラチン

創傷面に密着して凝集塊を形成し，フィブリンと同等の止血作用を示す．各種の外科手術における止血および褥瘡潰瘍の治療に用いられる．副作用として，巨細胞肉芽腫や神経障害などがある．

（2）アルギン酸ナトリウム

結紮困難な細小血管の出血，実質臓器の表面出血の止血に用いられる．副作用として，消化管の止血に用いた場合，軟便や便秘が起こることがある．

（3）酸化セルロース

各種の外科手術時に止血，創腔充填の目的に用いられる．化学構造の主骨格であるポリアンヒドログルコン酸がヘモグロビンと塩を形成することによって止血作用を現す．副作用として，骨再生抑制，神経障害，視力障害，異物反応などが起こることがある．

5-4-5-6　その他の止血薬

（1）ヘモコアグラーゼ hemocoagulase

蛇毒より分離された酵素で，ヘパリンに拮抗せずに止血作用を示す．肺出血，鼻出血，口腔出血，性器出血，腎出血，創傷からの出血に対して凝固促進薬として用いる．

副作用として，ショック・アナフィラキシー様症状，発疹，じんま疹，顔面紅潮，注射部位の硬結などがある．

5-4-6　抗血栓薬（表5-10）

正常な体内では，不必要な血栓の形成を防止するために，抗血栓状態を保つ機構が優位に働いている．その優位性が種々の原因により破綻し，血栓を形成しやすい状態となると，心筋梗塞，脳梗塞，肺塞栓症などの致命的な症状や DIC のような血栓による全身性の循環障害とその結果としての神経障害などの危険性が増す．これらを一般に血栓症と呼び，その防止と治療のために抗血栓薬が用いられる．抗血栓薬は，一次血栓，すなわち血小板系に対して抑制性に作用する抗血小板薬と二次血栓，すなわち血液凝固系を抑制する抗凝固薬，さらに不溶性フィブリンを溶解除去する線溶系の活性化をもたらす血栓溶解薬から成る．

表 5-10　抗血栓薬

カテゴリー		薬物名（一般名）	作用機序	適応	備考
抗血小板薬	シクロオキシゲナーゼ（COX）阻害薬	アスピリン	低用量で血小板の TXA_2 生合成を阻害して血小板凝集を抑制	狭心症，心筋梗塞，虚血性脳血管障害における血栓・塞栓形成の防止	副作用：ショック・アナフィラキシー様症状，出血，喘息発作，消化性潰瘍
	TXA_2 合成酵素阻害薬	オザグレル	TXA_2 生合成を選択的に阻害して血小板凝集を抑制する	くも膜下出血手術後の脳血管攣縮および脳虚血状態の改善	副作用：出血傾向，ショック・アナフィラキシー様症状，肝機能障害

表5-10 抗血栓薬 つづき

カテゴリー		薬物名（一般名）	作用機序	適応	備考
抗血小板薬	エイコサペンタエン酸系多価不飽和脂肪酸	イコサペント酸エチル	リン脂質にアラキドン酸類似物質として取込まれ，TXA_2の生合成を抑制する	閉鎖性動脈硬化症に伴う潰瘍および疼痛の改善や高脂血症	副作用：発疹，瘙痒感，貧血，悪心
	PGI_2誘導体	ベラプロスト	PGI_2受容体刺激により血小板活性化を抑制する	慢性動脈閉塞症に伴う潰瘍および疼痛の改善や原発性肺高血圧症	副作用：ショック・アナフィラキシー様症状
	PGE_1誘導体のα-シクロデキストリン包接化合物	リマプロスト アルファデクス	PGE_1の受容体を刺激することにより血小板活性化を抑制する	閉塞性血管炎に伴う潰瘍，疼痛および冷感の改善，後天性腰部脊椎管狭窄症による下肢の疼痛，しびれの改善	副作用：肝機能障害，黄疸，発疹，瘙痒感，腹部不快感
	ホスホジエステラーゼⅢ阻害薬	シロスタゾール	ホスホジエステラーゼⅢを阻害して血小板のcAMP濃度を上昇させることにより血小板活性化を抑制する	慢性動脈閉塞症に伴う潰瘍，疼痛および冷感の改善，脳梗塞発症後の再発防止	副作用：うっ血性心不全，心筋梗塞，狭心症，心室頻拍，出血，間質性肺炎，肝機能障害
	ADP受容体（$P2Y_{12}$受容体）遮断薬	チクロピジン クロピドグレル	Giタンパク質を介してアデニル酸シクラーゼ抑制を行っているADP受容体を遮断する	慢性動脈閉塞症に伴う潰瘍，疼痛および冷感の改善，虚血性脳血管障害	副作用：無顆粒球症，再生不良性貧血，汎血球減少症，肝機能障害，消化性潰瘍
	セロトニン（5-HT_2）受容体遮断薬	サルポグレラート	5-HT_2受容体遮断によりセロトニンによる血小板活性化を抑制する	慢性動脈閉塞症に伴う潰瘍，疼痛および冷感の改善，虚血性脳血管障害	脳出血，消化管出血，血小板減少症，肝機能障害，黄疸，無顆粒球症
抗凝固薬	肝生合成の抗凝固硫酸ムコ多糖類	ヘパリン	血漿中のアンチトロンビンⅢと結合し，間接的にトロンビン活性を阻害する	DICの治療と再発防止，体外循環装置使用時や血管カテーテル挿入時の血液凝固防止	副作用：出血傾向，ショック・アナフィラキシー様症状
	低分子ヘパリン	ダルテパリン パルナパリン レビパリン	選択的第Xa因子活性阻害作用をもった低分子ヘパリンとして血液凝固抑制	DICの治療と再発防止，体外循環装置使用時や血管カテーテル挿入時の血液凝固防止	副作用：出血傾向，ショック・アナフィラキシー様症状
	ヘパリノイド（ヘパリン様物質）	ダナパロイド	選択的第Xa因子活性阻害作用をもったヘパリン様物質	DICの治療と再発防止，体外循環装置使用時や血管カテーテル挿入時の血液凝固防止	副作用：出血傾向，ショック・アナフィラキシー様症状
	経口抗凝血薬	ワルファリン	ビタミンK依存性の凝固因子のγ-カルボキシグルタミン酸生成過程を阻害して抗凝固作用を示す	抗血栓薬として広く適用	副作用：過量により危険な出血傾向
	合成抗トロンビン薬	アルガトロバン	ヘパリンとは対照的に，直接（アンチトロンビンⅢ非依存的に）トロンビン活性を阻害する	脳血栓症急性期の神経症状，慢性動脈閉塞症に伴う潰瘍，疼痛，冷感などの改善	副作用：出血性脳梗塞，消化管出血，ショック・アナフィラキシー様症状

5-4 止血と血栓除去に関連する医薬品　311

表5-10　抗血栓薬　つづき

カテゴリー		薬物名（一般名）	作用機序	適応	備考
抗凝固薬	合成抗トロンビン薬	ガベキサート ナファモスタット	セリンプロテアーゼ阻害作用をもち，アンチトロンビンIII非依存的にトロンビンおよび第Xa因子を阻害する	DICおよび急性膵炎に用いられる	
	プロテインC製剤	乾燥濃縮人活性化プロテインC	血液凝固第Va因子と第VIIIa因子を不活化して凝固反応を抑制する	先天性プロテインC欠乏に起因する深部静脈血栓症や，急性肺血栓症，電撃性紫斑病	副作用：肝機能障害，腎機能障害
	C1-インアクチベーター製剤	乾燥濃縮人C1-インアクチベーター	凝固系，線溶系，カリクレイン系に対して抑制作用をもつ血液凝固阻害薬	遺伝性血管神経性浮腫の急性発作	副作用：発疹，発熱，発赤
	蛇毒由来トロンビン様酵素	バトロキソビン	蛇毒より抽出されたトロンビン様の酵素でフィブリノーゲン濃度を持続的に低下させ，血液凝固を阻害する	慢性動脈閉塞症に伴う虚血性諸症状の改善	副作用：ショック・アナフィラキシー様症状，出血傾向
	Ca^{2+}キレート薬	クエン酸カリウム	血液凝固第IV因子（Ca^{2+}）とキレートを形成して凝固抑制作用を示す	採血時に試験管内抗凝固薬としてサンプルに添加される	
血栓溶解薬	腎由来プラスミノーゲン活性化因子	ウロキナーゼ	プラスミノーゲンを限定分解してプラスミンを生成し，生成したプラスミンが血栓を溶解する	脳血栓症，末梢動静脈閉塞症，急性心筋梗塞の冠動脈血栓溶解	副作用：出血性脳梗塞，消化管出血，出血性ショック，心臓破裂
	血管内皮由来プラスミノーゲン活性化因子	組織プラスミノーゲンアクチベーター（t-PA）	t-PA/フィブリン/プラスミノーゲンの三量体を形成して，血栓上でプラスミンを生成しながらフィブリンを分解し，血栓溶解作用もある	虚血性脳血管障害，急性心筋梗塞の冠動脈血栓溶解	副作用：重篤な出血，ショック・アナフィラキシー様症状
	遺伝子組換えt-PA製剤	アルテプラーゼ	t-PAと同様	虚血性脳血管障害，急性心筋梗塞の冠動脈血栓溶解	副作用：重篤な出血，ショック・アナフィラキシー様症状
		モンテプラーゼ	t-PAと同様	急性心筋梗塞の冠動脈血栓溶解，急性肺塞栓症における肺動脈血栓の溶解	副作用：重篤な出血，ショック・アナフィラキシー様症状
		パミテプラーゼ	t-PAと同様	急性心筋梗塞の冠動脈血栓溶解，急性肺塞栓症における肺動脈血栓の溶解	副作用：重篤な出血，心臓破裂，心タンポナーデ

抗血小板薬

シクロオキシゲナーゼ阻害薬

アスピリン 局

トロンボキサン合成酵素阻害薬

オザグレルナトリウム 局

エイコサペンタエン酸系多価不飽和脂肪酸

イコサペント酸エチル 局

プロスタグランジン製剤

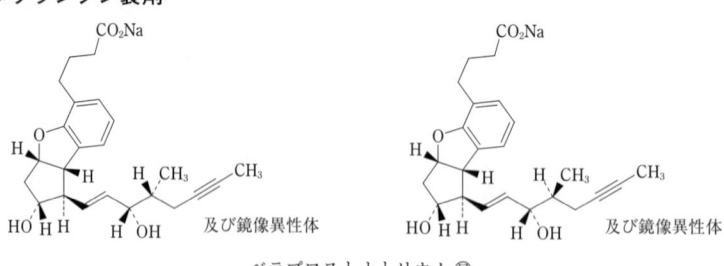

ベラプロストナトリウム 局

リマプロスト アルファデクス 局

細胞内 cAMP 上昇薬

チクロピジン塩酸塩 局

クロピドグレル

シロスタゾール 局

セロトニン（5-HT$_2$）受容体遮断薬

サルポグレラート塩酸塩 局

抗凝固薬

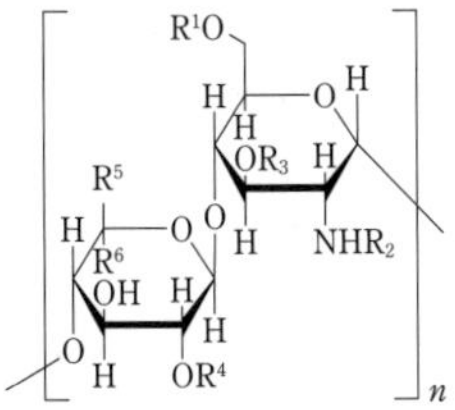

R¹, R³, R⁴ = SO₃Na 又は H

R² = SO₃Na 又は -COCH₃

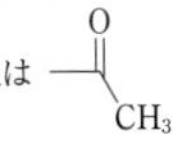

R⁵ = CO₂Na, R⁶ = H
又は
R⁵ = H, R⁶ = CO₂Na

ヘパリンナトリウム ㊆

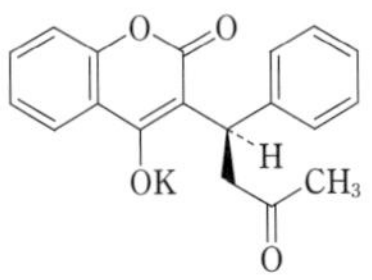

ワルファリンカリウム ㊆
及び鏡像異性体

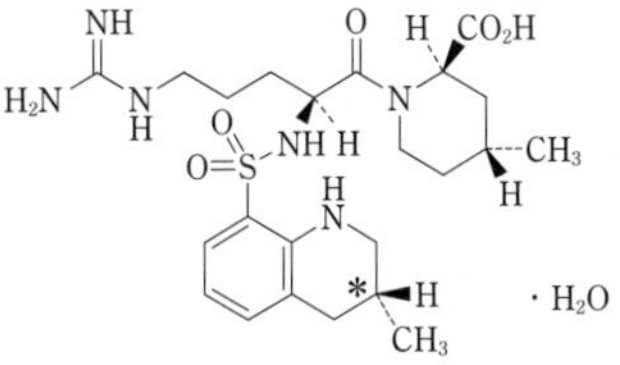

アルガトロバン水和物 ㊆
及びC*位エピマー

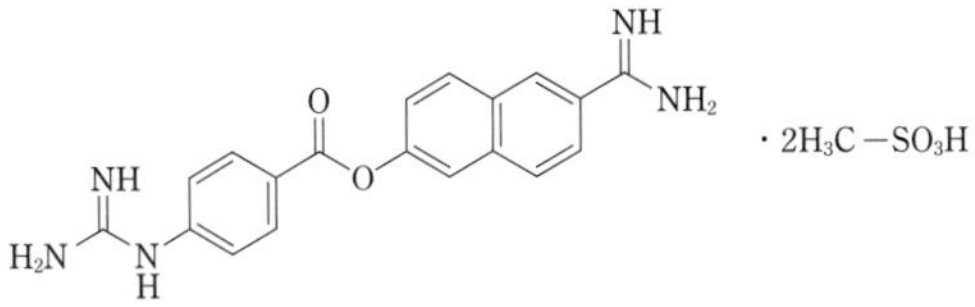

ナファモスタットメシル塩酸 ㊆

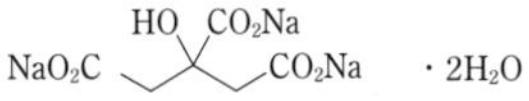

クエン酸ナトリウム水和物 ㊆

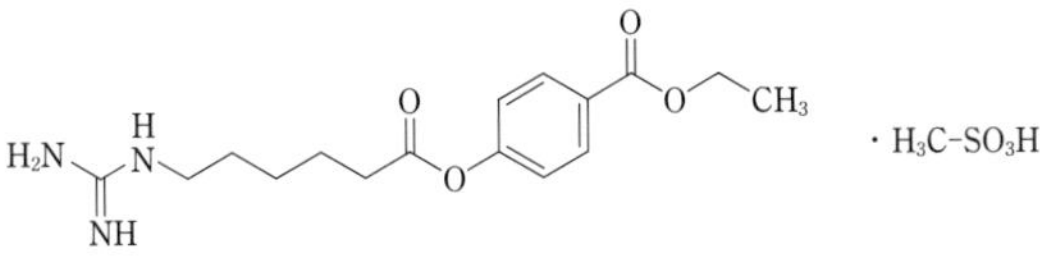

ガベキサートメシル酸塩 ㊆

5-4-6-1　抗血小板薬

　一次血栓の主成分である血小板は，活性化されると図 5-4 に示したように，血小板内で TXA₂ が生合成され，さらに 5-HT，ADP などの血小板活性化因子が放出されて，血小板のさらなる活性化が進行し，血小板凝集が進む．そこで，TXA₂ 合成阻害薬，5-HT 受容体拮抗薬，ADP 受容体拮抗薬が抗血小板薬として用いられる．

（1）アスピリン aspirin

　シクロオキシゲナーゼ（COX）阻害薬で，低用量（81～324 mg/日）では，血小板における TXA₂ 生合成を選択的に阻害して血小板凝集を抑制するが，大量投与では，内皮細胞における PGI₂ の生合成（図 5-4）も阻害するため，抗血栓作用がむしろ低下する．この現象をアスピリン

ジレンマという．アスピリンは，狭心症，心筋梗塞，虚血性脳血管障害における血栓・塞栓形成を防止する目的で用いられる．

副作用として，ショック・アナフィラキシー様症状，出血，皮膚粘膜眼症候群（スティーブンス・ジョンソン症候群），喘息発作，消化性潰瘍などがある．

[スティーブンス・ジョンソン Stevens-Johnson 症候群]
結膜や身体の大部分に広範に生じる多型紅斑の水痘の一種で，重篤な自覚症状を有し，致命的になることもある．

（2）オザグレル ozagrel

TXA_2 合成酵素阻害薬で，TXA_2 生合成を選択的に阻害して血小板凝集を抑制する．くも膜下出血術後の脳血管攣縮および脳虚血症状の改善，急性期の脳血栓症に伴う運動障害の改善に用いられる．

副作用として，特に出血傾向に対する注意が必要であるが，その他，ショック・アナフィラキシー様症状，肝機能障害，腎機能障害，黄疸，血小板減少，白血球減少，顆粒球減少，胃機能障害などがある．

（3）イコサペント酸エチル ethyl icosapentate

エイコサペンタエン酸 eicosapentaenoic acid（EPA）系の多価不飽和脂肪酸であり，リン脂質にアラキドン酸類似物質として取り込まれ，TXA_2 の生合成を抑制する．閉鎖性動脈硬化症に伴う潰瘍および疼痛の改善や高脂血症に用いられる．

副作用として，発疹，瘙痒感，貧血，悪心，腹部不快感，下痢，腹痛，肝機能障害がある．

（4）ベラプロスト beraprost

PGI_2 の誘導体で，PGI_2 受容体刺激により血小板活性化を抑制する（図5-4）．慢性動脈閉塞症に伴う潰瘍および疼痛の改善や原発性肺高血圧症に用いる．

副作用として，脳出血，消化管出血，肺出血，眼底出血などの出血傾向，ショック・アナフィラキシー様症状，肝機能障害，間質性肺炎，狭心症，心筋梗塞などがある．

（5）リマプロスト アルファデクス limaprost alfadex

PGE_1 誘導体の α-シクロデキストリン包接化合物で，経口投与が可能である．ベラプロストと同様の作用機序で血小板活性化を抑制し，血管拡張作用も有する．閉塞性血栓血管炎に伴う潰瘍，疼痛および冷感などの改善や，後天性腰部脊椎管狭窄症による下肢の疼痛，しびれの改善や歩行能力改善に用いられる．

副作用として，肝機能障害，黄疸，発疹，瘙痒感，下痢，悪心，腹部不快感などがある．

（6）シロスタゾール cilostazol

サイクリック AMP（cAMP）の分解酵素ホスホジエステラーゼⅢ（PDE Ⅲ）の阻害薬で，血

小板の cAMP 濃度を上昇させることによって血小板活性化を抑制する．また，末梢血管拡張作用も有す．慢性動脈閉塞症に伴う潰瘍，疼痛および冷感の改善や脳梗塞発症後の再発防止に用いられる．

副作用として，うっ血性心不全，心筋梗塞，狭心症，心室頻拍，出血，汎血球減少，間質性肺炎，肝機能障害などがある．

(7) チクロピジン ticlopidine およびクロピドグレル clopidogrel

G_i タンパク質を介してアデニル酸シクラーゼ抑制を行っている ADP 受容体（$P2Y_{12}$ 受容体）の働きを不可逆的に遮断し，アデニル酸シクラーゼ活性を上げることによって血小板内 cAMP 濃度上昇を起こし，血小板活性化を抑制する．血管手術および血液の体外循環による血栓・塞栓や血流障害の改善のために用いられる．その他，慢性動脈閉塞症に伴う潰瘍，疼痛および冷感の改善，虚血性脳血管障害に伴う血栓・塞栓の治療，くも膜下出血術後の脳血管攣縮による血流障害の改善に用いられる．

副作用として，無顆粒球症，再生不良性貧血，汎血球減少症，血小板減少症，出血，黄疸，血栓性血小板減少性紫斑病，重篤な肝機能障害，消化性潰瘍，急性腎不全，間質性肺炎などがある．

(8) サルポグレラート sarpogrelate

セロトニン（$5-HT_2$）受容体遮断薬で，セロトニンによる血小板活性化（血小板凝集）および血管収縮を抑制する．慢性動脈閉塞症に伴う潰瘍，疼痛および冷感などの改善に用いられる．

副作用として，脳出血，消化管出血，血小板減少症，肝機能障害，黄疸，無顆粒球症などがある．

5-4-6-2　抗凝固薬

血小板凝集による一次血栓の形成と平行して，フィブリンによる血液凝固反応が進行し，強固な二次血栓が形成されるが，この血液凝固反応を抑制して血栓形成を防止する薬物を抗凝固薬といい，ヘパリンを含むヘパリン類，ワルファリンおよび抗トロンビン薬からなる．

(1) ヘパリン heparin

ヘパリンは肝臓で生合成される硫酸化ムコ多糖類で，血漿中のアンチトロンビンⅢと結合し，血液凝固を速やかに阻害する．その作用機序は，ヘパリン・アンチトロンビンⅢ複合体が，トロンビン，第Ⅸa因子，第Ⅹa因子および第Ⅺa因子（図 5-5）と結合し，それぞれの因子のセリンプロテアーゼ活性を阻害することによるものである．DIC の治療と再発防止，体外循環装置使用時や血管カテーテル挿入時の血液凝固の防止に点滴静注して用いられる．ヘパリンは経口投与では吸収されない．

副作用として，過量で出血傾向となり危険であるが，プロタミンの投与で，過量ヘパリンの効果は抑えられる．

（2）その他のヘパリン類（低分子ヘパリン）

ダルテパリン dalteparin およびパルナパリン parnaparin は，選択的な第Xa因子活性阻害作用を持った低分子ヘパリンである．

レビパリン reviparin は，抗第Xa因子活性／抗第IIa因子活性比が約5の低分子ヘパリンである．

（3）ヘパリノイド（ヘパリン様物質）

ダナパロイド danaparoid は，作用持続の長い（半減期17～28時間）ヘパリン様物質で，選択的な第Xa因子活性阻害薬である．

（4）ワルファリン warfarin

ワルファリンは，クマリン骨格を有する経口抗凝血薬で，ビタミンKと拮抗し，ビタミンK依存性の凝固因子（プロトロンビン，第VII因子，第IX因子，第X因子やプロテインC，プロテインS）のγ-カルボキシグルタミン酸生成過程を阻害して抗凝固作用を示す．

抗血栓薬として広く適用するが，特に静脈血栓や心臓内での血栓による塞栓の予防や治療目的に用いられる．作用発現に24～48時間程を要し，その半減期は長い（48時間程度）．

副作用として，過量により危険な出血傾向をもたらし，その副作用に対して，ワルファリンと拮抗関係にあるビタミンKが用いられる．

（5）アルガトロバン argatroban

ヘパリンがアンチトロンビンIIIを介して間接的に抗トロンビン作用を発現するのとは対照的に，アルガトロバンは，直接的に（アンチトロンビンIII非依存的に）トロンビンの活性部位に結合して，抗トロンビン作用を現す合成抗トロンビン薬である．フィブリン生成阻害，血小板凝集の阻害に加え血管収縮抑制作用を有す．脳血栓症急性期の神経症状，慢性動脈閉塞症に伴う潰瘍，疼痛，冷感などの改善に用いられる．また透析によりアンチトロンビンIIIの低下した患者の血液凝固を防止する目的に用いられる．

アルガトロバンと同様に，ガベキサート gabexate とナファモスタット nafamostat は，セリンプロテアーゼ阻害作用をもち，アンチトロンビンIII非依存性にトロンビンおよび血液凝固第Xa因子を阻害する．DICおよび急性膵炎に用いられる．

アルガトロバンの副作用として，出血性脳梗塞，脳出血，消化管出血，ショック・アナフィラキシー様症状，劇症肝炎，肝機能障害，黄疸，血液凝固時間の延長，出血傾向，血尿などがある．

（6）乾燥濃縮人活性化プロテインC

プロテインCは，血液凝固反応カスケード（図5-5）における第Va因子と第VIIIa因子を不活性化して血液凝固抑制作用を現す抗凝血因子で，抗凝固作用，血小板凝集抑制作用，線溶系亢進作用を有す．先天性プロテインC欠乏に起因する深部静脈血栓症や，急性肺血栓塞栓症，電撃

性紫斑病に用いる.

副作用として，肝機能障害，腎機能障害，頭痛などがある.

（7）乾燥濃縮人 C1-インアクチベーター

乾燥濃縮人 C1-インアクチベーターは，活性化補体第 1 成分（C1）をはじめ，凝固系，線溶系，カリクレイン系に対して抑制作用をもつ血液凝固阻害薬である．遺伝性血管神経性浮腫の急性発作に用いる．

副作用として，発疹，発熱，発赤などがある．

（8）バトロキソビン batroxobin

バトロキソビンは，蛇毒より抽出されたトロンビン様の酵素で，フィブリノーゲン濃度を持続的に低下させ，血液凝固を抑制する．慢性動脈閉塞症に伴う虚血性諸症状の改善や，振動病における末梢循環障害の改善，突発性難聴の聴力回復と自覚症状の改善などに用いられる．

副作用として，ショック・アナフィラキシー様症状，出血傾向，肝・腎機能障害，悪心・嘔吐，胃痛などがある．

（9）クエン酸ナトリウム sodium citrate

クエン酸ナトリウムは，血液凝固第 IV 因子（Ca^{2+}）のキレート薬であり，Ca^{2+} とキレートを形成して血液凝固抑制作用を示す．採血時に試験管内抗凝固薬としてサンプルに添加される．

5-4-6-3 血栓溶解薬

血液は，ウロキナーゼ urokinase や組織プラスミノーゲンアクチベーター（t-PA）などのプラスミノーゲン活性化因子，すなわち線溶系に対して促進的に働く因子と，α_2-プラスミンインヒビター（α_2-PI）およびプラスミノーゲンアクチベーターインヒビター-1（PAI-1）などの線溶系抑制因子の働きによって出血傾向と血栓傾向を回避するように性状バランスが保たれているが，血栓症の治療には以下の線溶系活性化因子（図 5-6）が用いられる．

（1）ウロキナーゼ urokinase（UK）

ウロキナーゼ（図 5-6）は，プラスミノーゲンを限定分解してプラスミンを生成し，生成したプラスミンが血栓を溶解する．脳血栓症，末梢動・静脈閉塞症，急性心筋梗塞の冠動脈血栓溶解に用いられる．これらの症状に対するウロキナーゼ投与の有効性は，発症から血栓が溶解して血流が再開するまでの時間にかかっているが，有効性が保証される時間の目安として，脳血栓症で発症後 5 日以内，末梢動・静脈閉塞症で 10 日以内，急性心筋梗塞の冠動脈血栓で 6 時間以内の投与が必要とされている．また，ウロキナーゼの投与には，溶解対象の血栓にできるだけ近づけて注入すると効果的であるが，心臓（冠動脈）内の血栓に対しては経皮経管冠動脈再疎通術などが行われる．ウロキナーゼは，固形がん周辺部のフィブリン壁を溶解して，抗がん剤の送達を促す目的にも用いられる．

副作用として，出血性脳梗塞，脳出血，消化管出血，出血性ショックや心臓破裂，重篤な不整脈などがある．

（2）組織プラスミノーゲンアクチベーター tissue plasminogen activator（t-PA）

t-PA（図5-6）は，フィブリンに対して親和性が高く，t-PA／フィブリン／プラスミノーゲンの三量体を形成して，血栓上でプラスミンを生成しながらフィブリンを分解し，血栓溶解作用をも兼備している．血栓溶解作用は，ウロキナーゼよりも強く，心筋梗塞発症後6時間以内の投与を目安に用いられる．

副作用として，重篤な出血，ショック・アナフィラキシー様症状，心臓破裂，不整脈，血尿，発疹，発赤，皮下出血，歯肉出血，肝機能障害，悪心・嘔吐などがある．

（3）アルテプラーゼ alteplase

アルテプラーゼは，遺伝子組換え型t-PA製剤で，発症3時間以内の虚血性脳血管障害急性期における機能改善や発症6時間以内の急性心筋梗塞における冠動脈血栓の溶解に用いられる．

副作用として，脳，肺，消化管，腹膜における重篤な出血，出血性脳梗塞，ショック・アナフィラキシー様症状，心臓破裂，不整脈，心室中隔穿孔，心タンポナーデ，血管浮腫，悪心・嘔吐などがある．

（4）モンテプラーゼ monteplase

モンテプラーゼは，遺伝子組換え型t-PA製剤で，発症6時間以内の急性心筋梗塞における冠動脈血栓の溶解や，急性肺塞栓症における肺動脈血栓の溶解に用いられる．比較的大量の薬物を単回投与する，いわゆるボーラス投与が可能である．

副作用として，重篤な出血，ショック・アナフィラキシー様症状，心臓破裂，不整脈，心室中隔穿孔，心タンポナーデ tamponade，心室細動，心室頻脈などがある．

（5）パミテプラーゼ pamiteplase

パミテプラーゼは，モンテプラーゼと同様，ボーラス投与が可能な遺伝子組換え型t-PA製剤で，発症6時間以内の急性心筋梗塞における冠動脈血栓の溶解や，急性肺塞栓症における肺動脈血栓の溶解に用いられる．

副作用として，重篤な出血，心臓破裂，心タンポナーデ，不整脈，血尿，悪心・嘔吐などがある．

5-5 酸素運搬体としての血液の役割と貧血治療薬

血液の持つ重要な役割として酸素の運搬があるが，その機能は赤血球中のヘモグロビンによって行われる．したがって血液が滞りなく正常な酸素運搬機能を果たすためには，正常な赤血球の供給が行われることが重要であり，何らかの原因によって正常な赤血球の供給が障害されると貧血状態となる．以下に，貧血を発症機序に従って分類し，その原因と治療薬について解説する．

5-5-1 貧血の分類

5-5-1-1 鉄欠乏性貧血

鉄分の供給は食物により行われるが，我々の体内における鉄の約 70% はヘモグロビンやトランスフェリンとして血液中に存在し，残り約 30% は肝臓や脾臓でフェリチンやヘモシデリンとして貯蔵されている．またその他の組織成分にはシトクローム c として，ごく微量含まれている．

鉄欠乏性貧血とは胃腸障害や，低栄養・偏食などにより鉄の供給が減少したり，また，妊娠・出産，発育，成長，出血などにより鉄の需要が正常な供給を大きく上まわることによって起こる貧血症状である．治療には鉄分の供給が行われるが，鉄分の供給は通常，経口または静脈内への鉄剤の投与により行われる．鉄剤の長期的な静脈内投与により鉄分の供給が過剰になると，鉄投与過剰症（ヘモクロマトーシス hemochromatosis）が起こるため，静脈内投与により鉄剤を投与する場合には，必要量の正確な算出が不可欠である．

5-5-1-2 巨赤芽球性貧血（ビタミン B_{12} または葉酸欠乏性貧血）

図 5-7 に示すように，赤血球はいくつかの段階を経て分化成熟するが，その分化の過程で，赤芽球前駆細胞が前赤芽球に分化する際にビタミン B_{12} と葉酸（図 5-7）を必要とする．食品からの摂取量不足，小腸での吸収不足，需要増大による相対的供給不足等の原因によりビタミン B_{12} や葉酸が欠乏すると，この赤芽球の分化過程が阻害されてしまうため正常な赤血球の供給が妨げられる．これを巨赤芽球性貧血という．巨赤芽球性貧血の治療はビタミン B_{12} や葉酸の補充によって行われる．ビタミン B_{12} の補充に関する重要事項として，食品から摂取されたビタミン B_{12} の吸収には胃壁細胞から分泌される糖タンパク質（Castle 内因子）が必須であることが知られているが，この因子分泌不足による巨赤芽球性貧血は，悪性貧血 malignant anemia とも呼ばれ，この状態でのビタミン B_{12} の経口製剤の投与は意味をなさないので，非経口的に投与される．

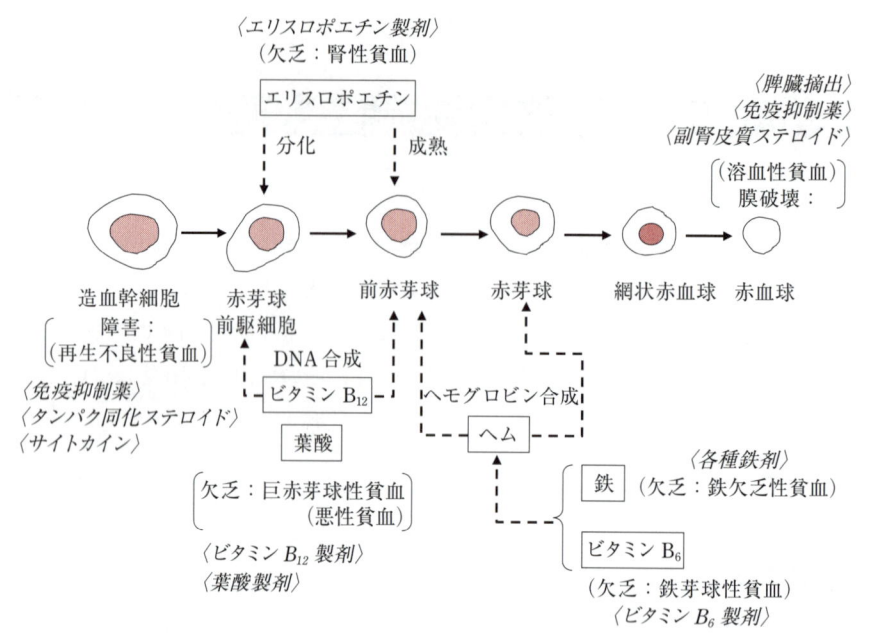

図 5-7 赤血球の分化・成熟と貧血およびその治療薬

5-5-1-3 鉄芽球性貧血（ビタミン B₆ 欠乏性貧血）

赤血球の形成過程（図 5-7）で，前赤芽球から赤芽球への分化にはビタミン B₆ が不可欠である．ビタミン B₆ はヘム生合成における δ-アミノレブリン酸 aminolevulinic acid 合成酵素の補酵素として働き，ビタミン B₆ が欠乏するとヘモグロビンの合成が阻害される．そのため未熟な赤血球の割合が増え，貧血となる．これを鉄芽球性貧血という．鉄芽球性貧血の治療にはビタミン B₆ の補充が行われる．

5-5-1-4 腎性貧血

腎臓には，血中の O_2 分圧の長期にわたる低下に対して，赤血球産生を促して対処するという機構が備わっている．血中の O_2 分圧が低下すると，腎傍糸球体細胞からのエリスロポエチン分泌が増加する．このエリスロポエチン erythropoietin はアミノ酸 165 個からなる分子量約 30000 の糖タンパク質で，骨髄での造血幹細胞から赤血球への分化を促進（図 5-7）し，赤血球産生を増加させる働きがある．ヒトが気圧の低い（酸素分圧の低い）高地に居住する場合，その環境への適応として赤血球数の増加が起こるが，エリスロポエチンはその際にも同様に放出されて赤血球数を増加させる．腎臓透析患者では，エリスロポエチンが体外に失われるために赤血球の数が減少し貧血となる．これを腎性貧血といい，その治療にはエリスロポエチン製剤が用いられる．

5-5-1-5 再生不良性貧血

欠乏した各種の赤血球分化成熟因子を補充することによって治療することができる上記の各種貧血と対照的に，治療の難しい貧血に再生不良性貧血がある．再生不良性貧血は，ある種の自己免疫疾患や，放射線障害，また抗がん剤などの副作用あるいは自己免疫疾患として現れる骨髄幹細胞の異常で，赤血球，白血球および血小板の全ての血球が減少する貧血である．よってその治療には副腎皮質ステロイドやシクロスポリン cyclosporin などの免疫抑制薬やタンパク同化ステロイドが用いられる．

5-5-2 貧血治療薬 （表5-11）

5-5-2-1 鉄欠乏性貧血治療薬

（1）経口投与鉄剤

硫酸第一鉄 ferrous sulfate，フマル酸第一鉄 ferrous fumarate，溶性ピロリン酸第二鉄 ferric pyrophosphate，クエン酸第一鉄 ferrous citrate などの経口投与鉄剤は，鉄欠乏性貧血に対して，貧血症状の改善後も約3か月間は投与を維持し，血清中の鉄分とその他の貯蔵鉄分の回復を図る．

これらの経口投与鉄剤の副作用として，悪心・嘔吐，食欲不振，腹痛，黒色便，急性大腸潰瘍，消化性潰瘍の悪化などの消化器障害が起こることがある．

（2）静脈内投与鉄剤

コンドロイチン硫酸・鉄コロイド chondroitin sulfate・iron colloid，シデフェロン cideferon，含糖酸化鉄 saccharated ferric oxide などの静脈内投与鉄剤は，経口投与鉄剤による消化器系副作用の重篤な鉄欠乏性貧血患者や，また緊急に貧血を改善する必要がある症例に対して用いられる．

これらの静脈内投与鉄剤の副作用として，ショック・アナフィラキシー様症状，骨軟化症，悪心・嘔吐，悪寒，発熱などが起こることがある．また鉄剤の長期的な静脈内投与を続けると，鉄投与過剰症（ヘモクロマトーシス hemochromatosis）を発症することがあるが，その際には，デフェロキサミン deferoxamine などの鉄剤解毒薬が用いられる．

デフェロキサミンは，鉄投与過剰症に対して用いられる鉄剤解毒薬で，血液中の Fe^{3+} をキレートとして捕捉し，水溶性のフェリオキサミンBとして尿中への鉄の排泄を促すために用いられる．

副作用として，ショック・アナフィラキシー様症状，血管浮腫，水晶体混濁，夜盲症，色覚異常，視野欠損，霧視，視力低下，網膜色素変性，難聴などがある．

表 5-11　貧血治療薬

カテゴリー		薬物名（一般名）	作用機序	適応	備考
鉄欠乏性貧血治療薬	経口投与鉄剤	硫酸鉄，フマル酸第一鉄，溶性ピロリン酸第二鉄，クエン酸第一鉄	欠乏した鉄分の補充	鉄欠乏性貧血	副作用：悪心・嘔吐，食欲不振，腹痛，急大腸潰瘍，消化性潰
	静脈内投与鉄剤	コンドロイチン硫酸・鉄コロイド，シデフェロン，含糖酸化鉄	欠乏した鉄分の補充	鉄欠乏性貧血	副作用：ショック・ナフィラキシー様状，骨軟化症，悪心，嘔吐，悪寒，発熱，投与過剰症
鉄解毒剤		デフェロキサミン	鉄投与過剰症において，血液中の Fe^{3+} をキレートとして捕捉し，水溶性のフェリオキサミンBとして尿中排泄	鉄剤の長期的な静脈内投与による鉄投与過剰症の鉄解毒剤として用いる	副作用：ショック・ナフィラキシー様状，血管浮腫
巨赤芽球性貧血治療薬	ビタミン B_{12} 製剤	シアノコバラミン，ヒドロキソコバラミン，メコバラミン，コバマミド	欠乏したビタミン B_{12} の補充	ビタミン B_{12} 欠乏性貧血および巨赤芽球性貧血（悪性貧血）	副作用：過敏症，発疹，胃部不快感
	葉酸	葉酸	欠乏した葉酸の補充	葉酸欠乏性貧血，悪性貧血	副作用：食欲不振，悪心，過敏症，浮腫
鉄芽球性貧血治療薬	人エリスロポエチンの遺伝子組換え製剤	ビタミン B_6	欠乏したビタミン B_6 の補充	鉄欠乏性貧血	副作用：過敏症，悪心，食欲不振
		エポエチン アルファ，エポエチン ベータ	欠乏したエリスロポエチンの補充	透析患者の腎性貧血，未熟児貧血，手術前の自己血貯血 AIDS およびがん患者の貧血	副作用：ショック・ナフィラキシー様状，高血圧脳症，脳出血，脳梗塞，肺塞栓
腎性貧血治療薬	抗エストロゲン薬	メピチオスタン	エリスロポエチン製剤と同様に，骨髄に作用して赤芽球コロニー形成細胞の増殖を促し貧血を改善する	透析患者の腎性貧血	副作用：高 K^+ 血症，副腎不全，血小板減
	男性ホルモン	テストステロンエナント酸エステル	エリスロポエチン製剤と同様に，骨髄に作用して赤芽球コロニー形成細胞の増殖を促し貧血を改善する	腎性貧血，再生不良性貧血	副作用：多毛，月経異常，男性化現象，脱
再生不良性貧血治療薬	副腎皮質ステロイド	デキサメタゾン，ベタメタゾン，プレドニゾロン，トリアムシノロン，コルチゾン，ヒドロコルチゾン，パラメタゾン，メチルプレドニゾロン	免疫抑制	自己免疫疾患が原因の再生不良性貧血	一般的な副腎皮質ステロイドの副作用
	免疫抑制薬	シクロスポリン	カルシニューリンの阻害による免疫抑制	自己免疫疾患が原因の再生不良性貧血	副作用：腎機能障害，肝機能障害，中枢神経障害
溶血性貧血治療薬	副腎皮質ステロイド	デキサメタゾン，プレドニゾロン	免疫抑制	自己免疫性の溶血	一般的な副腎皮質ステロイドの副作用

鉄製剤解毒薬

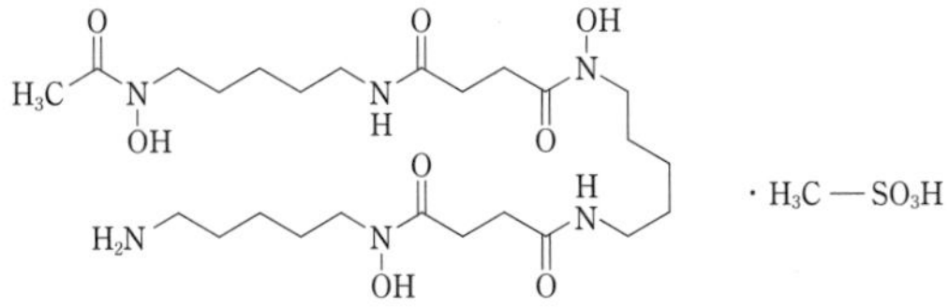

デフェロキサミンメシル酸塩 ⑫

巨赤芽球性貧血（悪性貧血）治療薬

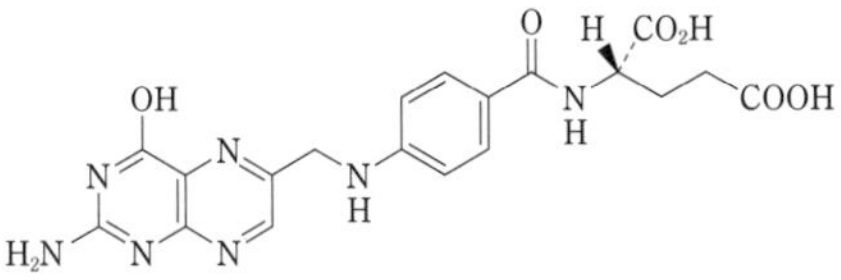

葉酸 ⑫

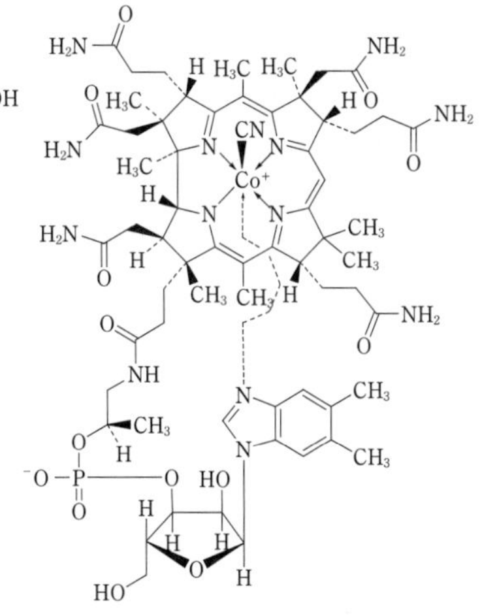

シアノコバラミン（ビタミン B_{12}）⑫

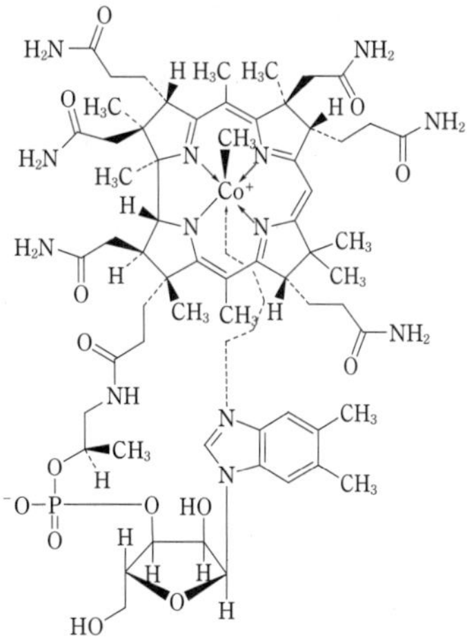

メコバラミン ⑫

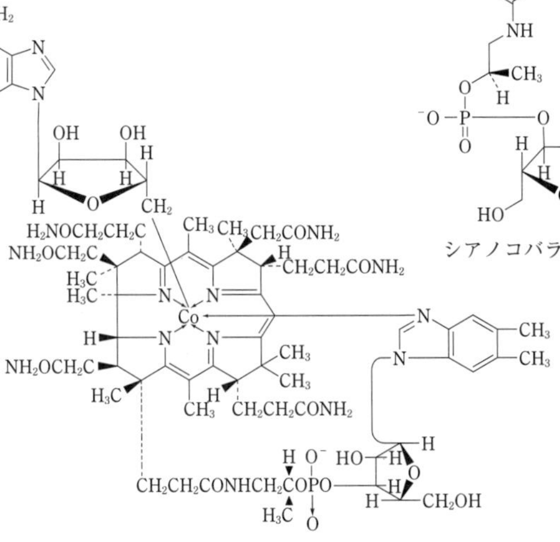

コバマミド

鉄芽球性貧血治療薬

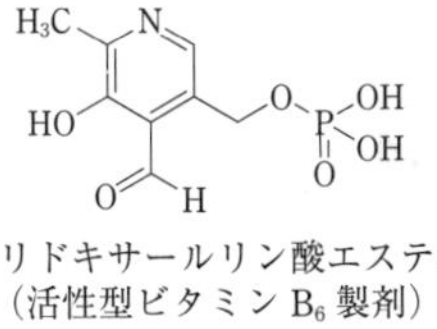

ピリドキサールリン酸エステル
（活性型ビタミン B_6 製剤）

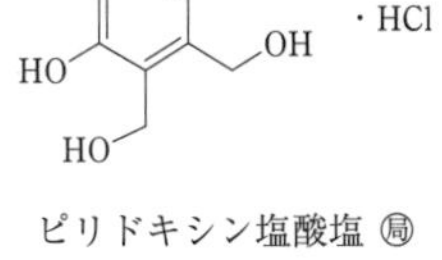

ピリドキシン塩酸塩 ⑫

腎性貧血治療薬

メピチオスタン 局

テストステロンエナント酸エステル 局

副腎皮質ステロイド

デキサメタゾン 局

ベタメタゾン 局

プレドニゾロン 局

トリアムシノロン 局

ヒドロコルチゾン 局

メチルプレドニゾロン 局

免疫抑制薬

Abu = (2S)-2-アミノ酪酸
MeGly = N-メチルグリシン
MeLeu = N-メチルロイシン
MeVal = N-メチルバリン

シクロスポリン 局

5-5-2-2　巨赤芽球性貧血治療薬

（1）ビタミン B_{12} 経口製剤

　シアノコバラミン cyanocobalamin や，排泄が遅く持続性があるヒドロキソコバラミン hydroxocobalamin，補酵素型のメコバラミン mecobalamin およびコバマミド cobamamide は，ビタミン B_{12} 経口製剤で，食餌による摂取不足および消費が増加した場合の不足（相対的ビタミン B_{12} 欠乏）によるビタミン B_{12} 欠乏性貧血および巨赤芽球性貧血（悪性貧血）に伴う神経障害などに用いられる．

　副作用として，過敏症，発疹，胃部不快感などがある．

（2）葉酸 folic acid

葉酸欠乏性貧血や悪性貧血の補助療法としてビタミンB_{12}製剤と併用することが多く、正常な赤血球の形成を促す．

副作用として，食欲不振，悪心，過敏症，浮腫，体重減少などがある．

5-5-2-3　鉄芽球性貧血（ビタミンB_6欠乏性貧血）治療薬

ビタミンB_6は，ヘム生合成の補酵素として重要で，その欠乏によりヘモグロビン生合成が阻害され（図5-7），鉄芽球性貧血を起こす．ビタミンB_6欠乏症の貧血以外の症状として，口角症，口唇炎，舌炎，湿疹，末梢神経炎もあるが，鉄芽球性貧血およびその他のビタミンB_6欠乏症の予防と治療を目的としたビタミンB_6補充療法が行われる．また，放射線障害の治療にもビタミンB_6が用いられる．

ビタミンB_6の副作用として，過敏症，悪心，食欲不振，注射部位疼痛，光過敏症，手足のしびれ，知覚異常などがある．

5-5-2-4　腎性貧血治療薬

（1）エポエチン　アルファおよびベータ epoetin α and β

人エリスロポエチンの遺伝子組換え製剤であり，赤血球産生を促し，透析患者の腎性貧血，未熟児貧血，手術前の自己血貯血やAIDSおよびがん患者の貧血を改善する．

副作用として，ショック・アナフィラキシー様症状，高血圧性脳症，脳出血，脳梗塞，肺塞栓，肝機能障害，黄疸などがある．

（2）メピチオスタン mepitiostane

抗エストロゲン薬で，乳がん治療にも用いられるが，透析患者の腎性貧血に対して，エリスロポエチン製剤と同様に，骨髄に作用して赤芽球コロニー形成細胞の増殖を促し貧血を改善する．

副作用として，高K^+血症，副腎不全，血小板減少，貧血，肝機能障害，腎機能障害などがある．

（3）テストステロンエナント酸エステル testosterone enanthate

男性ホルモンの一種で，エリスロポエチン製剤と同様に，骨髄に作用して赤芽球コロニー形成細胞の増殖を促し貧血を改善する．腎性貧血，再生不良性貧血，男子性腺機能不全に用いる．

副作用として，肝機能障害，多毛，月経異常，男性化現象，過敏症，脱毛，悪心・嘔吐などがある．

5-5-2-5　再生不良性貧血治療薬

（1）副腎皮質ステロイド

　デキサメタゾン dexamethasone，ベタメタゾン betamethasone，プレドニゾロン prednisolone，トリアムシノロン triamcinolone，コルチゾン cortisone，ヒドロコルチゾン hydrocortisone，パラメタゾン paramethasone，メチルプレドニゾロン methylprednisolone などの副腎皮質ステロイドは，自己免疫疾患が原因の再生不良性貧血の治療に用いられる．

　副作用として，一般的な副腎皮質ステロイドの副作用に対する注意が必要である．

（2）免疫抑制薬

　シクロスポリン ciclosporin，抗ヒト胸腺細胞グロブリンおよび抗ヒトTリンパ球ウサギ免疫グロブリンなどの免疫抑制薬は，副腎皮質ステロイドの場合と同じく，自己免疫疾患が原因の重度ならびに中等度の再生不良性貧血に用いられる．

　シクロスポリンの作用機序は，カルシニューリンの阻害によるものであるが，グロブリン製剤の免疫抑制作用の機序は，直接Tリンパ球の活性を抑制することにより，造血幹細胞に対するTリンパ球の自己免疫作用を解除することであり，造血幹細胞の分化・増殖を回復させる．その効果発現には，通常3～6か月間の投与が必要である．また，これらのグロブリン製剤は異種タンパク質であるため，強力なアレルゲンとなる．そのためこれらのグロブリン製剤は一度しか使用することができないのが難点である．

　シクロスポリンの副作用として，腎機能障害，肝機能障害，中枢神経障害，感染症，急性膵炎，微小血管血栓，溶血性貧血，横紋筋融解症などがある．

　一方，グロブリン製剤の副作用として，ショック・アナフィラキシー様症状，感染症，間質性肺炎，肺水腫，血小板減少，出血傾向などに注意を要する．

5-5-2-6　溶血性貧血治療薬

　プレドニゾロンやデキサメタゾンなどの副腎皮質ステロイドが自己免疫性の溶血に対して用いられる．

　副作用として，副腎皮質ステロイドの一般的副作用に対する注意が必要である．

5-6 感染防御における血液の役割と関連する医薬品

体内で細菌などの感染が起こると，感染防御のための免疫系が活性化される．免疫系はリンパ節内のBリンパ球が産生する抗体が病原体との間で抗原抗体反応を起こすことによって行われる体液性免疫と活性化されたTリンパ球や好中球およびマクロファージなどによって行われる細胞性免疫から成り立っている．免疫系の抑制は，抗がん剤の投与や放射線治療また，感染症，再生不良性貧血や白血病などによって骨髄機能が障害されたときに起こる．特にこれらの原因により，血液中の白血球数が 4000/mm^3 以下になった状態を白血球減少症という．また白血病治療のための骨髄移植では，放射線を使って患者自身の骨髄細胞を死滅させた上で骨髄提供者からの骨髄が移植されるが，移植された骨髄細胞が患者の骨髄細胞として定着し，ある一定の細胞数に至るまでの間は免疫機能が不十分な状態であり，感染症に対する危険性を考えると一刻も早い骨髄細胞数の回復が重要である．そのために，白血球の増殖を促す顆粒球コロニー刺激因子 granulocyte colony-stimulating factor（G-CSF），単球/マクロファージコロニー刺激因子 monocyte/macrophage colony-stimulating factor（M-CSF）などが白血球減少症に用いられる．

5-6-1 白血球減少症治療薬（表 5-12）

5-6-1-1 顆粒球コロニー刺激因子 granulocyte colony-stimulating factor（G-CSF）

フィルグラスチム filgrastim，レノグラスチム lenograstim，ナルトグラスチム nartograstim は，遺伝子組換えヒト G-CSF 製剤で，骨髄移植，がんの化学療法，再生不良性貧血，免疫抑制薬の使用により好中球減少が起こった場合に使用し，顆粒球系前駆細胞の分化・増殖を促し，骨髄内から末梢血中への好中球動員を起こさせる．

これらの G-CSF 製剤の副作用として，ショック・アナフィラキシー様症状，間質性肺炎，急性呼吸窮迫症候群などがある．

5-6-1-2 単球/マクロファージコロニー刺激因子 monocyte/macrophage colony-stimulating factor（M-CSF）

ミリモスチム mirimostim は，ヒト尿から生成された M-CSF 製剤で，末梢血および骨髄細胞中の単球・マクロファージ系前駆細胞 colony-forming unit monocyte/macrophage（CFU-M）に作用して G-CSF および顆粒球・単球/マクロファージコロニー刺激因子 granulocyte/macrophage colony-stimulating factor（GM-CSF）の産生を促進させることにより，間接的に顆粒球を増加させるので，骨髄移植後の顆粒球数の回復，また急性骨髄性白血病とその化学療法による顆粒球減少の改善に用いられる．

表5-12 白血球減少症治療薬

カテゴリー	薬物名（一般名）	作用機序	適応	備考
顆粒球コロニー刺激因子	フィルグラスチム, レノグラスチム, ナルトグラスチム	顆粒球コロニー刺激	骨髄移植, がんの化学療法, 再生不良性貧血, 免疫抑制薬の使用による好中球減少症	副作用：ショック・アナフィラキシー様症状, 間質性肺炎
単球/マクロファージコロニー刺激因子	ミリモスチム	単球/マクロファージコロニー刺激	骨髄移植後の顆粒球数の回復, また急性骨髄性白血病とその化学療法による顆粒球減少の改善	副作用：ショック・アナフィラキシー様症状
菌体ムラミルジペプチド誘導体	ロムルチド	単球/マクロファージコロニー刺激	放射線療法後の顆粒球減少の改善	

ロムルチド

副作用として，ショック・アナフィラキシー様症状，発熱，全身倦怠感，発疹，呼吸困難などがある．

5-6-1-3 その他

菌体成分ムラミルジペプチド誘導体のロムルチドromurtideもCFU-M活性化作用をもち，放射線療法後の顆粒球減少に適用される．

5-7 輸液剤

輸液とは，(1)体液成分のバランスの補正や維持，(2)栄養の補給，または(3)原疾患の治療などを目的に，細胞外液に準拠した浸透圧の溶液を静注投与することで，輸液剤は大きく電解質輸液剤と栄養輸液剤さらに血漿増量薬に分けられ，電解質輸液剤はさらに維持輸液剤と治療的輸液剤に分類される．図5-8および表5-13に輸液剤の分類と代表的な輸液剤を記載する．

```
                    ┌ 電解質輸液 ┌ 複合電解質輸液（等張および低張電解質輸液）
                    │         └ 単一電解質輸液
                    │
                    │         ┌ 糖質輸液
  輸液 ┤ 栄養輸液 ┤ アミノ酸輸液
                    │         │ 脂質輸液
                    │         └ 中心静脈高カロリー輸液（IVH）
                    │
                    └ 血漿増量薬
```

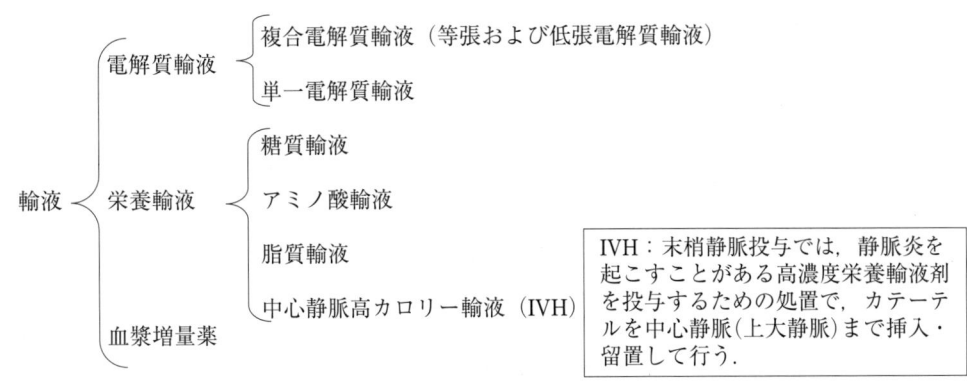

IVH：末梢静脈投与では，静脈炎を起こすことがある高濃度栄養輸液剤を投与するための処置で，カテーテルを中心静脈(上大静脈)まで挿入・留置して行う．

図 5-8　輸液の分類

表 5-13　輸液の種類

		輸液剤	特徴または用途
複合電解質輸液	等張	生理食塩液	細胞外補充液として使用
		リンゲル液	
		糖加各種リンゲル液	
		乳酸リンゲル液	
		酢酸リンゲル液	
		重炭酸リンゲル液	
	低張	開始液（1号）	2/3 希釈の乳酸リンゲル液（K^+を含まず）
		脱水補給液（2号）	1号液にK^+を含ませたもの
		維持液（3号）	Na^+, Cl^-は乳酸リンゲル液の 1/2〜1/3（K^+を含む）
		術後回復液（4号）	3号液からK^+を除き，Na^+をさらに減らした液
単一電解質輸液		Na^+製剤	低Na^+血症処置
		K^+製剤	低K^+血症処置
		Ca^{2+}製剤	低Ca^{2+}血症処置
		Mg^{2+}製剤	Mg^{2+}の補正
		P製剤	Pの補正
		pH補正液（アルカリ化剤）	代謝性アシドーシス
		pH補正液（酸性化剤）	高度な低Cl^-性アルカローシス
栄養輸液		糖質輸液	ブドウ糖（5〜70％），果糖（5〜50％）マルトース（10％）など
		アミノ酸輸液	末梢用（3〜5％），IVH用（10〜12％）
		脂質輸液	脂肪乳剤（10％, 20％）
血漿増量薬		低分子デキストラン糖	大量出血時の処置，体外循環灌流液
		ヒドロキシエチルデンプン	大量出血時の処置，体外循環血液希釈
中心静脈高カロリー輸液（IVH）		IVH基本液	高濃度糖質，高濃度アミノ酸，主要電解質を含む
		総合ビタミン剤	IVH基本液に各種ビタミンを混合
		微量元素製剤	IVH基本液に亜鉛，鉄，銅，マンガン，ヨウ素などの必須微量元素を混合

6 利尿薬と泌尿器・生殖器作用薬

6-1 腎機能と利尿薬

　全身をめぐる血液の 20～25％ が腎臓に流入し，腎臓でろ過されて尿を生成する．体重に占める腎臓重量の割合が 0.5％ 以下であることを考えると，極めて多量の血液が腎臓に供給されていることがわかる．血液中の老廃物や余分な塩類は尿に溶け込んで排出され，血液の浸透圧が一定に保たれる．すなわち腎臓は老廃物の排泄器官である．一方で，腎臓には水分や塩類のリサイクル器官としての役割もある．腎臓への血液は腎動脈によって運ばれるが，腎動脈は，腎門から入り，腎臓内層の腎髄質内で葉間動脈に分枝し，皮質・髄質境界部を弓状動脈として走行する．その後，皮質部を表層に向かって分枝する小葉間動脈から輸入細動脈に分かれて糸球体 glomerulus に入り，糸球体内で毛細血管網を形成し，輸出細動脈として糸球体を出る（図 6-1）．輸出入細

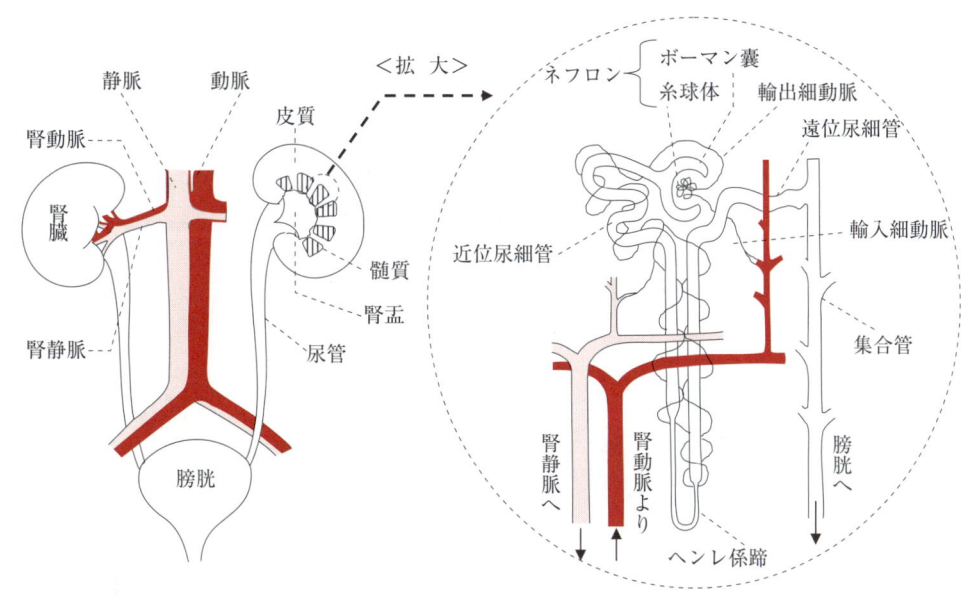

図 6-1　泌尿器の構造

動脈圧による負荷を受けた糸球体毛細血管は尿細管の始点であるボーマン Bowman 嚢に包まれて，腎尿細管とともに腎機能，すなわち尿生成装置としての最小単位であるネフロン nephron を形成する（図 6-1）．糸球体からボーマン嚢内に限外ろ過 ultrafiltration されて，血球と大部分のタンパク質を除く血漿成分を原尿と呼ぶ．原尿を生成する能力すなわち単位時間当たりのろ過量は，糸球体ろ過量 glomerular filtration rate（GFR）として表され，腎機能の指標とされる．イヌリンやチオ硫酸ナトリウムのように，糸球体ろ過されて，尿細管で再吸収 reabsorption も分泌 secretion もされない物質の腎クリアランス renal clearance 値は，GFR に相当する．血中に存在するクレアチニン creatinine の腎クリアランス値は臨床的に GFR の指標とされ，以下の計算式によって求められる．

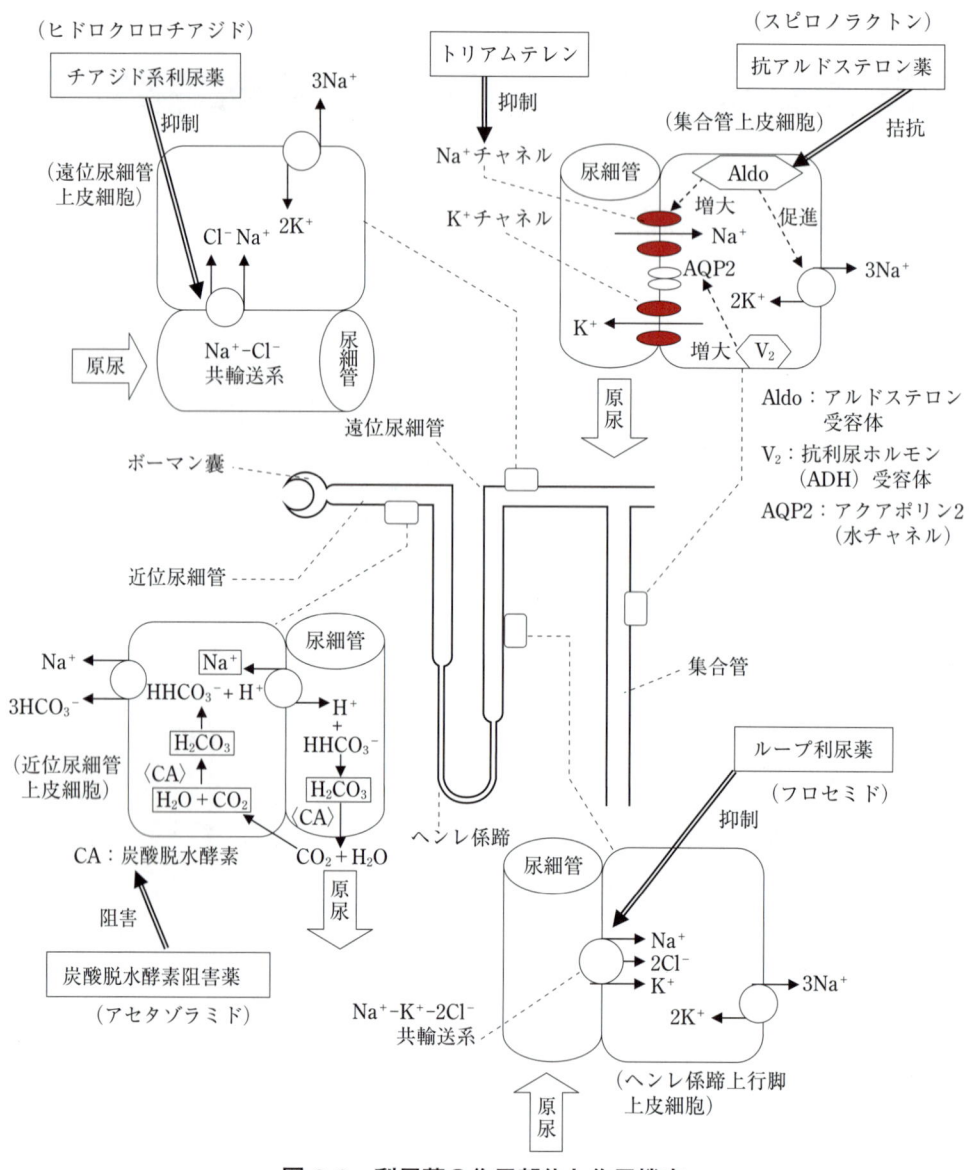

図 6-2 利尿薬の作用部位と作用機序

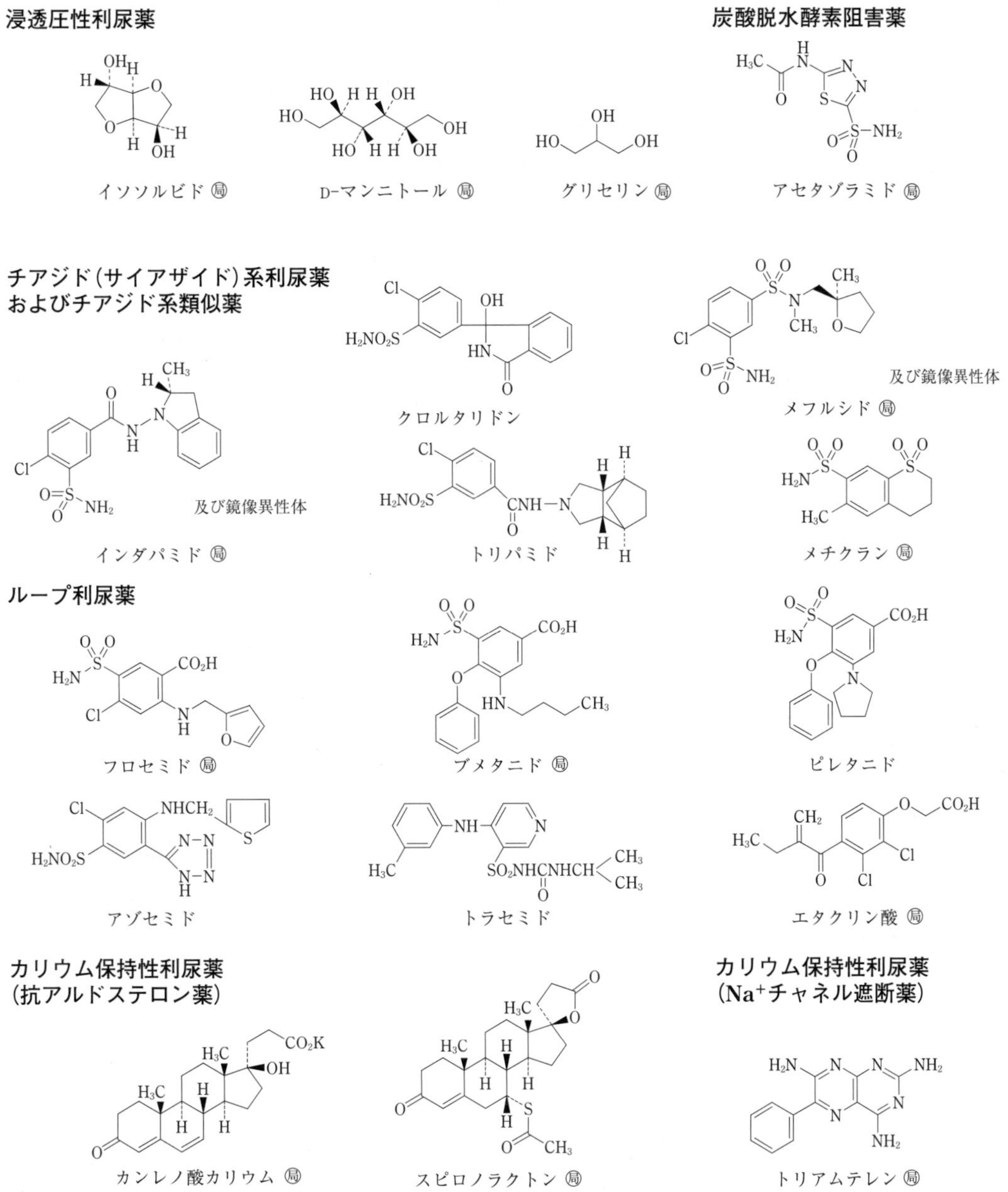

浸透圧性利尿薬

イソソルビド 局　　D-マンニトール 局　　グリセリン 局

炭酸脱水酵素阻害薬

アセタゾラミド 局

チアジド(サイアザイド)系利尿薬およびチアジド系類似薬

インダパミド 局　　クロルタリドン　　メフルシド 局

　　　　　　　　　トリパミド　　メチクラン 局

ループ利尿薬

フロセミド 局　　ブメタニド 局　　ピレタニド

アゾセミド　　トラセミド　　エタクリン酸 局

カリウム保持性利尿薬（抗アルドステロン薬）

カンレノ酸カリウム 局　　スピロノラクトン 局

カリウム保持性利尿薬（Na⁺チャネル遮断薬）

トリアムテレン 局

図 6-3　利尿薬の分類

$$Ccr = Ucr \times V/Pcr$$

　　Ccr：クレアチニン (cr) の腎クリアランス，Ucr：クレアチニンの尿中濃度
　　Pcr：クレアチニンの血漿中濃度，V：単位時間（分）当たりの尿量

　糸球体でろ過された原尿は，近位尿細管，ヘンレ係蹄，遠位尿細管および集合管の各部位（図6-1，6-2）を通過する間に，尿細管腔内から周囲毛細血管や直血管に再吸収されたり，また逆に分泌されたりすることにより成分の修飾を受け，集合管で濃縮された後，最終的な尿となる（図6-1）．成人では1日当たり約150リットルの原尿を生成するが，実際に最終的な尿として排

出されるのは，1日当たり約1.5リットルであり，この量は原尿総量の1%に過ぎない．残りの99%の原尿は，尿細管を移動する過程で，尿細管壁から血液中に再吸収され，水や塩類を含むほとんどの成分が修飾を受けて，濃縮される．そのことによって効率よく水分や塩分を利用できるようになったため，両生類以上の動物は陸上での生存が可能となり，さらには，砂漠に適応したラクダやクジラなどの海洋ほ乳類は，腎機能すなわち尿の濃縮率を高めることによって砂漠や遠洋のような真水を得にくい環境でも棲息可能となった．因みに海水の塩分濃度はおよそ3.5%であるが，腎機能としての尿の濃縮率（尿濃度）のおよその値を比較すると，ヒト（2.2%），ラクダ（6.0%）およびクジラ（4.0%，水族館では飼育水塩分濃度より高い濃度）となることが知られている．すなわち収支のバランスから，クジラは海水を飲んで生存できるが，ヒトでは不可能ということになる．

　本章では，腎尿細管の上流（近位尿細管）から下流（遠位尿細管および集合管）に至る各部位におけるナトリウムイオンの再吸収機序（図6-2）を解説し，それぞれの機序の担当分子を作用点とする各種利尿薬（図6-2, 6-3）について，その強度や特徴および問題点について解説する．

6-1-1 尿細管各部位でのナトリウムイオンの再吸収機序

6-1-1-1　近位尿細管

　近位尿細管におけるナトリウムイオンの再吸収は，炭酸脱水酵素の働きにより生成した水素イオンと交換することによって行われる（Na^+/H^+ 交換系）．しかし，炭酸脱水酵素阻害薬の投与では，尿中排泄のナトリウムイオンに換算してわずか数%という極めて弱い利尿作用しか得られない．その理由は，近位尿細管の Na^+ 再吸収機序は多様で，Na^+/H^+ 交換系だけを抑えても，全体としての影響は小さいからである（図6-2）．

6-1-1-2　ヘンレ係蹄（ループ）Henle loop

　ヘンレ係蹄には，特にその上行脚尿細管壁に Na^+-K^+-$2Cl^-$ 共輸送系が存在し，強力な Na^+ 再吸収能を有する．この Na^+-K^+-$2Cl^-$ 共輸送系を作用点とする利尿薬をループ利尿薬と呼ぶ．ループ利尿薬は，尿細管中で最も強力な Na^+ 再吸収部位の機能を抑えるため，最強の利尿薬として効果を現す．また，ヘンレ係蹄は尿の濃縮機構として重要な役割を果たしている（図6-2）．

6-1-1-3　遠位尿細管

　遠位尿細管には，Na^+ と Cl^- の共輸送系が存在し，Na^+ の再吸収を行っている．この Na^+ と Cl^- の共輸送系を作用点とする利尿薬にチアジド系（サイアザイド系）利尿薬があり，中等度の利尿効果を示す（図6-2）．

6-1-1-4　遠位尿細管終末部および集合管

遠位尿細管終末部および集合管にはアルドステロン受容体刺激により発現の増大するNa^+チャネルが存在し，Na^+の再吸収を行っている．そこで，この部位のアルドステロン受容体に拮抗する物質やNa^+チャネルを遮断する物質は，この部位を作用点とする利尿薬となる（図6-2）．

6-1-2　尿の濃縮機構

尿を濃縮することによってH_2Oの効果的な再利用を行うことは，腎の重要な役割であるが，そのしくみは腎臓間質液の浸透圧を高い状態に保ちつつ，バゾプレシンの作用により集合管からH_2Oを再吸収することによって成り立っている．間質液の高浸透圧状態は，U字形をなすヘンレ係蹄とそれに沿って同じくU字形に走行する直血管とよばれる血管系がそれぞれの上行脚と下行脚の間で行うNa^+とH_2Oの移動（実際には尿素も関与するといわれている）によって維持されている．ヘンレ係蹄下行脚と上行脚の間で行われるNa^+とH_2Oの移動を対向流増幅系，一方，直血管の下行脚と上行脚の間で行われるNa^+とH_2Oの移動を対向流交換系とよぶ．ヘンレ係蹄上行脚ではH_2Oの透過性が低く，下行脚では逆に高い．そこで，ヘンレ係蹄上行脚でNa^+-K^+-$2Cl^-$共輸送系によりNa^+が再吸収されると，間質液の浸透圧が上がり，その影響は下行脚周囲の間質液にも及ぶ．高く維持された間質液の浸透圧により，ヘンレ係蹄下行脚ではNa^+が尿細管腔内に分泌されると同時にH_2Oが再吸収される．その結果，管腔内を移動する原尿は下行脚を下るに従って高張化し，ヘンレ係蹄の先端部で最高となった後，つづいて上行脚を上るに従って低張化する．すなわち結果的にはNa^+とH_2Oは，ヘンレ係蹄を上行脚と下行脚の間で移動するだけのことになるにもかかわらず，間質液の高浸透圧状態が保たれることになる（対向流増幅系）．同様にして，U字管の直血管の上行脚と下行脚の間でNa^+とH_2Oが移動することによって間質液の高浸透圧状態に影響することなく血漿中にNa^+とH_2Oは拡散していく（対向流交換系）．

6-1-3　腎機能を調節する生理活性物質

6-1-3-1　レニン-アンギオテンシン-アルドステロン系

腎を起点とした血圧と血漿浸透圧の調節を行っている生理活性物質の反応系にレニン-アンギオテンシン-アルドステロン系がある．糸球体に血液を送り込む輸入細動脈周囲にはレニン分泌を行う傍糸球体細胞があり，また遠位尿細管が輸入細動脈と輸出細動脈に接近するところに緻密斑（マクラデンサ macula densa）と呼ばれるCl^-濃度のセンサーが存在する．

原尿中のCl^-濃度が低下すると，傍糸球体細胞からレニン分泌が促され，レニンはアンギオテンシノーゲンを分解してアンギオテンシンⅠを生成させる．アンギオテンシンⅠはアンギオテン

シン変換酵素によってアンギオテンシンIIに変換される．アンギオテンシンIIは昇圧物質であるが，同時に副腎皮質からのアルドステロン aldosterone の分泌を引き起こさせる．そのアルドステロンは腎の尿細管終末部，特に集合管に存在するアルドステロン受容体に作用し，Na$^+$ チャネルの発現を促すことによって Na$^+$ を再吸収させる．このようにして腎臓からのレニン分泌は，レニン-アンギオテンシン-アルドステロン系として血漿浸透圧と血圧の調節に寄与している．

6-1-3-2　抗利尿ホルモン

下垂体後葉ホルモンの1つ，抗利尿ホルモン antidiuretic hormone（ADH），別名バゾプレシン vasopressin は，腎尿細管の V$_2$ 受容体に作用して尿量を減少，すなわち抗利尿作用を示すことが知られている．また同ホルモンが病的な分泌不足（例えば尿崩症）に陥ると，異常な多尿となる．

ADH の抗利尿作用は，集合管の管腔膜における水チャネル（アクアポリン2 aquaporin 2：AQP2）分子の発現増加による H$_2$O 透過性の増大の結果として，H$_2$O 再吸収が促進されることに基づく．集合管周囲の間質液は，ヘンレ係蹄の対向流増幅系により浸透圧が高く，AQP2 が増加すると，H$_2$O の透過性が亢進し，管腔内の H$_2$O が間質液側に移動して，尿の濃縮，すなわち尿量の減少が起る（図 6-2）．

[尿崩症]

ADH の分泌不全や作用低下のために尿の濃縮障害を起こし，血漿浸透圧の上昇から口渇，多飲，多尿を主徴とする疾患で，ADH の分泌障害により起こるものを中枢性尿崩症，一方，腎臓の ADH に対する反応性障害によるものを腎性尿崩症という．

6-1-3-3　心房性ナトリウム利尿ペプチド

心房から分泌されて腎に作用し，尿量調節に関与する物質として心房性ナトリウム利尿ペプチド atrial natriuretic peptide（ANP）がある．ANP の受容体は腎臓，血管および副腎皮質に存在しており，刺激を受けると，受容体に内蔵されるグアニル酸シクラーゼが活性化されて，細胞内のサイクリック GMP（cGMP）濃度が上昇する．その結果，cGMP 依存性プロテインキナーゼ（PKG）によるリン酸化が亢進し，種々の生理機能が引き起こされる．すなわち，ANP は腎臓に作用して尿量を増加させ，Na$^+$ 排泄を促す．また，ANP は副腎皮質に作用してアルドステロンの分泌を抑制する．このようにして ANP は，Na$^+$ 排泄，尿量調節，血圧調節を行っている．

α型ヒト ANP 製剤のカルペリチド（図 6-4）は，利尿効果と血管拡張作用による心臓の後負荷軽減を利用して，慢性心不全の急性増悪期を含む急性心不全に用いられる．

α型ヒト心房性ナトリウム利尿ペプチド製剤

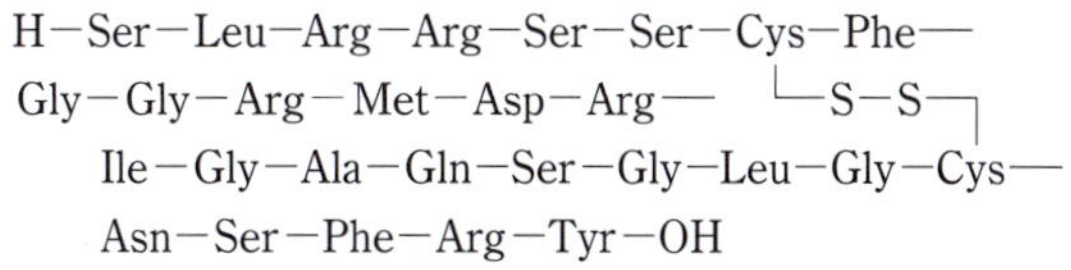

```
H-Ser-Leu-Arg-Arg-Ser-Ser-Cys-Phe-
Gly-Gly-Arg-Met-Asp-Arg-     └S-S─┐
     Ile-Gly-Ala-Gln-Ser-Gly-Leu-Gly-Cys-
     Asn-Ser-Phe-Arg-Tyr-OH
```
カルペリチド

図 6-4　その他の利尿薬

6-1-4　利尿薬の臨床適応

利尿薬は以下の目的に利用される．

6-1-4-1　浮腫の改善

利尿効果の結果として血液が濃縮されると，膠質浸透圧により，浮腫の原因となっている組織液が血管内に吸引される．その結果，組織液によって押し広げられていた細胞外容積が減少，すなわち浮腫の軽減がもたらされる．

6-1-4-2　血圧下降

利尿により血液量が減ることによって末梢抵抗が減り，血圧は下降する．利尿薬は高血圧の治療に第一選択薬として用いられる．

6-1-4-3　心不全治療

利尿により末梢抵抗が減少すると，心臓の後負荷が低下し，心不全の予後を改善する．

6-1-4-4　ショック腎の予防

心血管系の手術や外傷性ショックなどの循環不全のために腎臓が尿生成を停止してしまう危険性（急性腎不全 acute renal failure）があるとき，その危険性を回避するために利尿薬によって利尿を維持する．

6-1-5 利尿薬の分類 (表6-1)

6-1-5-1 浸透圧利尿薬

D-マンニトール D-mannitol, イソソルビド isosorbide やグリセリン glycerin のように薬理活性がなく, 糸球体でろ過され, 尿細管で再吸収を受けない物質は, 投与量に依存して尿細管腔内の浸透圧を上昇させる. その結果, H_2O の再吸収を抑制し, 続いて Na^+ の再吸収を抑制するため尿量が増加する. これらの利尿薬を浸透圧利尿薬と呼ぶ (図6-3).

脳浮腫による脳圧亢進や緑内障の眼圧亢進を抑えるために用いられる.

副作用として, 電解質異常を引き起こすことがある.

6-1-5-2 炭酸脱水酵素阻害薬

サルファ剤の利尿効果がきっかけとなり開発された炭酸脱水酵素阻害薬のアセタゾラミド (図6-3) は, 近位尿細管の管腔側細胞膜に存在する炭酸脱水酵素を阻害し, $CO_2 + H_2O \rightleftharpoons H_2CO_3 \rightleftharpoons H^+ + HCO_3^-$ の反応によって生成する H^+ 濃度を低下させる. その結果, Na^+/H^+ 交換系として作動していた Na^+ 再吸収機構が抑制され, 利尿効果をもたらす. しかし, 近位尿細管における Na^+ の再吸収機構は多様で, Na^+/H^+ 交換系のみを抑制しても全体としての Na^+ 再吸収にはさほど影響しない. そのため, 炭酸脱水酵素阻害薬の利尿効果は弱く, 利尿薬としては使用されず, 緑内障における眼内圧低下薬または抗てんかん薬として用いられる.

炭酸脱水酵素阻害薬の副作用として, 尿中への Na^+ 排泄とともに, HCO_3^- 排泄も増加するため (図6-2), 尿のアルカリ化を引き起こし, 相対的に血液はアシドーシス (代謝性アシドーシス) となる.

6-1-5-3 チアジド (サイアザイド) 系利尿薬

ベンゾチアジアジン benzothiadiazine 構造をもつ化合物と同構造をもたないチアジド系類似薬 (図6-3) からなり, 遠位尿細管前半部の管腔に存在する Na^+-Cl^- 共輸送系を阻害し, Na^+ 再吸収およびそれに伴う H_2O の再吸収を阻害する. 作用強度が中等度の利尿薬で, 経口投与が可能である. 利尿による血圧低下を利用し, 降圧利尿薬として高血圧症の治療に用いられる. また, うっ血性心不全, 腎性浮腫, 肝疾患性浮腫にも用いられる. 腎性尿崩症 (p.316 [尿崩症] 参照) にはバゾプレシンは無効であるため, チアジド系利尿薬が用いられることがある.

チアジド系利尿薬は, 遠位尿細管における Ca^{2+} 再吸収を促進し, 尿中への Ca^{2+} 排泄を減少させるため, 腎・尿路結石の予防効果ももたらす. チアジド系利尿薬の利尿効果は, 腎機能の低下によって GFR が 20% 以下に低下に落ち込んでいるときは期待できないといわれている.

チアジド系利尿薬の副作用として, 低カリウム (K^+) 血症 hypokalemia を引き起こす. チア

表 6-1 利尿薬

カテゴリー	薬物名（一般名）	作用機序	適応	備考
浸透圧利尿薬	D-マンニトール イソソルビド グリセリン	尿細管腔内の浸透圧を上昇させて尿量を増加させる	脳浮腫による脳圧亢進の抑制，緑内障の眼内圧亢進の抑制	副作用：電解質異常
炭酸脱水酵素阻害薬	アセタゾラミド	炭酸脱水酵素を阻害して，Na^+ の再吸収を抑制	緑内障の眼内圧を低下，抗てんかん薬としての用途	副作用：代謝性アシドーシス
チアジド(サイアザイド)系利尿薬	クロルタリドン メフルシド インダパミド トリパミド メチクラン	Na^+-Cl^- 共輸送系を阻害して，Na^+ の再吸収を抑制	高血圧症治療，うっ血性心不全，腎性浮腫，肝疾患性浮腫，腎性尿崩症	副作用：低 K^+ 血症，高血糖，高尿酸血症
ループ利尿薬	フロセミド ブメタニド ピレタニド アゾセミド トラセミド エタクリン酸	Na^+-K^+-$2Cl^-$ 共輸送系を阻害して，Na^+ の再吸収を抑制	心不全，腎性浮腫，肝硬変による浮腫	副作用：低 K^+ 血症，高血糖，高尿酸血症
カリウム保持性利尿薬（抗アルドステロン薬）	カンレノ酸カリウム スピロノラクトン	Na^+ チャネル発現を担うアルドステロン受容体を阻害して，Na^+ の再吸収を抑制	低カリウム血症防止	副作用：高 K^+ 血症
カリウム保持性利尿薬（Na^+ チャネル遮断薬）	トリアムテレン	Na^+ チャネルを阻害して，Na^+ の再吸収を抑制	低カリウム血症防止	副作用：高 K^+ 血症，食欲不振，めまい
その他の利尿薬 α型ヒト心房性ナトリウム利尿ペプチド	カルペリチド	グアニル酸シクラーゼ活性化により細胞内 cGMP 濃度上昇，その結果尿量増加	慢性心不全の急性増悪期を含む急性心不全	副作用：低血圧性ショック，徐脈，心室性不整脈，電解質異常

ジド系利尿薬が作用部位の遠位尿細管前半部で，Na^+ 再吸収を抑制すると，遠位尿細管終末部と集合管での尿中 Na^+ 濃度が上昇（Na^+ 負荷が上昇）し，そこでの Na^+ 再吸収が増大する．それに伴って，Na^+/K^+ 交換反応（図 6-2）を介して K^+ の尿中排泄量が増加し，低カリウム血症となる．低カリウム血症の問題点は，心臓のジギタリス感受性が亢進することで，そのために不整脈等のジギタリス中毒が起こりやすくなり危険である．低カリウム血症を防止するために，カリウム保持性利尿薬（図 6-3）を併用したり，グルコン酸カリウムなどのカリウム補充製剤を併用したりする．

チアジド系利尿薬は尿細管における尿酸分泌を抑制するため，高尿酸血症を引き起こし，痛風を誘発，または悪化させることがある．低カリウム血症の結果として，グルコースに対するインスリン分泌の抑制（耐糖能の低下）が起こり，高血糖となり糖尿病を悪化させる．またチアジド系利尿薬により，血中総コレステロールと中性脂肪の上昇および HDL コレステロール低下が起こることがある．

6-1-5-4　ループ利尿薬

ループ利尿薬 loop diuretics は名前の由来のとおり，作用点をヘンレ係蹄 Henle loop の上行脚にもつ利尿薬である（図 6-3）．ループ利尿薬は近位尿細管から有機酸輸送系を介して分泌され，ヘンレ係蹄上行脚の太い部分に存在する Na^+-K^+-$2Cl^-$ 共輸送系を尿細管腔側より阻害することにより Na^+ の再吸収を抑え，利尿効果をもたらす（図 6-2）．ループ利尿薬の作用点であるヘンレ係蹄は，尿の濃縮に関わる重要な部位であり，そこでの Na^+ 再吸収を阻害するループ利尿薬は最も作用の強い利尿薬となる．

ループ利尿薬は主に心不全，腎不全や肝硬変に伴う浮腫に用いられる．強力な利尿作用が得られるが，作用の持続が短いので，高血圧症の治療には必ずしも適していない．降圧利尿薬としては徐放製剤化したフロセミドなどが用いられている．

副作用として，Cl^- の尿中排泄の増大による低 Cl^- 性アルカローシスを起こしやすい．利尿作用の強さから，尿細管終末部における Na^+ 濃度が上がり，Na^+ 再吸収に伴い K^+ 分泌の増加が起こり，過剰な K^+ 排泄の結果として低カリウム血症をもたらす．また強力な利尿作用による脱水や電解質異常の危険性がある．その他，チアジド系利尿薬と同様のメカニズムで，高尿酸血症，耐糖能低下，さらにアミノグリコシド系抗生物質との併用による聴覚障害などがある．

6-1-5-5　カリウム保持性利尿薬

チアジド系利尿薬やループ利尿薬が血漿 K^+ 濃度を低下させるのと対照的に，血漿 K^+ 濃度を上昇させる利尿薬をカリウム保持性利尿薬と呼ぶ（図 6-3）．抗アルドステロン薬と集合管に存在する Na^+ チャネルの遮断薬であるトリアムテレン triamterene がある．集合管における Na^+ の再吸収を行う Na^+ チャネルは，アルドステロン受容体へのアルドステロンの結合によって発現が増大維持されている（図 6-2）．

（1）抗アルドステロン薬

スピロノラクトン spironolactone とカンレノ酸カリウム potassium canrenoate は代表的な抗アルドステロン薬で，アルドステロン（鉱質コルチコイド）と類似した構造をもち，アルドステロン受容体でアルドステロンと拮抗して Na^+ チャネルの発現が増大するのを抑え，利尿効果をもたらす．この部位で Na^+ の尿中排泄量が増大すると，それに伴い K^+ の尿中排泄量が減り，血漿 K^+ 濃度が上昇する．集合管におけるアルドステロン依存性の Na^+ チャネルによる Na^+ 再吸収量は，糸球体でろ過される Na^+ のうち，ごく限られた量であるため抗アルドステロン薬単独での利尿効果は弱く，通常はチアジド系利尿薬やループ利尿薬の副作用である低カリウム血症を軽減する目的で，これらの利尿薬と併用される場合が多い．

（2）アルドステロン依存性 Na^+ チャネル遮断薬

トリアムテレンはアルドステロン依存性 Na^+ チャネル遮断薬（図 6-3）で，集合管において同

Na⁺チャネルを遮断して利尿効果を現す（図6-2）．管腔内のNa⁺濃度上昇に伴いK⁺分泌が減るため，高K⁺血症となる．通常は抗アルドステロン薬と同様，チアジド系利尿薬やループ利尿薬による低カリウム血症を軽減する目的で併用される．

副作用として，高K⁺血症，食欲不振，めまいなどがある．

6-1-5-6　その他の利尿薬

α型ヒトANP製剤のカルペリチドcarperitide（図6-4）は，利尿効果による心臓の後負荷軽減を利用して，慢性心不全の急性増悪期を含む急性心不全に用いられる．

副作用として，血圧低下，低血圧性ショック，徐脈，心室性不整脈，電解質異常などがある．

6-2　排尿障害

手術後の排尿困難や前立腺肥大による尿道の狭窄と排尿困難，さらに高齢化による膀胱収縮機能の変化による尿失禁など，排尿障害は大きく蓄尿障害と尿排泄障害に分けられるが，排泄の問題は，生活の質quality of life（QOL）に直結した重要な問題の1つであるといえる．本節では，それらの排尿障害を概説し，薬物治療の実際と使用される医薬品ならびにその作用機序，副作用および臨床応用について解説する．

6-2-1　蓄尿障害治療薬（表6-2）

蓄尿障害とは，膀胱の尿収容能力に余力がなく，正常では問題にならない量の尿の蓄積により尿意切迫感を生じ，頻尿や夜間頻尿を起こすことである．蓄尿障害の治療としては，膀胱壁の筋

表6-2　蓄尿障害治療薬

カテゴリー	薬物名（一般名）	作用機序	適応	備考
抗コリン作用薬	オキシブチニン プロピベリン トルテロジン ソリフェナシン	排尿筋収縮を担うM₃ムスカリン性アセチルコリン受容体の遮断による排尿筋の弛緩	頻尿，尿意切迫感，切迫性尿失禁	副作用：口渇，便秘，胃腸障害，めまい，眠気
平滑筋弛緩薬	フラボキサート	排尿筋の弛緩	神経性頻尿，残尿感	副作用：ショック・アナフィラキシー様症状，胃腸障害，肝障害
アドレナリンβ₂受容体刺激薬	クレンブテロール	β₂受容体刺激による排尿筋の弛緩	腹圧性尿失禁	副作用：振戦，動悸，めまい，嘔気，発疹
三環系抗うつ薬	イミプラミン クロミプラミン アミトリプチリン	末梢性の抗コリン作用および抗ヒスタミン作用による膀胱平滑筋の弛緩	夜尿症，遺尿症	副作用：悪性症候群，セロトニン症候群，無顆粒球症，麻痺性イレウス

層（排尿筋）の過活動（過活動膀胱）を抑制することが主な治療の機序となるが，広義での蓄尿障害治療には，腹圧性失禁や遺尿症の治療も含まれる（図 6-5）．

6-2-1-1　抗コリン作用薬 anticholinergic drugs

膀胱の排尿筋は副交感神経の支配を受けており，M_3 ムスカリン性アセチルコリン受容体の刺激により収縮する．

プロピベリン propiverine やオキシブチニン oxybutynin などの抗コリン作用薬はムスカリン受容体に拮抗して排尿筋過活動としての収縮を抑制し，蓄尿障害を改善する．抗コリン作用薬としては，口腔内乾燥や便秘，胃腸障害などの副作用の少ない，M_3 ムスカリン受容体選択性および膀胱選択性の高いものが望ましい．オキシブチニンには Ca^{2+} チャネル遮断作用もある．トルテロジン tolterodine やソリフェナシン solifenacin も同様に蓄尿障害に用いられる（図 6-5）．

6-2-1-2　平滑筋弛緩薬

フラボキサート flavoxate は，膀胱平滑筋（排尿筋）を弛緩させることにより，膀胱容量を増大させ，尿意遅延をもたらす（図 6-5）．

6-2-1-3　アドレナリン β_2 受容体刺激薬

膀胱出口部の機能障害から，咳や運動時に尿漏れを生じる，いわゆる腹圧性尿失禁に対して，クレンブテロール clenbuterol は β_2 受容体刺激により排尿筋を弛緩させることによって症状を改善させる（図 6-5）．しかし外尿道括約筋収縮作用のため，下部尿路閉塞は悪化させることになり禁忌である．

6-2-1-4　三環系抗うつ薬 tricyclic antidepressant

尿失禁とは異なり，排尿に関わる神経や尿路の機能に異常がなく，意識的排尿抑制の欠如によって起こる排尿を遺尿症という．多くは夜間に起こる夜間遺尿症（夜尿症）の場合が多い．イミプラミン imipramine，クロミプラミン clomipramine が遺尿症に，またアミトリプチリン amitriptyline が夜尿症に用いられるが，これらの薬物の作用機序は，本来，抗うつ薬の副作用である末梢抗コリン作用や抗ヒスタミン（H_1）作用による膀胱平滑筋の弛緩とされている（図 6-5）．

6-2-2　尿排出障害治療薬（表 6-3）

手術後，または神経疾患に伴う膀胱排尿筋の収縮能の低下や尿路閉塞疾患や膀胱出口部異常による尿道抵抗の増大は尿排出障害を引き起こす．これらの疾患のそれぞれの機序に応じて，膀胱

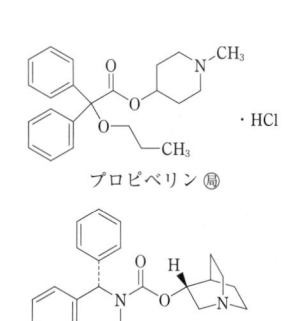

抗コリン作用薬

オキシブチニン 局　　　　　プロピベリン 局

トルテロジン　　　　　　　ソリフェナシン

β_2 受容体刺激薬　　　平滑筋弛緩薬

クレンブテロール　　　　　フラボキサート塩酸塩 局

三環系抗うつ薬

イミプラミン塩酸塩 局　　クロミプラミン塩酸塩 局　　アミトリプチリン塩酸塩 局

図 6-5　蓄尿障害治療薬

表 6-3　尿排出障害治療薬

カテゴリー	薬物名（一般名）	作用機序	適応	備考
コリン作用薬	ベタネコール塩化物	排尿筋を収縮させて排尿障害を改善	術後尿閉などの尿排出障害	副作用：コリン性クリーゼ
コリンエステラーゼ阻害薬	ネオスチグミン ジスチグミン	排尿筋を収縮させて排尿障害を改善	術後尿閉や神経因性膀胱などの尿排出障害	副作用：コリン性クリーゼ
α_1 受容体遮断薬	ウラピジル テラゾシン タムスロシン ナフトピジル	尿道平滑筋を弛緩させて排尿障害を改善	前立腺肥大に伴う尿排出障害	副作用：失神，意識喪失，低血圧，立ちくらみ
前立腺肥大症治療薬（抗アンドロゲン薬）	オキセンドロン クロルマジノン酢酸エステル アリルエストレノール	前立腺を縮小させて排尿障害を改善	前立腺肥大に伴う尿排出障害	副作用：重篤な肝障害と禁忌
前立腺肥大症治療薬（5α-還元酵素阻害薬）	フィナステリド	前立腺を縮小させて排尿障害を改善	前立腺肥大に伴う尿排出障害	副作用：肝障害

排尿筋の収縮を高めたり，尿道抵抗を低下させたりすることによって排尿を改善する薬物を尿排出障害治療薬という（図6-6）．

6-2-2-1　コリン作用薬 cholinergic drugs

ベタネコール bethanechol などのコリン作用薬は，手術後や神経疾患のために尿意があるにもかかわらず排尿できない，いわゆる尿閉に対して排尿筋のムスカリン受容体に作用して平滑筋を収縮させることによって尿排出障害を改善する目的で用いられる（図6-6）．

6-2-2-2　コリンエステラーゼ阻害薬 cholinesterase inhibitors

ジスチグミン distigmine やネオスチグミン neostigmine などのコリンエステラーゼ阻害薬は，コリンエステラーゼの可逆的阻害により増量したアセチルコリンが，排尿筋のムスカリン受容体を刺激して平滑筋を収縮させることによって尿排出障害を改善する．手術後や神経因性膀胱による尿排出障害にジスチグミンが用いられ，また手術後および分娩後尿排出障害にネオスチグミンが用いられる（図6-6）．

副作用として，縮瞳，発汗，流涙や腸管運動亢進からなるムスカリン様作用（コリン性クリーゼ）とニコチン様作用としての骨格筋のれん縮と麻痺に注意が必要である．

6-2-2-3　α_1受容体拮抗薬 α_1 receptor antagonists

排尿に関わる膀胱三角部平滑筋，膀胱頸部，前立腺間質や尿道には，α_1受容体が存在し，収縮の調節を行っているが，プラゾシン prazosin，テラゾシン terazosin およびタムスロシン tamsulosin などの選択的α_1受容体拮抗薬は，尿道平滑筋を弛緩させ，尿道抵抗を減少させることにより前立腺肥大に伴う尿排出障害を改善する（図6-6）．

6-2-2-4　抗アンドロゲン薬 antiandrogens

前立腺肥大により尿道が圧迫されると，尿排出障害が引き起こされるが，オキセンドロン oxendolone のような黄体ホルモン誘導体は，抗アンドロゲン（男性ホルモン）作用により肥大した前立腺を縮小させて尿排出障害を改善する（図6-7）．

6-2-3　前立腺肥大症治療薬

50歳以上の男性にみられ，尿道圧迫により尿排出障害の原因となる前立腺肥大症は，前立腺の内腺に男性ホルモンが取り込まれて，その細胞を増殖させることによって起こるとされている．初期には肥大した前立腺により尿道が刺激されて頻尿を引き起こし，その後，肥大の拡大により排尿困難となる．治療には抗アンドロゲン薬や5α-還元酵素阻害薬が用いられる（図6-7）．

コリン作用薬 **コリンエステラーゼ阻害薬**

ベタネコール塩化物 ㊜ 及び鏡像異性体

ネオスチグミンメシル硫酸塩 ㊜

ジスチグミン臭化物 ㊜

α₁受容体遮断薬

ウラピジル ㊜

テラゾシン

タムスロシン塩酸塩 ㊜

ナフトピジル

図 6-6 尿排出障害治療薬

抗アンドロゲン薬

オキセンドロン

クロルマジノン酢酸エステル ㊜

アリルエストレノール

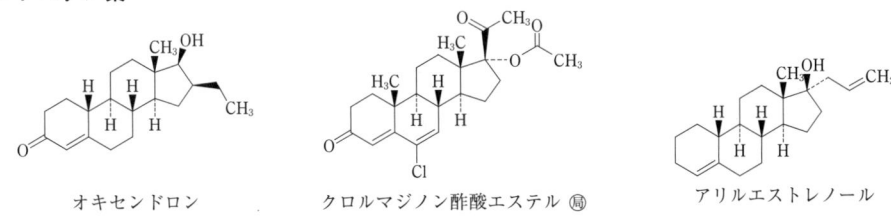

5α-還元酵素阻害薬

フィナステリド

図 6-7 前立腺肥大症治療薬

6-2-3-1 抗アンドロゲン薬

　クロルマジノン chlormadinone, オキセンドロン oxendolone, アリルエストレノール allylestrenol やゲストノロン gestonorone などが用いられるが，これらは全て黄体ホルモンの誘導体として，ジヒドロテストステロンと細胞質のアンドロゲン受容体との複合体形成を阻害するこ

とによって男性ホルモンの作用を阻害し，前立腺を縮小させる（図6-7）．

6-2-3-2　5α-還元酵素阻害薬

フィナステリド finasteride は，抗アンドロゲン薬と異なり，テストステロンをジヒドロテストステロンに変換する 5α-還元酵素を阻害して男性ホルモンの作用を阻害し，前立腺肥大を改善する（図6-7）．

6-3　子宮作用薬

　ヒトを含む哺乳類の生殖には，一定期間の妊娠の継続と最終段階における分娩という子宮平滑筋の弛緩・収縮機能がタイミングよく巧妙に調整されなければならない．そのしくみは，多くの生理活性物質により調節されている．本節では，子宮の収縮と弛緩のメカニズムと生理活性物質による調節について概説し，分娩補助（陣痛誘発，分娩後止血）のための子宮収縮薬と流産防止薬としての子宮弛緩薬について解説する．

6-3-1　子宮収縮薬（表6-4）

　子宮収縮薬としてオキシトシン oxytocin，プロスタグランジン prostaglandin やエルゴメトリン ergometrine などが，(1) 分娩誘発あるいは子宮収縮の増強（微弱陣痛），(2) 分娩後の弛緩出血の防止，また(3) 治療的妊娠中絶に用いられている．

表6-4　子宮収縮薬

カテゴリー	薬物名（一般名）	作用機序	適応	備考
子宮収縮薬	オキシトシン	オキシトシン受容体刺激による細胞内 Ca^{2+} 動員	分娩誘発，微弱陣痛の改善，分娩後の弛緩出血の防止，治療的妊娠中絶	副作用：ショック，過強陣痛，胎児仮死，子宮破裂
	プロスタグランジン $F_{2α}$	EP_1 受容体刺激による細胞内 Ca^{2+} 動員	陣痛誘発・促進，分娩促進，分娩後の弛緩出血，産褥期出血	副作用：下痢，嘔吐，高血圧や肺血管抵抗増大による右心不全
麦角アルカロイド	エルゴタミン　エルゴメトリン（エルゴノビン）	子宮平滑筋の収縮	分娩後の弛緩出血，産褥期出血，子宮復古	副作用：血圧上昇，徐脈，頭痛，耳鳴り

6-3-1-1　オキシトシン oxytocin

オキシトシンは，図6-8のように，9個のアミノ酸からなるペプチドで，下垂体後葉ホルモンの1つである．視床下部の視索上核および傍室核の神経細胞により合成されて，下垂体後葉に伸びた神経終末より分泌される．オキシトシンの分泌は，子宮頸管や腟からの感覚刺激や授乳によっても起こり，乳腺腺房を取り囲む筋上皮細胞を収縮させることによって乳汁分泌を起こすが，子宮平滑筋の収縮頻度と収縮力をともに増大させ，分娩誘発，微弱陣痛および弛緩性子宮出血などに用いられる．オキシトシンによる子宮平滑筋の収縮は，Gタンパク質共役型のオキシトシン受容体刺激の結果としてもたらされたホスホリパーゼCの活性化によるホスファチジルイノシトール（PI）代謝回転の結果としての細胞内Ca^{2+}濃度の上昇（細胞内Ca^{2+}動員）によるものである．オキシトシンに対する子宮平滑筋の感受性は妊娠の経過に伴って増大するが，これはエストロゲン濃度に依存してオキシトシン受容体の発現が増大することによるものである．

6-3-1-2　プロスタグランジン prostaglandins（PG）

プロスタグランジン（図6-8）は，細胞膜のアラキドン酸を経てシクロオキシゲナーゼによって合成される生理活性物質である．子宮収縮薬として用いられているプロスタグランジンは$PGF_{2\alpha}$およびPGE_1とPGE_2である．PGEとPGFの結合する受容体をそれぞれEP_1およびEP_3受容体と呼び，ホスファチジルイノシトール（PI）代謝回転を介する細胞内Ca^{2+}動員機構によって子宮平滑筋を収縮させるとされている．プロスタグランジンに対する子宮平滑筋の感受性はオキシトシンと同じく，妊娠の経過に伴って増大するといわれているが，その妊娠経過との相関は，オキシトシンほどではなく，プロスタグランジンは妊娠期間の全般にわたって強い子宮収縮を引き起こす．$PGF_{2\alpha}$およびPGE_2は，妊娠末期における陣痛誘発，促進，分娩促進，さらに分

子宮収縮薬

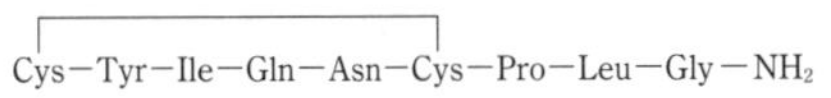

Cys−Tyr−Ile−Gln−Asn−Cys−Pro−Leu−Gly−NH₂

オキシトシン 局

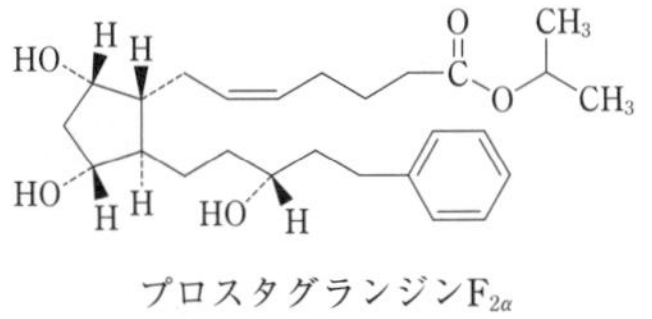

プロスタグランジン$F_{2\alpha}$

麦角アルカロイド

〈アミノ酸型〉

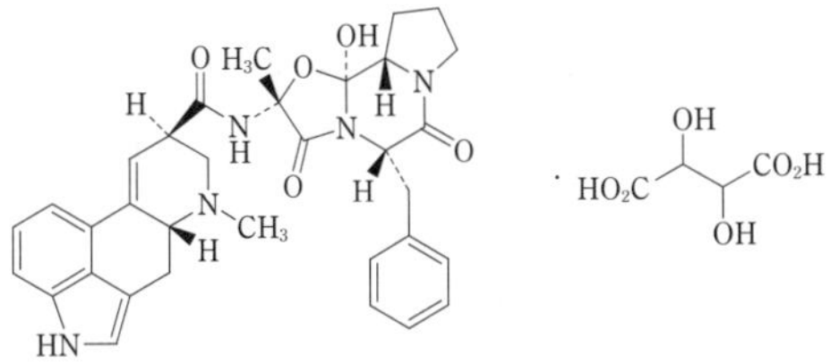

エルゴタミン酒石酸塩 局

〈アミン型〉

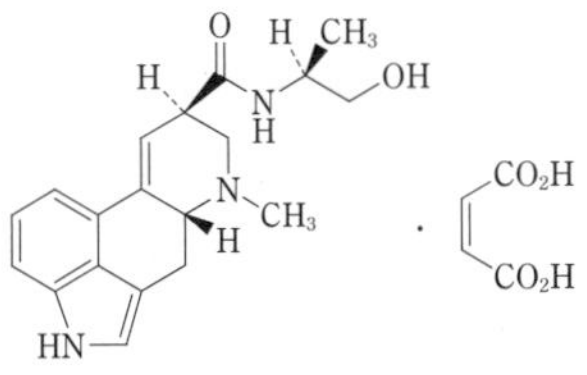

エルゴメトリンマレイン酸塩 局

図6-8　子宮収縮薬

娩後の弛緩出血，産褥期の出血に対して用いられる．また $PGF_{2α}$ と PGE_1 は，妊娠中期における治療的流産を目的に用いられることもある．

副作用として，消化管平滑筋収縮による下痢，嘔吐さらに一過性の顔面紅潮が起こることがある．また大量の $PGF_{2α}$ 投与により高血圧や肺血管抵抗増大による右心不全などを起こすことがある．

6-3-1-3　麦角（エルゴット）アルカロイド ergot alkaloids

子宮収縮薬として用いられる代表的な麦角アルカロイド（図6-8）は，アミノ酸型のエルゴタミン ergotamine とアミン型のエルゴメトリン ergometrine（別名エルゴノビン ergonovine）で，5-HT 受容体，アドレナリンα受容体に対して部分アゴニストとして作用するが，子宮平滑筋に対して収縮を引き起こす．子宮平滑筋に対しては，すべての天然麦角アルカロイドがその運動性を増強するが，低用量の麦角アルカロイドにより子宮平滑筋は収縮頻度と収縮力を増大する．さらに用量を増やすと，収縮力がさらに増大し，やがては拘縮 contracture に至る．このような強い収縮特性をもつため，麦角アルカロイドは，分娩の誘導や促進には用いられず，主に分娩後の弛緩出血や産褥時に対して，また子宮復古の目的で用いられる．特にエルゴメトリンおよびその半合成誘導体のメチルエルゴメトリンは，その子宮収縮作用の強さと毒性の少なさから，子宮収縮薬として臨床で用いられている．

副作用として，血圧上昇，徐脈，頭痛，耳鳴り，発汗，動悸などがあり，高血圧症患者への使用には注意を要する．

6-3-2　子宮弛緩薬（表6-5）

早産防止や予防，また治療のために短時間分娩を遅延ないし停止させる目的で用いられる医薬品を子宮弛緩薬といい，アドレナリン $β_2$ 受容体刺激薬，硫酸マグネシウム，Ca^{2+} 拮抗薬およびプロスタグランジン合成酵素阻害薬などがある．

6-3-2-1　アドレナリン $β_2$ 受容体刺激薬 $β_2$ adrenergic receptor agonists

一般に平滑筋の $β_2$ 受容体を刺激すると，アデニル酸シクラーゼ活性促進により細胞内の cAMP 濃度上昇を介して cAMP 依存性プロテインキナーゼ（PKA）が活性化される．活性化された PKA は平滑筋のミオシン軽鎖キナーゼ（MLCK）をリン酸化することにより不活性化させる．その結果，平滑筋の弛緩が起こるが，$β_2$ 受容体刺激による子宮の弛緩も同様の機序によるものといわれている．子宮弛緩薬として用いられる代表的 $β_2$ 受容体刺激薬はリトドリン ritodrine で，経口および注射薬として用いられるが，緊急に治療を要する切迫流産や早産の場合にはリトドリンの静注が行われる．

副作用として，頻脈，血圧（特に拡張期圧）低下や血糖値上昇が起こることがある．

表 6-5 子宮弛緩薬

カテゴリー	薬物名（一般名）	作用機序	適応	備考
アドレナリン β_2 受容体刺激薬	リトドリン	β_2 受容体刺激による子宮平滑筋の弛緩	切迫流産や早産の防止	副作用：頻脈，血圧低下，血糖値上昇
マグネシウム塩	硫酸マグネシウム	平滑筋の Ca^{2+} チャネルでの Ca^{2+} との拮抗	切迫流産や早産の防止	副作用：高濃度による心停止，呼吸停止
Ca^{2+} 拮抗薬	ニフェジピン	平滑筋の Ca^{2+} チャネルの遮断	ニフェジピン舌下投与による早産の治療	副作用：紅皮症，無顆粒球症，ショック，意識障害

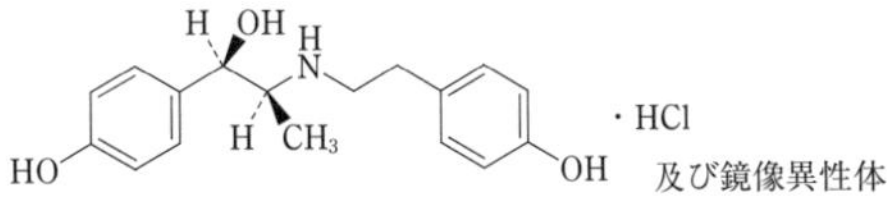

リトドリン塩酸塩 及び鏡像異性体

6-3-2-2 硫酸マグネシウム magnesium sulfate

β_2 受容体刺激薬が使用できない患者の切迫流産や早産の防止には硫酸マグネシウムが用いられるが，高濃度では，心臓の興奮伝導系や神経筋接合部での伝達遮断によって，心停止や呼吸停止を起こすことがあり，細心の注意を要する．

硫酸マグネシウムによる子宮弛緩の機序は，平滑筋の Ca^{2+} チャネルでの Ca^{2+} との拮抗による収縮の抑制である．

6-3-2-3 その他

Ca^{2+} 拮抗薬（Ca^{2+} チャネル遮断薬）は，子宮平滑筋を弛緩させ，さらにオキシトシンで誘発される収縮も抑制することが知られている．ニフェジピンの舌下投与が早産の治療に行われる．

7　呼吸器系に作用する薬

　呼吸器系は，ガス交換の場である肺と空気の通り道である気道からなる間腔状の臓器であり，呼吸運動の過程によって，血液中の酸素および二酸化炭素の濃度を最適なレベルに保つ働きを担う．肺には筋組織はなく，呼吸運動は主に吸息筋，すなわち外肋間筋と横隔膜筋の収縮/弛緩による胸腔内圧の変化によって外気の吸入/排出する．この呼吸運動は，延髄に存在する呼吸中枢によってそのリズムが調節されているが，このリズムも化学受容器を介した神経反射などによって高度な調節を受ける．一方，空気を通す気道も単純な管ではなく，外気とともに侵入する粉塵や病原微生物に対応して換気路を正常に保つために，咳反射や粘液繊毛輸送系などの防御機構を備えている．疾患時には，これらの防御機構が過剰に反応したり，障害されて種々の症状となり，呼吸機能改善薬，鎮咳薬，去痰薬，気管支拡張薬，抗喘息薬などの薬物によって治療する．

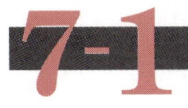

7-1　呼吸の生理的調節

7-1-1　呼吸運動の生理的調節

　呼吸運動は呼吸筋や横隔膜の運動によるが，これらの筋組織には心臓のような自動性はなく，神経系の活動により周期的な運動が行われる．呼吸筋は脊髄から出る体性神経，例えば肋間筋は胸髄から出る肋間神経の，横隔膜は頸髄からの横隔神経の支配を受ける．これらの神経は呼吸中枢の支配を受け，基本的にはこの中枢性の神経機序が呼吸運動の自発性と周期性をもたらしている．呼吸中枢は延髄と橋に存在する．延髄網様体内には，吸息中枢および呼息中枢があり，吸息中枢の周期的興奮により規則正しい呼吸のリズムが形成される．一方，呼息中枢は努力性呼出のときだけに働く．また，橋には吸息を促す持続性吸息中枢と呼吸調節中枢が存在する．持続性吸息中枢が抑制されると，呼吸調節中枢が吸気の長さを制限して呼気を促進する．しかし，これらの中枢内の1個のニューロン自体に周期的な興奮は認められないので，自動性，周期性は橋および延髄の中枢内の吸息性，呼息性それぞれのニューロンの相互作用によって生じると考えられている（図7-1）．

呼吸運動は肺迷走神経反射，頸動脈洞および大動脈反射などの神経性調節や脳幹，頸動脈小体および大動脈小体の**化学受容器** chemoreceptor を介する調節を受けるほか，種々の要因によって影響を受ける．

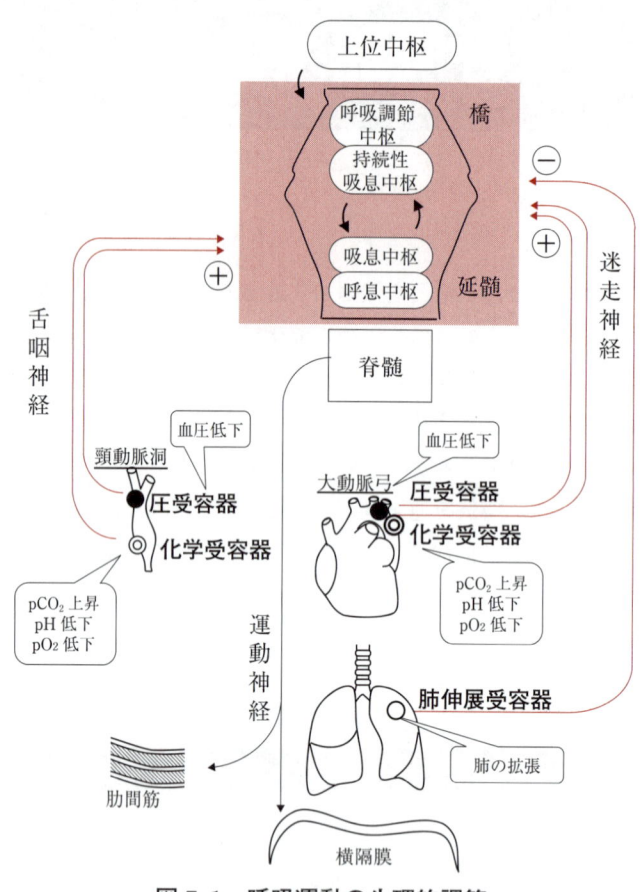

図 7-1 呼吸運動の生理的調節
→：求心性神経，→：遠心性神経，⊕：促進，⊖：抑制

7-1-1-1 化学受容器反射

呼吸運動は血液の酸素分圧（P_{O_2}），二酸化炭素分圧（P_{CO_2}）および pH によって影響を受ける．血液の P_{CO_2} 増加，P_{O_2} 低下および pH 減少を頸動脈小体および大動脈弓の化学受容器が感知すると，前者からは舌咽神経，また後者からは迷走神経を通って呼吸中枢へ向かうインパルスが増加する（図 7-1）．このインパルスによって呼吸中枢が刺激され，呼吸運動が活発になって換気量が増大する．また，延髄にも同様の化学受容器が存在しており，脳脊髄液中の P_{CO_2} と pH の変化に反応する．

7-1-1-2　ヘーリング・ブロイエル反射

細気管支と肺胞には**伸展受容器** stretch receptor があり，肺の拡張（吸息）により興奮して，そのインパルスは肺迷走神経を介して呼吸中枢に伝えられる．その結果，橋の持続的吸息中枢を抑制し，吸息中枢の興奮を抑えて呼吸筋を支配する運動神経へのインパルスを抑制する．これによって，吸息筋の収縮は解除され，呼息へと切り替わる．逆に，呼息により肺が縮小すると，同じく迷走神経を介して吸息の促進を起こす反射が起こる（図7-1）．この両反射をあわせて**ヘーリング・ブロイエル反射** Hering-Breuer reflex と呼ぶ．

7-1-1-3　その他の調節

肺胞壁を構成する上皮細胞の1つである肺胞II型上皮細胞および末梢気道に存在するクララ細胞によって産生・分泌される**肺サーファクタント** pulmonary surfactant と呼ばれる表面活性物質も呼吸運動と密接な関係にある．肺サーファクタントは約90%のリン脂質と10%のサーファクタントプロテインと呼ばれるタンパク質成分からなり，脂質成分の大部分はジパルミトイル型ホスファチジルコリン dipalmitoylphosphatidylcholine である．肺胞内腔には常に少量の水分が存在し，表面張力によって液体の表面は常に収縮しようとするが，肺サーファクタントは，肺胞内の気-液界面部を覆い表面張力を低下させることで，肺胞の萎縮を防ぎ，肺を膨らみやすくしている．

一方，気道抵抗も呼吸筋の仕事量を決める大きな要因となる．気管支喘息のように気管支が収縮したり，気道内への分泌が増加すると，通常の呼吸の際の胸膜腔陰圧では，十分な空気の肺胞内流入を得られず，より大きな陰圧が必要となる．このような場合も，呼吸筋の仕事量は増大することになる．

7-1-2　気道の生体防御系

気道はガス交換の場である肺へと空気を送るための管であるが，その役割のために外気と直接触れる．空気は無菌ではなく，大小の異物，粒子状物質，多くの細菌，ウイルスなどの感染源などを含んでいる．比較的大きな塵や粒子径10 μm 以上のものは，鼻前庭の鼻毛フィルターでトラップされるほか，鼻，咽頭および喉頭粘膜に存在する粘液に沈着する．また2〜9 μm のものは気管および気管支の粘膜に沈着するが，それ以下のものは肺胞領域まで達する．したがって，これらの異物が体内へ侵入しないように，気道には**咳反射** cough reflex や**粘液線毛輸送系** mucociliary transport に代表されるような様々な防御・クリアランス機構が備わっている．

7-1-2-1　咳反射

気道には刺激物に対する受容器が存在しており，これが刺激されると咳反射が生じる．この咳

反射には，求心路として迷走神経が使われており，延髄に存在する咳中枢を介した神経反射の一種である（図7-2）．咳反射を誘発する刺激は，侵入した異物の物理的な刺激や寒冷刺激のほかに，酸などの化学的な刺激も含まれる．また，様々な呼吸器疾患時に咳は不快な症状として現れるが，これは炎症時に産生されるケミカルメディエーターの多くも咳反射を生じる刺激となるためである．遠心性経路は正常呼吸と共通の経路をとるが，同時に迷走神経運動線維を介して声紋の閉鎖を，また迷走神経自律神経線維を介して声帯筋および気管支筋の収縮を行う．

7-1-2-2 粘液線毛輸送

粘液線毛輸送は気管・気管支のレベルにおける重要なクリアランス機構である（図7-3）．粘液は気道の大部分で産生されるが，その産生源は大きく2種類がある．第一の産生源は気管支壁の深部に位置している混合分泌腺（**気管支腺** bronchial glands）である．この腺には粘液性分泌物を産生する粘液細胞と漿液性分泌物を産生する漿液細胞があり，導管を介して気道表面に両分泌液が分泌される．第二の産生源は単細胞性の分泌腺である**杯細胞** goblet cells で，気道上皮の一部を構成している．正常の気道液層は約 $5～10\,\mu m$ の厚さがあり，2層からなっている．表層はゲル層と呼ばれ，粘着性でネバネバしており，沈着した微粒子を取り込むのに適している．一方，下層にあるゾル層は粘性が少なく，したがって，そこでの線毛運動は容易である．気管および気管支の粘膜のほぼ全域を覆う線毛細胞は，毎分 500～1,000 回の同期した動きで，粘液を口方向へとエスカレーターのように運搬し，これらは口腔より嚥下される．また，気道分泌液中には，リゾチームや免疫グロブリン A（IgA）などの抗微生物活性をもつ成分や肺サーファクタントも含まれており，侵入した微生物の殺菌や粘液線毛輸送系の効率化に寄与している．

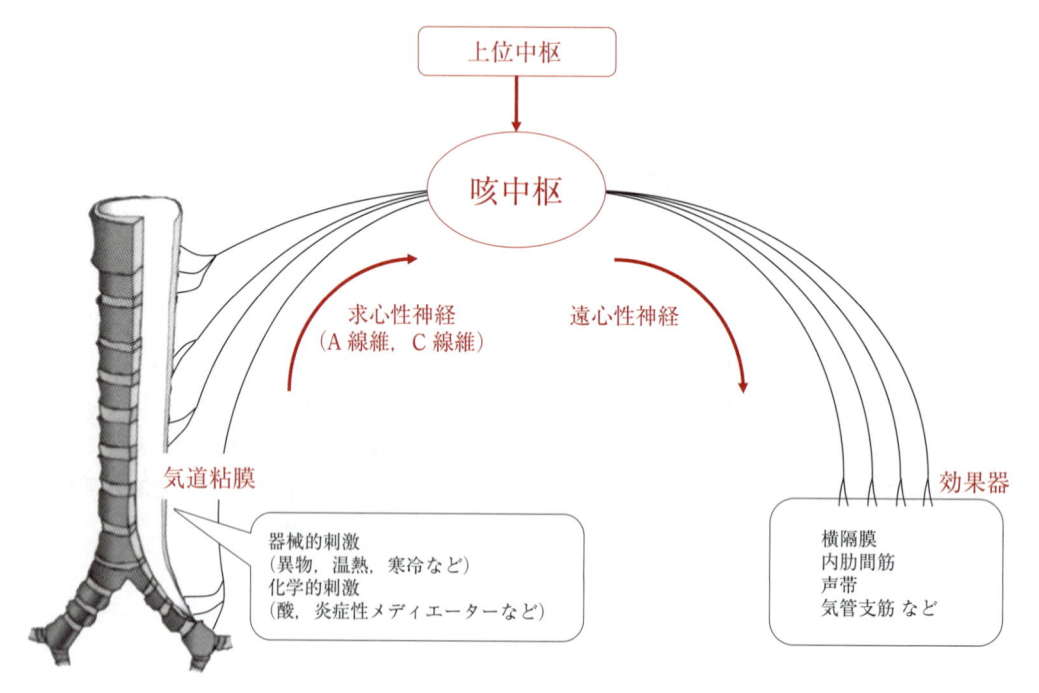

図 7-2　咳の反射弓

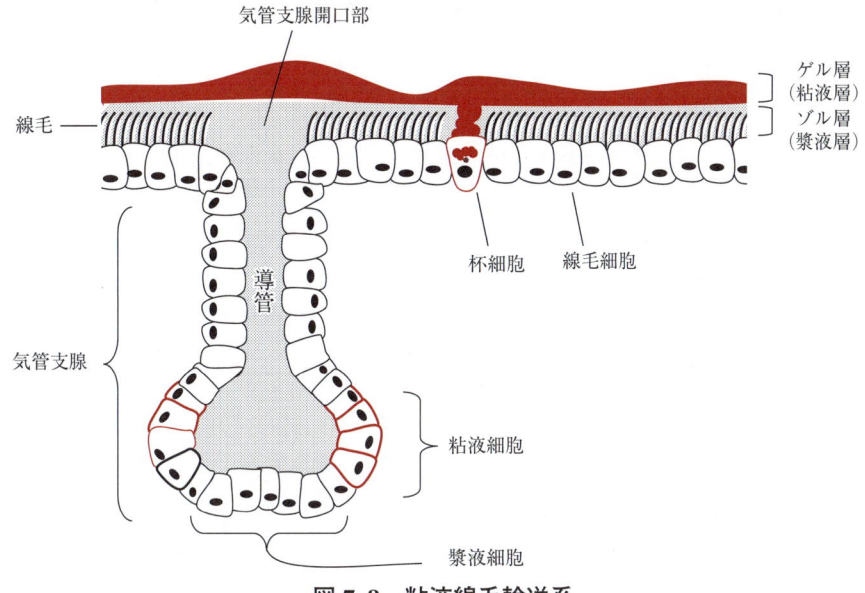

図 7-3 粘液線毛輸送系

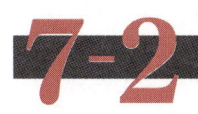

7-2 呼吸機能改善薬 Respiratory stimulants

　重症疾患に伴う虚脱や麻酔薬および麻薬などの薬物中毒で呼吸中枢が抑制され，呼吸機能の低下が起こった時に，呼吸運動を促進する目的で用いる薬物で，呼吸興奮薬とも呼ばれる．中枢神経系に作用して延髄の呼吸中枢を直接刺激する中枢性のものと，頸動脈小体と大動脈小体の化学受容器を刺激し，反射性に呼吸を興奮させる末梢性のものがある．また，麻薬の過剰投与などによって起こる呼吸抑制の治療および予防には合成麻薬拮抗薬が用いられる．その他，新生児呼吸窮迫症候群（IRDS）に対して肺の虚脱防止を目的として用いられる肺サーファクタント製剤も広義には呼吸機能改善薬に分類される．

　呼吸機能改善薬のまとめについては表 7-1 参照．

7-2-1　呼吸興奮薬

　呼吸興奮薬は，呼吸中枢を刺激することにより呼吸運動を促進する薬物で，様々な原因による換気低下に対して用いられる．延髄の呼吸中枢を直接刺激する中枢性呼吸興奮薬と末梢の化学受容器を介して間接的に呼吸興奮作用を現す末梢性の 2 つに分類される．

（1）ジモルホラミン dimorphoramine

　呼吸中枢を直接刺激して，呼吸促進を起こす．循環賦活化作用を併せもち，血圧上昇を生じ

表 7-1 呼吸機能改善薬

カテゴリー	薬物名(一般名)	作用機序	適応	備考
中枢性呼吸興奮薬	ジモルホラミン	呼吸中枢を直接刺激．呼吸興奮作用，循環賦活作用	麻酔薬使用時，新生児仮死，催眠薬中毒，溺水，肺炎，ショック，熱性疾患時の呼吸障害および循環機能低下など	咳嗽，めまい，耳鳴，口内熱感，しびれなどの副作用がある．
	フルマゼニル	ベンゾジアゼピン受容体拮抗阻害	ベンゾジアゼピン系薬物による鎮静の解除，呼吸抑制の改善	ショック，頭痛，興奮，血圧上昇，嘔気，嘔吐，肝機能異常などの副作用がある．禁忌：ベンゾジアゼピン系薬物過敏症，長期間ベンゾジアゼピン投与中のてんかん．
末梢性呼吸興奮薬	ドキサプラム	末梢性化学受容器を介した間接作用	麻酔時，中枢神経抑制薬による中毒時の呼吸抑制ならびに覚醒遅延，急性ハイパーカプニアを伴う慢性肺疾患，あるいは遷延性無呼吸の鑑別診断	禁忌：てんかん，けいれん状態，換気能力低下，重症高血圧症・脳血管障害，冠動脈疾患・代謝不全性心不全，新生児・未熟児，本剤過敏症．
麻薬拮抗薬	ナロキソン	オピオイドμ受容体拮抗	麻薬による呼吸抑制および覚醒遅延の改善．静注にて使用	肺水腫の副作用がある．禁忌：バルビツール系薬剤などの非麻薬性中枢神経抑制薬・病的原因による呼吸抑制．
	レバロルファン		麻薬による呼吸抑制に対する拮抗．麻薬投与前後あるいは投与と同時に皮下，筋，静注にて使用	呼吸抑制が緩徐である．禁忌：バルビツール系薬剤などの非麻薬性中枢神経抑制薬・病的原因による呼吸抑制のある者，麻薬依存者．
肺サーファクタント	人工肺サーファクタント	肺胞表面張力低下作用	呼吸窮迫症候群	新生児の呼吸窮迫症候群に気管内に注入して使用，肺サーファクタントの生理的役割を代償．

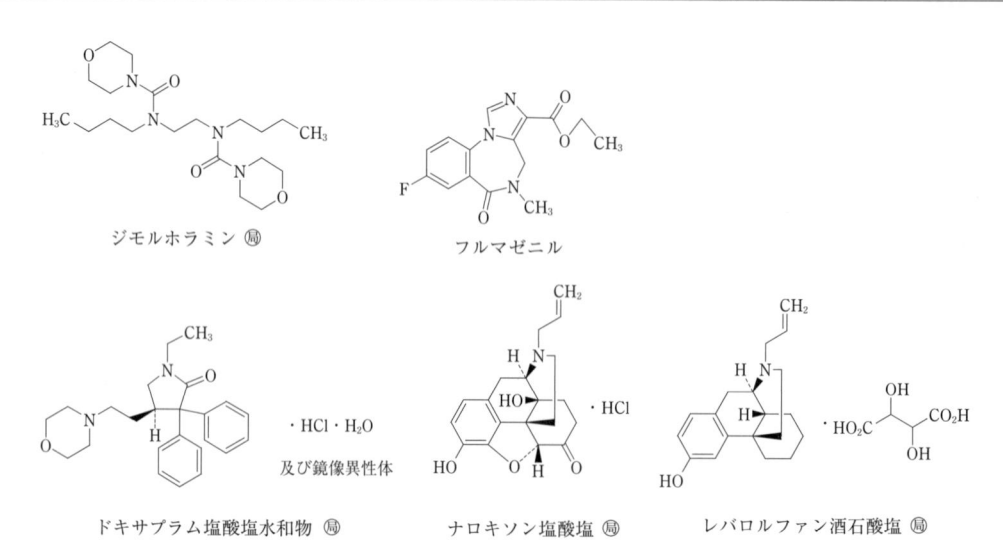

ジモルホラミン ⓙ

フルマゼニル

ドキサプラム塩酸塩水和物 ⓙ
・HCl・H₂O
及び鏡像異性体

ナロキソン塩酸塩 ⓙ
・HCl

レバロルファン酒石酸塩 ⓙ

る．消化管吸収が悪く，筋肉内または静脈内（新生児の場合は臍帯静脈）に注射して用いる．麻酔薬使用時，新生児仮死，催眠薬中毒，溺水，肺炎，ショック，熱性疾患時の呼吸障害および循環機能低下などに適用される．

（2）フルマゼニル flumazenil

GABA$_A$受容体のベンゾジアゼピン結合部位で，ベンゾジアゼピンと競合拮抗する．静脈内に注射して用いる．ベンゾジアゼピン系薬物による鎮静の解除，呼吸抑制の改善を目的に適用される．ベンゾジアゼピン系薬物過敏症，長期間ベンゾジアゼピン系薬物投与中のてんかん患者には禁忌である．

（3）ドキサプラム doxapram

主に末梢性化学受容器を介して間接的に呼吸中枢を興奮させる．呼吸促進作用と覚醒作用を併せ持つ．麻酔時，中枢神経抑制薬による中毒時の呼吸抑制ならびに覚醒遅延などに使用される．新生児および未熟児への使用は認められていない．

7-2-2 麻薬拮抗薬

モルヒネやコデインなどの麻薬による呼吸抑制に用いる薬物である．バルビツール系薬剤などの非麻薬性中枢神経抑制薬・病的原因による呼吸抑制には無効である．

（1）ナロキソン naloxone

オピオイドμ受容体との親和性が強く，それ自身には鎮痛作用などはない純粋な麻薬拮抗薬である．麻薬による延髄呼吸中枢への抑制作用を強く抑制する．麻薬による呼吸抑制および覚醒遅延の改善に静注で用いる．

（2）レバロルファン levallorphan

麻薬による呼吸抑制に対する拮抗．麻薬投与前後あるいは投与と同時に皮下，筋あるいは静注で用いる．効果は注射後1～2分で発現し，2～5時間持続する．

7-2-3 肺サーファクタント

新生児の未熟肺では，肺サーファクタントの産生が十分に行われず，生じる呼吸窮迫症候群（IRDS）に対し，肺の虚脱を防止し，安定した換気を維持するために用いる．

（1）人工肺サーファクタント

新生児の呼吸窮迫症候群に気管内に注入して使用．肺サーファクタントの生理的役割を代償し，表面張力を低下させる．

7-3 鎮咳薬

　慢性気管支炎や気管支ぜんそくなどの慢性炎症を伴う気道疾患時には，粘稠な分泌物が気道内に膠着して，異常な咳嗽発作を起こすが，このような場合に鎮咳薬で咳を抑制すると，気道内の異物や分泌物の排出という咳本来の生体保護機能を阻害し，その結果，感染の増悪や呼吸困難を引き起こす可能性があり用いるべきではない．しかし，上気道炎，胸膜炎，心臓疾患，心因性あるいは薬物の副作用による咳など，喀痰を伴わない乾性の咳は，本来の働きから逸脱したもので，様々な二次的障害を引き起こす可能性もあり，鎮咳薬を用いて抑制する．
　鎮咳薬のまとめについては表7-2参照．
　咳は気道粘膜での刺激受容に始まり，迷走神経の求心性線維（A fiber および C fiber）によって延髄の孤束核へ伝えられ，その後，遠心性経路を介して駆動される神経反射の1つである．中でも，C fiber 終末の受容部位が刺激されて神経ペプチドのサブスタンスPなどが増加すると，さらにこの反射弓を活性化する刺激となる．サブスタンスPの分解酵素であるキニナーゼⅡはアンギオテンシン変換酵素（ACE）と同一のものであり，したがって高血圧の治療薬としてACE阻害薬を服用する患者では，しばしば副作用として空咳が認められる．また，女性ホルモンにはサブスタンスPの抑制作用があるため，咳は閉経後の女性に多い．
　鎮咳薬は，その作用点から中枢性と末梢性に分類される．末梢性の鎮咳薬とは，去痰薬，気管支拡張薬，局所麻酔薬などであり，狭義の鎮咳薬とは中枢性のみである．また，咳の治療には漢方薬もよく用いられるが，その作用点は咳中枢ではなく末梢性である．上述のように咳の原因は様々である．咳が咳中枢を介した反射であることを考えると，中枢性鎮咳薬はすべての咳に有効と思われがちだが，実際には心因性やACE阻害薬によって生じる咳，あるいはアトピー性咳嗽と呼ばれるような好酸球性の気道炎症を伴う咳には，しばしば奏功しない．したがって，咳の原因に応じて鎮咳薬は考えられるべきである．

7-3-1　中枢性鎮咳薬

　咳の反射弓の中で延髄の咳中枢を抑制，すなわち求心性インパルスの閾値を高めて，咳の発生を抑制する薬物で，麻薬性および非麻薬性のものに大別できる．

7-3-1-1　中枢性麻薬性鎮咳薬

　麻薬性鎮咳薬の鎮咳作用は鎮痛作用を現す量よりも少量で現れるが，連日投与すると耐性，依存が生じる．また，重篤な呼吸抑制も起こりうるので注意を要する．モルヒネも，鎮痛作用のほかに強力な鎮咳作用をもっているが，呼吸抑制作用と依存性のため，特殊な場合を除いて鎮咳の目的で臨床利用されることはない．

表 7-2　鎮咳薬

カテゴリー		薬物名(一般名)	作用機序	適応	備考
中枢性鎮咳薬	麻薬性	コデイン ジヒドロコデイン	オピオイド受容体を介した咳中枢の抑制	鎮咳・鎮静，鎮痛，激しい下痢症状の改善	呼吸抑制および便秘の副作用がある．禁忌：重篤な呼吸抑制，慢性肺疾患に続発する心不全，けいれん状態，急性アルコール中毒，アヘンアルカロイド過敏症
		オキシメテバノール		肺結核，急性・慢性気管支炎，肺がん，塵肺，感冒の咳嗽	禁忌：重篤な呼吸抑制，慢性肺疾患に続発する心不全，けいれん状態，急性アルコール中毒，アヘンアルカロイド過敏症
	非麻薬性	フルマゼニル	ベンゾジアゼピン受容体拮抗阻害	ベンゾジアゼピン系薬物による鎮静の解除，呼吸抑制の改善	ショック，頭痛，興奮，血圧上昇，嘔気，嘔吐，肝機能異常などの副作用がある．禁忌：ベンゾジアゼピン系薬物過敏症，長期間ベンゾジアゼピン投与中のてんかん．
		デキストロメトルファン ジメモルファン	咳中枢抑制	感冒，急性・慢性気管支炎，気管支拡張症，肺炎，肺結核，上気道炎に伴う咳嗽，気管支造影術・気管支鏡検査時の咳嗽	禁忌：本剤過敏症，MAO阻害薬との併用（併用によりけいれん，反射亢進，異常高熱，昏睡などを生じる）
		ノスカピン		感冒，気管支喘息，喘息性気管支炎，急性気管支炎，慢性気管支炎，気管支拡張症，肺炎，肺結核，肺がん，肺化膿症，胸膜炎，上気道炎に伴う咳嗽	
		チペピジン		感冒，気管支喘息，喘息性気管支炎，急性気管支炎，慢性気管支炎，気管支拡張症，肺炎，肺結核，肺がん，肺化膿症，胸膜炎，上気道炎に伴う咳嗽	
		ペントキシベリン		感冒，喘息性気管支炎，気管支喘息，急性・慢性気管支炎，肺結核，上気道炎に伴う咳嗽	禁忌：緑内障

表 7-2 鎮咳薬 つづき

カテゴリー		薬物名(一般名)	作用機序	適応	備考
中枢性鎮咳薬	非麻薬性	クロペラスチン	咳中枢抑制	感冒，急性・慢性気管支炎，気管支拡張症，肺結核，肺がんに伴う咳嗽	
		クロフェダノール		急性気管支炎，急性上気道炎の鎮咳	
末梢性鎮咳薬		ベンゾナテート	肺伸展受容器麻酔作用		日本では医薬品として用いられていない
		麦門冬湯	C線維終末受容器の興奮性を低下,肺サーファクタント分泌促進,抗炎症などの複合的作用	気道炎症に伴う咳，老年者，妊婦の咳，ACE阻害薬の副作用としての咳	バクモンドウ，ハンゲなど6種類の生薬からなる漢方製剤

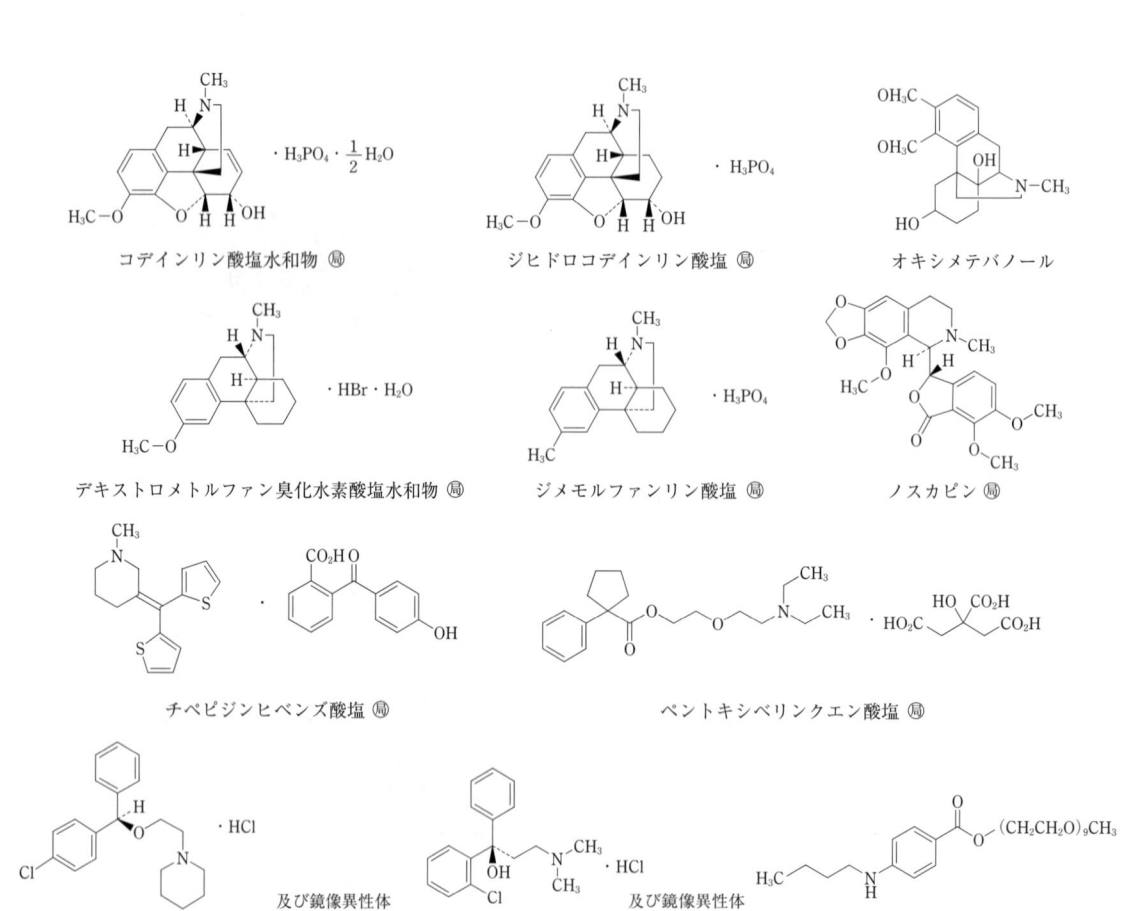

コデインリン酸塩水和物 局

ジヒドロコデインリン酸塩 局

オキシメテバノール

デキストロメトルファン臭化水素酸塩水和物 局

ジメモルファンリン酸塩 局

ノスカピン 局

チペピジンヒベンズ酸塩 局

ペントキシベリンクエン酸塩 局

クロペラスチン塩酸塩 局
及び鏡像異性体

クロフェダノール塩酸塩 局
及び鏡像異性体

ベンゾナテート

（1） コデイン codeine，ジヒドロコデイン dihydrocodeine

　コデインを始めとするアヘンアルカロイドの鎮咳作用は鎮痛作用よりも低用量で生じるため，鎮咳作用に関わる受容体は，鎮痛作用に関わる μ_1 や κ 受容体などとは別のオピオイド受容体と考えられている．この作用はレバロルファンにより拮抗されるが，ナロキソンによる拮抗は比較的弱い．コデインの鎮咳効果はモルヒネの 1/8～1/9 であり，ジヒドロコデインの鎮咳効果はコデインの約 1.4 倍である．副作用として呼吸抑制作用が問題となり，重篤な呼吸抑制のある患者や気管支喘息発作中の使用は禁忌である．また，重篤な肝障害（昏睡に陥るおそれ），慢性肺疾患に続発する心不全（呼吸抑制や循環不全を増強する），けいれん状態（脊髄の刺激効果が現れる），急性アルコール中毒（呼吸抑制を増強する），アヘンアルカロイド過敏症および出血性大腸炎（症状の悪化，治療期間の延長をきたすおそれ）にも使用できない．

（2） オキシメテバノール oxymetebanol

　肺結核，急性・慢性気管支炎，肺がん，塵肺，感冒などの咳嗽に用いられる．

7-3-1-2　中枢性非麻薬性鎮咳薬

　非麻薬性中枢性鎮咳薬の効果は麻薬性のものには及ばないが，耐性，依存性がなく，副作用も少ない．アヘンアルカロイドや合成麻薬性鎮咳薬から転じたものや，抗ヒスタミン薬の構造から誘導したものなどが主だが，ほかにアドレナリン受容体作動薬や，抗不安薬，抗炎症薬および去痰薬の構造から誘導したものなど多岐にわたっている．

（1） デキストロメトルファン dextromethorphan，ジメモルファン dimemorphan

　デキストロメトルファンは，合成鎮痛薬であるレボルファノール levorphanol のメチル化体の d 異性体である．また，ジメモルファンはデキストロメトルファンの誘導体である．両薬物とも，鎮痛作用を始め，呼吸抑制，便秘，嗜癖などの麻薬としての作用はない．鎮咳効果はコデインの約 1/2 程度だが，副作用の少ない鎮咳薬である．中枢のセロトニン濃度を上昇させるため，MAO 阻害薬と併用すると過度のセロトニン濃度の上昇を生じ，けいれん，反射亢進，異常高熱，昏睡などを生じる．

（2） ノスカピン noscapine

　アヘンアルカロイドの一種ではあるが，依存性は極めて低く，麻薬から除外されている．

（3） チペピジン tipepidine

　アヘンアルカロイドから誘導されたもの．延髄咳中枢の抑制による鎮咳作用とともに，気管支腺分泌および気道粘膜の粘液線毛輸送系の亢進作用を併せ持つ．

（4）ペントキシベリン pentoxyverine

抗ヒスタミン薬から誘導されたもの．緑内障の患者には禁忌である．

（5）クロペラスチン cloperastine

抗ヒスタミン薬から誘導されたもの．禁忌がなく使用しやすい．

（6）クロフェダノール clofedanol

アドレナリン受容体作動薬から転じたもので，デキストロメトルファンと同程度の作用だが，作用は持続的．

7-3-2　末梢性鎮咳薬

気道への刺激を除去し，受容器の興奮を低下させることにより咳は鎮まる．例えば，湿性咳の場合は去痰薬で咳を除くとやむことが多く，気道分泌促進作用をもつ薬物では炎症粘膜面を被覆保護することによって鎮咳効果をもたらす．気管支拡張薬も去痰薬とともに有用な末梢性鎮咳薬で，特にβ受容体作動薬，抗コリン薬，ステロイド薬の吸入はケミカルメディエーターに対する抑制効果なども期待できる．その他に，抗菌薬，抗アレルギー薬なども咳嗽治療の目的で用いられることがある．また，漢方薬も鎮咳薬は約20種類存在し，多成分製剤であるため，いずれも気管支筋緩解作用，抗炎症作用，去痰作用など複合的な作用による末梢性の鎮咳効果をもたらす．

（1）ベンゾナテート benzonatate

局所麻酔薬テトラカインから誘導されたもので，主に肺伸展受容器を選択的に麻酔してコデインと同程度の鎮咳効果を現す．一方，咳中枢の抑制作用や気管粘膜の知覚の受容器の麻酔作用も有しており，これらの作用も鎮咳効果に貢献する．

（2）麦門冬湯

臨床で妊婦や高齢者に繁用される漢方鎮咳薬で，正常な動物では全く鎮咳作用を示さないが気管支炎罹患動物では著効を示す．ACE阻害薬の副作用として起こる咳も中枢性鎮咳薬では抑制されにくいが麦門冬湯はよく奏功する．ケミカルメディエーターに対する拮抗作用と産生・遊離抑制作用が関与し，過敏状態にある侵害受容器およびC線維終末受容器の興奮性を低下させる．その他に，肺サーファクタントの分泌促進作用や抗炎症作用なども一部関わると推定されている．

7-4 去痰薬

　去痰障害（気道クリアランス不全）は，多くの原因が複雑に関与しあって起こるが，基本的には痰の気道壁への膠着と粘液線毛輸送系の不全である．本来，気道に侵入し粘液層に付着した異物は，気道ほぼ全域に存在する粘液によってトラップされ，粘液線毛輸送系によってクリアランスされる．しかし，種々の呼吸器疾患時には気道粘液の分泌は過剰となり，その結果，気道クリアランス能が破綻して気道内に粘稠な分泌物，すなわち痰が貯留すると，粘液により捕捉した細菌なども排出することができず，感染はむしろ増悪する．また，気道に膠着した痰は末梢気道を塞ぎ，換気障害の原因ともなるので，過剰に産生された痰は気道疾患の病態とも密接に関わる．

　粘液の産生源は気管支腺と杯細胞の2種類だが，粘稠な痰を形成する病態時の粘液は主に杯細胞に由来する．杯細胞の過形成および粘液の過剰産生は，epidermal growth factor（EGF）受容体刺激やアレルギー性炎症の原因となるTh2サイトカインを始め，様々な刺激によって誘発される．この杯細胞の過形成や粘液産生の亢進を薬物によって完全に抑制することは難しく，ほとんどの去痰薬は痰の排出を促進することを目的とする薬物である．その作用の特性によって分泌促進型，粘液溶解型および粘液修復型に大別される．

　去痰薬のまとめについては表7-3参照．

7-4-1　分泌促進型去痰薬

　気道での水分分泌を促進して気道液の粘稠性を低下させ，正常な気道液に近づけることで排出を促進する薬物である．① 反射性に分泌を促進させるものと，② 気管支腺に作用するものに大別できる．**アンモニウム塩**，**ヨード塩**，**トコン**，セネガやオンジの成分である**サポニン**，**グアイフェネシン**および**グアヤコール**は咽頭粘膜，上部消化管粘膜を刺激して，反射性に気道分泌を増加する．大量投与すれば悪心・嘔吐を招く．コリン作動薬は腺のムスカリン受容体に作用して分泌を増加させる作用をもつが，去痰薬としての実用的価値はない．グアヤコール類は慢性気管支炎，気管支拡張症の分泌抑制に用いられるが，これらの薬物による防腐殺菌作用が粘膜面の炎症に働き，粘膜修復の結果，気道液（痰）の産生・分泌の低下が起こるためと考えられている．

7-4-2　粘液溶解型去痰薬

　痰の粘稠性の低下は必ずしも去痰効果につながるものとは限らず，いわゆる至適粘弾性が存在するが，気道壁に膠着している粘稠性の高い痰には粘液溶解薬を用いて粘性を下げることで去痰効果が得られる．したがって，痰あるいはその前駆物質に作用して粘稠度を低下させる薬物は去痰効果がある．

　トリプシン，**セラペプターゼ**などのタンパク質分解酵素はムコタンパク質を多量に含有する

表 7-3 去痰薬

カテゴリー	薬物名(一般名)	作用機序	適応	備考
分泌促進型去痰薬	アンモニウム塩（アンモニアウイキョウ精）	胃粘膜刺激により反射性の気道分泌促進し，気道液の粘度を低下	気管支炎，感冒，上気道炎に伴う咳嗽および喀痰喀出困難	胃障害の副作用がある．
	サポニン（セネガ）	反射性気管支粘液分泌，気道粘膜の線毛運動の亢進による喀出の促進作用	急性気管支炎，感冒，上気道炎に伴う喀痰喀出困難	大量投与により，嘔気・嘔吐，下痢，食欲不振などの副作用を生じる．禁忌：ジスルフィラム・シアナミド・カルモフール・プロカルバジン投与中（アルコール反応発現の恐れ）．
	グアイフェネシングアヤコール	咽頭粘膜，上部消化管粘膜を刺激し，反射性に気道分泌を増加	感冒，気管支炎，肺結核，上気道炎に伴う咳嗽および喀痰喀出困難	悪心，食欲不振，胃部不快感などの副作用がある．
粘液溶解型去痰薬	セラペプターゼ	タンパク分解酵素，喀痰の融解・排泄促進作用	慢性副鼻腔炎，気管支炎，気管支喘息，肺結核，麻酔後の喀痰喀出困難など	皮膚粘膜眼症候群，中毒性皮膚壊死症，間質性肺炎，PIE症候群，ショック，アナフィラキシー様症状，肝障害，黄疸などの副作用がある．
	リゾチーム	膿性痰の消化による粘度低下	慢性副鼻腔炎，気管支炎，気管支喘息，気管支拡張症の喀痰喀出困難など	卵白由来タンパク質が成分．ショック，アナフィラキシー様症状，皮膚粘膜眼症候群，中毒性皮膚壊死症などの副作用がある．禁忌：卵白アレルギー．
	アセチルシステイン	ムコタンパク質の-S-S-結合を開裂，痰の粘度を低下，アンチオキシダント作用	気管支喘息，慢性気管支炎，気管支拡張症，肺結核，肺気腫，上気道炎，肺化膿症，肺炎，膿胞性線維症，術後肺合併症の去痰，気管支造影，気管支鏡検査，気管切開術，肺癌細胞診の前処置	軽い硫黄臭がある．気管支閉塞，気管支痙攣などの副作用がある．
	メチルシステイン		感冒，気管支喘息，急性・慢性気管支炎，気管支拡張症，肺結核，上気道炎，珪肺の去痰，慢性副鼻腔炎の排膿	特異な匂いがある．めまい，頭痛，食欲不振，腹痛の副作用がある．
	エチルシステイン		急・慢性気管支炎，肺結核，手術後の喀痰喀出困難の去痰，慢性副鼻腔炎の排膿	特異な匂いがある．悪心・嘔吐，食欲不振，過敏症，喀血，悪寒，発熱の副作用がある．

表7-3 去痰薬 つづき

カテゴリー	薬物名(一般名)	作用機序	適応	備考
粘液修復型去痰薬	カルボシステイン	気道粘液調整作用(痰中のフコムチンを減少させシアロムチンを増加)，粘膜正常化作用(杯細胞数の減少)	上気道炎，急性・慢性気管支炎，気管支喘息，気管支拡張症，肺結核の去痰，慢性副鼻腔炎の排膿。5%シロップ液は滲出性中耳炎の排液(小児のみ)	皮膚粘膜眼症候群，中毒性皮膚壊死症，肝障害，黄疸などの副作用がある．
	フドステイン	粘液修復作用(杯細胞過形成抑制)，漿液性気道分泌亢進作用，抗炎症作用	気管支喘息，慢性気管支炎，気管支拡張症，肺結核，塵肺症，肺気腫，非定型抗酸菌症，びまん汎細気管支炎の去痰	肝障害，黄疸，食欲不振，悪心，嘔吐，頭痛，胸やけなどの副作用がある．
	ブロムヘキシン	反射性の気道分泌亢進作用，痰の線維網細断化作用，アンチオキシダント作用	細粒・錠・シロップおよび吸入液：急性・慢性気管支炎，肺結核，塵肺症，手術後の去痰．注射液：内服困難な場合における肺結核，塵肺症，手術後の去痰，気管支造影剤の排泄促進	粘稠度の低い痰では，喀出しにくくなることがある．ショック，アナフィラキシー様症状，悪心，頭痛，嘔吐，発疹などの副作用がある．
	アンブロキソール	肺サーファクタント分泌促進作用，気道液分泌促進作用，線毛運動亢進作用，アンチオキシダント作用	急性・慢性気管支炎，気管支拡張症，気管支喘息，肺結核，塵肺症，手術後の喀痰喀出困難，慢性副鼻腔炎の排膿．	ブロムヘキシンの活性代謝物。ショック，アナフィラキシー様症状，皮膚粘膜眼症候群，胃不快感，腹痛，下痢，嘔吐，便秘などの副作用がある．

グアイフェネシン ㊜ 及び鏡像異性体

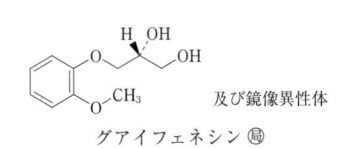

グアヤコールスルホン酸カリウム ㊜

```
KVFGRCELAA AMKRHGLDNY RGYSLGNWVC AAKFESNFNT QATNRNTDGS
TDYGILQINS RWWCNDGRTP GSRNLCNIPC SALLSSEITA SVNCAKKIVS
DGNGMNAWVA WRNRCKGTDV QAWIRGCRL
```
・xHCl

リゾチーム塩酸塩 ㊜

アセチルシステイン ㊜

L-エチルシステイン塩酸塩

L-メチルシステイン塩酸塩

L-カルボシステイン ㊜

フドステイン

ブロムヘキシン塩酸塩 ㊜

アンブロキソール塩酸塩

粘性痰，炎症細胞や，感染細菌の分解産物である DNA 線維を含有する膿性痰に有効である．また，ムコ多糖分解酵素のリゾチームには止血効果があるので血痰に用いられる．

一方，天然のアミノ酸 L-システインの誘導体である**アセチルシステイン，エチルシステイン，メチルシステイン**も粘液溶解作用をもつ．これらは吸収された後，気管支腔内に分泌されて，ムコタンパクのペプチド鎖を連結するジスルフィド（–S–S–）結合を非酵素的に開裂して二つの –SH 基にする．そのため，ムコタンパク質はペプチド鎖に分断されて分子が小さくなり痰の粘度が低下する．

7-4-3 粘液修復型去痰薬

気道液量および構成成分の産生・分泌に影響を与えて粘液の性状を正常に近づけることで，去痰効果を現す薬物である．その他に，気道を潤滑にし，粘膜に膠着している痰を気道壁から離れやすくして粘液線毛輸送による排出を促進する薬物も広義にはこの粘液修復薬に分類される．

（1）カルボシステイン carbocysteine

カルボシステインは他のシステイン誘導体と異なり，–SH 基が遊離していないため，直接 –S–S– 開裂する作用はなく，間接的に気道液の粘稠性を低下させる．痰中のフコムチンを減少させシアロムチンを増加させるとともに，粘液分泌細胞の大きさと数を減少させる作用なども併せもち，それらの結果として粘液線毛輸送系を亢進して痰の排出を促す．

（2）フドステイン fudosteine

フドステインはカルボシステインのカルボキシル基を修飾してハイドロキシエチル基を導入したもので，粘液を分泌する気道上皮杯細胞の過形成を抑制する作用，漿液性分泌の促進作用，抗炎症作用などをもち粘液過分泌を抑制する．

（3）ブロムヘキシン bromhexine，アンブロキソール ambroxol

ブロムヘキシンとアンブロキソールは胃粘膜刺激による反射性分泌亢進作用と直接作用の双方により気道分泌を増加する．水と電解質の増加が主である．漿液性分泌を増やすと同時にムコタンパク分泌を変化させて異常状態にあるゾル，ゲル粘液層を正常に近づけ粘液線毛輸送機能を改善する．また，サーファクタントの遊離を促して気道壁を潤滑にするとともに痰の粘着力を無効にする．アンブロキソールは粘膜潤滑薬とも称されることがある．

7-5 抗喘息薬

抗喘息薬のまとめについては表 7-4 参照.

7-5-1 気管支喘息の病態

　気管支喘息は，気道の反応性の亢進（過敏症）による広範囲な気道の狭窄によって起こる呼吸困難を主徴とする炎症性疾患であり，喘鳴や咳を伴う．本疾患は発作性であり，非発作時には症状はみられない．気道狭窄（閉塞）は，① 気管支平滑筋の痙攣性収縮，② 血管拡張および透過性亢進による気管支粘膜の浮腫，白血球などの遊出による粘膜の腫脹，③ 粘液線細胞の分泌亢進による粘稠分泌物の貯留（粘液栓形成）によって発生し，これらの変化が可逆的に繰り返される．また，喘息患者ではすべて気道過敏症がみられる．この状態に ① アレルゲンという特異的な刺激，あるいは ② 寒冷，粉塵，刺激性ガス，気道感染，精神的因子，過度の運動などの非特異的な刺激が働いて発作が起こる．このうち，主役を演じているのはアレルギー反応で，Ⅰ型アレルギーが主であるが，Ⅲ型およびⅣ型も関与している．

　一般に喘息患者の 70〜80％ は IgE 抗体をもっており，気管支粘膜固有層に豊富に存在する肥満細胞や血液中の好塩基球などの細胞表面に結合している．この抗体に対する抗原が反応すると，一次性（貯蔵性）メディエーターであるヒスタミン，セロトニン，好酸球遊走因子（ECF），二次性（非貯蔵性）メディエーターであるトロンボキサン A_2（TXA_2），血小板活性化因子（PAF），ロイコトリエン類（LTs）およびプロスタグランジン類（PGs）などの種々のケミカルメディエーターが遊離する．これが気管支に働いて図 7-4 に示すような多彩な変化を起こし，気道の狭窄をきたす．

　喘息の病理は，今日では好酸球由来のメディエーターを主因とする一種の気道炎症として把握されている．治療薬として繁用されるのは**気管支拡張薬**，**抗アレルギー薬**，および**糖質コルチコイド**である．

表 7-4 抗喘息薬

カテゴリー		薬物名(一般名)	作用機序	適応	備考
気管支拡張薬	β₂受容体作用薬	サルブタモール トリメトキノール	選択的β₂受容体刺激	気管支喘息，小児喘息，肺気腫，急性・慢性気管支炎，肺結核	散剤，錠剤，シロップのほか，吸入液，インヘラー（吸入剤），エアロゾルなどの剤形がある．重篤な血清K低下，心悸亢進，頭痛，振戦，めまい，悪心，過敏症状，口渇などの副作用がある．
		プロカテロール		気管支喘息，慢性・急性気管支炎，肺気腫，喘息様気管支炎	β₂受容体選択性が高く，作用は持続的．ショック，アナフィラキシー様症状，重篤な血清カリウム低下，動悸，頻脈，上室性期外収縮，振戦，頭痛，嘔気・嘔吐，発疹，心房細動などの副作用がある．
		サルメテロール		気管支喘息，慢性閉塞性肺疾患	長時間作用型（12時間持続），作用発現が遅く，喘息発作止めではない．心刺激作用は少ない．重篤な血清カリウム低下，ショック，アナフィラキシー様症状，心悸亢進，発疹，血管浮腫，振戦，口腔咽頭刺激感などの副作用がある．
	キサンチン類	テオフィリン	PDE阻害によるcAMPの上昇および血中カテコールアミン増加，PGs合成阻害，アデノシン受容体遮断	気管支喘息，喘息性気管支炎および肺気腫などの閉塞性肺疾患	徐放性製剤．内服中はTDMを実施し，用量調整．悪心，嘔吐などの消化器症状，けいれん，興奮などの中枢神経症状，動悸，頻脈などの循環器症状などの副作用がある．併用により相互作用を生じる薬物多数．禁忌：キサンチン系薬物への重篤な副作用既往歴．
		アミノフィリン		（原末，錠剤，坐剤）気管支喘息，喘息性気管支炎，閉塞性肺疾患，うっ血性心不全，（注射剤）肺水腫，チェーン・ストークス呼吸，脳卒中発作急性期および狭心症	気管支拡張作用のほかに，冠状動脈拡張作用および心筋収縮力増強作用．副作用および禁忌は，ほぼテオフィリンと同じ．
		プロキシフィリン		気管支喘息，喘息性気管支炎およびうっ血性心不全	気管支拡張作用と鎮痙作用を併せもつ．皮膚粘膜眼症候群，中毒性皮膚壊死症，紅皮症，過敏性症候群などの副作用がある．また，併用により相互作用を生じる薬物多数．禁忌：キサンチン系・バルビツール酸系薬過敏症．

表 7-4 抗喘息薬 つづき

カテゴリー		薬物名(一般名)	作用機序	適応	備考
気管支拡張薬	抗コリン薬	イプラトロピウム	ムスカリン受容体遮断	気管支喘息，慢性気管支炎，肺気腫に基づく諸症状の寛解	心血管系への影響は少ない．アナフィラキシー様症状，上室性頻脈，心房細動，心悸亢進，頭痛などの副作用がある．禁忌：アトロピン過敏症，緑内障，前立腺肥大．
		オキシトロピウム			口渇，嘔気・咳嗽，咽頭炎，頭痛などの副作用がある．禁忌：スコポラミン過敏症，緑内障，前立腺肥大．
		チオトロピウム	ムスカリン M_3 受容体の選択的遮断	慢性閉塞性肺疾患の気道閉塞障害に基づく諸症状の寛解	心不全，心房細動，期外収縮，イレウス，口渇，発疹，便秘などの副作用がある．禁忌：緑内障，前立腺肥大等による排尿障害，アトロピン過敏症．
抗アレルギー薬	メディエーター遊離抑制薬	クロモグリク酸ナトリウム	IgE 抗体による肥満細胞の脱顆粒や化学伝達物質の遊離抑制	吸入液およびエアロゾルで気管支喘息	気管支痙攣，PIE 症候群，アナフィラキシー様症状などの副作用がある．
		トラニラスト		気管支喘息，アトピー性皮膚炎，アレルギー性鼻炎，ケロイド・肥厚性瘢痕	膀胱炎様症状，肝障害，黄疸，腎障害，WBC・Plt 減少などの副作用がある．禁忌：妊婦
		アンレキサノクス		気管支喘息，アレルギー性鼻炎	ヒスタミン遊離抑制，ロイコトリエン生成抑制・拮抗作用を有し，抗ヒスタミン作用はない．過敏症，悪心・嘔吐，肝機能異常，頭痛，眠気，好酸球増加などの副作用がある．
		レピリナスト		気管支喘息	酸性抗アレルギー薬，眠気が少ない．嘔気，発疹，腹痛，肝障害，タンパク尿などの副作用がある．
		ペミロラストカリウム		気管支喘息，アレルギー性鼻炎	I 型アレルギー反応を強力に抑制．腹痛，肝障害，眠気，嘔気，頭痛，食欲不振，Plt 増加，過敏症，タンパク尿などの副作用がある．
		タザノラスト		気管支喘息	特にヒスタミン，ロイコトリエン，PAF の遊離を抑制．皮疹，発疹，悪心・嘔吐，胃痛，腹痛，肝障害，倦怠感，眠気，動悸，尿タンパク増加，ほてりなどの副作用がある．
		イブジラスト		気管支喘息，脳梗塞後遺症に伴う慢性脳循環障害によるめまい	Plt 減少，肝障害，黄疸のほかに，発疹，めまい，頭痛，食欲不振，嘔気などの副作用がある．

表 7-4　抗喘息薬　つづき

カテゴリー	薬物名(一般名)	作用機序	適応	備考
抗アレルギー薬	抗ヒスタミン薬	メキタジン	H_1 受容体遮断	気管支喘息, アレルギー性鼻炎, 蕁麻疹, 皮膚疾患に伴う瘙痒	催眠作用は少ない. ショック, アナフィラキシー様症状, 肝障害, 黄疸, Plt 減少のほかに, 発疹, 光線過敏症, AST・ALT 上昇, 眠気, 倦怠感, ふらふら感, 口渇, 胃不快感, 心悸亢進, 排尿困難, 咽頭痛, 浮腫などの副作用がある. 禁忌：フェノチアジン系薬過敏症, 緑内障, 前立腺肥大など下部尿路閉塞疾患.
		エピナスチン		気管支喘息, アレルギー性鼻炎, 蕁麻疹, 湿疹・皮膚炎, 皮膚瘙痒症, 瘙痒を伴う尋常性乾癬	H_1 受容体遮断作用の他に LTC_4, PAF 拮抗作用をもつ. 眠気などの副作用は少ない. 肝障害, 黄疸, Plt 減少のほかに, 眠気, 口渇, 倦怠感, 胃不快感などの副作用がある.
	抗ロイコトリエン薬	プランルカスト	ロイコトリエン受容体遮断	気管支喘息, アレルギー性鼻炎	選択的ロイコトリエン受容体拮抗薬, 気道収縮抑制作用をもつ. ショック, アナフィラキシー様症状, WBC 減少, Plt 減少, 肝障害, 間質性肺炎, 好酸球性肺炎, 横紋筋融解症などの副作用がある.
		モンテルカスト	ロイコトリエン受容体遮断	気管支喘息, アレルギー性鼻炎	Cys ロイコトリエン受容体に選択的に結合し, 炎症惹起メディエーターを強力に抑制. アナフィラキシー様症状, 血管浮腫, 劇症肝炎, 肝炎, 肝障害, 黄疸のほかに, 皮疹, 頭痛, 傾眠, 下痢, 腹痛, AST・ALT・ALP・γ-GTP・Tbil 上昇, 口渇, 尿潜血, 血尿, 尿糖, 浮腫, 便秘, 倦怠感, 白血球数増加, 尿タンパク, TG 上昇などの副作用がある.
		ザフィルルカスト		気管支喘息	選択的で強力なペプチドロイコトリエン受容体拮抗作用をもつ. 気道収縮抑制作用とともに抗炎症作用をもつ. 劇症肝炎, 肝障害, 黄疸, 無顆粒球症, 好酸球性肺炎のほかに, 頭痛, AST・ALT・ALP 上昇, 高 Bil 血症, 嘔気, 腹痛, 発疹, 蕁麻疹, 血管浮腫などの副作用がある. 禁忌：本剤による肝障害既往.
	抗 Th2 サイトカイン薬	スプラタスト	IgE 抗体, IL-4, IL-5 産生抑制	気管支喘息, アトピー性皮膚炎, アレルギー性鼻炎	肝障害, ネフローゼ症候群のほかに, 嘔気・嘔吐, 胃不快感, 発疹, 瘙痒感, 尿タンパク, 耳鳴, 倦怠感, 浮腫, 鼻出血, AST・ALT 上昇などの副作用がある.

表 7-4 抗喘息薬 つづき

カテゴリー		薬物名(一般名)	作用機序	適応	備考
抗アレルギー薬	糖質コルチコイド	ベクロメタゾン	糖質コルチコイドによる抗炎症作用（吸入剤として用いることで全身性の副作用を軽減）	気管支喘息（吸入）	コルチゾール減少，鼻出血，咳，咽喉頭症状，口渇，嗄声，気管支喘息の増悪，口内炎，悪心，AST・ALT・γ-GTP・ALP 上昇，気分不良，頭痛，尿糖，WBC 増加，リンパ球減少，尿潜血などの副作用がある． 禁忌：有効な抗菌薬の存在しない感染症，全身真菌症．
		フルチカゾン			アナフィラキシー様症状，咽喉頭症状，発疹，蕁麻疹，口腔内カンジダ症，嗄声，咳，悪心，腹痛，睡眠障害，鼻炎，胸痛，高血糖などの副作用がある． 禁忌：有効な抗菌薬の存在しない感染症，全身真菌症．
		ブデソニド			肝代謝による半減期が短く，副作用が少ないが，咽頭痛，嗄声，嘔気，咳，発疹，血管浮腫，接触皮膚炎，蕁麻疹，口腔カンジダ症などの副作用がある． 禁忌：有効な抗菌薬の存在しない感染症，全身真菌症．
		シクレソニド			細胞内エステラーゼによる代謝で活性体へと変換するプロドラッグで，副作用は少ない． 血管浮腫等過敏症状，発疹，気管支痙攣，呼吸困難などの副作用がある． 禁忌：有効な抗菌薬の存在しない感染症，深在性真菌症．
		モメタゾン			気道局所で抗炎症作用を発揮し，全身性の作用は少ない． アナフィラキシー様症状，口腔カンジダ症，嗄声，咽喉頭症状などの副作用がある． 禁忌：有効な抗菌薬の存在しない感染症，深在性真菌症．

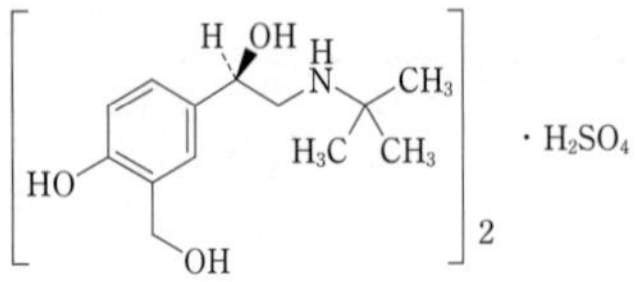

第7章 呼吸器系に作用する薬

サルブタモール硫酸塩 ㊞

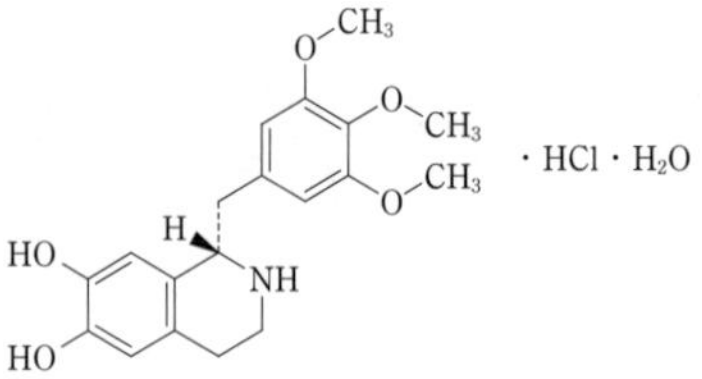

トリメトキノール塩酸塩水和物 ㊞

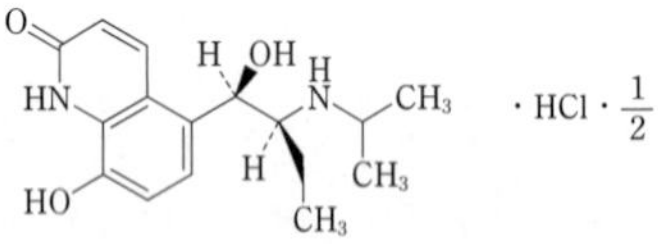

プロカテロール塩酸塩水和物 ㊞

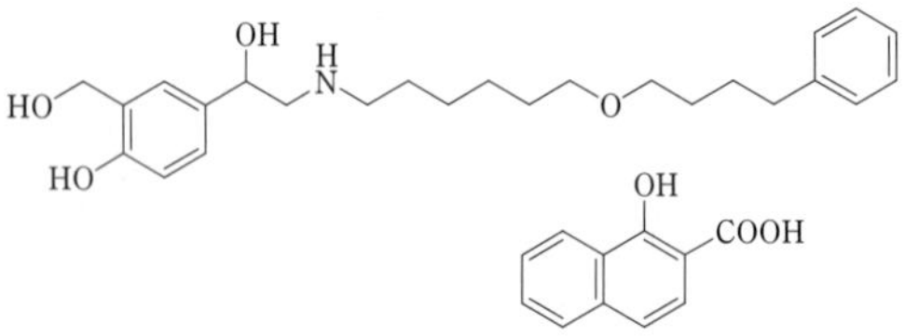

サルメテロールキシナホ酸塩

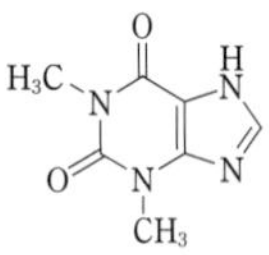

テオフィリン ㊞

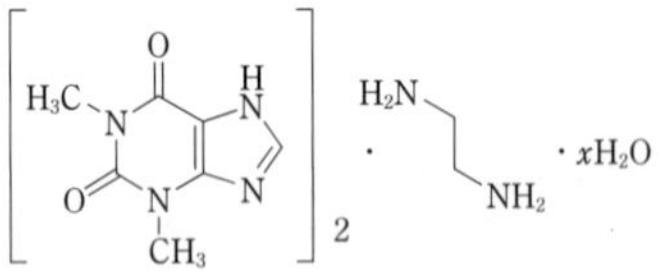

アミノフィリン水和物 ㊞

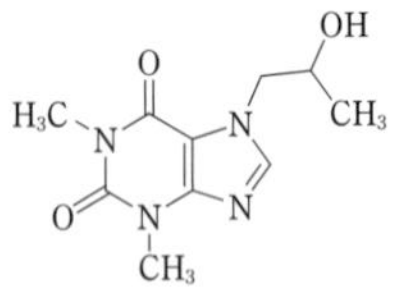

プロキシフィリン

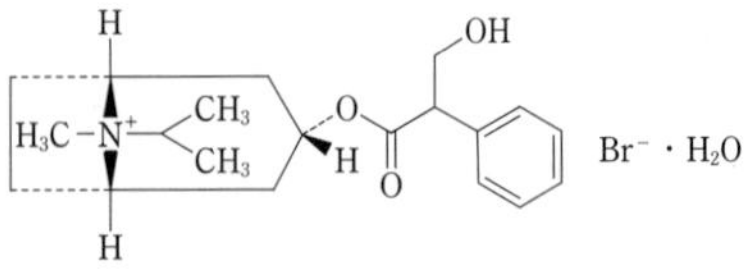

イプラトロピウム臭化物水和物 ㊞

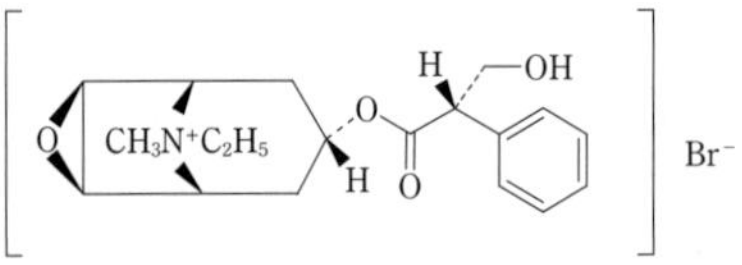

オキシトロピウム臭化物

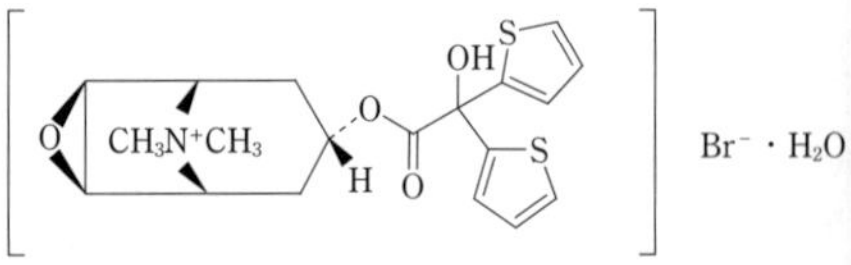

チオトロピウム臭化物水和物

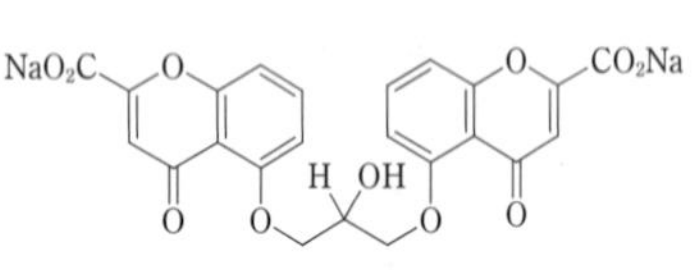

クロモグリク酸ナトリウム ㊞

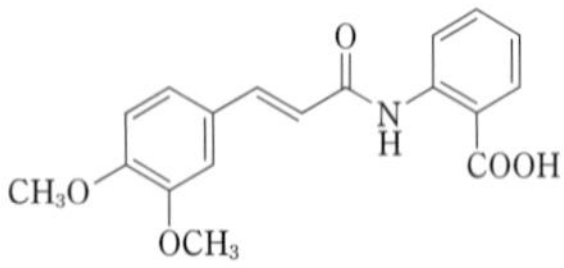

トラニラスト

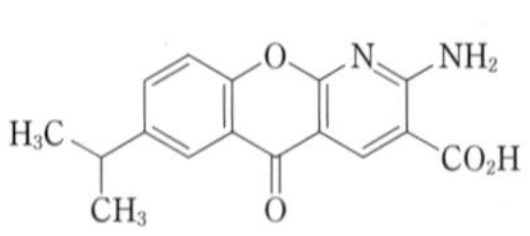

アンレキサノクス ㊞

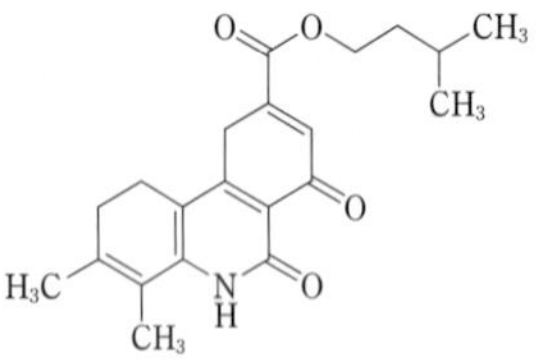

レピリナスト

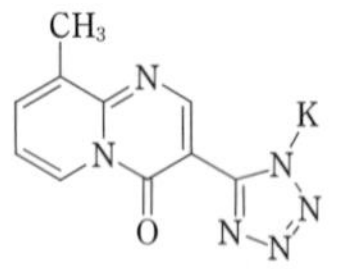

ペミロラストカリウム ㊞

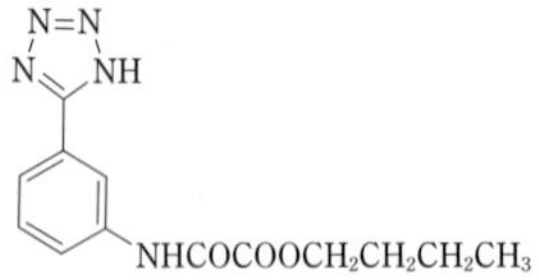

タザノラスト

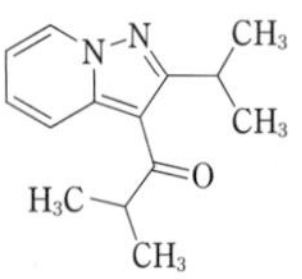

イブジラスト ㊞

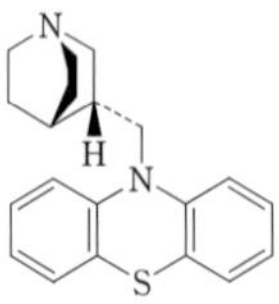

メキタジン ㊞

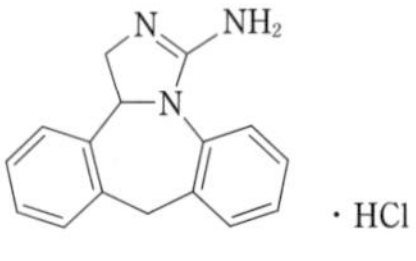

エピナスチン塩酸塩

7-5 抗喘息薬

プランルカスト水和物 ・1/2 H₂O

モンテルカストナトリウム

ザフィルルカスト

スプラタストトシル酸塩

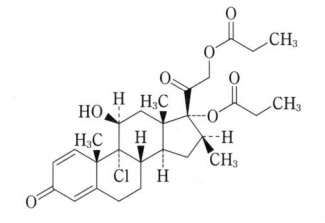

ベクロメタゾンプロピオン酸エステル 局

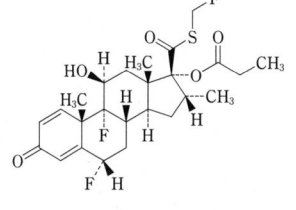

フルチカゾンプロピオン酸エステル

ブデソニド

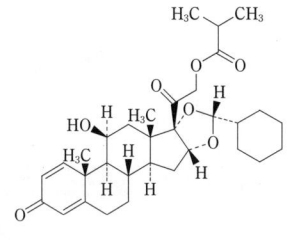

シクレソニド

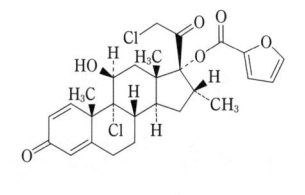

モメタゾンフランカルボン酸エステル

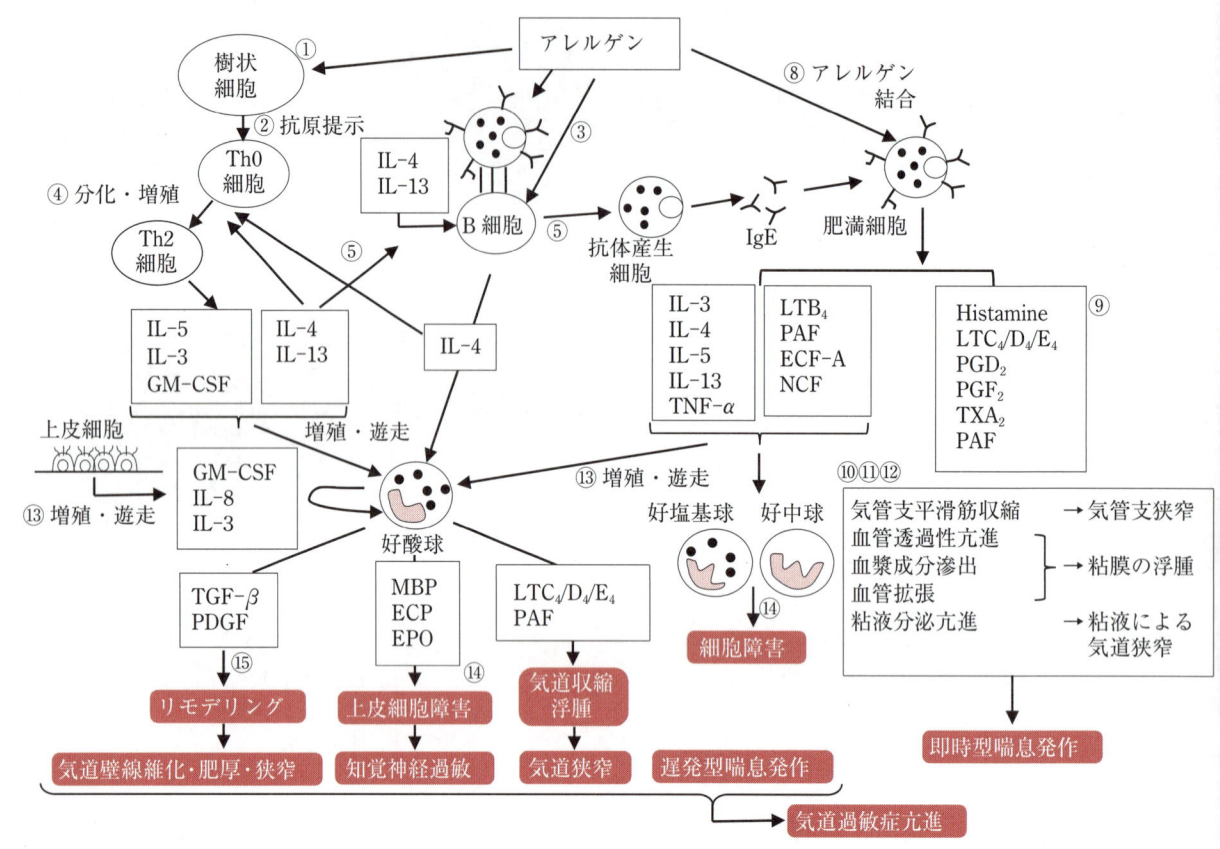

図 7-4 気管支喘息の病態形成機序

7-5-2 気管支拡張薬

7-5-2-1 アドレナリン β_2 受容体作動薬（β_2 作動薬）

　β_2 作動薬は気管支平滑筋の細胞膜外側の受容体に結合後，促進性 GTP 調節タンパク質（Gs）を介して，cAMP の濃度を上昇させることにより，平滑筋を弛緩させる（図 7-5）．また，気管支拡張作用に加えて，β_2 作動薬は気道閉塞あるいは気道クリアランスに関与する要因に対して種々の作用を現す．アドレナリンやイソプレナリンを基本骨格にした β 作動薬，とくにピルブテロール以降のいわゆる第三世代 β_2 作動薬では，β_1 作用がほとんどなくなっているだけでなく，構造上の特性から，モノアミンオキシダーゼ（MAO）やカテコール-O-メチルトランスフェラーゼ（COMT）などの酵素的分解を受けにくく生物学的に安定である．近年では，経口投与剤だけでなく，吸入剤，経皮吸収剤などの剤形もあり，その使用法は多様となっている．
　喘息発作の発現時には，**サルブタモール** salbutamol，**トリメトキノール** trimetoquinol，**プロカテロール** procaterol などの短時間作用型の β_2 作動薬を吸入剤として用いる．また，**サルメテロール** salmeterol は，長時間作用型（12 時間持続）の β_2 作動薬で，喘息発作の発現時には不向きで

あるが，喘息発作や咳発作を予防し，喘息病態の長期管理に用いられる．

近年，β_2受容体の遺伝子多型性によって，β_2作動薬の反応に違いを生じさせることや，あるタイプの遺伝子型の人ではβ_2作動薬の常用によって急速に耐性を生じさせるとの研究報告もあるが，人種間の違いも指摘されており，β_2受容体の多型のみならず複数の要因が感受性や耐性に影響すると考えられている．

7-5-2-2　キサンチン類

β_2作動薬とともに繁用され，特にβ_2作動薬が無効になった重症発作には欠くことができない．作用機序としては従来，cAMP の分解酵素であるホスホジエステラーゼを阻害して気管支筋内の cAMP 濃度を上昇させることにより，直接気管支筋の弛緩を起こすとともに（図 7-5），ケミカルメディエーターの遊離を抑制すると考えられていた．しかし，治療効果を示す低濃度ではホスホジエステラーゼの阻害作用は弱く，この作用に加え，血中カテコールアミンの増加作用，細胞内 Ca^{2+} の移行（結合）作用，プロスタグランジン合成阻害作用，アデノシン受容体遮断作用なども薬効発現の機序としてあげられている．抗喘息薬として有用な作用の1つとして，呼吸筋疲労抑制（横隔膜収縮力増強）作用が認められているが，その機序はよくわかっていない．

（1）テオフィリン theophylline

約 100 年前に茶葉より抽出されたアルカロイドである．至適血中濃度は 10〜20 μg/mL と治療

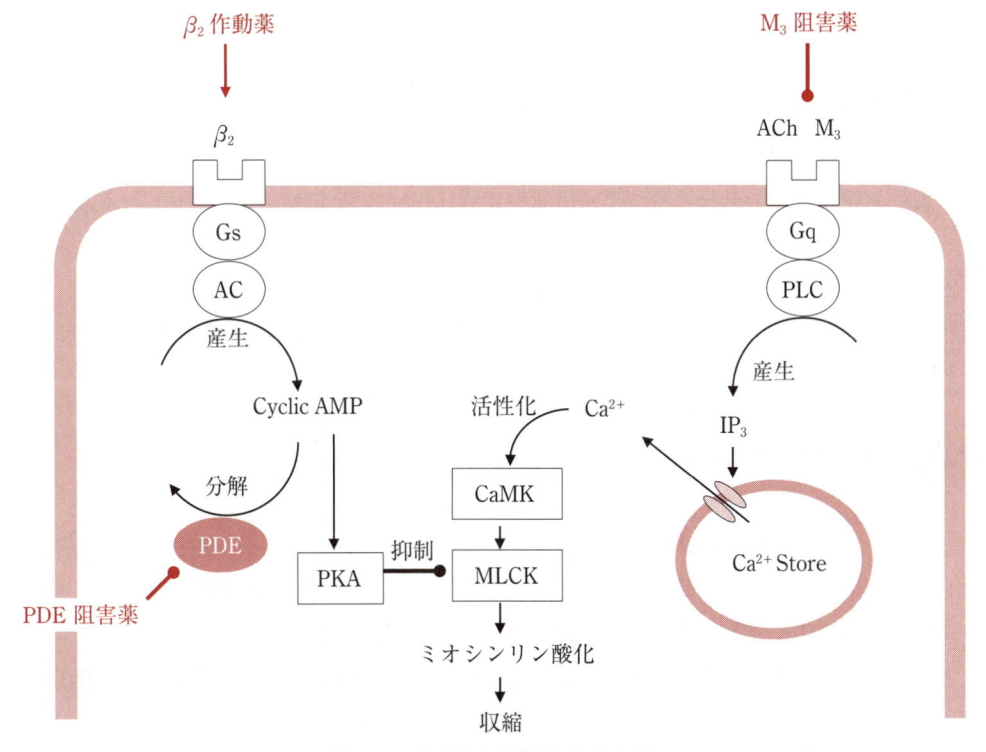

図 7-5　気管支拡張薬の作用点

域が狭いため，患者ごとに血中濃度をモニタリングしながら至適投与量を設定するTDMが必要となる．最近では，テオフィリンはT細胞や好酸球の気道への浸潤を抑制し，T細胞の細胞増殖反応やサイトカイン産生能を抑制することも見いだされている．

(2) アミノフィリン aminophylline

気管支拡張作用のほかに，冠状動脈拡張作用および心筋収縮力増強作用が認められ，気管支喘息，喘息性気管支炎，閉塞性肺疾患およびうっ血性心不全などの治療に用いられる．

(3) プロキシフィリン proxyphylline

気管支喘息，喘息性気管支炎およびうっ血性心不全の治療に用いられる．

7-5-2-3　ムスカリン M_3 受容体遮断薬（抗コリン薬）

抗コリン薬の気管支拡張作用はβ_2作動薬やキサンチン類に比べると劣る．しかし，喘息患者ではM_3受容体の機能亢進すなわち気道過敏症が生じており，その抑制には抗コリン薬が有効である（図7-5）．一方，特に中年以降の喫煙者に多い慢性閉塞性肺疾患 chronic obstructive pulmonary disease（COPD）の患者では，気管支収縮は迷走神経から遊離されるアセチルコリンによるため，むしろβ_2作動薬に優る気管支拡張作用を有する．また高齢の患者では，β_2作動薬やキサンチン類によって生じる心機能亢進などの副作用を回避する目的で，吸入で用いられる．

(1) イプラトロピウム ipratropium，オキシトロピウム oxitropium

イプラトロピウムはアトロピンのイソプロピルアンモニウム塩，オキシトロピウムはスコポラミンのエチルアンモニウム塩である．アトロピンなどに比べ粘膜からの吸収が少なく，吸入で用いることで全身性の副作用は少ない．気管支拡張作用のほかに鼻汁分泌抑制作用をもつ．気管支喘息，慢性気管支炎，肺気腫に基づく諸症状の寛解に用いられる．

(2) チオトロピウム tiotropium

M_3受容体に選択的で，吸入により強い持続的な気管支拡張作用をもつ．作用は持続的であり，1日1回の投与で肺気腫を合併した高齢の喘息患者に有効である．

7-5-3　抗アレルギー薬（第8章　抗アレルギー薬参照）

主としてアレルギー反応に関与する細胞からの炎症性メディエーターの産生・遊離を抑制する薬物を"狭義の抗アレルギー薬"と呼ぶが，最近ではIgE抗体産生抑制作用や種々のケミカルメディエーター拮抗作用などを主とする薬物も開発され，これらを包括して広義に"抗アレルギー薬"と呼んでいる．直接的な気管支拡張作用はもたないか，あるいは弱いが喘息発作の出現を防ぐ．

（1）メディエーター遊離抑制薬

肥満細胞からのIgE抗体依存性の機序によるヒスタミン，ロイコトリエン類などのケミカルメディエーターの遊離を抑制する薬物．気管支拡張作用はなく，喘息発作時には効果がなく，喘息発作の予防薬として用いられる．**クロモグリク酸ナトリウム，トラニラスト，アンレキサノクス，レピリナスト，ペミロラストカリウム，タザノラスト，イブジラスト**が内服にて気管支喘息に適応されている．

（2）抗ヒスタミン薬

肥満細胞から遊離したヒスタミンのH_1受容体への結合を選択的に遮断する薬物．近年では，中枢抑制作用が弱く，持続性の第二世代の抗ヒスタミンである**メキタジン，エピナスチン**などが気管支喘息に適応されているが，喘息発作時には効果はなく，発作予防薬として用いられる．

（3）抗トロンボキサンA_2（TXA_2）薬

TXA_2合成酵素阻害薬**オザグレル**，TXA_2受容体拮抗薬**セラトロダスト**が用いられる．

（4）抗ロイコトリエン薬

選択的なロイコトリエン受容体拮抗薬**プランルカスト**，選択的Cys LT_1受容体拮抗薬**モンテルカスト**，強力かつ選択的なペプチドLT（pLT）受容体拮抗薬**ザフィルルカスト**が気管支喘息治療薬として適応されている．高い有用性を示すが，喘息発作発現時には無効である．

（5）抗Th2サイトカイン薬

Th2サイトカインであるIL-4，IL-5の産生を抑制し，IgEおよび好酸球を減少させる薬物で，**スプラタスト**が気管支喘息に適応される．

7-5-4　糖質コルチコイド（ステロイド薬）

気管支喘息の病態が好酸球性の気道炎症であることから，最も抗炎症作用の強い糖質コルチコイド薬（いわゆるステロイド薬）が著効を示すことは古くから知られていた．しかし，長期間投与による重篤な副作用を考慮して，経口的にステロイド薬を使用することはできるだけ控える傾向にあった．現在では，経口ステロイドに比べてはるかに副作用の少ない吸入ステロイド薬が用いられるようになり，気管支喘息の治療には欠かせない薬物となっている．近年，WHOから国際ガイドラインが示され，これをもとにした我が国の喘息治療のガイドライン（表7-5）も発行され，吸入ステロイドは喘息治療の薬物療法の中で最も重要な薬物となっている．

ステロイドによる抗喘息作用の機序には次の2つがある．

① 発作に対する急性効果：抗炎症タンパク質（lipocortin）の発現を促し，ホスホリパーゼA_2活性を抑制し，抗炎症効果を発揮する．とくに血管透過性亢進を抑制して浮腫を減少させる．炎症による粘液分泌増加とその粘稠化を防止し，気道狭窄を阻止する．また，カテコールアミンの

表 7-5 わが国の「喘息予防・管理ガイドライン 2009」に示されている成人喘息の治療ステップ

		治療ステップ1	治療ステップ2	治療ステップ3	治療ステップ4
長期管理薬	基本治療	吸入ステロイド薬（低用量） 上記が使用できない場合，以下のいずれかを用いる LTRA テオフィリン徐放製剤 （症状が稀であれば必要なし）	吸入ステロイド薬（低〜中用量） 上記で不十分な場合は以下いずれか一剤を使用 LABA （配合剤の使用可） LTRA テオフィリン徐放製剤	吸入ステロイド薬（中〜高用量） 上記に下記のいずれか一剤，あるいは複数を併用 LABA （配合剤の使用可） LTRA テオフィリン徐放製剤	吸入ステロイド薬（高用量） 上記に下記の複数を併用 LABA （配合剤の使用可） LTRA テオフィリン徐放製剤 上記のすべてでも管理不良の場合は下記のいずれかあるいは両方を追加 抗 IgE 抗体[2] 経口ステロイド薬[3]
	追加治療	LTRA 以外の抗アレルギー薬[1]	LTRA 以外の抗アレルギー薬	LTRA 以外の抗アレルギー薬	LTRA 以外の抗アレルギー薬
発作治療[4]		吸入 SABA	吸入 SABA	吸入 SABA	吸入 SABA

LTRA：ロイコトリエン拮抗薬，LABA：長時間作用性 β_2 作動薬，SABA：短時間作用性 β_2 作動薬
1) 抗アレルギー薬とは，メディエーター遊離抑制薬，ヒスタミン H_1 遮断薬，トロンボキサン A_2 阻害薬，Th2 サイトカイン阻害薬を指す．
2) 通年抗原吸入に対して陽性かつ血清総 IgE 値が 30〜700 IU/mL の場合に適用となる．
3) 経口ステロイド薬は短期間の間欠的投与を原則とする．他の薬剤で治療内容を強化し，かつ短期間の間欠投与でもコントロールが得られない場合は，必要最少量を維持量とする．
4) 軽度の発作までの対応を示す．

作用を増強し，ホスホジエステラーゼの作用を抑制して，細胞内 cAMP を増加させる作用もある．

② 発作準備状態の軽減：長期間投与時に現れるもので，プロスタグランジン類およびロイコトリエン類の産生の抑制に加え，レアギン産生を抑制し，感作動物の標的器官におけるメディエーターの蓄積と遊離を阻止する（膜の安定化）．抗原抗体反応を阻止する作用はないらしい．

即効型の薬剤として**ヒドロコルチゾン**，中間型として**プレドニゾロン，メチルプレドニゾロン**，強力持続型として**デキサメタゾン**などがある．重篤な急性発作時には ヒドロコルチゾンやメチルプレドニゾロンの静脈内投与を行う場合が多い．近年，副腎抑制作用が少ない**吸入ステロイド薬**の有用性が強調されている．すでに起きている発作を速やかに軽減する薬剤ではなく，発作の再発を防ぐために毎日規則正しく用いる．さらに全身性ステロイド薬依存性患者がステロイド薬を減量し，離脱するためにも用いる．

（1）吸入ステロイド薬

ベクロメタゾン，**フルチカゾン**，**ブデソニド**，**シクレソニド**および**モメタゾン**が吸入ステロイドとして使用されている．いずれも吸入による局所作用は強いが経口投与すると肝代謝を速やかに受け全身作用を示しにくいアンテドラッグ型のステロイドである．また，シクレソニドは1日1回の吸入で，局所活性化型である．

7-5-5　COPD 治療薬

慢性閉塞性肺疾患 chronic obstructive pulmonary disease（COPD）とは，肺気腫および慢性気管支炎など，末梢性気道の不可逆的な破壊と慢性の気道閉塞を特徴とする閉塞性呼吸器疾患の総称である．最大の原因は喫煙であるが，その他に呼吸器感染，粉塵あるいは遺伝的要因が関係すると考えられている．ステロイドに抵抗性を示すことが問題で，治療には主に抗コリン薬（**チオトロピウム**）と β_2 作動薬（**サルメテロール**）の吸入が用いられる．

8 消化器作用薬

　消化器系 digestive system は，消化管 alimentary canal あるいは胃腸管 gastrointestinal tract と消化液を分泌する付属器官からなる．消化管は口 mouth（口腔 oral cavity），咽頭 larynx，食道 esophagus，胃 stomach，小腸 small intestine（十二指腸 duodenum，空腸 jejunum，回腸 ileum），大腸 large intestine（上行結腸 ascending colon，横行結腸 transverse colon，下行結腸 descending colon，S 状結腸 sigmoid colon），直腸 rectum，肛門管 anal canal からなり，消化器系付属器官には唾液腺 salivary gland，膵臓 pancreas，肝臓 liver および胆嚢 gallbladder が含まれる．消化器系は摂取した食物を消化，吸収し，不要物を排泄する役割を有する．本章では，「消化性潰瘍と胃食道逆流症の治療薬」，「慢性胃炎・機能性胃腸症の治療薬」，「嘔吐に影響する薬物」，「下痢，便秘および過敏性腸症候群に対する治療薬」「炎症性腸疾患治療薬」，「膵臓に作用する薬物」，「肝臓，胆道に作用する薬物」に分けて，各消化器作用薬の作用機序・特徴・臨床適用・副作用および関連する病態生理等について述べる．

8-1 消化性潰瘍と胃食道逆流症の治療薬

8-1-1 胃酸分泌調節機構

　胃体部および胃底部の粘膜（胃底腺）に存在する壁細胞 parietal cell から胃酸が分泌され，主細胞 chief cell からペプシノーゲンが分泌される（図 8-1）．分泌されたペプシノーゲンは胃酸によりペプシンに変換され（図 8-2），タンパク質を分解する．なお，壁細胞からはビタミン B_{12} の吸収に必要な内因子も分泌される．一方，幽門部の粘膜（幽門腺）には壁細胞や主細胞は存在せず，内分泌機能をもつ G 細胞があり，胃内容物の刺激に反応してガストリンを内分泌する．胃粘膜全体に分布する副細胞 accessory cell［表層上皮（粘液）細胞と頸部粘液細胞］からは粘液（ムチン）とアルカリ性の重炭酸イオン（HCO_3^-）が分泌され，これらが粘膜表面を覆って胃酸を中和することで粘膜を保護している（図 8-1，8-2）．胃酸分泌は，自律神経，ホルモン［ガストリン gastrin，GIP（gastric inhibitory peptide）など］によって調節されている．生理的に起こ

る反射性の胃液分泌調節は，i) 脳相（食物の味覚，嗅覚，粘膜刺激などの情報が脳に伝達されることで迷走神経が興奮して起こる胃液分泌），ii) 胃相（胃内容物による胃壁伸展による胃腺刺激と，食物中のタンパク分解物などによって刺激された G 細胞から内分泌されたガストリンによる胃酸分泌），iii) 腸相（胃内容物が小腸に移動すると，十二指腸粘膜の K 細胞から分泌される GIP により胃酸分泌が抑制される）に分けられる．十二指腸では，さらに I 細胞からコレシストキニン cholecystokinin，また S 細胞からセクレチン secretin が内分泌され，膵臓から種々の消化酵素と HCO_3^- を含むアルカリ性膵液が分泌される．

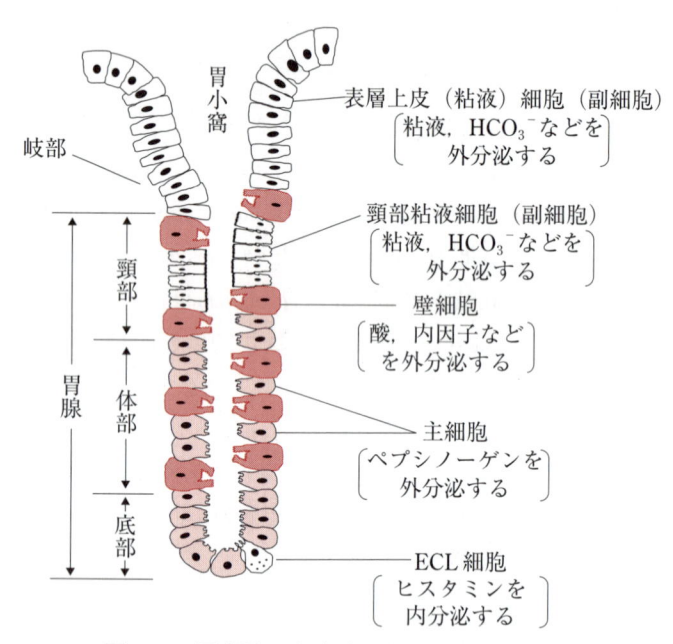

図 8-1　胃底腺に存在する細胞の種類と機能

壁細胞における胃酸の分泌は胃内腔側に発現する H^+/K^+-ATPase（プロトンポンプ）により行われる（図 8-2）．種々の刺激により活性化されたプロテインキナーゼ A protein kinase A（PKA）や PKC などによりプロトンポンプが活性化されると，能動的に H^+ を胃内腔に放出して K^+ を細胞内へ取込み，さらに同じく胃内腔側に存在する Cl^- チャネルによって Cl^- も放出されるので，胃内腔には HCl が増加する．このプロトンポンプの機能を制御する主な神経内分泌因子は，ヒスタミン，ガストリンおよびアセチルコリンの 3 つである．ヒスタミンは主に胃粘膜に存在するエンテロクロマフィン様細胞 enterochromaffin-like（ECL）cell から分泌され，壁細胞に発現する H_2 受容体（G_s 共役型）を介して PKA を活性化することでプロトンポンプを活性化する．迷走神経末梢端から遊離されたアセチルコリンはムスカリン性 M_3 受容体（G_q 共役），幽門部の G 細胞から内分泌されたガストリンは CCK_2 受容体（G_q 共役型）を介して壁細胞の酸分泌を促進する．CCK_2 受容体は ECL 細胞にも発現しており，ガストリン刺激によりヒスタミン遊離が亢進する．迷走神経の節後線維から遊離されたアセチルコリンは，壁細胞への直接効果以外に，ECL 細胞を刺激してヒスタミン遊離を促進するほか，主細胞の M_3 受容体を刺激してペプシノーゲン分泌を高める一方，表層上皮細胞からのムチン（粘液）およびアルカリ（HCO_3^-）分泌を促

進することで胃粘膜を保護する．迷走神経（副交感神経）の神経節にはニコチン性 N_N 受容体以外に，ムスカリン性 M_1 受容体も発現しており，ピレンゼピンの作用点と考えられている．胃粘膜にある D 細胞からはソマトスタチンが分泌され，これは ECL 細胞からのヒスタミン遊離を抑制するほか，G 細胞からのガストリン遊離も抑制する．胃粘膜ではプロスタグランジン類，特に PGE_2 が常に産生され，壁細胞の EP_3 受容体（G_i 共役型）を介して胃酸分泌を抑制し，表層上皮細胞の粘液や HCO_3^- の分泌を促進することで胃粘膜を保護している．アスピリンなどの非ステロイド性抗炎症薬 NSAIDs はこのプロスタグランジン類の産生を阻害するので副作用として胃潰瘍を誘起することがある（図8-2）．

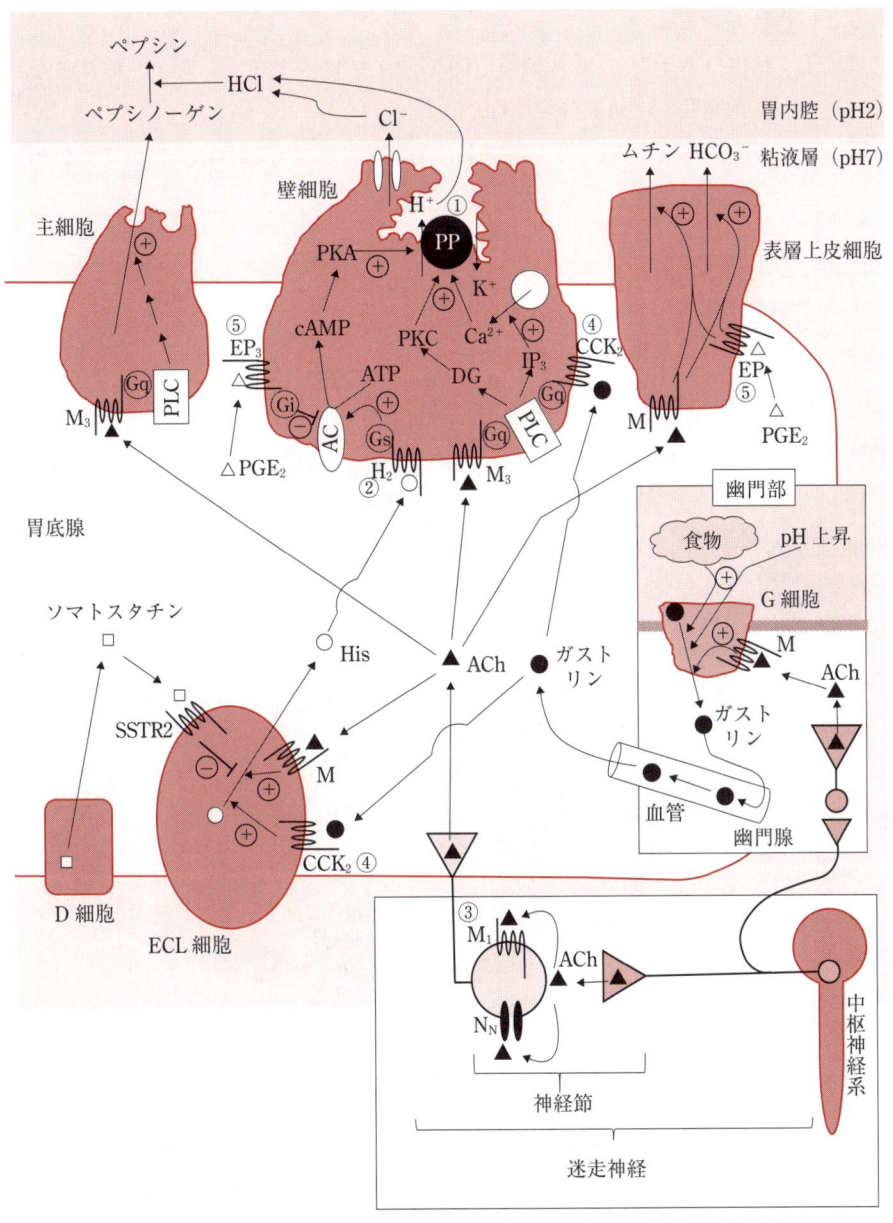

図 8-2 胃粘膜における分泌機能制御のしくみと薬物の作用点

8-1-2 消化性潰瘍と食道逆流症の病態生理

　消化性潰瘍 peptic ulcer（胃・十二指腸潰瘍）は，胃酸等による組織欠損が粘膜筋層を破り粘膜下層や平滑筋層に達するものをいう．胃・十二指腸潰瘍の形成は Shay のバランス説によって説明されている．すなわち，正常なヒトでは，粘膜に対して保護的にはたらく防御因子と粘膜障害を起こす原因となる攻撃因子（下記）のバランスがとれているが，防御因子の減少あるいは攻撃因子の増加によって「防御因子＜攻撃因子」となった場合に消化性潰瘍がおこるという考え方である．一般に，十二指腸潰瘍では攻撃因子の増強が主原因で，胃潰瘍では防御因子の減弱が主原因であるといわれている．

　　　防御因子：粘液（ムチン），重炭酸塩（HCO_3^-），プロスタグランジン，粘膜血流，粘膜上皮細胞回転（組織修復速度）
　　　攻撃因子：胃酸，ペプシン，非ステロイド性抗炎症薬（NSAIDs），ヘリコバクター・ピロリ感染，喫煙，虚血，胆汁酸，アルコール

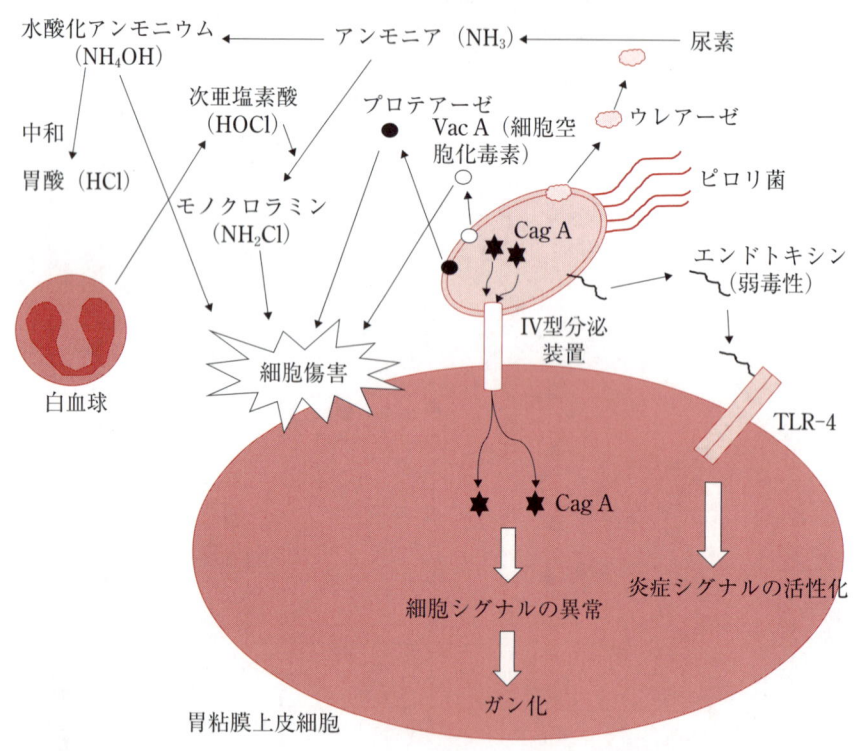

図 8-3　胃粘膜におけるヘリコバクター・ピロリ感染と病態への関与

　ヘリコバクター・ピロリ *Helicobacter pylori* は，らせん状のグラム陰性桿菌で，自ら産生するウレアーゼによって尿素をアンモニアに変換することで菌体周囲にアルカリ性障壁を形成して胃酸を中和するので胃の強酸下での棲息が可能となる．ピロリ菌が胃粘膜を傷害する機序として，菌体由来ウレアーゼによって産生されるアンモニア（あるいは白血球由来の次亜塩素酸との反応に

より産生される強毒性フリーラジカルであるモノクロラミン）や水酸化アンモニウムによる消化管粘膜傷害，弱毒性ではあるがエンドトキシン（リポ多糖 lipopolysaccharide）による炎症反応，菌体由来のプロテアーゼや Vac A（細胞空胞化毒素）による細胞傷害が知られているほか，Ⅳ型分泌装置を介して毒性タンパク質 Cag A を宿主細胞内へ注入することにより起こる多様なシグナル変化が胃がんの発症に関係するとされている（図8-3）．ピロリ菌感染者では，胃・十二指腸潰瘍が発症し易くて治癒しにくく，また再発しやすい．さらに慢性萎縮性胃炎や胃がんの発症とピロリ菌感染との関連性も指摘されている．現在，我が国では消化性潰瘍の治療を目的とするピロリ菌の除菌が臨床的に行われている．

胃食道逆流症 gastroesophageal reflux disease（GERD）は，胃酸やペプシンを含む胃内容物の逆流によって食道粘膜が傷害されることで胸やけなどの症状を呈する疾患である．そのうち，食道粘膜に明らかなびらん症状があるものを逆流性食道炎 reflux esophagitis，症状があるにもかかわらず食道粘膜に病変がないものを非びらん性胃食道逆流症 non-erosive reflux disease（NERD）という．いずれの場合もプロトンポンプ阻害薬やヒスタミン H_2 受容体遮断薬などの胃酸分泌抑制薬により治療する．

表8-1 消化性潰瘍治療薬（胃食道逆流症治療薬を含む）

カテゴリー		薬物名（一般名）	作用機序	適応	備考
制酸薬	吸収性	炭酸水素ナトリウム	胃内の塩酸を中和する．	消化性潰瘍	消化管で吸収されるので全身への影響に配慮する必要がある．
	非吸収性	酸化マグネシウム，沈降炭酸カルシウム，水酸化アルミニウムゲル，ケイ酸アルミニウム			消化管で吸収されないので全身への影響が少ない．
胃酸分泌抑制薬	プロトンポンプ阻害薬	オメプラゾール，ランソプラゾール，ラベプラゾール	胃の壁細胞のプロトンポンプを不可逆的に阻害することで胃酸の分泌を抑制する．	消化性潰瘍，胃食道逆流症，ピロリ除菌補助	1日1回投与で有効．
	ヒスタミン H_2 受容体遮断薬	シメチジン，ラニチジン，ファモチジン，ロキサチジン，ニザチジン，ラフチジン	胃の壁細胞の H_2 受容体を遮断することで胃酸の分泌を抑制する．	消化性潰瘍，胃食道逆流症	
	ムスカリン性アセチルコリン受容体遮断薬	第三級アミン類：アトロピン，スコポラミン，ロートエキス，ジサイクロミン	ムスカリン性アセチルコリン受容体を遮断することで副交感神経系の興奮による胃酸分泌を抑制する．	消化性潰瘍	中枢作用あり．緑内障，前立腺肥大症による排尿困難に禁忌．
		第四級アミン類：N-メチルスコポラミン，ブチルスコポラミン，メチルアトロピン，プロパンテリン，メチルベナクチジウム			中枢作用少ない．緑内障，前立腺肥大症による排尿困難に禁忌．
	選択的ムスカリン M_1 受容体遮断薬	ピレンゼピン	ムスカリン M_1 受容体を選択的に遮断することで胃酸分泌を抑制する．		緑内障，前立腺肥大症に慎重投与．

表8-1 消化性潰瘍治療薬（胃食道逆流症治療薬を含む） つづき

カテゴリー		薬物名（一般名）	作用機序	適応	備考
胃酸分泌抑制薬	抗ガストリン薬	プログルミド	ガストリンCCK-2受容体を遮断することで胃酸分泌を抑制するほか，防御因子増強作用もある．	消化性潰瘍	作用が弱いので他の薬と併用する．
プロスタグランジン製剤	PGE$_1$誘導体	ミソプロストール	プロスタノイドEP受容体を介して胃酸分泌を抑制し，胃粘膜を保護する．	消化性潰瘍（特にNSAIDsによる消化性潰瘍の治療に用いる）	妊婦に禁忌．
	PGE$_2$誘導体	エンプロスチル			
抗ペプシン薬		スクラルファート，エカベト	粘膜欠損部に結合してペプシン消化から潰瘍面を保護．		スクラルファートは腎透析患者に禁忌→長期投与でアルミニウム脳症．
胃粘膜保護薬		テプレノン，プラウノトール，セトラキサート，ゲファルナート，グルタミン，レバミピド，メチルメチオンスルホニウム（ビタミンU），アズレンスルホン酸ナトリウム	粘液分泌促進，胃粘膜血流増加などにより胃粘膜を保護する．	消化性潰瘍	
ヘリコバクター・ピロリ除菌用抗生物質		クラリスロマイシン，アモキシシリン，メトロニダゾール	抗菌作用によりピロリを除菌する．	ピロリ感染による消化性潰瘍	プロトンポンプ阻害薬併用によるpH上昇で除菌効果増強．メトロニダゾールは二次除菌で使用する．

プロトンポンプ阻害薬

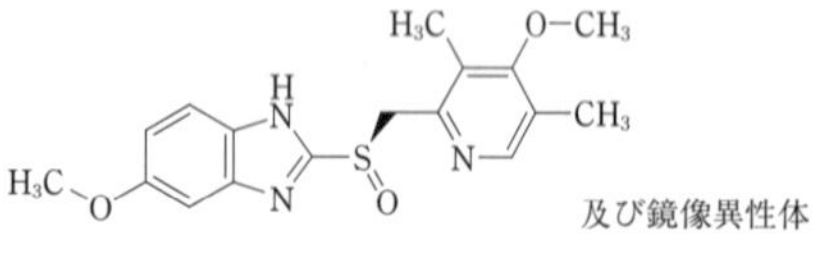

オメプラゾール 圏　及び鏡像異性体

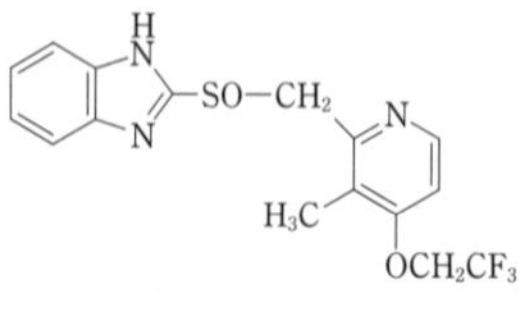

ランソプラゾール

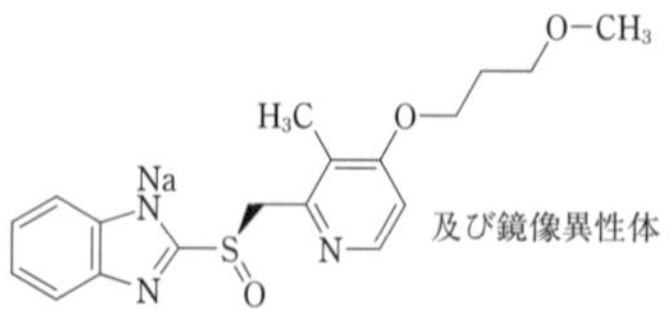

ラベプラゾールナトリウム 圏　及び鏡像異性体

ヒスタミンH$_2$受容体遮断薬

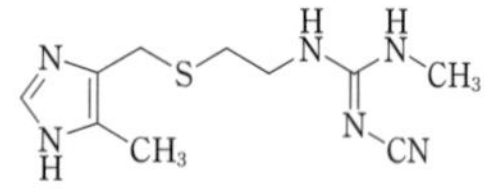

シメチジン 圏

ラニチジン塩酸塩 圏　及びC*位幾何異性体

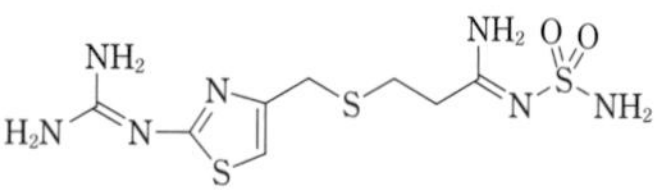

ファモチジン 圏

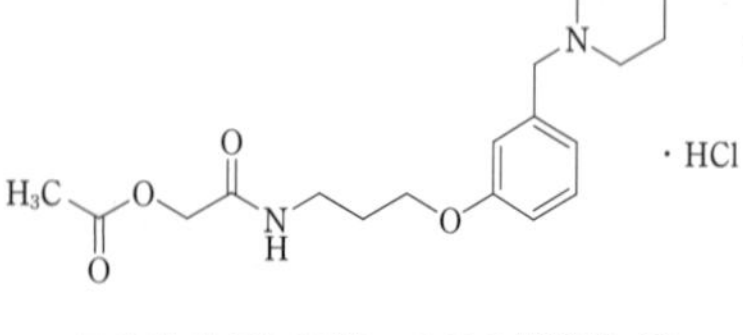

ロキサチジン酢酸エステル塩酸塩 圏

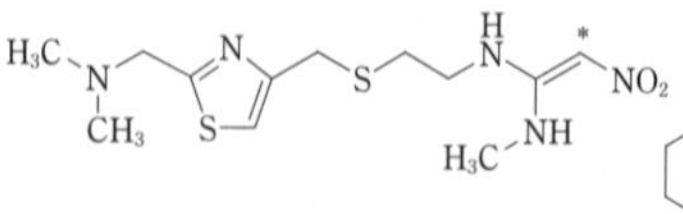

ニザチジン 圏　及びC*位幾何異性体

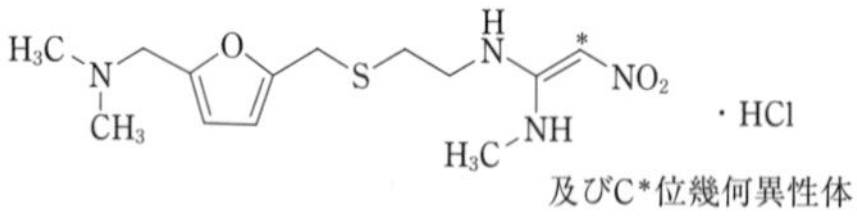

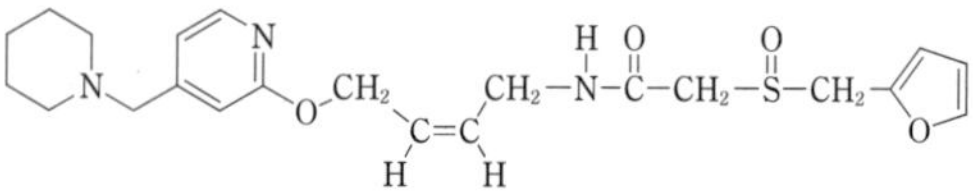

ラフチジン

抗ムスカリン薬と抗ガストリン薬

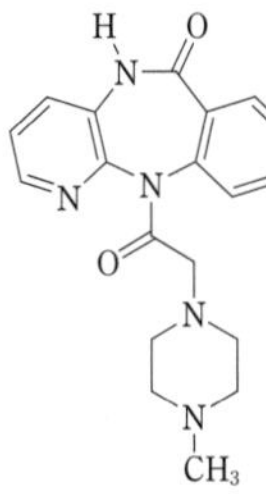

ピレンゼピン塩酸塩水和物 Ⓓ

プログルミド Ⓓ
及び鏡像異性体

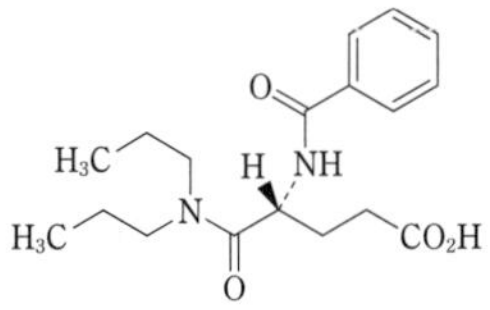

プロスタグランジン製剤

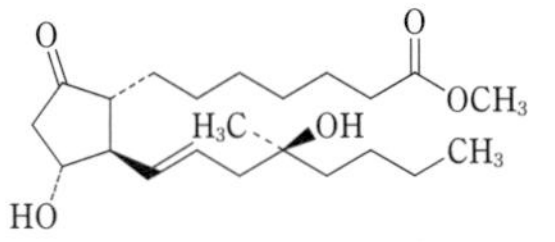

ミソプロストール

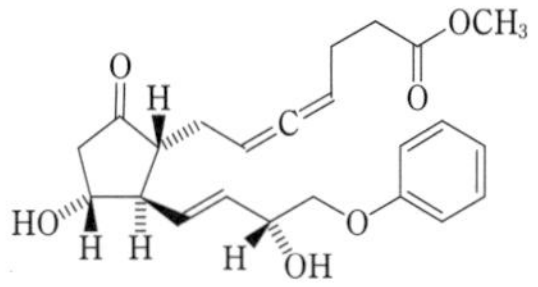

エンプロスチル

抗ペプシン薬

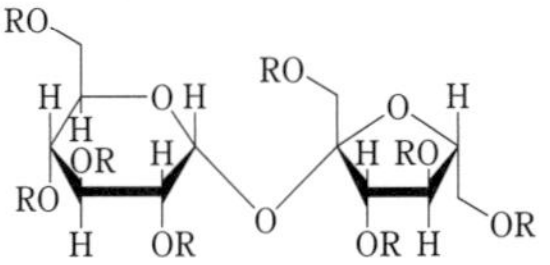

スクラルファート水和物 Ⓓ
・xAl(OH)$_3$ ・yH$_2$O
R = SO$_3$Al(OH)$_2$

エカベトナトリウム水和物 Ⓓ
・5H$_2$O

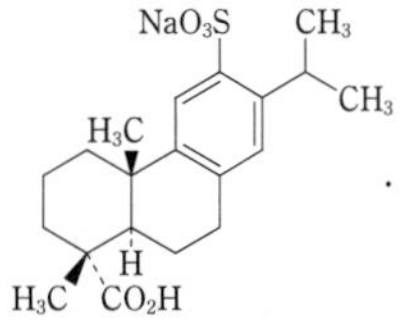

胃粘膜保護薬

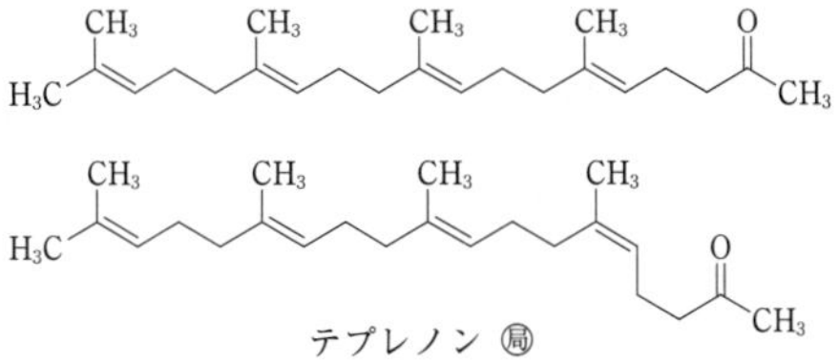

テプレノン Ⓓ

アズレンスルホン酸ナトリウム
・1/2H$_2$O

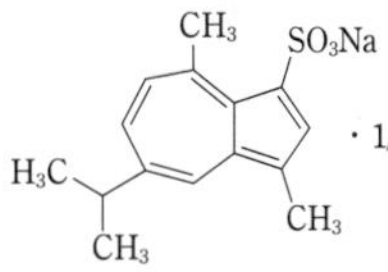

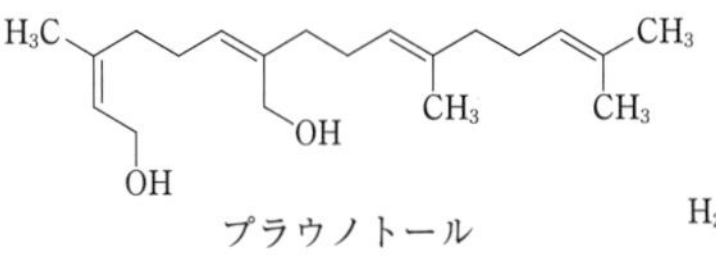

プラウノトール

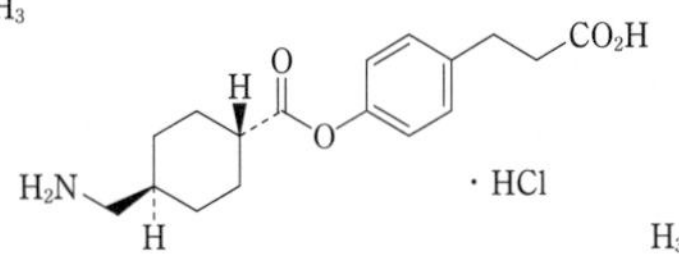

セトラキサート塩酸塩 Ⓓ
・HCl

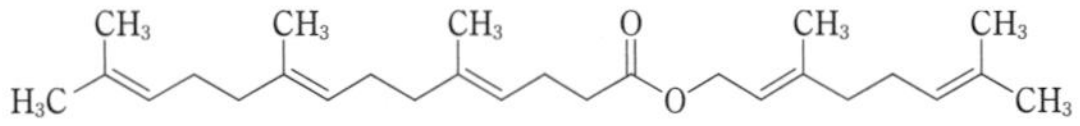

ゲファルナート Ⓓ

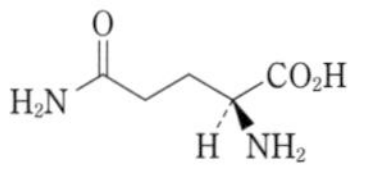

L-グルタミン Ⓓ

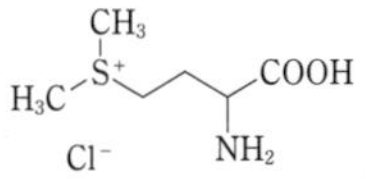

メチルメチオニンスルホニウム（ビタミンU）

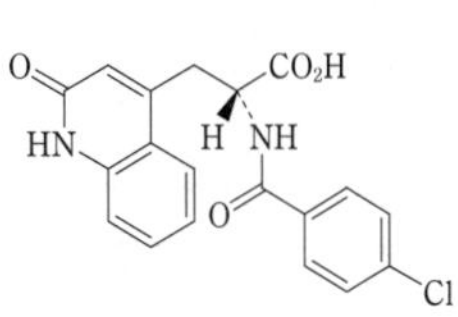

レバミピド Ⓓ
及び鏡像異性体

ヘリコバクター・ピロリ除菌用抗生物質

クラリスロマイシン 局　　　アモキシシリン水和物 局　　　メトロニダゾール 局

8-1-3　制酸薬

　制酸薬 antacids は，胃内の塩酸を中和するアルカリ剤として古くから使用され，現在も大衆薬（OTC）の領域ではよく利用されているが，消化性潰瘍の治療にはあまり有用ではなく，他のより有効な薬物が選択される．制酸薬には，吸収性のものと非吸収性のものがあり，吸収性のものは全身への影響に配慮する必要がある．吸収性制酸薬である**炭酸水素ナトリウム** sodium bicarbonate（NaHCO$_3$）は即効性であるが，胃からよく吸収されるので血液のアルカリ化およびナトリウム負荷により心不全や腎不全の患者に悪影響を及ぼす可能性がある．非吸収性制酸薬では，**酸化マグネシウム** magnesium oxide（MgO），**沈降炭酸カルシウム** precipitated calcium carbonate（CaCO$_3$），**水酸化アルミニウムゲル** alminium hydroxide gel［Al(OH)$_3$］，**ケイ酸アルミニウム** aluminium silicate（Al$_2$O$_5$Si）などが使用されている．炭酸カルシウムは，胃腸内腔で産生される CO$_2$ ガスによる吃逆（げっぷ），吐気，腸膨満感などを起こすことがある．また，経口投与された Ca^{2+} は約 15% が吸収されて一時的な高カルシウム血症を引き起こすので，尿毒症患者では注意を要する．Al^{3+} は胃の平滑筋を弛緩させて胃排出遅延と便秘を引き起こすが，Mg^{2+} は逆の作用を示す．正常な腎機能をもつ患者では，Al^{3+} や Mg^{2+} の蓄積は問題にならないが，腎不全患者では，Al^{3+} の吸収は骨粗鬆症，変性脳疾患，ミオパシーを誘起する可能性もあるので配慮が必要である．

8-1-4　プロトンポンプ阻害薬

　壁細胞に存在する H$^+$/K$^+$-ATPase（プロトンポンプ）（図 8-2 の ①）を阻害する薬物で，胃酸分泌を最も強力に抑制することができる．現在，我が国で臨床的に使用されているプロトンポンプ阻害薬は，**オメプラゾール** omeprazole，**ランソプラゾール** lansoprazole，**ラベプラゾール** rabeprazole である．プロトンポンプ阻害薬は酸性状態下で活性化するプロドラッグである．プロトンポンプ阻害薬は，胃内の強酸下では不安定で，胃内腔から直接プロトンポンプを阻害することはできないので，コーティングなどより腸での吸収を高めて，血中から壁細胞に到達することが必要である．プロトンポンプ阻害薬が血中から胃壁細胞に入った後，pH 勾配に従って管腔

側（分泌細管内）に出て酸性下でイオン化されて活性体になる．この活性体がプロトンポンプ分子の管腔側に出ている SH 基と共有結合することでプロトンポンプを不可逆的に阻害し，その効果は新たなプロトンポンプが発現するまで持続する．そのため，プロトンポンプ阻害薬の血中半減期が非常に短い（0.5～2 時間）にもかかわらず，1 日 1 回の投与で 24 時間以上効果が持続する．このような作用機序のため，プロトンポンプ阻害薬は壁細胞のプロトンポンプに対して非常に高い特異性を有しており，有害作用はきわめて少ない．臨床では，胃・十二指腸潰瘍や胃食道逆流症 GERD の治療に用いられているほか，ヘリコバクター・ピロリの除菌の際に抗菌薬の効果を高めるために併用される（下記参照）．

8-1-5　ヒスタミン H_2 受容体遮断薬

　G タンパク共役型受容体ファミリーに属するヒスタミン H_2 受容体は，Gs を介してアデニル酸シクラーゼを活性化し細胞質内サイクリック AMP 濃度を上昇させ，プロテインキナーゼ A protein kinase A（PKA）などを活性化する．H_2 受容体は胃粘膜において壁細胞の基底膜側（図 8-2 の ②）に発現し，エンテロクロマフィン様細胞（ECL 細胞）から遊離されるヒスタミンによって刺激されてプロトンポンプを活性化し胃酸分泌を促進する．この経路を介する胃酸分泌は生理的に重要であるため，H_2 受容体遮断薬の胃酸分泌抑制効果はプロトンポンプ阻害薬に次いで大きい．我が国で臨床的に使用されている H_2 受容体遮断薬は，**シメチジン** cimetidine，**ラニチジン** ranitidine，**ファモチジン** famotidine，**ロキサチジン** roxatidine，**ニザチジン** nizatidine，**ラフチジン** lafutidine などである．臨床では，H_2 受容体遮断薬は胃・十二指腸潰瘍や GERD の治療に用いられているが，胃酸の基礎分泌を特に強く抑制するので，夜間の酸分泌が問題となる十二指腸潰瘍の患者に適している．H_2 受容体遮断薬は副作用の発生頻度は低く重篤なものはあまりない．ただし，シメチジンは，女性化乳房や乳汁分泌を引き起こすほか，CYP1A2, CYP2C9, CYP2D6, CYP3A4 等を阻害するので他の薬物の血中濃度を高めることがある．

8-1-6　抗ムスカリン薬

　抗ムスカリン薬は，壁細胞の M_3 受容体（図 8-2）を遮断するので胃酸分泌を抑制するが，中枢や胃以外の副交感神経支配臓器において種々の副作用が生じる可能性がある．血液 – 脳関門を通過しない 4 級アンモニウム塩（*N*-メチルスコポラミン，ブチルスコポラミン，メチルアトロピン，プロパンテリン，メチルベナクチジウム）は中枢作用の少ない抗ムスカリン薬であるが，酸分泌抑制よりも消化管運動の抑制によって潰瘍に伴う腹痛を改善する目的で使用することの方が多い．ムスカリン M_1 受容体選択的遮断薬である**ピレンゼピン** pirenzepine は，副作用が比較的少なく，胃酸の基礎分泌を 40～50% 抑制することができる．この効果は，副交感神経節に発現する M_1 受容体の遮断によるものと考えられている（図 8-2 の ③）．

8-1-7 抗ガストリン薬

ガストリンとコレシストキニンはC末端から5つのアミノ酸の配列が共通（下記構造式太字部分参照）になっている消化管関連ペプチドで，両者の受容体としてCCK$_1$（CCK$_A$）およびCCK$_2$（CCK$_B$）受容体が知られているが，ガストリンはCCK$_2$受容体，コレシストキニンはCCK$_1$受容体をより強く刺激する．壁細胞やECL細胞にはCCK$_2$受容体が発現しているが（図8-2の④），弱い抗ガストリン作用を有する**プログルミド** proglumide の酸分泌抑制効果は弱く，むしろそれ以外の作用機序により抗潰瘍作用を示す可能性も考えられている．

pGlu*-Gly-Pro-Trp-Leu-Glu-Glu-Glu-Glu-Glu-Ala-Tyr-**Gly-Trp-Met-Asp-Phe-NH$_2$**
  (*pyroglutamic acid)

ガストリン
Gastrin

H-Asp-Tyr(SO$_3$H)-Met-**Gly-Trp-Met-Asp-Phe-NH$_2$**

コレシストキニン-8
Cholecystokinin-8

8-1-8 プロスタグランジン製剤

胃粘膜で産生されるプロスタグランジンE$_2$（PGE$_2$）は壁細胞に発現するEP$_3$受容体を活性化することで胃酸分泌を抑制するほか，表層上皮細胞からのムチン・重炭酸分泌を促進し（図8-2の⑤），さらに胃粘膜血流を増大させる．PGE$_1$にもPGE$_2$と同様の作用があるので，安定型PGE$_1$誘導体である**ミソプロストール** misoprostol およびPGE$_2$誘導体である**エンプロスチル** enprostil は消化性潰瘍を抑制する．アスピリンなどのNSAIDsによる消化性潰瘍は，シクロオキシゲナーゼ阻害による胃粘膜内プロスタグランジンの不足に起因するので，このような患者ではプロスタグランジン製剤の投与が特に有効である．しかし，プロスタグランジン製剤は，腹痛や痙攣を伴う下痢を誘発するほか，妊婦では子宮収縮による流産の危険もあるので，臨床的にあまり頻繁には使用されない．

8-1-9 抗ペプシン薬

胃酸による粘膜損傷が発生している状態では，粘膜タンパク質がペプシンにより加水分解されるので粘膜傷害が悪化する．このため抗ペプシン薬は消化性潰瘍を抑制すると考えられるが，実際は胃酸分泌を抑制すると二次的に酸によるペプシノーゲンからのペプシン産生が減少するため，胃酸分泌抑制薬ほど治療面での有益性は高くない．**スクラルファート** sucralfate の本体はショ糖硫酸エステルアルミニウムで，酸性環境下において粘膜が欠損した部分に対して選択的に結合し，長時間（6時間以上）にわたってペプシンによる消化から粘膜を保護する．スクラルファー

トは，プロスタグランジンや上皮成長因子の局所的な産生も高めるので粘膜保護薬としても作用する．スクラルファートの長期投与により分子中のアルミニウムが体内に吸収され徐々に脳に蓄積することでアルミニウム脳症を来す危険があり，腎不全患者には禁忌である．**エカベト** ecabet は，スクラルファート同様に粘膜傷害部位に結合するほか，ペプシンおよびペプシノーゲンにも結合し，抗ペプシン作用を発現する．さらに，プロスタグランジン産生増加作用やヘリコバクター・ピロリのウレアーゼに対する阻害作用も併せ持つので，消化性潰瘍の治療に有効である．

8-1-10　胃粘膜保護薬

粘液（ムチン），重炭酸塩（HCO_3^-），プロスタグランジン，粘膜血流，粘膜上皮細胞回転（組織修復速度）などの防御因子の機能を増強する薬物である．上述のように，**スクラルファート**は抗ペプシン薬であると同時に代表的な胃粘膜保護薬でもある．他に，**テプレノン** teprenone, **プラウノトール** plaunotol, **セトラキサート** cetraxate, **ゲファルナート** gefarnate, **グルタミン** glutamine, **レバミピド** rebamipide, **メチルメチオニンスルホニウム** methylmethionine sulfonium（ビタミン U），**アズレンスルホン酸ナトリウム** sodium gualenate sulfonate などがある．

8-1-11　ヘリコバクター・ピロリ除菌療法

本邦では，ヘリコバクター・ピロリ陽性の胃・十二指腸潰瘍の患者に対して，複数の抗菌薬を用いて除菌療法が行われる．現在は，ペニシリン系の**アモキシシリン** amoxicillin と**クラリスロマイシン** clarithromycin の 2 剤にプロトンポンプ阻害薬 1 剤を加えた 3 剤併用療法（1 日 2 回 7 日間）が一次除菌で実施される．プロトンポンプ阻害薬を併用する理由は，酸性下では抗菌薬の安定性や有効性が低下するので，酸分泌を抑制して除菌効果を高めるためである．除菌成功率は 80〜90％ である．除菌失敗の最も大きな要因はクラリスロマイシンに対する耐性菌の出現で，この場合は，二次除菌においてクラリスロマイシンの代わりに**メトロニダゾール** metronidazole を用いる．

8-2　慢性胃炎・機能性胃腸症の治療薬

8-2-1　消化管機能の神経調節

消化器系の機能は，主に自律神経系（交感神経と副交感神経）と消化管ホルモンによって調節されている．消化管機能の調節に最も重要な役割を果たしているのが腸筋神経叢 enteric nervous plexus で，局所反射の中枢（原始的な脳とも呼ばれる）として機能している．興味あることに，脳にある神経伝達物質の大部分は消化管にも存在する．腸筋神経叢のうち輪走筋と縦走筋の間に

ある筋層間神経叢 myenteric plexus（**アウエルバッハ神経叢** Auerbach's plexus）は運動制御を行い，粘膜下神経叢 submucosal plexus（**マイスナー神経叢** Meissner's plexus）は分泌，液体輸送，血流制御を担うほか，内在性一次求心性神経を介して消化管内腔の情報を感知する．副交感神経の節前線維は腸筋神経叢で神経節を形成し，そこから節後線維が平滑筋や粘膜に分布する（図8-4）．また，交感神経線維は腸筋神経叢へ達しているものが多いが，平滑筋や血管にも分布している．胃腸管の内臓痛を伝達する内臓知覚神経線維は交感神経経路を通って脊髄後根へ入力している．唾液腺を除く消化器系臓器では，副交感神経は促進的に，また交感神経は抑制的に機能していることが多い．筋層間神経叢において平滑筋運動を促進する神経の神経伝達物質はアセチルコリンであり，逆に平滑筋運動を抑制する神経の神経伝達物質は一酸化窒素（NO），ATP，血管作動性小腸ペプチド vasoactive intestinal peptide（VIP），下垂体アデニル酸シクラーゼ活性化ペプチド pituitary adenylate cyclase-activating peptide（PACAP）などである．胃腸管の神経叢のアセチルコリン神経にはドパミン D_2 受容体が発現しており，神経叢内のドパミン神経によってアセチルコリン遊離が抑制的に制御されている．また，オピオイド μ 受容体も同様にアセチルコリン神経に発現し抑制的に働く．消化管壁にはカハールの間質細胞 interstitial cells of Cajal が存在して電気的なリズムをつくることで平滑筋の運動を調節している．

8-2-2 消化管機能の神経調節におけるセロトニンの役割

消化管の平滑筋運動に対してセロトニンは促進的に作用することが多いが，多数の受容体サブタイプが存在しているため，その生理的役割は非常に複雑である．生体内のセロトニン 5-hydroxytriptamine（5-HT）の 90％ 以上は消化管に存在している．消化管粘膜においてセロトニンを最も豊富に含むのは胃幽門部から大腸まで広く分布する腸クロム親和性細胞（エンテロクロマフィン細胞 enterochromaffin cell）で，消化管内容物からの刺激や化学的刺激に反応してセロトニンを分泌する．遊離されたセロトニンは，5-HT$_1$ または 5-HT$_4$ 受容体を介して筋層間神経叢の内在性感覚神経を刺激することで，上行性介在神経と下行性介在神経を興奮させ，前者ではアセチルコリン，サブスタンス P などが遊離されて口腔側輪走筋が収縮する一方，後者では一酸化窒素（NO），VIP，PACAP などが遊離されて肛門側輪走筋が弛緩することで腸内容物が肛門側へ押し出される（腸管筋層反射 myenteric reflex）（図 8-4）．なお，セロトニンは，腸筋神経叢のアセチルコリン神経に対して 5-HT$_1$ 受容体（G_i 共役型）を介して抑制的に，また 5-HT$_4$ 受容体（G_s 共役型）あるいは 5-HT$_3$ 受容体（カチオンチャネル内蔵型）を介して興奮的に作用する．一方，胃腸平滑筋上には 5-HT$_2$ 受容体が存在しており，刺激によって平滑筋収縮を起こすのでセロトニンの作用はさらに複雑である（図 8-5）．

8-2-3 胃炎と機能性胃腸症

胃炎 gastritis には，粘膜筋板に達しない組織欠損を示すびらん性あるいは表層性胃炎，胃酸分泌亢進を来す肥厚性胃炎，自己免疫機序あるいはヘリコバクター・ピロリ感染により壁細胞を含む腺細胞が消失する**慢性萎縮性胃炎**などがある．なお，慢性萎縮胃炎の患者では胃癌が発生しや

すい．慢性胃炎では，胃部不快感（胃痛，膨満感，嘔気・嘔吐，胸やけ），食欲低下などを示す**機能性胃腸症**〔機能性上部消化管症候群 functional dyspepsia（FD）〕が見られることが多い．本症候群は，過敏性腸症候群とは異なり，便の異常を伴わない．治療には胃腸運動調整薬などを用いる．

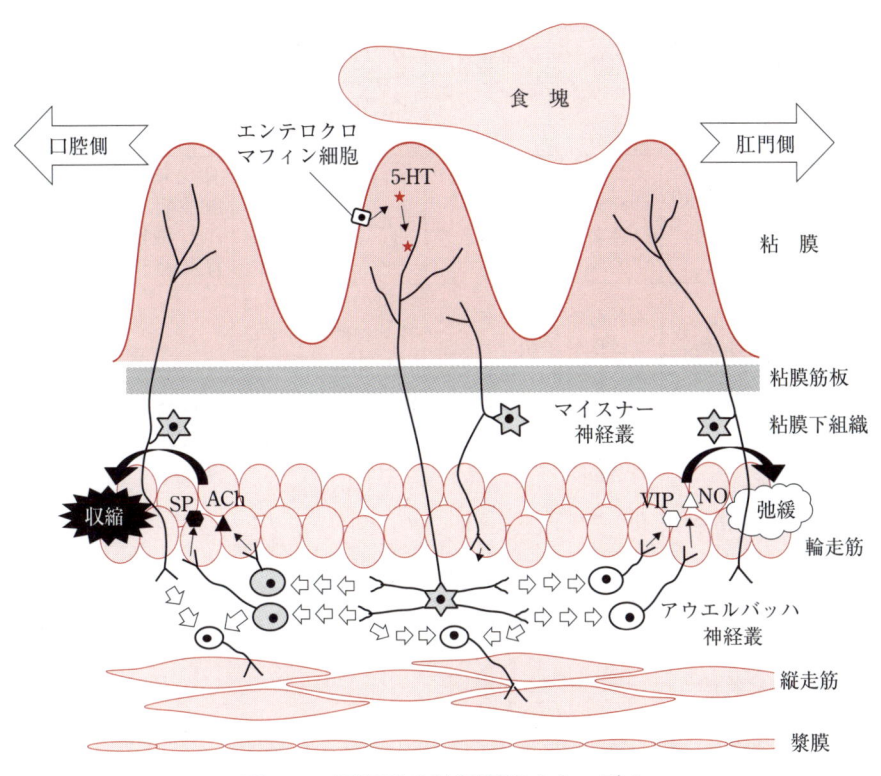

図 8-4　腸運動の神経調節メカニズム

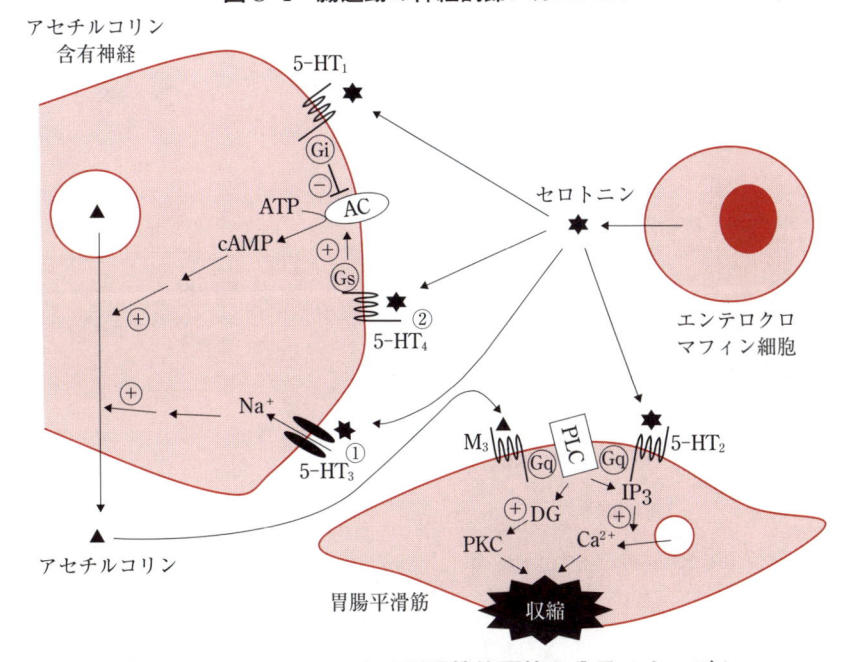

図 8-5　セロトニンによる胃腸機能調節の分子メカニズム

表8-2 健胃・消化薬と胃腸運動調整薬

カテゴリー		薬物名(一般名)	作用機序	適応	備考
健胃薬	苦味健胃薬	ゲンチアナ,センブリ,ホミカ,オウバク,トウヒ,キナ	舌の感覚を通して胃運動と消化液分泌を促進する.	食欲不振・消化不良	
	芳香健胃薬	ケイヒ,ウイキョウ,ハッカ,カミツレ,ニクズク	芳香による刺激を通して胃運動と消化液分泌を促進する.		
消化薬		ジアスターゼ(アミラーゼ),ペプシン,パンクレアチン,タカジアスターゼ	消化酵素	消化不良・慢性胃炎に伴う機能性胃腸症	
胃腸運動調整薬	ドパミンD_2受容体遮断薬	メトクロプラミド,スルピリド,ドンペリドン,クレボプリド,イトプリド	胃腸のアセチルコリン神経に対するドパミン神経の抑制的制御を除去する.	慢性胃炎に伴う機能性胃腸症	副作用:無月経,乳汁分泌促進,女性化乳房,長期投与による錐体外路障害
	選択的セロトニン$5-HT_4$受容体部分アゴニスト	モサプリド	$5-HT_4$受容体を介して胃の神経からのアセチルコリン遊離を促進し胃運動を亢進する.		

ドパミンD_2受容体遮断薬

メトクロプラミド ㊞

スルピリド ㊞

ドンペリドン ㊞

クレボプリドリンゴ酸塩 ㊞ 及び鏡像異性体

イトプリド

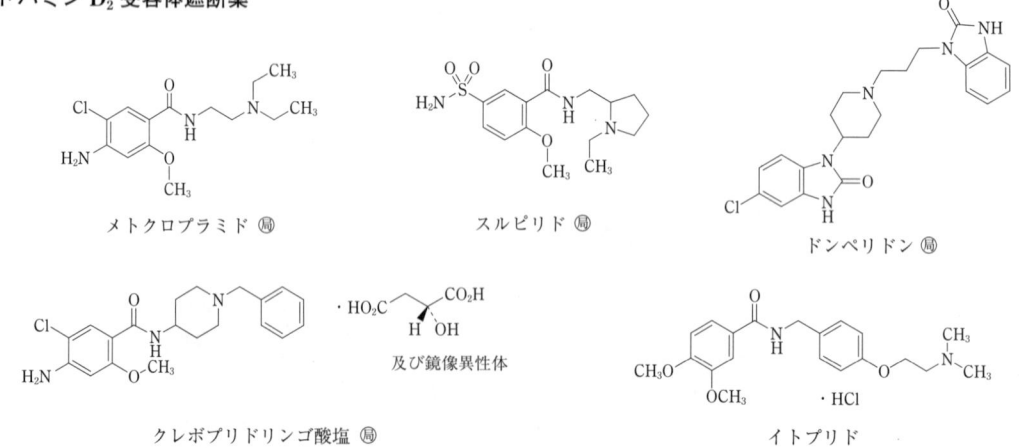

選択的$5-HT_4$受容体部分アゴニスト

モサプリドクエン酸塩水和物 ㊞ 及び鏡像異性体

8-2-4 健胃・消化薬

　健胃薬は胃運動および分泌機能を促進する薬物で，舌の感覚を通して胃運動と消化液分泌を促進する苦味健胃薬（ゲンチアナ，センブリ，ホミカ，オウバク，トウヒ，キナなど）と，精油成分の芳香による刺激を通して同様の作用を示す芳香健胃薬（ケイヒ，ウイキョウ，ハッカ，カミツレ，ニクズクなど）がある．他に辛味健胃薬としてカプサイシンを含むトウガラシが知られているが，この効果は，カプサイシンが胃粘膜内の知覚神経終末に発現するTRPV1（transient receptor potential vanilloid-1）チャネル（カチオンチャネル）を開口することで神経を興奮させ，遊離された神経ペプチドが粘液分泌亢進や粘膜血流増加を引き起こすことによるものと考えられている．

　消化薬は，主に機能性胃腸症の人で食欲不振や消化器機能低下がある場合に消化を助ける目的で補助的に使用する．**ジアスターゼ** diastase は，でんぷんを分解する酵素の総称で，麦芽アミラーゼが使用されることが多い．**タカジアスターゼ** takadiastase は，*Aspergillus oryzae* 由来のでんぷん分解酵素である．**パンクレアチン** pancereatin は，ブタ膵臓由来のアミラーゼ，プロテアーゼ，リパーゼを含む．他にウシまたはブタ胃粘膜由来ペプシンに乳糖を混和した**含糖ペプシン** saccharated pepsin も用いられる．

8-2-5 胃腸運動調整薬

　機能性胃腸症は，胃運動の低下による胃内容物の停滞が原因で発症することが多いため，胃腸運動促進薬が上腹部の不定愁訴を改善する目的で使用されている．胃腸のアセチルコリン神経（迷走神経節後線維）に対するドパミン神経の抑制的制御を除去する目的で使用されるのが，D_2受容体（G_i共役型）遮断薬で，**メトクロプラミド** metoclopramide，**スルピリド** sulpirid，**ドンペリドン** domperidone，**クレボプリド** clebopride，**イトプリド** itopride などがある．これらの薬物の作用は主に上部消化管に限局しており，下部食道括約筋の緊張度を高め，胃幽門部や小腸の平滑筋運動を高めるが，大腸運動に対する作用は少ない．D_2受容体遮断薬の有害作用として，プロラクチンの分泌亢進による無月経，乳汁分泌促進，女性化乳房や，長期投与による錐体外路障害がみられる．なお，メトクロプラミドはD_2受容体遮断作用に加えて，5-HT_3（カチオンチャネル型）受容体遮断作用と5-HT_4受容体（G_s共役型）刺激作用を有する（図8-5の①，②）．一方，選択的5-HT_4受容体部分アゴニストである**モサプリド** mosapride は，胃のアセチルコリン神経からのアセチルコリン遊離を促進し胃運動を亢進させて内容物の胃からの排泄を促進する（図8-5の②）．

8-3 嘔吐に影響する薬物

8-3-1 悪心・嘔吐のしくみ

嘔吐 vomiting は，胃に入った腐った食物や毒物を排出させるための防御反応の一つで，悪心 nausea は今にも吐きそうになる不快な切迫感である．嘔吐の発現には，第四脳室底の延髄最後野 area postrema にある**化学受容器引金帯** chemoreceptor trigger zone（**CTZ**），迷走神経求心路からの情報が入力する延髄の**孤束核** solitary tract nucleus（**STN**），外側網様体に存在する**嘔吐中枢** vomiting center が関与する（図 8-6）．CTZ 付近では**血液-脳関門が発達していない**ので血中およ

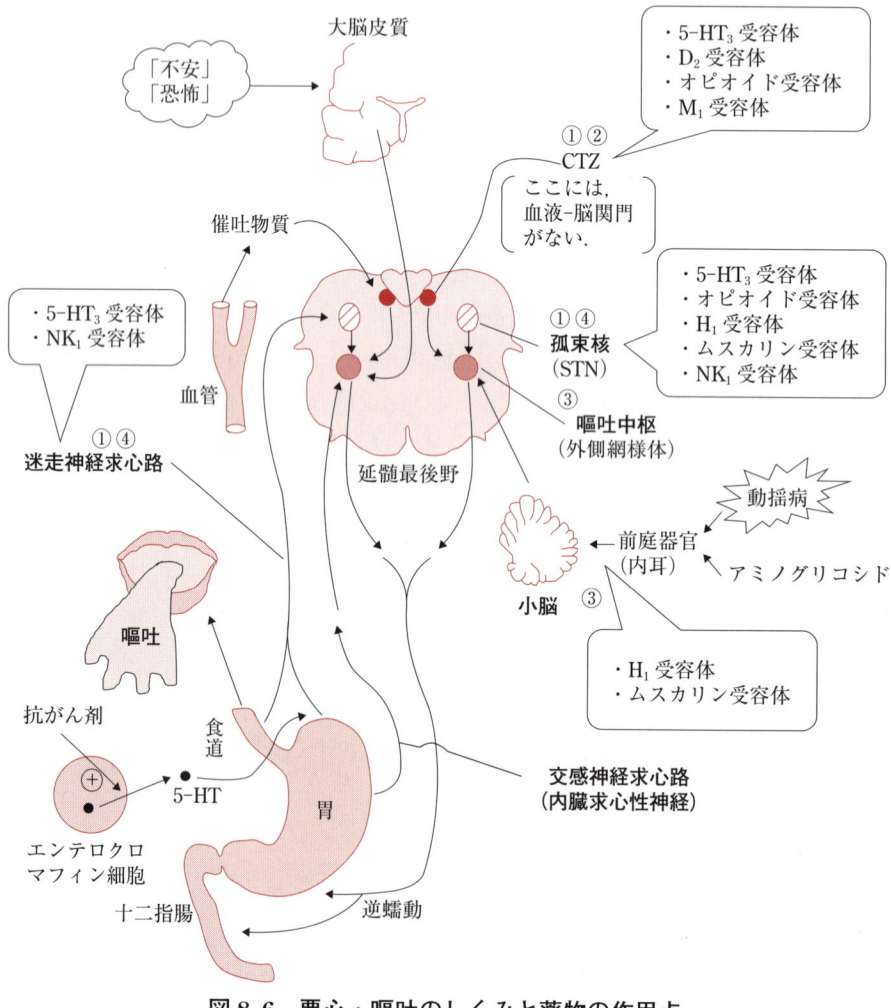

図 8-6 悪心・嘔吐のしくみと薬物の作用点

び脳脊髄液中の毒物（催吐物質）を感知して嘔吐中枢へ情報を伝える．消化管からの刺激情報は，迷走神経求心路を介して孤束核へ入り，嘔吐中枢へ伝達される．これとは別に，交感神経求心路（内臓求心性神経）を介して嘔吐中枢へ伝達される経路もある．一方，動揺病やアミノグリコシド系抗菌薬の投与などにより内耳の前庭器官から小脳を経て嘔吐中枢に伝わる情報伝達経路に異常興奮が生じるほか，強い不安や恐怖により大脳皮質から嘔吐中枢へ刺激情報が伝達される．嘔吐中枢が興奮すると，食道や胃上部の緊張が消失し，胃体中央部～幽門部が収縮して逆蠕動がおこるとともに横隔膜，腹筋の強い収縮によって腹圧が異常に高くなって嘔吐が起こる．強い嘔吐では，十二指腸にも逆蠕動が起こって，胆汁を含む十二指腸内容物も吐出される（図8-6）．

CTZにはセロトニン5-HT_3受容体（カチオンチャネル内蔵型），ドパミンD_2受容体（G_i共役型），オピオイド受容体（G_i共役型），ムスカリンM_1受容体（G_q共役型）が存在し，いずれの受容体の刺激によっても嘔吐が促進される．孤束核には5-HT_3受容体，オピオイド受容体，ムスカリン受容体，ヒスタミンH_1受容体のほか，サブスタンスPが作用するタキキニンNK_1受容体が存在するといわれている．さらに前庭から小脳に至る求心性神経経路にはH_1受容体やムスカリン受容体が存在する．メニエル症候群では，膜迷路の内リンパ圧上昇が原因で前庭から異常な刺激情報が嘔吐中枢へ伝達されるので，平衡感覚異常に加えて悪心・嘔吐が起こる．末梢の消化管では，シスプラチンなどの抗がん剤によりエンテロクロマフィン細胞から大量のセロトニンが遊離されると，これによって迷走神経求心路に発現する5-HT_3受容体が活性化し，刺激情報が孤束核を経て嘔吐中枢へ伝わる．このように，5-HT_3受容体は末梢と中枢の両方において嘔吐に深く関与している（図8-6）．

表8-3 催吐薬と制吐薬

カテゴリー		薬物名（一般名）	作用機序	適応	備考
催吐薬		トコン（エメチン）	胃粘膜刺激作用と，嘔吐中枢への直接作用	タバコや医薬品の誤飲時の催吐	
制吐薬	ドパミンD_2受容体遮断薬	メトクロプラミド，スルピリド，ドンペリドン，プロクロルペラジン，クロルプロマジン，ペルフェナジン	CTZのD_2受容体を遮断	悪心・嘔吐	汎用性はあるが，動揺病にはあまり効かない．
	ヒスタミンH_1受容体遮断薬	ジメンヒドリナート，ジフェンヒドラミン，プロメタジン，メクリジン	前庭の求心性神経や嘔吐中枢のH_1受容体を遮断	動揺病・メニエル症候群の嘔吐	
	セロトニン5-HT_3受容体遮断薬	グラニセトロン，オンダンセトロン，アザセトロン，ラモセトロン，トロピセトロン，インジセトロン	末梢（消化管内迷走神経）および中枢（CTZ，孤束核）の5-HT_3受容体を遮断	抗がん剤誘起嘔吐	急性期に有効
	タキキニンNK_1受容体遮断薬	アプレピタント	孤束核と求心性迷走神経のNK_1受容体を遮断	抗がん剤誘起嘔吐	遅発期に有効
	副腎皮質ステロイド	デキサメタゾン	細胞内グルココルチコイド受容体を介する抗炎症作用	癌転移による嘔吐	

ドパミン D_2 受容体遮断薬

プロクロルペラジンマレイン酸塩 ㊗　　クロルプロマジン塩酸塩 ㊗　　ペルフェナジン ㊗

ヒスタミン H_1 受容体遮断薬

ジメンヒドリナート ㊗　　ジフェンヒドラミン塩酸塩 ㊗　　プロメタジン塩酸塩 ㊗
及び鏡像異性体

セロトニン 5-HT_3 受容体遮断薬

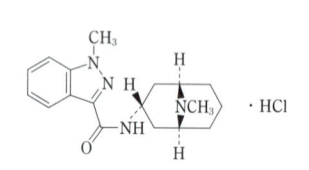

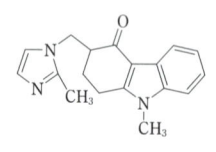

グラニセトロン塩酸塩　　オンダンセトロン　　アザセトロン塩酸塩

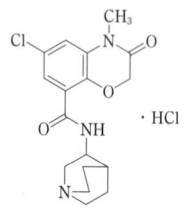

ラモセトロン塩酸塩　　トロピセトロン塩酸塩　　インジセトロン塩酸塩

タキキニン NH_1 受容体遮断薬

アプレピタント ㊗

副腎皮質ステロイド

デキサメタゾン ㊗

8-3-2　催吐薬

　トコン（吐根）ipecacuanha は，含有するアルカロイドの**エメチン** emetine が主に胃粘膜刺激作用と，一部は嘔吐への直接作用を介して悪心・嘔吐を誘起するので，タバコや医薬品の誤飲の際に催吐剤として用いられている．他に硫酸銅も胃粘膜刺激により嘔吐を起こす．**アポモルヒネ**

apomorphine は医薬品ではないが，CTZ の D_2 受容体を刺激して嘔吐を起こす．CTZ にはオピオイド受容体もあるのでモルヒネなどの麻薬性鎮痛薬の副作用として悪心・嘔吐が起こる．

8-3-3 制吐薬

最も汎用性のある制吐薬はドパミン D_2 受容体遮断薬で，**メトクロプラミド** metoclopramide，**スルピリド** sulpirid，**ドンペリドン** domperidone，**プロクロルペラジン** prochlorperazine，**クロルプロマジン** chlorpromazine，**ペルフェナジン** perphenazine などが使用されている．これらは主に CTZ の D_2 受容体を遮断することで制吐作用を示すが（図 8-6 の ②），動揺病（乗物酔い）にはあまり効かない．一方，ヒスタミン H_1 受容体遮断薬である**ジメンヒドリナート** dimenhydrinate（ジフェンヒドラミンと 8-クロルテオフィリンの分子複合物），**ジフェンヒドラミン** diphenhydramine，**プロメタジン** promethazine などは，前庭の求心性神経や嘔吐中枢に作用することで動揺病やメニエル症候群でみられる嘔吐を抑制するといわれている（図 8-6 の ③）．他に，**アミノ安息香酸エチル** ethyl aminobenzoate や**オキセサゼイン** oxethazaine は消化管粘膜の知覚神経を麻痺させ，また，**アトロピン** atropine，**スコポラミン** scopolamine などの抗ムスカリン薬は迷走神経系反射経路を遮断することで制吐作用を示す．

セロトニン 5-HT_3 受容体は，主に Na^+, K^+ の膜透過を起こすカチオンチャネルで，アゴニスト刺激により Na^+ が細胞内へ流入して脱分極が起こるので，神経細胞を興奮させる作用がある．5-HT_3 受容体は，嘔吐反射の神経回路の中で，消化管粘膜内の求心性迷走神経，CTZ，孤束核など広範な部位に存在するので，**グラニセトロン** granisetron，**オンダンセトロン** ondansetron，**アザセトロン** azasetron，**ラモセトロン** ramosetron，**トロピセトロン** tropisetron，**インジセトロン** indisetron などの遮断薬は末梢および中枢の両方に作用して強力な制吐作用を示す（図 8-6 の ①）．シスプラチンに代表されるがん化学療法剤はエンテロクロマフィン細胞を刺激し大量のセロトニンを遊離させることで迷走神経求心路を刺激して激しい嘔吐を起こすと考えられている．このような従来の制吐薬では抑制できない強い嘔吐に対しても 5-HT_3 受容体遮断薬は抑制効果を示すので，がん化学療法の副作用防止の目的でよく使用されている．抗がん剤による悪心・嘔吐は 24 時間以内の急性期のものと，一部の患者において 2～5 日後の遅発期に起こるものの 2 段階からなる．5-HT_3 受容体遮断薬は，急性期の嘔吐を強く抑制するが，遅発期の嘔吐にはほとんど効果がない．サブスタンス P の受容体であるタキキニン NK_1 受容体は孤束核と求心性迷走神経に発現することが知られており，**アプレピタント** aprepitant などの NK_1 受容体遮断薬は，これらの部位に作用して遅発性嘔吐を抑制する（図 8-6 の ④）．広範にがんの転移を起こした患者では，おそらく癌周辺部の炎症等の影響により嘔吐が誘起されるが，これを抑制する目的で**デキサメタゾン** dexamethasone などの副腎皮質糖質コルチコイド（ステロイド）剤がよく使用されている．

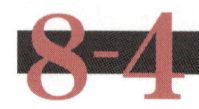

8-4 下痢，便秘および過敏性腸症候群に対する治療薬

　下痢 diarrhea は，小腸内での浸透圧上昇による管腔水分貯留，小腸内腔への電解質，水分などの分泌・滲出，腸管輸送の亢進と水分吸収減少などによって起こるが，通常は自己防衛反応であり治療の必要はない．重篤な下痢の場合は，脱水・電解質バランス破綻を起こすので経口的な水分，グルコース，電解質の補給が必要となる．重症あるいは持続的な下痢の場合には止瀉薬を用いた治療を行う必要があるが，微生物感染による急激な下痢の場合に止瀉薬を使用すると，微生物の排出を遅らせ，全身性侵襲の危険を引き起こすので注意が必要である．便秘 constipation は，食物繊維の不足，薬物，ホルモンバランスの破綻，神経障害および全身性疾患などが原因で起こるが，慢性の下痢の場合には原因が明確でないことが多い．**過敏性腸症候群** irritable bowel syndrome（**IBS**）は，腸の機能不全に伴う反復性の腹痛のほか，便秘，下痢あるいはそれら両方が交互に起こる疾患で，腸運動の変調だけではなく内臓の知覚神経過敏が関わっているようである．ストレスによる自律神経異常が IBS の症状に密接に関係するので心身症の1つでもある．

表 8-4　止瀉薬・下剤と過敏性腸症候群治療薬

カテゴリー		薬物名（一般名）	作用機序	適応	備考
下剤	塩類下剤	酸化マグネシウム，硫酸マグネシウム，リン酸水素ナトリウム，硫酸ナトリウム	腸管内を高張にすることで水分を増やす．	便秘	
	膨張性下剤	カルボキシメチルセルロース（カルメロース），メチルセルロース，寒天	腸管内で水分吸収して膨張することで腸粘膜を刺激する．		
	潤滑性下剤	ジオクチルソジウムスルホサクシネート	界面活性作用により腸内容物の水分吸収を増加させて膨潤・軟化させる．	常習性便秘	
	大腸刺激性下剤	ピコスルファート，ビサコジル，センナ，センノシド，アロエ	腸粘膜を化学的に刺激して排泄を促進する．		腹痛伴うことあり．痙攣性便秘には適さない．
	小腸刺激性下剤	ヒマシ油	リパーゼによる分解産物が腸運動促進	便秘	
	糖類下剤	ラクツロース	腸内酸性化と浸透圧上昇	肝性脳症・便秘	
止瀉薬	腸運動抑制薬	メペンゾラート，アトロピン	ムスカリン性アセチルコリン受容体遮断により腸運動抑制	下痢	緑内障，前立腺肥大症による排尿困難に禁忌．
		モルヒネ，ロペラミド	オピオイド受容体を介して腸運動抑制		ロペラミドはBBBを通過しない．

表 8-4 止瀉薬・下剤と過敏性腸症候群治療薬　つづき

カテゴリー		薬物名（一般名）	作用機序	適応	備考
止瀉薬	収斂薬	次没食子酸ビスマス,次硝酸ビスマス,タンニン酸アルブミン	腸粘膜表面を保護して消炎・防腐作用を示す.	下痢	
	吸着薬	ケイ酸アルミニウム,ケイ酸マグネシウム,薬用炭	細菌性毒素を吸着し,腸粘膜を保護	食中毒・急性薬物中毒	
	腸内殺菌薬	ベルベリン	殺菌・防腐作用,腸弛緩作用,蠕動運動抑制作用	感染性下痢	
過敏性腸症候群治療薬	腸運動調整薬	トリメブチン	末梢オピオイド受容体を介して腸運動を調整	過敏性腸症候群（便秘・下痢に有効）	BBB通過しない.
		ラモセトロン	5-HT$_3$受容体を遮断することでセロトニンによる腸運動亢進を抑制	男性下痢性過敏性腸症候群	女性には用いない.
	便通改善薬	ポリカルボフィルカルシウム	腸内で膨潤・ゲル化し便の水分量を調整し,また腸壁を刺激して輸送能を高める.	過敏性腸症候群（便秘・下痢に有効）	高カルシウム血症や腎不全の患者に禁忌.

下剤

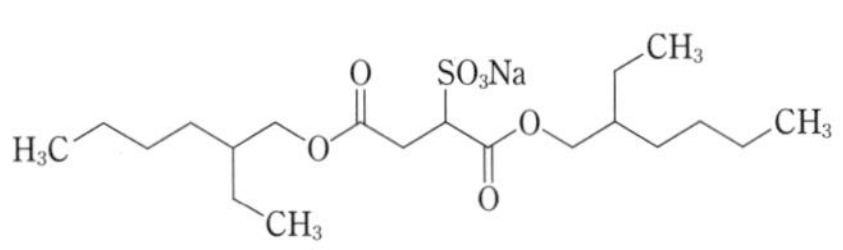

ジオクチルソジウムスルホサクシネート

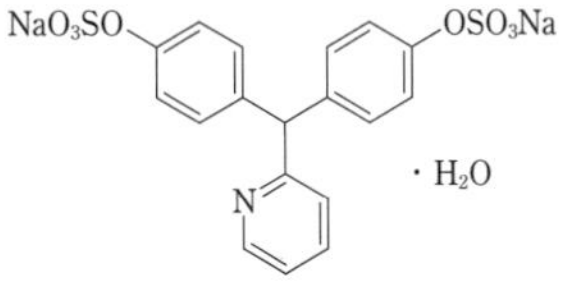

ピコスルファートナトリウム水和物 ⓜ

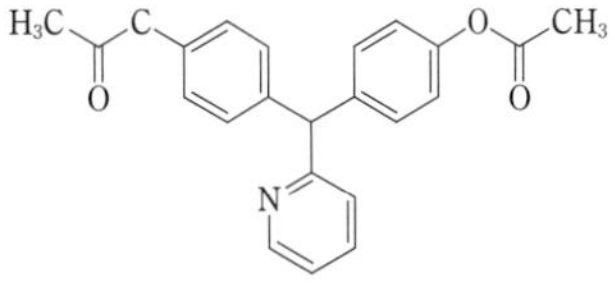

ビサコジル ⓜ

止瀉薬

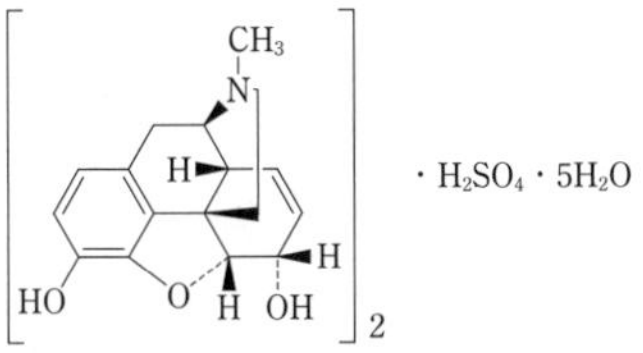

モルヒネ硫酸塩水和物

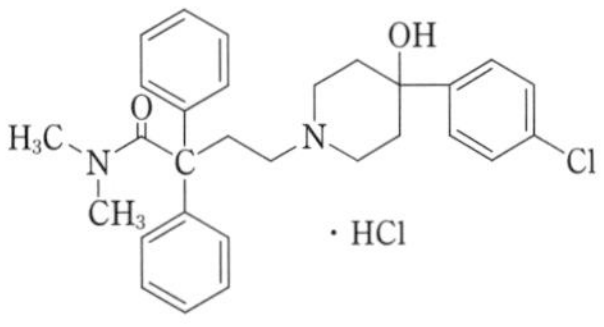

ロペラミド塩酸塩

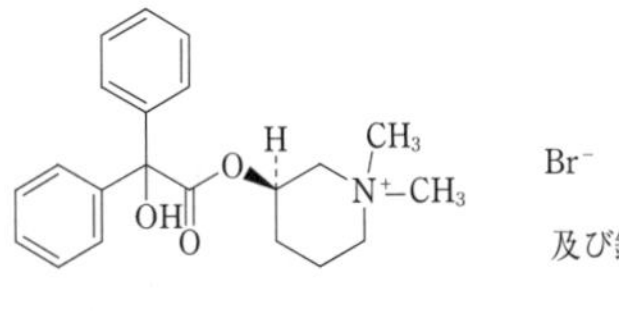

メペンゾラート臭化物 ⓜ
及び鏡像異性体

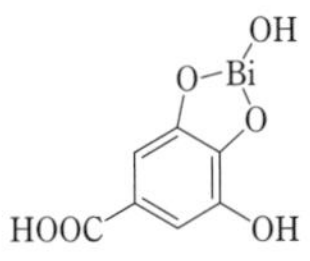

次没食子酸ビスマス ⓜ

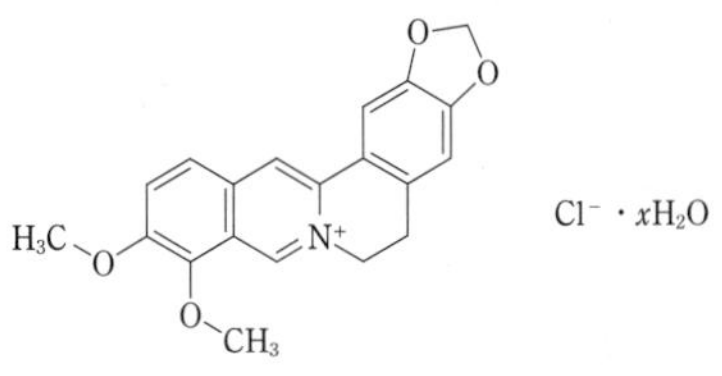

ベルベリン塩化物水和物 ⓜ

過敏性腸症候群治療薬

トリメブチンマレイン酸塩 ㉚
及び鏡像異性体

ポリカルボフィルカルシウム

8-4-1　下　剤

　塩類下剤，膨張性下剤，粘滑性下剤，大腸刺激性下剤，小腸刺激性下剤，糖類下剤などがある．**酸化マグネシウム，硫酸マグネシウム，リン酸水素ナトリウム，硫酸ナトリウム**などの「塩類下剤」は，水溶性で難吸収性の塩類で，腸管内を高張に保つことで組織側から腸管内に水分を吸引するので水様便を排泄させる．長期投与では吸収の影響もあるので腎機能低下に注意が必要である．なお，酸化マグネシウムは制酸剤としても用いられる．**カルボキシメチルセルロース（カルメロース）** carboxymethylcellulose，**メチルセルロース** methylcellulose，**寒天** agar などの「膨張性下剤」は，腸管内で水分を吸収することで内容物の容積を増大させるので腸粘膜への機械的刺激が増大して反射的に腸運動の亢進を誘起し排便を促す．「潤滑性（粘滑性または浸潤性ともいう）下剤」に分類される**ジオクチルソジウムスルホサクシネート** dioctyl sodium sulfosuccinate は界面活性作用により腸内容物の表面張力を低下させて水分吸収を高めることで膨潤・軟化させる．**ピコスルファート** picosulfate，**ビサコジル** bisacodyl，**センナ，センノシド** sennoside，**アロエ**などは「大腸刺激性下剤」に分類され，腸粘膜を化学的に刺激して排泄を促進する．常習便秘に用いられるが，腸閉塞の可能性がある場合や痙攣性便秘の場合には適さない．ピコスルファートは，腸内細菌のアリルスルファターゼにより発生するジフェノール体が大腸粘膜を刺激することで排便を促進する．ビサコジルは腸内でフェノールフタレイン様の活性型になり大腸粘膜を刺激する．センナ，アロエは，センノシドやアロエエモジン aloe-emodin などのアントラキノン誘導体を配糖体として含み，この糖が腸内で加水分解されて活性体となり大腸粘膜を刺激する．「小腸刺激性下剤」である**ヒマシ油**は十二指腸でリパーゼにより分解され，分解産物が腸運動を促進する．「糖類下剤」に分類される**ラクツロース** lactulose はガラクトースとフルクトースの合成二糖で，ヒトはラクツロース分解酵素を持たないので分解・吸収されずに下部消化管に到達し，腸内細菌で分解されて乳酸や酢酸を生じるので，腸管内腔を酸性化しアンモニア産生菌の生育を抑制することで肝性脳症を改善する一方，腸内腔の浸透圧を上昇させて内容物の水分含量を増加させるので下剤としても使用する．

8-4-2　止瀉薬

　モルヒネ morphine，**ロペラミド** loperamide，**メペンゾラート** mepenzolate，**アトロピン** atropine などは腸運動を抑制することで下痢を止める．便秘はモルヒネの代表的な副作用の1つ

であるが，この効果は腸管の神経叢，筋肉などに発現するμまたはδオピオイド受容体を介する複雑な機序を介しておこる．強い痛みを伴う激しい下痢の場合にモルヒネを使用する場合はあるが，通常は血液-脳関門を通過しない非麻薬性オピオイド受容体刺激薬であるロペラミドがよく治療に用いられる．抗ムスカリン薬であるアトロピンは鎮痙薬としてよく用いられるが，消化管平滑筋の異常収縮による腹痛を伴う下痢にも有効である．メペンゾラートも同じく抗ムスカリン作用により腸運動亢進による腹痛と下痢を抑制する．「収斂薬」は，腸粘膜表面のタンパク質と結合し，不要性被膜を形成することで腸粘膜を保護し消炎・防腐作用を示すもので，**次没食子酸ビスマス** bismuth subgallate，**次硝酸ビスマス** bismuth subnitrate，**タンニン酸アルブミン** albumin tannate などがある．**ケイ酸アルミニウム** alminum silicate，**ケイ酸マグネシウム** magnesium silicate，**活性炭** active carbon などの「吸着薬」は，細菌性毒素などを吸着するもので，粘膜を被覆し保護する作用もある．特に食中毒や急性薬物中毒の際に使用される．**ベルベリン** berberin は，腸管内で殺菌作用と防腐作用により感染性下痢を抑制する一方，腸管弛緩作用と蠕動運動抑制作用を併せ持つ．

8-4-3　過敏性腸症候群治療薬

　過敏性腸症候群（IBS）は，心身症の1つと考えられ，下痢や便秘，あるいはその両者が交互におこる交替性便通異常が慢性的に認められるので，治療には下痢や便秘に対する上記治療薬に加えて抗不安薬や抗うつ薬も用いられる．上述のロペラミドと同様，血液-脳関門を通過しない非麻薬性オピオイド受容体刺激薬である**トリメブチン** trimebutine は，活発化した消化管運動を抑制するが，異常に低下した消化管運動に対しては促進的に作用するのでIBSの治療に有用である．オピオイド受容体はアセチルコリン神経，ノルエピネフリン神経いずれにも存在し，いずれにおいても抑制的に制御を行っているが，トリメブチンはオピオイド受容体に対する親和性が高く，低濃度でノルエピネフリン神経に対するオピオイドの抑制作用を阻害して腸運動を促進する一方，高濃度でアセチルコリン神経に対するオピオイドの抑制作用を阻害するので腸運動を抑制すると考えられている．$5-HT_3$受容体遮断薬であるラモセトロンは，セロトニンによる消化管運動亢進を抑制するため，男性の下痢型過敏性腸症候群の患者に用いられる（女性では効果が不十分で副作用がでやすいので使用しない）．**ポリカルボフィルカルシウム** polycarbophil calcium はアクリルポリマーで，胃内酸性下でカルシウムを離脱し，小腸や大腸において高い吸水性を示して膨潤・ゲル化する．その結果，便の水分バランスと消化管内容輸送運動を適度に調整して，便秘および下痢をいずれも抑制するので，IBS患者の便通異常を改善する．ただし，カルシウムを含むので高カルシウム血症や腎不全の患者には禁忌である．

8-5 炎症性腸疾患治療薬

8-5-1 潰瘍性大腸炎とクローン病

　炎症性腸疾患 inflammatory bowel disease（IBD）は，免疫学的異常，遺伝学的異常，環境因子などが関係する原因不明の疾患で，大腸に限局した炎症性病変が見られる潰瘍性大腸炎 ulcerative colitis と，大腸のみならず小腸を含む消化管全体に病変が及ぶクローン病 Crohn's disease がある．組織学的所見を両者で比較すると，潰瘍性大腸炎では炎症病変は粘膜～粘膜下層に止まるのに対し，クローン病では粘膜層のみならず筋層を含む腸壁全層に病変が認められる．クローン病において増加するサイトカインは，インターロイキン-12 interleukin-12（IL-12），インターフェロン-γ interferon-γ，腫瘍壊死因子-α tumor necrosis factor-α（TNF-α）などで，いわゆる Th1 による炎症像を示すが，潰瘍性大腸炎は Th2 を介する炎症像を示すと考えられている．IBDの発症原因の1つとして，消化管粘膜上皮の破損により，消化管内腔の細菌抗原が腸管壁中の免疫細胞にアクセスできるようになり，例えばクローン病では Th1 への分化が誘導される可能性が考えられている．

表8-5 炎症性腸疾患の治療薬

カテゴリー		薬物名（一般名）	作用機序	適応	備考
5-アミノサリチル酸製剤		サラゾスルファピリジン（スルファサラジン）	不明．消化管内でメサラジン（5-アミノサリチル酸）に変換されて効果発現．	潰瘍性大腸炎	リウマチ治療薬としても使用する．
		メサラジン	不明	潰瘍性大腸炎，クローン病	サラゾスルファピリジンよりも副作用が少ない．
副腎皮質ステロイド剤		プレドニゾロン，ヒドロコルチゾン，デキサメタゾン	細胞内グルココルチコイド受容体活性化による抗炎症作用．	中等～重症の潰瘍性大腸炎，クローン病	
免疫抑制剤		アザチオプリン	体内でメルカプトプリンに代謝されてリンパ球増殖を抑制する．	重症の潰瘍性大腸炎，クローン病	他の標準的治療法で十分な効果が得られないとき使用する．
分子標的薬	抗TNF-αモノクローナル抗体	インフリキシマブ，アダリムマブ	TNF-αとTNF受容体の結合を阻害する．	重症の潰瘍性大腸炎，クローン病	

炎症性腸疾患治療薬

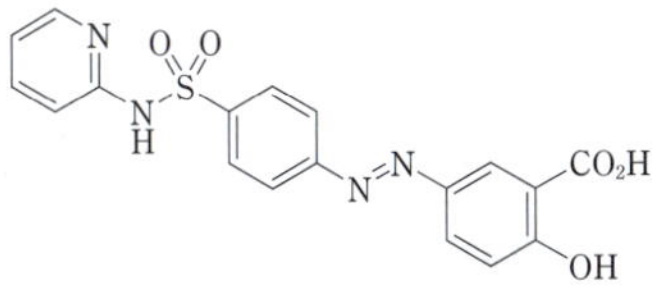

サラゾスルファピリジン 局 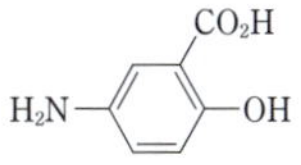　　　メサラジン

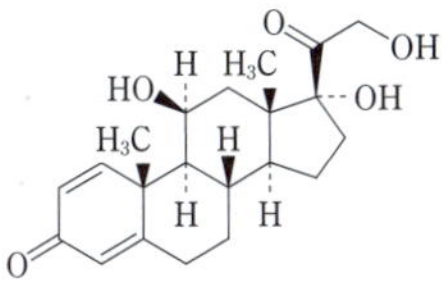

プレドニゾロン 局 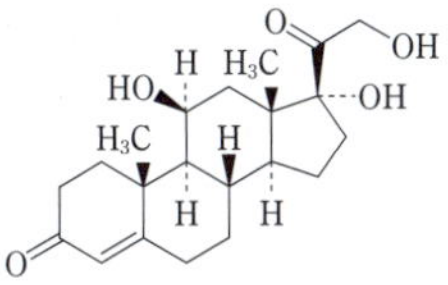　　　ヒドロコルチゾン 局 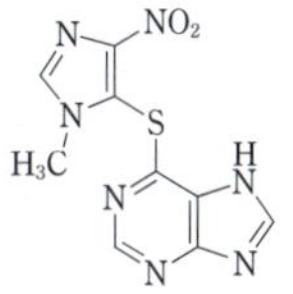　　　アザチオプリン 局

8-5-2　5-アミノサリチル酸製剤

　軽症〜中等度の潰瘍性大腸炎の第一選択薬として**サラゾスルファピリジン** salazosulfapyridine（米国では sulfasalazine）と**メサラジン** mesalazine（米国では mesalamine）が使用されている．サルファ剤であるサラゾスルファピリジンは，リウマチ治療薬の開発過程で偶然に潰瘍性大腸炎を合併する患者における消化器症状を改善することが見出された薬物で，現在はリウマチ治療薬としても用いられている．サラゾスルファピリジンは，5-アミノサリチル酸のプロドラッグで，腸内細菌によってアゾ結合が解離し，活性体である 5-アミノサリチル酸とスルファピリジンを遊離するので，結腸において特異的に効果を発現する．この場合，副産物であるスルファピリジンは薬効には寄与しないが，サラゾスルファピリジンの副作用の多くに関与する．一方，メサラジンは活性体である 5-アミノサリチル酸そのもので，エチルセルロースでコーティングした徐放剤または注腸薬として投与する．スルファピリジンを遊離しないのでサラゾスルファピリジンよりも副作用が少なく，軽症のクローン病の治療にも用いられている．5-アミノサリチル酸は，弱いシクロオキシゲナーゼ阻害作用を有するが薬効とは無関係であり，現在のところ炎症性腸疾患に対する治療効果の詳細な作用機序はわかっていない．

8-5-3　副腎皮質ステロイド薬

　5-アミノサリチル酸製剤だけでは十分にコントロールできなくなった中等度〜重症例の潰瘍性大腸炎およびクローン病患者では，**プレドニゾロン** prednisolone，**ヒドロコルチゾン** hydrocortisone，**デキサメタゾン** dexamethasone などの副腎皮質ステロイド薬が一定期間使用され，その後，漸減される．

8-5-4　免疫抑制薬と分子標的薬

　副腎皮質ステロイド剤が有効でない場合には，免疫抑制剤である**アザチオプリン** azathioprine などをクローン病や潰瘍性大腸炎の治療に用いることがある．白血病治療薬であるメルカプトプリン 6-mercaptopurine も有効とされている．また，中等度〜重症のクローン病に対して，TNF-α に対するモノクロナール抗体剤である**インフリキシマブ** infliximab や**アダリムマブ** adalimumab を使用する．両薬物は，抗ヒト TNF-α モノクロナール抗体のヒト型化キメラ抗体であり，クローン病の他，関節リウマチの治療薬としても用いられている．一方，Th1 型免疫応答を示さない潰瘍性大腸炎に対してもインフリキシマブが有効であることが示されており，重症例においては治療に用いられている．抗体医薬品ではないが，類似薬にエタネルセプト etanercept がある．これは TNF-α の囮受容体として血中 TNF-α に結合して作用を抑制するので同様の効果が期待できるが，現在はリウマチの治療にのみ用いられている．

8-6　膵臓に作用する薬物

8-6-1　膵液分泌調節メカニズムと膵炎

　食物が胃で消化されて小腸に達すると，内容物中の酸，アミノ酸・ペプチド，脂肪酸などが刺激となって十二指腸・空腸粘膜の I 細胞からコレシストキニンが内分泌（血中へ分泌）され，十二指腸粘膜の S 細胞からセクレチンが内分泌される．コレシストキニンは主に膵腺房細胞に発現する CCK 受容体（G_q 共役型）を活性化することで細胞質内カルシウム濃度を上昇させて膵消化酵素の外分泌（膵管内腔側へ分泌）を促進する．一方，セクレチンは主に膵管細胞に発現するセクレチン受容体（G_s 共役型）を介して細胞質内 cAMP 濃度を上昇させることでアルカリ性の重炭酸 HCO_3^- の外分泌を誘起する．膵液分泌の神経調節は，副交感神経による促進的支配が主体で，腺房細胞基底膜側のムスカリン受容体（G_q 共役型）がアセチルコリンにより刺激されると膵消化酵素の外分泌が促進される．膵消化液には，糖を分解する膵アミラーゼ，タンパク分解に関与するトリプシン，キモトリプシン，エラスターゼ，カルボキシペプチダーゼ，脂質分解に関与する膵リパーゼ，ホスホリパーゼ A_2，コレステロールエステラーゼなどの前駆体または活性体が含まれる．トリプシンは，腺房細胞から前駆体であるトリプシノーゲンの形で外分泌され，小腸上皮細胞上にあるエンテロキナーゼ（エンテロペプチダーゼ）によってペプチド結合が 1 か所切断されてトリプシンになる．キモトリプシン，エラスターゼ，カルボキシペプチダーゼ，ホスホリパーゼ A_2 も前駆体の形で外分泌され，小腸内でトリプシンによって特定部位のペプチド結合が切断されることで活性体となる．

　急性膵炎は，胆石症やアルコールの多飲が原因となって発症する疾患で，本来腸管内へ到達し

てから活性体になる消化酵素が，膵臓内で活性化されてしまうために膵臓の自己消化が起こることで，激烈な腹痛，吐気などを伴う急性膵炎が発症する．重症例では，膵臓全体が出血性壊死を起こし全身症状を伴うショック状態に陥る．胆石症では，膵管へ逆流した胆汁がトリプシノーゲンをトリプシンに活性化することで，他の消化酵素が膵臓内で次々に活性化され，これらが膵臓組織に傷害を与える．原因の大部分を占めるアルコールによる膵炎の発症メカニズムはまだよくわかっていない部分もあるが，高トリグリセリド血症が危険因子となり，胃酸分泌亢進に続く濃厚膵液の分泌などによる膵液の膵管内貯留が関与すると考えられる．アルコール性膵炎は慢性化しやすく，膵管内にタンパク栓・膵石が生じて症状はさらに悪化する．急性膵炎が重症化すると，血中のインターロイキン-6濃度が上昇するので，これが検査指標として利用されている．慢性膵炎では，膵実質が不可逆性の線維化・石灰化を来し，長期にわたって上腹部痛が続き，膵外分泌欠落による消化不全が起こることで脂肪便，体重減少，下痢などを来し，最終的には膵内分泌系にも障害が広がって糖尿病を発症する．

表 8-6 膵炎治療薬

カテゴリー		薬物名（一般名）	作用機序	適応	備考
膵外分泌抑制薬	ヒスタミンH₂受容体遮断薬	ラニチジン，ファモチジンなど	胃酸分泌抑制に続く二次的な膵液分泌抑制	急性膵炎	
	プロトンポンプ阻害薬	オメプラゾールなど			
	選択的ムスカリンM₁受容体遮断薬	ピレンゼピン			
タンパク分解酵素阻害薬	注射剤	ウリナスタチン，ガベキサート，ナファモスタット	膵タンパク分解酵素を阻害し，膵臓の自己消化を抑制	急性膵炎	
	経口剤	カモスタット		慢性膵炎の急性症状	
膵臓痛治療薬	非ステロイド性抗炎症薬	インドメタシン，ジクロフェナク	COX阻害によるプロスタグランジン産生抑制	急性・慢性膵炎痛	
	抗コリン性薬	ブチルスコポラミン臭化物	鎮痙作用と膵外分泌抑制作用を介する二次的効果		
	COMT阻害薬	フロプロピオン	β受容体を介するOddi括約筋弛緩を増強し胆管内圧低下させる		
	オピオイド受容体刺激薬	モルヒネ，ペチジン，ペンタゾシン	オピオイド受容体を介する鎮痛効果		モルヒネはOddi括約筋痙攣作用が強いのでアトロピンを併用する．
血糖降下薬		インスリン	インスリン受容体活性化による細胞内への糖取込み促進	慢性膵炎非代償期における糖尿病	

タンパク分解酵素阻害薬

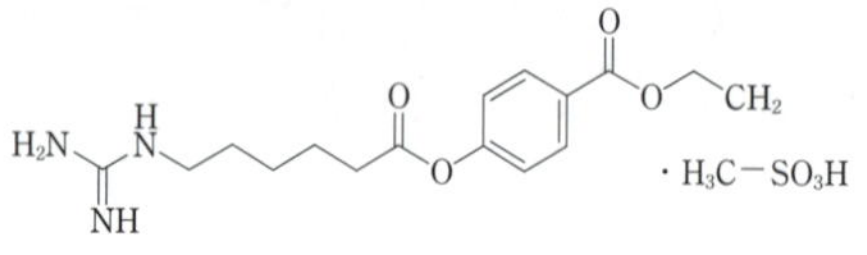

ガベキサートメシル酸塩 Ⓡ

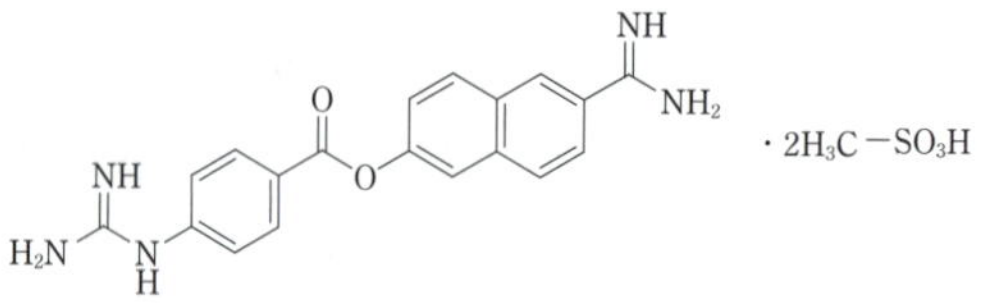

ナファモスタットメシル酸塩 Ⓡ

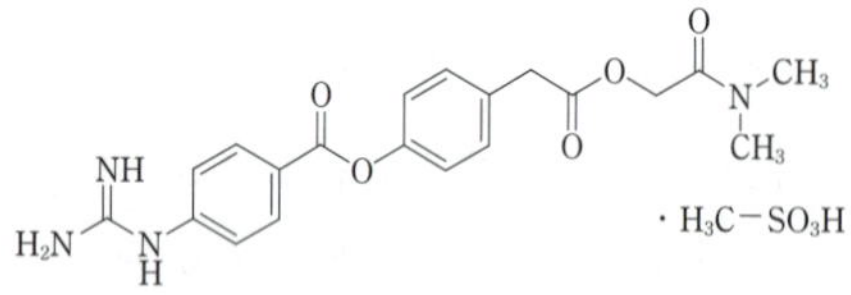

カモスタットメシル酸塩 Ⓡ

8-6-2　膵外分泌抑制薬

理論的には，コレシストキニンの受容体を直接遮断する薬物が有用であると考えられるが，まだそのような薬物は開発されていない．上述のように，胃酸刺激によって十二指腸のS細胞からセクレチンが分泌されて膵液分泌が亢進し膵炎が悪化するため，胃酸分泌抑制薬が治療に用いられる．主にヒスタミン H_2 受容体遮断薬が用いられ，プロトンポンプ阻害薬や選択的ムスカリン M_1 受容体遮断薬のピレンゼピン pirenzepine なども使用される．

8-6-3　タンパク分解酵素阻害薬

上述のように，膵臓組織内で活性化された膵消化酵素による自己消化を抑制するため，タンパク分解酵素阻害薬が治療に用いられる．**ナファモスタット** nafamostat，**ガベキサート** gabexate，ヒト尿由来の**ウリナスタチン** ulinastatin は注射剤として急性膵炎の治療に用いる．一方，**カモスタット** camostat は経口剤として主に慢性膵炎の治療に用いる．

8-6-4　膵臓痛治療薬

急性および慢性膵炎では強い腹痛が見られるため，その対策が重要である．非ステロイド性抗炎症薬の**インドメタシン** indometacin，**ジクロフェナク** diclofenac の他，μ オピオイド受容体アゴニストである**モルヒネ** morphine や**ペチジン** pethidine，κ オピオイド受容体アゴニストである**ペンタゾシン** pentazocine などが用いられる．モルヒネには Oddi 括約筋痙攣作用があるため，**アトロピン** atropine との併用投与が行われる．その他，COMT 阻害薬である**フロプロピオン** flopropione は，ノルエピネフリンの β 受容体を介する Oddi 括約筋弛緩作用を増強し，膵管内圧を低下させることで痛みを軽減する．抗コリン薬の**ブチルスコポラミン** butylscopolamine も鎮痙作用と膵外分泌抑制作用により痛みを含む症状の緩和に役立つ．

8-6-5 慢性膵炎治療に用いられるその他の薬物

慢性膵炎では，膵消化酵素の分泌不全を起こすので各種消化酵素剤が用いられる他，膵内分泌系（ランゲルハンス島 β 細胞）にまで障害が及んで糖尿病を発症した場合には，**インスリン** insulin を治療に用いる．

8-7 肝臓・胆道に作用する薬物

8-7-1 急性および慢性肝炎

急性肝炎の大部分は，A～C 型肝炎ウイルス hepatitis virus A～C（HVA，HVB，HVC）によるもので，そのうち慢性化しやすいのは B 型および C 型肝炎である．ウイルス性肝炎は，肝細胞にウイルスが感染することで細胞性免疫が活発化し，肝細胞が攻撃されて壊死を起こすものである．ウイルス肝炎発症後 8 週間以内に起こる急激な肝障害により肝性脳症を来す劇症肝炎もある．慢性肝炎は長期間をかけて徐々に進行し，肝硬変・肝がんを発症する危険性が高くなる．特に C 型肝炎患者では肝がんに至ることが多い．肝硬変の場合にも肝性脳症がみられるのでその対策が必要となる．アルコール摂取による肝障害は，アルコール性脂肪肝，肝炎，肝硬変と徐々に進行していく．また，薬剤性の肝障害では，アレルギー性機序で起こるものと，薬物自身の肝毒性でおこるものがある．

8-7-2 胆道疾患

胆石，胆道炎，胆道ジスキネジーがある．胆石は，細菌感染，代謝異常などが原因で，胆汁成分であるコレステロールやビリルビンが胆道内で結晶化してできる石のことで，胆石患者では疝痛，発熱，黄疸などの症状を呈する．比較的小さいコレステロール結石には薬物治療が有効である．また疝痛に対する治療も重要となる．胆道炎は，主に十二指腸からの上行性細菌感染による胆嚢炎あるいは胆管炎のことで，発熱と腹痛が見られる．悪化すると閉塞性化膿性胆管炎を起こしてショック，意識障害に至ることもある．抗菌薬での治療と，痛み対策が重要である．胆道ジスキネジーは，胆のう，胆管，Oddi 括約筋などの機能的障害によるもので，緊張亢進性，運動亢進性，緊張低下性のものがあるので，それぞれに適した治療が必要となる．

表 8-7　肝・胆道疾患治療薬

カテゴリー		薬物名（一般名）	作用機序	適応	備考
慢性ウイルス肝炎治療薬	インターフェロン製剤	天然型：IFNα, IFNβ		B型およびC型慢性肝炎	副作用：うつ病, 間質性肺炎
		遺伝子組換え型：IFNα-2a, IFNα-2b			
	抗HBV薬	ラミブジン	逆転写酵素抑制, HBV-DNAポリメラーゼ阻害	B型慢性肝炎	
		エンテカビル, アデホビルピボキシル		ラミブジン抵抗性B型慢性肝炎	ラミブジンおよびエンテカビル耐性株にはラミブジン＋アデホビルピボキシル併用療法が推奨されている.
	抗HCV薬	リバビリン	HCV-RNA産生阻害	C型慢性肝炎	遺伝子組換え型のIFNα-2aと併用されることが多い.
肝庇護薬		グリチルリチン	肝代謝改善による肝庇護	慢性肝炎	
肝性脳症治療薬	高アンモニア血症治療薬	ラクツロース	腸内酸性化によるアンモニア産生菌発育抑制	肝性脳症	
	肝不全用栄養剤	分岐鎖アミノ酸を豊富に含む特殊アミノ酸製剤	フィッシャー比を下げて芳香族アミノ酸の脳移行を抑制		
水利胆薬		デヒドロコール酸	胆汁成分を増加させずに胆汁量を増加させる	肝炎に伴う胆汁うっ滞	
胆石溶解薬・催胆薬		ケノデオキシコール酸, ウルソデオキシコール酸	胆汁成分を増加させる.	胆石・肝炎に伴う胆汁うっ滞. コレステロール結石	完全胆閉塞のある患者では禁忌.
排胆薬	COMT阻害薬	フロプロピオン	β受容体を介するOddi括約筋弛緩を増強する	胆石・胆のう炎・胆道ジスキネジー	
	Oddi括約筋弛緩薬	トレピブトン	ストアへのCa^{2+}取込み促進		
	鎮痙薬	パパベリン	ホスホジエステラーゼ阻害による平滑筋弛緩		
胆石痛治療薬	オピオイド受容体刺激薬	モルヒネ	オピオイド受容体を介する鎮痛効果	胆石痛	モルヒネはOddi括約筋痙攣作用が強いのでアトロピンを併用する.

抗肝炎ウイルス薬

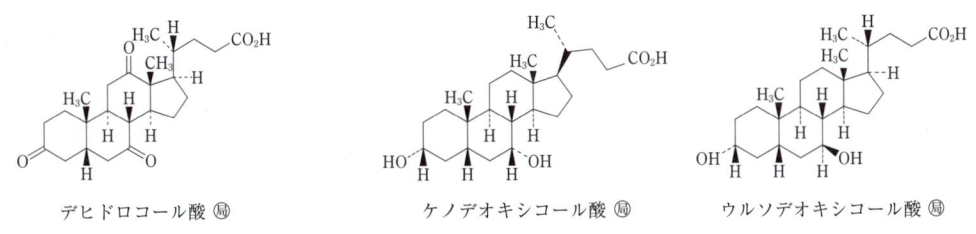

ラミブジン　　　アデホビルピボキシル　　　リバビリン　　　ラクツロース 局

水利胆薬　　　　**胆石溶解薬**

デヒドロコール酸 局　　　ケノデオキシコール酸 局　　　ウルソデオキシコール酸 局

排胆薬

フロプロピオン 局　　　トレピブトン 局　　　パパベリン塩酸塩 局

8-7-3 慢性ウイルス肝炎治療薬

　C型慢性肝炎には**インターフェロン** interferon（IFN）製剤が有効である．天然型インターフェロン製剤として IFNα と IFNβ が用いられていたが，遺伝子組換え体の IFNα-2a と IFNα-2b あるいはそれらをポリエチレングリコールに結合させたものはより持続的な抗ウイルス作用を示すので，有効性が増大し副作用が軽減された．副作用として特に問題になるのがうつ病による自殺企図と間質性肺炎で，十分な注意が必要である．インターフェロン製剤は，C型ほどではないが，B型慢性肝炎にもある程度有効である．合成抗ウイルス薬として B 型慢性肝炎の治療に用いられるのが**ラミブジン** lamivudine で，これはもともと逆転写酵素阻害薬として HIV 感染治療に用いられていた．HBV は DNA ウイルスであるが，ラミブジンは逆転写阻害作用に加えてウイルスの DNA ポリメラーゼに対する競合的拮抗作用と DNA 伸長停止作用を有するので HBV-DNA の産生を阻害し，抗 HBV 作用を示すと考えられている．ラミブジン治療に対する抵抗性が見られた場合には，逆転写酵素および HBV-DNA ポリメラーゼを阻害することで HBV の複製を阻止する**アデホビルピボキシル** adefovir pivoxil や，逆転写酵素阻害薬である**エンテカビル** entecavir が使用される．RNA ウイルスである HCV に対する合成抗ウイルス薬として使用されているのがリ

バビリン ribavirin である．リバビリンは，HCV-RNA の産生を阻害することで抗 HCV 作用を示すが，遺伝子組換え型の IFNα-2a と併用投与されることが多い．

8-7-4　肝庇護薬と肝性脳症治療薬

甘草由来**グリチルリチン** glycyrrhizin は肝代謝改善作用を介して肝庇護作用を示すといわれており，慢性肝疾患の患者に投与されている．甘草を含む漢方製剤である小柴胡湯も使用されているが，インターフェロンとの併用で間質性肺炎の危険性が高まるので併用禁忌となっている．

劇症肝炎や肝硬変の患者で発症する肝性脳症の発症には様々な要因が関与しているが，肝のアンモニア代謝機能不全による血中アンモニア濃度上昇が増悪因子の 1 つとして重要である．前述のように，ラクツロースは合成二糖で，ヒトはラクツロース分解酵素を持たないため，経口投与されたラクツロースを分解することができず，その結果，吸収されずに下部消化管まで到達し，乳酸菌分解によって有機酸を遊離する．これによって腸内が酸性化されると，アンモニア産生菌の発育が抑制され，アンモニアの腸吸収も低下するので，血中アンモニア濃度が低下する．肝性脳症のもう 1 つの原因とされるのが，肝機能不全による血中芳香族アミノ酸濃度の上昇である．そこで，フィッシャー比（分岐鎖アミノ酸/芳香族アミノ酸）を下げるために分岐鎖アミノ酸を豊富に含む特殊アミノ酸製剤が肝性脳症の治療に有効である．

8-7-5　水利胆薬と胆石溶解薬・催胆薬

デヒドロコール酸 dehydrocholic acid は，胆汁成分を増加させずに胆汁量を増加させるので水利胆薬と呼ばれており，胆汁のうっ滞を改善するために使用される．一方，**ケノデオキシコール酸** chenodeoxycholic acid と**ウルソデオキシコール酸** ursodeoxycholic acid は，胆汁酸成分を増加させる胆汁酸利胆薬（催胆薬）であり，胆汁うっ滞を改善するほか，コレステロール結石を溶解することができるので，比較的小さなコレステロール結石であればこれらを用いた薬物治療が有効である．なお，完全胆閉塞のある患者ではこれらの薬物は禁忌である．

8-7-6　排胆薬

Oddi 括約筋を弛緩させ，胆汁排出を促進するのが排胆薬である．胆道疾患において胆汁うっ滞によって疝痛が起こるので，排胆薬は症状改善に有用である．Oddi 括約筋は副交感神経によって興奮的に，また交感神経によって抑制的に支配されている．COMT 阻害薬である**フロプロピオン** flopropione は，ノルエピネフリンの β 受容体を介する Oddi 括約筋弛緩作用を増強する．同じく Oddi 括約筋弛緩作用を有する薬物として**トレピブトン** trepibutone がある．トレプブトンの作用機序は明確にはわかっていないが，細胞内カルシウムストアへのカルシウムイオン取込み促進が関与すると考えられている．**パパベリン** papaverine はホスホジエステラーゼ阻害作用により細胞内 cAMP 濃度を上昇させることで平滑筋を弛緩させるので，胆道系の平滑筋の緊張を和らげる作用がある．

8-7-7　胆石痛治療薬

膵炎痛の場合と同様，胆石痛の治療にも**モルヒネ** morphine が用いられるが，副作用である Oddi 括約筋痙攣作用を軽減するために**アトロピン** atropine との併用投与が行われる．

9 免疫・アレルギー・炎症薬理

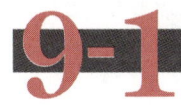

9-1 免疫作用薬

　免疫担当細胞間の情報伝達機構，細胞間の情報伝達物質，および細胞内シグナル伝達機構の解明が進展し，それに相応して免疫系に作用する薬物の開発が進んでいる．自己免疫疾患，悪性新生物から，種々の炎症性疾患，難治性多因子疾患など，免疫機構の関与が解明が進んでおり，免疫系作用薬の適応範囲が増加しつつある．

9-1-1 免疫系

　免疫系は侵入してくる病原体という異物に対する防御機構である．そのため，自己に対しては寛容 tollerance 機構が働いて，異物としての認識をもたないようになっている．免疫系には，自然免疫系 innate immunity と獲得免疫系 acquired immunity がある．

9-1-1-1 自然免疫系

　最初のバリアーである皮膚を突き破って侵入した病原体に対して，リゾチーム，および補体により細胞壁の破壊が試みられる．補体はオプソニン，および走化性誘引物質として働き，マクロファージや好中球による病原体の貪食を亢進させる．さらに補体自身が病原体の融解を引き起こす．

　病原体の感染により引き起こされた炎症反応により，内皮細胞やマクロファージにおいて interleukin-8（IL-8），monocyte chemoattractant protein-1（MCP-1），macrophage inflammatory protein-1α（MIP-1α）などの走化性サイトカインが産生され，単球系細胞，好中球，NK 細胞 natural killer cell などが炎症部位に動員される．炎症部位に動員されたマクロファージなどの単球系細胞，および好中球は，細胞表面の Toll 様受容体 Toll-like receptor を介して，細胞成分病原体に共通の分子構造（pattern recognition receptor）を認識し，サイトカイン産生を亢進させ，病

原体の貪食，消化により感染症の治癒，発症の遅延，および症状の軽減を引き起こす．NK細胞はinterferon-γ（IFN-γ）を分泌し，マクロファージを活性化し，ウイルス感染により主要組織適合(性)遺伝子複合体クラスⅠ major histocompatibility complex（MHC）class Ⅰの発現が低下した細胞を破壊する．

9-1-1-2 獲得免疫系（適応免疫系）

自然免疫系で対応ができない場合，獲得免疫系が活性化される．自然免疫と獲得免疫はそれぞれ独立したものではなく，協調し合って生体の防御機構を形成している．獲得免疫で抗体産生が関与するものを体液性免疫 humoral immunity，感作リンパ球の関与するものを細胞性免疫 cell-mediated immunity と呼ぶ．2つの免疫も生体内で独立してではなく，同時に起こることが多い．抗体や感作リンパ球を誘導するのは抗原であり，抗原が抗体や感作リンパ球と結合することにより免疫反応が引き起こされる．獲得免疫において最も重要なことは，抗原と抗体および感作リンパ球の間に特異的結合が起こることである．

9-1-2　免疫担当細胞

免疫担当細胞 immunocompetent cell は抗体産生や感作リンパ球の誘導など，直接免疫に関与する細胞であり，リンパ球，マクロファージが含まれ，骨髄で産生される．そして，脾臓，胸腺，リンパ節およびリンパ組織などが免疫機能を担当する重要な器官である．

リンパ球は骨髄で産生され，胸腺に行くものとブルザ相当器官に行くものに分かれる．胸腺に行くものはTリンパ球になり，ブルザ相当器官に行くものはBリンパ球になる．ヒトのブルザ相当器官は扁桃，虫垂，Peyer板などであると考えられている．Tリンパ球はヘルパーTリンパ球（Th），細胞障害性Tリンパ球（キラーTリンパ球，Tc），サプレッサーTリンパ球（Ts）などのサブセットに分かれる．また，Tリンパ球でもBリンパ球でもないナチュラルキラー細胞（NK細胞）がある．ヒトのリンパ球を形態学的に区別するのは難しいので，白血球分化抗原（CD, cluster of differentiation）およびその他の細胞表面抗原により同定する．ヒトヘルパーTリンパ球にはCD4が，細胞障害性Tリンパ球，サプレッサーTリンパ球にはCD8が発現する．その他，種々の抗原によってリンパ球サブセットの識別がなされる．

マクロファージは単球/マクロファージと総称され，血液中では単球として存在し，組織においてマクロファージとして存在する．特に，結合組織に存在するマクロファージを組織球と呼び，肝臓に存在するものをクッパー細胞，肺のものを肺胞マクロファージ，骨のものを破骨細胞と呼ぶ．これらの細胞は異物の取り込み（ピノサイトーシス，ファゴサイトーシス）を行い，異物を抗原として処理し，免疫応答を開始させる．好中球，好酸球，好塩基球は直接的に関与しないが，免疫調節に関与する．

9-1-3 体液性免疫 humoral immunity

　マクロファージ系細胞が抗原を取り込み，消化し，ヘルパーTリンパ球に抗原情報を提示する（図9-1）．この機能を果たすマクロファージ系細胞を抗原提示細胞 antigen presenting cell (APC) と呼ぶ．ヘルパーTリンパ球に提示する抗原情報は消化されたペプチド抗原と抗原断片と結合するMHC class I抗原，およびMHC class II抗原の複合体である．ペプチド抗原断片/MHC class I抗原複合体はCD8陽性（細胞障害性）Tリンパ球に認識され，ペプチド抗原断片/MHC class II抗原複合体はCD4陽性（ヘルパー）Tリンパ球に認識される．

　Tリンパ球の活性化には2つ以上のシグナルが必要である．ペプチド抗原/MHCクラスII抗原複合体はヘルパーTリンパ球のT細胞抗原受容体（TCR）により認識されると同時に，種々の接着タンパク質が架橋され，情報伝達を強化する．その際に，CD3，CD4，CD45を介するチロシンキナーゼやホスホリパーゼC-γの活性化が引き起こされ，ヘルパーTリンパ球細胞内への情報伝達が行われる．

　ヘルパーTリンパ球からBリンパ球への情報伝達もAPCからヘルパーTリンパ球への情報伝

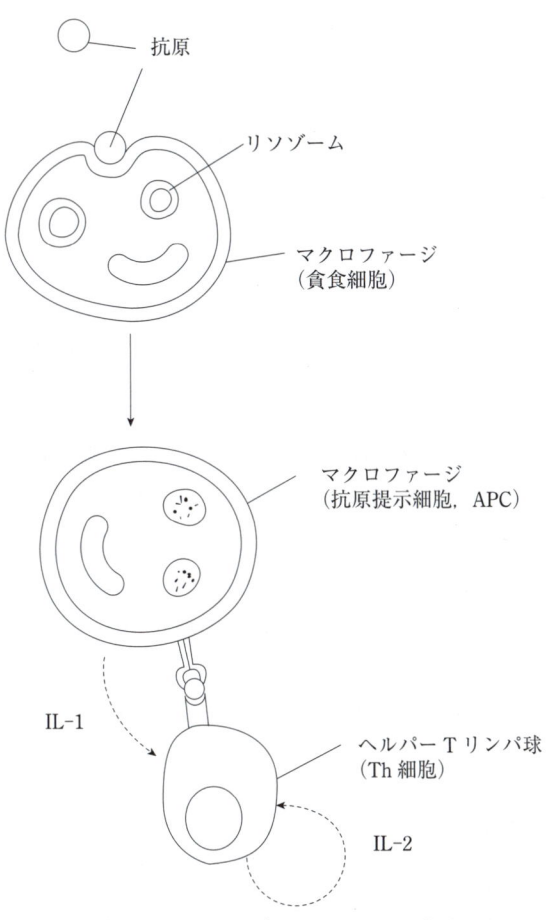

図9-1　マクロファージによる抗原の貪食と提示

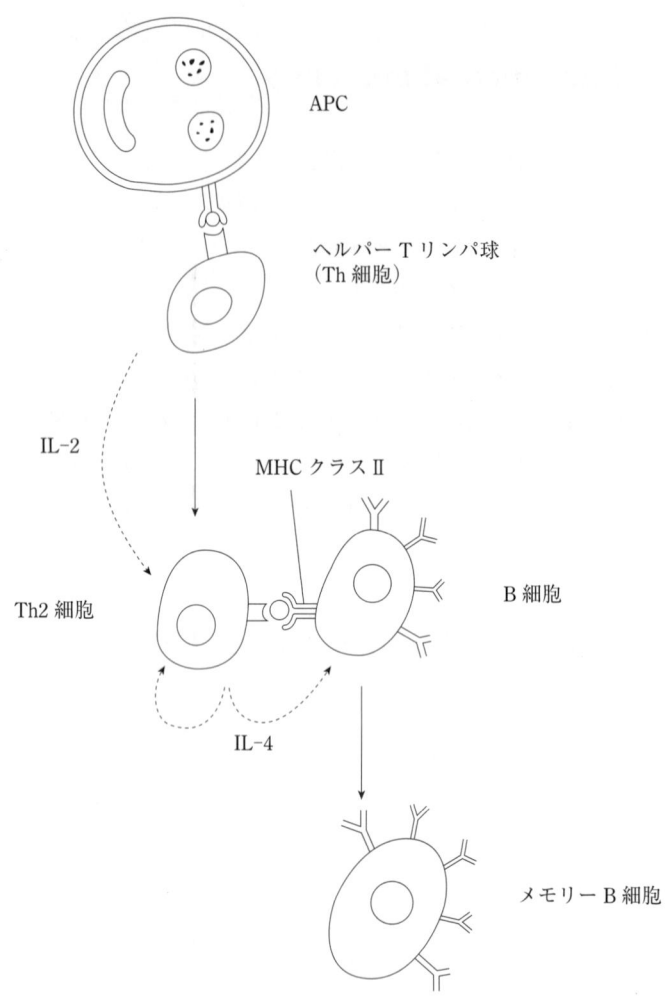

図 9-2 ヘルパーT リンパ球（Th 細胞）の Th2 細胞への分化と Th2 細胞とサイトカイン（IL-4 および IL-5）による B 細胞のメモリーB 細胞への分化・増殖

達と類似の MHC クラスⅡ抗原複合体の関与する機構で行われる（図 9-2）．B リンパ球はヘルパーT リンパ球との接着刺激とヘルパーT リンパ球の産生するサイトカインの刺激により，増殖・分化・クラススイッチが誘導される．サプレッサーT リンパ球はヘルパーT リンパ球の機能抑制を介して，免疫応答を抑制する．

ブドウ球菌，連鎖球菌などの外毒素などはペプチド抗原/MHC class Ⅱ抗原複合体を形成することなく，MHC class Ⅱ抗原と直接結合し，APC とヘルパーT リンパ球を結合させることができる．このような抗原をスーパー抗原と呼び，免疫学的特異性を超えて T リンパ球刺激が行われる．

（1）サイトカインネットワーク

免疫系は 100 種類を超えるサイトカインにより調節を受ける（表 9-1）．それぞれのサイトカイン同士は相互的に作用しサイトカインネットワークを形成する．特に，ヘルパーT リンパ球

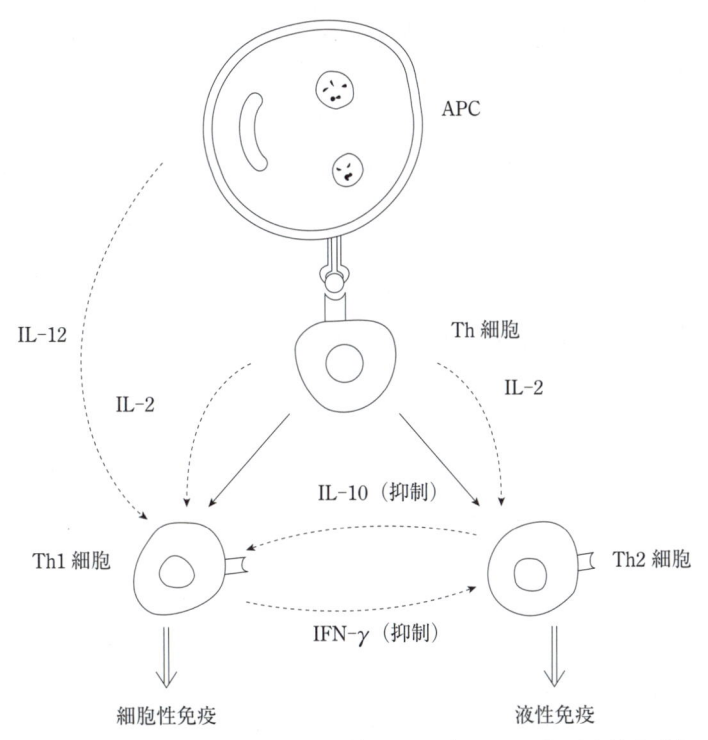

図 9-3 Th 細胞の Th1 細胞（細胞性免疫）および Th2 細胞（液性免疫）への分化

は Th1 リンパ球（I 型ヘルパーT リンパ球）と Th2 リンパ球（II 型ヘルパーT リンパ球）に分化し，それぞれ，細胞性免疫と体液性免疫に関与する（図 9-3）．Th1 リンパ球分化には IL-12，IFN-γ が作用し，Th2 リンパ球の分化には IL-4 および TNF-β が作用する．Th1 リンパ球は IFN-γ，TNF-β，IL-2 などの Th1 サイトカインを産生し，Th2 リンパ球は IL-4，IL-5，IL-10，(IL-13) などの Th2 サイトカインを産生する（図 9-3）．Th1 リンパ球と Th2 リンパ球はそれぞれの機能を相互に抑制する．Th1 リンパ球は IFN-γ を介して Th2 リンパ球増殖を抑制し，Th2 リンパ球は IL-10 を介して Th1 サイトカイン産生を抑制する．

9-1-4 細胞性免疫

細胞性免疫 cell-mediated immunity は，1）遅延性過敏症，2）感染防御，3）腫瘍免疫，4）免疫拒絶，5）自己免疫疾患などに関与する．標的細胞の抗原が MHC class I 抗原と複合体を形成し，細胞障害性 T リンパ球の T 細胞抗原受容体により認識され，リンパ球の活性化が引き起こされる．同時に標的細胞抗原/ MHC class II 抗原複合体によるヘルパーT リンパ球の活性化も引き起こされる．活性化された 2 種のリンパ球を感作リンパ球と呼ぶ．

9-1-5 抗体産生 antibody production

抗体は B リンパ球により産生される．骨髄において，B リンパ球において免疫グロブリン遺

伝子の組み換えが起こり，外来抗原に特異的なBリンパ球の増殖が起こる．一方，Tリンパ球ではT細胞受容体遺伝子の組み換えが起こり，種々の抗原に対する準備がなされる．抗原刺激によりAPCからシグナルを受けたヘルパーTリンパ球はBリンパ球と接触し，また，IL-4とIL-5の刺激により，Bリンパ球の抗体産生を亢進させる．抗体産生の一次反応においては主要抗体はIgMであるが，ブースター反応においては抗体のクラススイッチが起こり，IgG，IgA，およびIgEの産生が増加し，より効率的な抗原抗体反応が可能になる．

9-1-6 異常免疫反応 unusual immunoreaction

正常な免疫反応において，病原体の排除，ウイルスの不活化，毒素の中和，および形質転換した細胞の破壊が行われる．しかし，異常免疫反応において，アレルギー（過敏反応），自己免疫反応，免疫不全などが起こる．

9-1-6-1 アレルギー

アレルギー反応はⅠ型，Ⅱ型，Ⅲ型，およびⅣ型に分類される．Ⅰ型，Ⅱ型，Ⅲ型は抗体が関与し，Ⅳ型は免疫細胞が関与する．また，反応は抗原を記憶する感作相と実際の反応が引き起こされる応答相（エフェクター相）に分かれる．

（1）Ⅰ型（即時型）アレルギー

IgE抗体が関与する．感作相において，IgE抗体が組織の肥満細胞（マスト細胞），および血中の好塩基性白血球（好塩基球）の高親和性IgE受容体（Fcε受容体）と結合する．応答相において，抗原/IgE複合体がFcε受容体を刺激し，ヒスタミン，ロイコトリエン，および種々のアレルギーメディエーターの遊離，産生を引き起こす．

（2）Ⅱ型アレルギー

補体活性化が可能なIgM抗体，およびIgG抗体が産生され，輸血，新生児溶血性疾患，および溶血を伴う薬物アレルギーの際に，血球抗原と抗体の複合体が補体カスケードを活性化し，溶血を引き起こす．

（3）Ⅲ型アレルギー

抗原抗体複合体が大量に生成し，組織や血管の基底膜に沈着し，補体の産生亢進，血管透過性亢進，および好中球動員を伴う炎症が起こる．糸球体腎炎や関節炎に関与する．

（4）Ⅳ型アレルギー（遅延型アレルギー）

感作抗原の侵入後，遅延型アレルギー特異的Th1リンパ球の動員による炎症が引き起こされ，さらにマクロファージの動員が起こり，組織障害が引き起こされる．遅延型アレルギー特異的Th1リンパ球はアレルギー反応を引き起こすが，病原体の除去に有効である．

9-1-6-2 自己免疫反応

自己の組織や細胞と非自己抗原とを区別する機構が破たんし，自己に対する免疫反応が起こることである．自己免疫の発現機構として，種々の説が唱えられている．関節リウマチ，全身性エリテマトーデス systemic lupus erythematosus（SLE），皮膚筋炎，多発性筋炎などの膠原病，多発性硬化症，およびⅠ型糖尿病など，多くの自己免疫疾患がある．

9-1-6-3 免疫不全

免疫機能の異常を指す．先天的なものと後天的なものがある．免疫不全疾患にはX染色体性無γ-グロブリン血症，アデノシン脱アミノ酵素欠損症などがあり，後天的なものには，ヒト免疫不全ウイルス human immunodeficiency virus（HIV）感染による後天性免疫不全症候群 acquired immunodeficiency syndrome（AIDS，エイズ）がある．エイズウイルスは CD4 陽性Tリンパ球に高い親和性をもち，感染により免疫不全に向かう．

9-1-7 免疫抑制薬 immunosuppressant

9-1-7-1 コルチコステロイド

分子レベルでは，コルチコステロイドは細胞質のコルチコステロイド受容体とコルチコステロイド・細胞質受容体複合体を形成し，核内に移行する．複合体は遺伝子プロモーター上の糖質コルチコイド応答配列 glucocorticoid response element（GRE），あるいは，鉱質コルチコイド応答配列と結合し，遺伝子発現を促進させる．遺伝子発現を抑制するコルチコステロイド応答配列もあり，ヒスタミン，ロイコトリエン，血小板活性化因子 platelet-activating factor（PAF），ブラジキニンなどの炎症メディエーターに関連する遺伝子，サイトカインなどの免疫応答遺伝子の発現を抑制する．細胞レベルでは，Tリンパ球の増殖を抑制（細胞性免疫を抑制）する．細胞性免疫より弱いが，液性免疫に対しても抑制作用をもつ．

臨床適用として，慢性副腎不全（Addison 病），急性副腎不全（ショック，外傷，感染），免疫異常関連疾患（気管支喘息，臓器移植拒絶反応，自己免疫疾患），悪性新生物（急性および慢性リンパ性白血病，悪性リンパ腫）などである．

副作用として，副腎萎縮，筋肉萎縮，骨粗しょう症，精神症状などがある．

9-1-7-2 Tリンパ球特異的免疫抑制薬

シクロスポリン cyclosporin，タクロリムス tacrolimus，シロリムス sirolimus，エベロリムス everolimus があり，Tリンパ球の増殖を特異的に抑制する（図9-4）．シクロスポリンはシクロ

フィリンと結合し，タクロリムスはFK結合タンパク質（FKBP）と結合し，それぞれの複合体がカルシニューリンcalcineurinを阻害する．カルシニューリンはホスファターゼ活性をもち，Tリンパ球の活性化により核内因子（NF-AT, nuclear factor of activated T cell）の脱リン酸化し，脱リン酸化されたNF-ATが細胞質から核内に移行しIL-2などのサイトカイン遺伝子プロモーターに結合し，遺伝子発現を上昇させる．シクロスポリン，タクロリムスはこれらの遺伝子発現機構を抑制する．シロリムス，エベロリムスはFKBP-12と複合体を形成し，mTOR（mammalian target of rapamycin）を阻害する（図9-5）．その結果，Tリンパ球のサイトカイン応答，Bリンパ球の増殖および抗体産生などを抑制する．シクロフィリン，FK結合タンパク質を合わせてイムノフィリンと呼ぶ．

臨床適用として，シクロスポリンは実質臓器移植と骨髄移植における移植片対宿主症候群に用いられる．タクロリムスは肝移植，腎移植に用いられる．また，シロリムスは腎移植と心臓移植に用いられる．シクロスポリンは肝臓における代謝速度が遅く，併用する種々の薬物の影響を受ける．そのためバイオアベイラビリティーの変動は著しい．そこで，血液モニタリングは不可欠である．

シクロスポリン，タクロリムスの頻度の高い副作用は腎障害，高血圧，神経障害である．シロリムスの副作用は高脂血症，白血球減少症，血小板減少症がある．

9-1-7-3　免疫抑制薬としての抗体

抗体産生技術は，まず抗体産生細胞と不死化細胞とのハイブリドーマを作成し，大規模培養により純度と特異性の高い抗体を大量に作成することが可能となった．最近は，分子生物学的手法

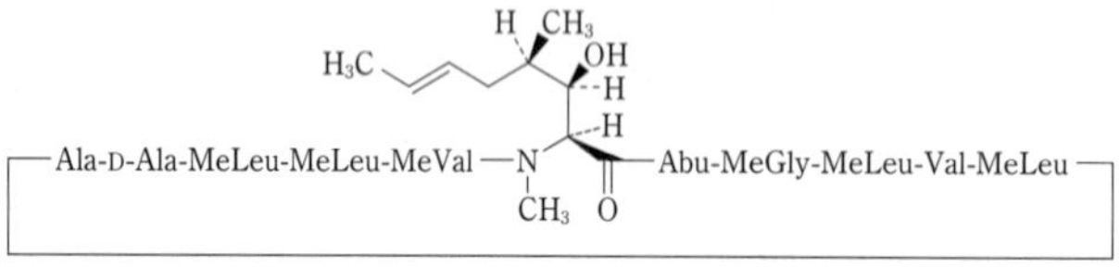

Abu = (2S)-2-アミノ酪酸
MeGly = N-メチルグリシン
MeLeu = N-メチルロイシン
MeVal = N-メチルバリン

シクロスポリン ®

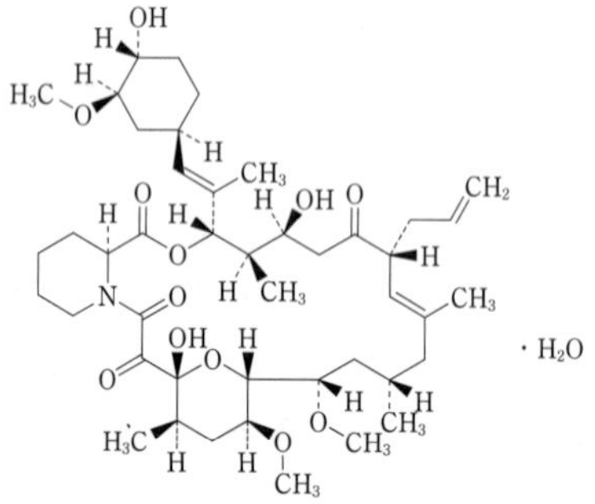

タクロリムス水和物 ®

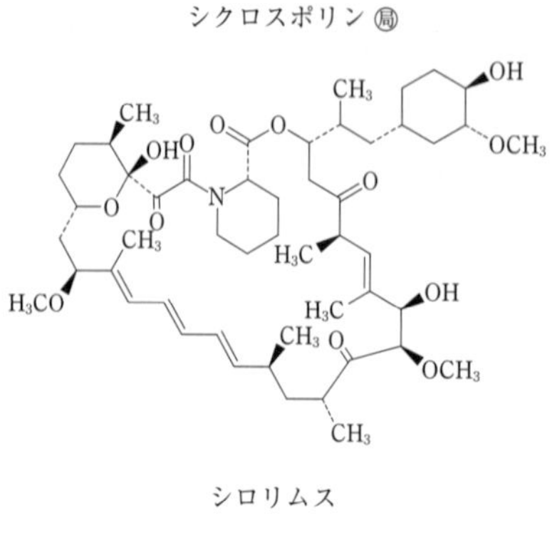

シロリムス

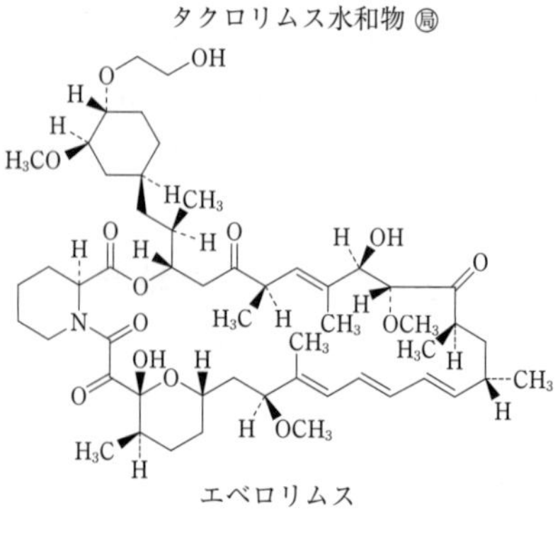

エベロリムス

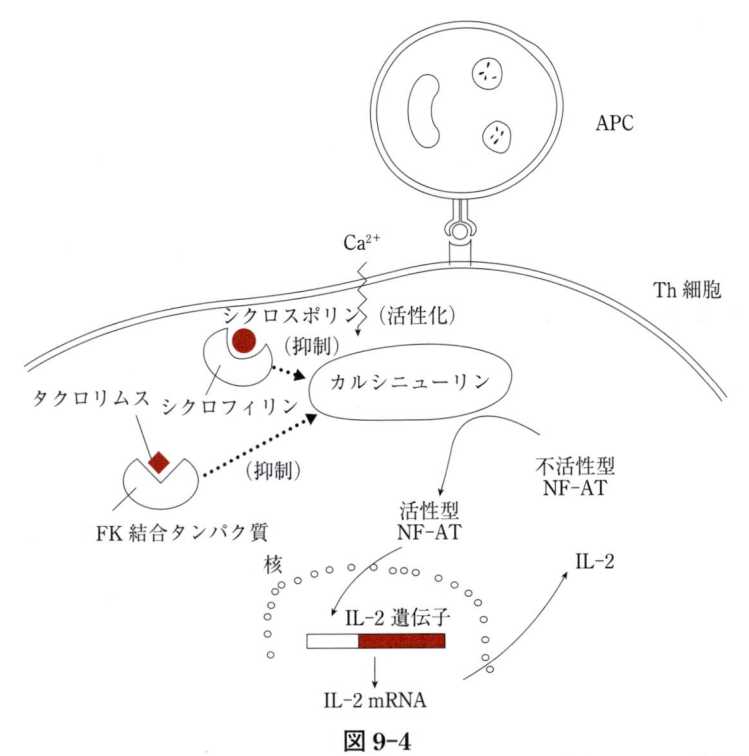

図 9-4
シクロスポリンはシクロフィリンと結合し，タクロリムスは FK 結合タンパク質と結合し，さらにカルシニューリンに結合し，NF-AT の活性型への変換（NF-AT の脱リン酸化）を抑制する．

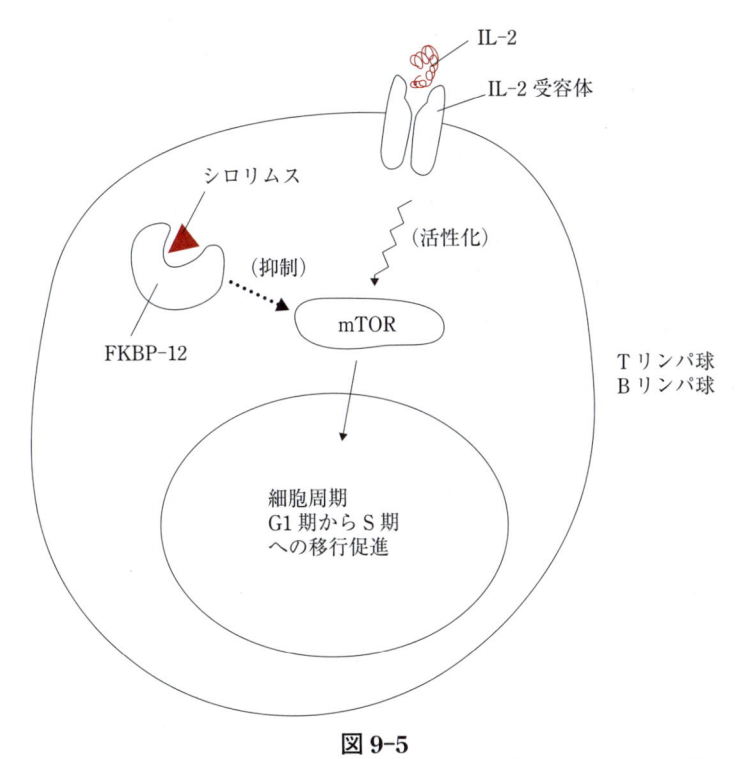

図 9-5
シロリムスは T リンパ球，および B リンパ球の FKBP-12 と結合し，mTOR に結合する．そして，IL-2 受容体刺激により活性化された mTOR の細胞周期の進行を抑制する．

を用いてモノクローナル抗体の産生が行われている．

（1）抗リンパ球抗体

ヒトの胸腺細胞をウマに免疫して作成される抗胸腺細胞グロブリン（ATG）はTリンパ球の破壊，不活化を引き起こし，遅延型過敏反応および細胞性免疫を抑制する．骨髄移植の際に移植片対宿主反応の予防のための前投与，骨髄移植，心臓移植，腎臓移植の維持療法に用いられる．

（2）Rho(D)免疫グロブリン

赤血球のRho(D)抗原に対する抗体を含むIgG濃縮溶液である．Rh陰性の母親がRh陽性の子供を出産後，24～72時間以内にRho(D)免疫グロブリンを投与することにより，外来性Rho(D)抗原に対するB細胞をもたなくなり，新生児のRh溶血性疾患を防ぐことができる．

（3）免疫グロブリン静注剤

多くの健常人のポリクローナル免疫グロブリンの静脈注射用製剤であり，患者の免疫系を正常化させる．

（4）ハイパーイミューン免疫グロブリン

ウイルスや毒素に対する高力価抗体を含む免疫グロブリン静注製剤であり，呼吸器合胞体ウイルス，サイトメガロウイルス，帯状疱疹ウイルス，単純ヘルペスウイルス，B型肝炎ウイルス，および狂犬病，破傷風，ガラガラヘビ，珊瑚ヘビに対する抗血清がある．

（5）モノクローナル抗体

免疫グロブリン遺伝子操作技術の発展により，ヒト化，およびキメラモノクローナル抗体の開発が行われて，免疫疾患の治療，およびがんの診断・治療に用いられている．

a. インフリキシマブ infliximab，エタネルセプト etanercept，アダリムマブ adalimumab

TNF-αに対するモノクローナル抗体であり，IL-1，IL-6などの炎症性サイトカインの作用を抑制する．大腸クローン病，関節リウマチの治療に用いられる．

b. ダクリズマブ daclizumab

CD25に対するモノクローナル抗体であり，IL-2拮抗作用をもつ．腎臓移植の急性拒絶反応に対して用いられる．

c. バシリキシマブ basiliximab

IL-2受容体α鎖に対するモノクローナル抗体である．ダクリズマブと同様にIL-2拮抗作用をもち，腎臓移植の急性拒絶反応に対して用いられる．

d. オマリズマブ omalizumab

IgE に対するヒト化モノクローナル抗体である．吸入ステロイドが無効の難治性気管支喘息に用いられる．

e. アブシキシマブ abciximab

インテグリン受容体に対するモノクローナル抗体であり，フィブリノゲン，von Willebrand 因子，いくつかの接着分子の作用を阻害し，血液凝集阻害作用をもつ．

f. パリビズマブ palivizumab

呼吸器合胞体ウイルス（RSV）に対するモノクローナル抗体であり，新生児の RSV 感染予防に用いられる．

g. トラスツズマブ trastuzumab

ヒト上皮成長因子受容体細胞外ドメインに対するモノクローナル抗体であり，転移性乳がん治療に用いられる．

h. リツキシマブ rituximab

CD20 に対するモノクローナル抗体であり，B 細胞非ホジキンリンパ腫治療に 5-FU と併用投与される．

i. セツキシマブ cetuximab

上皮増殖因子受容体 epidermal growth factor receptor（EGFR）に対するヒト化モノクローナル抗体である．EGFR を過剰に発現する転移性大腸がんの治療に用いられる．

j. ベバシズマブ bevacizumab

血管内皮細胞増殖因子 vascular endothelial growth factor（VEGF）に対するヒト化モノクローナル抗体である．血管新生の抑制作用により，転移性大腸がんの治療において，5-FU と併用投与される．

k. トラスツズマブ trastuzumab

ヒト上皮増殖因子に対するヒト化モノクローナル抗体である．転移性乳がんの治療に用いられる．

（6）アイソトープ標識モノクローナル抗体

a. アルシツモマブ arcitumomab

テクネシウム-99m（^{99m}Tc）で標識されたがん胎児性抗原 carcinoembryonic antigen（CEA）に対するマウス F(ab) フラグメントである．転移性大腸がんの画像診断に用いられる．

b. カプロマブペンデチド capromab pendetide

インジウム-111（^{111}In）で標識された前立腺膜抗原特異的モノクローナル抗体である．前立腺がん患者の画像診断に用いられる．

c. イブリツモマブチウキセタン ibritumomab tiuxetan

イットリウム-90，またはインジウム-111で標識された抗CD20マウスモノクローナル抗体である．B細胞非ホジキンリンパ腫の治療に用いられる．腫瘍細胞に結合し，アイソトープからの放射線により抗腫瘍作用を発揮する．

9-1-7-4　細胞毒性薬

細胞周期の特定の時期に作用するもの（プリン代謝遮断薬）と非特異的なもの（アルキル化薬）がある．いずれの場合も，細胞の増殖に依存して増殖抑制作用を示す．細胞の種類に対して非選択的である．免疫応答成立過程におけるリンパ球の急激な増殖，分化の時期に作用する．

（1）アザチオプリン azathioprine

肝臓で分解され，活性体である6-mercaptopurine（6-MP）を生成する．プリン遮断薬としてヌクレオチド合成を阻害する（図9-6）．6-MPより副作用は少ない．ステロイドと併用することが多い．自己免疫疾患，臓器移植における拒絶反応の抑制に用いられる．

アザチオプリン ㊞

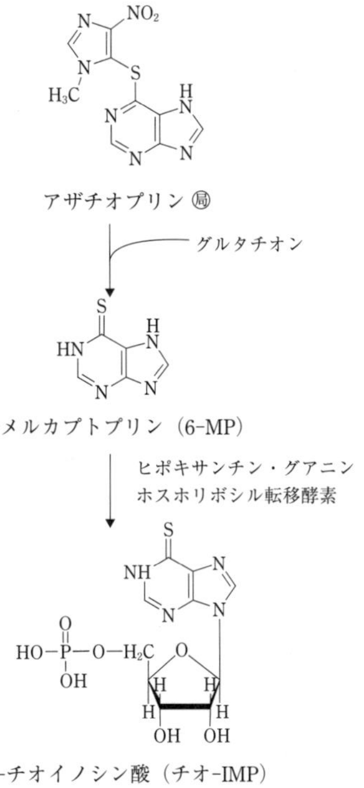

図 9-6　アザチオプリンの活性体への変換

（2）シクロホスファミド cyclophosphamide

　肝臓で分解され，中間体の 4-hydrocyclophosphamide および aldophosphamide が活性体である．アルキル化薬であり，B 細胞に作用して抗体産生を抑制する．関節リウマチ，小児ネフローゼ，特発性血小板減少性紫斑病などの治療に用いられる．

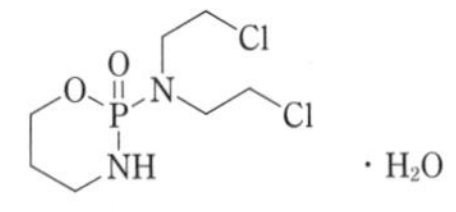

シクロホスファミド水和物 ⓫

9-1-7-5　免疫調節薬

（1）アルデスロイキン aldesleukin

　組換え IL-2 であり，腎細胞がんの治療に用いられる．

（2）インターフェロン interferon, IFN

　IFN-α-2a は細胞増殖抑制作用をもち，慢性骨髄性白血病，悪性黒色腫，カポジ肉腫，B 型お

およびC型肝炎の治療に用いられる．IFN-β-1bは多発性硬化症の再燃予防に用いられ，IFN-γ-1bはTNF産生亢進作用が強く，慢性肉芽腫症の治療に用いられる．

（3）サイモシン thymosin

サイモシンは胸腺ホルモンであり，Tリンパ球への分化を促進させる．サイモシン-α1，サイモペンシンなどサイモシン由来のペプチドも同様の作用がある．胸腺形成不全（DeGeorge症候群）の治療に用いられる．

（4）レバミゾール levamisole

最初，寄生虫感染症治療薬として開発されたが，遅延型過敏反応やTリンパ球の関与する免疫反応を増強することが明らかとなった．フルオロウラシルの増強作用をもち，大腸がん，直腸がんの治療に用いられる．

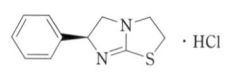

レバミゾール塩酸塩

（5）BCG（Bacille Calmette-Guérin）およびその他のアジュバント

BCGはウシ結核菌の生菌であり，結核の予防免疫に用いられる．一方，膀胱がんの治療に用いられる．その他，菌体およびその抽出物が免疫調節薬として用いられる．ピシバニール，レンチナン，パキマランなどがある．これらの薬物は免疫の賦活作用をもち，マクロファージを活性化し，IL-1，CSF，TNF-αの産生を亢進させる．悪性腫瘍の治療に用いられる．

表9-1　サイトカイン

サイトカイン	産生細胞	性　質	臨床適応
インターフェロン-α interferon-α（IFN-α）		抗ウイルス作用，NK細胞活性化，発熱，食思不振，倦怠感	慢性骨髄性白血病，悪性黒色腫，カポジ肉腫，B型およびC型肝炎
IFN-β		抗ウイルス作用，NK細胞活性化，発熱，食思不振，倦怠感	多発性硬化症
IFN-γ		抗ウイルス作用，Th1リンパ球活性化，NK細胞活性化，マクロファージ活性化，キラーTリンパ球活性化，発熱，食思不振，倦怠感	慢性肉芽腫症
インターロイキン-1 interleukin-1（IL-1）	マクロファージ macrophage	Tリンパ球活性化，Bリンパ球増殖・分化	受容体抗体による敗血症，潰瘍性大腸炎，関節リウマチ，骨髄性白血病
IL-2	Tリンパ球 T lymphocyte	Tリンパ球増殖，Th1リンパ球活性化，NK細胞活性化，発熱，食思不振，倦怠感	転移性腎細胞がん，悪性黒色腫

表9-1 サイトカイン つづき

サイトカイン	産生細胞	性質	臨床適応
IL-3	Tリンパ球	造血前駆細胞増殖・分化,肥満細胞増殖誘導	
IL-4	Th2リンパ球,肥満細胞	Th2リンパ球活性化,キラーTリンパ球活性化,Bリンパ球増殖,肥満細胞増殖におけるIL-3との相乗作用,IgEとIgG4の産生亢進	
IL-5	Th2リンパ球,肥満細胞	好酸球分化・増殖,Bリンパ球増殖・分化,IgA産生亢進	
IL-6	Tリンパ球,Bリンパ球,マクロファージ,線維芽細胞,グリア細胞 glial cell,腎メサンギウム細胞	Th2リンパ球分化・増殖,キラーTリンパ球分化・増殖,Bリンパ球分化・増殖	
IL-7	骨髄ストローマ細胞,胸腺ストローマ細胞	NK細胞増殖,キラーTリンパ球増殖,Bリンパ球増殖,プロBリンパ球・プレBリンパ球・未熟胸腺細胞の増殖誘導	
IL-8	マクロファージ,線維芽細胞,血管内皮細胞	好中球遊走	
IL-9	Th2リンパ球	Thリンパ球増殖,肥満細胞増殖	
IL-10	Tリンパ球,Bリンパ球,肥満細胞	Th1リンパ球抑制,Th2リンパ球への転換,キラーTリンパ球活性化,Bリンパ球増殖およびAb産生亢進,肥満細胞刺激	
IL-11	骨髄ストローマ細胞,線維芽細胞	巨核球増殖,Bリンパ球分化	
IL-12	Bリンパ球,マクロファージ	Th1リンパ球増殖・分化,キラーTリンパ球増殖・分化	
IL-13	Tリンパ球	マクロファージ調節,Bリンパ球増殖,IgE分泌亢進,IL-1/IL-8/TNF-α産生抑制	
IL-14	Tリンパ球,Bリンパ球	Bリンパ球増殖・分化	
IL-15	単核球,胎盤,骨格筋,腎臓,肺,肝臓,心臓,骨髄ストローマ細胞	Th1リンパ球活性化,NK細胞増殖・分化・活性化,キラーTリンパ球活性化	
IL-16	Tリンパ球,気管支上皮細胞,好酸球	Tリンパ球活性化・遊走,好酸球遊走	
IL-17	Tリンパ球	ストローマ細胞,血管内皮細胞IL-6産生	

表9-1 サイトカイン つづき

サイトカイン	産生細胞	性 質	臨床適応
IL-18	マクロファージ,ケラチノサイト,小腸上皮細胞,脳下垂体,副腎皮質	Th1リンパ球応答促進,NK細胞活性化,IFN-γ誘導,Fasリガンド発現,GM-CSF産生誘導	
IL-19	マクロファージ?	炎症誘発	
IL-20		皮膚分化	
IL-21	Tリンパ球?	Bリンパ球調節	
IL-22	Tリンパ球?	炎症誘発	
IL-23	マクロファージ,樹状細胞,Tリンパ球,胸腺細胞,腸管Peyer板	Tリンパ球増殖,Th1リンパ球分化,細胞性免疫活性化,IFN-γ産生	
IL-24		アポトーシス誘発,Th1リンパ球応答促進	
IL-25	Th2リンパ球	好酸球増殖,IL-4/IL-5/IL-13産生促進,IgE産生	
IL-26	Th1リンパ球		
IL-27	マクロファージ,樹状細胞,胎盤合胞体栄養細胞	Tリンパ球増殖,Th1リンパ球分化,細胞性免疫活性化,IFN-γ産生	
腫瘍壊死因子-α (TNF-α)		血管内皮障害,微小血栓形成,ミトコンドリア障害,アポトーシス誘発,発熱,食思不振,倦怠感	
TNF-β (lymphotoxin)		細胞傷害	
顆粒球コロニー刺激因子 (G-CSF)		顆粒球産生	がん化学療法および再生不良性貧血による好中球減少症
顆粒球マクロファージコロニー刺激因子 (GM-CSF)		顆粒球,単球,好酸球産生	
マクロファージコロニー刺激因子 (M-CSF)		単球産生,マクロファージ活性化	
エリスロポイエチン (EPO)		赤血球産生	腎性貧血
チモポイエチン (TPO)		血小板産生	

(Basic & Clinical Pharmacology, ed. Katzung BG, MacGraw-Hill より引用・改変)

表9-2 免疫抑制薬

薬物名（一般名）	作用と特徴	適応	備考
シクロスポリン	アミノ酸11個よりなる環状ポリペプチド．これまでの薬物と異なり，細胞増殖抑制，細胞毒性はない．T細胞のシクロスポリン結合タンパク質（イムノフィリン：シクロフィリン）と結合し，これがカルシニューリンと結合する．そしてカルシニューリンによるサイトカイン合成関連mRNA転写調節因子の脱リン酸化による活性化を抑制する．IL-2合成抑制によるT細胞分化・増殖を抑制する．	腎，肝および骨髄移植における拒絶反応，ベーチェット病，尋常性乾癬	副作用：ショック，肝障害，腎障害，胃腸障害，全身痙攣，意識障害，錯乱，感染症，急性膵炎 禁忌：妊婦
タクロリムス	新規マクロライド系化合物で，T細胞の活性化を選択的に阻害し，免疫抑制作用を示す．T細胞のFK-506結合タンパク質（イムノフィリン）と結合し，カルシニューリンによるサイトカイン合成関連mRNAの転写を抑制する．シクロスポリンの100倍の効力．骨髄機能の抑制作用がなく選択性が高い．	肝，腎および骨髄移植における拒絶反応，全身型重症筋無力症，アトピー性皮膚炎（軟膏）	副作用：ショック，心不全，不整脈，狭心症，心筋障害，腎障害，痙攣，脳血管障害 禁忌：シクロスポリン投与中，K保持性利尿薬投与中，妊婦
シロリムス（ラパマイシン）	*Streptomyces hygroscopicus* から分離された大環状ラクトンで，IL-2や他のT細胞増殖作用因子の受容体の下流で作用し，Tリンパの活性化と増殖を共に抑制する．他の免疫抑制剤と同様，治療上の作用にイムノフィリンとの複合体を必要とするが，カルシニューリンの活性には影響しない．	移植臓器拒絶の予防のためにカルシニューリン阻害薬および糖質コルチコイドと併用される．	腎臓疾患患者に使用するが，副作用として血清コレステロールと中性脂肪の増加を起こすことがある．また，リンパ嚢種，貧血，白血球減少症を起こし，腫瘍，特にリンパ腫や感染症のリスクが増加．
エベロリムス	マクロライド系化合物の1つで，シロリムスと化学的，臨床的に関係が深い．作用機序はEKBP-12と複合体を形成し，細胞周期の主要なタンパク質であるFRAP（mTORともいう）に結合してP70S6キナーゼのリン酸化などを抑制することによりタンパク合成を阻害し，細胞（T細胞，B細胞など）増殖を阻害する．免疫抑制作用を有するが，慢性拒絶反応抑制を有し，ラットにおいて移植血管の新生膜肥厚を抑制．シクロスポリンとの併用により，マウスのMLRが相乗的に阻害される．また，シクロスポリンとの併用で，移植片生着期間の延長と組織学的拒絶反応の改善作用により相乗効果がみられた．	根絶切除不能または転移性の腎細胞がん．	感染症，悪性腫瘍，腎不全，間質性肺炎，高血圧，リンパ球減少，糖尿病，口内炎など．
トラスツズマブ	抗HER2ヒト化モノクローナル抗体．ウシの膵がん由来成分を含む生産培地を用いて製造．ヒトがん遺伝子HER2に特異的に結合した後，NK細胞，単球を作用細胞とした抗体依存性細胞傷害作用により抗腫瘍作用を示す．増殖抑制効果は用量依存的．	HER2過剰発現が認められた転移性乳がん，卵巣がん	副作用：心臓障害，肺障害，血球減少，肝障害
リツキシマブ	B細胞のみに発現するCD20抗原に特異的に結合するモノクローナル抗体である．腫瘍縮小効果が高い．効果持続期間が長い．治療期間が短い．外来治療が可能．B細胞以外の細胞，造血幹細胞，形質細胞には影響しない．	B細胞性悪性リンパ腫	

表 9-2 免疫抑制薬 つづき

薬物名（一般名）	作用と特徴	適応	備考
アザチオプリン	核酸構成成分であるプリン体の合成を阻害することにより細胞増殖を抑制する． 抗原刺激により分裂期に入ったリンパ球に作用して死滅させる． B 細胞よりも T 細胞がより高い感受性を示す． サイトカイン放出を抑制する．抗原刺激後 1～2 日に投与すると免疫抑制効果を示す．	膠原病，腎移植における拒絶反応	副作用：白血球減少，肝障害，腎障害，発疹，感染症誘発，間質性肺炎 禁忌：白血球数 3,000/mm³ 以下，妊婦
シクロホスファミド	代表的アルキル化薬で DNA をアルキル化して細胞増殖を強力に抑制する．T および B 細胞の増殖，分化やマクロファージの抗原処理過程を抑制して強い免疫抑制作用を示す． とくに B 細胞に対する作用が強く，細胞性免疫よりも体液性免疫を強く抑制する． 免疫抑制作用の発現には，抗原投与前から与える必要がある．	がん腫，多発性骨髄腫，悪性リンパ腫，急性白血球，膠原病	副作用：骨髄抑制，出血性膀胱炎，排尿障害，イレウス，胃腸出血，間質性肺炎，心筋障害 禁忌：ペントスタチンを投与中

9-2 抗アレルギー薬

9-2-1 ヒスタミン histamine

　ヒスタミンはセロトニンおよびカテコールアミン（アドレナリン，ノルアドレナリン，ドーパミン）とともに，生理活性アミン，あるいは生体アミンと総称され，それぞれ芳香族アミノ酸のヒスチジン，トリプトファン，チロシンから生合成される．ヒスタミンおよびセロトニンは神経機能と非神経機能に関与し，種々の受容体サブタイプを介して，生理的および病理的作用を発現する．

　生体内で産生され生体の機能調節に関与する物質の中で，神経伝達物質やホルモンとは性質がやや異なる情報伝達物質群をオータコイド autacoids と総称する．ギリシャ語の *autos*（自身）と *akos*（薬）に由来し，「自分自身を調節する物質」を意味する．オータコイドは，生理的あるいは病的条件で遊離，活性化され，ごく微量で強い生理活性を示す．また作用を及ぼす範囲は神経伝達物質よりは広く，ホルモンよりは狭い．生体内運命は短く，オータコイドのほとんどは肺循環の 1 回通過で失活する．ヒスタミンやセロトニンのように細胞内で貯蔵され，情報の受容とともに放出されるものと，ペプチド系オータコイドやエイコサノイド系オータコイドのように通常は前駆物質として存在しており，情報を受け取った後に酵素の活性化を介して生成されるものがある．

　ヒスタミンの生体に対する薬理作用は 1910 年に Dale らにより見いだされ，1927 年に生体組

織中に存在することが確かめられた．ヒスタミンの主要な機能は即時型免疫反応（I型アレルギー反応）のメディエーターである．また，胃酸分泌のメディエーターとしても重要である．さらに，神経伝達物質および神経調節物質として機能し，免疫系においても重要な役割を担っている．

9-2-1-1 ヒスタミンの生合成，代謝および貯蔵

ヒスタミンは動物および植物に広く存在する．哺乳類において，ヒスタミンはL-ヒスチジンの脱炭酸により生成する．触媒する酵素はヒスチジン脱炭酸酵素であり，ピリドキサールリン酸を補酵素とする．

ヒスタミンの不活化には2つの経路があり，動物種および臓器により異なる．1つの経路は，ヒスタミンN-メチル基転移酵素（HMT）によるもので，もう1つは，ジアミン酸化酵素 diamine oxidase（DAO）（ヒスタミナーゼ）による経路である．

生体内のヒスタミンのほとんどは，組織のマスト細胞（肥満細胞）[*1]と血液中の好塩基性白血球（好塩基球）に存在し，粗大分泌顆粒に貯蔵されている．マスト細胞はほとんどの組織に分布する．静止状態のマスト細胞のヒスチジン脱炭酸酵素活性は低く，ヒスタミン遊離により活性が上昇する．好塩基球におけるヒスタミン貯蔵もマスト細胞の場合と同様である．一方，胃粘膜のエンテロクロマフィン様細胞（ECL細胞）および脳のヒスタミン神経細胞，マクロファージ，細胞分裂の盛んな細胞（幼児の細胞，治癒過程の細胞，がん細胞など）などもヒスタミンを含有するが，マスト細胞と比べてはるかに少ない．これらの細胞のヒスタミンを非肥満細胞性ヒスタミンと呼ぶ．ヒスタミン代謝回転（turnover）が高く，ヒスチジン脱炭酸酵素活性が高く，また合成されたヒスタミンは速やかに遊離される．

9-2-1-2 ヒスタミン遊離

（1）I型アレルギー反応（即時型免疫反応）による遊離

マスト細胞[*]および好塩基球からのヒスタミン遊離は炎症反応および免疫反応において重要である．種々の刺激によりヒスタミンが遊離されるが，最も重要なものは抗原刺激である．花粉，ハウスダスト，ダニ，食品などに対するアレルギーでは，これらの抗原に対するIgE抗体が多量に産生されている場合がある．マスト細胞にはIgE受容体が発現しており，そこにIgE抗体が結合することにより感作肥満細胞となる．IgEに対する抗原が体内に侵入するとマスト細胞表面のIgEに結合し，抗原・抗体複合体刺激によりIgE受容体の凝集が起こり，一連の細胞内過程を経

---

* 肥満細胞の未成熟細胞は骨髄で産生され，血液を循環し，成熟とともに種々の組織に移行する．肥満細胞には2種類ある．1つは結合組織型であり，細胞内にはグルコサミノグリカンの一種であるヘパリンを含有し，トルイジンブルーで紫色に染色される（メタクロマジー）．もう1つは粘膜型であり，コンドロイチン硫酸を含有するヒスタミンはグルコサミノグリカンと結合することにより浸透圧を低く保ったまま濃縮して貯蔵されている．

て脱顆粒によりヒスタミンが遊離される．肥満細胞からのヒスタミン遊離には細胞外 Ca^{2+} の流入が必須である．

（2）物理的および化学的刺激によるヒスタミン遊離

抗原刺激以外に，物理的刺激（圧力，温度，光），化学的刺激（compound 48/80，A23187，ポリミキシン，ハチ毒，モルヒネ，合成 ACTH，ツボクラリンやパンクロニウムなどの塩基性筋弛緩薬），知覚神経伝達物質（サブスタンス P），補体（アナフィラトキシン）などによってもヒスタミン遊離が引き起こされる．

9-2-1-3 ヒスタミン受容体

ヒスタミン受容体には，現在，H_1，H_2，H_3，H_4 の4種類のサブタイプの存在が明らかになっている．それらの分子構造は相同性が低いことから，異なる進化を辿ったものと考えられる．

（1）H_1 受容体

H_1 受容体[*1]は，7個の膜貫通領域をもつ G タンパク質共役型受容体 G protein-coupled receptor（GPCR）である．G タンパク質の $G_{q/11}$ タンパク質を介してホスホリパーゼ C-β（PLC-β）と共役し，イノシトール三リン酸 inositol 1,4,5-trisphosphate（IP_3）とジアシルグリセロール diacylglycerol（DG）を生成する．IP_3 は細胞内カルシウム貯蔵部位から Ca^{2+} の遊離を引き起こす．Ca^{2+} とジアシルグリセロールによりプロテインキナーゼ C が活性化される．

（2）H_2 受容体

H_2 受容体[*2]も G タンパク質共役型受容体であり，G_s タンパク質を介してアデニル酸シクラーゼを活性化し，cAMP の産生を促進する．cAMP はプロテインキナーゼ A を活性化して，標的タンパク質のリン酸化を引き起こす．

（3）H_3 受容体

H_3 受容体[*3]も G タンパク質共役型受容体であり，$G_{i/o}$ タンパク質を介して cAMP 産生を抑制する．中枢ヒスタミン神経系のシナプス前膜に存在し，ヒスタミンの遊離・合成を調節するオートレセプターとして機能する．遊離の抑制には，N 型電位依存性カルシウムチャネルの抑制が関与すると考えられている．また，ヘテロレセプターとしてアセチルコリン，ノルエピネフリン，

[*1] ヒトの H_1 受容体は 487 個のアミノ酸より構成される．第Ⅲ膜貫通領域のアスパラギン酸残基（Asp^{107}）がヒスタミンのアミノ基とイオン結合で強く結合し，第Ⅴ膜貫通領域のリジンおよびアスパラギン残基（Lys^{191}, Asn^{198}），第Ⅵ膜貫通領域のチロシンおよびトリプトファン残基（Tyr^{428}, Trp^{431}）とイミダゾール基が相互作用する結果，G タンパク質の活性化が引き起こされると考えられる．

[*2] ヒトの H_2 受容体は 359 個のアミノ酸で構成される．第Ⅲ膜貫通領域のアスパラギン酸残基はヒスタミンのアミノ基の結合部位である．

[*3] ヒトの H_3 受容体は 445 個のアミノ酸で構成される．スプライスバリアントの存在が知られている．

セロトニン，ドパミンの各神経線維のシナプス前膜にも存在し，他の伝達物質とのクロストークにおける調節を行っている．

（4）H$_4$ 受容体

H$_4$ 受容体*も G タンパク質共役型受容体であり，そのシグナル機構は H$_3$ 受容体と類似し，G$_{i/o}$ タンパク質を介して cAMP 産生を抑制する．中枢および末梢に分布しているが，特に好酸球，肥満細胞，樹状細胞，CD8 陽性リンパ球，調節性 T リンパ球，単球などの骨髄由来細胞に発現が多い．ヒスタミンは好酸球，肥満細胞およびリンパ球に対し，H$_4$ 受容体を介して走化性を誘発し，IL-12 などのサイトカイン産生を促進する．

9-2-1-4　ヒスタミンの生理作用

（1）心血管系

ヒスタミンが毛細血管および後毛細血管小静脈内皮細胞の H$_1$ 受容体に作用すると，細胞内のアクチンとミオシンの収縮により，細胞間隙が広がり，血漿成分が漏出して組織に浮腫が生じる．じんま疹 urticaria の主症状はこの反応により起こる．

小動脈を拡張させ，血圧降下，顔面紅潮，頭痛を引き起こす．主として血管内皮細胞の H$_1$ 受容体刺激により産生される血管弛緩因子（NO および PGI$_2$）が血管平滑筋を弛緩させる．血管平滑筋の H$_2$ 受容体も平滑筋弛緩に関与する．その結果，最高血圧および最低血圧がともに低下する．アナフィラキシーショックでは肥満細胞から大量のヒスタミンが遊離されて血管平滑筋が弛緩するため，急激な血圧降下が起こる．

ルイスの 3 重反応 Lewis' triple response：ヒスタミンの皮内注射により，数秒後，注射部位に小さな紅斑 flash が出現し，次いで，その周囲 1 cm の範囲に淡紅色の斑状隆起 flare が起こり，1～2 分後に最初の紅斑から膨疹 wheal を生じる．最初の紅斑は H$_1$ 受容体を介するヒスタミンの直接作用により血管拡張が起こったためであり，淡紅色斑状隆起は知覚神経の H$_1$ 受容体を介する軸索反射が起こったためである．膨疹は H$_1$ 受容体を介する毛細血管透過性亢進が原因である．

ヒスタミンを静注すると H$_2$ 受容体を介する心拍数増加が起こるが，主要な作用とはいえない．一方，H$_1$ 受容体を介した血管拡張による血圧低下が引き起こされる．そして，ヒスタミンの作用による血圧低下に対する反射および H$_1$ 受容体を介する副腎からの遊離カテコールアミンの作用により間接的に心拍数増加，心筋収縮力増大が起こる．

（2）種々の平滑筋に対する作用

気管支平滑筋において H$_1$ 受容体を介した収縮が起こる．作用は動物種差が大きく，モルモッ

---

*　ヒトの H$_4$ 受容体は 390 個のアミノ酸で構成される．

トでは極めて強く，窒息して死に至ることがある．ヒトでは気管支喘息の患者でヒスタミン感受性が高まっている．ヒスタミン吸入による発作誘発試験は気道過敏症の診断に用いられる．ウサギの気管支は H_2 受容体の発現量が多いため，ヒスタミンにより拡張する．

子宮では，一般に H_1 受容体を介した収縮が起こる．しかし，ラット子宮では H_2 受容体を介した弛緩が起こる．ヒトでは妊娠時にのみ H_1 受容体を介した収縮が起こり，アナフィラキシーによる流産の可能性に注意を要する．

一般的に腸管平滑筋は H_1 受容体を介して収縮する．モルモットの腸管はヒスタミンに対する反応は非常に強いが，ヒトではそれほど強くない．

（3）胃酸分泌促進作用

強力な胃酸分泌促進作用を示す．この作用は壁細胞 parietal cell* の H_2 受容体を介するものである．

（4）神経系

末梢神経系では，知覚神経終末の H_1 受容体を介して，痛みや痒みが伝達される．じんま疹の痒みや，アレルギー疾患における過敏症に関与する．

中枢ヒスタミン神経系の細胞体は，後部視床下部の結節乳頭核 tuberomammillary nucleus（TM）に存在し，神経線維を視床下部に濃密に投射するほか，脳のほとんどすべての部位に投射し，脳の全般的な機能調節に関与している．覚醒，食欲抑制，飲水，体温降下，痙れん抑制，神経内分泌促進などに働いている．H_1, H_2, H_3 の各受容体サブタイプが働いているが，主な機能は H_1 受容体を介する．また脳内ヒスタミン含量は日内変動を起こす．

（5）免　疫

リンパ球の H_2 受容体を刺激することによりインターロイキン-2（IL-2）の産生を抑制する．ヘルパーTリンパ球のうち，Th1リンパ球は，H_1 受容体刺激を介して活性化され，インターフェロン-γ（IFN-γ）産生を促進する．Th2リンパ球は H_2 受容体刺激を介してその機能が抑制される．また H_1 受容体刺激は肥満細胞における IL-4 産生を促進する．

9-2-1-5　ヒスタミン受容体遮断薬

H_1, H_2, H_3, H_4 の各受容体サブタイプに対して受容体遮断薬が存在する．H_1 および H_2 受容体遮断薬はそれぞれアレルギー疾患，消化性潰瘍に対する主要治療薬である．H_1 受容体遮断薬

---

* H_2 受容体刺激により壁細胞中に cAMP が蓄積し，プロテインキナーゼ A の活性化を介して胃内腔側にあるプロトンポンプ（H^+, K^+-ATPase）が活性化され，プロトンを放出する（塩酸分泌）．ヒスタミンは胃粘膜の ECL 細胞に貯蔵されており，ヒスタミン遊離は副交感神経を介する M_1 ムスカリン受容体刺激およびガストリン受容体刺激により引き起こされる．壁細胞の直接刺激による胃酸分泌機構として，副交感神経を介するムスカリン性 M_3 受容体刺激およびガストリン受容体刺激により引き起こされる経路がある．

は，H_1受容体が最初に見いだされたことから，また受容体の概念が未熟であったことから，単に抗ヒスタミン薬と呼ばれている．

（1）H_1受容体遮断薬（抗ヒスタミン薬）

抗ヒスタミン薬はアレルギー疾患の主な治療薬であり，受容体を標的とする治療薬の中では最も長い歴史を有する．副作用に対する改良が行われてきたが，その中で鎮静作用が最も重要であり，鎮静作用の強い古典的（第一世代）抗ヒスタミン薬と鎮静作用の少ない非鎮静性（第二世代）抗ヒスタミン薬に分類される．また，ヒスタミン以外のアレルギーメディエーターのシグナルを抑制する作用を持つ抗ヒスタミン薬を抗アレルギー性H_1受容体遮断薬と呼ぶ．

（2）古典的（第一世代）抗ヒスタミン薬

古典的抗ヒスタミン薬は共通構造を有し，部分構造の違いからいくつかの亜型に分類される．ジフェンヒドラミン diphenhydramine，メピラミン mepyramine（ピリラミン pyrilamine），クロルフェニラミン chlorpheniramine，プロメタジン promethazine などがある．

共通の副作用に強い鎮静作用（眠気）がある．これは，脳のH_1受容体を遮断することにより覚醒作用を抑制することによる．特に，エタノールアミン型のジフェンヒドラミンにその作用が強く，夜間に服用することで，睡眠導入剤としても用いられる．一方，プロピルアミン型のプロメタジンは鎮静作用が弱い．ピペリジン型のシプロヘプタジン cyproheptadine には食欲増進作用があり，食思不振症治療薬として用いられる．古典的抗ヒスタミン薬はH_1受容体に対する選択性が高いとはいえず，抗コリン作用も有する．その他，アドレナリン受容体，セロトニン受容体に対する遮断作用や膜安定化作用もある．

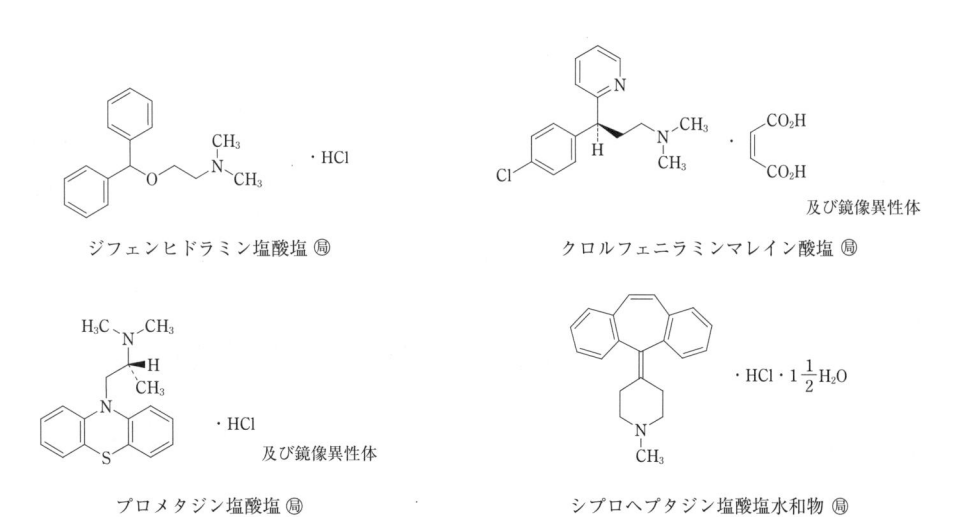

ジフェンヒドラミン塩酸塩 ®

クロルフェニラミンマレイン酸塩 ®
及び鏡像異性体

プロメタジン塩酸塩 ®
及び鏡像異性体

シプロヘプタジン塩酸塩水和物 ®

（3）非鎮静性（第二世代）抗ヒスタミン薬

古典的抗ヒスタミン薬に見られる鎮静作用を減弱させた多くの非鎮静性抗ヒスタミン薬が開発されている．脳への移行率の低いものにフェキソフェナジン，デスロラタジン，エピナスチン，

エバスチン，レボセチリジンなどがある．

（4）抗アレルギー性 H_1 受容体遮断薬

ケトチフェン ketotifen，オキサトミド oxatomide，アゼラスチン azelastine などには，H_1 受容体遮断作用に加えて，ヒスタミン遊離抑制作用，抗ロイコトリエン作用，抗 PAF 作用などがある．

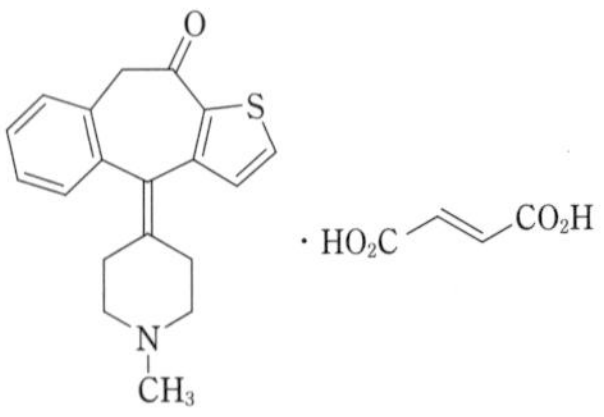

ケトチフェンフマル酸塩 ®　　　オキサトミド 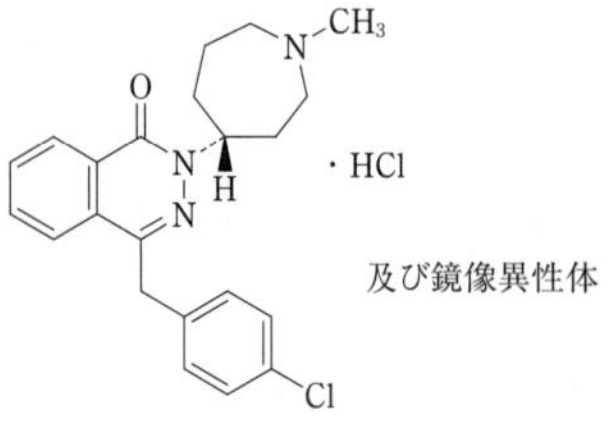　　　アゼラスチン塩酸塩 ®
及び鏡像異性体

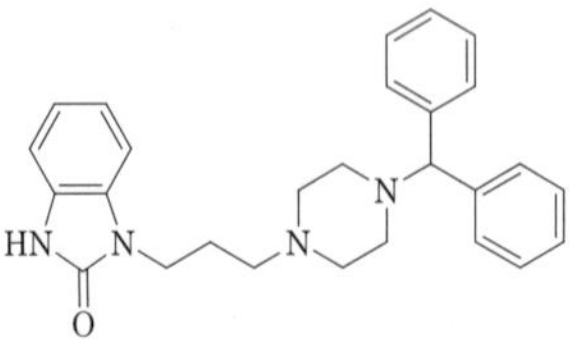

〈臨床適応〉

Ⅰ型アレルギー疾患

Ⅰ型アレルギー疾患（じんま疹，アレルギー性鼻炎・結膜炎，花粉症，アトピー性皮膚炎，気管支喘息）に用いられる．古典的抗ヒスタミン薬は，抗コリン作用による気管支喘息悪化のため気管支喘息には用いられないが，抗コリン作用がほとんどない非鎮静性抗ヒスタミン薬は頻用される．気管支喘息はヒスタミンに加えて，それ以外のアレルギーメディエーターの関与が大きいので，他のメディエーター遮断薬を併用する．

その他の疾患

アナフィラキシーショックや総合感冒薬の成分として用いられる．動揺病（ジフェンヒドラミン，ジメンヒドリナート），睡眠障害（ジフェンヒドラミン，ジメンヒドリナート，トリプロリジン，プロメタジン，ヒドロキシジン），食思不振症（シプロヘプタジン）には中枢作用の強い古典的抗ヒスタミン薬を用いる．

〈副作用〉

鎮静作用（眠気）があり，注意を要する．服用後は，自動車の運転や危険な機械の操作に従事させてはならない．

その他，認知障害，注意力低下，耳鳴り，脱力感，めまい，疲労感，協調運動障害，目のかすみ，振戦，食欲増進・体重増加（シプロヘプタジン）がある．他の中枢抑制薬との併用により，作用が増強される．また，古典的抗ヒスタミン薬には抗コリン作用（特に，ジフェンヒドラミン，クレマスチン，プロメタジン），抗アドレナリン作用（特に，プロメタジン），抗セロトニン作用（特に，シプロヘプタジン），局所麻酔作用（特に，ジフェンヒドラミン，プロメタジン）などがあるので注意する．また，小児においては，興奮作用（痙れん，過剰運動，不眠，幻覚）が現れることがあるので注意する．

テルフェナジンはプロドラッグであり，シトクロム P450（CYP3A4）により代謝されて，活性体に変換される．CYP3A4 活性を抑制する薬物（ケトコナゾール，エリスロマイシン，クラリスロマイシンなど）との併用により，致命的な不整脈（QT 延長からトルサード型心室性頻脈）が発生する危険性が高く，国内での使用が中止された．現在は，代謝活性体であるフェキソフェナジンが市場に出ている．この薬物は心臓に対する副作用はない．

表9-3 抗ヒスタミン薬（H_1受容体遮断薬）

カテゴリー	薬物名（一般名）	作用と特徴	適応	備考
第一世代エタノールアミン系	ジフェンヒドラミン	中枢抑制（鎮静）作用が強く，動揺病，メニエル症候群に有効．止痒作用強力，抗ACh作用強力，速効性．	じんま疹，瘙痒，枯草熱，アレルギー性鼻炎，血管運動性鼻炎，動揺病，メニエル症候群に伴う悪心，嘔吐．	副作用：眠気，めまい，口渇，動悸．禁忌：緑内障，前立腺肥大等下部尿路の閉塞性疾患．
	ジメンヒドリナート	ジフェンヒドラミンの8-クロルテオフィリン塩．8-クロルテオフィリンは眠気を除くために用いてある．迷路機能亢進を抑制する．	動揺病，メニエル症候群に伴う悪心，嘔吐，めまい，手術後の悪心，嘔吐．	副作用：発疹，めまい，眠気，口渇，悪心．
	クレマスチン	催眠作用は少ない．持続的（10〜12時間）な抗Hist作用があるので，アレルギー症状を除去・軽減するのに有効．クロルフェニラミンの10倍強力（モルモット回腸）．	アレルギー性皮膚炎，鼻炎．	副作用：眠気，発疹，悪心，口渇．禁忌：ジフェンヒドラミン参照，狭窄性消化性潰瘍または幽門十二指腸閉塞．
第一世代プロピルアミン系	dl-クロルフェニラミン	抗ヒスタミン作用は強力で中枢作用は弱い．血管運動性浮腫に有効．作用持続は4〜6時間である．副作用の発現率が非常に低く，安全性が高い．	じんま疹，枯草熱に伴う瘙痒，アレルギー性鼻炎，血管運動性鼻炎，上気道炎に伴うくしゃみ，鼻汁，咳嗽．	副作用：ショック，再生不良性貧血，無顆粒球症，肝機能障害．禁忌：ジフェンヒドラミン参照，未熟児・新生児．
	d-クロルフェニラミン	dl-クロルフェニラミンに同じ．	dl-クロルフェニラミンに同じ．	副作用：dl-クロルフェニラミンに同じ．
	トリプロリジン	抗アナフィラキシー作用あり，抗Hist作用はクロルフェニラミンの約4倍強い．作用持続は8時間．	じんま疹，枯草熱に伴う瘙痒，アレルギー性鼻炎，血管運動性鼻炎，上気道炎に伴うくしゃみ，鼻汁，咳嗽．	副作用：発疹，倦怠感，めまい，悪心，口渇．
第一世代ピペラジン系	ヒドロキシジン	抗Hist作用のほか，視床，ならびに視床下部，大脳辺縁系に働き静穏作用を現す．抗5-HT作用はジフェンヒドラミンの5倍の効果．抗M作用は1/16の効果を示す．	じんま疹，瘙痒，神経症における緊張・抑うつ・不安．	副作用：眠気，倦怠感，悪心，口渇，過敏症状．

表 9-3 抗ヒスタミン薬（H_1受容体遮断薬） つづき

カテゴリー	薬物名（一般名）	作用と特徴	適応	備考
第一世代ピペラジン系	ホモクロルシクリジン	抗 5-HT，抗 BK 作用強く，アレルギー疾患に使用．抗 M 作用もある．鎮静催眠作用比較的強い．	瘙痒，じんま疹，アレルギー性鼻炎．	副作用：発疹，眠気，めまい，口渇，血液異常，肝障害，排尿困難，喀痰喀出困難．禁忌：ジフェンヒドラミン参照．
第一世代ピペリジン系	シプロヘプタジン	抗 5-HT および抗ヒスタミン作用は強力．抗アレルギー作用あり．食欲刺激増進作用あり．	皮膚疾患に伴う瘙痒，じんま疹，枯草熱，アレルギー性鼻炎，血管運動性鼻炎，上気道炎に伴うくしゃみ，鼻汁，咳嗽，食欲不振．	副作用：錯乱，痙攣，幻覚，無顆粒球症．禁忌：緑内障，狭窄性胃潰瘍，前立腺肥大等下部尿路に閉塞性疾患，気管支喘息の急性発作時，新生児，未熟児，老齢の衰弱患者．
第一世代フェノチアジン系	プロメタジン	抗 Hist 薬の中では鎮静，催眠作用が強い．抗痙攣作用を有する．心脈管系には抑制的作用．	パーキンソン病，麻酔前投薬，人工冬眠，動揺病，アレルギー性鼻炎，瘙痒，じんま疹．	副作用：悪性症候群，乳児突然死症候群，乳児睡眠時無呼吸発作，肝障害，白血球減少，眠気，めまい，口渇．禁忌：昏睡状態，ジフェンヒドラミン参照．
第一世代フェノチアジン系	アリメマジン	抗 Hist 作用は強力．抗 M 作用，抗 α_1 作用，抗瘙痒作用，鎮咳作用を有する．作用時間は 10 時間．	瘙痒，じんま疹，上気道炎に伴う鼻汁，くしゃみ，咳嗽．	副作用：眠気，口渇，肝障害．禁忌：プロメタジン参照．
第二世代	メキタジン	抗アレルギー作用が強い．抗 Hist 作用，抗 ACh 作用，抗 5-HT 作用，抗 BK 作用．催眠作用少ない．	じんま疹，アレルギー性鼻炎，皮膚瘙痒，気管支喘息．	副作用：過敏症状，肝障害，血小板減少，眠気，口渇，排尿困難．禁忌：ジフェンヒドラミン参照，メトキサレン投与中．
第二世代	フェキソフェナジン	H_1 受容体遮断作用．	アレルギー性鼻炎，じんま疹．	副作用：睡眠障害，血管浮腫，めまい．

（5）H_2 受容体遮断薬

現在，市販されている H_2 受容体遮断薬はシメチジン cimetidine，ラニチジン ranitidine，ファモチジン famotidine，ニザチジン nizatidine，ロキサチジン roxatidine，ラフチジン lafutidine の 6 種である．

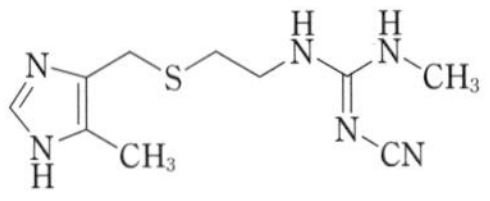

シメチジン 局

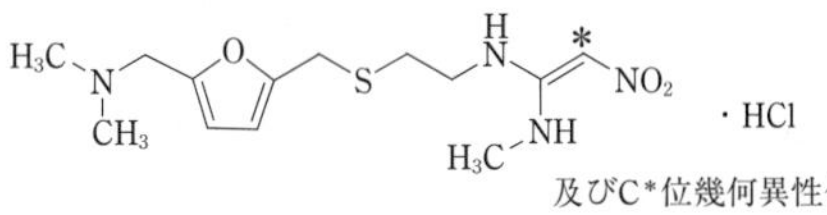

ラニチジン塩酸塩 局
及びC*位幾何異性体

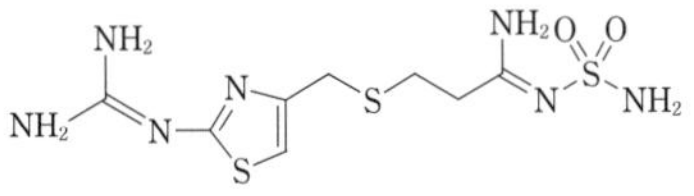

ファモチジン 局

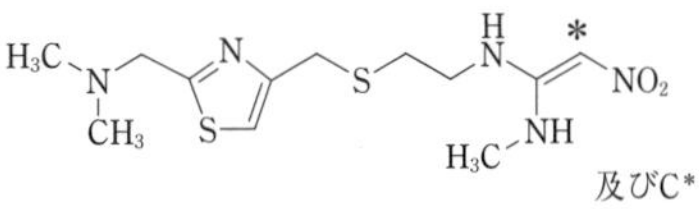

ニザチジン 局
及びC*位幾何異性体

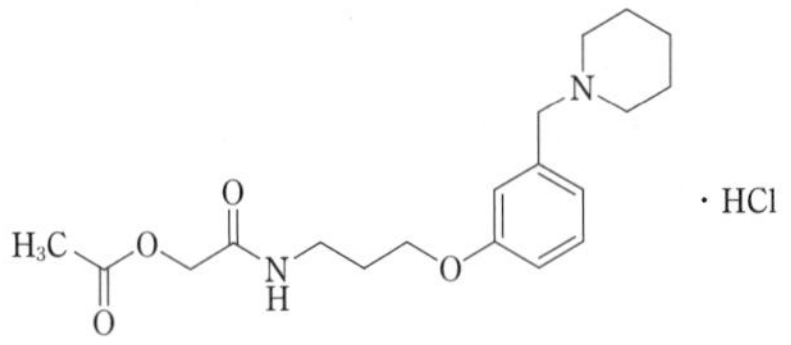

ロキサチジン酢酸エステル塩酸塩 局

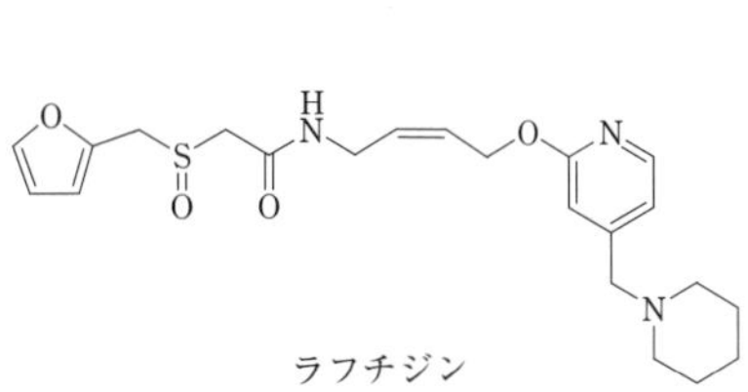

ラフチジン

〈薬理作用〉

　胃酸分泌を抑制する．胃酸分泌にはヒスタミン，アセチルコリン，ガストリンが関与するが，H_2 受容体遮断薬はヒスタミンに加えて，アセチルコリンおよびガストリンによる胃酸分泌に対しても抑制作用を示す．特に，夜間の胃酸分泌抑制に効果的である．H_2 受容体遮断薬はほとんど脳に移行しない．脳移行性 H_2 受容体遮断薬としてゾランチジンがあるが，臨床応用はない．

〈臨床適応〉

　消化性潰瘍の治療に用いられる．約 80％ の症例が 4～6 週間の投与で治癒する．服薬中止によるリバウンドがまれに見られる．

　逆流性食道炎，Zollinger-Ellison 症候群（ガストリン産生腫瘍），肥満細胞腫，好塩基性白血病の治療に用いられる．また，心血管系の H_2 受容体を遮断し，アナフィラキシーショックの防止に用いられる．

　消化性潰瘍や逆流性食道炎の治療には，H_2 受容体遮断薬以外にプロトンポンプ阻害薬が用いられる．また，ヘリコバクター・ピロリの感染は，十二指腸潰瘍の発症における発症要因であり，胃がんの危険因子として示唆されているため，ヘリコバクター・ピロリの除菌治療が行われる．

〈副作用〉

　H_2 受容体遮断薬の副作用は少ない．まれに，下痢，めまい，眠気，頭痛，発疹が見られる程度である．シメチジンの高齢者への投与により，中枢症状が出る場合がある．また，シメチジンのアンドロゲン受容体遮断作用により，女性化乳房や乳汁漏出が見られることがある．一方，シメチジンやファモチジンなどは，QT 延長，房室ブロック等の心ブロックの副作用を示すことがある．これは，K^+ チャネル抑制作用によると考えられている．

表9-4 H_2受容体遮断薬

薬物名（一般名）	作用と特徴	適応	備考
シメチジン	H_2受容体で選択的遮断作用を示し，胃酸分泌を強力に抑制する．ペプシン分泌抑制作用．	胃潰瘍，十二指腸潰瘍，Zollinger-Ellison症候群，逆流性食道炎，上部消化管出血，急性胃炎，慢性胃炎の急性増悪期．	禁忌：本剤過敏症．副作用：ショック，アナフィラキシー様症状，再生不良性貧血，無顆粒球症，血小板減少，間質性腎炎，肝障害，皮膚粘膜眼症候群．
ラニチジン	上に同じ．		
ファモチジン	上に同じ．持続性があり，内分泌系への作用が少ない．		
ニザチジン	吸収が速く，症状改善効果が出現しやすい．		
ロキサチジン	徐放性製剤で，粘膜保護作用がある．内分泌系や薬物代謝酵素系に対する作用はない．		
ラフチジン	持続的酸分泌抑制を示す．カプサイシン感受性知覚神経性粘膜防御因子増強作用がある．		

（6）H_3受容体遮断薬

H_3受容体遮断薬は認知機能障害，統合失調症，睡眠覚醒障害（ナルコレプシー），てんかんなどの治療薬として期待されている．チプロリサント tiprolisant，ABT-239，JNJ-5207852，JNJ-6379490，JNJ-17216498，GSK 207040，PF-03654746 などの選択的H_3受容体遮断薬が開発されつつある．

（7）H_4受容体遮断薬

H_4受容体遮断薬は気管支喘息の治療薬として期待されており，JNJ-7777120 が開発途上にある．

9-2-1-6 ケミカルメディエーター遊離阻害薬

Ⅰ型アレルギーにおける肥満細胞からのケミカルメディエーター（ヒスタミンやロイコトリエンなど）の遊離を抑制することにより，抗アレルギー作用を示す薬物である．

（1）酸性抗アレルギー薬

クロモグリク酸 cromoglic acid，トラニラスト tranilast，アンレキサノクス amlexanox，レピリナスト repirinast，タザノラスト tazanolast，ペミロラスト pemirolast などがある．これらの薬物は肥満細胞からのヒスタミン遊離抑制作用を有する．気管支喘息，アレルギー性鼻炎，アレルギー性皮膚炎などに使用される．すでに起きている発作には無効であり，予防薬として使われる．副作用が出現しない限り長期的に使用されるのが望ましい．抗ヒスタミン作用はなく，眠気などの副作用はない．

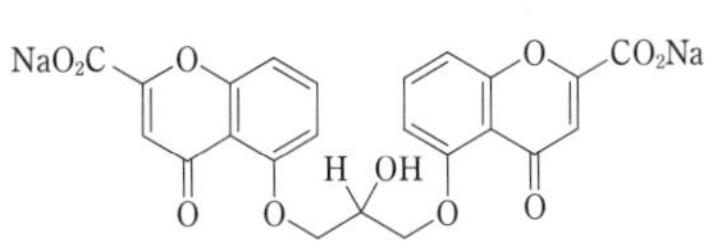

クロモグリク酸ナトリウム (局)

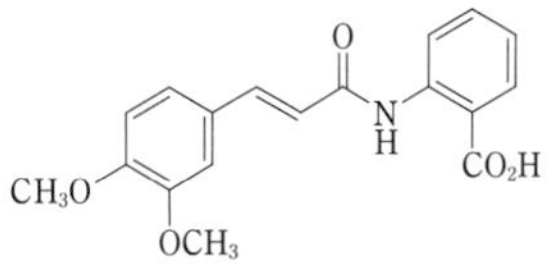

トラニラスト

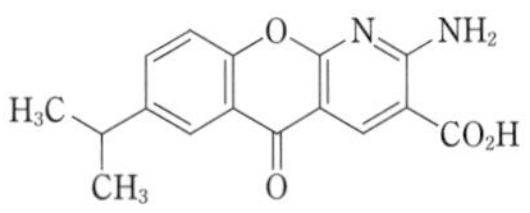

アンレキサノクス (局)

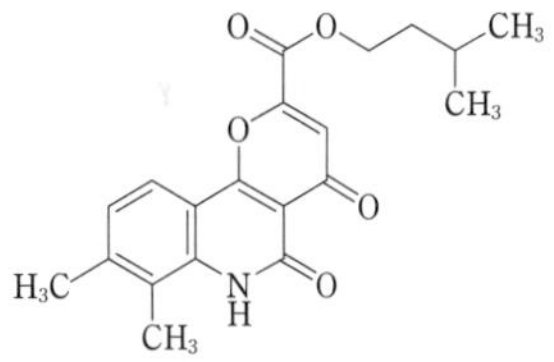

レピリナスト

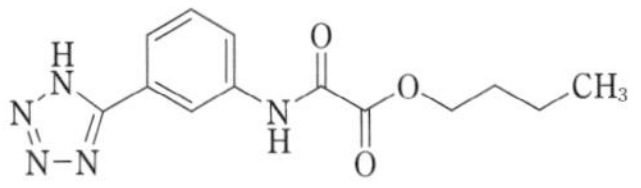

タザノラスト

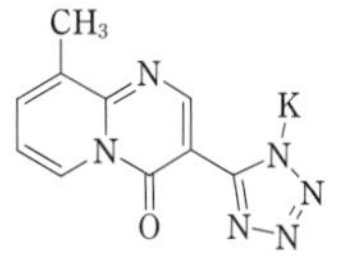

ペミロラストカリウム (局)

(2) 塩基性抗アレルギー薬

ヒスタミン H_1 受容体遮断作用に加えて，ヒスタミン遊離抑制作用，抗ロイコトリエン作用，抗 PAF 作用を併せ持つ．抗アレルギー性 H_1 受容体遮断薬の項で述べたケトチフェン，アゼラスチン，オキサトミドと，非鎮静性 H_1 受容体遮断薬のメキタジンおよびエピナスチンがこのグループに分類される．気管支喘息，アレルギー性鼻炎，じんま疹などに用いられる．種々の薬理作用を有するが，主作用は H_1 受容体遮断作用である．

表 9-5　ケミカルメディエーター遊離阻害薬

薬物名(一般名)	作用と特徴	適　応	備　考
アンレキサノクス	Hist，LTs 生成遊離抑制，LTs 拮抗作用を有する． 抗 Hist 作用はない．	気管支喘息，アレルギー性鼻炎，アレルギー性結膜炎．	副作用：過敏症状，悪心，嘔吐，肝障害，腎障害．
レピリナスト	一種のプロドラッグで，経口投与により吸収されると脱エステル化され（イソペンチル基がとれる），活性代謝物となって奏効．活性代謝物自体は経口投与では吸収されない． ケミカルメディエータ遊離抑制．	気管支喘息．	副作用：過敏症状，めまい，眠気，悪心，嘔吐，肝障害，腎障害．
ケトチフェン	Hist，LTs などの遊離抑制のほか，抗 Hist，抗 LTs 作用も有する．気道，鼻粘膜などの組織の過敏性を減弱させる．	気管支喘息，アレルギー性鼻炎，湿疹，皮膚炎，じんま疹，アレルギー性結膜炎．	副作用：痙攣，興奮，発疹，眠気，頭痛，悪心．

表 9-5 ケミカルメディエーター遊離阻害薬 つづき

薬物名（一般名）	作用と特徴	適 応	備 考
アゼラスチン	Hist, LTs の遊離抑制作用と拮抗作用を有する．遊離抑制は細胞内の Ca^{2+} 流入阻止，リポキシゲナーゼ阻害，cAMP 増加などに基づく．類似薬：エピナスチン，オロパタジン，エバスチン，セチリジン，ベポタスチン，エメダスチン	気管支喘息，アレルギー性鼻炎，じんま疹，湿疹，皮膚炎，アトピー性皮膚炎．	副作用：眠気，倦怠感，口渇，発疹．
オキサトミド	ケミカルメディエーター遊離抑制．LTs, Hist, 5-HT, ACh, BK に対し拮抗．	アレルギー性鼻炎，じんま疹，アトピー性皮膚炎．	副作用：過敏症状，悪心，嘔吐，肝障害，腎障害，錐体外路症状．禁忌：妊婦．

9-2-2 エイコサノイド

エイコサノイドは不飽和脂肪酸から生成されるプロスタグランジン prostaglandins（PG），トロンボキサン thromboxanes（TX），ロイコトリエン leukotoriens（LT）などの生理活性物質の総称である．いずれもアラキドン酸を前駆体としてアラキドン酸カスケードを経て生成される．生体内のほとんどの細胞で生成され細胞機能を調節する．

生合成と分解

プロスタグランジンの基本化学構造は，5員環に2本の側鎖をもつプロスタン酸である．5員環構造の相違により A〜I に分類される．トロンボキサンは5員環のかわりに酸素を含む6員環であるオキセン環をもつ．さらに側鎖の2重結合の数により，1，2，3系に分類される．アラキドン酸からは2系が，γ-ホモリノレン酸からは1系が，エイコサペンタエン酸からは3系が生成される．またプロスタグランジン F は9位の炭素の OH 基の立体位置の違いにより α および β に区別される．

シクロオキシゲナーゼ経路

プロスタグランジン類の前駆体は，上述したアラキドン酸，γ-ホモリノレン酸，エイコサペンタエン酸であり，ヒトではアラキドン酸が圧倒的に多い．アラキドン酸は20個の炭素原子からなる脂肪酸であり，ω鎖に4個の二重結合を有する 5, 8, 11, 14-エイコサテトラエン酸である．アラキドン酸は，細胞膜リン脂質のグリセロールの2位にアラキドン酸エステルとして存在し，ホスホリパーゼ A_2 活性化に伴い切りだされて遊離する．ホスホリパーゼ A_2 は，ホルモンやサイトカインなど様々な刺激によって活性化される．遊離アラキドン酸は，シクロオキシゲナーゼ（COX）により中間体の PGG_2，PGH_2 に変換され，次に各細胞固有の合成酵素によって，PGE_2，$PGF_{2\alpha}$，PGI_2，PGD_2，TXA_2 に変換されて細胞外に遊離される．COX には COX-1 および COX-2 という2種のアイソザイムがある．COX-1 は非誘導性の構成型酵素であり，また COX-2

は種々のメディエーターにより誘導される誘導型酵素である．

リポキシゲナーゼ経路

一方，アラキドン酸は3種類のリポキシゲナーゼにより，各種のヒドロペルオキシエイコサテトラエン酸（HPETE）に変換される．とくに5-リポキシゲナーゼにより生成される5-HPETEが重要であり，これはLTA_4へと代謝される．LTA_4からロイコトリエン生合成の分岐点となり，一方は水酸化によりLTB_4に変換され，他方はグルタチオンの結合によりLTC_4となる．LTC_4からグルタミン酸が外れてLTD_4に，さらにグリシンが外れてLTE_4になる．5-リポキシゲナーゼの活性化には，5-リポキシゲナーゼ活性化タンパク質 five lipoxygenase activating protein（FLAP）が必須である．

分　解

エイコサノイドは生体内で容易に分解される．プロスタグランジン類は，一般に15位の炭素についた水酸基が脱水素反応によりケト酸に変換されることで不活性化される．PGE_2や$PGF_{2\alpha}$は，肺循環を1回通過することにより約95%が不活性化される．TXA_2, PGI_2は非酵素的に速やかに分解される．

エイコサノイド受容体：いずれもGタンパク質共役型受容体である．
プロスタグランジン受容体

PGD_2に対する受容体：DP受容体，PGE_2に対する受容体：EP受容体（EP_1, EP_2, EP_3, EP_4の各サブタイプがある），$PGF_{2\alpha}$に対する受容体：FP受容体，PGI_2に対する受容体：IP受容体，TXA_2に対する受容体：TP受容体．

ロイコトリエン受容体

LTB_4に対する受容体：BLT（LTB_4）受容体，LTC_4, LTD_4に対する受容体：$CysLT_1$（LTD_4）受容体，$CysLT_2$（LTC_4）受容体．

9-2-2-1　エイコサノイドの薬理作用

種々のエイコサノイドの薬理作用を表9-6にまとめた．

表 9-6 エイコサノイドの薬理作用

平滑筋作用	PGE_2, $PGF_{2\alpha}$, PGD_2, LTC_4, LTD_4 は, 腸管平滑筋を収縮させて胃腸運動を亢進させる. 気管支平滑筋に対して, $PGF_{2\alpha}$, PGD_2, PGI_2, TXA_2, LTB_4, LTC_4, LTD_4 は収縮作用を示し, PGE_2 は弛緩作用を示す. PGE_2, $PGF_{2\alpha}$ は子宮平滑筋を収縮させる.
血管作用	PGE_1, PGE_2, PGI_2 は血管を拡張させ, $PGF_{2\alpha}$, TXA_2 は血管を収縮させる. PGE_2, PGI_2, LTB_4, LTC_4, LTD_4 は, 毛細血管透過性を亢進させる.
血球, 血液に対する作用	LTB_4 は, 白血球遊走作用を示す (LTC_4 と LTD_4 にはない). TXA_2 には血小板凝集促進作用があり, 一方, PGD_2, PGE_1, PGI_2 には血小板凝集抑制作用がある.
神経に対する作用	PGE_2, $PGF_{2\alpha}$, PGI_2 は発痛作用は弱いが痛みの増強作用をもつ. PGE_2 は視床下の体温中枢に働いて体温を上昇させる. また PGD_2 は体温を下降させる. PGE_2 は覚醒を, PGD_2 は睡眠を誘発する.

9-2-2-2 エイコサノイドの生体内での役割

エイコサノイドは代謝が速やかであるため, 作用は産生局所に留まり, 全身に波及することは少ない (表 9-7).

表 9-7 エイコサノイドの生体内での役割

血管系	血小板は, 種々の刺激によって TXA_2 を生成し放出する. TXA_2 は血小板凝集を引き起こし, また強い血管の収縮作用を示す. これらの作用は, 生理的には止血機構として働くが, 病的には血栓形成の原因となる. 血管内皮細胞は常に PGI_2 を産生しており, これにより内皮細胞への血小板の接着や凝集を阻害し, 血管拡張作用を示す. 正常な血管機能を維持する上で, TXA_2 と PGI_2 の生成のバランスが重要である.
炎症	炎症刺激により種々のエイコサノイドが生成される. 急性炎症では PGE_2 と PGI_2 は, ブラジキニン, ヒスタミンなどと共に血管透過性を亢進させ, また痛覚を増強する. アレルギー性炎症では, LTC_4 と LTD_4 が強い血管透過性亢進作用を示す. また強力な気管支平滑筋収縮作用を有し, 気管支喘息の発作に関与している. LTB_4 は白血球浸潤を起こし, 炎症を拡大させる.
生殖系	PGE_2 と $PGF_{2\alpha}$ は, 子宮収縮を引き起こし, 分娩に関与する. PGE_2 は受精卵の着床に関与する. また $PGF_{2\alpha}$ には, 卵巣の黄体退縮促進作用があり, 妊娠を維持させる.
消化器系	PGE_2 には胃酸分泌抑制作用と胃粘膜保護作用がある. PGI_2 も胃酸分泌抑制作用がある. シクロキシゲナーゼ阻害作用のある非ステロイド性抗炎症薬が胃潰瘍を誘発することはよく知られている.
腎機能	バゾプレシンの作用を抑制し, 尿量を増加させる.
中枢神経系	発熱物質を介して生成された PGE_2 が体温調節中枢に作用し, 発熱を引き起こす. 解熱薬の投与により PG の合成が抑制され, 熱が下がる. 正常な体温の調節には関与しない.

9-2-2-3 エイコサノイド合成系に作用する薬物と臨床適用

ホスホリパーゼ A_2 阻害薬

プロスタグランジンおよびロイコトリエンの産生経路を抑制する. メパクリン, プロカインな

どがあるが臨床で使われているものはない．

シクロオキシゲナーゼ阻害薬

アスピリン aspirin, インドメタシン indometacin などの酸性非ステロイド性抗炎症薬（解熱性鎮痛薬）がある．プロスタグランジン生合成を抑制し，解熱，鎮痛，抗炎症作用を示す．COX-1 および COX-2 の両者を阻害する．抗炎症作用は主として誘導性の COX-2 抑制による．COX-1 阻害は副作用としての胃粘膜障害の原因となる．最近，COX-2 選択的な阻害薬，セレコキシブ celecoxib が市販され，胃粘膜障害の弱い薬物として期待されている．

アスピリン㊗　　インドメタシン㊗　　セレコキシブ

トロンボキサン A_2 合成阻害薬

気管支喘息発作の治療薬としてオザグレル ozagrel が，またくも膜下出血後の脳血管攣縮の治療薬としてオザグレルナトリウムが用いられている．

オザグレルナトリウム㊗

5-リポキシゲナーゼ阻害薬

オキサトミド oxatomide には，5-リポキシゲナーゼ阻害作用のほかヒスタミン H_1 受容体遮断作用，ケミカルメディエーター遊離抑制作用があり，アレルギー性鼻炎や気管支喘息の治療薬として用いられている．

9-2-2-4　エイコサノイド受容体に作用する薬物

プロスタグランジン受容体作動薬

ジノプロストン dinoprostone（PGE_2）およびジノプロスト dinoprost（$PGF_{2\alpha}$）が陣痛促進に用いられている．ジノプロストとゲメプロスト gemeprost（PGE_1 誘導体）は治療的流産に用いられる．アルプロスタジル alprostadil（PGE_1/α-デキストリン包接化合物）は，慢性動脈閉塞症や末梢血行障害を伴う疾患に用いられる．リマプロスト limaprost（PGE_1 誘導体）は閉塞性血栓血管炎に用いられる．ベラプロスト beraprost（PGI_2 誘導体）は，末梢循環不全の改善に用いられる．オルノプロスチル ornoprostil（PGE_1 誘導体），ミソプロストール misoprostol（PGE_1 誘導体），エンプロスチル enprostil（PGE_2 誘導体）は，胃潰瘍治療薬として用いられる．

表9-8 プロスタグランジン受容体作動薬

薬物名（一般名）	作用と特徴	適応	備考
ジノプロストン	PGE_2製剤. 自然分娩発来機序と密接な関連がある．経口投与で子宮頸管熟化作用と生理的な子宮収縮作用を示す．	妊娠末期における陣痛誘発ならびに陣痛促進．	禁忌：他の陣痛促進剤投与中，骨盤狭窄，児頭骨盤不均衡，前置胎盤，胎児仮死． 副作用：過強陣痛，胎児仮死徴候．
ジノプロスト	生理的な子宮収縮作用と収縮動態を示す． 分娩誘発に際し，頸管軟化作用がすぐれている． 分娩後の弛緩性出血傾向がない． 子宮のオキシトシン感受性上昇作用がある． 抗利尿作用・血圧上昇作用がない．	陣痛誘発，陣痛促進，分娩促進，分娩後の子宮弛緩，産褥時の出血，腸管蠕動亢進，治療的流産．	禁忌：前置胎盤，児頭骨盤不均衡，PG製剤投与中． 副作用：心室細動，心停止，ショック，過強陣痛，胎児仮死徴候，呼吸困難．
ゲメプロスト	PGE_1誘導体. $PGE_{2\alpha}$の100倍の子宮収縮作用を有する． 頸管拡大作用がある． 腟内投与で，子宮収縮は徐々に発現し，その後規則的な収縮に移行する． 〔付〕生児を出産する際の分娩誘発に使用不可であるから．	妊娠中期（12～22週？）における治療的流産（母体保護法指定医のみ後腟円蓋部へ投与）．	禁忌：前置胎盤，骨盤内感染による発熱． 副作用：子宮破裂，子宮頸管裂傷，子宮出血，血圧上昇および下降，心悸亢進．
リマプロスト	PGE_1製剤. 血小板のAC活性を増強して，cAMPを増加させて血小板凝集を抑制する． 末梢血管を拡張して，血流を改善する．	閉塞性血栓血管炎に伴う潰瘍，疼痛および冷感などの症状の改善．	禁忌：妊婦． 副作用：過敏症，出血傾向，悪心，肝障害，頭痛．
ベラプロスト	PGI_2製剤. 血小板のAC活性を増強して，cAMPを増加させて血小板凝集を抑制する． 末梢血管を拡張して，血流を改善する．	慢性動脈閉塞症に伴う潰瘍，疼痛，冷感などの症状の改善．	禁忌：出血，妊婦． 副作用：顔面紅潮，ほてり，動悸，頭痛，肝障害．
オルノプロスチル	PGE_1誘導体，胃酸分泌抑制作用，胃粘膜血流増加作用，粘液分泌促進作用． 酸分泌作用を抑制する．	胃潰瘍．	禁忌：妊婦．
ミソプロストール	PGE_1誘導体． オルノプロスチルに同じで，攻撃因子抑制と防御因子増強作用がある．	NSAID長期投与による胃潰瘍および十二指腸潰瘍．	禁忌：妊婦． 副作用：ショック，アナフィラキシー様症状．
エンプロスチル	PGE_2誘導体で，持続性がある． 胃酸分泌とペプシン分泌の抑制効果が大きい． 血中ガストリン値を下げ，粘膜保護作用を示す．	胃潰瘍．	禁忌：妊婦． 副作用：発疹，下痢，悪心・嘔吐，腹部膨満，肝障害など．

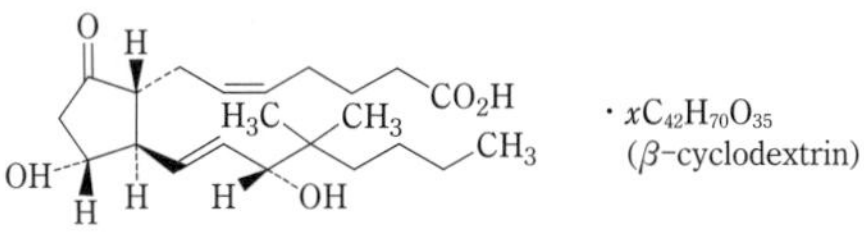

ジノプロストンベータデクス ・$xC_{42}H_{70}O_{35}$ (β-cyclodextrin)

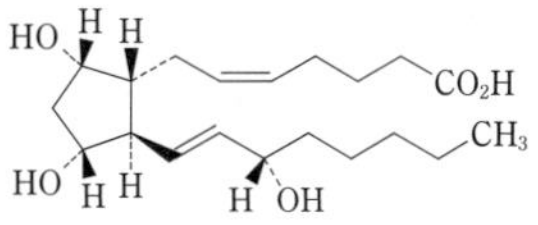

ジノプロスト®

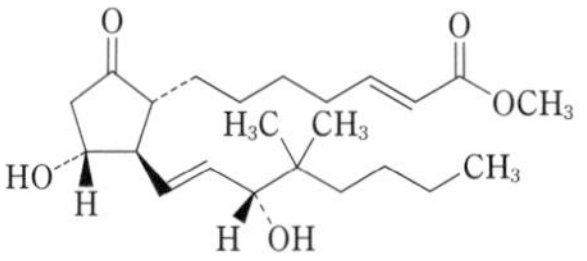

ゲメプロスト

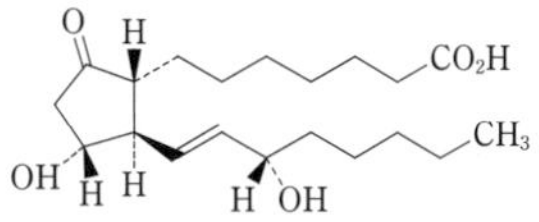

アルプロスタジル®

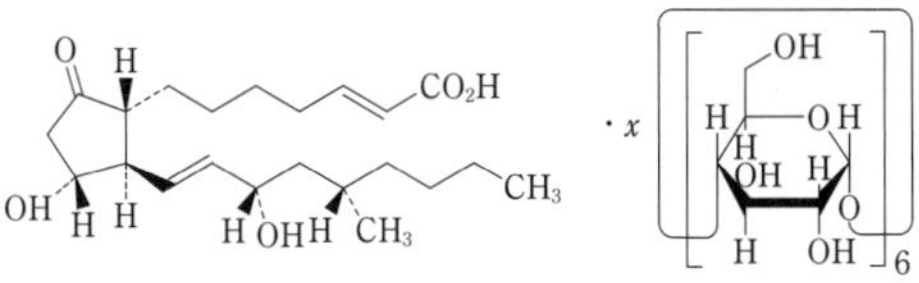

リマプロスト アルファデクス®

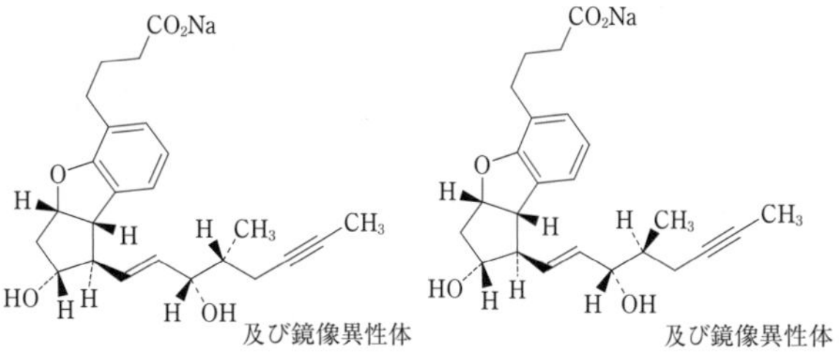

ベラプロストナトリウム®

及び鏡像異性体

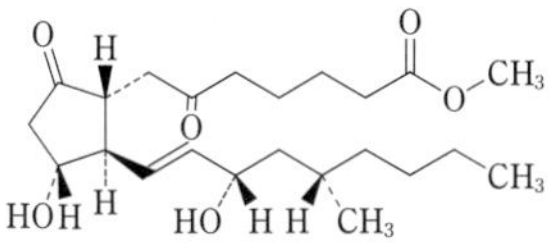

オルノプロスチル

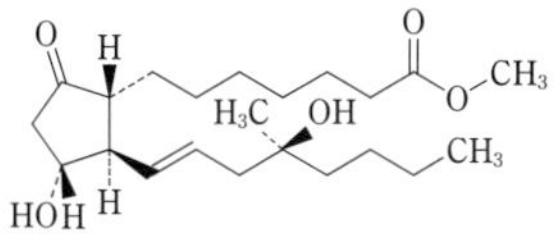

ミソプロストール

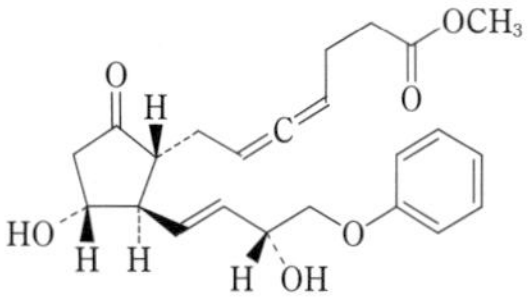

エンプロスチル

受容体遮断薬

TXA$_2$（TP）受容体遮断薬のセラトロダスト seratrodast が，また CysLT$_1$（LTD$_4$）受容体遮断薬のモンテルカスト montelukast とザフィルルカスト zafirlukast が，気管支喘息の治療薬として用いられている．

表 9-9 プロスタグランジン受容体遮断薬

薬物名（一般名）	作用と特徴	適 応	備 考
セラトロダスト	TXA$_2$ 受容体遮断作用，持続性がある．	気管支喘息．	副作用：肝障害，劇症肝炎，嘔吐，出血傾向．
ザフィルルカスト	強力な LT 受容体遮断作用．気道平滑筋収縮抑制作用．肺機能低下改善作用．	気管支喘息．	副作用：頭痛，肝障害，嘔気，腹痛，無顆粒球症．

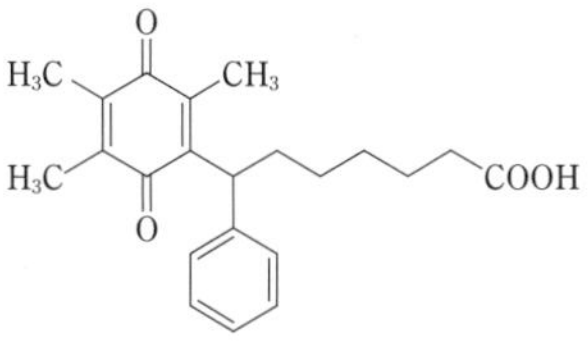

セラトロダスト

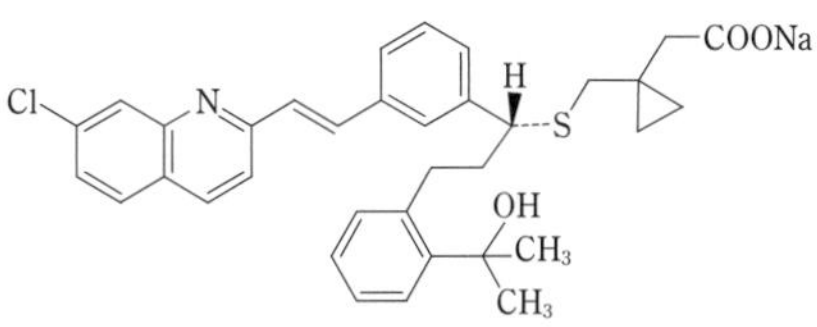

モンテルカスト

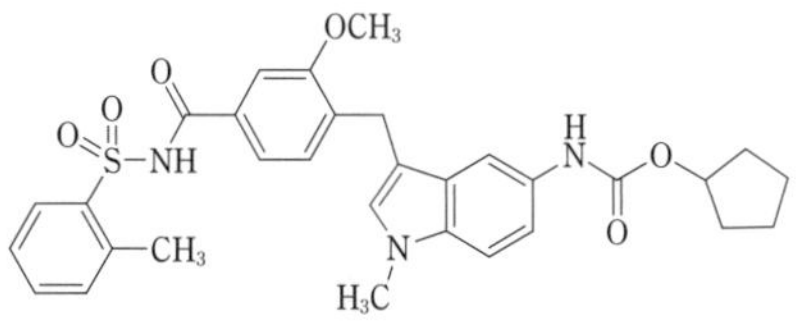

ザフィルルカスト

9-2-3 血小板活性化因子（PAF）

血小板活性化因子 platelet activating factor（PAF）は，白血球由来の血小板凝集因子として発見された．

生合成・分解

PAF の前駆物質は，1-O-alkyl-2-acyl-glycerophosphocholine であり，ホスホリパーゼ A_2 で加水分解され，アラキドン酸が遊離して Lyso-PAF が生成する．これに PAF アセチル基転移酵素が作用して PAF が産生される．PAF の不活化はアセチル基が加水分解されることで起こり，これがアシル化されて 1-O-alkyl-2-acyl-glycerophosphocholine に戻る．

生理作用

末梢血管を拡張させて血圧を下降させる．毛細血管透過性を亢進させ，膨疹，発赤を引き起こす．血小板に対して単独でも凝集作用を示すが，TXA_2 遊離を介して凝集作用が増強される．多くの平滑筋を収縮させる．胃潰瘍形成作用がある．炎症，ショック，アレルギー反応に関与すると考えられるが，生体における役割はまだ十分解明されていない．

PAF 受容体

G タンパク質共役型受容体である．多くの遮断薬が研究されているが，まだ臨床では用いられていない．

プリン誘導体（ATP・ADP・アデノシン）

エネルギー貯蔵物質である ATP は，種々の生理活性物質と共存してシナプス小胞中に貯蔵され，その代謝物である ADP，AMP，アデノシンとともに，生理活性物質の作用を修飾すると考えられている．

9-2-4 キニン類

キニン類はペプチド性のオータコイドであり，9個のアミノ酸からなるブラジキニン，ブラジキニンの N 末端に Lys がついた 10 個のアミノ酸からなるカリジン（リジルブラジキニン，Lys-ブラジキニン），11 個のアミノ酸からなるメチオニルリジルブラジキニンなどがある．組織損傷やアレルギー，ウィルス感染，炎症などにより引き起こされるタンパク質分解反応によって生成する．

キニン類の生合成，分解

前駆物質であるキニノーゲンから，加水分解酵素のカリクレインの触媒作用により生成される．血漿には2種類のキニノーゲン，すなわち低分子型キニノーゲンおよび高分子型キニノーゲ

ンが存在する．高分子型の割合は 15〜20% であり，血漿カリクレインの基質となる．一方，低分子型は血管壁を通過し，組織カリクレインの基質となる．

血漿カリクレイン-高分子キニノーゲン系

血液因子（XII因子，プラズミノーゲン）の活性化に伴い，プレカリクレインから活性型になった血漿カリクレインが，高分子型キニノーゲンに作用してブラジキニンを生成する．

組織カリクレイン-低分子キニノーゲン系

腎臓，膵臓，腸管，汗腺，唾液腺などの外分泌腺から遊離された活性型組織カリクレインが，低分子型キニノーゲンに作用してカリジンを生成する．カリジンはアミノペプチダーゼにより N 末端の Lys が加水分解により切り離され，ブラジキニンに変換される．

キニンの分解

キニンはプロテアーゼ（キニナーゼ I およびキニナーゼ II）による加水分解を受け，速やかに不活性化される．キニナーゼ I はキニンの C 末端の Arg を切り離し，キニナーゼ II は C 末端の Phe-Arg を切り離す．キニナーゼ II は，アンギオテンシン変換酵素（ACE）と同一の酵素である．

ブラジキニン受容体

B_1 および B_2 受容体が存在する．両者ともに，刺激により細胞内 Ca^{2+} 濃度を上昇させる．最初に同定されたのは B_2 受容体であり，広範な組織に分布する．B_2 受容体は，G_q タンパク質と共役してホスホリパーゼ C の活性化を，また G_s タンパク質と共役してアデニル酸シクラーゼの活性化を引き起こすなど，多岐に亘るシグナルを発信する．多くの組織に存在する B_2 受容体に対しては，3 種類のキニン類の中で，ブラジキニンの作用が最も強力である．しかし，静脈平滑筋の B_2 受容体に対しては，カリジンが最も強力であることから，B_2 受容体のサブタイプの存在が考えられる．

一方，B_1 受容体の分布は限定的であるが，炎症反応に関与することが知られている．ブラジキニンの代謝物である des-Arg^9 ブラジキニンと des-Arg^{10} カリジンは B_1 受容体に選択的に作用し，B_2 受容体には作用しない．

9-2-4-1　キニン類の生理作用

血管に対する作用

血管内皮細胞に作用し，一酸化窒素（NO）を遊離させて血管拡張を引き起こす．静脈内投与により，血管拡張に基づく一過性の血圧低下を引き起こすが，自律神経系反射による心拍数増加と心収縮力増大により回復する．また，副腎髄質に作用してアドレナリン遊離を引き起こす．

炎症における役割

血管内皮細胞を収縮させることにより，毛細血管の透過性を亢進させる．また，急性の炎症症状，すなわち発赤，腫脹，発熱，疼痛を引き起こすので，炎症における痛みの主要起因物質と考えられている．主にB_2受容体を介して作用するが，慢性炎症においてはB_1受容体も関与する．また，肥満細胞（マスト細胞）に作用して，ヒスタミンなどのメディエーター遊離を引き起こす．浮腫の形成にも関与する．

知覚神経に対する作用

ブラジキニンは知覚神経に作用して，非常に強い痛みを引き起こす．

9-2-4-2 キニン類に関係する薬物

アプロチニン

ウシ肺由来のペプチドで，血漿および組織のカリクレインを阻害するが，プラスミンおよびキモトリプシンも阻害する．膵炎，線溶系亢進性出血，急性循環不全などの治療に用いられる．

キニナーゼⅡ阻害薬

カプトプリル captopril はキニナーゼⅡ（後述するアンギオテンシン変換酵素と同一の酵素）を阻害する．したがって，アンギオテンシンⅡの産生抑制と同時に，ブラジキニンの分解抑制が起こり，これらが高血圧の治療効果を発揮する．

カプトプリル ®

ブラジキニン受容体遮断薬

非ペプチド性ブラジキニンB_2受容体遮断薬として，イカチバントなどが開発されつつあり，痛み，気管支喘息，慢性炎症性疾患，循環器疾患の治療薬として市販が待たれる．B_1受容体遮断薬も消炎鎮痛薬として期待されている．

タキキニン類

キニン類と類似の作用をもつ生理活性ペプチドにタキキニン類がある．サブスタンスP，ニューロキニンA，ニューロキニンB，ニューロペプチドKおよびニューロペプチドYが含まれる．

タキキニン類の生合成

神経の細胞体において，前駆体遺伝子であるプレプロタキキニンA遺伝子より前駆体タンパ

ク質が合成され，プロセシングを受けて，サブスタンスP，ニューロキニンA，ニューロペプチドK，ニューロペプチドγが生成する．ニューロキニンBはプレプロタキキニンBの遺伝子産物より生成される．

タキキニン受容体

NK-1，NK-2，NK-3受容体の3種が同定されている．NK-1受容体はサブスタンスPに親和性が高く，NK-2受容体はニューロキニンA，ニューロペプチドKおよびニューロペプチドγに親和性が高く，またNK-3受容体はニューロキニンBに親和性が高い．それぞれ$G_{q/11}$と共役し，ホスホリパーゼCの活性化を介して細胞内Ca^{2+}濃度の上昇を引き起こす．

生理作用

一次知覚神経から遊離されるサブスタンスPは，脊髄後角のNK-1受容体を刺激して痛覚を伝達する．血管内皮細胞にはNK-1およびNK-3受容体があり，それぞれサブスタンスPおよびニューロキニンBの刺激により，NO遊離を介する血管拡張を引き起こす．また，サブスタンスPには，白血球遊走作用，マスト細胞からのヒスタミン遊離作用，単球やマクロファージに対するサイトカインおよびエイコサノイドの放出作用がある．ニューロキニンAは，気管支平滑筋のNK-2受容体に作用して強い収縮を引き起こす．ニューロキニンBは，脳の室傍核に発現するNK-3受容体を刺激することによりバゾプレシンの放出を促し，抗利尿作用を示す．

タキキニン受容体遮断薬

非ペプチド性のNK-1受容体遮断薬としてアプレピタントが市販され，癌の化学療法による悪心，嘔吐に対する治療薬として用いられる．

アプレピタント

9-3 抗炎症薬，関節リウマチ治療薬およびその関連薬

　抗炎症薬は，炎症反応を抑制し，腫脹，疼痛，発熱，紅赤などの症状を改善する目的で用いられる．抗炎症薬は，**ステロイド性抗炎症薬**と**非ステロイド性抗炎症薬**とに大別される．さらに非ステロイド性抗炎症薬は，シクロオキシゲナーゼ阻害によってプロスタグランジン産生を抑制する酸性抗炎症薬とこのような活性をほとんど有さない塩基性抗炎症薬とに細分される．また，抗炎症作用は弱いが，解熱および鎮痛作用を目的として使用される薬物として**解熱鎮痛薬**がある．一方，自己免疫がその病態形成に重要な役割を果たしている関節リウマチに対する治療薬として**抗リウマチ薬**がある．最近では，炎症の増悪に重要な役割を果たしている TNF-α などの炎症性サイトカインに対するモノクローナル抗体をはじめとする**生物学的製剤**が新たな治療薬として用いられている．また，関節軟骨保護などを目的として用いられる**関節機能改善薬**としてヒアルロン酸がある．

9-3-1 炎症の病態生理

　炎症 inflammation とは，基本的には物理的，化学的あるいは生物学的刺激（表 9-10）によって生じる組織障害に対する修復反応であり，重要な生体防御反応である．臨床症状として障害局所の**発赤** redness，**熱感** heat，**腫脹** swelling，**疼痛** pain がみられ，これらを炎症の**四大徴候**という．さらに**機能障害** loss of function を加えて**五大徴候**ともいう．全身反応としては，発熱，全身性倦怠感，食欲不振，リンパ節腫脹，白血球増加，血沈亢進などがみられる．時間経過により分類すると，**急性炎症** acute inflammation と**慢性炎症** chronic inflammation とに分類される．急性炎症においては熱感，腫脹，疼痛が主な特徴であり，組織学的には滲出性病変および好中球などの多形核白血球の浸潤がみられる．一方，慢性炎症では線維芽細胞の増殖，コラーゲン産生，単球・マクロファージおよびリンパ球の浸潤，肉芽形成がみられる．通常，肉芽形成後，治癒に至る．しかし，このような炎症反応が過剰な場合あるいは起炎刺激が持続する場合，組織破壊，癒着，管腔閉塞などをきたすことがある．また，急性炎症から慢性炎症へ移行することも少なくない．

表 9-10 炎症の原因

物理的因子	打撲，外傷，熱傷，凍傷，放射線，光線，電気など
化学的因子	植物性・動物性毒物，金属性毒物，強酸，強アルカリなど
生物学的因子	病原微生物感染，寄生虫，抗原・抗体反応，新生物など

　炎症反応の経過は，一般に第 1 期〜第 3 期に分類される（図 9-7）．まず，様々な刺激により組織が障害されると，ヒスタミン，プロスタグランジン類（PGs），ロイコトリエン類（LTs），

図9-7 炎症反応の経過

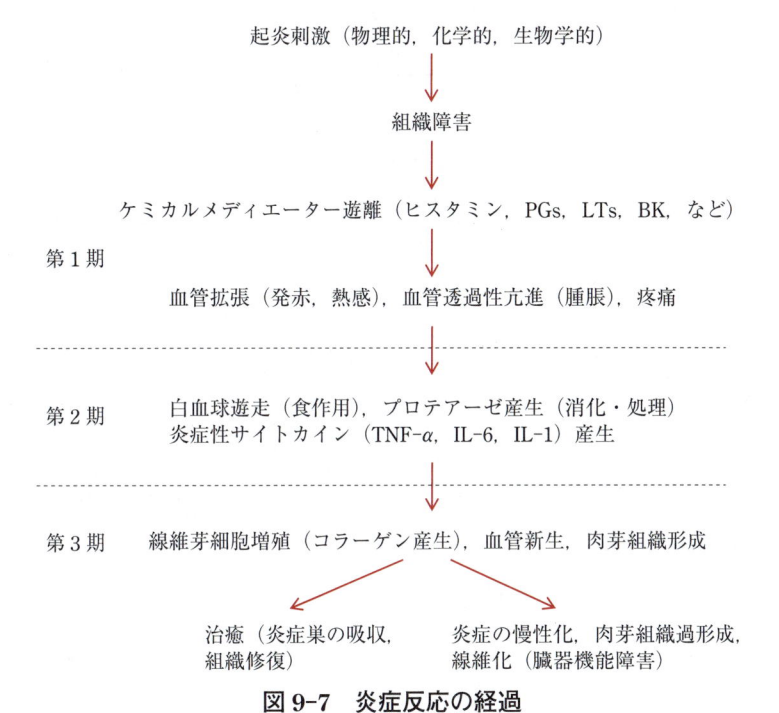

起炎刺激（物理的，化学的，生物学的）
↓
組織障害
↓
ケミカルメディエーター遊離（ヒスタミン，PGs，LTs，BK，など）

第1期　血管拡張（発赤，熱感），血管透過性亢進（腫脹），疼痛

第2期　白血球遊走（食作用），プロテアーゼ産生（消化・処理）
　　　　炎症性サイトカイン（TNF-α，IL-6，IL-1）産生

第3期　線維芽細胞増殖（コラーゲン産生），血管新生，肉芽組織形成
　　　↙　　　　　　　　　　　↘
治癒（炎症巣の吸収，　　　炎症の慢性化，肉芽組織過形成，
　　組織修復）　　　　　　　線維化（臓器機能障害）

表9-11 炎症に関わる主なケミカルメディエーターの種類とその役割

ヒスタミン	・血管平滑筋弛緩による血管拡張 　（H_1受容体を介するNOの遊離，H_2受容体を介する血管平滑筋の弛緩） ・内皮細胞収縮による血管透過性亢進 ・気管支平滑筋の収縮
プロスタグランジン類	・血管拡張（PGE_2，PGI_2） ・ヒスタミンによる血管透過性亢進の促進（PGE_2，PGI_2） ・ブラジキニンによる疼痛の促進（PGE_2，PGI_2） ・発熱作用：視索前野－前視床下部の発熱中枢に作用（PGE_2） ・胃酸分泌抑制作用（PGE_2，PGI_2） ・血小板凝集作用：血栓形成（TXA_2），血小板凝集抑制（PGI_2） ・平滑筋収縮作用：血管および気管支収縮（TXA_2）
ロイコトリエン類	・血管透過性亢進（LTC_4，LTD_4） ・平滑筋収縮作用：気管支収縮（LTC_4，LTD_4） ・白血球遊走作用（LTB_4）
ブラジキニン	・発痛作用：一次知覚神経の興奮 ・血管透過性亢進 ・IL-1によるTNF-α産生促進 ・$PGF_{2\alpha}$産生を促進し，子宮平滑筋を収縮
血小板活性化因子(PAF)	・血管透過性亢進（ヒスタミンよりも強力） ・白血球遊走促進作用 ・血小板凝集作用 ・平滑筋収縮作用

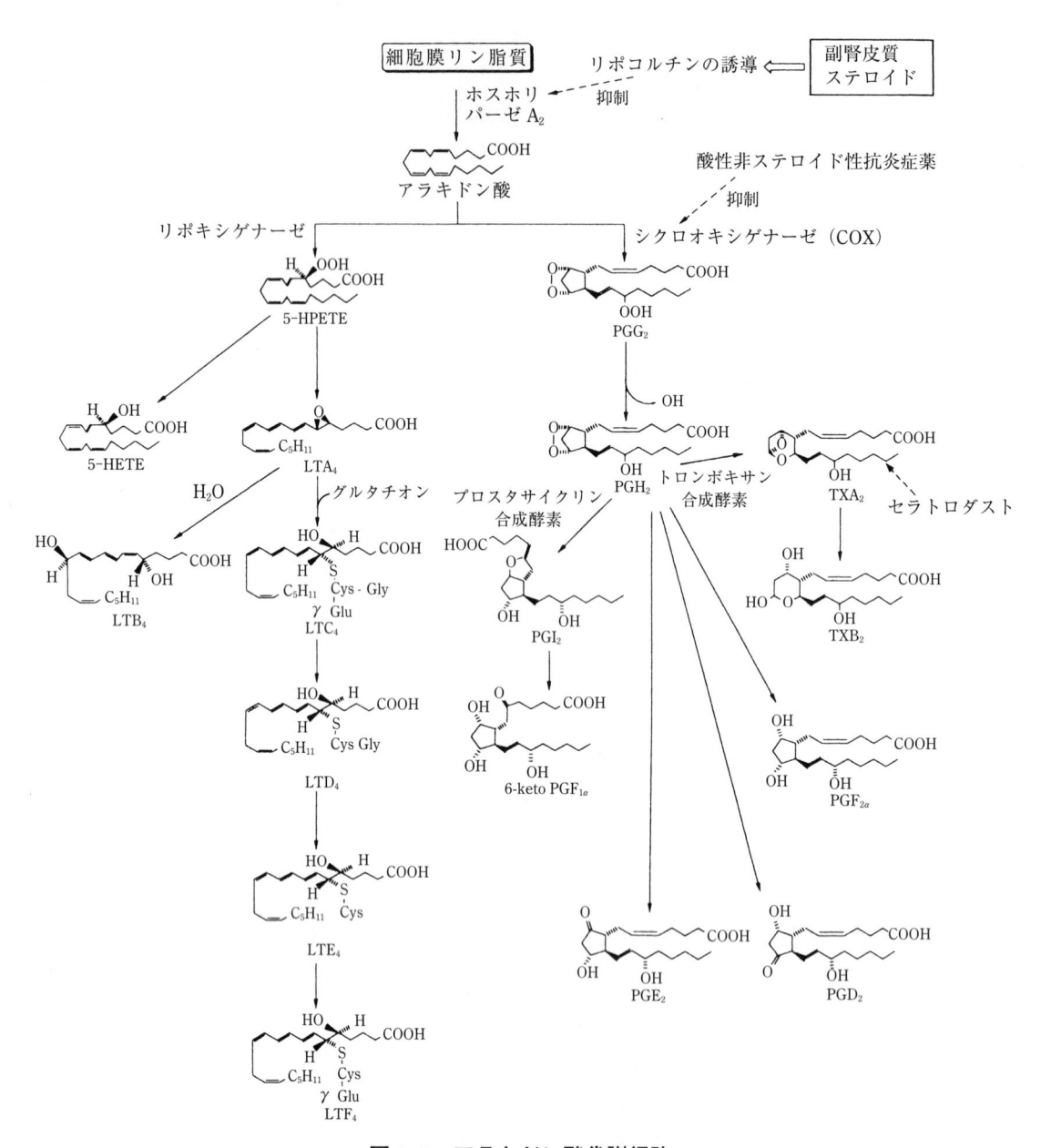

図9-8 アラキドン酸代謝経路
5-HPETE：5-ヒドロペルオキシエイコサテトラエン酸
5-HETE：5-ヒドロキシエイコサテトラエン酸
（赤池昭紀, 他著（2002）疾患別薬理学, p.95, 廣川書店, 一部改変）

ブラジキニン (BK) などの**ケミカルメディエーター** chemical mediator が遊離され，炎症反応を引き起こす（表9-11）．たとえば，ヒスタミンやPGE$_2$は血管を拡張し，血流量を増加させ，炎症局所の発赤および熱感を引き起こす．また，LTC$_4$やLTD$_4$は血管内皮細胞を収縮させ，細胞間隙を広げる．これによって血漿は血管外へ漏出し，腫脹（浮腫）を形成する．BKは知覚神経終末に作用し疼痛を起こすが，PGE$_2$はBKの疼痛閾値を低下させることにより発痛作用を増強する．PGE$_2$自体の発痛作用はきわめて弱い．また，炎症局所で産生されたIL-1などのサイトカインは中枢神経系に作用し，脳内でPGE$_2$を産生することによって全身性発熱を引き起こす．これらのケミカルメディエーターのうち，抗炎症薬のターゲットとして重要なのは，**アラキドン酸代謝経路** arachidonate metabolic pathway（図9-8）によって産生されるPGsおよびLTsである．

第2期では，炎症局所の血管から血管外組織への好中球，単球，Tリンパ球などの白血球遊走がみられる．**白血球遊走因子** chemotactic factorとしてはLTB$_4$，補体およびケモカインが重要な役割を果たしているが，これらが血管内皮細胞に**接着分子**（intercellular adhesion molecule-1, ICAM-1）を発現させることにより白血球を血管内皮に接着させ，内皮細胞間隙から血管外組織へ遊走させる．遊走した白血球は起炎物質を貪食し，様々な酵素や活性酸素などにより消化・処理を行う．

第3期では，線維芽細胞の増殖によるコラーゲン産生がみられるとともに，多くの血管が新生され，肉芽組織形成後，治癒に至る．しかし，自己抗原に対する免疫反応が関与している関節リウマチなどでは，原因が取り除かれることがないため，炎症は持続・慢性化し，著明な肉芽組織（パンヌス）が形成される．さらに，肉芽組織中に多数存在するマクロファージやTリンパ球などの炎症性細胞や免疫担当細胞によってTNF-α，IL-1，IL-6などの**炎症性サイトカイン** inflammatory cytokineをはじめとする様々な生理活性物質が産生される．その結果，軟骨・骨の破壊が進行し，歩行困難などの機能障害を引き起こす．

9-3-2 抗炎症薬 anti-inflammatory drugs

抗炎症薬は，ステロイド性抗炎症薬と非ステロイド性抗炎症薬とに大別される．さらに，非ステロイド性抗炎症薬は，酸性のものと塩基性のものとに細分される．

9-3-2-1 ステロイド性抗炎症薬 steroidal anti-inflammatory drugs

副腎皮質から分泌されるホルモンには鉱質コルチコイド，糖質コルチコイド，男性ホルモンなどがあるが，抗炎症作用を示すのは**糖質コルチコイド** glucocorticoidである．糖質コルチコイドにはコルチゾン cortisone，ヒドロコルチゾン hydrocortisone，コルチコステロン corticosterone がある．これら天然のステロイドの他に，より強力な抗炎症作用を示すプレドニゾロン prednisolone，メチルプレドニゾロン methylprednisolone，トリアムシノロン triamcinolone，ベタメタゾン betamethasone，デキサメタゾン dexamethasone など合成ステロイド製剤がある（表9-12）．ステロイド性抗炎症薬は，関節リウマチなどの膠原病や気管支喘息などのアレルギー性炎症疾患をはじめとして，多くの難治性疾患の治療薬として重要であるが，一方，副作用も比較

表9-12 ステロイド性抗炎症薬の作用の特徴

作用時間による分類	薬物	抗炎症作用	糖質代謝（グリコーゲン増加）	電解質代謝（Na貯留）
短時間作用型（$t_{1/2}$：8〜12 h）	ヒドロコルチゾン	1	1	1
	コルチゾン	0.6	0.6〜0.8	0.6
中間作用型（$t_{1/2}$：12〜36 h）	プレドニゾロン	4	3.5〜4	0.8〜1
	メチルプレドニゾロン	6	5〜11	0.1〜0.5
	トリアムシノロン	7	4〜7	0〜0.1
長時間作用型（$t_{1/2}$：36〜54 h）	ベタメタゾン	70	11〜30	0〜0.1
	デキサメタゾン	200	20〜30	0〜0.1

数値はヒドロコルチゾンを1とした場合の相対活性

的軽症なものから重篤なものまで多岐にわたっており，とくに長期間使用の場合は十分な注意が必要である．

（1）薬理作用

副腎皮質ステロイド製剤（糖質コルチコイド）は，抗炎症作用の他に，多様な薬理作用を有している．代表的なものを表9-13に示した．これらのうち，治療薬の作用機序として重要なものは抗炎症作用と免疫抑制作用である．

表9-13 糖質コルチコイドの主な薬理作用

炎症	・血管透過性亢進抑制，白血球遊走抑制，肉芽形成抑制 ・TNF-α，IL-1，IL-6などの様々なサイトカイン産生抑制 ・ホスホリパーゼA_2阻害（PGおよびLT産生抑制） ・シクロオキシゲナーゼ2遺伝子発現抑制（PG産生抑制）
免疫系	・IL-2，IL-4などのサイトカインの遺伝子発現抑制 ・Th1およびTh2細胞の分化・増殖抑制 ・細胞性免疫反応抑制，抗体産生抑制
消化器系	・胃酸分泌促進
糖代謝系	・肝での糖新生促進，グリコーゲン合成促進 ・末梢での糖利用抑制
タンパク代謝系	・タンパク同化抑制，アミノ酸増加，尿酸排泄促進
脂質代謝系	・血中脂肪酸増加，血中コレステロールの増加
電解質代謝系	・血中Na増加，K排泄促進
結合組織	・骨芽細胞機能抑制，骨からのCa遊離促進
内分泌系	・副腎皮質刺激ホルモン（ACTH）分泌抑制
神経系	・躁うつ状態，けいれん

（2）作用機序

副腎皮質ステロイド製剤は，拡散によって標的細胞膜を通過し，細胞内に入る．細胞質には，**熱ショックタンパク質** heat shock protein（HSP）と結合したステロイド特異的受容体（**糖

質コルチコイド受容体，glucocorticoid receptor（GR））が存在するが，ステロイドが受容体に結合することによってHSPは受容体から遊離する．ステロイド・受容体複合体は二量体を形成して核内に移行し，転写因子としてDNAの特定部位（**糖質コルチコイド調節要素** glucocorticoid regulatory element（GRE））に結合する．これにより特定遺伝子の転写は促進され，mRNAの合成されることによってタンパク質が産生される．たとえば，ステロイドによってホスホリパーゼA_2（PLA_2）を阻害するタンパク質（**リポコルチン** lipocortin）が合成され，PGやLTなどのアラキドン酸代謝産物の生成は抑制される．

また，ステロイドは炎症に関与する転写因子であるNF-κBまたはAP-1を阻害することによって，特定の遺伝子発現を抑制する．その結果，TNF-α，IL-1，IL-2，IL-4，IL-5，IL-6，IL-8などのサイトカイン，PLA_2，COX-2，血管内皮細胞接着分子などのタンパク質の発現は抑制され，強い抗炎症および免疫抑制作用を発揮する．このようにステロイド製剤は遺伝子を制御することによって，タンパク質の合成を促したり，逆に抑制したりして，多様な薬理作用を示すと考えられる．

（3）適応症

ステロイド製剤を必ず使用すべき疾患として，副腎不全，離脱症候群，ショック，喘息重積状態がある．また，悪性関節リウマチにみられるように重大な臓器障害をもたらす膠原病はほとんど適応となる．その他，ステロイド製剤を用いることで，しばしば軽快し，また経過の短縮あるいは治癒を期待できるため短期間投与されることがある主な疾患として，薬物アレルギー，ネフローゼ，潰瘍性大腸炎，間質性肺炎，気管支喘息，種々の皮膚疾患，溶血性貧血，自己免疫性肝炎，亜急性甲状腺炎，突発性血小板減少性紫斑病，神経疾患（多発性硬化症，重症筋無力症など），悪性腫瘍（白血病，悪性リンパ腫など），頭蓋内圧亢進症などがある．

（4）副作用

副作用には，致命的な結果を招く重症なものと軽症なものとがある．重症な副作用として，免疫抑制作用による感染症の誘発や増悪，胃酸分泌促進や肉芽形成抑制による消化性潰瘍，骨芽細胞の抑制および骨からのカルシウム流出の増加による骨粗鬆症，糖尿病の誘発と増悪，高脂血症による動脈硬化症の悪化，副腎皮質不全，精神異常などが知られている．これらの症状が発現した場合は，直ちにしかも慎重にステロイド製剤を減量または中断する．投与開始時からこれらの症状がある場合，ステロイド製剤の使用は禁忌である．

軽症副作用として，満月様顔貌，中心性肥満などの異常脂肪沈着，多毛，皮膚線条，皮下出血，発汗異常，月経異常，白血球増加などがみられる．このような症状が現れた場合は，他のステロイド製剤に変更を行うことでステロイド療法を続けることができる場合が多い．

ステロイド製剤を急に減量あるいは中断すると原症状が悪化するが，これを**反跳現象** rebound phenomenonという．また原疾患以外の症状（脱力感，悪心，頭痛，発熱，精神異常）が現れることがあるが，これを**退薬症候群** withdrawal symptomという．

9-3-2-2 非ステロイド性抗炎症薬 non-steroidal anti-inflammatory drugs (NSAID)

　NSAID は，抗炎症作用および解熱・鎮痛作用を有する．一般に，NSAID は**酸性 NSAID** と**塩基性 NSAID** に大別される．酸性 NSAID は塩基性 NSAID よりも抗炎症作用が強く，急性のみならず慢性炎症にも有効であるものが少なくない．一般に，塩基性 NSAID は急性炎症には有効であるが，慢性炎症には無効である．酸性 NSAID は，さらにサリチル酸系，アントラニル酸（フェナム酸）系，アリール酢酸系，プロピオン酸系，オキシカム系およびコキシブ系に分類される．現在使用されているこれらの酸性 NSAID，塩基性 NSAID および解熱鎮痛薬の主な作用の特徴などについて表 9-14 に示す．

表 9-14　非ステロイド性抗炎症薬 (NSAID)

カテゴリー	薬物名(一般名)	作用と特徴	適　応	備　考
サリチル酸系	アスピリン	薬理作用：抗炎症，解熱・鎮痛．血小板凝集抑制（すべての酸性 NSAID に共通）．作用機序：COX のセリン残基をアセチル化し，PGE_2 や TXA_2 などの合成を阻害．副作用：消化性潰瘍，アナフィラキシー様症状，皮膚粘膜眼症候群(Stevens-Johnson 症候群)，中毒性表皮壊死症(Lyell 症候群)，再生不良性貧血，喘息発作誘発，肝障害，出血．	関節リウマチ，リウマチ熱，変形性関節症，強直性脊椎炎，関節周囲炎，術後疼痛，歯痛，腰痛症，症候性神経痛，筋肉痛，捻挫・打撲痛，痛風，頭痛，月経痛，急性上気道炎の解熱・鎮痛，血栓・塞栓形成予防．	禁忌：消化性潰瘍，アスピリン喘息，出血傾向，重篤な血液・肝・腎・心機能不全，妊婦．相互作用：本剤は血漿タンパクに結合したワルファリン，トルブタミド，メトトレキサート，バルプロ酸ナトリウムと置換することによって遊離させ，これら薬物の作用を増強．
	サリチル酸ナトリウム	静注で使用．副作用：ショック，皮膚粘膜眼症候群，剥脱性皮膚炎，再生不良性貧血．	症候性神経痛．	禁忌：妊婦，サリチル酸系薬過敏症．
アントラニル酸（フェナム酸）系	メフェナム酸	鎮痛作用が比較的強力．副作用：ショック，アナフィラキシー様症状，溶血性貧血，無顆粒球症，骨髄形成不全，皮膚粘膜眼症候群，中毒性表皮壊死症，腎・肝・消化器障害．	術後・外傷後の炎症，変形性関節症，腰痛症，症候性神経痛，副鼻腔炎，月経痛，歯痛，急性上気道炎の解熱・鎮痛．	禁忌：消化性潰瘍，重篤な血液・肝・腎障害，心機能不全，アスピリン喘息，高血圧症，下痢，妊婦末期．
	フルフェナム酸アルミニウム	副作用：出血性大腸炎，発疹，食欲不振，消化器障害，頭痛，めまい．	関節リウマチ，変形性関節症，腰痛，術後・外傷後の炎症，急性上気道炎の解熱・鎮痛．	禁忌：消化性潰瘍，重篤な血液・肝・腎障害，心機能不全，アスピリン喘息．
アリール酢酸系	ジクロフェナクナトリウム	比較的強力な抗炎症作用．副作用：アナフィラキシー様症状，溶血性貧血，無顆粒球症，皮膚粘膜眼症候群，中毒性表皮壊死症，肝障害，喘息発作，間質性肺炎，横紋筋融解症．	関節リウマチ，変形性関節症，腰痛症膀胱炎，術後・抜歯後の鎮痛・消炎，急性上気道炎の解熱・鎮痛．	禁忌：同上，高血圧症，妊婦．インドメタシンと同等の抗炎症効果を示すが，副作用の頻度はインドメタシンよりも少ない．
	アンフェナクナトリウム	副作用：ショック，消化性潰瘍，胃腸出血，ネフローゼ症候群．	腰痛症，変形性関節症，関節リウマチ，術後・外傷後の消炎・鎮痛．	禁忌：消化性潰瘍，重篤な血液・肝・腎・心機能不全，アスピリン喘息，妊婦．

表9-14 非ステロイド性抗炎症薬（NSAID） つづき

カテゴリー	薬物名(一般名)	作用と特徴	適応	備考
アリール酢酸系	インドメタシン	抗炎症作用が比較的強力. 副作用：ショック，アナフィラキシー様症状，消化管穿孔，消化管出血，消化管潰瘍，腸管の狭窄・閉塞，潰瘍性大腸炎.	関節リウマチ，変形性脊椎症，変形性関節症，腰痛症，痛風，歯痛，術後・外傷後の炎症，急性上気道炎の解熱・鎮痛.	禁忌：同上，高血圧症，膵炎，サリチル酸系薬過敏症. COX-1阻害が強いため，抗炎症効果は強いが，胃腸障害が多い.
	アセメタシン	インドメタシンのプロドラッグ.		禁忌：同上. インドメタシンに比べ胃腸障害が少ない.
	プログルメタシン			
	スリンダク	プロドラッグであり，活性代謝物のスルフィド体になり作用.		
	モフェゾラク	インドメタシンに同じ.		禁忌：同上. COX-1阻害活性が強い.
	エトドラク	COX-2選択的阻害薬.	関節リウマチ，変形性関節症，肩関節周囲炎.	禁忌：同上. 消化管障害等の副作用が少ない.
	ナブメトン	持続性のプロドラッグ. 活性代謝物 6-methoxy-2-naphthyl-acetic acid が作用を発現.		
プロピオン酸系	イブプロフェン	抗炎症効果，鎮痛・解熱作用を比較的均等に有する. 副作用：ショック，アナフィラキシー様症状，消化性潰瘍，再生不良性貧血，溶血性貧血，無顆粒球症，皮膚粘膜眼症候群，中毒性表皮壊死症，急性腎不全，ネフローゼ症候群，肝障害，喘息発作.	関節リウマチ，変形性脊椎症，変形性関節症，腰痛症，痛風，肩甲関節周囲炎，症候性神経痛，急性中耳炎，膀胱炎，前立腺炎，歯痛，術後・外傷後の炎症，急性上気道炎の解熱・鎮痛.	禁忌：同上，高血圧症，膵炎. 胃腸障害は弱い.
	フルルビプロフェン			禁忌：同上. インドメタシンよりも強力な抗炎症を発揮.
	ケトプロフェン			禁忌：同上. 抗炎症はインドメタシンとほぼ同じ. BK遊離抑制作用，白血球遊走阻止作用を併有.
	ナプロキセン			禁忌：同上.
	プラノプロフェン			禁忌：同上. 慢性炎症，疼痛に優れた効果を示す.
	チアプロフェン酸			禁忌：同上.
	オキサプロジン			禁忌：同上. 半減期が長いため，作用持続時間が長い.
	ロキソプロフェンナトリウム	プロドラッグ. 活性代謝物 (trans-OH体) になって作用発現. 鎮痛効果が強い. 副作用：イブプロフェンと同じ. 消化管障害は少ない.	関節リウマチ，変形性関節症，腰痛症，術後・外傷後，抜歯後の消炎・鎮痛.	禁忌：消化性潰瘍，重篤な血液・肝・腎障害，心機能不全，アスピリン喘息，妊娠末期.
オキシカム系	ピロキシカム	半減期が長く，1日1回服用で有効. 副作用：イブプロフェンと同じ.	関節リウマチ，変形性関節症，腰痛症，肩関節周囲炎.	禁忌：消化性潰瘍，重篤な血液・肝・腎障害，心機能不全，アスピリン喘息，妊娠末期.
	テノキシカム			
	ロルノキシカム	オキシカム系では半減期が短い. 1日3回服用.		
	メロキシカム	COX-2選択的阻害薬. 消化器障害は少ない.		

表 9-14 非ステロイド性抗炎症薬（NSAID） つづき

カテゴリー	薬物名(一般名)	作用と特徴	適応	備考
コキシブ系	セレコキシブ	COX-2選択的阻害薬．副作用：イブプロフェンの場合と同じ．消化器障害は少ない．	関節リウマチ，変形性関節症，腰痛症，肩関節周囲炎．	禁忌：スルホンアミド過敏症，アスピリン喘息，消化性潰瘍，重篤な血液・肝・腎障害，心機能不全，妊娠末期．
塩基性	チアラミド	薬理作用：鎮痛，抗炎症作用．作用機序：詳細は不明．副作用：ショック，アナフィラキシー様症状．COX阻害作用はほとんどないため，消化器障害は少ない．	術後・外傷後の鎮痛・消炎，腰痛症，膀胱炎，抜歯後の鎮痛・消炎，関節炎，急性上気道炎の鎮痛．	禁忌：消化性潰瘍，重篤な血液・肝・腎障害，アスピリン喘息．慢性炎症には無効であるため，抗リウマチ作用はみられない．
塩基性	エピリゾール	薬理作用：同上．末梢性，中枢性鎮痛作用，白血球遊走阻止作用．副作用：ショック．	同上，関節リウマチ．	禁忌：同上．COX阻害作用は極めて小さい．抗リウマチ作用あり．
塩基性	エモルファゾン	薬理作用：抗炎症，解熱・鎮痛．作用機序：血管透過性亢進抑制，白血球遊走抑制，BKに拮抗．副作用：胃不快感，胃痛．	腰痛症，肩関節周囲炎，変形性関節症，術後・外傷後の消炎・鎮痛．	禁忌：消化性潰瘍，重篤な血液・肝・腎障害，妊婦．PGsの生合成抑制はみられない．
ピラゾロン系(ピリン系)解熱鎮痛薬	スルピリン	薬理作用：解熱・鎮痛．作用機序：視床下部の体温中枢に作用し，熱放射を増大．副作用：ショック，皮膚粘膜眼症候群，中毒性表皮壊死症，剥脱性皮膚炎，黄疸，急性腎不全，再生不良性貧血，無顆粒球症．	急性上気道炎の解熱．	禁忌：ピラゾロン系薬過敏症，消化性潰瘍，アスピリン喘息，重篤な血液異常・肝・腎障害，心機能不全．
アニリン系(非ピリン系)解熱鎮痛薬	アセトアミノフェン	薬理作用：同上．副作用：ショック，アナフィラキシー様症状，喘息発作誘発，再生不良性貧血，無顆粒球症，皮膚粘膜眼症候群，中毒性表皮壊死症，急性腎不全．	頭痛，耳痛，症候性神経痛，腰痛症，筋肉痛，打撲痛，捻挫痛，月経痛，分娩後痛，癌による疼痛，歯痛，急性上気道炎の解熱・鎮痛．	禁忌：消化性潰瘍，アスピリン喘息，重篤な血液・肝・腎障害，心機能不全．PGsの生合成阻害作用は極めて弱い．フェナセチンの主要代謝物．
アニリン系(非ピリン系)解熱鎮痛薬	ジメトチアジン（フェナジン）	薬理作用：抗セロトニン作用，抗ヒスタミン作用．副作用：乳房痛，月経異常，過敏症．	片頭痛，緊張性頭痛．	禁忌：フェノチアジン系薬過敏症，昏睡状態，中枢神経抑制薬の強い影響下にある患者．

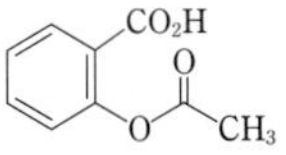

9-3 抗炎症薬，関節リウマチ治療薬およびその関連薬

アスピリン 局

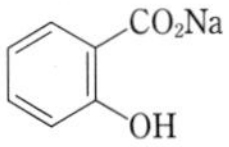

サリチル酸ナトリウム 局

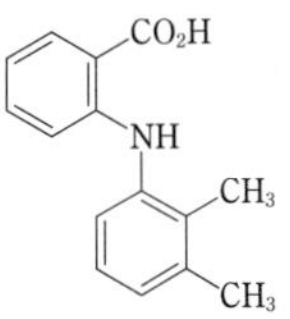

メフェナム酸 局

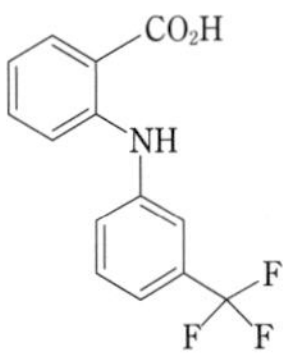

フルフェナム酸

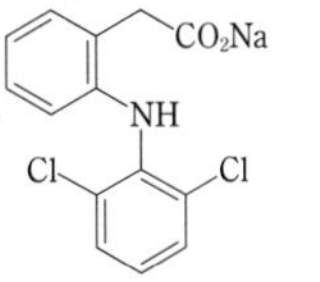

ジクロフェナクナトリウム 局

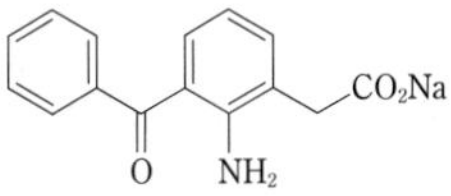

アンフェナクナトリウム

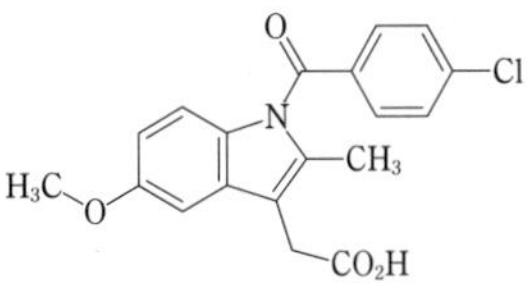

インドメタシン 局

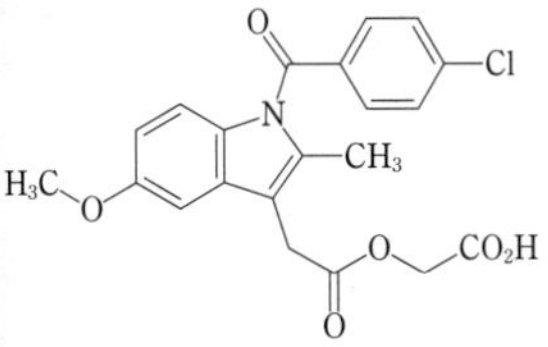

アセメタシン 局

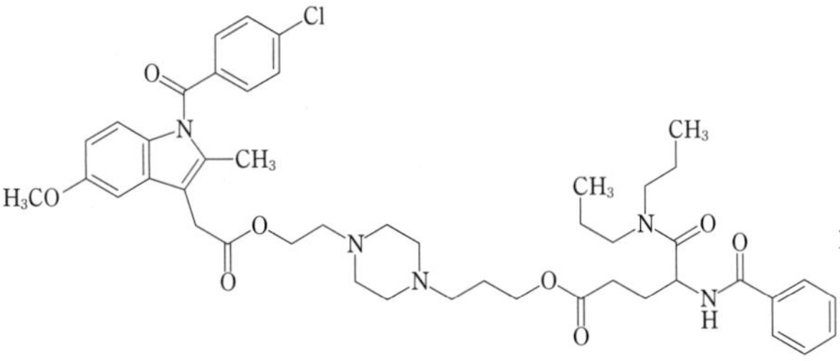

プログルメタシン

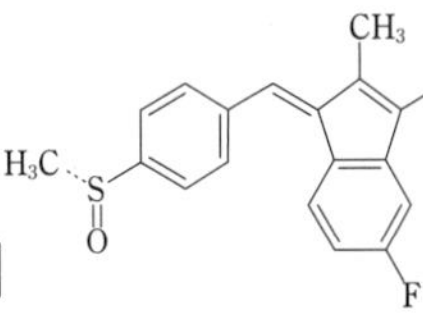

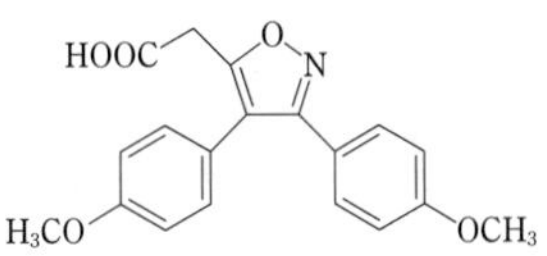

スリンダク 局 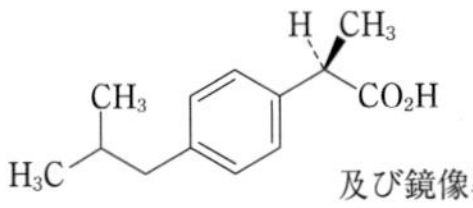 及び鏡像異性体

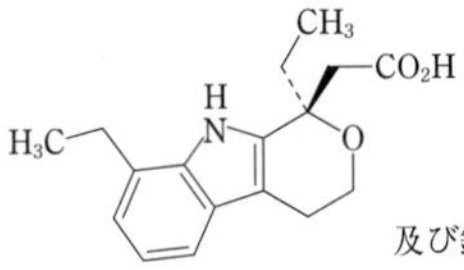

モフェゾラク

エトドラク 局 及び鏡像異性体

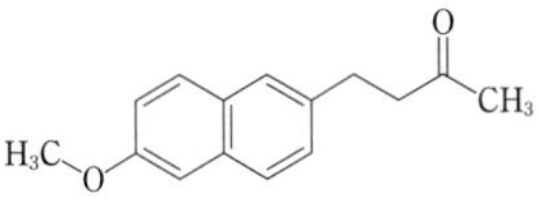

ナブメトン 局

イブプロフェン 局 及び鏡像異性体

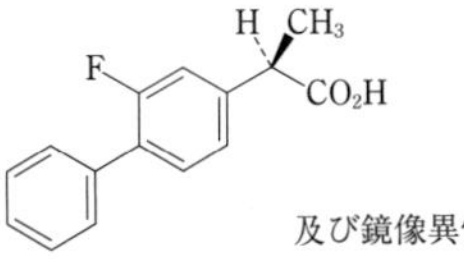

フルルビプロフェン 局 及び鏡像異性体

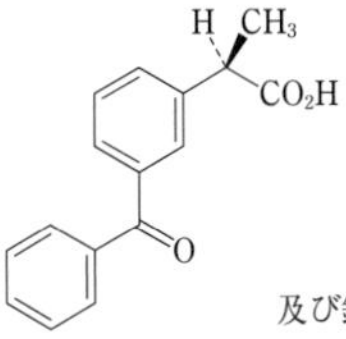

ケトプロフェン 局 及び鏡像異性体

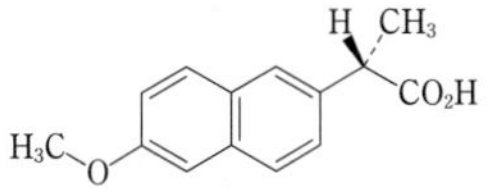

ナプロキセン 局

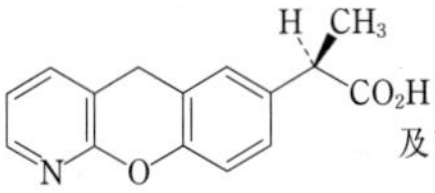

プラノプロフェン 局 及び鏡像異性体

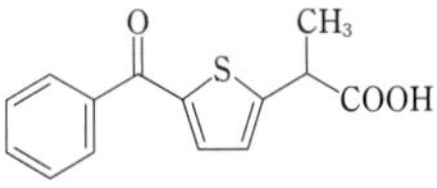

チアプロフェン酸

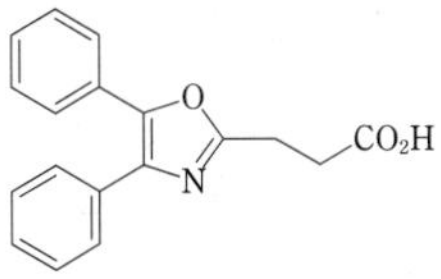

オキサプロジン 局

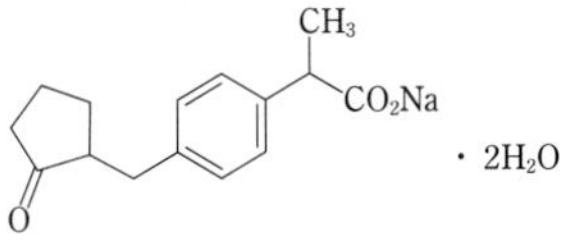

ロキソプロフェンナトリウム水和物 局

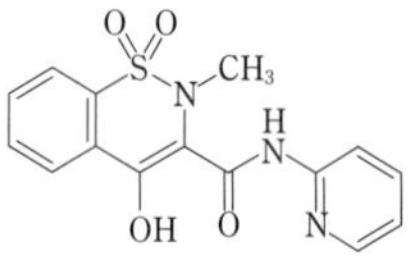

ピロキシカム テノキシカム 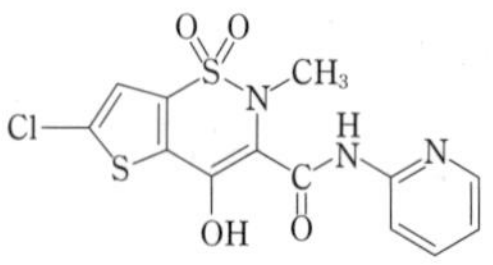 ロルノキシカム 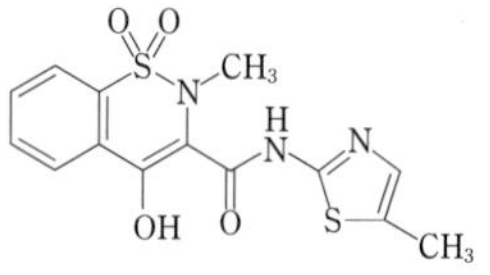 メロキシカム

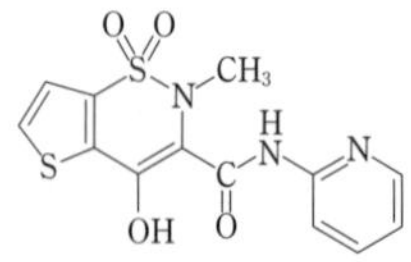

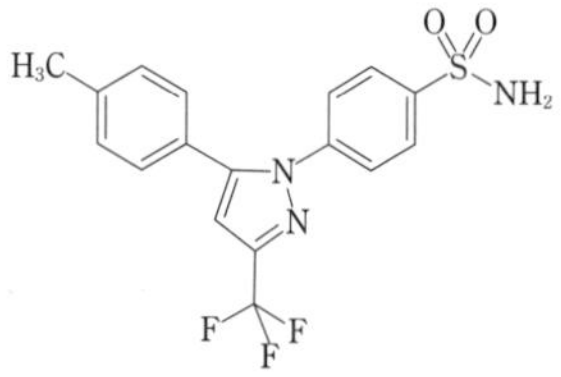

セレコキシブ 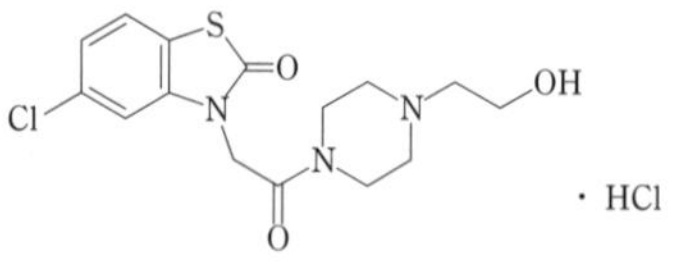 チアラミド塩酸塩 エピリゾール

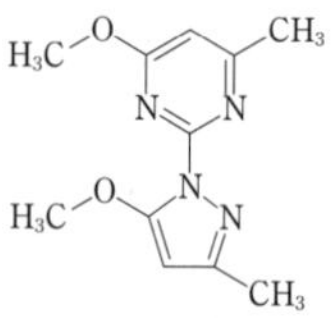

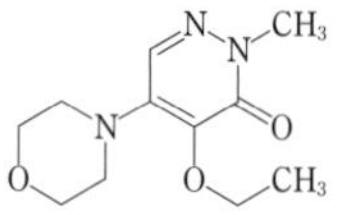

エモルファゾン スルピリン水和物 アセトアミノフェン

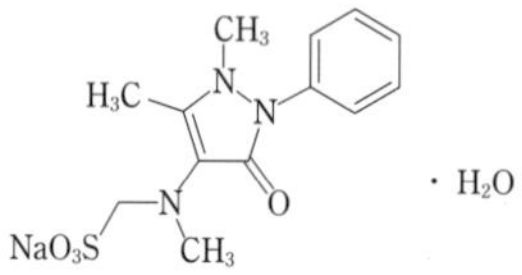

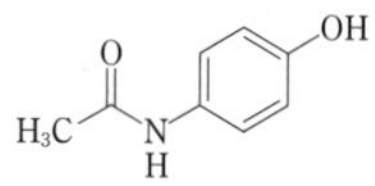

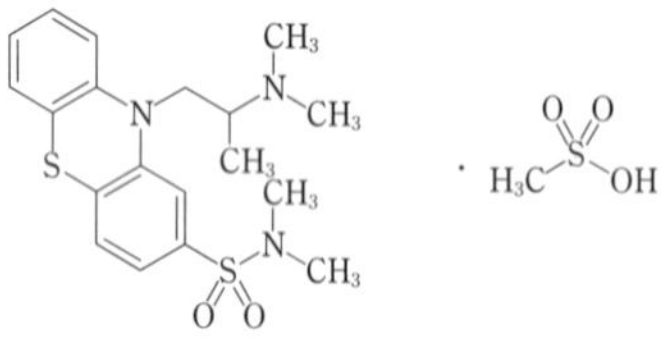

ジメトチアジンメシル酸塩

（1）作用機序

　酸性NSAIDは，アラキドン酸からエンドペルオキシド型のPGG$_2$への変換を触媒する**シクロオキシゲナーゼ**cyclooxygenase（COX）を阻害することによってPG産生を抑制し，抗炎症作用および解熱・鎮痛作用を示す．解熱作用に関しては，主に体温調節の中枢である視床下部におけるPGE$_2$の低下が寄与している．一方，鎮痛作用に関しても，PGE$_2$産生の抑制によってBKの発痛作用が抑制される．塩基性NSAIDはCOX阻害作用がきわめて弱いため，その抗炎症，解熱，鎮痛作用の機序としてはPG産生抑制以外のものが考えられるが，詳細については明らかにされていない．

　COXは胃などのほとんどの正常組織において恒常的に発現しているCOX-1と起炎物質などによる組織障害によって発現するCOX-2とに分類される．多くの酸性NSAIDはCOX-1およびCOX-2の両方を阻害するため，炎症反応に関与するPG産生のみならず，胃酸分泌抑制などにおいて重要な役割を果たしているPG産生をも抑制する．したがって，酸性NSAIDによって，炎症反応の抑制のみならず，消化器障害が引き起こされることが少なくない．最近，COX-2を選択的に阻害するエトドラク，メロキシカム，セレコキシブが**COX-2阻害薬**として開発されたため，消化器障害の頻度は減少した．

　そのほかの酸性NSAIDの抗炎症作用機序として，肥満細胞の脱顆粒阻止によるヒスタミンなどのケミカルメディエーター遊離抑制，膜安定化作用による炎症部への白血球浸潤および反応性

の抑制, 活性酸素の捕捉作用などが知られている.

(2) 適応症

抗炎症および鎮痛を目的としてリウマチ性疾患, 運動器疾患, その他の疼痛疾患に用いられる. リウマチ性疾患および運動器疾患としては, 関節リウマチ, 変形性関節炎, 痛風, 五十肩, 腰痛, 腱鞘炎などがある. その他の疼痛性疾患としては, 術後・外傷後の疼痛, 癌性疼痛, 歯科領域の疼痛, 月経痛などがある. また, NSAID は解熱を目的として, 急性上気道炎などの各種感染症, 悪性腫瘍, 膠原病などに用いられる.

COX-1 阻害によってトロンボキサン A_2 生成が抑制され, 抗血栓, 抗血小板作用がみられるため, 脳梗塞, 虚血性心疾患の予防に低用量のアスピリンが使用されている.

(3) 副作用

① 消化管障害：酸性 NSAID は, 強弱はあるものの共通して消化管障害作用を発現する. 重篤な場合, 消化性潰瘍, 胃腸出血, 穿孔などがみられる. 消化器障害の減少を目的として, プロトンポンプ阻害薬であるランソプラゾールや PG 製剤であるミソプロストールが用いられることがある. また, プロドラッグや選択的 COX-2 阻害薬の使用によって消化器障害は減じる. COX 阻害作用をほとんど有さない塩基性 NSAID においては消化器障害が少ないのが特徴である.

② 腎・肝障害：PG 産生抑制作用により, 血管拡張は抑制される. これにより腎血流量や糸球体ろ過量は減少し, 尿量減少, 高血圧, 浮腫を誘発する. うっ血性心不全などにより循環血液量が減少した患者に投与すると腎不全を起こすことがある. また, 肝炎が誘発されることがある.

③ **アスピリン喘息**：アスピリンや他の酸性 NSAID による COX 阻害により, アラキドン酸が貯留し, リポキシゲナーゼ活性がより強く促進されることがある. その結果, 気道収縮作用を示す LTC_4 や LTD_4 の産生が増加し, 気管支喘息を誘発あるいは増悪する. COX-2 阻害薬ではこのような影響は少ない. また, 一般に塩基性 NSAID はアスピリン喘息患者に使用可能である.

④ 血液・造血系障害：血小板においては TXA_2 合成の抑制により, 出血傾向がみられることがある. また, 骨髄障害により再生不良性貧血, 白血球減少症, 血小板減少症が引き起こされることがある.

⑤ その他：発疹, 光線過敏症, アナフィラキシーショック, 中毒性表皮壊死症などのアレルギーや皮膚毒性を起こすことがある. また, 眠気, めまい, 耳鳴り, 精神錯乱などの中枢神経症状が現れることがある. また, ニューキノロン系抗菌薬との併用で中枢性痙攣を起こすことがある. 妊娠後期に使用すると, 動脈管閉塞により, 胎児は死亡する.

(4) 薬物相互作用

酸性 NSAID は, 血漿タンパク質（主にアルブミン）との親和性が強いため, 他の薬物と併用すると薬物間に相互作用を示すものが多い. すなわち, 他の薬物をアルブミン結合部位から追い出し, 遊離型の薬物濃度を上昇させることにより, 薬効, 毒性を増強させる. たとえば, ワルファリンなどのクマリン系抗凝血薬あるいはトルブタミドなどの経口血糖降下薬と併用すると, 出血傾向あるいは低血糖を引き起こす.

9-3-2-3 酸性 NSAID

(1) サリチル酸系

サリチル酸はヤナギの樹皮などに含まれる物質で，古くから解熱・鎮痛に用いられてきた．100年以上にわたって臨床で広く用いられているアスピリンは，サリチル酸をアセチル化したものである．多くの酸性 NSAID は可逆的に COX を阻害するが，アスピリンは COX の活性部位であるセリンをアセチル化することによって不可逆的にその活性を阻害する．この作用を利用し，抗血小板薬としても用いられる．しかし，大量投与では血管内皮細胞におけるプロスタサイクリン（PGI_2）も抑制されるため，血小板凝集（血栓形成）抑制作用は弱まる．

(2) アントラニル酸（フェナム酸）系

メフェナム酸が代表である．本剤は古くから使用され，抗炎症作用および解熱・鎮痛作用を有しているが，鎮痛作用が強いので，主に鎮痛を目的として用いられることが多い．造血障害や過敏症が現れることがある．

(3) アリール酢酸系

インドメタシン，スリンダク，ジクロフェナクナトリウム，エトドラクなどがある．インドメタシンは強力な COX 阻害作用を示すため，抗炎症および解熱・鎮痛効果が強い．しかし，消化器障害などの副作用の発生率も高いため，坐剤，軟膏，パップ剤などの外用剤として用いられる場合が多い．スリンダクはインドメタシンと類似の化学構造を有するプロドラッグであり，体内でスルフィドに還元されて活性型となる．抗炎症作用はインドメタシンよりも弱いが，胃腸障害の発生率は低い．ジクロフェナクナトリウムはインドメタシンと同等の強さの抗炎症作用を有するが，作用持続時間は短い．消化器障害の頻度はインドメタシンよりも少ない．エトドラクは COX-2 選択性が強いため，消化器障害が少ない．

(4) プロピオン酸系

イブプロフェン，ナプロキセン，ロキソプロフェンナトリウムなどがある．ナプロキセンの COX 阻害作用は比較的強力である．また本剤は白血球遊走阻止作用も有するため，痛風の発作によく用いられる．ロキソプロフェンは生体内でケト基が還元され trans-OH 体に変換され活性型となるプロドラッグである．特に鎮痛効果が強い．消化器障害などの副作用が少なく臨床効果が高いため，現在我が国で最も使用されている酸性 NSAID である．

(5) オキシカム系

ピロキシカム，メロキシカム等があるが，COX 阻害作用は比較的強いため，強力な抗炎症，解熱・鎮痛作用がある．半減期が長く，1日1回の内服で有効である．メロキシカムは COX-2 に対して選択性が強く，そのため消化器障害は少ない．

(6) コキシブ系

セレコキシブは，選択的COX-2阻害作用を有するため，消化器障害は少ない．

9-3-2-4　塩基性非ステロイド性抗炎症薬

チアラミド，エピリゾール，エモルファゾンがあるが，COX阻害作用はきわめて弱い．抗炎症および解熱・鎮痛の詳細な作用機序は不明であるが，チアラミドはヒスタミンおよびセロトニンの作用に拮抗して急性炎症を抑制するという報告がある．また，エモルファゾンによる膜安定化作用による血管透過性亢進の抑制，白血球遊走の抑制，BKの発痛作用に対する抑制作用などが知られている．

9-3-2-5　解熱鎮痛薬

ピラゾロン系（ピリン系）解熱鎮痛薬としてスルピリンがあり，またアニリン系（非ピリン系）としてアセトアミノフェンがある．スルピリンの鎮痛作用は弱いが，解熱作用は強い．視床下部の体温中枢に作用し，熱放射を増大させる．また，アセトアミノフェンはアスピリンに匹敵する解熱・鎮痛作用を示すが，COX阻害作用はきわめて弱いため，その詳細な機序は不明である．

9-3-3　関節リウマチ治療薬

関節リウマチ rheumatoid arthritis（RA）は関節を主座とする全身性慢性炎症疾患である．RAの好発年齢は30〜50歳であり，女性が男性よりも3〜4倍多い．我が国の罹患者数は約70万人と推定されている．発症初期には，多発性および対称性の関節腫脹，疼痛および朝のこわばりが特徴である．RAの進行により，関節軟骨および骨の破壊，関節の変形，関節可動域の制限などが現れ，QOLは著しく低下する．全身症状としては，倦怠感，微熱，リンパ節腫脹，皮下結節，貧血，間質性肺炎，腎障害がみられることがある．原因は不明であるが，RA患者の血清中および関節液中に自己のIgG，Ⅱ型コラーゲンおよびプロテオグリカンなどに対する自己抗体がみられ，またこれらの自己抗原と自己抗体との免疫複合体による補体の活性化などがみられることから，RAはⅢ型アレルギー反応が重要な役割を果たしている自己免疫疾患であると考えられている．最近，RA患者において，様々なシトルリン化されたタンパク質あるいはペプチドに対する抗体が高い特異性をもって存在することが明らかにされ，病因および病態との関連が注目されている．

組織学的には，関節滑膜の浮腫と増殖，好中球，単球・マクロファージ，リンパ球などの白血球浸潤，線維芽細胞増殖，コラーゲン生成による線維化，血管新生などがみられ，これらは肉芽組織（パンヌス）を形成する．これらの病態形成にはPGs，LTs，BKなど様々なケミカルメディエーターおよびTNF-α，IL-1，IL-6などの炎症性サイトカインをはじめとする多くの生理活性

物質が重要な役割を果たしている．

RA の治療薬としては，COX 阻害による PG 産生抑制を目的として，NSAID が用いられる．また PG のみならず LT や炎症性サイトカイン産生を強く抑制するステロイド性抗炎症薬が使用される．これら以外に，**疾患修飾性抗リウマチ薬** disease modifying anti-rheumatic drugs（DMARD）が用いられているが，DMARD は免疫調節薬，免疫抑制薬および生物学的製剤に分類される（表 9-15）．

表 9-15 抗リウマチ薬

カテゴリー	薬物（一般名）	作用と特徴	適応	備考
免疫調節薬	金チオリンゴ酸ナトリウム	抗原提示細胞の機能抑制など（詳細は不明）．	関節リウマチ．	禁忌：腎・肝・血液障害，心不全，潰瘍性大腸炎，キレート剤（ペニシラミン）投与中，妊婦，授乳婦．副作用：アナフィラキシー様症状，剥脱性皮膚炎，再生不良性貧血，白血球減少症，無顆粒球症，ネフローゼ症候群，間質性肺炎，肺線維症．
	ペニシラミン	SH 基により免疫複合体の分子内 S-S 結合を解離，タンパク質変性を抑制，リソソーム膜安定化など．	関節リウマチ，ウィルソン病，鉛・水銀・銅中毒．	禁忌：血液・腎障害，SLE，金剤投与中．副作用：白血球減少症，血小板減少症，再生不良性貧血，ネフローゼ症候群，間質性肺炎，味覚脱失，SLE 様症状，重症筋無力症，多発性血管炎．
	ロベンザリットニナトリウム	サプレッサーT 細胞活性低下の改善，自己抗体産生の抑制など．	関節リウマチ．	禁忌：重篤な腎障害，妊婦．鎮痛効果および PG 産生抑制作用はない．副作用：急性腎不全，間質性腎炎，腎性尿崩症などの重篤な腎障害．
	オーラノフィン	自己抗体産生の抑制，好中球やマクロファージからのリソソーム遊離の抑制など．	関節リウマチ．	禁忌：金製剤に対する過敏症，腎・肝・血液障害，重篤な下痢，消化性潰瘍，小児，妊婦．外来抗原に対する抗体産生抑制なし．副作用：間質性肺炎，再生不良性貧血，無顆粒球症，急性腎不全，ネフローゼ症候群．
	ブシラミン	サプレッサーT 細胞増加，自己抗体産生抑制，T 細胞増殖抑制，マクロファージ遊走阻止など．	関節リウマチ．	禁忌：血液障害，骨髄機能低下，腎障害．ペニシラミンと同様に SH 基あり．抗リウマチ効果は比較的確実に得られる．副作用：再生不良性貧血，無顆粒球症，間質性肺炎，急性腎不全，ネフローゼ症候群，アナフィラキシー様症状．

表9-15 抗リウマチ薬 つづき

カテゴリー	薬物（一般名）	作用と特徴	適応	備考
免疫調節薬	アクタリット	自己抗体産生抑制, IL-1β, IL-6, TNF-α産生抑制など.	関節リウマチ.	禁忌：妊婦, 授乳婦. 抗リウマチ効果は弱い. 副作用：ネフローゼ症候群, 間質性肺炎, 再生不良性貧血, 無顆粒球症, 消化性潰瘍.
	サラゾスルファピリジン	自己抗体産生抑制, IL-2, IL-6産生抑制など.	関節リウマチ.	禁忌：サルファ剤, サリチル酸系薬過敏症, 新生児, 低出生体重児. 副作用：同上, 他に薬剤性肺炎, 脳症, 心膜炎, SLE様症状, 劇症肝炎.
免疫抑制薬	メトトレキサート	ジヒドロ葉酸還元酵素を阻害し, チミジル酸およびプリン合成系を抑制し, リンパ球増殖を抑制. 抗体・サイトカイン産生も抑制.	関節リウマチ, 若年性突発性関節炎（海外では, 多発性筋炎, 皮膚筋炎, 成人発症スチル病, 乾癬性関節炎なども適応）.	禁忌：妊婦, 骨髄抑制, 慢性肝疾患, 腎障害, 授乳婦, 胸水・腹水のある患者. 抗リウマチ薬のアンカードラッグである. 生物学的製剤との併用の有用性が高い. 副作用：ショック, アナフィラキシー様症状, 骨髄抑制, 感染症, 劇症肝炎, 肝・腎不全, 間質性肺炎, 出血性腸炎, 膵炎, 骨粗鬆症.
	レフルノミド	生体内で活性型となり, ピリミジン合成系ジヒドロオロト酸脱水素酵素を阻害し, オロト酸生成を抑制することによってリンパ球分裂を抑制.	関節リウマチ.	禁忌：妊婦, 慢性肝疾患. プロドラッグ, 極端に長い半減期（15〜18日）. 作用は強力. 副作用：同上.
	ミゾリビン	プリン合成系のイノシン酸からグアニル酸に至る経路を拮抗阻害することにより核酸合成抑制.	関節リウマチ, ループス腎炎, ネフローゼ症候群（ステロイド難治例のみ）, 腎移植時拒絶反応抑制.	禁忌：WBC 3000/mm^{3}以下, 妊婦. 副作用：骨髄機能抑制, 感染症, 間質性肺炎, 肝障害, 黄疸, 消化管潰瘍・出血・穿孔, 高血糖, 重篤な皮膚障害, 膵炎, 急性腎不全.
	タクロリムス	カルシニューリン阻害により, T細胞由来のサイトカイン合成関連mRNAの転写を抑制. IL-2合成抑制によってT細胞分化・増殖を阻害.	関節リウマチ, ループス腎炎（ステロイド難治例のみ）, 腎・肝・心・肺・膵移植時拒絶反応抑制, 骨髄移植時拒絶反応・移植片対宿主病抑制.	禁忌：シクロスポリン・ボセンタン・K保持性利尿薬投与中, 妊婦. 副作用：急性腎不全, 心不全, 不整脈, 心筋梗塞, 狭心症, 脳血管障害, 血小板減少性紫斑病, 呼吸困難, 感染症, 悪性腫瘍, 膵炎, 高血糖.

表9-15 抗リウマチ薬 つづき

カテゴリー	薬物（一般名）	作用と特徴	適応	備考
生物学的製剤	インフリキシマブ	炎症性サイトカインであるTNF-αに選択的に結合し，TNF-α受容体への結合を阻害することにより抗炎症効果を発揮．膜結合性TNF-αに結合し，ADCCによりTNF-α産生細胞を破壊．	関節リウマチ，クローン病，ベーチェット病による難治性網膜ぶどう膜炎．	禁忌：重篤な感染症，活動性結核，うっ血性心不全，脱髄疾患．マウス抗ヒトTNF-α抗体V領域遺伝子とヒトIgGのC領域の遺伝子を連結して作成したキメラ型モノクローナル抗体製剤．メトトレキサートと併用して投与．副作用：日和見感染症，結核，間質性肺炎，肝障害，ループス様症候群，WBC減少，遅発性過敏症．
	エタネルセプト	本剤は可溶性TNF-α受容体である．TNF-αを捕捉し，細胞膜上のTNF-α受容体への結合を阻害する．	関節リウマチ，若年性突発性関節炎．	禁忌：敗血症，重篤な感染症，活動性結核，脱髄疾患，うっ血性心不全．ヒトTNF-α受容体とヒトIgG$_1$のFc領域とを遺伝子組換えによって結合させた二量体の融合タンパク製剤．副作用：インフリキシマブに同じ．
	アダリムマブ	インフリキシマブに同じ．	関節リウマチ．	禁忌：同上．TNF-αに対する完全ヒト型モノクローナル抗体製剤．副作用：同上．
	トシリズマブ	可溶性および膜結合性IL-6受容体に結合し，IL-6とIL-6受容体の結合を阻害．	関節リウマチ，全身型若年性突発性関節炎，キャッスルマン病．	禁忌：重篤な感染症合併．IL-6受容体に対するヒト型モノクローナル抗体製剤．副作用：アナフィラキシー様症状，感染症，間質性肺炎，腸管穿孔，好中球数減少，心不全．
	アバタセプト	抗原提示細胞膜のCD80/CD86に結合し，CD28を介した共刺激シグナルを阻害することによりT細胞の活性化を抑制する．	関節リウマチ．	禁忌：重篤な感染症．ヒト細胞傷害性リンパ球抗原（CTLA-4）とヒトIgG$_1$のFc領域との遺伝子組換え融合タンパク製剤．副作用：重篤な感染症，ショック，アナフィラキシー様症状，重篤な過敏症，間質性肺炎．

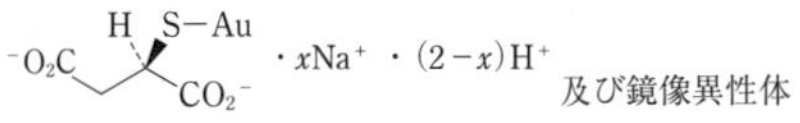

金チオリンゴ酸ナトリウム㊞　　ペニシラミン 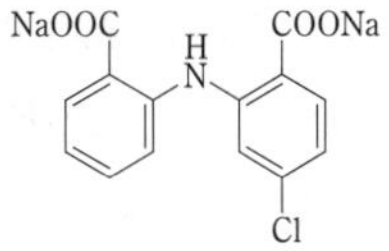　　ロベンザリット二ナトリウム

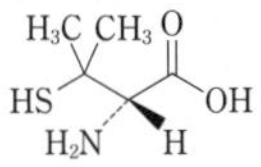

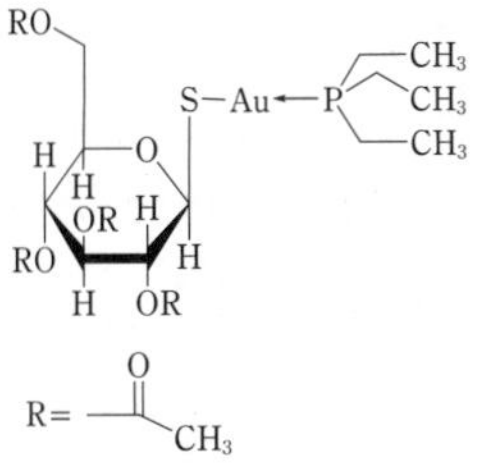

オーラノフィン 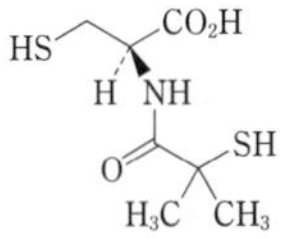　　ブシラミン㊞　　アクタリット

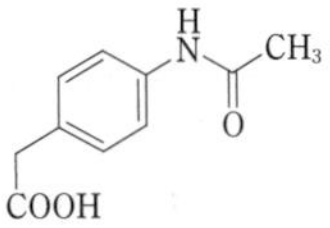

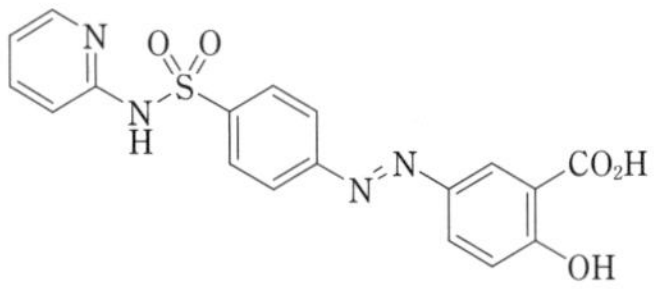

サラゾスルファピリジン㊞　　メトトレキサート㊞

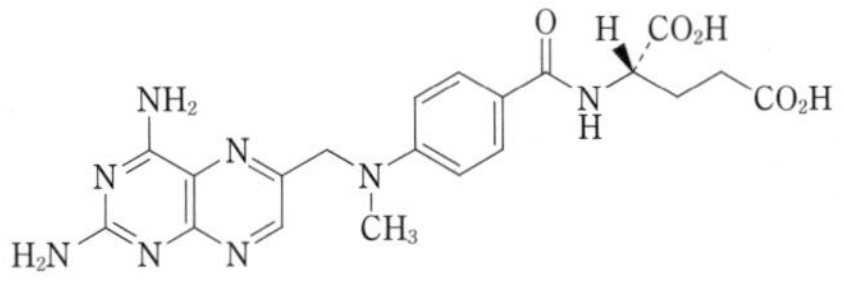

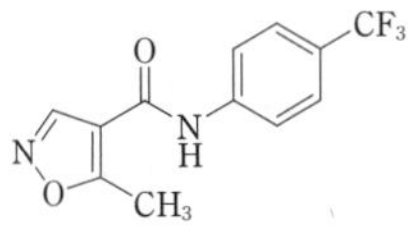

レフルノミド 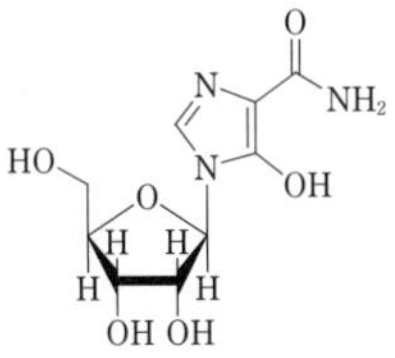　　ミゾリビン㊞　　タクロリムス水和物㊞

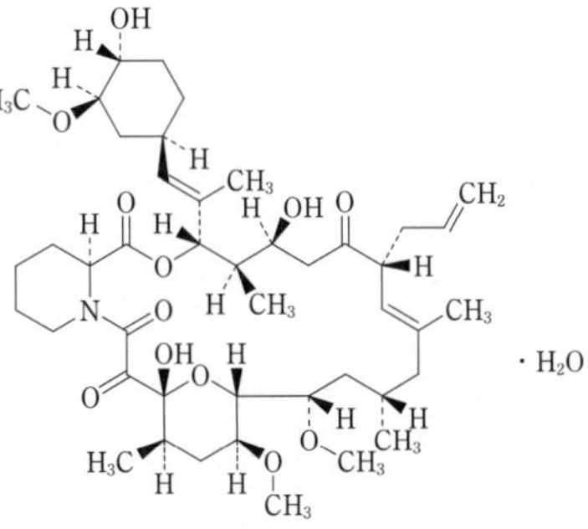

9-3-3-1　免疫調節薬 immune modulators

RA は何らかの原因により，免疫寛容が破綻し，その結果産生される自己抗体あるいは自己反応性 T 細胞によって引き起こされる疾患であるが，この自己免疫異常を是正する薬物が免疫調節薬である．しかし，その詳細な作用機序については不明な点が多く残されている．

（1）金チオリンゴ酸ナトリウム sodium aurothiomalate

筋肉注射剤であり，活動性 RA に対する有効性が比較的高い．マクロファージや樹状細胞などの抗原提示細胞の機能を抑制し，自己免疫系を制御すると考えられている．副作用として，皮膚炎，腎障害，骨髄抑制，間質性肺炎などがある．

（2）ペニシラミン penicillamine

SH 基によって自己抗体および免疫複合体における S-S 結合を解離する．また，細胞性免疫系

に作用し抗リウマチ作用を発現すると考えられている．重金属のキレート形成作用を有するため，ウィルソン病，鉛，水銀の解毒に用いられる．副作用として，骨髄抑制，ネフローゼ症候群，重症筋無力症などがある．

（3）ブシラミン bucillamine

RA に対する有効率は比較的高い．Th1 細胞を刺激し IFN-γ を誘導することによって IL-4 を抑制し，自己抗体産生を阻害すると考えられている．また，低下している調節性 T 細胞の機能を活性化する．副作用として，骨髄抑制，急性腎不全，アナフィラキシー様症状がある．

（4）サラゾスルファピリジン salazosulfapyridine

RA に対する効果は比較的強力である．マクロファージ，T 細胞に作用し，IL-1，IL-2，IL-6 などのサイトカイン産生を抑制することによって抗リウマチ作用を発現すると考えられている．副作用として，腎機能障害，骨髄抑制，皮膚障害，間質性肺炎などがある．

9-3-3-2 免疫抑制薬 immunosuppressive drugs

自己抗体産生などの自己免疫反応の抑制を目的として使用されるが，特異性がないため，感染症，骨髄抑制，消化器障害，肝・腎障害などの重篤な副作用がみられることがある．

（1）メトトレキサート methotrexate

ジヒドロ葉酸還元酵素と不可逆的に結合し，テトラヒドロ葉酸を枯渇させることにより，チミジル酸およびプリン合成を抑制する．主として，細胞周期の DNA 合成期（S 期）に作用し，T 細胞や B 細胞などの細胞分化・増殖を阻害する．RA 以外に白血病などにも用いられるが，抗リウマチ作用は抗がん用量よりも低い用量で発現する．RA では強力な免疫抑制作用の他に，関節滑膜増殖抑制作用や軟骨・骨破壊阻止作用があり，現在では RA 治療における第 1 選択薬として用いられている．副作用として，間質性肺炎，肝障害，骨髄抑制，腎機能低下などがある．

（2）レフルノミド leflunomide

抗リウマチ効果はメトトレキサートと同等である．生体内で活性型となり，ピリミジン合成系のジヒドロオロト酸脱水素酵素を阻害し，オロト酸の生成が抑制される．その結果，DNA および RNA 合成が抑制される．血中半減期が長い（15〜18 日）のが特徴である．副作用として，間質性肺炎，肝障害，骨髄抑制などがある．

（3）ミゾリビン mizoribine

イミダゾール骨格を有するが，生体内ではプリンとして認識され，プリン合成系のイノシン酸からグアニル酸に至る経路を拮抗的に阻害することによって核酸合成を阻害し，T 細胞や B 細胞の分化・増殖を抑制する．腎移植後の拒絶反応の抑制にも用いられる．骨髄抑制は比較的弱い．

（4）タクロリムス tacrolimus

放線菌が産生するマクロライド系抗生物質である．ヘルパーT細胞のタクロリムス結合タンパク質 FK binding protein（FKBP）と結合し，カルシニューリン（脱リン酸化酵素）を阻害する．その結果，IL-2遺伝子に働く転写因子の1つである NF-AT（nuclear factor of activated T cell）の核内移行が阻害され，IL-2産生が抑制される．これによってヘルパーT細胞の分化・増殖が抑制される．RAの他に，腎，肝，骨髄などの移植後の拒絶反応の抑制に用いられる．副作用として，腎障害，心不全，中枢神経障害がある．

9-3-3-3 生物学的製剤 biological drugs

RAの関節滑膜組織の炎症のみならず，軟骨・骨破壊に重要な役割を果たしているサイトカインとして，TNF-αおよびIL-6などがある．これらのサイトカインは標的細胞膜上の受容体に結合後，シグナル伝達系を介してその作用を発揮する．したがって，TNF-αに対する中和抗体（インフリキシマブ，アダリムマブ），細胞非結合型であるTNF-α可溶性受容体（エタネルセプト），あるいはIL-6受容体に対するモノクローナル抗体（トシリズマブ）を用いることによってサイトカインと細胞膜上受容体との結合は阻害され，抗関節炎効果および抗軟骨・骨破壊作用がみられる．さらに最近，抗原提示細胞膜のCD80/CD86に結合し，T細胞の活性化を抑制するアバタセプトがRA治療薬として用いられるようになった．これらの薬物は**生物学的製剤**と呼ばれるが，いずれもタンパク質であるため経口投与は無効であり，点滴静注あるいは皮下注射で投与される．

（1）インフリキシマブ infliximab およびアダリムマブ adalimumab

マウス抗ヒトTNF-α抗体のV領域の遺伝子とヒトIgGのC領域の遺伝子とを連結して作成されたキメラ型のモノクローナル抗体である．インフリキシマブはTNF-αと特異的に結合し，本サイトカインの細胞膜受容体への結合を阻害する．その結果，TNF-αの生物学的活性（表9-16）は阻害される．しかし，インフリキシマブのマウス由来領域に対する中和抗体の出現によって，抗リウマチ作用は減弱され，あるいはアナフィラキシー様症状が現れることがある．したがって，中和抗体産生抑制および抗リウマチ効果の増強を目的として，メトトレキサートが併

表 9-16 腫瘍壊死因子（TNF-α）の特徴

主な産生細胞	・マクロファージ ・単球など
生物学的活性	・アラキドン酸代謝および活性酸素産生の促進 ・マクロファージ，T細胞およびB細胞の活性化 ・炎症性サイトカイン（IL-1，IL-6など）産生の促進 ・血管内皮細胞の接着分子の発現および誘導 ・マトリックスメタロプロテアーゼ ・滑膜細胞増殖の促進 ・破骨細胞の分化および誘導

用して用いられる．インフリキシマブの抗リウマチ効果および軟骨・骨破壊に対する抑制効果は強い．副作用として，結核，敗血症およびニューモシスチス・カリニ肺炎などの感染症などがある．最近，さらに遺伝子工学の進歩により，C 領域遺伝子のみならず V 領域遺伝子もヒト由来である完全ヒト TNF-α 抗体であるアダリムマブが開発され，中和抗体の出現は減少した．

（2）エタネルセプト etanercept

ヒト TNF-α に対する受容体とヒト IgG_1 の Fc 領域とを遺伝子組換えによって結合させた二量体の融合タンパク質製剤である．IgG_1 の Fc 領域を受容体に結合させることによって，受容体単独の場合よりも TNF-α への結合能が約 50 倍強まるとともに，生物学的活性は 100〜1000 倍増加し，また，血中半減期は 5〜8 倍長くなる．TNF-α と結合し，本サイトカインと膜結合型受容体との結合を阻害し，抗リウマチ作用を示す．インフリキシマブと異なり，そのタンパク質の構成はすべてヒト由来であるため，ヒトに対する抗原性は低く，中和抗体の出現は少ない．エタネルセプト単独使用も可能であるが，メトトレキサートとの併用でその抗リウマチ作用はさらに強まる．副作用として感染症および血液障害がある．

（3）トシリズマブ tocilizumab

IL-6 受容体に対するモノクローナル抗体製剤である．マウス抗体 V 領域のうち，さらに抗原認識部位である相補性決定領域 complementarity-determining region（CDR）とヒト IgG_1 Fc 領域とを結合させたもの（ヒト化抗体）である．したがって，キメラ型抗体よりもマウス由来構成タンパク質部分はさらに少ないため，中和抗体の出現頻度は低い．IL-6 は T 細胞，マクロファージなどの様々な細胞から産生される炎症性サイトカインで，B 細胞に作用し抗体産生細胞である形質細胞への分化・増殖を誘導する．そのほか，破骨細胞の活性化による骨吸収（骨破壊）作用などがあり，TNF-α と同様に RA の病態形成に重要な役割を果たしている．したがって，本モノクローナル抗体は，膜結合性および膜非結合性の IL-6 受容体に結合することによって，IL-6 と IL-6 受容体との結合を阻害する．副作用として，感染症，間質性肺炎，アナフィラキシー様症状などがある．

（4）アバタセプト abatacept

T 細胞の活性化の抑制を目的として開発されたものがアバタセプトである．したがって，本生物学的製剤は，インフリキシマブ，アダリムマブ，エタネルセプト，トシリズマブと異なり，サイトカインを標的としたものではない．T 細胞の活性化には抗原刺激とともに，抗原提示細胞膜にある CD80/CD86 と T 細胞膜の CD28 との結合による共刺激シグナルが必須である．アバタセプトは CD28 と同じリガンド（CTLA-4）とヒト IgG_1 Fc 領域との融合タンパク質であるが，この融合タンパク質は CD80/CD86 と直接結合することによって CD80/CD86 と CD28 との結合を阻害し，共刺激シグナルを抑制する．これによって T 細胞活性化は抑制され，その結果，RA の病態形成に関わる IL-2，IFN-γ，TNF-α などの様々なサイトカイン産生は阻害される．副作用として，感染症，アナフィラキシー様症状，間質性肺炎などがある．

9-3-4 関節機能改善薬

　関節機能改善薬として現在臨床で用いられているものとして**ヒアルロン酸** hyaluronic acid がある．これはムコ多糖の1つで，D-グルクロン酸と N-アセチル-D-グルコサミンが繰り返した高分子の構造から成り，粘性の高いゼリー様の溶液である．ほとんどの動物組織の細胞外マトリックスの必須成分であるが，関節，皮膚，眼硝子体などに多く存在する．関節では軟骨細胞および滑膜細胞によって産生され，関節軟骨の保護に重要な役割を果たしている．

　ヒアルロン酸の薬理作用としては，軟骨変性の抑制，プロテオグリカン合成促進，軟骨表層皮膜保護，関節軟骨の衝撃吸収などがある．また，ヒアルロン酸は軟骨細胞および滑膜細胞に発現している受容体（CD44）と結合し，PGE_2 をはじめとする様々なケミカルメディエーター，IL-1などのサイトカインおよびプロテアーゼ産生を抑制し，抗炎症作用を示す．PGE_2 産生の抑制による疼痛閾値の上昇作用およびヒアルロン酸による痛覚受容器の被覆によるブラジキニンの結合阻害によって，疼痛の軽減がみられる．

　変形性関節症，関節リウマチ，肩関節周囲炎では，関節滑液中のヒアルロン酸の分子量，濃度および粘度が低下し，関節機能が障害されているが，ヒアルロン酸はこのような患者の関節腔に注入される．これによって関節可動域の改善，関節破壊進行の抑制，関節疼痛の軽減がみられ，QOLが高まる．副作用はほとんどみられず，長期使用が可能である．

10 内分泌・代謝性疾患治療薬

　糖尿病 diabetes mellitus は何らかの原因でインスリン産生の消失や，標的組織でのインスリン作用の障害に基づく慢性的な血糖値上昇を来す代謝性疾患群である．糖尿病患者は日本および世界でも増加しつつあり，日本では予備群を含めると国民5人に1人となる2200万人以上が糖尿病あるいはその疑いがあることになる．

10-1　糖尿病治療薬

10-1-1　糖尿病の分類

10-1-1-1　1型糖尿病

　1型糖尿病は，唯一のインスリン分泌細胞である膵臓のβ細胞が何らかの原因で破壊され，インスリン分泌能がほぼ枯渇して発症する．若年者に多いものの，中年以降の発症もある．発症時にケトーシスまたはケトアシドーシスを呈することが多い．多くの場合，膵β細胞の破壊に自己免疫（細胞性免疫）が関与している．

10-1-1-2　2型糖尿病

　我が国における糖尿病患者のほとんどがインスリンの分泌低下あるいはインスリン抵抗性を主体として，相対的なインスリン作用不足を伴う2型糖尿病である．2型糖尿病患者の増加の原因としては，脂肪摂取の増加，運動不足および毎日のストレスが挙げられ，このような生活習慣に加えて，患者が本来有する遺伝的素質が2型糖尿病の発症に関与している．

10-1-2 糖尿病の治療

1型糖尿病は，インスリン産生がないため，その治療にはインスリン治療が不可欠である．基本的には，入院による管理のもとでインスリンによる治療を行うが，入院が不可能な場合で，医師，薬剤師あるいは看護師などによるサポート体制が整っている場合は外来インスリン導入が可能である．1型糖尿病であっても，インスリン注射だけでなく，活動量や合併症に応じた食事療法・運動療法を指導する必要がある．インスリンは，速効型を朝，昼，夕の各食前注射，さらに就寝前に中間型ないし持続型を注射する1日4回の注射を行う強化インスリン療法を原則とする．

2型糖尿病の治療には主として経口血糖降下薬を用いる．経口血糖降下薬には種々の作用機序のものがあり，薬物の作用機序と特性を理解したうえで，患者の血糖コントロールの状況に合わせて薬剤を選択することが重要である．初期の軽症糖尿病の場合，もちろん食事・運動療法を十分行うことが重要である．軽症の場合は食後のインスリン分泌が不十分であったり，その分泌のタイミングが遅れるために起こる食後の血糖上昇（食後高血糖）を抑制するために糖の吸収を遅延させたり，食後のインスリン分泌を補うためにα-グルコシダーゼ阻害薬や速効型インスリン分泌促進薬（グリニド系薬）などが用いられる．また，インスリン分泌不足を補うためにインスリン分泌促進薬のスルホニル尿素薬が，肥満などインスリン抵抗性が考えられる場合にはビグアナイド薬やチアゾリジン誘導体などが使用される．また，最近，インスリンの分泌を促進するとともに膵臓保護作用を持つ新たな薬剤（GLP-1アナログおよびGLP-1分解酵素阻害薬）が利用できるようになり治療の選択肢がさらに拡大している（図10-1）．

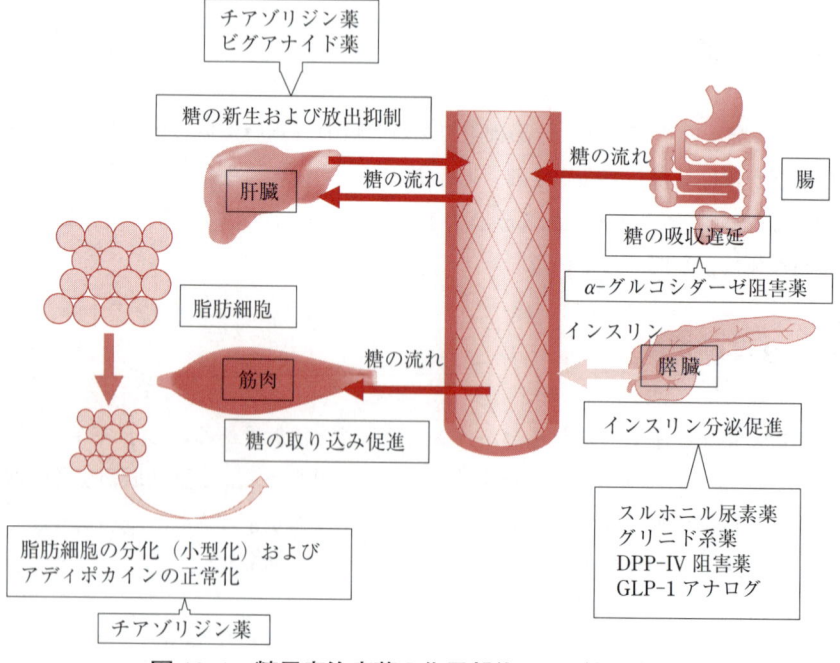

図10-1 糖尿病治療薬の作用部位および作用機序

10-1-3 インスリン製剤

インスリン製剤はその作用持続により，超速効型，速効型，中間型，持効型および混合型に分類される．

10-1-3-1 超速効型インスリン製剤

インスリンは通常，6量体を形成しているが，6量体のインスリンが皮下投与により吸収される際には，2量体から単量体になることが必要である．超速効型インスリン製剤はインスリンのアミノ酸配列の一部を変換させて，インスリン単量体の安定性を高めて6量体を形成しないようにしたインスリンアナログである．作用発現時間は皮下注射後10〜20分であり，最大作用発現には約1時間，作用持続は3〜5時間である．食直前の投与で良いため，食後の高血糖の改善とともに低血糖のリスクも減少する．インスリンB鎖28位のプロリン（Pro）をアスパラギン酸に変換した**インスリアスパルト** insulin aspart およびB鎖28位のProと29位のリジン（Lys）を入れ替えた**インスリンリスプロ** insulin lispro は，製剤中では6量体で存在するが，単量体同士を反発させる分子構造のため2量体形成が阻害され，皮下注後の速やかに単量体となり吸収される．インスリンB鎖3位のアスパラギン酸（Asn）をLysに，29位のLysをグルタミン酸（Glu）に変換した**インスリングルリジン** insulin glulisine は，2量体形成に重要な29位の置換に加え，6量体形成に重要な3位を置換したことで6量体の形成も抑制される．

10-1-3-2 速効型インスリン製剤

ヒトインスリン製剤で，6量体から2量体をへて単量体となって吸収されるため，作用発現時間は約30分，最大効果発現に1〜3時間，作用持続は5〜8時間である．

10-1-3-3 中間型インスリン製剤

プロタミンに少量の亜鉛を加えてインスリンを結晶化させたNPH（neutral protamine hagedorn）インスリン製剤 isophane insulin である．インスリンアナログ製剤の場合，作用発現に1〜3時間，最大効果発現に4〜12時間，作用持続は最大24時間である．ヒトインスリン製剤の場合は，作用発現に30分〜1時間，最大効果発現に2〜6時間，作用持続は最大24時間である．また，超速効型インスリン製剤のインスリンリスプロにプロタミンを添加したNPL（neutral protamine lispro）製剤の中間型インスリンリスプロは，作用発現に30分〜1時間，最大効果発現に2〜6時間，作用持続は最大24時間である．

10-1-3-4　持効型インスリン製剤

　基礎インスリン分泌を補充するために開発された製剤で，24 時間以上ピークのない効果を持続させる．インスリン A 鎖 21 位の Asp をグリシン（Gly）に置換し，B 鎖 C 末端に Arg を 2 個付加した**インスリングラルギン** insulin glargine は，皮下注射されると等電点が pH 5.4 から pH 7 となり，生理的 pH では等電点沈殿を起こし，溶解性が低下して作用時間が延長する．**インスリンデテミル** insulin detemir は B 鎖 30 位のスレオニンを欠損させ，29 位の Lys に脂肪酸のミリスチン酸を付加することで，単量体への解離の遅延とミリスチン酸とアルブミンが結合して，タンパク結合型インスリンとなる薬物動態学的な機序により，作用持続が延長する．

10-1-3-5　混合型インスリン製剤

　ヒト 2 相性イソフェンインスリン製剤は速効型製剤と中間型製剤を 3：7, 4：6 および 5：5 の比率で混合した製剤で，作用発現に 30 分〜1 時間，最大効果発現に 2〜12 時間，作用持続は最大 24 時間である．超速効性インスリンアナログとその NPH 製剤を 2.5：7.5 および 5：5 の比率で混合したインスリンリスプロ混合製剤の作用発現は 15 分以内，最大効果発現に 30 分〜6 時間，作用持続は最大 24 時間である．

10-1-4　経口糖尿病薬

10-1-4-1　糖の吸収

　でんぷんは多数のグルコース分子がグリコシド結合によって重合したもので，主鎖のアミロースとそれにグルコシド結合した枝鎖のアミロペクチンからなる．デンプンは唾液中および膵液中のアミラーゼにより，マルトース（麦芽糖）に分解される．マルトースあるいはショ糖などの多糖類は小腸粘膜上皮の絨毛膜刷子縁に存在する α-グルコシダーゼ（マルターゼ）により最終的にグルコース（ブドウ糖）に分解され，小腸で吸収される．

（1）α-グルコシダーゼ阻害薬

　血糖の上昇に比べてインスリン分泌のタイミングが遅い 2 型糖尿病患者では食後の高血糖（過血糖）がみられるが，2 糖類分解酵素である α-グルコシダーゼを阻害することで単糖類への分解を抑制し，糖質の分解・吸収を遅延させる（阻害ではない）ことにより食後の高血糖を抑えることができる．比較的軽症で食後過血糖が問題の 2 型糖尿病患者には単独で，他の経口血糖降下薬やインスリン療法を行っている患者で食後過血糖が著しい場合にはそれらと併用して用いられる．

　アカルボース acarbose は α-グルコシダーゼ阻害作用とともに α-アミラーゼ阻害作用を有す

る．**ボグリボース** voglibose および**ミグリトール** miglitol は α-グルコシダーゼ阻害作用のみを有する．α-グルコシダーゼ阻害薬は食事と同時（食直前）に服用しないと，効果が減弱あるいは無効となる．α-グルコシダーゼ阻害薬を単独で使用する場合，低血糖を起こすことはほとんどないが，他の血糖降下薬との併用により低血糖症状が起きた場合，グルコースを投与しなければ症状は改善しない．

10-1-4-2　インスリン分泌機序

インスリン分泌機序の1つに ATP 感受性 K^+ チャネル（K_{ATP} チャネル）依存性機序がある．すなわち，血糖値が上昇すると，グルコースが膵 β 細胞膜上のグルコーストランスポーター（GLUT）2 を介して細胞内に取り込まれ，グルコース代謝による ATP/ADP 比の上昇により K_{ATP} チャネルが閉口して膜が脱分極し，電位依存性 Ca^{2+} チャネルが活性化されてインスリン開口放出が引き起こされる（図 10-2）．

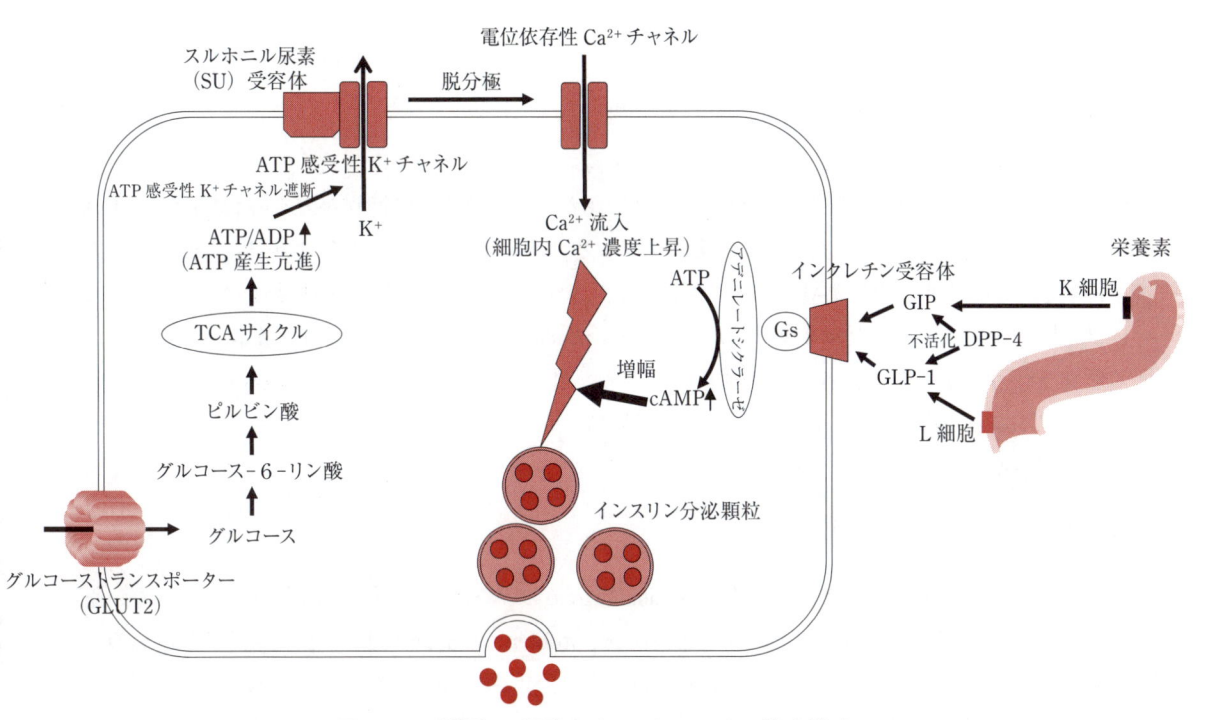

図 10-2　膵臓 β 細胞からのインスリン放出機序

（1）スルホニル尿素薬 sulfonylureas

スルホニル尿素薬（SU 薬）は K_{ATP} チャネルの一部を構成する sulfonylurea（SU）受容体に結合することで K_{ATP} チャネルを閉口し，血糖非依存的なインスリン分泌を促進する．

SU 薬には第1世代から第3世代まであるが，第1世代の SU 薬（トルブタミド torbutamide，グリクロピラミド glyclopyramide，アセトヘキサミド acetohexamide，クロルプロパミド chlorpropamide）

はほとんど用いられていない．第2世代には**グリベンクラミド** glibenclamide および**グリクラジド** gliclazide がある．グリベンクラミドは作用が最も強く，作用時間も長いので1日1～2回の投与で良い．グリクラジドは血糖降下作用のほかに，血小板粘着・凝集能改善，線溶能亢進および抗酸化作用を持っており，糖尿病合併症として起こる血管病変を抑制する効果が期待される．第3世代のグリメピリドはSU受容体との親和性や結合解離速度が，第2世代までのSU薬と異なり，インスリン分泌作用は弱いが，インスリン抵抗性改善作用を併せ持つため，グリベンクラミドと同程度の血糖降下作用を示す．

（2）速効性インスリン分泌促進薬（グリニド系薬）

グリニド系薬の**ナテグリニド** nateglinide，**ミチグリニド** mitiglinide および**レパグリニド** repaglinide は，スルホニル尿素（SU）構造は持たないが，SU薬と同様に，膵β細胞上のSU受容体に結合してK_{ATP}チャネルを閉口させてインスリン分泌を促進する．SU薬に比べてナテグリニドおよびミチグリニドは作用発現，最大効果発現時間および作用持続がきわめて短く，インスリン血中濃度上昇の速度も速いため，低血糖も起こしにくい．このような特徴のため，食直前の服用で食後過血糖を抑制するために用いられる．

（3）ビグアナイド薬

ビグアナイド薬はインスリン分泌促進作用を持たないが，肝臓での糖新生の抑制による糖放出の抑制，末梢臓器での糖取り込み促進および消化管からの糖吸収の抑制が，その血糖降下作用機序と考えられている．ビグアナイド薬には**メトホルミン** metformine と**ブホルミン** buformine があるが，メトホルミンはAMP依存性プロテインキナーゼ（AMPPK*）を活性化することにより糖・脂質代謝に種々の影響を及ぼし，インスリン抵抗性を改善することが明らかにされている．肥満を伴う2型糖尿病患者の第1選択薬である．肝，腎および心肺機能に障害のある患者，過度のアルコール摂取患者，高齢者においては乳酸アシドーシスを起こす可能性があるので禁忌となっている．

（4）チアゾリジン誘導体

チアゾリジン誘導体の**ピオグリタゾン** pioglitazone はインスリン抵抗性改善薬と呼ばれる．脂肪細胞において核内転写調節因子の peroxisome proliferator-activated receptor γ（PPARγ）のアゴニストとして作用し，前駆脂肪細胞を脂肪細胞へ分化させるが，インスリン抵抗性の原因となるTNF-αの分泌が少なくインスリン抵抗性を起こしにくい小型の脂肪細胞へと変化させるのではないかと考えられている．また，TNF-αの産生を抑制することで，インスリン感受性を高めるアディポネクチンの産生を高めることも知られている．ピオグリタゾンより先に使用されていたトログリタゾンは重篤な肝障害のため販売停止となったが，ピオグリタゾンの市販後調査結果では重篤な肝障害はみられていない．副作用として，水・ナトリウムの貯留による体重増加がみられる．心不全患者ではその進行が認められるため，禁忌である．

＊cAMP依存性プロテインキナーゼ（PKAまたはA-キナーゼ）と混同しないこと．

10-1-4-3　インクレチン作用

　インクレチンは膵液分泌を促進する因子のセクレチン secretin とインスリン分泌を促進する因子という意味で，secretin of insulin からインクレチン incretin と命名された．食事の摂取により消化管から分泌され，名前の由来の通り，膵臓からのインスリン分泌を促進する消化管ホルモンで，小腸上部 K 細胞から分泌される GIP（glucose-dependent insulinotropic polypeptide）と，小腸下部 L 細胞から分泌される GLP-1（glucagon-like peptide-1）の2つが知られている．食事により消化管内に炭水化物や脂肪が入ると，その刺激を受けてインクレチンが速やかに消化管から分泌される（図10-2）．インクレチンは，血糖値の上昇とともに膵β細胞からのインスリン分泌を増加させ，膵α細胞からのグルカゴン分泌を抑制し，血糖を低下させるように働く．また，インクレチンには満腹感の促進と食事摂取量の抑制，膵臓β細胞保護作用のほか，中枢神経系や循環系に対する多様な作用を持つことが知られている．インクレチンは DPP-4（dipeptidyl peptidase-Ⅳ）により速やかに分解され，血中半減期は GLP-1 で約2分，GIP で5分と非常に短い．

（1）GLP-1 分解酵素（DPP-4）阻害薬

　DPP-4 はセリンプロテアーゼで，ポリペプチドの N 末端を切断して2アミノ酸を放出する．腎臓，腸絨毛，肝臓，血管内皮細胞などの細胞膜に存在する膜タンパク質で，血液中では可溶型として存在する．標的となるタンパク質の N 末端第2位にあるアラニンもしくはプロリンを認識して N 末端の2アミノ酸を切断することによって多くのペプチドの活性，不活性化に関与している．DPP-4 は GLP-1 あるいは GIP を分泌する腸管内分泌細胞の L 細胞，K 細胞周囲の血管内皮や血液中に広範に存在しており，栄養素の刺激により分泌された GLP-1 あるいは GIP を速やかに分解する．

　シタグリプチン sitagliptine，**ビルダグリプチン** vildagliptine および**アログリプチン** alogliptine は DPP-4 を阻害することで，内因性のインクレチン（GLP-1 や GIP）の活性を増強することで血糖値を低下させる．経口投与が可能だが，血糖降下作用は GLP-1 アナログに劣る可能性がある．また，体重減少効果はない．

（2）GLP-1 アナログ

　エキセナチド exenatide はアメリカオオトカゲの唾液から見いだされたアミノ酸39個からなるグルカゴン類似ペプチドである exendin-4 を合成したもので，ヒト GLP-1 のアミノ酸配列と53% の相同性がある．GLP-1 の N 端から2番目のアラニンがグリシンに置換していることで DPP-4 に対する抵抗性を得た．皮下注射後の半減期は約4時間，作用持続は約8時間で，1回5〜10 μg，1日2回朝夕食前60分以内に皮下投与する．

　リラグルチド liragultide は天然型 GLP-1 の34位をアルギニンに置換し，26位のリジンのアミノ基に N-パルミトイルグルタミン酸を結合させた．アシル化することでアルブミンとの親和性を高め，DPP-4 に対する抵抗性をもたせた．1日1回皮下投与する．ヒト GLP-1 と 97% 相同し，抗体価の上昇がほとんどみられない．

表10-1 糖尿病治療薬

カテゴリー		薬物名(一般名)	作用機序	適応	備考
インスリン製剤	超速効性インスリン製剤	インスリンアスパルト		絶対的適応 1. 1型糖尿病 2. 2型糖尿病で以下の病態時 1) 糖尿病昏睡(ケトアシドーシス昏睡, 非ケトン性高浸透圧昏睡) 2) 外傷, 中等度以上の外科手術, 重症感染症の併発 3) 糖尿病合併妊娠 4) 高度の肝・腎機能障害 5) 高カロリー輸液療法時	禁忌:低血糖症状 副作用:低血糖, アナフィラキシーショック, 血管神経性浮腫
		インスリンリスプロ			禁忌:低血糖症状 副作用:低血糖, アナフィラキシーショック, 血管神経性浮腫
		インスリングルリジン			禁忌:低血糖症状 副作用:低血糖, アナフィラキシーショック, 血管神経性浮腫
	持効型インスリン製剤	インスリングラルギン		相対的適応 1. インスリン非依存状態の糖尿病で著明な高血糖やケトーシスを認める時 2. 経口血糖降下薬では良好な血糖コントロールが得られない時(SU類一次無効二次無効など)	禁忌:低血糖症状 副作用:低血糖, アナフィラキシーショック, 血管神経性浮腫
		インスリンデテミル			禁忌:低血糖症状 副作用:低血糖, アナフィラキシーショック, 血管神経性浮腫
α-グルコシダーゼ阻害薬		アカルボース	プチアリン, アミラーゼおよび小腸粘膜上皮細胞の刷子縁に存在する二糖類分解酵素の作用を競合的に阻害して単糖類への分解を抑制し, 糖の消化・吸収を遅らせる.	糖尿病の食後過血糖の改善(食事療法・運動療法のみで十分な効果が得られない場合, または食事療法・運動療法に加えて経口血糖降下薬または, インスリン投与で十分な効果が得られなかった場合のみ)	アミラーゼと二糖類分解酵素の双方を阻害, 海外では新血管イベント抑制効果報告 禁忌:重症ケトーシス, 糖尿病性昏睡・前昏睡, 重症感染症, 手術前後, 重篤な外傷 副作用:肝障害, 黄疸, 低血糖, 腸閉塞様症状
		ボグリボース		1. 糖尿病の食後過血糖の改善(食事療法・運動療法のみで十分な効果が得られない場合, または食事療法・運動療法に加えて経口血糖降下薬または, インスリン投与で十分な効果が得られなかった場合のみ) 2. 耐糖能異常における2型糖尿病の発症抑制	消化管の二糖類分解酵素を阻害, IGTから糖尿病への進展抑制効果 禁忌:重症ケトーシス, 糖尿病性昏睡・前昏睡, 重症感染症, 手術前後, 重篤な外傷 副作用:劇症肝炎, 重篤な肝障害, 黄疸, 低血糖, 腸閉塞様症状, 重篤な肝硬変では高アンモニア血症増悪, 意識障害
		ミグリトール		糖尿病の食後過血糖の改善(食事療法・運動療法加えてSU類, BG類, インスリン投与で十分な効果が得られない場合のみ)	小腸上部で吸収されるので糖質の吸収は小腸下部, 食後2時間より食後1時間の血糖をより強く抑制 禁忌:重症ケトーシス, 糖尿病性昏睡・前昏睡, 重症感染症, 手術前後, 重篤な外傷, 妊婦 副作用:低血糖, 腸閉塞様症状, 肝障害, 黄疸

表10-1 糖尿病治療薬 つづき

カテゴリー	薬物名（一般名）	作用機序	適応	備考
スルホニル尿素薬	グリベンクラミド	膵β細胞に存在するSU受容体と結合し，ATP感受性Kチャネルを閉鎖してβ細胞膜の脱分極をきたし，電位依存性Caチャネルより細胞外Caが流入してインスリンの分泌を起こす．	2型糖尿病（食事療法・運動療法のみで十分な効果が得られない場合のみ）	血小板粘着能・凝集改善，線溶能亢進作用，高酸化作用 警告：重篤かつ遷延性の低血糖症を起こすことあり 禁忌：重篤ケトーシス，糖尿病性昏睡または前昏睡，インスリン依存型糖尿病，重篤な肝・腎障害，重症感染症，手術前後，重篤な外傷，下痢・嘔吐等の胃腸障害，妊娠，スルホンアミド系薬過敏症 副作用：低血糖，無顆粒球症，肝炎，肝障害，黄疸，溶血性貧血
	グリクラジド			最も強力で長時間作用 警告：重篤かつ遷延性の低血糖症を起こすことあり 禁忌：重篤ケトーシス，糖尿病性昏睡または前昏睡，インスリン依存型糖尿病，重篤な肝・腎障害，重症感染症，手術前後，重篤な外傷，下痢・嘔吐等の胃腸障害，妊娠，スルホンアミド系薬過敏症，ボセンタン投与中 副作用：低血糖，無顆粒球症，肝障害，黄疸
超速効性インスリン分泌促進薬（グリニド系薬）	ナテグリニド	SU構造を持たないが膵β細胞のSU受容体と内向き整流Kチャネルからなる ATP感受性Kチャネルを抑制することで，インスリンの分泌を促進する．	2型糖尿病の食後血糖推移の改善（食事・運動療法または加えてグルコシダーゼ阻害薬，BG類，チアゾリジン系でも不十分な場合）	インスリンの追加分泌を促進して食後高血糖を改善，空腹時血糖への影響が少ない 禁忌：重篤ケトーシス，糖尿病性昏睡または前昏睡，1型糖尿病，重症感染症，手術前後，重篤な外傷，妊婦，透析を必要とするような重篤な腎障害 副作用：心筋梗塞，突然死，肝障害，黄疸，低血糖
	ミチグリニド		2型糖尿病の食後血糖推移の改善（食事・運動療法または加えてグルコシダーゼ阻害薬，チアゾリジン系でも不十分な場合）	インスリンの追加分泌を促進して食後高血糖を改善，空腹時血糖への影響が少ない 禁忌：重篤ケトーシス，糖尿病性昏睡または前昏睡，1型糖尿病，重症感染症，手術前後，重篤な外傷，妊婦 副作用：心筋梗塞，低血糖，肝障害

表10-1 糖尿病治療薬 つづき

カテゴリー	薬物名（一般名）	作用機序	適応	備考
超速効性インスリン分泌促進薬（グリニド系薬）	レパグリニド		2型糖尿病の食後血糖推移の改善（食事・運動療法または加えてグルコシダーゼ阻害薬でも不十分な場合）	
ビグアナイド薬	メトホルミン	AMPPKを活性化することにより，肝臓からの糖放出抑制，末梢での糖吸収抑制により血糖を降下させる．	2型糖尿病（食事療法・運動療法または加えてSU類使用のいずれかで十分な効果が得られない場合のみ）	主に肝臓における糖新生を抑制し，筋・脂肪組織でのインスリン感受性改善作用も有する 警告：重篤な乳酸アシドーシス，低血糖 禁忌：乳酸アシドーシスの既往，腎障害（軽度も含む），透析患者（腹膜透析も含む），肝障害，ショック・心不全，心筋梗塞，肺塞栓などの血管系・肺機能の高度障害，低酸素血症状態，過度のアルコール摂取，脱水症，下痢，嘔吐，重症ケトーシス，糖尿病性昏睡・前昏睡，1型糖尿病，重症感染症，手術前後，重篤な外傷，栄養不良，飢餓，衰弱状態，脳下垂体機能不全，副腎機能不全，妊婦，BG薬過敏症，高齢者 副作用：乳酸アシドーシス，低血糖，肝障害，黄疸
	ブホルミン			禁忌：乳酸アシドーシスの既往，腎障害（軽度も含む），透析患者（腹膜透析も含む），肝障害，ショック・心不全，心筋梗塞，肺塞栓などの血管系・肺機能の高度障害，低酸素血症状態，過度のアルコール摂取，脱水症，下痢，嘔吐，重症ケトーシス，糖尿病性昏睡・前昏睡，1型糖尿病，重症感染症，手術前後，重篤な外傷，栄養不良，飢餓，衰弱状態，脳下垂体機能不全，副腎機能不全，妊婦，BG薬過敏症，高齢者 副作用：乳酸アシドーシス，重篤かつ遷延性の低血糖
チアゾリジン誘導体	ピオグリタゾン	脂肪細胞の核内転写因子であるPPARγのアゴニストで，脂肪細胞の分化を促進する．チアゾリジン誘導体が作用すると前駆脂肪細胞は小型脂肪細胞に分化し，大型脂肪細胞はアポトーシスを起こす．	2型糖尿病（1．食事療法・運動療法のみまたは加えてSU類，αGI，BG類で十分な効果が得られない場合のみ 2．食事療法・運動療法に加えてインスリン投与で効果が不十分な場合に限る）	脂肪細胞のPPARγを介してインスリン抵抗性を改善 禁忌：心不全，重症ケトーシス，糖尿病性昏睡・前昏睡，1型糖尿病，重篤な肝・腎障害，重症感染症，手術前後，重篤な外傷，妊婦 副作用：心不全，浮腫，肝障害，黄疸，低血糖症状，横紋筋融解症，胃潰瘍再燃

表10-1 糖尿病治療薬 つづき

カテゴリー	薬物名（一般名）	作用機序	適応	備考
GLP-1分解酵素（DPP-4）阻害薬	シタグリプチン	GLP-1は小腸に存在するL細胞から分泌されるインクレチン（消化管ホルモン）でインスリン分泌促進，グルカゴン分泌抑制，胃内容排出速度の遅延，満腹感の促進と食事摂取量の抑制および動物モデルにおいてはβ細胞量の維持等の作用を有する．DPP-4阻害薬はこれらのGLP-1を分解する酵素であるDPP-4を阻害することにより血糖値を降下させる．	2型糖尿病（食事療法・運動療法のみ，または加えてSU類，チアゾリジン系，BG類で十分な効果が得られない場合のみ）	血糖依存的にインスリン分泌を増幅，SU類併用時はSU類の減量を検討 禁忌：重症ケトーシス，糖尿病性昏睡または前昏睡，1型糖尿病，血液透析または腹膜透析患者を含む重度腎障害，重症感染症，手術前後 副作用：アナフィラキシー反応，皮膚粘膜眼症候群，剝脱性皮膚炎，低血糖症，肝障害，黄疸，急性腎不全
	ビルダグリプチン		2型糖尿病（食事療法・運動療法のみ，または加えてSU類で十分な効果が得られない場合のみ）	血糖依存的にインスリン分泌を増幅，SU類併用時はSU類の減量を検討 禁忌：糖尿病性アシドーシス，糖尿病昏睡，1型糖尿病，重度の肝障害，重症感染症，手術前後，重篤な外傷 副作用：肝炎，肝障害，血管浮腫，低血糖症
	アログリプチン		2型糖尿病（食事療法・運動療法のみ，または加えてαGI，チアゾリジン系で十分な効果が得られない場合のみ）	血糖依存的にインスリン分泌を増幅，SU類併用時はSU類の減量を検討 禁忌：重症ケトーシス，糖尿病性昏睡または前昏睡，1型糖尿病，重症感染症，手術前後，重篤な外傷 副作用：低血糖症状
GLP-1アナログ	エキセナチド	GLP-1をアシル化することによりアルブミンとの結合を促し，DPP-4の分解を受けにくくしたGLP-1アナログ．	2型糖尿病（食事療法・運動療法のみ，または加えてSU類で十分な効果が得られない場合のみ）	血糖依存的にインスリン分泌を増幅，SU類併用時はSU類の減量を検討 禁忌：糖尿病性ケトアシドーシス，糖尿病性昏睡，1型糖尿病，重症感染症，手術等の緊急時 副作用：低血糖，膵炎
	リラグルチド		2型糖尿病（食事療法・運動療法のみ，または加えてSU類，チアゾリジン系，BG類で十分な効果が得られない場合のみ）	血糖依存的にインスリン分泌を増幅，SU類併用時はSU類の減量を検討

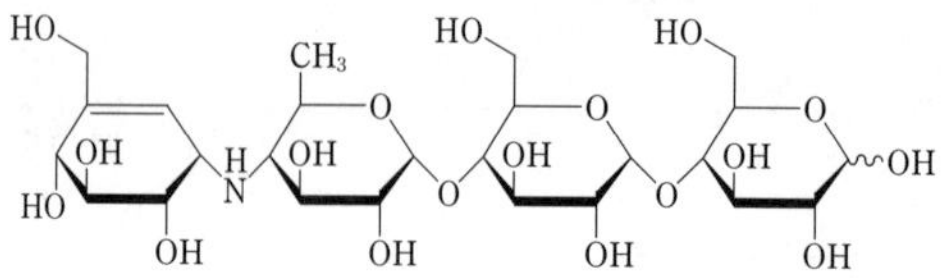

第10章　内分泌・代謝性疾患治療薬

アカルボース

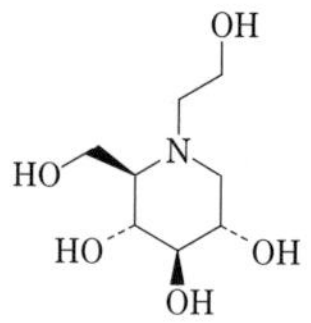

ミグリトール

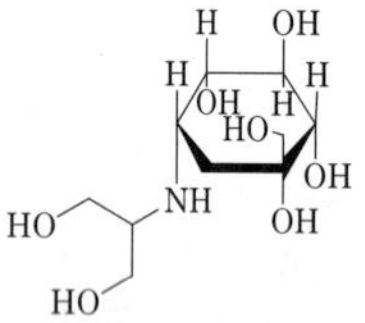

ボグリボース 局

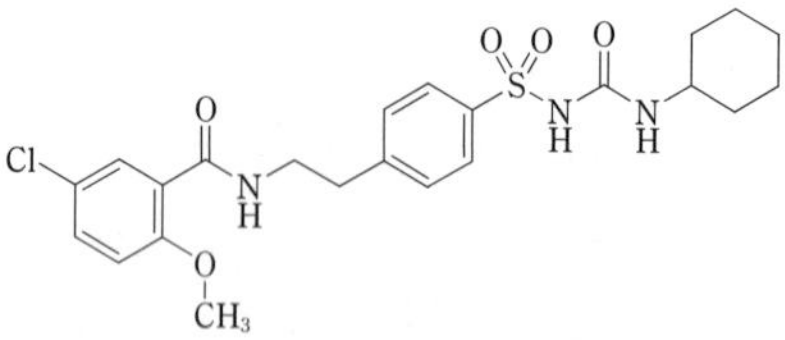

グリベンクラミド 局

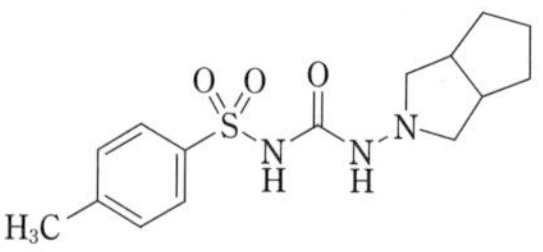

グリクラジド 局

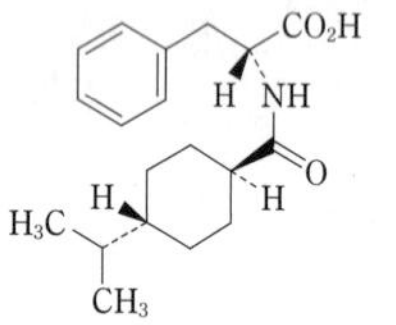

ナテグリニド 局

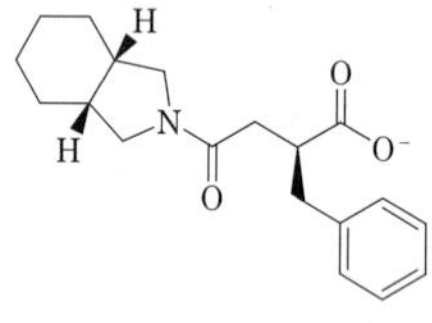

ミチグリニド

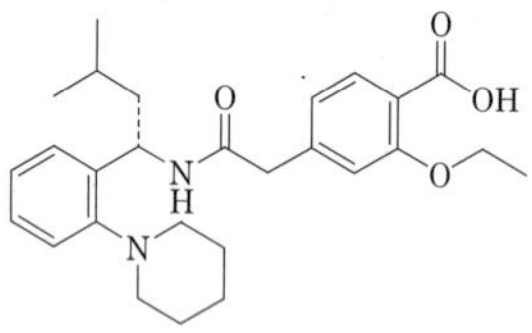

レパグリニド

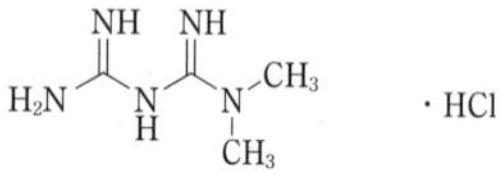

メトホルミン塩酸塩 局

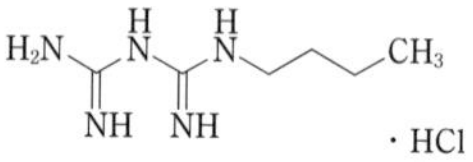

ブホルミン塩酸塩 局

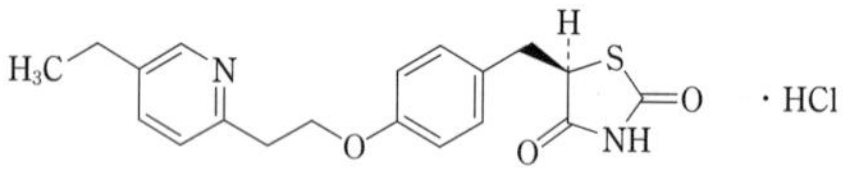

ピオグリタゾン塩酸塩 局

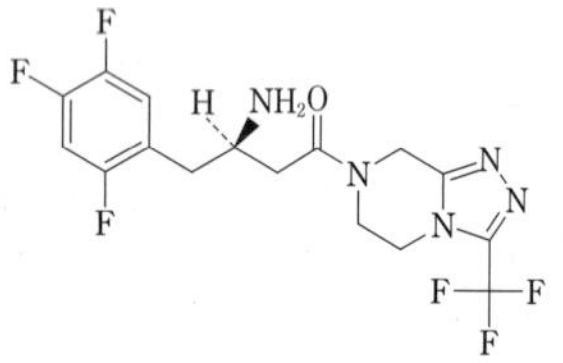

シタグリプチン

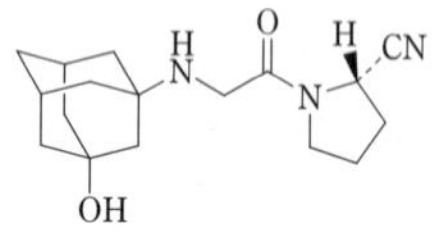

ビルダグリプチン

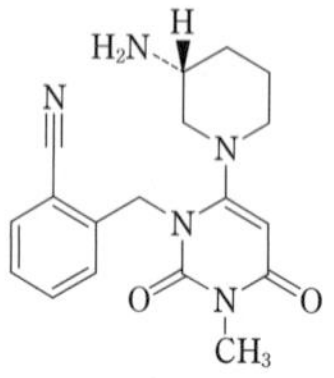

アログリプチン

His-Gly-Glu-Gly-Thr-Phe-Thr-Ser-Asp-Leu-Ser-Lys-Gln-Met-Glu-Glu-Glu-Ala-Val-Arg-Leu-Phe-Ile-Glu-Trp-Leu-Lys-Asn-Gly-Gly-Pro-Ser-Ser-Gly-Ala-Pro-Pro-Pro-Ser-NH₂

エキセナチド

His-Ala-Glu-Gly-Thr-Phe-Thr-Ser-Asp-Val-Ser-Ser-Tyr-Leu-Glu-Gly-Gln-Ala-Ala-Lys-Glu-Phe-Ile-Ala-Trp-Leu-Val-Arg-Gly-Arg-Gly

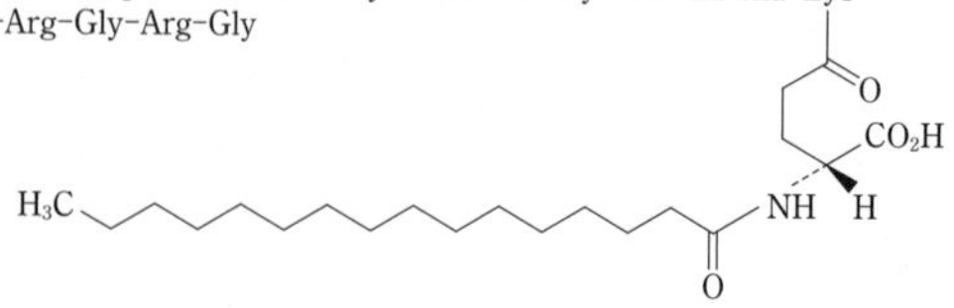

リラグルチド

10-2 脂質異常症（高脂血症）治療薬

　脂質異常症とは血清脂質（コレステロール，トリグリセリド，リン脂質，遊離脂肪酸）のうち，コレステロール（LDLコレステロール）とトリグリセリドのいずれか一つ以上が正常値以上に増加し，HDLコレステロールが正常値より低い状態を指す．血清コレステロール値と血清トリグリセリド値の増加は虚血性心疾患発症の危険因子と考えられている．

　血清脂質は血液中ではアポタンパクとミセルを結合して，脂質の輸送担体となるリポタンパクとして存在している．脂質異常症の本態は血液中の脂質そのものの異常というよりは，リポタンパクの代謝が異常をきたしている状態であると考えられる．したがって血清脂質の管理を行うには，リポタンパクの代謝について理解する必要がある（図10-3）．

10-2-1　リポタンパク代謝

（1）外因性代謝経路

　食事から吸収された脂質（ほとんどがトリグリセリド）を肝臓へ運ぶ代謝経路である．小腸から吸収されたコレステロールとトリグリセリドはアポタンパクと複合体を形成してカイロミクロン chylomicron として血中に存在する．カイロミクロンに含まれるトリグリセリドはアポタンパ

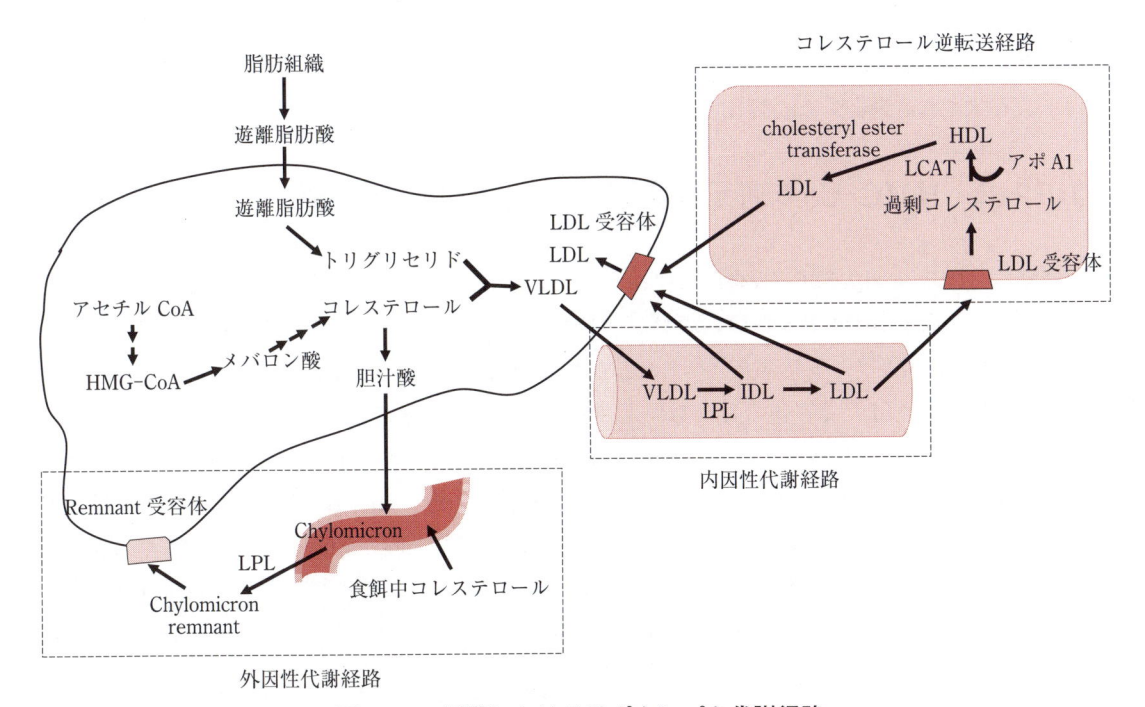

図10-3　肝臓におけるリポタンパク代謝経路

クC-Ⅱを補酵素とするリポタンパクリパーゼ lipoprotein lipase（LPL）の作用により加水分解されてレムナントとなり，肝臓で異化（分解）され，脂肪細胞に蓄積される．一方，トリグリセリドが外れたカイロミクロンは，コレステロールに富んだカイロミクロンレムナントになる．カイロミクロンレムナントはレムナント（アポE）受容体を介して肝臓に取り込まれる．肝臓のコレステロール合成系（内因性代謝）はカイロミクロンレムナント中の食事由来のコレステロールにより抑制されるため，食事由来のコレステロールが増加すると，肝臓でのコレステロール合成は抑制され，コレステロールが過剰にならないように調節される．

（2）内因性代謝経路

肝細胞で合成されたコレステロール，トリグリセリドはリポタンパク VLDL（very low density lipoprotein）として肝臓から血中に放出される．VLDL はトリグリセリドおよびコレステロールを含んでおり，LPL や肝性トリグリセリドリパーゼ（HTGL）によりトリグリセリドが徐々に遊離脂肪酸に分解され，各細胞でのエネルギー源となる．トリグリセリドが外れた VLDL は，IDL（intermediate density lipoprotein）を経て LDL となる．LDL（low density lipoprotein）は各細胞の LDL 受容体を介して取り込まれる．この一連の代謝経路が内因性代謝という．LDL 受容体は肝臓において最も多く発現しており，肝細胞の LDL 受容体からの LDL 取り込みが血中の LDL 量の調節に重要である．

（3）コレステロール逆転送系

肝臓以外の組織に貯蔵される過剰コレステロールは ATP binding cassette A1（ABC A1）の作用によりアポタンパク A1 と結合することで HDL（high density lipoprotein）へと生成される．HDL に含まれるコレステロールは lecitin-cholesterol acetyltransferase（LCAT）によりコレステロールエステル cholesteryl ester に変換されたのち，cholesteryl ester transferase の作用により VLDL や LDL に移入され，最終的には LDL 受容体を介して肝臓に取り込まれる．

10-2-2　HMG-CoA 還元酵素阻害薬（スタチン系薬）

肝臓におけるコレステロール合成の律速酵素である HMG-CoA 還元酵素に拮抗して，コレステロールの合成を阻害する．肝臓内のコレステロールが減少することで，肝細胞質の転写因子ステロール調節エレメント結合タンパク sterol regulatory element binding protein-2（SREBP-2）が核内に移行し，LDL 受容体の合成を促進される．この合成が増加した LDL 受容体を介して血中からの LDL の取り込み促進が起こり，血中コレステロールが低下する．表10-2 に各スタチン系薬物（**プラバスタチン** pravastatine，**シンバスタチン** simvastatine，**フルバスタチン** fluvastatine，**アトルバスタチン** atorvastatine，**ピタバスタチン** pitavastatine および**ロスバスタチン** rosuvastatine）の特徴をまとめた．HMG-CoA 還元酵素阻害薬はコレステロール低下作用が主であるが，トリグリセリドの強い低下作用を併せ持つ薬剤も多い（表10-2）．

表 10-2　HMG-CoA 還元酵素阻害薬（スタチン系薬）の特徴

薬品名	総コレステロール値	LDL 値	HDL 値	トリグリセリド値
プラバスタチン（10 mg）	−15.7%	−21.5%	6.0%	−6.1%
シンバスタチン（5 mg）	−21.0%	−29.0%	8.7%	−7.7%
フルバスタチン（30 mg）	−16.9%	−23.8%	6.0%	−8.8%
アトルバスタチン（10 mg）	−30.2%	−39.6%	5.2%	−35.5%
ピタバスタチン（2 mg）	−28.3%	−39.7%	4.4%	−24.9%
ロスバスタチン（10 mg）	−34.6%	−49.6%	14.0%	−19.6%

10-2-3　フィブラート系薬

フィブラート系薬（**クロフィブラート** clofibrate，**ベザフィブラート** bezafibrate，**フェノフィブラート** fenofibrate）は，血清脂質の中でもトリグリセリドを低下させる作用が強い．その作用機序には，① 核内転写調節因子である peroxisome proliferator-activated receptor α（PPARα）を活性化することで，LPL や HTGL の活性を高め，VLDL やトリグリセリドを豊富に含むリポタンパクレムナントの異化を促進する，② Apo C-Ⅲ の産生を低下させて，LPL 活性を亢進させる，③ 肝細胞における脂肪酸 β および ω 酸化を亢進してトリグリセリドの合成を抑制することなどが挙げられる．さらに，アポタンパク Apo A の産生を亢進させて，HDL コレステロールを増加させることも知られている．

10-2-4　陰イオン交換樹脂

陰イオン交換樹脂には**コレスチラミン** colestyramine および**コレスチミド** colestimide がある．腸管内において胆汁酸と結合することで小腸からの胆汁酸再吸収を抑制して，胆汁酸の糞中排泄を増大させる．その結果，外因性のコレステロールの吸収が阻害されるとともに，排泄量の増大による胆汁酸の減少を補填するために，肝におけるコレステロールから胆汁酸への異化を促進し，肝細胞内のコレステロール貯蔵量が減少する．この肝臓内コレステロールの減少により肝でのコレステロール需要が高まり，肝臓での LDL 受容体が増加し，LDL コレステロールの取込みが促進する．これらの作用により，血中コレステロールを低下させると考えられている．また，コレスチラミンには免疫抑制薬のレフルノミドの活性代謝物の体外排泄を促進させる作用を持つ．

10-2-5 コレステロールトランスポーター阻害薬

　エゼチミブ ezetimibe は空腸吸収上皮細胞の刷子縁に局在するコレステロールトランスポーター（Niemann-Pick C1 like 1：NPCL1）を特異的に阻害して，食事および胆汁由来のコレステロールの吸収を選択的に抑制する．コレステロールの吸収を選択的に阻害するため，ビタミンや他の併用薬等の吸収を阻害することはない．エゼチミブ単独の LDL コレステロールの低下作用は弱いが，他のスタチン系薬との併用により，それらの効果を増強し，副作用の発現を抑制することが可能となる．

10-2-6 ニコチン酸系薬

　ニコチン酸系薬である**ニセリトロール** niceritol，**ニコモール** nicomol，**トコフェロールニコチン酸エステル** tocopherol nicotinate は，1）末梢脂肪組織の脂肪分解を抑制し，遊離脂肪酸の肝臓への流入を減少させた結果，肝臓でのトリグリセリドの合成を抑制し，VLDL の生成を抑制する．2）リポタンパクリパーゼ（LPL）の活性化により VLDL や LDL などのリポタンパク異化作用を促進して，血清コレステロールおよびトリグリセリド濃度を低下させる．また，動脈硬化の危険因子であるリポタンパク a（Lp(a)）の低下作用を有する．

10-2-7 プロブコール probucol

　詳細な作用機序は不明であるが，LDL 受容体の欠損により発症する家族性高コレステロール血症ホモ接合体患者でも LDL コレステロールを低下させることから，LDL 受容体以外の経路，1）LDL コレステロールの胆汁酸への異化促進，2）リポタンパクの合成抑制などが関与していると考えられている．一方，コレステロール逆転送系の亢進により HDL コレステロールの低下がみられる．また，LDL コレステロールの抗酸化作用による抗動脈硬化作用を持つ．

10-2-8 イコサペント酸（エイコサペンタエン酸）

　イコサペント酸 eicosapentaenoic acid（EPA）は，魚類，海藻類，プランクトンなどに多く含まれ，その構造は，20 の炭素に 5 つの二重結合を有し，末端のメチル基より 3 番目の炭素に二重結合があることから，n-3 系不飽和脂肪酸と呼ばれている．肝臓における脂肪酸の異化および生成に関与するに核内転写調節因子である peroxisome proliferator-activated receptor α（PPARα）や SREBP-1（ステロール調節エレメント結合タンパク質-1）の活性化を介して，血清脂質，特に血清トリグリセリド濃度を低下させることが報告されている．また，血清脂質を低下させるとともに，血小板凝集抑制作用や動脈の弾力性保持作用などにより動脈硬化の進展を抑制する．

表 10-3 脂質代謝異常症（高脂血症）治療薬

カテゴリー	薬物名（一般名）	作用機序	適応	備考
スタチン（HMG-CoA還元酵素阻害薬）	プラバスタチン	コレステロール合成の律速酵素である HMG-CoA 還元酵素を拮抗的に阻害する．その結果，肝細胞内コレステロールプールは減少し，細胞質に存在する転写因子 SREBP-2 の核内への移行が促される．次いで SREBP-1 は LDL 受容体の合成亢進をもたらす．その結果，血中からの LDL の取り込みの促進が起こるので，強力なコレステロールの低下作用を示す．	高脂血症，家族性コレステロール血症	水溶性のため肝細胞選択性が高い，相互作用少ない，海外エビデンスとともに我が国のエビデンスも構築 副作用：横紋筋融解症，ミオパシー，肝障害，Plt 減少，末梢神経障害，過敏症状，間質性肺炎
	シンバスタチン		高脂血症，家族性コレステロール血症	プロドラッグ，脂溶性，海外エビデンスが豊富 禁忌：重篤な肝障害，妊婦，授乳婦 副作用：横紋筋融解症，ミオパシー，肝障害，過敏症状，間質性肺炎
	フルバスタチン		高コレステロール血症，家族性コレステロール血症	化学合成のスタチン，脂溶性，抗酸化作用が強い 禁忌：重篤な肝障害，妊婦，授乳婦 副作用：横紋筋融解症，ミオパシー，肝障害，過敏症状，間質性肺炎
	アトルバスタチン		高コレステロール血症，家族性コレステロール血症	血中半減期が長く，強力なコレステロール低下作用，脂溶性，海外エビデンス豊富 禁忌：肝機能低下（急性・慢性肝炎の急性増悪，肝硬変，肝癌，黄疸），妊婦，授乳婦 副作用：横紋筋融解症，ミオパシー，劇症肝炎，肝炎，肝障害，黄疸，過敏症，無顆粒球症，汎血球減少症，血小板減少症，皮膚粘膜眼症候群，中毒性表皮壊死症，多形紅斑，高血糖，糖尿病，間質性肺炎
	ピタバスタチン		高コレステロール血症，家族性コレステロール血症	強い LDL コレステロール低下作用，HDL コレステロール上昇効果，脂溶性，相互作用少ない 禁忌：重篤な肝障害または胆道閉塞，シクロスポリン投与中，妊婦，授乳婦 副作用：横紋筋融解症，ミオパシー，肝炎，肝障害，黄疸，Plt 減少，過敏症状，間質性肺炎

表10-3 脂質代謝異常症（高脂血症）治療薬 つづき

カテゴリー	薬物名（一般名）	作用機序	適応	備考
スタチン(HMG-CoA還元酵素阻害薬)	ロスバスタチン		高コレステロール血症，家族性コレステロール血症	強いLDLコレステロール低下作用，HDLコレステロール上昇効果，親水性，相互作用少ない 禁忌：肝機能低下（急性・慢性肝炎の急性増悪，肝硬変，肝癌，黄疸），妊婦，授乳婦，シクロスポリン投与中 副作用：横紋筋融解症，ミオパシー，肝炎，肝障害，黄疸，Plt減少，過敏症状，間質性肺炎
フィブラート系薬	クロフィブラート	核内受容体であるPPARαのリガンドとして作用し，同受容体を活性化する．リポタンパクリパーゼ，肝性トリグリセリドリパーゼ活性を高め，カイロミクロン，VLDL, IDLの異化を促進し，肝において脂肪酸の合成を抑制し，脂肪酸酸化亢進によりTGの合成を抑制する．軽度のHMG-CoA還元酵素阻害作用と胆汁へのコレステロール排泄増加作用があり，コレステロールを低下させる．	高脂血症	禁忌：胆石，妊婦，授乳婦 副作用：横紋筋融解症（腎障害患者で注意），無顆粒球症
	ベザフィブラート		高脂血症(家族性含む)	Ⅱb, Ⅲ, Ⅳ型高脂血症によく反応，HDL増加，腎排泄型，徐放製剤 禁忌：透析患者，重篤な腎障害，Scr値 2.0 mg/dL以上，妊婦 副作用：横紋筋融解症，アナフィラキシー様症状，肝障害，黄疸，皮膚粘膜眼症候群，多形紅斑
	フェノフィブラート		高脂血症(家族性含む)	核内受容体PPARαを活性化し，血中TGを低下，HDLコレステロールを増加，フェノフィブラートの吸収を高めるための微粉化製剤 禁忌：肝障害，中等度以上の腎障害（Scr値 2.5 mg/dL以上），胆嚢疾患，妊婦，授乳婦 副作用：横紋筋融解症，肝障害，膵炎
レジン（陰イオン交換樹脂）	コレスチラミン	腸管内で胆汁酸と結合して小腸での胆汁酸の再吸収を抑制し，便中への排泄を促進し，コレステロールから胆汁酸への異化を促進する．その結果，肝細胞内のコレステロールプールが減少し，LDL受容体の増加，LDLの血中から肝への取り込みの亢進が起こる．	1. コレステロール血症 2. レフルノミドの活性代謝の体内からの除去	胆汁酸の糞中排泄量を増大 禁忌：完全胆道閉塞により胆汁が腸管に排泄されない患者，イオパノ酸を用いた胆嚢・胆管撮影
	コレスチミド		高コレステロール血症，家族性コレステロール血症	少ない服用量，200 mLの水（温水では膨らみ服用できない）で服用 禁忌：胆道完全閉塞，腸閉塞 副作用：腸管穿孔，腸閉塞，横紋筋融解症

表10-3 脂質代謝異常症（高脂血症）治療薬　つづき

カテゴリー	薬物名（一般名）	作用機序	適応	備考
小腸コレステロールトランスポーター阻害薬	エゼチミブ	小腸粘膜に細胞に存在するNPC1L1経路を阻害して，小腸における食事および胆汁中のコレステロール吸収を選択的に阻害する．	高コレステロール血症，家族性コレステロール血症，ホモ接合体性シトステロール血症	小腸でのコレステロール吸収を選択的に阻害，シトステロレミアにも有効 副作用：過敏症，横紋筋融解症，肝障害
ニコチン酸系薬	ニセリトロール	遊離脂肪酸動員を抑制し，肝でのVLDL合成を抑制し，リポタンパクリパーゼ活性を高めてVLDL-TGの加水分解を促進してTGを低下させ，コレステロールも排泄を促進し低下させる．アポタンパクA-Iの合成を促進し，HDL-コレステロールを増加させる．	高脂血症，バーシャー病，閉塞性動脈硬化，レイノー病・レイノー症候群に伴う末梢循環障害	脂質代謝，末梢血行改善作用，Lp(a)低下作用 禁忌：重症低血圧，動脈出血 副作用：Plt減少（透析患者）
	ニコモール		高脂血症，凍瘡，四肢動脈閉塞症，レイノー症候群に伴う末梢血行障害の改善	禁忌：重症低血圧症，出血の持続 副作用：顔面紅潮，熱感，発疹，瘙痒感，食欲不振，悪心・嘔吐，頭痛
	トコフェロールニコチン酸エステル		高血圧症に伴う随伴症状，高脂血症，閉塞性動脈硬化症に伴う末梢循環障害	微小循環系賦活剤，脂質代謝改善作用 副作用：肝障害，食欲不振，下痢，便秘，発疹，温感，潮紅，顔面浮腫，浮腫
プロブコール	プロブコール	LDL-受容体を介さず，LDLの異化亢進，リポタンパクの合成抑制，コレステロールの胆汁への排泄の亢進などの機序を介して，LDL-コレステロールを低下させる．ABCA1抑制やCETP活性の亢進によりHDL-コレステロールを低下させるが，この低下はコレステロール逆転送系の活性化に基づいて生じるので，本剤の欠点とはならないと考えられる．LDLの抗酸化作用もある．	高脂血症（家族性高コレステロール血症，黄色腫を含む）	コレステロールの胆汁中への異化排泄促進作用，強力な抗酸化作用 禁忌：重篤な心室性不整脈，妊婦 副作用：QT延長に伴う心室性不整脈，失神，消化管出血，末梢神経炎，横紋筋融解症
多価不飽和脂肪酸	イコサペント酸	肝でのVLDL合成を抑制し，TGを低下させる．	1. 閉塞性動脈硬化症に伴う潰瘍，疼痛および冷感の改善 2. 高脂血症	高純度EPA製剤，血小板凝集抑制，血清脂質低下，動脈の伸展性保持作用を併せもつ，動脈硬化予防試験の我が国のエビデンスあり，エパデールSは小型カプセル，ソルミランは顆粒状軟カプセル（pH依存崩壊型） 禁忌：出血患者 副作用：発疹，瘙痒感，貧血，悪心，腹部不快感，下痢，腹痛，胸やけ，肝障害，CK上昇，出血，咳嗽，浮腫，動悸，呼吸困難

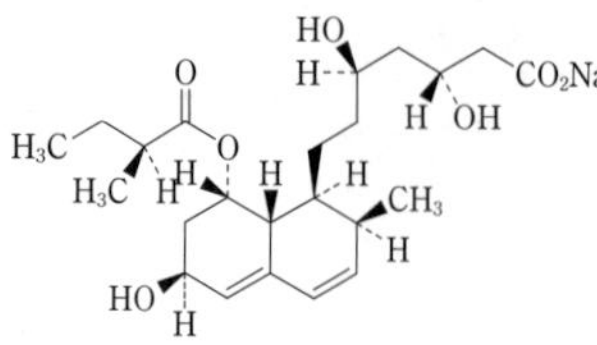

496　第 10 章　内分泌・代謝性疾患治療薬

プラバスタチンナトリウム 局

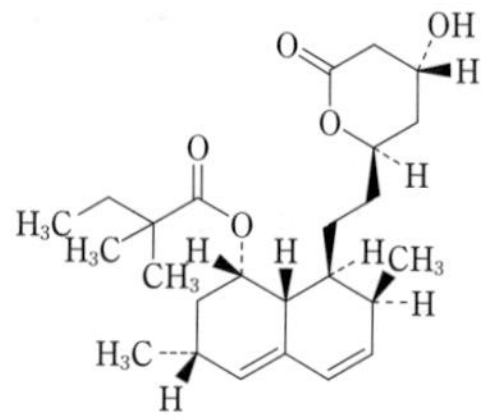

シンバスタチン 局

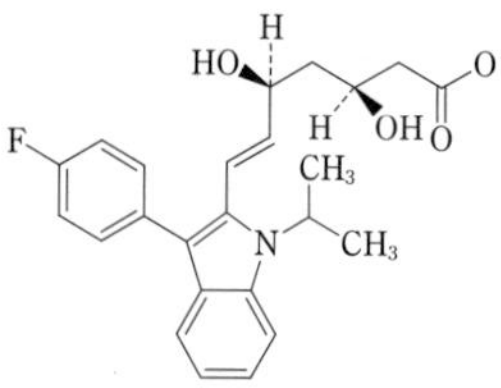

フルバスタチン

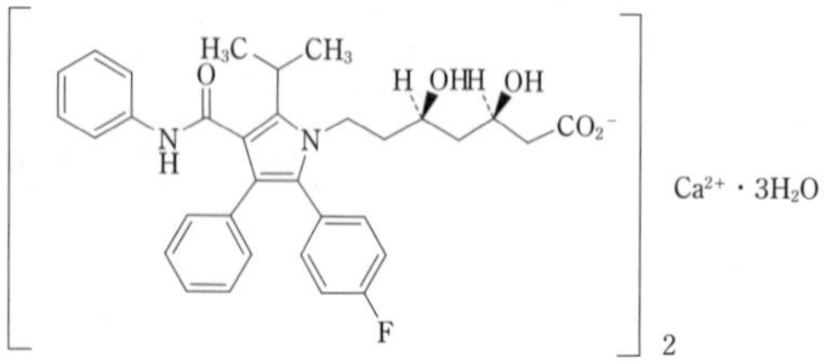

アトルバスタチンカルシウム水和物 局

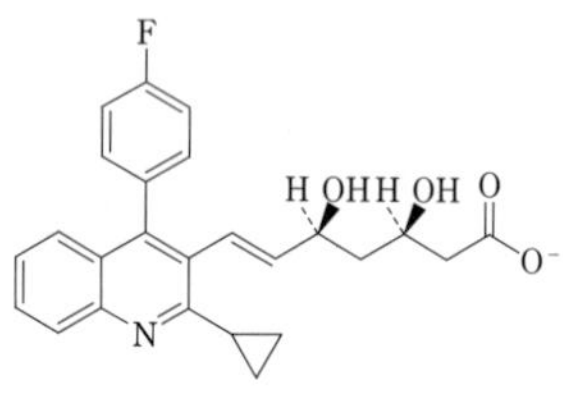

ピタバスタチン

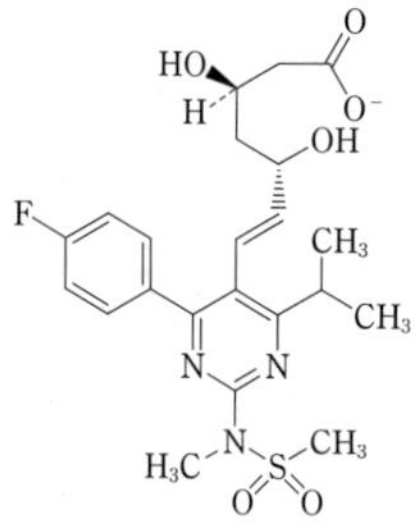

ロスバスタチン

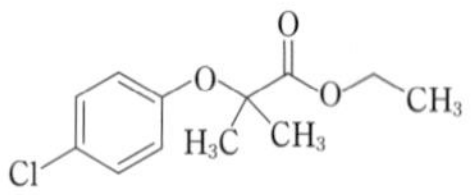

クロフィブラート 局

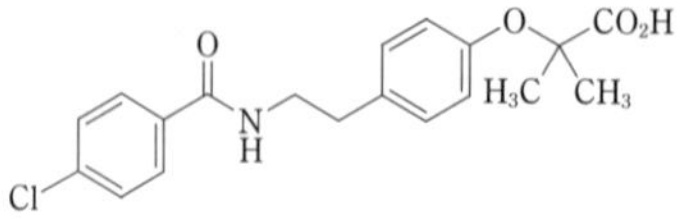

ベザフィブラート 局

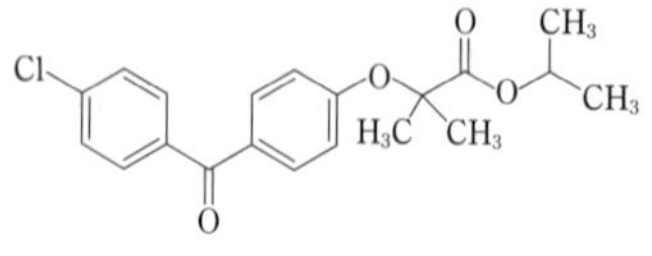

フェノフィブラート

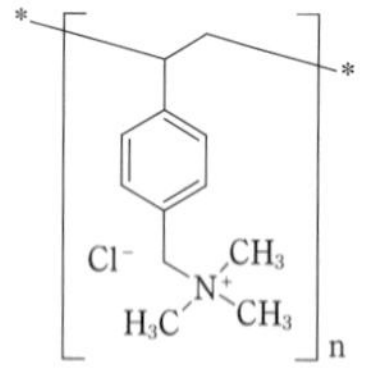

コレスチラミン

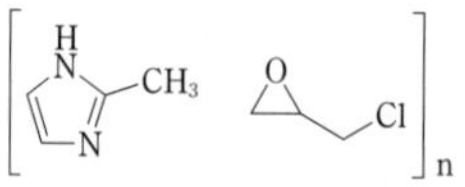

コレスチミド

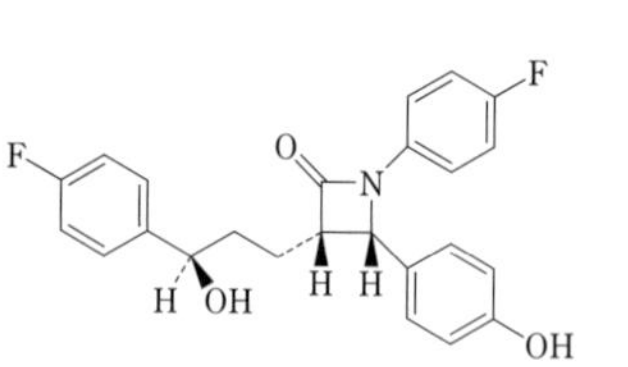

エゼチミブ

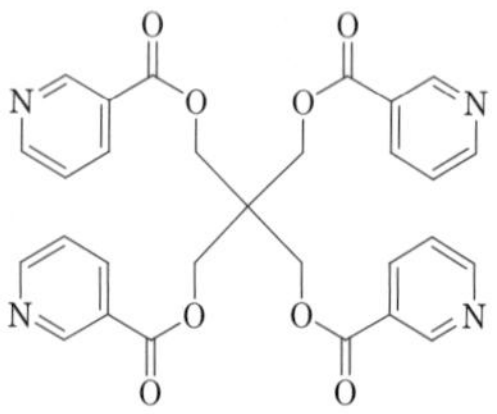

ニセリトロール 局

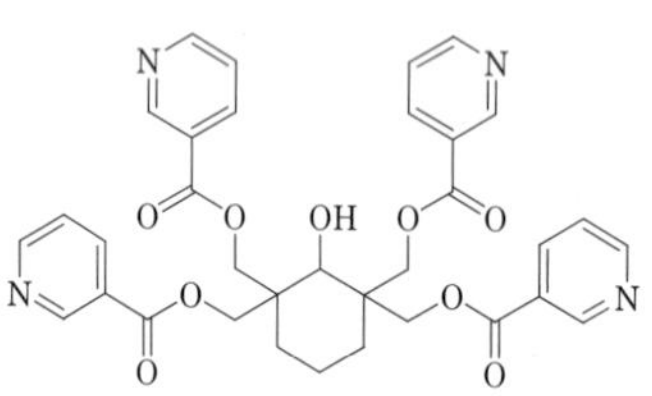

ニコモール 局

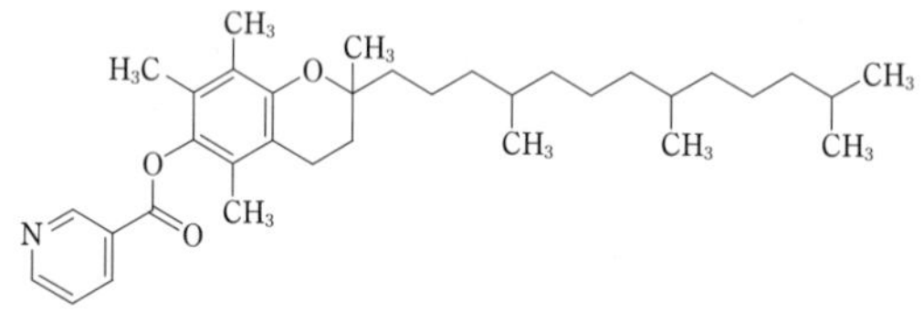

トコフェロールニコチン酸エステル 局

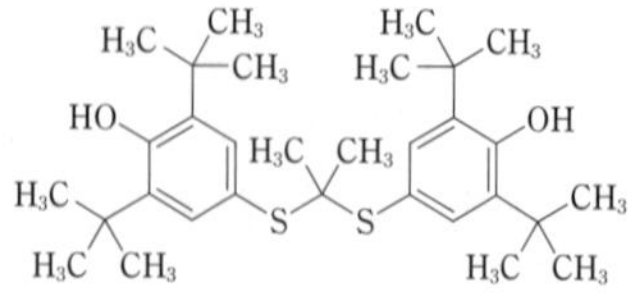

プロブコール 局

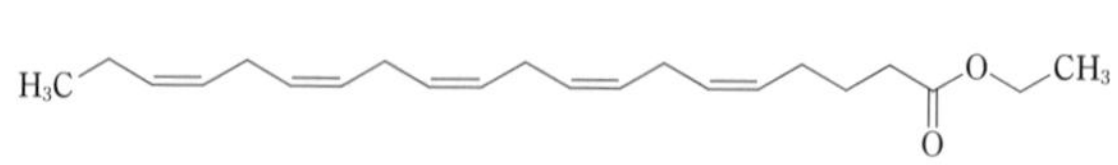

イコサペント酸エチル 局

10-3 骨粗鬆症治療薬

骨組織において，骨基質と骨塩そのものの組成は正常だが，単位面積あたりの骨量が減少して骨梁の細小，粗造化さらに骨皮質の菲薄化した病態である．骨形成活性と骨吸収（骨の分解）活性がほどよくバランスを保つことで，骨を常に新鮮な状態に保っているが，このバランスが崩れ，骨吸収活性が骨形成活性を上回ると骨粗鬆症になる．

骨粗鬆症治療薬は，骨吸収抑制薬（カルシトニン，ビスホスホネート薬，イプリフラボン，エストロゲンなど）と骨形成促進薬（ビタミンD_3，ビタミンK_2など）およびカルシウム補給薬（カルシウム製剤）に分類される．

10-3-1 カルシトニン製剤

甲状腺ホルモンの1つであるカルシトニンは破骨細胞上にある受容体に結合して，破骨細胞活性を抑制することで骨吸収を抑制する．そのため，カルシトニンは骨吸収を抑制して相対的に骨形成を亢進させる．さらに，骨粗鬆症に伴う疼痛に対して有効である．カルシトニン製剤にはサケカルシトニン calcitonine salmon とウナギカルシトニンと類似構造を持つ合成誘導体のエルカトニン elecatonin があるが，いずれもヒトカルシトニンより強力な効果を持つ．

10-3-2 ビスホスホネート薬 bisphosphonate

ビスホスホネート薬はピロリン酸の構造に類似したP-C-P結合を有しているため，ヒドロキシアパタイトに対する強い親和性を持っていることから骨に取り込まれる．破骨細胞が骨表面に接着し骨吸収が始まると骨吸収窩のpHの低下に伴い，取り込まれたビスホスホネート薬が遊離し，破骨細胞に取り込まれる．破骨細胞に取り込まれたビスホスホネート薬は破骨細胞の波状縁を消失させ，破骨細胞を不活化することで，破骨細胞のアポトーシスを誘導し骨吸収機能を抑制する．また，ビスホスホネート薬は破骨細胞内でメバロン酸からファルネシルピロリン酸（FPP）合成酵素を阻害し，破骨細胞の骨吸収機能を抑制することにより骨代謝回転を低下させると考えられる（図10-4）．

ビスホスホネート薬には構造に窒素を含まない第一世代の**エチドロン酸** etidronate，構造に窒素を含む第二世代の**パミドロン酸** pamidronate，**アレンドロン酸** alendronate および第三世代（含窒素）の**リセドロン酸** risedronate，**ミノドロン酸** minodronate，**インカドロン酸** incadronate および**ゾレドロン酸** zoledronate がある．アレンドロン酸とリセドロン酸が骨粗鬆症の第1選択薬となっている．また，ミノドロン酸はビスホスホネート薬の中で最も強力で，椎体骨折を有する退行期骨粗鬆症の患者に対しても骨折予防効果がある．

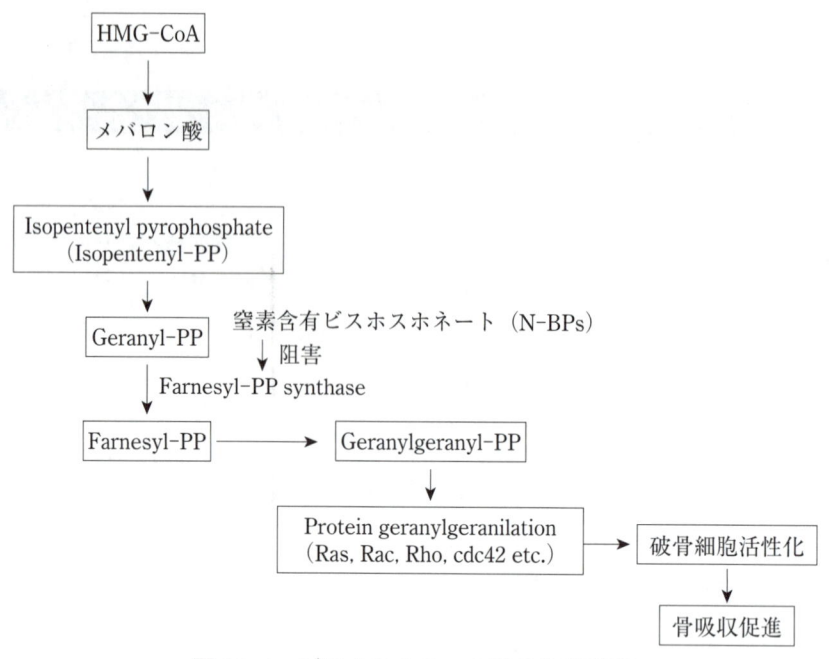

```
HMG-CoA
  ↓
メバロン酸
  ↓
Isopentenyl pyrophosphate
(Isopentenyl-PP)
  ↓
Geranyl-PP      窒素含有ビスホスホネート（N-BPs）
               ↓ 阻害
               Farnesyl-PP synthase
  ↓
Farnesyl-PP → Geranylgeranyl-PP
                ↓
            Protein geranylgeranilation → 破骨細胞活性化
            (Ras, Rac, Rho, cdc42 etc.)        ↓
                                            骨吸収促進
```

図 10-4　ビスホスホネート薬の作用機序

10-3-3　活性型ビタミン D_3

　小腸，副甲状腺，腎臓，骨などの生体内標的臓器に存在するカルシウム D 受容体を介して作用する．活性型ビタミン D_3 製剤（**アルファカルシドール** alfacalcidol, **カルシトリオール** calcitriol, **ファレカルシトリオール** falecalcitriol および**マキサカルシトール** maxacalcitol）は，小腸ではカルシウムおよびリンの吸収を促すとともに副甲状腺に作用して副甲状腺ホルモンの合成・分泌を抑制する．カルシトリオールは生体内活性代謝体であるが，アルファカルシドールは肝代謝を受けて側鎖の 25 位が水酸化され活性代謝体になる．

　高齢者では腸管よりのカルシウム吸収能が低下，腎におけるビタミン D の活性化能が低下，二次的に副甲状腺ホルモンの分泌増加による骨吸収の亢進といった代謝異常が活性型ビタミン D_3 製剤の投与により改善する可能性がある．

10-3-4　イプリフラボン ipriflavone

　イプリフラボンは合成された非ホルモン性のフラボノイド系物質で，女性ホルモン様作用も有する．In vitro では骨形成促進および骨吸収抑制両方の作用を持つ．骨吸収抑制作用の一部はカルシトニンの分泌促進によることも示唆されている．イプリフラボン投与により血清オステオカルシンや尿中ヒドロキシプロリンなどの骨代謝マーカーが抑制されることから，骨代謝回転を低下させることも示唆されている．

10-3-5 選択的エストロゲン受容体モジュレーター selective estrogen receptor modulator（SERM）

ラロキシフェン raloxifen およびバゼドキシフェン bazedoxifene はエストロゲン受容体にエストロゲンとほぼ同等の親和性で結合し，エストロゲン受容体の C 末端側ヘリックス 12 にエストロゲンと異なる構造変化を起こさせることで組織選択的な薬理作用を発現する．骨などに対してはエストロゲン様作用を示すが，乳房や子宮ではエストロゲン様作用を発現せず，逆に抗エストロゲン作用を示す．

10-3-6 ビタミン K_2 製剤

ビタミン K_2 製剤であるメナテトレノン menatetrenone は骨芽細胞に直接作用し，ビタミン K 依存性の骨基質タンパク質であるオステオカルシンの γ-カルボキシグルタミン酸残基をカルボキシル化し，骨形成を促進することにより骨代謝回転を高めると同時に，インターロイキン-1（IL-1），プロスタグランジン E_2（PGE_2），副甲状腺ホルモンによる骨吸収を抑制し，骨粗鬆症の骨代謝の不均衡を改善する．

10-3-7 副甲状腺ホルモン（上皮小体ホルモン parathyroid hormone：PTH）

PTH は血中のカルシウム濃度の低下に伴い副甲状腺から産生されるアミノ酸 84 個からなる単鎖ペプチドホルモンで，その作用点は骨と腎臓である．血中カルシウム濃度が低下すると副甲状腺から PTH の分泌が増大し，骨組織に作用して骨吸収を促進し，骨からのカルシウムとリンの血中への放出を促す．また，腎臓の尿細管でのカルシウムの再吸収を促進することによっても血中カルシウム濃度の増加をもたらす．PTH は腎臓におけるリン酸イオンの尿中排泄を促進するので，血中リン酸イオン濃度は PTH の作用により減少し，血中 Ca^{2+} と P^{3+} のイオン積を減少させる．血中のイオン積は一定であるため，さらに骨吸収を促進して血中カルシウム濃度を高める．一方，PTH は腎臓において活性型ビタミン D_3 である $1\alpha, 25(OH)_2D_3$ の産生を促進する．$1\alpha, 25(OH)_2D_3$ は腸管において食事中からのカルシウムの摂取を促進するので，PTH はビタミン D_3 の活性化を通して間接的に血中カルシウム濃度の上昇に関与している．

テリパラチド teriparatide はヒト副甲状腺ホルモンの有効成分（N 末端（1-34））であり，破骨細胞の分化を促進する RANKL の発現を増加し，オステオプロテゲリンおよび骨芽細胞特異的転写因子，オステオカルシンなどの骨形成関連遺伝子の発現を減少させるため，テリパラチドを持続的に皮下投与すると，骨吸収が骨形成を上回るため骨量減少が生じる．しかし，テリパラチドを 1 日 1 回の投与頻度で間欠的に投与すると，骨芽細胞の分化が促進され，さらに骨芽細胞の細胞死（アポトーシス）を抑制するため，破骨細胞活性よりも骨芽細胞活性を選択的に刺激し，海綿骨と皮質骨の表面での新しい骨形成を促進する．この作用によって，骨形成が急速に促進され，骨量を増加し，骨微細構造を改善する．また，腸におけるカルシウム吸収の間接的な増強や腎臓によるカルシウム再吸収とリン酸塩排出の促進によって骨形成を活発化する．

表10-4 骨粗鬆症治療薬

カテゴリー	薬物名（一般名）	作用機序	適応	備考
ビスホスホネート薬	エチドロン酸（第一世代）	ヒドロキシアパタイトに吸着し，破骨細胞を不活化させることによって破骨細胞のアポトーシスを誘導し，骨吸収機能を抑制する．	①骨粗鬆症 ②骨ページェット病 ③脊髄損傷後・股関節形成術後の異所性骨化の抑制	禁忌：重篤な腎障害，骨軟化症，妊婦，小児 重大な副作用：消化性潰瘍，肝障害，黄疸，汎血球減少，無顆粒球症，顎骨壊死，顎骨骨髄炎
	パミドロン酸（第二世代）		①悪性腫瘍による高Ca血症 ②乳癌の溶骨性骨転移（化学療法，内分泌療法，放射線療法と併用）	禁忌：ビスホスホネート系薬過敏症 重大な副作用：ショック，アナフィラキシー様症状，急性腎不全，ネフローゼ症候群，臨床症状を伴う低Ca血症（テタニー，手指のしびれ），顎骨壊死，顎骨骨髄炎
	アレンドロン酸（第二世代）		（注射液）悪性腫瘍による高Ca血症 （錠剤）骨粗鬆症	第一選択薬 禁忌：（注射液）ビスホスホネート系薬過敏症，（錠剤）食道狭窄またはアカラシア等の食道通過遅延障害，30分以上上体を起こすことや立っていることが不可能な患者，ビスホスホネート系薬過敏症，低Ca血症 重大な副作用：（注射液）皮膚粘膜眼症候群，中毒性表皮壊死症，顎骨壊死・顎骨骨髄炎，（錠剤）食道・口腔内障害，胃・十二指腸障害，肝障害，黄疸，低Ca血症，皮膚粘膜眼症候群，中毒性表皮壊死症，顎骨壊死・顎骨骨髄炎
	リセドロン酸（第三世代）		①骨粗鬆症 ②骨ページェット病	第一選択薬 禁忌：食道狭窄またはアカラシア等の食道通過遅延障害，ビスホスホネート系薬過敏症，低Ca血症，服用時に立位または坐位を30分以上保てない患者，妊婦，高度腎障害 重大な副作用：上部消化管障害（食道穿孔，食道狭窄，食道潰瘍等），肝障害，黄疸，顎骨壊死，顎骨骨髄炎
	ミノドロン酸（第三世代）		骨粗鬆症	ビスホスホネート薬で最も強力で，椎体骨折を有する退行期骨粗鬆症の患者に対しても骨折予防効果がある 禁忌：リセドロン酸を参照 重大な副作用：上部消化管障害
	インカドロン酸（第三世代）		悪性腫瘍による高Ca血症	

表10-4 骨粗鬆症治療薬 つづき

カテゴリー	薬物名(一般名)	作用機序	適応	備考
ビスホスホネート薬	ゾレドロン酸(第三世代)		① 悪性腫瘍による高Ca血症 ② 多発性骨髄腫による骨病変および固形癌骨転移による骨病変	禁忌：ビスホスホネート系薬過敏症，妊婦 重大な副作用：急性腎不全，うっ血性心不全，顎骨壊死，顎骨骨髄炎
活性型ビタミンD_3	アルファカルシドール	小腸，副甲状腺，腎臓，骨等の生体内標的臓器に存在するビタミンD受容体を介して作用．小腸でカルシウムおよびリンの吸収を促し，副甲状腺に作用して副甲状腺ホルモンの合成・分泌を抑制する．	① 慢性腎不全 ② 骨粗鬆症 ③ 副甲状腺機能低下症，ビタミンD抵抗性くる病・骨軟化症	重大な副作用：急性腎不全，肝障害，黄疸
	カルシトリオール			
	ファレカルシトリオール		① 維持透析下の二次性副甲状腺機能亢進症 ② 副甲状腺機能低下症の低Ca血症および随伴症状の改善，くる病・骨軟化症の随伴症状の改善	重大な副作用：高Ca血症，腎結石，尿路結石，肝障害，黄疸
	マキサカルシトール		維持透析下の二次性副甲状腺機能亢進症	重大な副作用：高Ca血症
イプリフラボン製剤	イプリフラボン	骨形成促進および骨吸収抑制作用．骨吸収抑制作用は一部カルシトニンの分泌促進であると示唆されている．	骨粗鬆症における骨量減少の改善	重大な副作用：消化性潰瘍，胃腸出血，黄疸
選択的エストロゲン受容体モジュレーター (SERM)	ラロキシフェン	骨，脂肪等に対してはエストロゲン作用を，乳房や子宮では逆に抗エストロゲン作用を示す．	閉経後骨粗鬆症	禁忌：静脈血栓塞栓症，長期不動状態，抗リン脂質抗体症候群，妊婦，授乳婦 重大な副作用：静脈血栓塞栓症，肝障害
	バゼドキシフェン		閉経後骨粗鬆症	重大な副作用：静脈血栓塞栓症
ビタミンK_2製剤	メナテトレノン	骨芽細胞に直接作用し，オステオカルシンをカルボキシ化し，骨形成を促進する．同時に，インターロイキン-1，プロスタグランジンE_2，副甲状腺ホルモンによる骨吸収を抑制する．	骨粗鬆症での骨量・疼痛の改善	禁忌：ワルファリン投与中
副甲状腺ホルモン	テリパラチド	一日一回の投与頻度で間欠的に投与すると，骨芽細胞の分化が促進し，骨芽細胞のアポトーシスが抑制されるため，骨形成が急速に促進する．また，腸でのカルシウムの間接的な増強や腎臓によるカルシウム再吸収とリン酸塩排出の促進によって，骨形成を活発化する．	骨折の危険性の高い骨粗鬆症	禁忌：高Ca血症，原発性悪性腫瘍・転移性骨腫瘍，骨粗鬆症以外の代謝性骨疾患，原因不明のALP高値，小児等・若年者で骨端線が閉じていない患者，骨に影響する放射線治療を受けた患者，妊婦

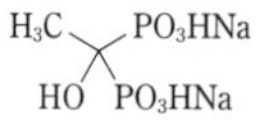

第10章 内分泌・代謝性疾患治療薬

エチドロン酸二ナトリウム ®

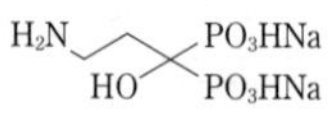

パミドロン酸二ナトリウム

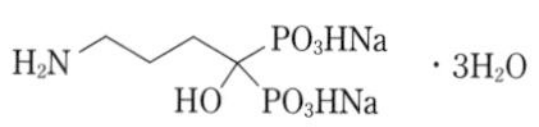

アレンドロン酸ナトリウム水和物 ®

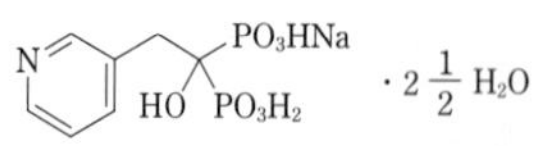

リセドロン酸ナトリウム水和物 ®

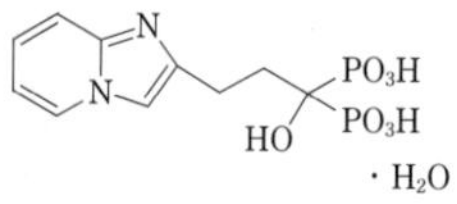

ミノドロン酸水和物

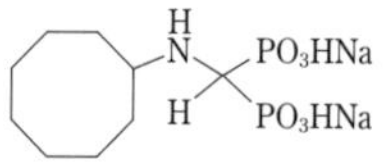

インカドロン酸二ナトリウム

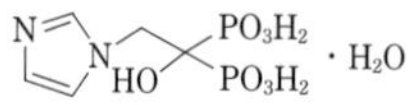

ゾレドロン酸水和物

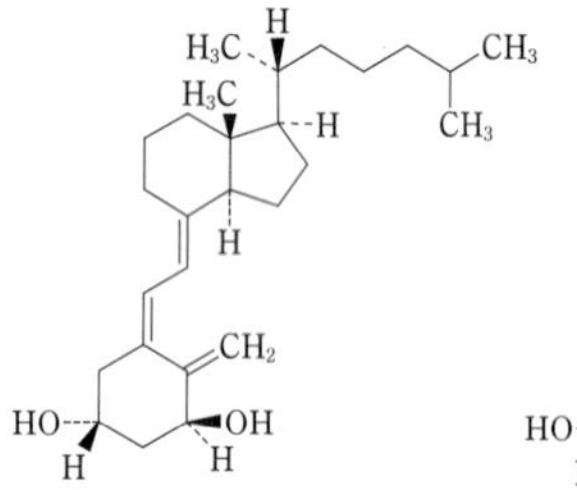

アルファカルシドール

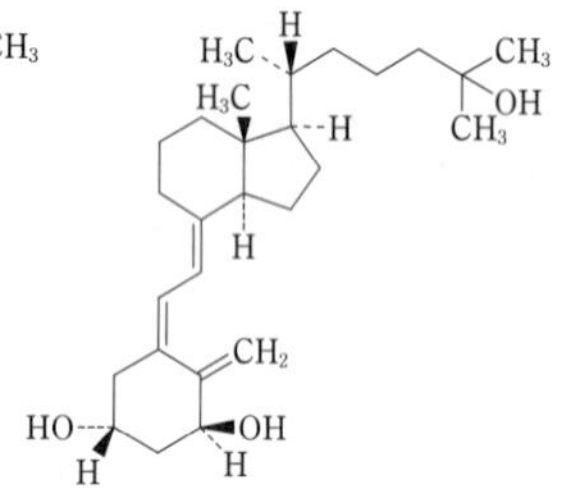

カルシトリオール

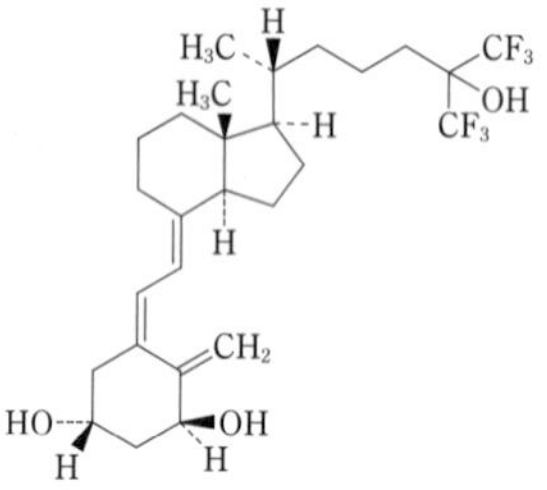

ファレカルシトリオール

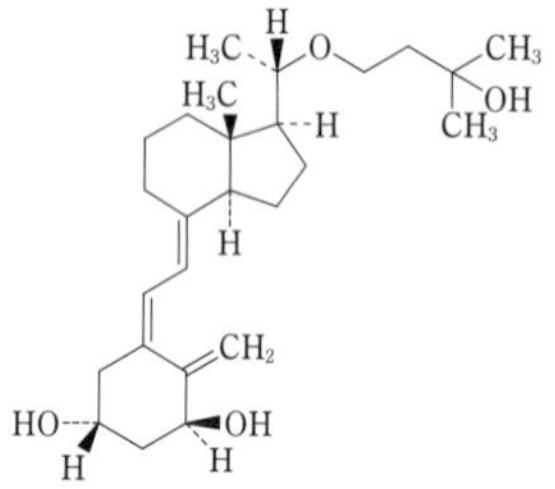

マキサカルシトール

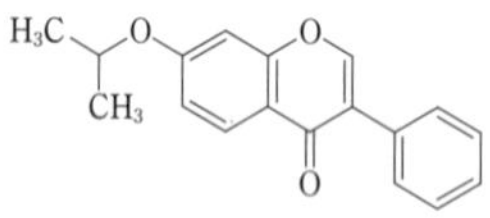

イプリフラボン ®

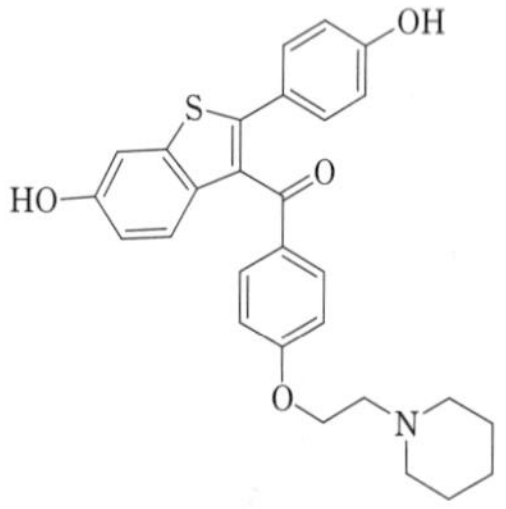

ラロキシフェン

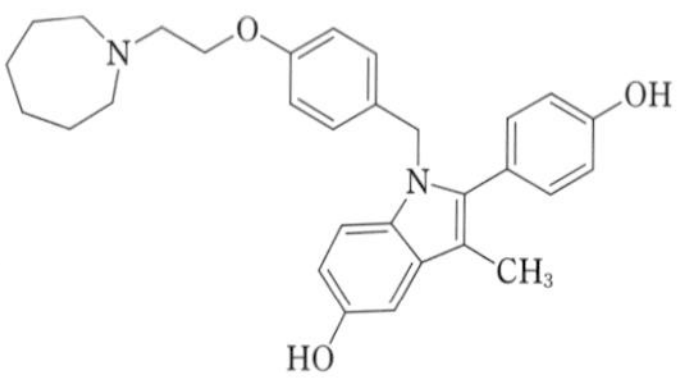

バゼドキシフェン

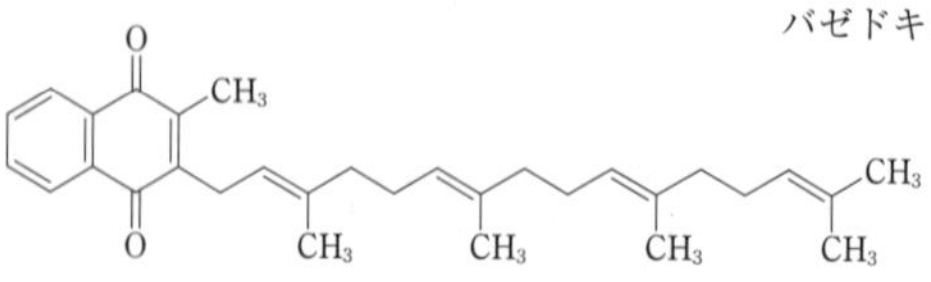

メナテトレノン ®

Ser-Val-Ser-Glu-Ilc-Glu-Leu-Met-His-Asp-Leu-Gly-Lys-His-Leu-Asp-Ser-Met-Glu-Arg-Aal-Glu-Try-Leuc-Arg-Lys-Lys-Leu-Glu-Asp-Aal-His-Asp-Phe pentaacetate

テリパラチド

10-4 高尿酸血症・痛風治療薬

プリン代謝異常によって起こる高尿酸血症を基盤として，尿酸ナトリウムの結晶の析出による急性関節炎発作（関節の激痛）の繰り返し，関節および皮下組織におけるトーフスと呼ばれる皮下結節（痛風結節）の形成，さらに腎結石，痛風腎症などを起こす症候群である．急性関節炎の特発部位は足指の関節であり，40～50歳代の男性に多い．軽度の高尿酸血症は必ずしも急性関節発作を現さないので，この時期に処置することが痛風発症の予防になる．なお，平均血清尿酸値は5～6 mg/dLであるが，7～8 mg/dLを軽度の高尿酸血症，9～10 mg/dL以上を明らかな高尿酸血症とする．

治療は高尿酸血症の治療（尿酸排泄が低下している場合には尿酸排泄促進薬が，尿酸産生が過剰である場合には尿酸産生阻害薬が用いられる）と急性発作の治療（コルヒチン，非ステロイド性抗炎症薬，ステロイド薬）に分類される（図10-5）．

10-4-1 尿酸産生抑制薬

尿酸はプリン代謝経路の最終産物であるが，尿酸の材料となるプリンヌクレオチドは，体内では de novo 合成により 5′-phosphoribosyl-1-pyrophosphate（PRPP）から生成されるとともに，核酸から分解・生成される．プリンヌクレオチドのAMPおよびGMPはIMP，ヒポキサンチン，さらにキサンチンを経て，またGMPはグアニン，キサンチンを経て最終産物である尿酸にまで代謝され，主として尿中に排泄される．キサンチンオキシダーゼはヒポキサンチンからキサンチンへの代謝およびキサンチンから尿酸への代謝を促進する．**アロプリノール** allopurinol はキサンチンオキシダーゼの活性を阻害することにより，尿酸の産生を抑制する．また，アロプリノールはキサンチンオキシダーゼの作用によりオキシプリノールに酸化されるが，このオキシプリノールもアロプリノールと同様，キサンチンオキシダーゼを阻害して尿酸の産生を抑制する．

フェブキソスタット febuxostat は非プリン型の選択的キサンチンオキシダーゼ・キサンチンデヒドロゲナーゼ阻害薬であり，その作用機序はアロプリノールと同じである．アロプリノールより血中尿酸値の改善効果が高いものの，痛風発作の抑制作用は変わらない．ただし，アロプリノールは肝で活性代謝物オキシプリノールに代謝され，主に腎臓を介して（単排泄経路）で排泄されるため，腎機能が低下した患者には減量が必要となる．しかし，フェブキソスタットは肝での代謝で不活化された後，胆汁および腎臓など複数の経路を介して排泄されるため，軽度～中等度の腎機能低下患者にも減量の必要がないとされている．

10-4-2 尿酸排泄促進薬

尿酸の大部分は尿中に排泄されるが，一部は尿細管から再吸収される．**プロベネシド**

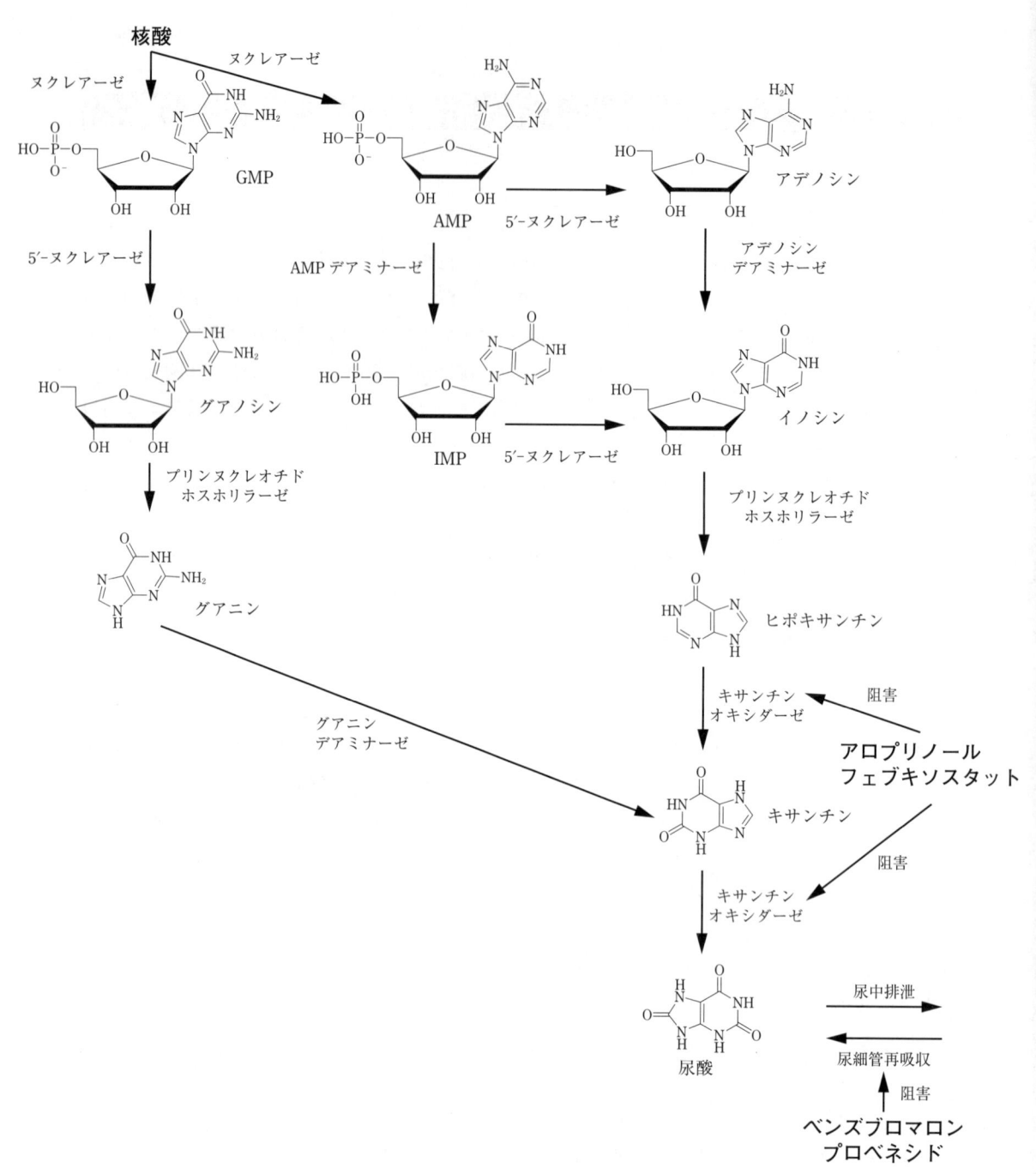

図 10-5 尿酸代謝と高尿酸血症治療薬の作用機序

probenecid，**ベンズブロマロン** benzbromarone は尿細管から尿酸の再吸収を阻害することで，尿酸排泄を促進する．プロベネシドはペニシリンの作用増強を目的として，「ペニシリン排泄抑制薬」として開発されたもので，尿細管排泄を抑制する．しかし，ベンズブロマロンは尿細管排泄を抑制しない．プロベネシドはペニシリンやインドメタシン，パラアミノサリチル酸などの薬物の尿細管排泄を抑制する．

なお，尿酸排泄促進薬を用いる場合には，尿酸の尿細管における結晶化（尿路結石）を予防する目的で，尿アルカリ化薬（クエン酸カリウム・クエン酸ナトリウム）が用いられる．

10-4-3　尿酸分解酵素薬

ヒトは体内に尿酸を分解する尿酸オキシダーゼをもたない．ヒトおよびサル以外のほ乳類は体内に尿酸オキシダーゼをもつため，尿酸は 5-hydroxyisourate を経て，アラントインへと代謝されて尿中に排泄される．アラントインは尿酸に比べて尿への可溶性が 5 倍高く，容易に尿中排泄される．尿酸オキシダーゼは尿酸から 5-hydroxyisourate への代謝を触媒する．**ラスブリカーゼ** rasburicase は遺伝子組換え型尿酸オキシダーゼで，尿酸を水溶性の高いアラントインと過酸化水素に分解することで，血中尿酸値を低下させる．がん化学療法に伴う高尿酸血症に適応がある．

10-4-4　痛風発作予防薬

痛風発作時には局所に浸潤した白血球の尿酸貪食作用および貪食好中球からの脱顆粒が増加している．**コルヒチン** colchicine は微小管を構成するタンパク質であるチュブリンと結合し，微小管形成を阻害することで，好中球の走化性因子に対する反応性を低下させることで好中球の遊走を阻害し，痛風の発作を抑制する（図 10-6）．

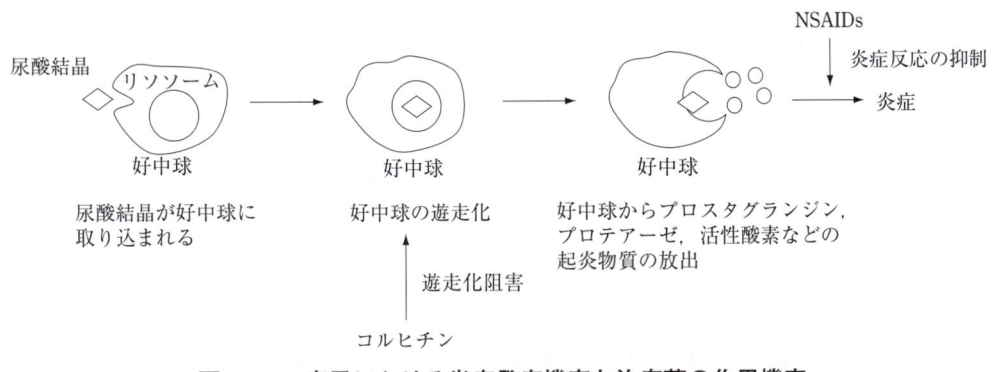

図 10-6　痛風における炎症発症機序と治療薬の作用機序

表10-5 高尿酸血症・痛風治療薬

カテゴリー	薬物名(一般名)	作用機序	適応	備考
尿酸産生抑制薬	アロプリノール	キサンチンオキシダーゼの活性を阻害することにより，尿酸の生成を抑制する	①痛風 ②高尿酸血症を伴う高血圧症における高尿酸血症の改善	キサンチンオキシダーゼによってオキシプリノールに酸化されるが，この酸化体もキサンチンオキシダーゼを阻害する 重大な副作用：皮膚粘膜眼症候群，中毒性表皮壊死症，剥脱性皮膚炎，過敏性血管炎，再生不良性貧血，無顆粒球症，汎血球・Plt減少，腎不全，腎不全増悪，腎障害(間質性腎炎含む)，間質性肺炎，ショック，アナフィラキシー様症状，劇症肝炎等の重篤な肝障害，黄疸，横紋筋融解症
	フェブキソスタット		痛風，高尿酸血症	肝代謝後，腎以外に胆汁等の複数の経路を介して排泄されるため，軽度〜中等度の腎機能低下患者も薬物の減量は必要なし
尿酸排泄促進薬	プロベネシド	尿細管からの尿酸の再吸収を阻害することにより，尿酸排泄を促進する	①痛風 ②ペニシリン・パラアミノサリチル酸の血中濃度維持	ペニシリン，インドメタシン，パラアミノサリチル酸等の薬物の尿細管排泄を抑制 禁忌：腎臓結石または高度の腎障害，血液障害，2歳未満 重大な副作用：溶血性貧血，再生不良性貧血，アナフィラキシー様反応，肝壊死，ネフローゼ症候群
	ベンズブロマロン		①痛風 ②高尿酸血症を伴う高血圧症における高尿酸血症の改善	プロベネシドにもいえるが，尿細管の尿酸結晶化(尿路結石)を予防する目的で，尿アルカリ化薬(クエン酸カリウム，クエン酸ナトリウム)を用いる 禁忌：腎結石，高度の腎障害，妊婦，肝障害 重大な副作用：重篤な肝障害
尿酸分解酵素薬	ラスブリカーゼ	尿酸を水溶性の高いアラントインと過酸化水素に分解することで，血中尿酸値を低下させる	がん化学療法に伴う高尿酸血症	遺伝子組換え型尿酸オキシダーゼ 禁忌：G6PD欠損またはその他の赤血球酵素異常 重大な副作用：ショック，アナフィラキシー様症状，溶血性貧血，メトヘモグロビン血症
痛風発作予防薬	コルヒチン	微小管を構成するチュブリンと結合して微小管形成を阻害することで好中球の遊走を阻害し，痛風発作を抑制する	痛風発作の寛解および予防	禁忌：肝・腎障害でCYP3A4を強く阻害する薬剤またはP糖タンパク質阻害薬服用中，妊婦 重大な副作用：再生不良性貧血，顆粒球・WBC・Plt減少，横紋筋融解症，ミオパシー，末梢神経障害

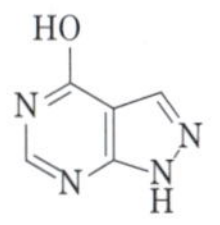

アロプリノール Ⓡ　　フェブキソスタット　　

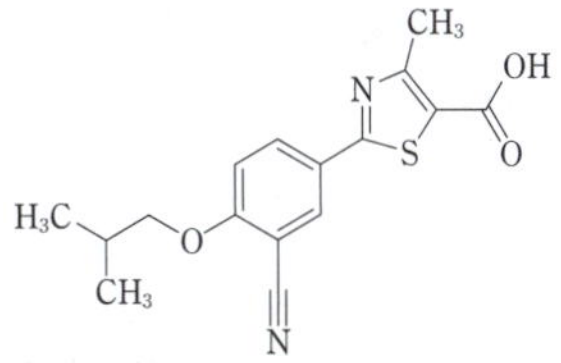

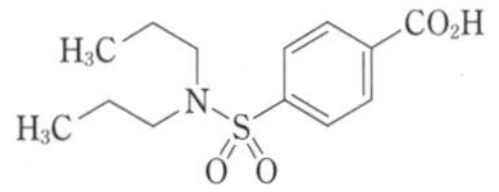

プロベネシド Ⓡ　　ベンズブロマロン Ⓡ　　コルヒチン Ⓡ

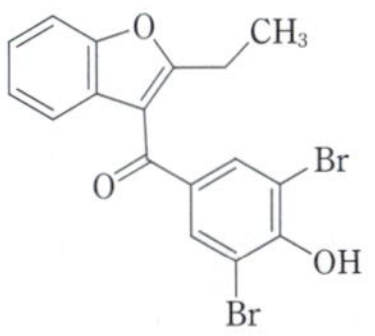

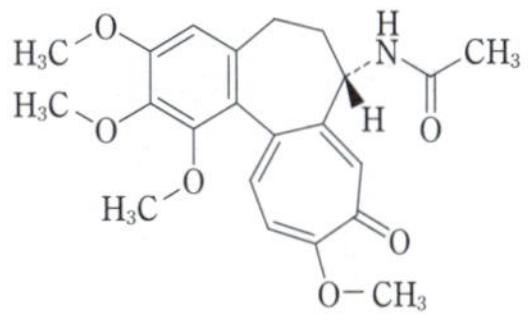

10-5　その他の内分泌系治療薬

10-5-1　脳下垂体後葉ホルモン

　脳下垂体後葉には，いずれもアミノ酸9個からなるバソプレシンとオキシトシンの2種類のホルモンが存在する．これらのホルモンは，視床下部の神経細胞で合成され，ニューロフィシンと呼ばれる分子量約30,000の担体タンパク質と結合した後，顆粒となって軸索上を移動して脳下垂体後葉に蓄えられたものである．

10-5-1-1　バソプレシン vasopressin

　バソプレシンは本来の名前の由来である血圧上昇作用の他に，抗利尿作用をもつことから抗利尿ホルモン antidiuretic hormone（ADH）とも呼ばれる．血圧上昇作用はそれほど強くないので，バソプレシンの主な生理作用は抗利尿作用であると考えられている．抗利尿作用は腎臓での遠位尿細管からの水の再吸収を促進することによる．バソプレシンが欠乏すると薄い尿を多量に排出する尿崩症になる．
　バソプレシンは Cys-Tyr-Phe-Gln-Asn-Cys-Pro-Arg-Gly の構造をもつ．ヒトを含む大部分のバソプレシンは，8位がアルギニンであることからアルギニンバソプレシンあるいは単にバソプレシンと呼ばれる．主に抗利尿作用を利用して尿崩症に用いられる．また，平滑筋収縮作用を利用して止血剤として利用されることもある．
　デスモプレシン desmopressin はアルギニンバソプレシンの誘導体であり，バソプレシン V_2 受容体に作用して，強力な抗利尿作用を示す．バソプレシンの抗利尿作用（AD）と昇圧作用（P）の比（AD/P）を1としたとき，デスモプレシンのAD/Pは約10,000で抗利尿作用が圧倒的に強

い．バゾプレシン不足による多尿症状を改善する目的で，点鼻薬として用いられる．血管内皮細胞からの血液凝固第Ⅷ因子およびフォンビルブランド因子を遊離させて止血を促すので，軽症から中程度の血友病やタイプⅠおよびタイプⅡAのフォンビルブランド病の止血に適応がある．

10-5-1-2　バゾプレシン V_2 受容体拮抗薬

モザバプタン mozavaptan は，腎集合管のバゾプレシン V_2 受容体に直接作用してバゾプレシンの作用に拮抗し，腎臓集合管でのバゾプレシンによる水再吸収を阻害することにより，選択的に水を排泄し，電解質排泄の増加を伴わない利尿作用（水利尿作用）を示す．異所性抗利尿ホルモン産生腫瘍による抗利尿ホルモン不適合分泌症候群（SIADH）における低ナトリウム血症に適応がある．

10-5-1-3　オキシトシン oxytocin

オキシトシンは子宮筋に直接作用して，生理的陣痛と同様な子宮収縮を引き起こし分娩を促す．これを利用して，微弱陣痛，人工妊娠中絶，帝王切開術などに用いられる．その他の作用として，乳腺筋上皮の収縮を促進することによって現れる射乳促進作用がある．構造的には，オキシトシンは，バゾプレシンの3位のフェニルアラニンがイソロイシンに，8位のアルギニンあるいはリジンがロイシンに代わったアミノ酸9個からなるペプチドである．構造上の類似からバゾプレシン作用による血圧上昇などの副作用が出ることもある．

10-5-2　甲状腺ホルモン thyroid hormone

甲状腺は咽喉の前面に蝶のような形をして張り付いている暗赤褐色の腺性構造の器官で，ヨウ素含有量の多いことを特徴とする．組織学的には，糖タンパク質が一層の腺上皮細胞で球状に包まれた小さな組織である濾胞が無数に存在し，濾胞間隙には傍濾胞細胞が存在している．濾胞上皮細胞に Na^+-I^- 共輸送体を介して取り込まれたヨウ素が甲状腺刺激ホルモンにより活性化されたペルオキシダーゼにより酸化され，チログロブリンと呼ばれる糖タンパク質と結合する．さらに，ペルオキシダーゼの働きでヨウ素と結合（有機化）したチログロブリンのヨード化チロシン残基どうしが2つずつ縮合する．その後，チログロブリンは，濾胞の内腔から再び濾胞上皮細胞に取り込まれ，チログロブリンからヨード化されたチロシン残基が切り離されることで，甲状腺ホルモンのチロキシンおよびトリヨードチロニンが合成される．甲状腺ホルモンは，チログロブリンと結合した形で濾胞内に蓄積されるが，ライソゾーム内の酵素の作用で加水分解され，チロキシンおよびトリヨードチロニンとして遊離型になり血液中に分泌される．血液中でチロキシンおよびトリヨードチロニンはそのほとんど（99％以上）がチロキシン結合グロブリンと結合している．

10-5-2-1 チロキシン tetraiodothyronine（thyroxine：T_4），レボチロキシン levothyroxine
トリヨードチロニン triiodothyronine（T_3），リオチロニン liothyronine

　甲状腺ホルモンには，チロキシンとトリヨードチロニンの2種類のホルモンが存在する．生理作用は全く同じである．生体内ではチロキシンの含量が多いが，作用強度はトリヨードチロニンのほうが強い．甲状腺ホルモンは体のあらゆる組織，器官に働き，種々の作用を示す．第一に基礎代謝率 basic metabolic rate（BMR）の上昇作用がある．すなわち，各組織において酸素消費を増やして基礎代謝を高め，熱産生効率を上昇させる．この作用は動物の体温維持に重要な役割を演じている．第二に各組織，細胞における同化促進作用を通して，体の成長と発育を促進する．第三に各組織，細胞，器官の分化の開始と維持ならびに細胞増殖の調節をしている．

　幼児の時期に甲状腺機能が低下するとクレチン病で，成人になってからの機能低下は粘液水腫と呼ばれる．甲状腺ホルモンは，クレチン病や橋本病など甲状腺機能低下症の補充療法に重要なホルモンであり，治療薬としては**レボチロキシン** levothyroxine（T_4）と**リオチロニン** liothyronine（T_3）がある．T_3 は T_4 に比較して生物学的活性は約4倍強いが，タンパク質結合能が T_4 より約10倍弱く，T_4 の半減期が6〜11日であるのに対して，2〜3日と短い．したがって，T_3 では血中濃度の維持が難しいので，通常 T_4 が使われる．ただし，急速な効果を期待するときは T_3 が用いられる．なお，チログロブリンはそのままでは生理活性はないが，服用すると体内で分解されて T_4，T_3 を放出するので，乾燥甲状腺末も治療薬として使われる．

10-5-2-2 抗甲状腺薬

　チアマゾール thiamazole，**プロピルチオウラシル** propylthiouracil はともに甲状腺ペルオキシダーゼを阻害することで，甲状腺ホルモン合成の際のヨードの有機化の過程を抑制することにより，甲状腺ホルモンの合成を抑制する．甲状腺機能亢進症の治療に用いられる．我が国の甲状腺機能亢進症のほとんどを占めるバセドウ病（グレーブス病）は甲状腺の TSH 受容体に対する刺激作用をもつ自己抗体が原因となるが，抗甲状腺薬はこの自己抗体の血清中濃度を低下させる．

　副作用で最も重要なのは，無顆粒球症であり，治療開始後2〜4週間後に突然発熱，咽頭痛，歯肉出血などで始まる．

10-5-3　副腎髄質ホルモン adrenomedullary hormones

　副腎は，腎臓の真上にある三角形の小さな組織で，皮質と交感神経の一部が特別に分化・発達した髄質とからなる．髄質からはアドレナリンおよびノルアドレナリンが分泌される．

　アドレナリン adrenaline および**ノルアドレナリン** noradrenaline は副腎髄質細胞のクロム親和性細胞（交感神経細胞が分化したもの）により合成され，この2つを総称してカテコールアミンとされる．カテコールアミンの作用点としては，α および β 受容体がある．α 受容体は血管収縮

作用（αアドレナリン作用）を，β受容体は血管拡張作用（βアドレナリン作用）を仲介する．アドレナリンとノルアドレナリンの作用は非常によく似ているが，アドレナリンはα，β両方の受容体に結合するのに対し，ノルアドレナリンはαアドレナリン作用が主で，βアドレナリン作用は弱い．また，肝臓，筋肉におけるグリコーゲンの分解を促進し，血糖値を上昇させてインスリン作用と拮抗する．脂肪組織においては中性脂肪を脂肪酸とグリセリンに分解するホルモン感受性リパーゼを活性化し，血中遊離脂肪酸を増加させる．

　治療薬としての応用範囲は非常に広い．血管収縮作用による昇圧（低血圧治療薬）や局所止血に用いられる．心促進作用を利用して強心薬や心停止時の補助治療に，さらに血管拡張作用を利用して降圧薬として応用されている．また，β作用に基づく気管支平滑筋弛緩作用により気管支喘息や百日咳などに伴う気管支痙攣に用いられる．さらに，インスリン性低血糖時に対する治療に用いられる．一方，局所麻酔薬とともに投与することで血管収縮により局所麻酔薬の吸収を防ぎ，作用を持続させる．

10-5-4　副腎皮質ホルモン adrenocortical hormones

　副腎皮質ホルモンは副腎皮質でコレステロールから生成される3個の6員環と1個の5員環のステロイド骨格をもつ炭素数21のステロイドホルモンである．副腎皮質は細胞形態の異なった三つの層からなり，一番外側の球状層（顆粒層）からは電解質代謝に関係する鉱質（電解質）コルチコイドが，その内側の束状層からは糖代謝に関係する糖質コルチコイドが，また一番内側の網状層からは副腎性男性ホルモンのデヒドロエピアンドロステロン，アンドロステンジオンが産生される．

10-5-4-1　糖質コルチコイド（グルココルチコイド）の生理作用

　天然のグルココルチコイドとしては**コルチゾール** cortisol と**コルチゾン** cortisone が知られているが，これらのホルモンの合成は脳下垂体から分泌される ACTH により促進される．
　代謝に対する作用：筋肉，脂肪組織あるいはリンパ系組織など末梢組織での異化作用を促進する．脂肪組織に作用して脂肪分解を促進し，血中遊離脂肪酸とグリセロール濃度を上昇させる．タンパク質の分解・代謝により血中アミノ酸濃度を上昇させる．これら脂肪あるいはタンパク質の異化作用により産生されたアミノ酸およびグリセロールを基質として，肝臓における糖新生を促進する．また，末梢組織での糖利用の抑制するため，血糖値の上昇を起こす．
　抗炎症および免疫抑制作用：リポコルチンの産生を促進することでホスホリパーゼ A_2（PLA_2）を抑制し，アラキドン酸カスケードを抑制する説と，PLA_2 を直接抑制しているという説があるが，いずれにせよ PLA_2 の抑制を介して，抗炎症作用を示す．
　脂溶性低分子であるステロイド（グルココルチコイド）は，拡散により標的細胞の細胞質内に移行し，グルココルチコイド受容体 glucocorticoid receptor（GR）に結合する．通常，GR は細胞質内で熱ショックタンパク質 heat shock protein 90（HSP90）と複合体を形成し，不活性な状態で存在しているが，ステロイドと結合することでステロイド-GR 複合体を形成し，HSP90 が

GRから切り離されて活性化される．活性化したステロイド-GR複合体は2量体を形成して核内に移行し，遺伝子プロモーターやエンハンサー上の応答配列（glucocorticoid response element；GRE）に結合して，転写活性を促進して種々の活性タンパク質が誘導される．サイトカインや細胞接着因子など炎症や免疫応答に関わる多くの遺伝子の発現を制御する転写因子であるNFκBやAP-1を制御する分子（cAMP responsive element binding protein；CREBやIκB）に作用することでNFκBやAP-1を抑制する．また，ステロイド-GR複合体が，NFκBやAP-1を直接的に阻害することで，ステロイドの主作用である抗炎症，抗免疫作用を発揮する（図10-7）．

さらに，高濃度のステロイドを投与した際，ステロイドが標的細胞のミトコンドリア膜上にある受容体に結合することでアポトーシスを誘発することや，ステロイドが直接細胞膜内に移行し，細胞膜を安定化させる作用のあることが報告されている．

その他の作用：タンパク質の異化作用により増加したアミノ酸，脂肪の分解により増加したタンパク質合成の促進が起こる．また，高濃度では各組織に種々の作用をもたらす．例えば，末梢でのタンパク質異化作用が強いので，骨組織においては骨基質の分解を促進し，骨粗鬆症となる．また，胸腺やリンパ腺は萎縮し，免疫機能が減弱するため，細菌に対して易感染性となる．

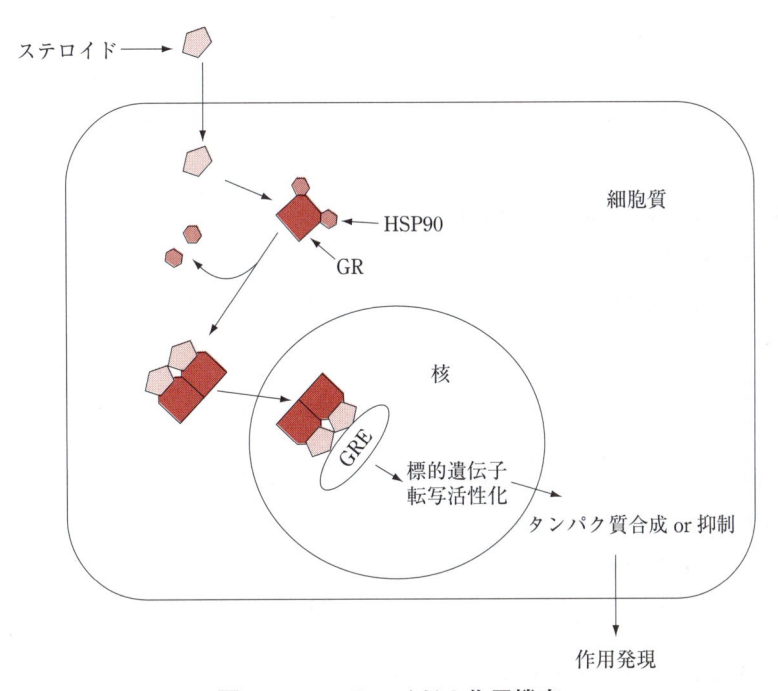

図10-7 ステロイドの作用機序

（1）臨床応用

副腎皮質機能不全症として，副腎皮質機能低下症としてアジソン病が，機能亢進症としてクッシング症候群が知られている．グルココルチコイドは，アジソン病を含む慢性，急性の副腎皮質機能低下症の補充療法として用いられる．さらに強力な抗炎症，抗アレルギー作用があるので，関節リウマチ，リウマチ熱，全身性紅斑性狼瘡などの膠原病，気管支喘息，薬剤，その他の化学

物質によるアレルギーなどに注射薬や錠剤として，各種湿疹，皮膚病などには外用薬として使われる．通常はグルココルチコイド作用，ミネラルコルチコイド作用を減弱し，作用持続時間を長くした数多くの合成コルチコイドが種々の投与形態で利用されている．

副腎皮質ホルモン薬の使用は，種々の重篤な副作用を現すので注意が必要である．他の治療法で十分な効果が期待できる時には使用しないこと，局所投与で十分な場合は局所投与にすること，連続投与後，急に中止すると副腎皮質機能低下のためのショック症状におそわれるので徐々に減量することなどが必要である．使用にあたっての絶対禁忌として，精神病，消化管潰瘍，抗生物質無効の感染性疾患などがある．

10-5-4-2 鉱質コルチコイド（ミネラルコルチコイド）

副腎皮質顆粒層から産生されるホルモンで電解質代謝を調節する．**アルドステロン** aldosterone が代表的なホルモンである．ミネラルコルチコイドは尿細管での Na^+，Cl^-，HCO_3^- の再吸収と K^+，H^+ の放出により，体内の水分維持作用をする．副腎を摘出すると脱水症状になり，低血圧を引き起こし急速に死に至る．したがって，ミネラルコルチコイドは生命維持に必須のホルモンである．しかし，治療薬としてのミネラルコルチコイドの利用は少ない．アルドステロンの分泌は，グルココルチコイドとは異なり，レニン-アンジオテンシン系の調節を受けている．

10-5-4-3 アルドステロン拮抗薬

スピロノラクトン spironolactone，**カンレノ酸カリウム** potassium canrenoate はアルドステロン受容体と結合して作用を現す物質で，高血圧やアルドステロン過剰に基づく浮腫にカリウム消失を伴わない利尿薬として使われる．

10-5-4-4 副腎皮質ホルモン（コルチコイド）産生阻害薬

（1）ミトタン mitotane

選択的に副腎皮質細胞に毒性を示し，さらにステロイド合成阻害作用を示す．そのため，副腎癌，手術が不可能なクッシング症候群の治療に用いられる．

（2）メチラポン metyrapone

メチラポンは，副腎皮質ステロイドの生合成過程において，11β-ヒドロキシラーゼを選択的に阻害するため，グルココルチコイドの産生が阻害されて，ACTH 分泌が促進する．これを利用して脳下垂体機能の診断薬として使われている．

（3）トリロスタン trilostane

アルドステロン，コルチゾールの生合成過程における酵素の一つである β-ヒドロキシステロイド脱水素酵素を特異的に阻害するので，アルドステロン，コルチゾール過剰症の改善ならびにそれに伴う諸症状の改善に用いられる．

10-5-5 男性ホルモン（アンドロゲン androgens）

アンドロゲンは男性ホルモンの総称で，天然の男性ホルモンの代表的なものは精巣で産生される**テストステロン** testosterone ならびに副腎皮質で産生される**デヒドロエピアンドロステロン** dehydroepiandrosterone および**アンドロステンジオン** androstenedione がある．

アンドロゲンは，男性の生殖器官（前立腺，精巣，睾丸，副睾丸，輸精管，陰茎など）を発育させ，その機能を維持する．さらに精巣において細精管に働き，精子形成を促進する．また，第二次性徴（声変わり，陰毛，腋毛の発生，体格の男性化）の発現と維持を促進する作用を示す．

天然に存在する男性ホルモンはすべて，C19 からなるステロイドである．テストステロンはまず細胞質内にある 5α-レダクターゼにより代謝され，ジヒドロテストステロン dihydrotestosterone になった後，受容体に結合し作用を発現する（アンドロゲンの活性化）．

治療薬としては，経口投与が可能で，代謝を受けにくいように改良されたメチルテストステロン，テストステロンプロピオン酸エステル，テストステロンエナント酸エステルが精子形成不全による男性不妊症，思春期前までの脳下垂体機能低下，間質細胞機能低下が原因の類宦官症などに用いられる．また，女性性器癌の疼痛緩和，手術不能の乳癌などにも用いられる．

陰茎の肥大や持続性勃起が起こる．また，比較的大量に使用する場合（男子不妊症などの場合），視床下部，脳下垂体機能抑制が起こるので，長期に利用した場合，造精機能低下（精子減少，精液減少），睾丸抑制などが起こる．女性では，回復しがたい音声の男性化，陰核肥大，多毛，月経異常などの男性化現象が起こる．また，小児では早期骨端板閉鎖による身体発育抑制，性的早熟を引き起こす．妊娠中に用いると女児の外性器の男性化をもたらす．また，肝臓障害を悪化させる．

タンパク質同化ステロイド（アナボリックステロイド anabolic steroids）

男性ホルモンには本来の性ホルモンとしての作用の他に各組織において強いタンパク質同化作用がある．**メテノロン** metenolone，**ナンドロロンデカン酸エステル** nandrolone decanate は男性ホルモンのタンパク質同化作用を強め，タンパク質同化作用/男性化作用の比を大きくしたタンパク質同化ステロイドである．外傷，熱傷などによる著しい消耗状態，悪性腫瘍，骨粗鬆症，抗炎症ステロイドの連続投与によるタンパク質異化防止，再生不良性貧血による骨髄の消耗状態などに広く用いられる．また，運動選手の筋肉増強剤としても用いられるため，しばしば問題になっている．完全には男性ホルモン作用が除かれていないので，男性化作用が重大な副作用であるが，ナンドロロンデカン酸エステルにはその作用がほとんどない．

10-5-6 卵胞ホルモン（エストロゲン estrogens）

卵胞ホルモンは，女性生殖器の発育と第二次性徴を促進するホルモンで，卵巣と胎盤から産生される．女性生殖器である腟，子宮，卵管の成長と発育を促し，オキシトシンに対する感受性を高める．黄体ホルモンと共同して，子宮においては内膜を肥厚させ，水分やナトリウムの貯留を増大し，卵子の着床，妊娠の成立に重要な役割を果たしている．また，輸卵管の運動性を高め，卵子の輸送を容易にし，頸管からの粘液分泌を高め，精子の移動を助ける．黄体ホルモンと共同して，乳腺の発育を促進する．腋毛や陰毛の発育，乳首や陰部の皮膚の発育，着色などの第二次性徴を促進する．

天然の卵胞ホルモンは，**エストラジオール** estradiol とそれが肝臓で代謝された**エストロン** estrone と**エストリオール** estriol である．これらはすべて C18 の構造をもち，いずれも A 環がフェノールになった構造である．経口的に用いても代謝されにくい合成卵胞ホルモンには，エストラジオールのエステル化体がある．また，結合型エストロゲンは妊馬尿より抽出精製した数種類のエストロゲン様物質の合剤で，体内で活性型エストラジオールに変換されて，更年期症状の改善や腟炎などに用いられる．

1970 年代前半まではステロイド骨格をもたずに作用を現すジエチルスチルベストロール diethylstilbestrol が流産防止の目的で使用されていたが，妊娠中に使用すると胎児に影響し，出生女児の思春期前後に腟癌が発生することから，現在では使用されなくなっている．

卵胞ホルモンの最も重要な副作用は，子宮出血および子宮内膜ならびに乳房に対する発癌性である．その他の副作用としては，血栓症がある．エストロゲン依存性腫瘍（例えば乳癌，性器癌など）およびその疑いのある患者，血栓性静脈炎，肺塞栓症などの血管病変のある患者またその既往歴のある患者などには禁忌である．

10-5-6-1 クロミフェン clomifen

エストロゲン受容体を競合的に阻害することで，内因性エストロゲンによる負のフィードバックを解除し，視床下部からの性腺刺激ホルモン放出ホルモン gonadotropine-releasing hormone（GnRH）を分泌させ，その結果，下垂体から卵胞刺激ホルモン（FSH）と黄体形成ホルモン（LH）の分泌を促進し，卵巣を刺激して排卵を誘発する．

10-5-7 黄体ホルモン（プロゲステロン progesterone）

黄体ホルモンは，1）卵胞ホルモンによって増殖した子宮内膜に働き，子宮内膜を複雑なひだをもつ構造に変えるとともに粘液分泌も促進し，子宮内膜を分泌期の状態にすることで，受精卵の子宮内膜に着床を可能にする（妊娠の成立）．2）子宮筋のオキシトシンへの感受性を抑制し，妊娠期間中は分娩が起こらないようにする（早産，流産の予防）．3）妊娠期間中，血中黄体ホルモン濃度は高く維持されるため，性腺刺激ホルモンの分泌が抑えられ，新たな排卵を防止する

（重複妊娠の阻止）．4）卵胞ホルモンとともに乳腺の形態形成を促進するとともに，乳汁合成を抑制し，オキシトシンの射乳作用にも拮抗する．5）子宮頸管からの分泌液の粘度を高めて精子の侵入を阻止する．しかし，分娩が始まる直前に血中黄体ホルモン濃度は激減し，黄体ホルモンによって抑えられていた分娩が一気に進む．したがって，黄体ホルモンは，妊娠の成立と維持に重要な役割をもっている．

天然黄体ホルモン（プロゲステロン）はかなり強い男性ホルモン作用があり，かつ代謝されやすいので，天然黄体ホルモンから男性ホルモン作用を除き，かつ経口でも代謝されにくい合成黄体ホルモンとして，**ジドロゲステロン** dydrogesterone，**ヒドロキシプロゲステロン** hydroxyprogesterone，**メドロキシプロゲステロン** medroxyprogesterone，**クロルマジノン** chlormadinone，**ノルエチステロン** norethisterone がある．また，プロゲステロン受容体の発現にはエストロゲンが不可欠なため，黄体ホルモンに卵胞ホルモンを加えることで，黄体ホルモンの作用が増強される．この作用を目的として，種々比率の配合剤がある．

無月経，月経困難症，月経周期異常，黄体形成不全による不妊症，機能性子宮出血，切迫性流産，習慣性流産などに有効である．

食欲不振，悪心・嘔吐，下痢，便秘などの胃腸障害，発疹などの過敏症，肝機能障害などが現れる．肝障害患者には一般的に禁忌である．

10-5-8 経口避妊薬

卵胞ホルモンと黄体ホルモンの配合剤は経口避妊薬としても用いられる．黄体ホルモンの排卵抑制作用を利用して，経口避妊薬として利用されている．血中の黄体ホルモンと卵胞ホルモン濃度を高め，ホルモン分泌状態を妊娠時と同じ状態にし，排卵を抑制する．

表 10-6　内分泌系治療薬

カテゴリー	薬物名（一般名）	作用機序	適応	備考
下垂体後葉ホルモン	デスモプレシン酢酸塩水和物	バソプレシン V_2 受容体に作用して抗利尿作用．治療薬は体内に生産・貯蔵されている第Ⅷ因子とフォンビルブランド因子を放出	中枢性尿崩症	適応外：夜尿症 警告：患者・家族に水中毒（低 Na 血症）発現，水分摂取管理を十分説明・指導（経鼻製剤で低 Na 血症による痙攣の報告） 禁忌：低 Na 血症
	オキシトシン	子宮筋に作用し，子宮収縮の誘発・促進	分娩誘発，微弱陣痛，弛緩性子宮出血，流産など	禁忌：類似化合物過敏症，プロスタグランジン投与中，児頭骨盤不均衡，全前置胎盤 重大な副作用：ショック，過強陣痛，胎児仮死，子宮破裂，頸管裂傷，羊水塞栓症，微弱陣痛，弛緩出血

表 10-6　内分泌系治療薬　つづき

カテゴリー	薬物名（一般名）	作用機序	適応	備考
バソプレシン V_2 受容体拮抗薬	モザバプタン塩酸塩	バソプレシン V_2 の受容体拮抗薬でバソプレシンの異所性過剰分泌による水再吸収作用を抑制	異所性抗利尿ホルモン産生腫瘍による抗利尿ホルモン不適合分泌症候群における低 Na 血症の改善（既存治療で効果不十分な場合に限る）	禁忌：妊婦 警告：SIADH 治療に十分な知識と経験を有する医師のもと，異所性抗利尿ホルモン産生腫瘍による SIADH と診断された患者にのみ実施．本剤は対症療法で，水分制限を試みた上で必要な場合にのみ実施．投与時は急激な血清 Na 濃度上昇により橋中心髄鞘崩壊症の恐れがあるので医師の監視下におく（入院）．血清 Na 濃度の推移等観察し，上昇の場合は必要な処置．投与開始日には血清 Na 濃度を頻回に測定．生殖細胞に染色異常を誘発する可能性があるので避妊
甲状腺ホルモン製剤	レボチロキシンナトリウム（T_4）水和物	合成 T_4 製剤．生体各組織の酸素消費を促進し，基礎代謝を亢進	［錠］甲状腺機能低下症，粘液水腫，クレチン症，甲状腺腫 ［散］乳幼児甲状腺機能低下症	禁忌：新鮮な心筋梗塞 相互作用：ワルファリン，交感神経刺激薬，強心配糖体，血糖降下薬，コレスチラミン，コレスチミド，鉄剤，Al 含有制酸剤，炭酸 Ca，フェニトイン 重大な副作用：狭心症，肝障害，黄疸
	リオチロニンナトリウム（T_3）	合成 T_3 製剤．T_4 と比べ即効性だが持続は短い	甲状腺機能低下症，粘液水腫，クレチン病，甲状腺腫，慢性甲状腺炎	禁忌，相互作用：レボチロキシンナトリウム（T_4）水和物を参照 重大な副作用：ショック，狭心症，うっ血性心不全，肝障害，黄疸
抗甲状腺薬	プロピルチオウラシル	甲状腺ホルモンの合成を抑制し，血中 T_4 濃度を低下．超大量では末梢での T_4 から T_3 への変換を抑制	甲状腺機能亢進症	禁忌：使用後肝機能悪化例 相互作用：ワルファリン，ジギタリス 重大な副作用：無顆粒球症，再生不良性貧血，低プロトロンビン血症，第Ⅶ因子欠乏症，WBC・Plt 減少，血小板減少性紫斑病，間質性肺炎，抗好中球細胞質抗体（ANCA）関連血管炎症候群，劇症肝炎，黄疸，SLE 様症状

表 10-6 内分泌系治療薬 つづき

カテゴリー	薬物名（一般名）	作用機序	適応	備考
抗甲状腺薬	チアマゾール	甲状腺ホルモンの合成を抑制し，血中 T_4 濃度を低下	甲状腺機能亢進症	相互作用：ワルファリン，ジギタリス 警告：投与開始後2か月以内に重篤な無顆粒球症が発現，死亡報告．異常の場合直ちに投与中止，適切な処置．投与再開時も注意．無顆粒球症等発現の可能性・検査の必要性を患者に説明．無顆粒球症の症状発現時は速やかに主治医に連絡し定期的な血液検査のため通院するよう指導 検査：開始2か月間は原則2週に1回，以降も定期的な血液検査 注意：（胎児）甲状腺機能抑制，甲状腺腫の報告．（新生児）頭皮皮膚欠損症，臍帯血ヘルニア，臍腸管遺残，気管食道瘻を伴う食道閉鎖症，後鼻孔閉鎖症等の報告．（授乳婦）授乳をさける．（妊婦）定期的な甲状腺機能検査を実施し投与量を調節 重大な副作用：汎血球・WBC・Plt 減少，再生不良性貧血，無顆粒球症，低プロトロンビン血症，第Ⅶ因子欠乏症，血小板減少性紫斑病，肝障害，黄疸，SLE 様症状，インスリン自己免疫症候群，間質性肺炎，抗好中球細胞質抗体（ANCA），関連血管炎症候群，横紋筋融解症
カテコールアミン	アドレナリン	本文参照	気管支喘息，百日咳の気管支痙攣の寛解，局麻薬の作用延長，手術時の局所出血 ［液］耳鼻咽頭科での局所出血，粘膜の充血・腫脹，外創の局所出血 ［注射］急性低血圧・ショック時・心停止の補助治療，光彩癒着防止	禁忌：ブチロフェノン・フェノチアジン系薬，α 遮断薬／カテコールアミン製剤・アドレナリン作動薬（不整脈，心停止の恐れ），狭隅角や前房が浅く眼圧上昇 相互作用：［併用禁忌］禁忌に記載されている薬剤，［併用注意］非選択的 β 遮断薬，血糖降下薬，MAO 阻害薬，三環系抗うつ薬，SNRI，メチルフェニデート，分娩促進薬，麦角アルカロイド，利尿薬／ジギタリス（異所性不整脈）／キニジン（心室細動）／甲状腺製剤（冠不全発作）／ブロモクリプチン（血圧上昇等）／ハロゲン含有吸入麻酔薬（頻脈，心室細動） 重大な副作用：［注射］肺水腫，呼吸困難，心停止．［液］肺水腫，重篤な血清 K 低下

表10-6 内分泌系治療薬 つづき

カテゴリー	薬物名（一般名）	作用機序	適応	備考
カテコールアミン	ノルアドレナリン	主に α 受容体に作用し心臓を除いて β 受容体への作用弱い．作用は一過性で血圧上昇は注入中止1〜2分以内に消失	各種疾患もしくは状態に伴う急性低血圧またはショック時の補助治療	禁忌：他のカテコールアミン製剤投与中（不整脈・心停止の恐れ） 相互作用：[併用禁忌] 禁忌に記載されている薬剤．[併用注意] MAO阻害薬, SNRI, 三環系抗うつ薬, その他の抗うつ薬, 分娩促進薬, エルゴタミン製剤, メチルフェニデート, 抗ヒスタミン薬・甲状腺製剤（冠不全発作），アメジニウム／スピロノラクトン製剤, 利尿薬 重大な副作用：徐脈
副腎皮質ステロイド	コルチゾン酢酸エステル	体内でヒドロコルチゾンに転換して作用	慢性・急性副腎皮質機能不全, 副腎性器症候群, 亜急性甲状腺炎, 関節リウマチ, エリテマトーデス, ネフローゼ, 中毒疹, 紫斑病, 湿疹・皮膚炎群など	相互作用：バルビツール酸系薬, フェニトイン, リファンピシン／サリチル酸（サリチル酸中毒）／抗凝血薬, 経口糖尿病薬／K保持性を除く利尿薬（低K血症）
	ヒドロコルチゾン	副腎から分泌される内因性ステロイド	慢性副腎皮質機能不全, 副腎性器症候群, 亜急性甲状腺炎, 関節リウマチ, エリテマトーデス, ネフローゼ, 中毒疹, 紫斑病, 湿疹・皮膚炎群など	相互作用：バルビツール酸系薬, フェニトイン, リファンピシン／サリチル酸（サリチル酸中毒）／抗凝血薬, 経口糖尿病薬／K保持性を除く利尿薬（低K血症）
K^+ 保持性利尿薬	スピロノラクトン	鉱質コルチコイド（アルドステロン）受容体拮抗作用	高血圧症（本態性, 腎性など），心性浮腫（うっ血性心不全），腎性・肝性浮腫, 特発性浮腫, 悪性浮腫に伴う浮腫・腹水, 栄養失調性浮腫, 原発性アルドステロン症の診断・症状の改善	禁忌：無尿または急性腎不全, 高K血症, アジソン病, タクロリムス, エプレレノン（高K血症），ミトタン投与中 相互作用：[併用禁忌] 禁忌に記載されている薬剤．[併用注意] 降圧薬, 塩化アンモニウム, コレスチラミン／K製剤・ACE阻害薬・ARB・アリスキレン・K保持性利尿薬・シクロスポリン（高K血症）／ノルアドレナリン, 乳酸ナトリウム／ジゴキシン, メチルジゴキシン／ジギトキシン／NSAIDs／リチウム（リチウム中毒） 重大な副作用：電解質異常, 急性腎不全

表 10-6 内分泌系治療薬 つづき

カテゴリー	薬物名（一般名）	作用機序	適応	備考
K⁺保持性利尿薬	カンレノ酸カリウム	抗アルドステロン作用	経口抗アルドステロン薬の服用困難な次の症状の改善：原発性アルドステロン症，心性浮腫（うっ血性心不全），肝性浮腫，開心・開腹術時の水・電解質代謝異常	禁忌：無尿または腎不全，腎機能進行性悪化状態，高K血症，エプレレノン・タクロリムス投与中（高K血症の恐れ），アジソン病，痙攣性素因 注意：pH等の変化により配合変化が起こりやすい 相互作用：[併用禁忌]禁忌に記載している薬物．[併用注意]降圧薬，利尿薬（降圧・利尿作用増強）/K補給・K保持性利尿薬・ACE阻害薬・ARB・アリスキレン・シクロスポリン・NSAIDs（高K血症）/リチウム（リチウム中毒）/乳酸Na（アルカリ化減弱）/塩化アンモニウム・コレスチラミン（代謝性アシドーシス） 重大な副作用：ショック，電解質異常
副腎皮質ホルモン合成阻害薬	ミトタン	副腎皮質細胞を選択的に破壊し，ステロイド合成を阻害	副腎癌．手術適応とならないクッシング症候群	警告：ショック時や重篤な外傷を受けたときには，一時的に投与を中止 禁忌：重篤な外傷，スピロノラクトン/ペントバルビタール（睡眠作用発現の恐れ）投与中 注意：脳腫瘍の既往がある成人，成長ホルモン分泌不全症には脳腫瘍の再発注意，小児プラダー・ウィリー症候群患者には上気道閉塞によるいびきの出現・悪化，高血糖，側弯症の悪化等に注意 相互作用：[併用禁忌]禁忌に記載されている薬剤
	メチラポン	11β-hydroxylase(CYP11B1)を選択的に阻害	下垂体ACTH分泌予備能の測定	禁忌：副腎皮質不全 患者：自動車の運転等には注意 重大な副作用：ショック
	トリロスタン	副腎皮質の3β-hydroxysteroid脱水素酵素を阻害．作用は可逆的	特発性アルドステロン症，手術適応とならない原発性アルドステロン症およびクッシング症候群	禁忌：妊婦 相互作用：ミトタン

表10-6 内分泌系治療薬 つづき

カテゴリー	薬物名（一般名）	作用機序	適応	備考
男性ホルモン	メチルテストステロン	アンドロゲン受容体に結合したのちに核内に移行し，標的遺伝子の転写を促進する	①男子性腺機能不(類宦官症) ②造精機能障害による男子不妊症 ③末期女性性器癌の疼痛緩和，手術不能の乳癌	禁忌：アンドロゲン依存性悪性腫瘍，肝障害，妊婦 相互作用：ワルファリン
	テストステロンプロピオン酸エステル		①男子性腺機能不全(類宦官症) ②造精機能障害による男子不妊症	禁忌：アンドロゲン依存性悪性腫瘍 相互作用：ワルファリン
	テストステロンエナント酸エステル		①男子性腺機能不全(類宦官症) ②造精機能障害による男子不妊症 ③再生不良性貧血，骨髄線維症，腎性貧血	禁忌：アンドロゲン依存性悪性腫瘍，妊婦 相互作用：ワルファリン
タンパク質同化ステロイド	メテノロン		骨粗鬆症，慢性腎疾患，悪性腫瘍，外傷，熱傷による著しい消耗状態，再生不良性貧血による骨髄の消耗状態	禁忌：アンドロゲン依存性悪性腫瘍，妊婦 相互作用：副腎皮質ホルモン（耐糖能低下）／ワルファリン
	ナンドロロンデカン酸エステル		骨粗鬆症，乳腺症，成長ホルモン分泌不全性低身長症，慢性腎疾患，悪性腫瘍，手術後，外傷，熱湯による著しい消耗状態，再生不良性貧血による骨髄の消耗状態	禁忌：アンドロゲン依存性悪性腫瘍，妊婦 相互作用：副腎皮質ホルモン（耐糖能低下）／ワルファリン 重大な副作用：嗄声
卵胞ホルモン（エストロゲン）	エストラジオール	本文参照	エストラーナ：更年期障害・卵巣欠落症状に伴う血管運動神経症状（hot flushおよび発汗），泌尿生殖器の萎縮症状，閉経後骨粗鬆症 フェミスト，ル・エストロジェル，ディビゲル：更年期障害および卵巣欠落症状に伴う血管運動神経症状（hot flushおよび発汗） ジュリナ：①更年期障害・卵巣欠落症状に伴う血管運動神経症状（hot flushおよび発汗），腟萎縮症状，②閉経後骨粗鬆症	禁忌：エストロゲン依存性悪性腫瘍，乳癌既往歴，血栓性静脈炎，肺塞栓症，動脈性血栓塞栓疾患，妊婦，授乳婦，重篤な肝障害，診断の確定していない異常性器出血（フェミエスト，ル・エストロジェル，ディビゲル）ポルフィリン症で急性発作既往歴 注意：米国でホルモン補充療法（HRT）と乳癌，冠動脈性心疾患，脳卒中，認知症との危険性の報告 検査：（閉経後骨粗鬆症）投与後6か月〜1年後に骨密度を測定し効果がない場合には中止 重大な副作用：アナフィラキシー様症状（ジュリナ除く），静脈血栓塞栓症，血栓性静脈炎

表10-6 内分泌系治療薬 つづき

カテゴリー	薬物名（一般名）	作用機序	適応	備考
卵胞ホルモン（エストロゲン）	エストリオール	E_2系製剤に比べ効果は弱いが子宮内膜への作用が極めて低い	① 更年期障害 ② 腟炎（老人，小児および非特異性），子宮頸管炎ならびに子宮腟部びらん ③ ［注射のみ］分娩時の頸管軟化 ④ ［0.5 mg，1 mg錠のみ］老人性骨粗鬆症	禁忌：[共通]エストロゲン依存性悪性腫瘍 [注・錠のみ]血栓性静脈炎，肺塞栓症 [錠・腟錠のみ]妊婦 [錠のみ]乳癌既往歴，動脈性血栓塞栓疾患，重篤な肝障害，診断の確定していない異常性器出血，妊婦 注意：生理的月経の発現に障害を及ぼすような投与は避ける
排卵誘発薬	クロミフェンクエン酸塩	Gn-RHとゴナドトロピン（特にLH）の分泌を促進し卵巣刺激，排卵誘発	排卵障害に基づく不妊症の排卵誘発	禁忌：エストロゲン依存性悪性腫瘍，卵巣腫瘍，卵巣肥大，肝障害・肝疾患，妊婦
黄体ホルモン（プロゲステロン）	ジドロゲステロン	本文参照	無月経，月経困難症，機能性子宮出血，黄体機能不全による不妊症，切迫流早産，習慣性流早産，月経周期異常，子宮内膜症	禁忌：重篤な肝障害・肝疾患
	ヒドロキシプロゲステロンカプロン酸エステル		無月経，月経周期異常，月経量異常，機能性子宮出血，黄体機能不全による不妊症，切迫流早産，習慣性流早産	禁忌：重篤な肝障害・肝疾患，（プロゲデポー），妊婦（流早産を除く），妊娠ヘルペス既往歴
	メドロキシプロゲステロン酢酸エステル		無月経，月経周期異常，月経量異常，機能性子宮出血，黄体機能不全による不妊症，切迫流早産，習慣性流早産	禁忌：脳梗塞，心筋梗塞，血栓性静脈炎などの血栓性疾患またはその既往歴，重篤な肝障害・肝疾患，診断未確定の性器・尿路出血，稽留流産
	クロルマジノン酢酸エステル		［2 mg］無月経，月経周期異常，月経困難症，機能性子宮出血，黄体機能不全による不妊症 ［25 mg］前立腺肥大症，前立腺癌	禁忌：重篤な肝障害・肝疾患 注意：投与開始後3か月は少なくとも1か月に1回，それ以降も定期的な肝機能検査 重大な副作用：[共通]血栓症，[25 mgのみ]うっ血性心不全，劇症肝炎，肝障害，黄疸，糖尿病（悪化），高血糖
	ノルエチルステロン		無月経，月経周期異常，月経困難症，機能性子宮出血，黄体機能不全による不妊症，月経周期変更（延長，短縮）	禁忌：重篤な肝障害，妊婦 重大な副作用：アナフィラキシー様症状

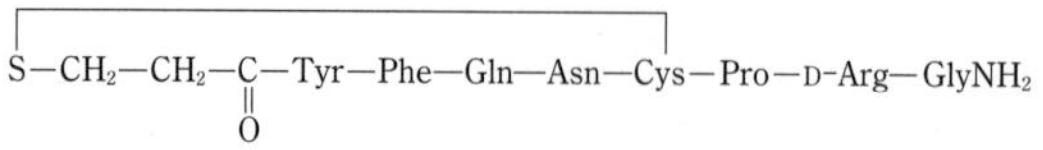

第10章 内分泌・代謝性疾患治療薬

デスモプレシン

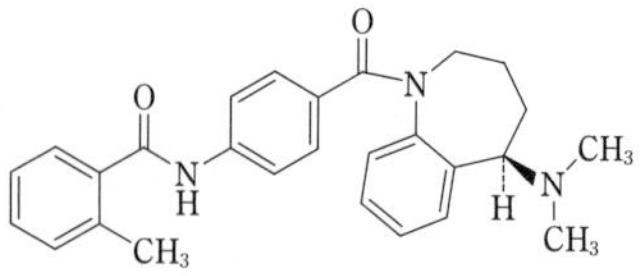

モザバプタン

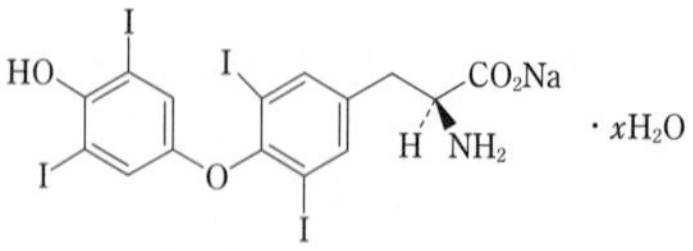

レボチロキシンナトリウム水和物 ⓘ

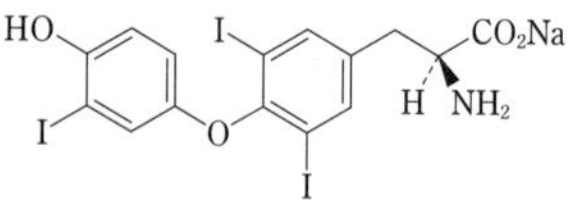

リオチロニンナトリウム ⓘ

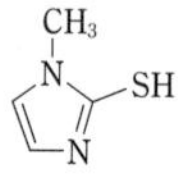

チアマゾール ⓘ

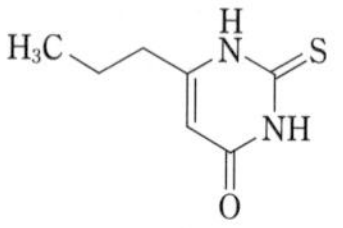

プロピルチオウラシル ⓘ

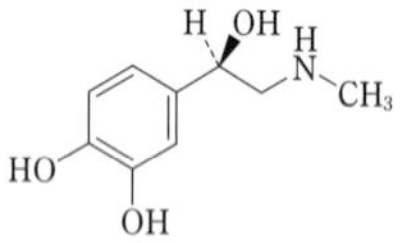

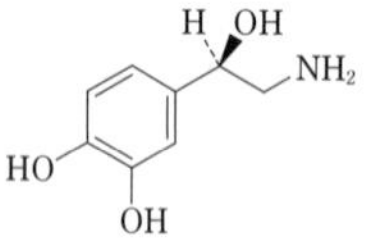

アドレナリン ⓘ

ノルアドレナリン ⓘ

及び鏡像異性体

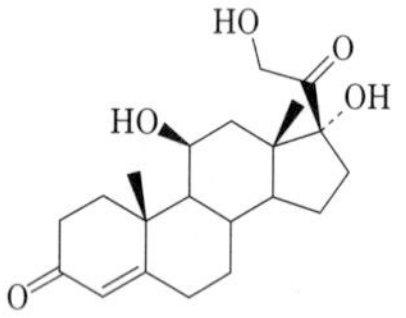

コルチゾール

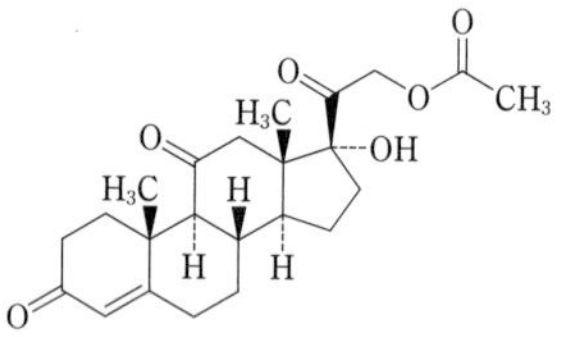

コルチゾン酢酸エステル ⓘ

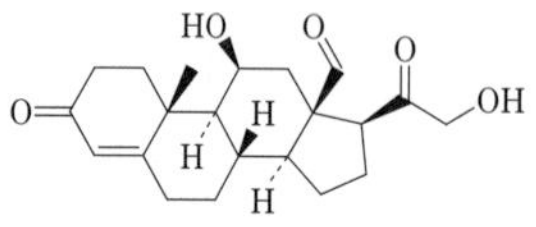

アルドステロン

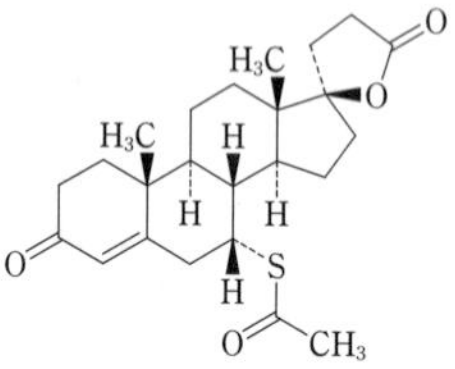

スピロノラクトン ⓘ

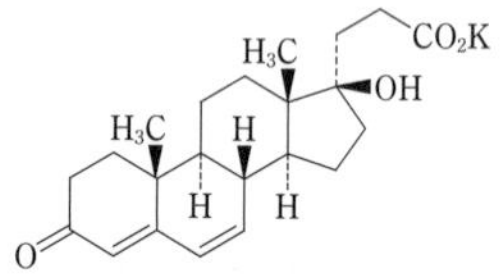

カンレノ酸カリウム ⓘ

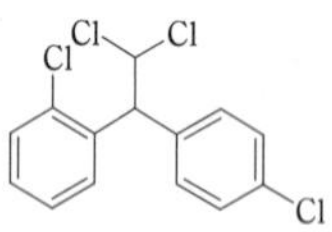

ミトタン

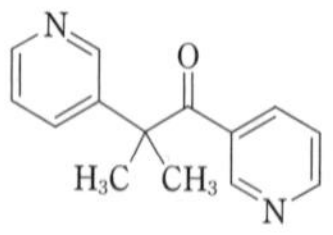

メチラポン ⓘ

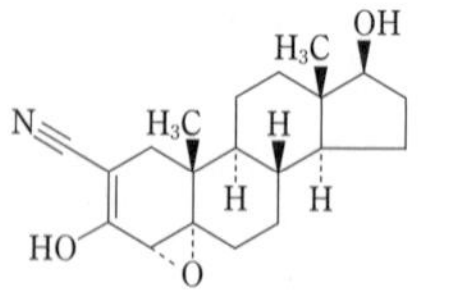

トリロスタン

10-5 その他の内分泌系治療薬

テストステロンプロピオン酸エステル 局 ジヒドロエピアンドロステロン アンドロステンジオン

メテノロンエナント酸エステル 局 ナンドロロンデカン酸エステル

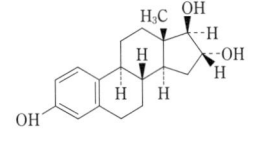

エストラジオール安息香酸エステル 局 エストロン エストリオール 局

クロミフェンクエン酸塩 局

ジドロゲステロン 局 ヒドロキシプロゲステロン クロルマジノン酢酸エステル 局

ノルエチステロン 局

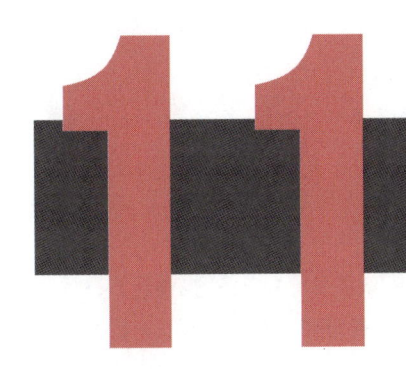

11 感覚器疾患治療薬

11-1 眼科系疾患治療薬

　眼球は外膜（角膜・強膜），中膜（ぶどう膜：虹彩・毛様体・脈絡膜），内膜（網膜）で構成される袋状の構造をなし，その内腔は房水および硝子体液で満たされている（図11-1）．外界からの光は，角膜，水晶体および硝子体を通過して網膜上に結像し，網膜内に存在する2種類の視細胞（杆体細胞と錐体細胞）によって電気信号に変換された後，双極細胞および神経節細胞に伝えられる．このようにして得られた視覚情報は，視神経を経て脳に至り，視覚中枢で処理される．ヒトは日常生活に必要な情報の8割以上を視覚から得ている．

　眼科系疾患には，眼圧上昇が主因となって視機能が障害される緑内障，水晶体の混濁により視覚が障害される白内障，結膜炎などの細菌感染性およびアレルギー性の結膜疾患，角膜炎などの

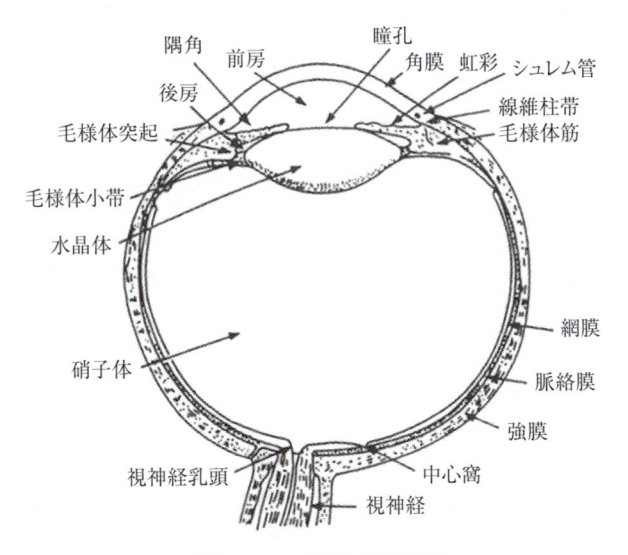

図11-1　眼球の断面図
（竹内幸一，他編（2005）薬理学-医薬品の作用，p.377, 廣川書店，改変）

感染症を原因とした角膜疾患などがある．

11-1-1　緑内障治療薬

11-1-1-1　緑内障の病態と症状

　緑内障 glaucoma は，わが国における失明原因の第1位を占める疾患である．「視神経と視野に特徴的変化を有し，通常，眼圧を十分に下降させることにより視神経障害を改善もしくは抑制しうる眼の機能的構造的異常を特徴とする疾患」と定義されている（日本眼科学会：緑内障診療ガイドライン 第2版）．自覚症状はほとんどないが，特徴的な視神経乳頭の陥凹や視野の狭窄，視力の低下等が現れ，やがて失明に至る．急激に眼圧が上昇した場合は，眼痛のほか，頭痛や吐き気を伴うこともある．高眼圧のみを呈する場合は高眼圧症という．

　これまで緑内障は，高眼圧（正常値は 10〜21 mmHg）によって視神経が圧迫されて萎縮し，視野狭窄や視力低下などの視覚異常を生じる疾患ととらえられてきた．しかし，眼圧が正常範囲内であっても視覚障害を呈する「正常眼圧緑内障」がかなりの割合で存在するため，視神経の脆弱性における個人差や視神経乳頭部の循環障害などの眼圧以外の因子も関与していると考えられるようになった．患者数は約350万人と推定され，40歳以上人口の約5％が緑内障に，そしてそのうちの72％が正常眼圧緑内障に罹患しているといわれる．緑内障の罹患率は，加齢に伴い増加する．

11-1-1-2　眼圧と房水の動態

　眼球は強靭な結合組織で構成される角膜・強膜の眼球壁で囲まれているが，眼球の形状を維持しているのは眼圧である．眼圧は主として房水の量で規定されているが，房水は，毛様体において，毛細血管を流れる血漿成分のろ過および能動輸送によって産生される．産生された房水は，まず後房に入り，虹彩水晶体間隙を通って前房を満たした後に，隅角から眼球外へ流出する．流出経路には，線維柱帯からシュレム管を経由して房水静脈および上強膜静脈に至る**主経路**と，毛様体間隙を通って脈絡膜下に至る**副経路**（**ぶどう膜強膜間房水流出路**）とがある．正常な状態では房水の85〜95％が主経路から流出し，副経路からの流出量は全体の5〜15％である．眼圧は房水の産生量と流出量のバランスに依存するが，緑内障では房水の流出障害が原因で高眼圧となることが多い．

11-1-1-3　緑内障の分類

　発症原因から原発性，続発性および先天性に，また隅角部の状態により，開放隅角と閉塞隅角に分類される．

図 11-2　前眼部の構造

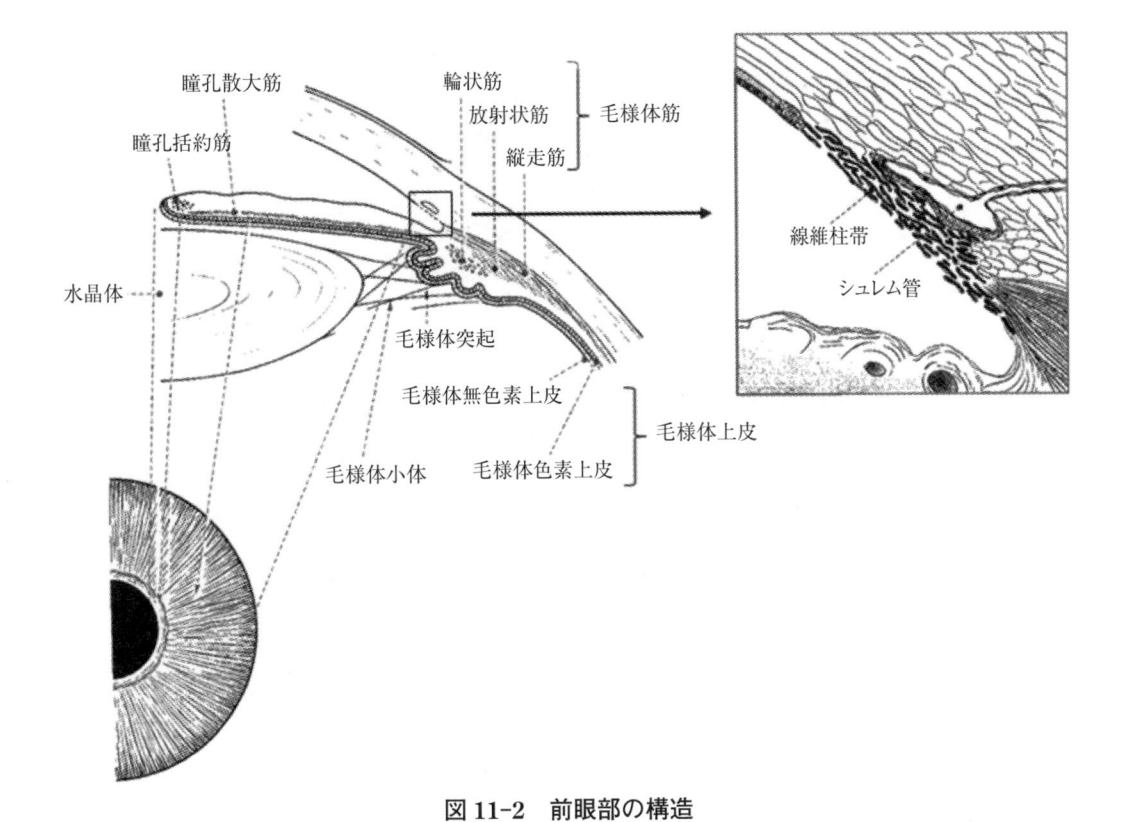

表 11-1　緑内障の分類

緑内障の分類		特　徴
原発性	原発開放隅角緑内障	最も発症頻度が高い．隅角は開放しているが，何らかの原因で線維柱帯からシュレム管への房水流出抵抗が増大して眼圧が上昇する．無症候性で，健康診断時の眼科的診察により見出されることが多い．広義には**正常眼圧緑内障**もこれに含まれる．
	原発閉塞隅角緑内障	前房が浅く，隅角が狭い人に起こりやすい．虹彩と水晶体が接触することで**瞳孔ブロック**が生じると，隅角が閉塞して房水の流出が止まるため，急激に眼圧が上昇する．眼球と顔面に強い疼痛を感じるほか，悪心や嘔吐を伴うことがある．レーザー虹彩切開術または周辺虹彩切除術の適応となる．迅速に適切な処置を施さないと失明する．
続発開放隅角緑内障		ぶどう膜炎，糖尿病，偽落屑症候群等に伴う隅角の血管新生や眼内出血，眼球突出などのほか，副腎皮質ステロイドの副作用が原因で起こることがある．
先天緑内障		新生児において，無虹彩症や先天風疹症候群に伴ってみられることがある．牛眼ともいわれる．

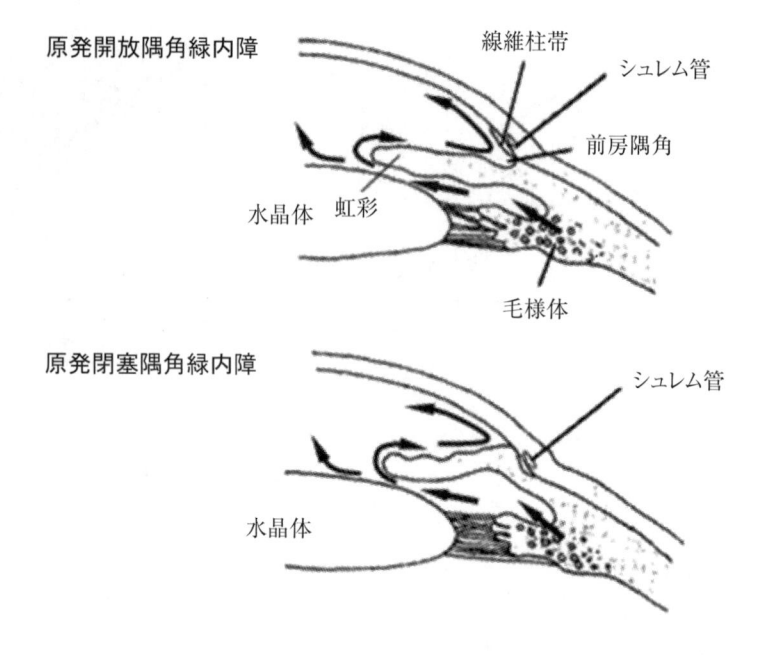

図 11-3 原発開放隅角緑内障と原発閉塞隅角緑内障

11-1-1-4 治療薬各論

　緑内障では，一旦障害された視機能が回復することはないため，患者の視機能を維持することが治療目的となる．原発開放隅角緑内障（正常眼圧緑内障も含む）では薬物治療が主体となり，原発閉塞隅角緑内障や先天緑内障では手術が行われる．原発開放隅角緑内障は，眼圧以外の因子も視神経障害に関わっていると考えられており，視神経乳頭部の血流改善薬や視神経保護薬など，新たな治療薬の研究が進められているが，現時点では有効性が確実なものはない．現在のところ，緑内障に対するエビデンスに基づいた唯一の治療法は眼圧を下げることであり，既存の緑内障治療薬の眼圧下降機序は，房水の産生抑制と流出促進に大別される．

（1）プロスタグランジン関連薬

　代謝型プロスタグランジン系のイソプロピルウノプロストン isopropyl unoprostone，プロスタグランジン $F_{2\alpha}$ 誘導体のラタノプロスト latanoprost，トラボプロスト travoprost，タフルプロスト tafluprost，およびプロスタマイド $F_{2\alpha}$ 誘導体のビマトプロスト bimatoprost がある．主な眼圧下降機序は，副経路（ぶどう膜強膜流出経路）からの房水流出の促進と考えられているが，イソプロピルウノプロストンには，主経路からの流出促進作用もある．全身性の副作用は少なく使いやすいが，虹彩色素沈着，眼瞼色素沈着，睫毛増生，黄斑浮腫などをみることがある．

a. イソプロピルウノプロストン isopropyl unoprostone

プロスタグランジン $F_{2\alpha}$ 代謝物の誘導体である．眼圧下降機序は，シュレム管を通る主経路あるいは副経路（ぶどう膜強膜流出経路）の流路抵抗減少に伴う房水流出の促進と考えられている．眼圧下降作用は速やかに生じ，かつ持続的である．また，長期間の反復点眼による作用の減弱は認められない．眼組織の血流量を増加させる作用もある．主な副作用に，一過性眼刺激等の眼刺激症状，角膜びらんや角膜炎等の角膜症状，結膜充血等の結膜症状，眼瞼炎や眼瞼色素沈着等の眼瞼症状がある．1回1滴を1日2回点眼する．

b. ラタノプロスト latanoprost

エステラーゼによって加水分解された活性代謝物が，プロスタノイドFP受容体に選択的に作用して眼圧下降をもたらす．その機序は，ぶどう膜強膜流出経路からの房水流出促進である．重大な副作用に虹彩色素沈着がある．その他の副作用に，結膜充血，点状表層角膜炎，眼瞼色素沈着，角膜びらん等がある．1回1滴を1日1回点眼する．頻回投与により眼圧下降作用が減弱する可能性があるので，1日1回を超えて使用しない．類似の薬物に，トラボプロスト travoprost，タフルプロスト tafluprost がある．

c. ビマトプロスト bimatoprost

プロスタマイド受容体に作用し，ぶどう膜強膜流出路を介した房水流出を促進することより眼圧を下降させる．重大な副作用に虹彩色素沈着がある．その他の副作用に，睫毛の異常，結膜充血，眼瞼色素沈着，眼瘙痒症，角膜びらん，眼瞼の多毛症，結膜浮腫等がある．1回1滴を1日1回点眼する．頻回投与により眼圧下降作用が減弱する可能性があるので，1日1回を超えて投与しない．

（2）アドレナリンβ受容体遮断薬

アドレナリンβ受容体遮断薬は，毛様体上皮による房水の産生を抑制することで眼圧を下降させる．瞳孔および毛様体の筋緊張を変化させないため，視覚への影響がない．この群の薬には，純粋なアドレナリンβ受容体遮断薬（チモロール timolol，カルテオロール carteolol，ベタキソロール betaxolol）のみでなく，NOによる血管拡張作用も有するニプラジロール nipradilol や，α受容体遮断作用を併せ持つレボブノロール levobunolol も含まれる．点眼であってもアドレナリンβ受容体遮断薬の作用は全身に及ぶ可能性があるため，気管支ぜん息や心疾患のある患者には禁忌である．

（3）アドレナリンα_1受容体遮断薬

選択的α_1受容体遮断薬のブナゾシン bunazosin が，他の緑内障治療薬で効果不十分な場合や副作用などで他の緑内障治療薬が使えない場合に用いられることがある．ブナゾシンは，房水産生および線維柱帯流出路からの房水流出には影響を及ぼさず，ぶどう膜強膜流出路からの房水流出を促進することにより眼圧を下降させる．脈絡膜血流量増加作用もある．主な副作用に，結膜充血，異物感，刺激感などがあり，また頻脈や頭痛，動悸が現れることがある．

（4）交感神経興奮様薬

α_1受容体刺激作用により血管が収縮するため，毛様体動脈血流量が減少して房水産生が低下する．また，β受容体刺激によりシュレム管が拡張して房水流出が促進される．α_1受容体刺激は瞳孔散大筋を収縮させるので，急性閉塞隅角緑内障発作を生じる可能性がある．したがって，隅角が狭い患者や前房が浅い患者には禁忌となる．アドレナリン・プロドラッグのジピベフリン dipivefrin がある．ジピベフリンは眼組織内（特に角膜上皮）に存在するエステラーゼで加水分解され，アドレナリンとして作用する．重大な副作用に眼類天疱瘡がある．

（5）アドレナリン α_2 受容体刺激薬

選択的アドレナリンα_2受容体刺激薬は，瞳孔径に影響を及ぼすことなく眼圧を下降させる．作用機序の詳細は不明であるが，毛様体上皮細胞のα_2受容体を刺激することにより，房水産生を抑制し，眼圧を下降させると考えられている．アプラクロニジン apraclonidine はアレルギーやタキフィラキシーを起こしやすいため，レーザー照射の前後に眼圧上昇防止を目的として使用される．クロニジン clonidine に対して過敏症の既往歴のある患者や，モノアミン酸化酵素（MAO）阻害薬の投与を受けている患者には禁忌となる．現在治験中のブリモニジン brimonidine は長期点眼が可能であり，チモロールと同様の眼圧下降効果作用が期待されている．

（6）副交感神経刺激薬

コリン作動薬のピロカルピン pilocarpine とコリンエステラーゼ阻害薬のジスチグミン distigmine がある．アセチルコリンのムスカリン性M_3受容体刺激により毛様体筋が収縮するため，線維柱帯部が伸展してシュレム管への房水の流出抵抗が減少する．同時に瞳孔括約筋も収縮するため，縮瞳に伴って隅角部の虹彩容積が減少し，隅角の開大が促される．房水静脈の拡張も起こり，房水の流出は更に促進される．コリン作動薬には，毛様体筋収縮による近視眼的調節麻痺や縮瞳による暗視という問題点がある．近年，コリンエステラーゼ阻害薬の使用頻度は大幅に減少している．

（7）炭酸脱水酵素阻害薬

毛様体突起無色素上皮細胞の炭酸脱水酵素を阻害することで房水産生を減少させ，眼圧を下降させる．緑内障には，アセタゾラミド acetazolamide，ブリンゾラミド brinzolamide，およびドルゾラミド dorzolamide が使用されている．アセタゾラミドは内服または注射（静注または筋注）で，ブリンゾラミドとドルゾラミドは点眼で用いられる．ブリンゾラミドとドルゾラミドは，毛様体に存在する炭酸脱水酵素アイソザイム中で最も活性の高いⅡ型炭酸脱水酵素を選択的に阻害する．比較的多くみられるアセタゾラミドの副作用として，四肢の知覚異常や多尿がある．ブリンゾラミドまたはドルゾラミドの点眼薬の場合は，眼局所における副作用が主となるが，頭痛，悪心などの全身性副作用が現れることもある．

（8）高浸透圧薬

血漿浸透圧を上昇させると，血漿と房水との間に浸透圧勾配が生じ，房水産生が抑制されるとともに，眼内組織の脱水が起こって眼圧が低下する．イソソルビド isosorbide，グリセリン glycerin，D-マンニトール D-mannitol がある．

表 11-2 緑内障治療薬

カテゴリー		薬物名（一般名）	作用機序	適応	備考
プロスタグランジン関連薬	代謝型プロスタグランジン	イソプロピルウノプロストン	主経路または副経路（ぶどう膜強膜流出経路）からの房水流出を促進する．	緑内障，高眼圧症	
	プロスタグランジン $F_{2\alpha}$ 誘導体	ラタノプロスト トラボプロスト タフルプロスト	プロスタノイド FP 受容体に作用し，ぶどう膜強膜流出経路からの房水流出を促進する．	緑内障，高眼圧症	タフルプロストには，眼血流量増加作用もある．トラボプロストには防腐剤の塩化ベンザルコニウムが使用されていない．重大な副作用：虹彩色素沈着
	プロスタマイド $F_{2\alpha}$ 誘導体	ビマトプロスト	プロスタマイド受容体に作用し，ぶどう膜強膜流出路からの房水流出を促進する．	緑内障，高眼圧症	睫毛が長くなる作用が認められる．重大な副作用：虹彩色素沈着
アドレナリン β 受容体遮断薬		チモロール	β 受容体遮断作用により，房水の産生を抑制する．	緑内障，高眼圧症	房水の流出促進作用もある．禁忌：気管支喘息，慢性閉塞性肺疾患，心不全，洞性徐脈，房室ブロックの患者 重大な副作用：眼類天疱瘡，気管支けいれん等の呼吸器症状，うっ血性心不全等の循環器症状，全身性エリテマトーデス
		カルテオロール		緑内障，高眼圧症	眼底血流量増加作用もある．禁忌：チモロールを参照 重大な副作用：喘息発作，失神
		ベタキソロール		緑内障，高眼圧症	直接的な血管拡張作用もある．禁忌：コントロール不十分な心不全のある患者（気管支喘息患者には禁忌でない）
		ニプラジロール	$\alpha \cdot \beta$ 両受容体を遮断．β 受容体遮断により房水産生を抑制し，α_1 受容体遮断により房水流出を促進する．	緑内障，高眼圧症	NO 遊離を介する眼血流量増加作用がある．

表 11-2 緑内障治療薬 つづき

カテゴリー	薬物名（一般名）	作用機序	適応	備考
アドレナリン α_1 受容体遮断薬	ブナゾシン	選択的 α_1 受容体遮断作用により，ぶどう膜強膜流出経路からの房水流出を促進する．	緑内障，高眼圧症（他薬で効果不十分な場合）	脈絡膜血流量増加作用もある．
交感神経刺激薬	ジピベフリン	α 受容体刺激により房水産生を抑制し，β 受容体刺激により房水流出を促進する．	開放隅角緑内障，高眼圧症	アドレナリンのプロドラッグであり，アドレナリンに変換されて作用する．禁忌：閉塞隅角緑内障患者 重大な副作用：眼類天疱瘡
アドレナリン α_2 受容体刺激薬	アプラクロニジン	毛様体上皮細胞の α_2 受容体を刺激することにより，房水産生を抑制する．	レーザー照射の前後に眼圧上昇防止	禁忌：モノアミン酸化酵素阻害薬の投与を受けている患者
副交感神経刺激薬　コリン作動薬	ピロカルピン	ムスカリン性アセチルコリン M_3 受容体の刺激により毛様体が収縮し，線維柱帯が拡大する．その結果，房水流出が促進する．	緑内障，診断・治療用縮瞳	禁忌：虹彩炎患者 重大な副作用：眼類天疱瘡
コリンエステラーゼ阻害薬	ジスチグミン	コリンエステラーゼを阻害し，内因性アセチルコリンの作用を増強する．	[0.5% 点眼液] 緑内障 [1% 点眼液] 緑内障，調節性内斜視，重症筋無力症（眼筋型）	禁忌：前駆期緑内障の患者，脱分極性筋弛緩剤（スキサメトニウム）を投与中の患者
炭酸脱水酵素阻害薬	アセタゾラミド	毛様体上皮の炭酸脱水酵素を阻害し，房水産生を減少させる．	緑内障には，通常成人 1 日 250～1,000 mg を分割経口投与，250 mg～1 g を分割して静脈内または筋肉内注射する．	慢性閉塞隅角緑内障の患者に対しては，緑内障の悪化が不顕性化されるおそれがあるため長期投与しない．禁忌：スルホンアミド系薬過敏症，無尿，急性腎不全，肝硬変・高度の肝障害，高クロル血症性アシドーシス，ナトリウム・カリウム減少症，副腎機能不全，アジソン病
炭酸脱水酵素阻害薬	ドルゾラミド ブリンゾラミド	毛様体に存在する炭酸脱水酵素アイソザイム中で最も活性の高いⅡ型炭酸脱水酵素を選択的に阻害する．その結果，房水産生が減少する．	他の緑内障治療薬で効果不十分の併用療法：緑内障，高眼圧症	禁忌：重篤な腎障害患者
高浸透圧薬	イソソルビド グリセリン D-マンニトール	血漿と房水との間に浸透圧勾配を形成して房水産生を抑制する．	緑内障，眼圧降下を必要とする場合	イソソルビドとD-マンニトールは，急性頭蓋内血腫に禁忌

緑内障治療薬（プロスタグランジン関連薬）

イソプロピルウノプロストン　　ラタノプロスト　　ビマトプロスト

タラボプロスト　　タフルプロスト

緑内障治療薬（アドレナリン受容体作用薬）

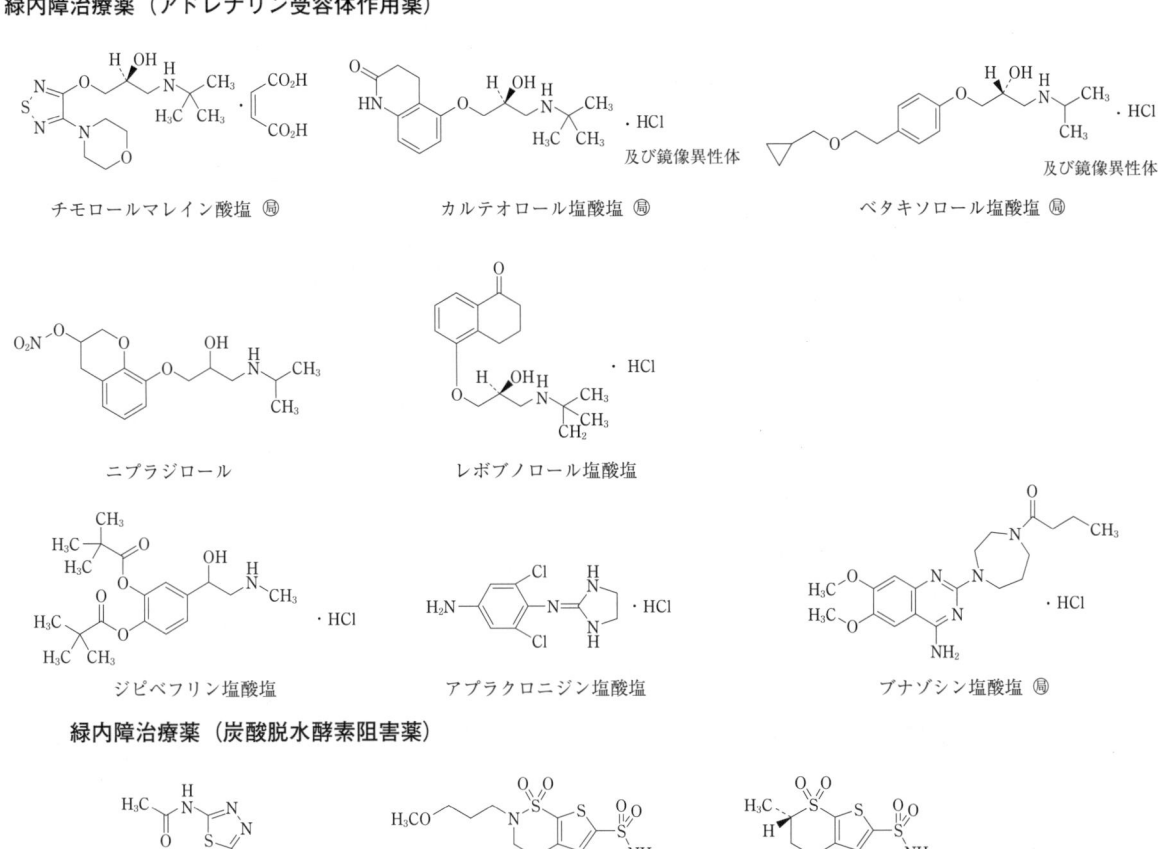

チモロールマレイン酸塩 ⑮　　カルテオロール塩酸塩 ⑮　　ベタキソロール塩酸塩 ⑮
及び鏡像異性体　　　　　　　　　　　　　　　　　　　　　　及び鏡像異性体

ニプラジロール　　レボブノロール塩酸塩

ジピベフリン塩酸塩　　アプラクロニジン塩酸塩　　ブナゾシン塩酸塩 ⑮

緑内障治療薬（炭酸脱水酵素阻害薬）

アセタゾラミド ⑮　　ブリンゾラミド　　ドルゾラミド塩酸塩

緑内障治療薬（副交感神経刺激薬）

ピロカルピン塩酸塩 ㊙　　　　ジスチグミン臭化物 ㊙

緑内障治療薬（高浸透圧薬）

イソソルビド ㊙　　　グリセリン ㊙　　　D-マンニトール ㊙

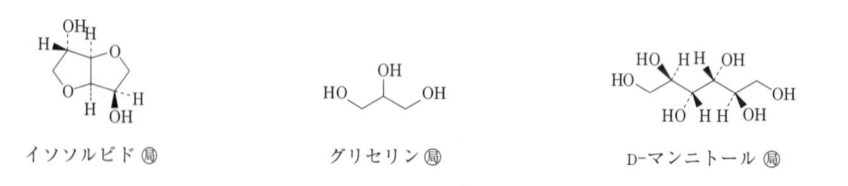

表 11-3　緑内障を悪化させる薬物

分類	薬物		機序
抗コリン作用を有する薬物	ムスカリン性受容体遮断薬	アトロピン，スコポラミンなど	① 毛様体筋を弛緩させて隅角を狭くする ② 散瞳による虹彩根部の肥厚により隅角を閉塞する
	三環系抗うつ薬	イミプラミン，アミトリプチンなど	
	抗ヒスタミン薬	クロルフェニラミン，ジフェンヒドラミンなど	
	ベンゾジアゼピン系	ジアゼパム，オキサゾラムなど	
	抗不整脈薬	ジソピラミドなど	
その他	ニトロ化合物	ニトログリセリン，ニコランジルなど	眼内血管拡張による眼圧上昇
	副腎皮質ホルモン	プレドニゾロン，ヒドロコルチゾンなど	房水の流出障害によるとされているが詳細は不明
	脱分極性筋弛緩薬	スキサメトニウム	一過性の筋線維性攣縮による眼圧上昇

11-1-2　白内障治療薬

11-1-2-1　白内障の病態と症状

　白内障 cataract とは，水晶体の混濁した状態をいう．混濁の程度，範囲，部位に応じて，ものがかすんで見える（霧視），眩しい（羞明），明るい場所で視力が著しく低下する（昼盲），ものが二重，三重に見える（複視），屈折変化（近視化，乱視化）などの視覚障害が生じる．

11-1-2-2　白内障の分類

　白内障は，先天的に水晶体の混濁が認められる**先天性白内障**と，何らかの後天的な原因による**後天性白内障**に分類される．後天性白内障は，さらに**老人性（加齢性）**，**糖尿病性**，**外傷性**，**放射線性**，**併発性**など，発症原因別に細分類される．老人性白内障の頻度が最も高く，程度に差はあるものの，70歳代で約90％，80歳以上ではほぼ100％に見られる．わが国における患者数は約130万人である．

11-1-2-3　治療薬各論

　現在の白内障治療薬は，白内障の進行を抑制する目的で使用される．混濁した水晶体では，「酸化・還元の不均衡」，「膜の障害」，「代謝障害」等の異常がみられるが，これらうちの1つでも改善されれば，混濁の進行抑制につながるものと考えられる．ピレノキシン pirenoxine，グルタチオン glutathione，チオプロニン tiopronin，およびパロチン parotin が初期老人性白内障の進行抑制に効果があるとされている．前二者は点眼で，また後二者は内服で使用されている．現時点では，混濁した水晶体部の除去と人工レンズの挿入という外科手術が，視力を回復する唯一の有効な治療法である．

（1）点眼薬

a. ピレノキシン pirenoxine

　白内障は，水晶体内に存在する水溶性タンパク質が，トリプトファンなどの有核アミノ酸の代謝異常で生じるキノイド物質の作用を受けて変性し，不溶性化することによって発症するという説がある（キノイド学説）．ピレノキシンは水晶体内でキノイド物質に競合的に拮抗することで水溶性タンパク質の変性を阻止し，それにより水晶体の透明性を維持して白内障の進行を遅延させるといわれる．

b. グルタチオン glutathione

　白内障の発症に先行して水晶体内のグルタチオン含量が減少するといわれている．グルタチオンは，水晶体タンパク質分子内にあるSH基の酸化を抑制し，タンパク質の凝集を阻止することにより，白内障の進行を防止すると考えられている．初期老人性白内障の進行予防に点眼で用いられる．用時溶解後，1回1～2滴を1日3～5回点眼する．点眼後の眼内組織への移行は，角膜，前房，虹彩，強膜に多く，水晶体へは少ないが，白内障発症により水晶体への移行量は高まるといわれる．

（2）内服薬

a. チオプロニン tiopronin

　水晶体タンパク質分子内のSH基を保護することにより，タンパク質の凝集を阻止する．透明

性の維持に効果があるとされている．初期老人性皮質白内障の進行予防に，内服で用いる．1回100〜200 mgを1日1〜2回服用する．

b. 唾液腺ホルモン salivary hormone（商品名パロチン）

白内障の水晶体内ではCa^{2+}濃度が増加していることが知られており，水晶体タンパク質の凝集促進やCa^{2+}依存性タンパク質分解酵素の活性化などに関与すると考えられている．パロチンは，血清中のCa^{2+}濃度を低下させることにより，老人性皮質白内障の透明性を維持すると考えられている．その他，窒素平衡の是正，弾力線維および結合組織の発育促進，細網内皮系賦活等の作用がある．初期老人性皮質白内障の進行予防に，内服で1日20〜60 mgを2〜3回に分服する．

表 11-4　白内障治療薬

カテゴリー	薬物名（一般名）	作用機序	適応	備考
白内障治療薬	ピレノキシン	キノイド物質による水晶体タンパク質の変性阻止	初期老人性白内障	副作用：眼瞼炎，びまん性表層角膜炎，結膜充血等
	グルタチオン	水晶体内のグルタチオン含量の減少を抑制	初期老人性白内障，角膜潰瘍，角膜上皮剥離，角膜炎	副作用：刺激感，瘙痒感，結膜充血，一過性の霧視等
	チオプロニン	水晶体タンパク質の凝集抑制	初期老人性皮質白内障	肝臓保護および機能改善作用がある
	唾液腺ホルモン	血清Ca^{2+}濃度の減少，窒素平衡是正，弾力線維および結合組織の発育促進，細網内皮系賦活	初期老人性白内障	副作用：耳下腺周囲部腫脹，発疹，胃不快感，多汗等

白内障治療薬

ピレノキシン ®　　　グルタチオン ®　　　チオプロニン

11-1-3　アレルギー性結膜炎治療薬

結膜は眼表面をおおう粘膜組織であり，外界に接しているため，感染やアレルギーによる炎症を生じやすい．Ⅰ型アレルギー反応が関与する結膜の炎症性疾患をアレルギー性結膜炎という．抗原は花粉，ダニ，ハウスダスト，動物の毛などであることが多い．強い目のかゆみ，結膜の浮腫・充血，流涙等の症状を伴う．症状の発現には，季節性のものと通年性のものがある．くしゃ

み，鼻水，鼻づまりなどを症状とするアレルギー性鼻炎を併発することが多い．抗ヒスタミン薬（レボカバスチン levocabastine，オロパタジン olopatadine）やケミカルメディエーターの遊離を抑制する抗アレルギー薬（クロモグリク酸ナトリウム sodium cromoglicate，アンレキサノクス amlexanox，ケトチフェン ketotifen，ペミロラストカリウム pemirolast potassium，トラニラスト tranilast，イブジラスト ibudilast，アシタザノラスト水和物 acitazanolast hydrate），および副腎皮質ステロイド薬（フルオロメトロン fluorometholone，ベタメタゾンリン酸エステルナトリウム betamethasone sodium phosphate）の点眼剤が使用される．

11-1-4 散瞳薬

虹彩の瞳孔散大筋は交感神経により，また瞳孔括約筋は副交感神経により支配されている．散瞳は，瞳孔散大筋の収縮，あるいは瞳孔括約筋の弛緩によって生じる．散瞳薬は，主に，眼底検査，屈折能検査および白内障手術を容易にするために使用される．また，虹彩毛様体炎の時，虹彩が癒着するのを防ぐために縮瞳薬と交互に使用される．

瞳孔散大筋を収縮させる α_1 受容体刺激薬（フェニレフリン phenylephrine）や，瞳孔括約筋の収縮を抑制する抗コリン薬（アトロピン atropine，ホマトロピン homatropine，トロピカミド tropicamide，シクロペントラート cyclopentolate），またトロピカミド・フェニレフリン合剤が用いられている．散瞳によりまぶしさを感じるとともに，抗コリン薬では遠視状態となり，近いものが見えにくくなる．緑内障，狭隅角，前房が浅い等，眼圧上昇素因のある患者には，急性閉塞隅角緑内障の発作を起こすおそれがあるため禁忌である．

表 11-5 散瞳薬

カテゴリー	薬物名（一般名）	作用機序	適応	備考
アドレナリン α_1 受容体刺激薬	フェニレフリン	瞳孔散大筋に存在する α_1 受容体に作用して瞳孔散大筋を収縮させる．	診断または治療を目的とする散瞳	禁忌：狭隅角や前房が浅いなどの眼圧上昇の素因のある患者
抗コリン薬	アトロピン トロピカミド シクロペントラート	瞳孔括約筋に存在するムスカリン性 M_3 受容体において，アセチルコリンと拮抗し，瞳孔括約筋の収縮を抑制する．	診断または治療を目的とする散瞳と視調節麻痺	禁忌：緑内障および狭隅角や前房が浅いなどの眼圧上昇の素因のある患者

散瞳薬

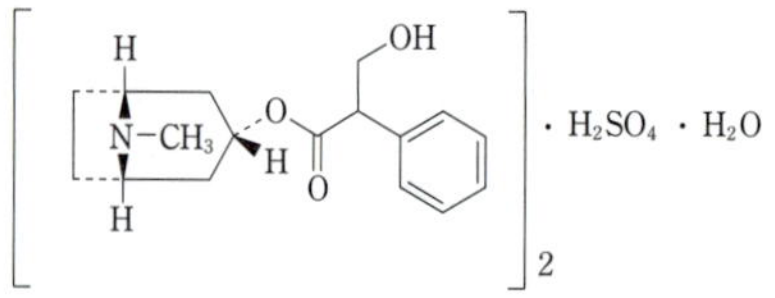

アトロピン硫酸塩水和物 ㊁

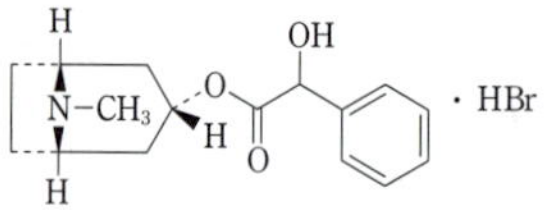

ホマトロピン臭化水素酸塩 ㊁

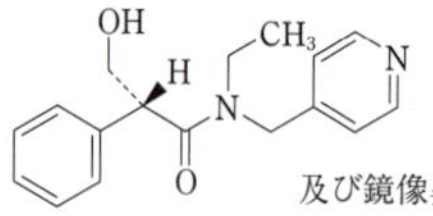

トロピカミド ㊁

シクロペントラート塩酸塩 ㊁ 及び鏡像異性体

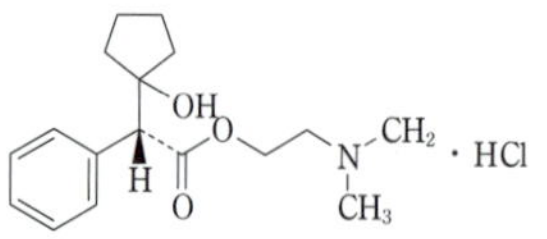

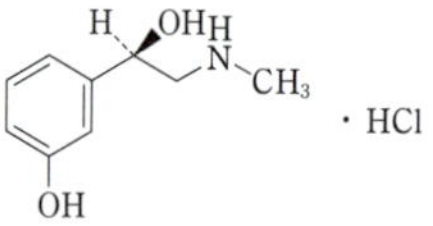

フェニレフリン塩酸塩 ㊁

11-1-5 縮瞳薬

　縮瞳は，瞳孔括約筋の収縮あるいは瞳孔散大筋の弛緩により生じる．臨床的には診断や治療を目的とした縮瞳薬として，瞳孔括約筋を収縮させるコリン作動薬のピロカルピン pilocarpine とコリンエステラーゼ阻害薬のジスチグミン臭化物 distigmine が，点眼で用いられている．これらの薬物によって縮瞳が起こると，暗黒感を感じるとともに近視状態となり，遠くのものが見えにくくなる．縮瞳薬は，瞳孔括約筋および毛様体筋を収縮させるためシュレム管が開き，房水流出を促進して眼圧を下降させる．したがって，緑内障の治療にも使用される（緑内障治療薬の項）．

表 11-6　縮瞳薬

カテゴリー	薬物名（一般名）	作用機序	適応	備考
コリン作動薬	ピロカルピン	瞳孔括約筋に存在するムスカリン性 M_3 受容体に作用することにより瞳孔括約筋を収縮させる．	緑内障，診断・治療用縮瞳	禁忌：虹彩炎患者 重大な副作用：眼類天疱瘡
コリンエステラーゼ阻害薬	ジスチグミン	コリンエステラーゼを阻害し，内因性アセチルコリンの作用を増強する．その結果，瞳孔括約筋のムスカリン性 M_3 受容体が刺激されて瞳孔括約筋が収縮する．	緑内障，調節性内斜視，重症筋無力症（眼筋型）	禁忌：前駆期緑内障および脱分極性筋弛緩剤（スキサメトニウム）を投与中の患者

縮瞳薬

ピロカルピン塩酸塩 Ⓡ　　　　　　ジスチグミン臭化物 Ⓡ

11-1-6　角膜治療薬

　シェーグレン症候群，眼球乾燥症（ドライアイ）などの内因性疾患や術後，外傷，コンタクトレンズ装用等による外因性角膜障害の治療，また角膜表層の保護に用いられる．コンドロイチン硫酸エステルナトリウム chondroitin sulfate sodium，ヒアルロン酸ナトリウム sodium hyaluronate，フラビンアデニンジヌクレオチドナトリウム flavin adenine dinucleotide sodium がある．

11-1-7　眼精疲労に用いられる薬物

　眼精疲労とは，視作業（眼を使う仕事）を続けることにより，眼の重圧感，眼痛，視力低下，羞明，複視，結膜充血などの症状や，頭痛，肩こり，悪心，嘔吐などの全身症状が出現し，休息や睡眠をとっても十分に回復しえない状態をいう．調節性，筋性，症候性，不等像性，神経性，およびドライアイによるものに分類される．筋性眼精疲労における微動調節の改善には，シアノコバラミン cyanocobalamin が，また調節機能の改善にはネオスチグミン neostigmine が使用される．事務機器のコンピュータ化による VDT (visual display terminal) 症候群には精神的ストレスも加わるが，眼精疲労がその主訴となる．症候性眼精疲労の場合は，結膜炎，副鼻腔炎，低血圧，更年期障害などが背景となるので，それぞれに対する原因療法を行う．

11-1-8　加齢性黄斑変性症治療薬

11-1-8-1　加齢性黄斑変性症の病態と症状

　網膜中心部の直径 1.5〜2 mm の範囲を黄斑と呼び，その中央には，視覚の最も鋭敏な中心窩が存在する．加齢性黄斑変性症 age-related macular degeneration（AMD）は「50 歳以上で発症し，中心窩を中心に半径 3,000 μm の範囲に認める加齢に基づく黄斑異常」と定義されており，萎縮型と滲出型とに大別される．変視症，中心暗点などの症状が徐々に進行し，高度な視力低下をきたす．欧米では成人の失明原因の第 1 位である．わが国では，社会の高齢化と食生活の欧米化により，近年，著しく増加しており，失明原因の第 4 位となっている．

11-1-8-2　加齢性黄斑変性症の分類

（1）萎縮型

進行は緩やかであり，視力は急に低下しない．

（2）滲出型

発症後，数か月〜2年程度で視野中心の視力が急速に低下し，最悪の場合，失明に至る．異常な血管（脈絡膜新生血管）が脈絡膜から網膜色素上皮の下，あるいは網膜と網膜色素上皮の間に侵入して網膜が障害される．異常な血管は出血や血漿成分の漏出を起こしやすい．血漿成分が漏出すると網膜浮腫や網膜下液を生じ，網膜が正常に機能しなくなり，視力低下につながる．

11-1-8-3　治療薬各論

現時点では，萎縮型に対する治療法はない．滲出型では，脈絡膜新生血管の拡大を抑えたり退縮させたりすることにより，視力を維持あるいは改善することが治療目的となる．光線力学療法において光感受性物質であるベルテポルフィン verteporfin が用いられる．また，加齢性黄斑変性症の脈絡膜新生血管の発生に血管内皮増殖因子 vascular endothelial growth factor（VEGF）の関与が明らかにされたことより，VEGF をターゲットとした治療薬であるペガプタニブナトリウム pegaptanib sodium とラニビズマブ ranibizumab が使用されるようになった．脈絡膜新生血管が黄斑の中心から離れた場所にある場合には，高出力のレーザー光線で病変を破壊するレーザー光凝固術が適用されることもある．

（1）ベルテポルフィン

波長 690 nm 付近のレーザー光線によって活性化されて，フリーラジカルおよび一重項酸素を生成する薬剤である．中心窩下の脈絡膜新生血管を伴う加齢性黄斑変性症に対する光線力学的療法に使用される．ベルテポルフィンを静脈内に持続投与し，脈絡膜新生血管に集積した時期に低出力のレーザー光線を照射すると，血管内皮細胞が傷害されてその部位の血管が選択的に閉塞するため，脈絡膜新生血管が退縮する．

（2）抗 VEGF 薬

VEGF は血管新生，血管透過性亢進，および炎症を惹起する細胞外分泌型タンパク質の一種であり，血管新生を伴う滲出型加齢性黄斑変性症の進行に関与しているとの報告がある．VEGF をターゲットとした治療薬として，VEGF のアイソフォームのうち $VEGF_{165}$ に対して選択的かつ高い親和性で結合し，その活性を阻害する PEG 化オリゴヌクレオチドであるペガプタニブナトリウム pegaptanib sodium と VEGF に対するヒト化モノクローナル抗体の Fab 断片であり，445 個のアミノ酸残基からなるタンパク質であるラニビズマブ（遺伝子組換え）ranibizumab がある．

表 11-7 加齢性黄斑変性症治療薬

カテゴリー	薬物名（一般名）	作用機序	適応	備考
光線力学的療法用製剤	ベルテポルフィン	光照射により活性化され，フリーラジカルおよび一重項酸素を生成し，脈絡膜新生血管の内皮細胞を傷害する．	中心窩下脈絡膜新生血管を伴う加齢性黄斑変性症	ポルフィリン症の患者，眼底観察困難な患者には禁忌
抗 VEGF 薬	ペガプタニブ ラニビズマブ	VEGFの作用を抑制することで，脈絡膜新生血管を退縮させる．	中心窩下脈絡膜新生血管を伴う加齢性黄斑変性症	ペガプタニブは VEGF アプタマーとして，ラニビズマブは VEGF 抗体として作用する．禁忌：眼または眼周囲に感染のある患者 重大な副作用：眼障害

中心窩下脈絡膜新生血管を伴う加齢性黄斑変性症に，硝子体内投与で適用される．

11-2 耳鼻咽喉科疾患治療薬

11-2-1 めまい治療薬

耳は聴覚と平衡感覚を司る器官であり，外耳，中耳，内耳からなる（図12-4）．内耳は複雑な構造をしているため迷路とも呼ばれ，聴覚を司る蝸牛と平衡感覚を司る前庭迷路（耳石器・三半規管）で構成されている．平衡機能の主要部分をなす神経機構は前庭神経核にあり，前庭迷路からの入力が最も重要であるが，視覚・頸筋・頸の関節からの入力も関与しており，中枢神経系内で小脳・網様体・対側前庭神経核と密に連絡している．前庭神経核からの出力は，眼運動系・脊髄運動系・対側前庭神経核・小脳・網様体・自律神経系・視床大脳皮質系の機能に影響を及ぼす（図12-5）．前庭迷路から前庭神経を通って前庭神経核までの経路を**末梢前庭系**，そこからさらに中枢へ進む経路を**中枢前庭系**という．

平衡機能の障害時に現れる空間的異常感覚のことをめまいという．

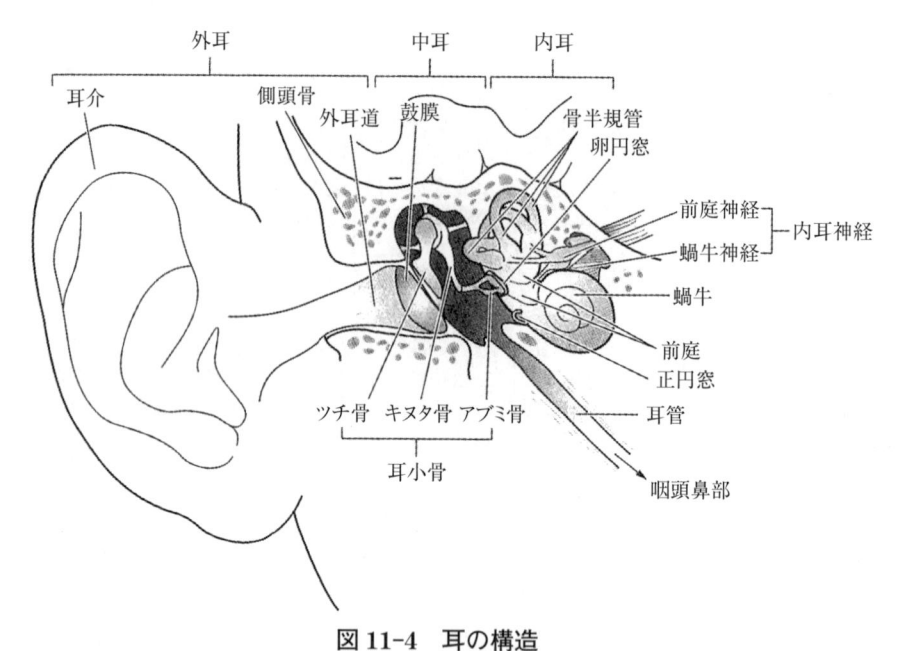

図 11-4　耳の構造
(小林静子, 他編 (2007) 新しい機能形態学　第2版, p.406, 廣川書店より)

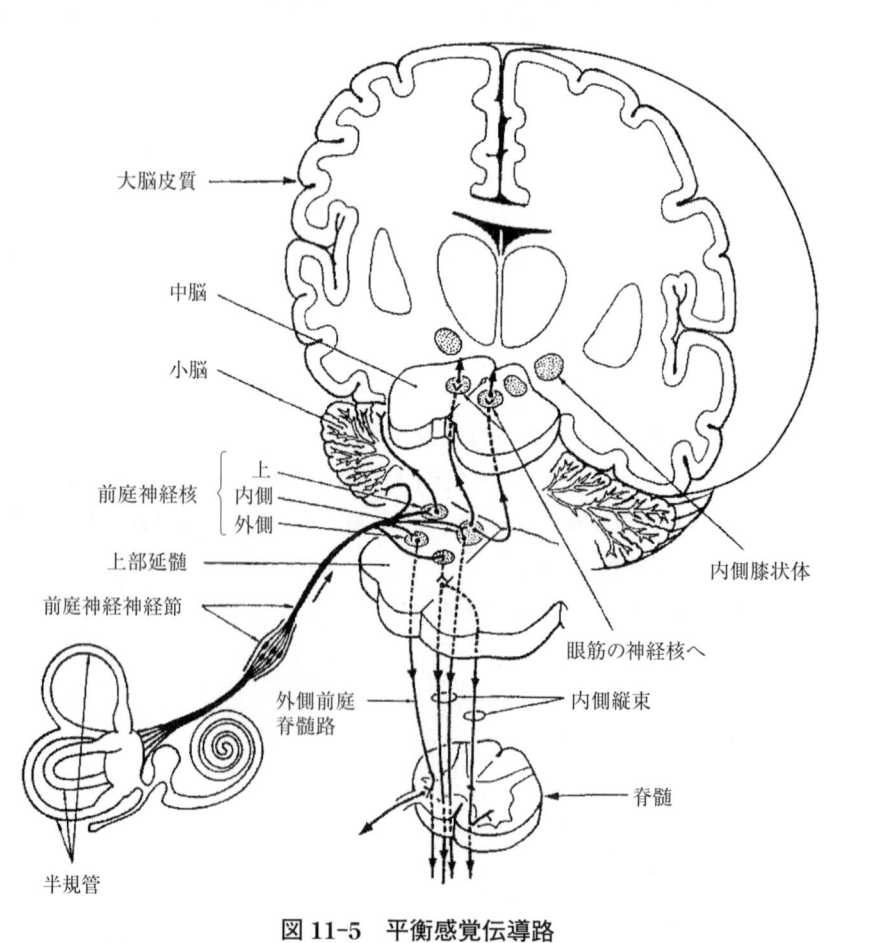

図 11-5　平衡感覚伝導路
(塩田浩平, 他編 (1998) 機能形態学　第2版, p.313, 廣川書店より)

11-2-1-1 めまいの分類

めまいは，患者の感じ方に基づいて，自分や周囲がグルグル回っている感じがする**回転性めまい**，頭がふらふらする**動揺性（浮動性）めまい**，および眼の前が真っ暗になり失神感のある**失神性めまい**に分類される．

めまいは，障害部位により分類することもできる．前庭迷路から前庭神経核までの経路に障害があるものは，**末梢性めまい**と呼ぶ．代表的疾患にメニエル病と良性発作性頭位眩暈症がある．メニエル病は，耳鳴りと難聴を伴う回転性のめまい発作を繰り返し，強い発作では，悪心・嘔吐も生じる．内耳における内リンパ水腫の存在が明らかにされており，それにストレスが関与して発症すると考えられている．良性発作性頭位眩暈症は，寝起きや寝返りなど，頭位を急に変えた時に生じる一過性の回転性めまいである．難聴や耳鳴りはなく予後はよい．前庭神経核から小脳間の経路に障害があるものを**中枢性めまい**と呼ぶ．脳血管障害などが引き金になって起こる．前庭神経核を介さないめまい（**非前庭性めまい**）は非回転性であり，酸素欠乏，低血糖，低血圧，貧血，心身症，うつ病などが原因となる．

前庭や半規管は蝸牛と連続しているため，めまいと聴覚障害（耳鳴り・耳閉塞感・難聴など）が同時にあるいは続けて現れることも多い．また前庭機能は自律神経系と密接な関連があるため，めまいに伴ってしばしば，発汗，悪心，動悸，血圧変動などの自律神経症状がみられる．さらに，前庭神経は，外眼筋の支配神経と連絡して眼球運動の反射的調節にもかかわっているため，めまい発作時には眼球の揺れ（眼振）が観察されることが多い．

11-2-1-2 治療薬各論

めまいへの対応は，生じているめまいに対する対症療法と原因除去の2つの方向からなされる．めまいの急性期には吐き気・嘔吐を伴うことが多く，制吐薬が有効である．不安が強い時は，症状の悪化を予防するため抗不安薬が用いられる．めまいには種々の病態があるので，それぞれの病態に応じて，抗ヒスタミン薬，鎮うん薬／制吐薬，血管拡張薬／脳循環・代謝改善薬，などを使い分ける．

（1）鎮うん薬／制吐薬

a. 抗ヒスタミン薬
① ジメンヒドリナート dimenhydrinate

ジフェンヒドラミンの8-クロルテオフィリン塩である．迷路機能の亢進を抑制してめまい症状を軽快させるとともに，嘔吐中枢に作用して悪心・嘔吐を抑える．モノアミン酸化酵素（MAO）阻害薬により代謝速度が低下し，作用が持続・増強されるため，併用は禁忌である．また，中枢神経抑制薬の鎮静作用を増強する．一方，中枢神経抑制薬およびアルコールはジメンヒドリナートの中枢抑制作用を増強する．アミノグリコシド系抗生物質の耳障害症状を不顕性化し，不可逆的な難聴を招くことがあるため，併用には注意を要する．動揺病，メニエル症候群，

放射線宿酔に伴う悪心・嘔吐・めまい，手術後の悪心・嘔吐に用いられる．副作用に，胸やけ，胃痛，眠気，頭痛，手足のしびれ，手足の振戦，めまい等がある．

② ジフェンヒドラミン・ジプロフィリン diphenhydramine・diprophylline

ヒスタミン H_1 受容体遮断薬のジフェンヒドラミンサリチル酸塩 diphenhydramine salicylate とキサンチン誘導体のジプロフィリン diprophylline の配合薬である．迷路反射を抑制するとともに嘔吐中枢の興奮を抑制する．ジフェンヒドラミンには抗コリン作用があるため緑内障，下部尿路閉塞性疾患のある患者には禁忌である．動揺病，メニエル症候群に伴う悪心・嘔吐・めまいに用いられる．

③ プロメタジン promethazine

抗ヒスタミン作用，抗コリン作用，抗アポモルヒネ作用を示す．動揺病に使用される．

b. ドパミン D_2 受容体遮断薬

ドパミン D_2 受容体遮断薬は，化学受容器引金帯 chemoreceptor trigger zone（CTZ）の D_2 受容体を遮断することにより制吐作用を示す．D_2 受容体の刺激は間脳の内分泌調節系に対して抑制機能を有するため，D_2 受容体の遮断によりプロラクチン分泌作用が強く現れ，女性の場合は無月経や持続的な乳汁漏出が，また男性の場合は女性化乳房が見られることがある．大脳基底核線状体ニューロンの D_2 受容体の遮断により，錐体外路症状を引き起こすこともある．また，胃腸運動改善薬として，悪心，嘔吐，食欲不振，腹部膨満感，胸やけなどにも用いられる．胃の副交感神経節後線維に存在する D_2 受容体を遮断して，アセチルコリン遊離に対するドパミンの抑制作用に拮抗することで胃運動を促進する．

メトクロプラミド metoclopramide，ドンペリドン domperidone などがある．メトクロプラミドは，プロカインの局所麻酔作用を増強する目的で，プロカインアミドから合成された薬物である．D_2 受容体遮断作用に加えて，セロトニン 5-HT_3 受容体遮断作用およびセロトニン 5-HT_4 受容体刺激作用も有する．ドンペリドンは，メトクロプラミドに比べて脂溶性が低く，血液-脳関門を通過しにくいため，中枢性副作用の発現率は低い．

c. 抗めまい薬

① ベタヒスチン betahistine

ヒスタミン H_1 受容体の部分作動薬である．内耳の微小循環障害を改善すると共に，血管透過性を調整することにより内リンパ水腫を除去する．また，脳血流量増加作用もある．メニエル病，メニエル症候群，めまい症に伴うめまい・めまい感に使用される．悪心，嘔吐，発疹などの副作用がある．

② ジフェニドール difenidol

椎骨・脳底動脈の攣縮を抑制して血流量を増加させるが，作用機序の詳細は不明である．また，末梢前庭神経からの異常インパルスの遮断作用および眼振抑制作用を示す．抗コリン作用に

よる眼圧上昇（緑内障患者），排尿困難，口渇には注意を要する．重篤な腎機能障害がある患者には禁忌である．内耳障害に基づくめまいに適用される．

（2）輸液・栄養製剤

a. 炭酸水素ナトリウム sodium bicarbonate

血漿中 CO_2 の増加による血管拡張と高浸透圧による血液量増加により，内耳血流を改善する．動揺病，メニエル症候群・その他の内耳障害に伴う悪心・嘔吐・めまいに用いられる．静脈内注射で使用する．アルカリ性なので配合変化に注意が必要である．

（3）血管拡張薬 / 脳循環・代謝改善薬

a. イソプレナリン

アドレナリン β 受容体刺激薬である．内耳の循環改善作用や内耳液の産生・吸収機構の正常化作用がある．内耳障害に基づくめまいに使用される．

b. イフェンプロジル ifenprodil

脳動脈血流量，特に椎骨動脈およびその流域である扁桃核，視床下部，小脳皮質，内耳の血流を増加させる．この作用は，血管平滑筋に対する直接的な弛緩作用およびアドレナリン α_1 受容体遮断作用によるものと考えられている．また，血小板粘着能抑制作用のほか，血小板凝集抑制作用もある．脳梗塞後遺症，脳出血後遺症に伴うめまいの改善に用いられる．

c. イブジラスト ibudilast

プロスタサイクリン prostacyclin（PGI_2）の血管拡張作用を増強することで，脳局所血流量を増加させる．脳梗塞後遺症に伴う慢性脳循環障害によるめまいの改善に使用される．

d. アデノシン三リン酸二ナトリウム水和物（ATP）

リン酸供与体として作用し，各種補酵素を介する糖質，脂肪，タンパク質の代謝促進をもたらす．血管拡張作用があり，各種臓器組織の血流を増加させる．メニエル病および内耳障害に基づくめまいに使用される．

（4）抗不安薬 / 向精神薬

不安感が強い場合には，ジアゼパム diazepam，クロチアゼパム clotiazepam などの抗不安薬が用いられる．ペルフェナジン perphenazine は統合失調症の治療薬であるが，術前・術後，あるいはメニエル症候群などに伴う悪心・嘔吐，めまいにも使用される．嘔吐中枢および CTZ の両方を抑制することで，中枢性および反射性（末梢性）の嘔吐を抑える．

（5）利尿薬

メニエル病で見られる内耳における内リンパ水腫を改善するため，イソソルビド isosorbide やアセタゾラミド acetazolamide などの利尿薬が用いられる．

表 11-8 めまい治療薬

カテゴリー	薬物名（一般名）	作用機序	適応	備考
抗ヒスタミン薬	ジメンヒドリナート	迷路反射を抑制するとともに嘔吐中枢興奮を抑制する.	動揺薬, メニエル症候群, 放射線宿酔に伴う悪心・嘔吐, 手術後の悪心・嘔吐	MAO阻害薬, 中枢性抑制薬, 飲酒, アミノグリコシド系薬とは併用禁忌
	ジフェンヒドラミン・ジプロフィリン		動揺病, メニエル症候群に伴う悪心・嘔吐・めまい	眠気を起こすことがあるので, 自動車の運転などは控える.
ドパミンD_2受容体遮断薬	メトクロプラミド ドンペリドン	ドパミンD_2受容体を遮断し, CTZに作用して制吐作用を示すとともに, 胃腸機能を調整する.	めまいに伴う吐き気に有効	中枢性および末梢性の嘔吐のいずれにも有効. 内分泌機能異常（プロラクチン値上昇）, 錐体外路症状等の副作用が現れることがある.
抗めまい薬	ベタヒスチン	内耳の毛細血管を拡張し, 内耳循環障害を改善する.	メニエル病, メニエル症候群, めまい症に伴うめまい	内頸動脈血流量も増加し, 脳循環も改善する.
	ジフェニドール	椎骨脳底動脈の血流を改善し, 前庭神経経路を調節する.	内耳障害に基づくめまい	禁忌：重篤な腎障害
輸液・栄養製剤	炭酸水素ナトリウム	血漿中CO_2の増加による血管拡張と高浸透圧による血液量増加により, 内耳血流を改善する.	動揺病, メニエル症候群・その他の内耳障害に伴う悪心・嘔吐・めまい	静脈注により投与, アルカリ性なので配合変化に注意を要する.
血管拡張薬/脳循環・代謝改善薬	dl-イソプレナリン	内耳の循環改善や内耳液の産生・吸収機構の正常化.	内耳障害に基づくめまい	カプセルで1回7.5～15 mg, 1日3回 副作用：重篤な血清カリウム低下, 発疹, 心悸亢進など
	イフェンプロジル	脳動脈血流量を増加させる. 血小板粘着能および血小板凝集の抑制.	脳梗塞後遺症, 脳出血後遺症に伴うめまい	副作用：頭痛, 皮膚瘙痒感, 動悸, 肝障害など
	イブジラスト	プロスタサイクリンの血管拡張作用を増強し, 脳局所血流量増加作用を有する.	脳梗塞後遺症に伴う慢性脳循環障害によるめまい	副作用：血小板減少, 肝障害, 黄疸発疹など
	アデノシン三リン酸（ATP）	リン酸供与体として, 各種の補酵素を介して糖質, 脂肪, タンパク質の代謝に寄与する. 血管拡張作用により, 各種臓器組織の血流を増加させる.	メニエル病および内耳障害に基づくめまい	
抗不安薬/抗精神病薬	ジアゼパム クロチアゼパム ペルフェナジン	めまいに対する不安感, 悪心・嘔吐の軽減	術前・術後, あるいはメニエル症候群などに伴う悪心・嘔吐, めまい	

表 11-8　めまい治療薬　つづき

カテゴリー	薬物名（一般名）	作用機序	適応	備考
利尿薬	イソソルビド アセタゾラミド	内耳における内リンパ水腫の改善	メニエル病およびメニエル症候群	

めまい治療薬

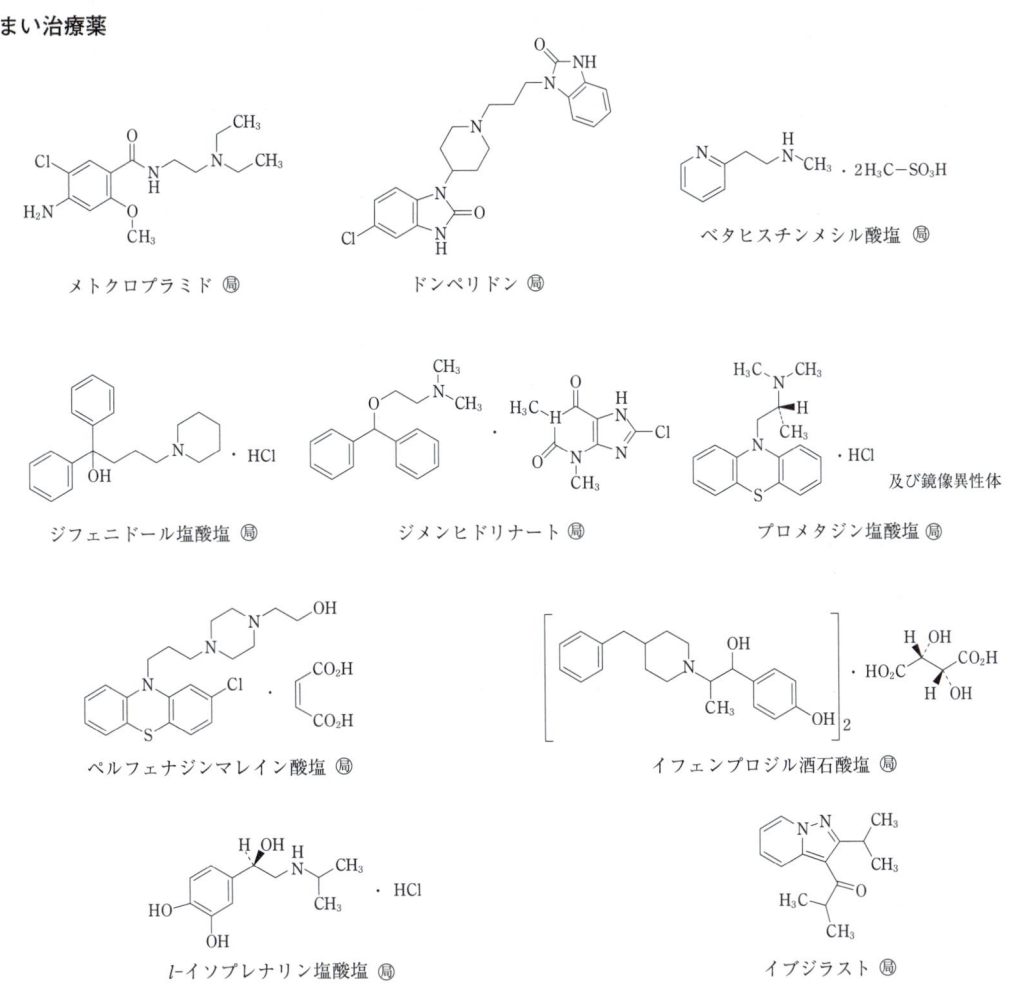

メトクロプラミド ㊂　　ドンペリドン ㊂　　ベタヒスチンメシル酸塩 ㊂

ジフェニドール塩酸塩 ㊂　　ジメンヒドリナート ㊂　　プロメタジン塩酸塩 ㊂　及び鏡像異性体

ペルフェナジンマレイン酸塩 ㊂　　イフェンプロジル酒石酸塩 ㊂

l-イソプレナリン塩酸塩 ㊂　　イブジラスト ㊂

11-2-2　副鼻腔炎に用いられる薬物

　副鼻腔には左右一対ずつの上顎洞, 篩骨洞, 蝶形骨洞, 前頭洞があり, これらの一部あるいは全部に, ウイルス, 細菌, 真菌などの感染やアレルギー反応による炎症が生じたものを副鼻腔炎という. 膿性鼻漏, 鼻閉, 嗅覚障害, 頭痛, 頭重感, 頬部痛などの症状を示し, 鼻内所見として粘膜の腫脹と色調の変化, 中鼻道における分泌物の貯留を見ることが多い. 急性と慢性とに大別され, 慢性化したものではアレルギー反応が関与する例が多い.
　急性副鼻腔炎は, ウイルスの感染とそれに引き続く細菌の二次感染が原因で起こる. 起炎菌

は肺炎球菌やインフルエンザ菌が主体であり，ペニシリン系またはセフェム系の抗菌薬が第一選択薬となるが，ニューキノロン系も用いられる．これらの抗菌薬に加え，消炎酵素薬（プロナーゼ pronase，リゾチーム lysozyme など）や去痰薬（L-エチルシステイン ethyl L-cysteine, アンブロキソール ambroxol, L-カルボシステイン L-carbocisteine, L-メチルシステイン methyl L-cystein），解熱鎮痛薬などを使うことも多い．鼻局所に対する処置としては，リドカイン lidocaine とアドレナリン adrenaline の希釈液を噴霧することで粘膜腫脹を軽減したり，副鼻腔洗浄を行ったりすることもある．

慢性副鼻腔炎の場合，起炎菌の種類が増加して慢性気管支炎などを併発しやすいため，抗菌スペクトルの広いマクロライド系抗生物質の少量長期投与が行われる．アレルギーが関与する鼻茸のみられる例では，副腎皮質ステロイド（プレドニゾロン prednisolone，ベタメタゾン betamethasone, デキサメタゾン dexamethasone, トリアムシノロン triamcinolone, メチルプレドニゾロン methylprednisolone）が有効である．鼻腔内注入で局所的に使用する．

11-2-3　扁桃炎に用いられる薬物

気道および消化管の入口付近の咽頭粘膜には多数のリンパ組織が存在し，微生物の侵入に対するバリアーとなっているが，その一部である扁桃（口蓋扁桃，咽頭扁桃，舌扁桃，耳管扁桃など）の感染性炎症（通常は口蓋扁桃の炎症）を扁桃炎という．感冒，疲労，気温差などが誘因となって発症する．扁桃炎の原因はウイルスが主で，ライノウイルスやコロナウイルス，インフルエンザ AB ウイルス等で起こる．細菌性の場合は，A 群 β 溶血性連鎖球菌（溶連菌），肺炎球菌，インフルエンザ菌，黄色ブドウ球菌などの頻度が高い．急性炎症の反復や慢性副鼻腔炎の存在により，慢性扁桃炎に移行する．

急性扁桃炎では，扁桃部に発赤・腫脹と白苔の付着を認め，急激に高熱を発して，悪寒・戦慄を伴う咽頭痛，嚥下痛，全身倦怠感などの症状を呈する．通常，1週間程度で回復するが，局所的に扁桃周囲炎，リンパ節炎，中耳炎，咽後膿瘍などを合併したり，全身的にリウマチ熱や急性糸球体腎炎を合併したりすることがある．

ウイルス性の場合は対症療法になるが，細菌性の場合は抗生物質による治療が主体となる．原因菌に応じて抗生物質の種類を選択するが，合成ペニシリンおよびセフェム系が第一選択となることが多い．マクロライド系やテトラサイクリン系が有効な場合もある．ニューキノロン系の抗菌薬も使用可能であるが，解熱鎮痛薬と併用すると痙攣を起こすことがあるので，注意が必要である．葛根湯，桔梗湯，柴胡清肝湯などの漢方薬が用いられることもある．

12 化学療法

　細菌やウイルスなどの病原体が生体に侵入して増殖することを感染という．感染により病的症状が現れた状態が感染症である．化学療法とは，薬物を使用し，感染症の原因となる病原微生物を殺滅するか増殖を阻止する治療方法のことである．化学療法薬に求められる基本的条件は，宿主に対して影響を与えることなく特異的に寄生体に対して毒性を示すことであり，このような性質を選択毒性という．選択毒性は，宿主（ヒト）と寄生体（病原微生物）の間の構造上の違い，あるいは生化学的な性質の違いを標的とすることが多い．この選択毒性の概念は，感染症治療だけでなく，悪性腫瘍の薬物治療にもあてはまる．本章では，細菌，真菌，ウイルス，寄生虫による感染症に用いられる化学療法薬について述べるとともに，アルキル化薬，代謝拮抗薬，抗腫瘍性抗生物質などの抗悪性腫瘍薬についても述べる．

12-1 抗菌薬

12-1-1 抗菌作用，抗菌スペクトル，耐性菌

　抗菌薬 antimicrobials は，抗細菌薬ともいい，微生物の発育を阻止し，病原性を除く作用を示す．このうち，微生物により産生され，他の微生物の発育を阻止する化合物は，抗生物質 antibiotics と呼ばれる．抗菌作用には，細菌を殺滅する殺菌作用と，その発育・増殖を抑制する静菌作用がある．一般的に，細菌の細胞壁や細胞膜に作用する薬物の多くは殺菌的であり，タンパク合成に作用する薬物には静菌的なものが多い．殺菌作用あるいは静菌作用をもつ抗菌薬の分類を表 12-1 に示す．

　薬の抗菌作用を定量的に示す指標として，最小阻止濃度 minimum inhibitory concentration (MIC) が用いられる．MIC は，寒天あるいは液体培地中に試験菌を接菌し一定時間培養したときに，試験菌の増殖を阻止する最小薬物濃度であり，抗菌作用の強さを定量的に示す指標として用いられる．MIC が小さい薬物ほど抗菌作用が強い．抗菌薬の有効性には一定の範囲があり，MIC に基づいて求められた病原微生物に対する作用範囲，すなわち感受性菌の範囲を抗菌スペ

表12-1 殺菌作用あるいは静菌作用をもつ主な抗細菌薬

	殺菌作用（溶菌作用）もつ抗菌薬	静菌作用（増殖抑制）もつ抗菌薬
抗菌薬（抗結核薬以外）	ペプチドグリカン細胞壁合成を阻害する抗菌薬（β-ラクタム系など），アミノグリコシド系，キノロン系，ポリペプチド系	マクロライド系，テトラサイクリン系，リンコマイシン系，クロラムフェニコール系
抗結核薬	イソニアジド，リファンピシン，ストレプトマイシン，ピラジナミド	エタンブトール

表12-2 代表的な抗菌薬の抗菌スペクトル

分類	菌種		ペニシリン系 狭域	ペニシリン系 広域	セフェム系 第一世代	セフェム系 第二世代	セフェム系 第三世代	セフェム系 第四世代	カルバペネム系	ペネム系	バンコマイシン	テイコプラニン	ホスマイシン	アミノグリコシド系	マクロライド系	リンコマイシン系	テトラサイクリン系	ニューキノロン系
グラム陽性球菌	ブドウ球菌属	黄色ブドウ球菌	●	●	●	●	▲	●	●	●	●	●	●	●	●	●	●	●
		MRSA									●	●		▲				
	連鎖球菌属	化膿連鎖球菌																
		溶血性連鎖球菌	●	●	●	●	●	●						●	●	●	●	●
		肺炎連鎖球菌																
	腸球菌			●			▲	●	●									●
	ペプトコッカス属					●	●	●							●			
	ペプトストレプトコッカス属				▲	●	●	●							▲	●		▲
グラム陽性桿菌	クロストリジウム属	デフィシル									●							
	炭疽菌																▲	▲
グラム陰性球菌	淋菌		●	●	▲	▲	●	●						▲	▲			●
	髄膜炎菌		●	▲										▲				
グラム陰性桿菌	大腸菌			●	●	●	●	●	●	●			●	●			●	●
	クレブシエラ属	肺炎桿菌		●	●	●	●	●	●					●			●	●
	インフルエンザ菌			●	▲	●	●	●	●	●				●	▲		●	●
	シュードモナス属	緑膿菌			●		▲	●	●	●				●			▲	●
	セラチア属						●	●	●	●				●				●
	マイコプラズマ														●	●	●	▲
	リケッチア																	●	●
	クラミジア														●			●	▲

●：有効，▲：一部の抗細菌薬が有効，無印：無効あるいは適応のないもの

表 12-3 耐性菌株の耐性化機構

耐性機序		対象となる抗菌薬
薬物不活性化酵素の産生	加水分解酵素	β-ラクタム系
	転移酵素	アミノグリコシド系，クロラムフェニコール系，テトラサイクリン系
薬物作用点の変化	細胞壁合成系	β-ラクタム系，グリコペプチド系
	核酸合成系	キノロン系，リファンピシン
	タンパク合成系	マクロライド系，リンコマイシン系，ストレプトグラミン系
	葉酸合成系	サルファ薬
薬物取り込みの減少，能動的排泄		テトラサイクリン系，キノロン系

クトルという（表12-2）．

　新しい抗菌薬が使われると，当初は感受性菌に対して強い抗菌作用を発現するが，臨床での使用が拡大するにつれて耐性菌が出現するようになる．その頻度が増大することにより，抗菌薬の効果は次第に減弱する．一つの抗菌薬に耐性を獲得した菌は構造が類似した抗菌薬に対しても耐性を示すことがある（交叉耐性あるいは交差耐性）．さらに，耐性化した菌に対して他の抗菌薬を使用すると新たに耐性を獲得するようになる（多剤耐性）．耐性出現の生化学機構は表12-3のように分類される．

12-1-2　抗菌薬の種類

　抗菌薬は，その作用機序によって以下の4種類に大別される．（1）**ペプチドグリカン細胞壁合成を阻害する薬物**．β-ラクタム系（ペニシリン系，セフェム系，カルバペネム系，モノバクタム系），が含まれる．（2）**細菌のタンパク合成を阻害する薬物**．アミノグリコシド系，マクロライド系，テトラサイクリン系，リンコマイシン系，ストレプトグラミン系，オキサゾリジノン系，クロラムフェニコール系が含まれる．（3）**細菌の核酸合成を阻害する薬物**．キノロン系，リファンピシン，サルファ薬が含まれる．（4）**細胞膜に直接作用し，細胞内タンパク質の漏出を引き起こす薬物**．ポリペプチド系が含まれる．代表的な抗菌薬の作用点を図12-1に示す．

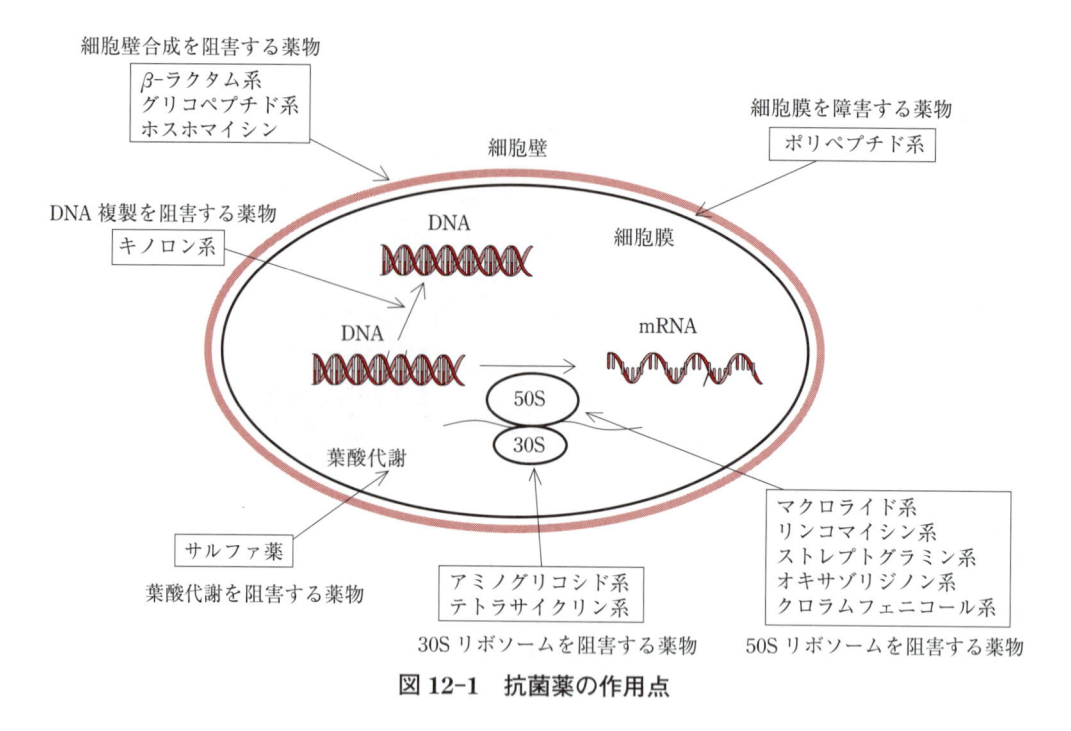

細胞壁合成を阻害する薬物
　β-ラクタム系
　グリコペプチド系
　ホスホマイシン

細胞膜を障害する薬物
　ポリペプチド系

DNA複製を阻害する薬物
　キノロン系

細胞壁
DNA
細胞膜
DNA
mRNA
50S
30S
葉酸代謝

サルファ薬
葉酸代謝を阻害する薬物

アミノグリコシド系
テトラサイクリン系
30Sリボソームを阻害する薬物

マクロライド系
リンコマイシン系
ストレプトグラミン系
オキサゾリジノン系
クロラムフェニコール系
50Sリボソームを阻害する薬物

図 12-1　抗菌薬の作用点

12-1-3　ペプチドグリカン細胞壁合成を阻害する薬物

　細菌は単細胞生物で直接外界に接して生存するために，その正常な発育には細胞壁が必須である．全てのグラム陽性菌およびグラム陰性菌に共通する細胞壁成分として，耐圧隔壁の役割を果たしているのがペプチドグリカン peptidoglycan である．ペプチドグリカンは，強く架橋した格子構造により強固な力学的安定性を細胞壁に与え，細胞の形状を保つ役割を果たす．

　細胞壁成分のペプチドグリカンの構成単位は，グリカンとペプチドである．グリカンは，N-アセチルグルコサミン N-acetylglucosamine（GlcNAc）と N-アセチルムラミン酸 N-acetylmuramic acid（MurNAc）の二糖が結合したものである．一方，ペプチドの方は，4つのアミノ酸（L-アラニン，D-グルタミン酸，L-リジンまたはジアミノピメリン酸 diaminopimelic acid（DAP），D-アラニン）からなり，その多くは MurNAc に結合する．グリカン同士はグリコシド結合で連鎖を形成し（タテ系），ペプチド同士も3番目のアミノ酸（L-リジンまたはDAP）と4番目のD-アラニンが架橋し（ヨコ系），強固な網目構造をつくる．ペプチドグリカンの生合成は，まず細胞質で反応が進み，UDP-MurNAc-ペンタペプチドが生成される．UDPは，ウリジン 5′-二リン酸 uridine 5′-diphosphate の略称である．その最終反応はジペプチドである D-アラニン-D-アラニンの付加反応である．次いで細胞膜で反応が進み，UDP-MurNAc-ペンタペプチドと UDP-GlcNAc を1単位とするペプチドグリカンがグリコシド結合した直鎖状のペプチドグリカンを細胞外に生成する．最後に細胞膜外でグリカンとペプチドの架橋が形成される．架橋度は菌種により異なり，例えば，ブドウ球菌ではほぼ100％，大腸菌では50％である．グラム陽性菌では特に厚い層を形成し，耐圧性に富む．このような細胞壁合成過程に対する主要なペプチド

表 12-4　ペプチドグリカン細胞壁合成を阻害する薬物の作用機序

主要な抗菌薬	作用部位	作用機序	抑制される過程
ホスホマイシン	細胞内	UDP-GluNAc-エノールピルビン酸転移酵素を阻害する	UDP-GluNAc から UDP-GluNAc ペンタペプチドが合成される過程
グリコペプチド系	細胞外	直鎖状ペプチドグリカン末端のD-アラニン-D-アラニンと結合し，グリコシル転位反応を阻害する	ペプチドグリカンの架橋が形成される過程
β-ラクタム系	細胞外	ペニシリン結合タンパク質（トランスペプチダーゼ，カルボキシペプチダーゼ）を阻害する	ペプチドグリカンの架橋が形成される過程

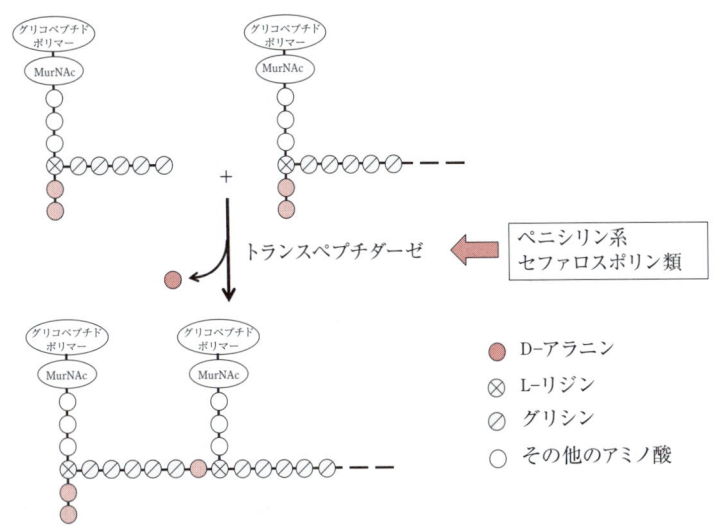

図 12-2　黄色ブドウ球菌における β-ラクタム系抗菌薬の作用
（グッドマンギルマン薬理書　第 11 版，図 44-2，廣川書店より改変）

　グリカン合成阻害抗菌薬の作用機序を表 12-4 に示す．
　ペニシリン系抗菌薬，セファロスポリン類（セフェム系）などの β-ラクタム系抗菌薬は，細胞壁合成に関与するトランスペプチダーゼ（大腸菌などの場合，ペプチドグリカン・ペプチド転移酵素）とカルボキシペプチダーゼ（大腸菌などの場合，D-アラニン・カルボキシペプチダーゼ）の 2 種類の酵素の両者あるいは一方を阻害する．これらの酵素はムレイン架橋酵素 murein crosslinked enzyme とも呼ばれ，ペプチドグリカン生合成の最終過程で，ペンタペプチド末端のD-アラニン-D-アラニンのペプチド結合が切れて他のペンタペプチド側鎖と結合する反応に関与する（図 12-2）．ペニシリンの作用点であることから，ペニシリン結合タンパク質 penicillin-binding proteins（PBPs）と総称される．β-ラクタム系抗菌薬は，D-アラニン-D-アラニン末端と構造が似ているために，競合的にこれらの酵素を阻害し，グリカンとペプチドの架橋形成を阻害して抗菌作用を発現する．
　グラム陽性菌とグラム陰性菌では，細胞壁の構造に違いがある．グラム陽性菌の細胞壁は，ペプチドグリカンの厚い多層構造からなり耐圧性に富むのに対して，グラム陰性菌のペプチドグリカンは薄く多糖体やタイコ酸が存在する．さらにグラム陰性菌にはリポ多糖 lipopolysaccharide

(LPS) からなる外膜が存在する．この外膜にはポーリン porin からなる小孔があり，薬物の透過性を規定している（図 12-3）．ポーリンは物質の非特異的な透過孔を形成するタンパク質で，大腸菌のポーリンの場合，三量体で1つの透過孔を形成し，分子量 600 以下の物質が通過できると推定されている．

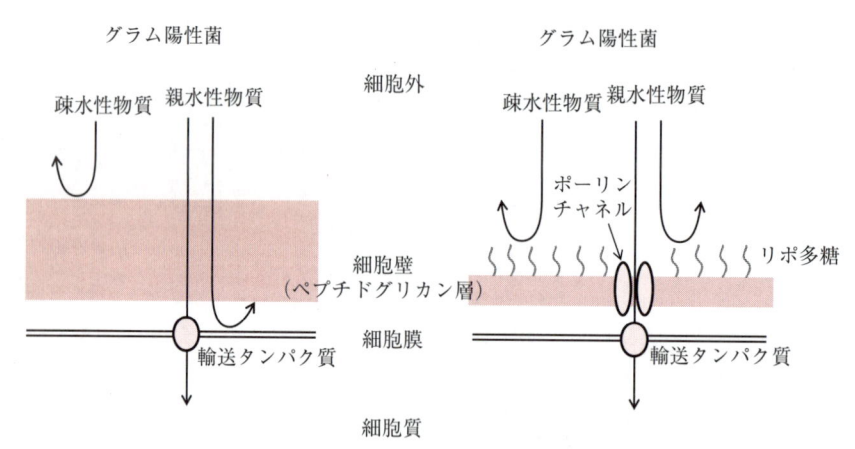

図 12-3　グラム陽性菌とグラム陰性菌の細胞壁の構造

12-1-3-1　β-ラクタム系抗菌薬

β-ラクタム系抗菌薬は，その基本構造に β-ラクタム環をもつ（図 12-4）．隣接する環が5員環ならばペニシリン系であり，この5員環に二重結合がなければペナム penam 系，二重結合があればペネム penem 系である．また，β-ラクタム環に隣接する環が6員環ならばセフェム cephem 系である．さらに，隣接環のイオウ（S）の代わりに，酸素（O）が入るとオキサ oxa，炭素（C）が入るとカルバ carba という接頭語を付ける．β-ラクタム環のみの場合はモノバクタ

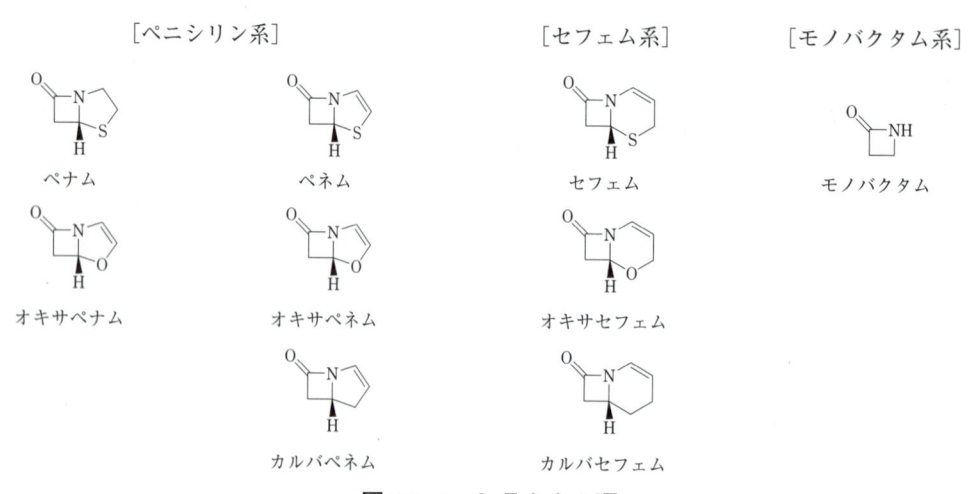

[ペニシリン系]　　　　　　　　　　　　　[セフェム系]　　　　　[モノバクタム系]

ペナム　　　　ペネム　　　　セフェム　　　モノバクタム

オキサペナム　　オキサペネム　　オキサセフェム

　　　　　　　カルバペネム　　カルバセフェム

図 12-4　β-ラクタム環

ム monobactam 系である．

β-ラクタム系抗菌薬は，直鎖状ペプチドグリカンのペプチド末端である D-アラニン-D-アラニンと立体構造が類似しているため，ペプチド転移酵素および D-アラニンカルボキシペプチダーゼを競合的に阻害し，架橋形成を阻害する．β-ラクタム系抗菌薬の選択毒性は高く，その作用は殺菌的である．

（1）ペニシリン系

ペニシリン系抗菌薬は，その抗菌スペクトルの違いからペニシリン系薬（狭域）と広域ペニシリン系薬に分類される（図 12-5，表 12-5）．

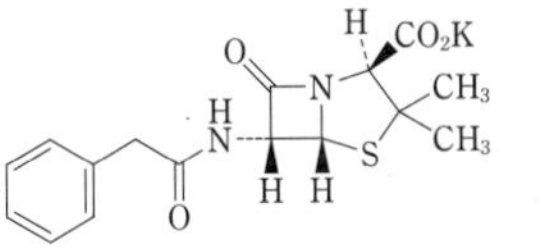

ベンジルペニシリンカリウム 局

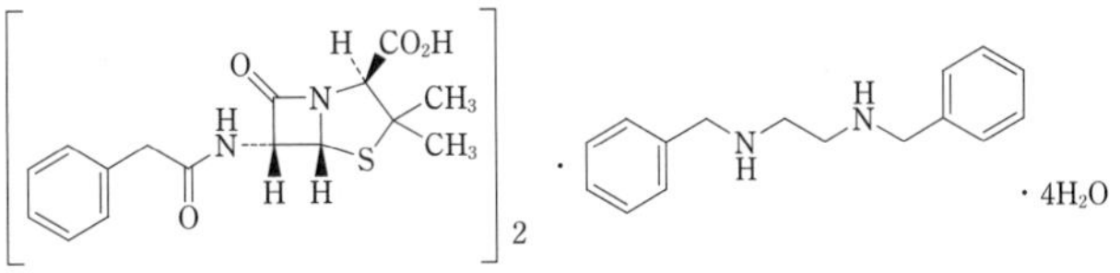

ベンジルペニシリンベンザチン水和物 局

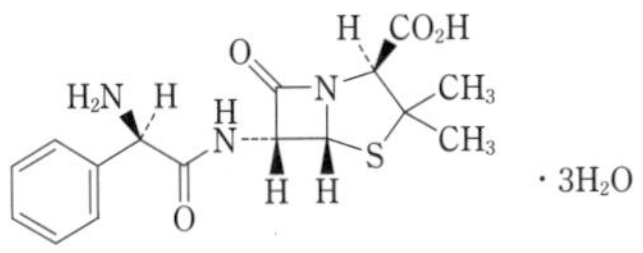

アンピシリン水和物 局

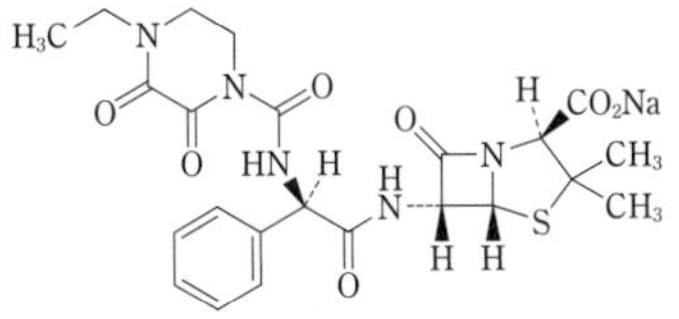

ピペラシリンナトリウム 局

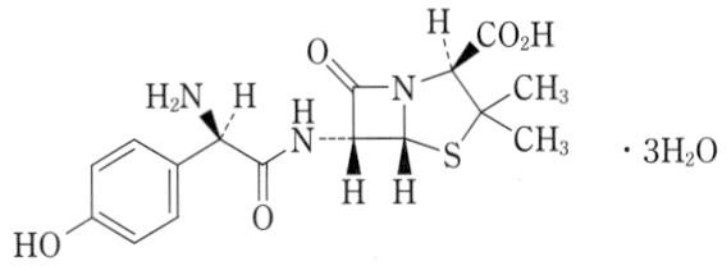

アモキシシリン水和物 局

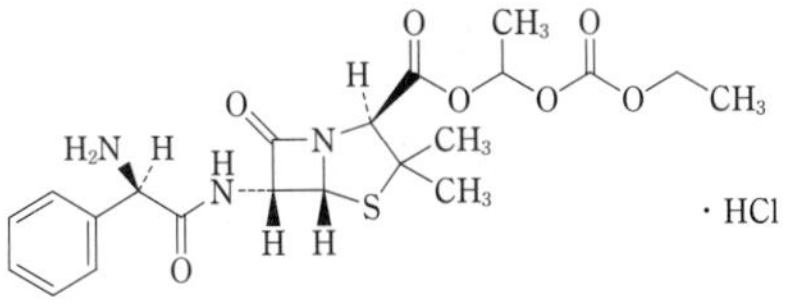

バカンピシリン塩酸塩 局

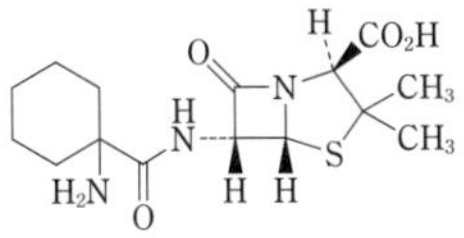

シクラシリン 局

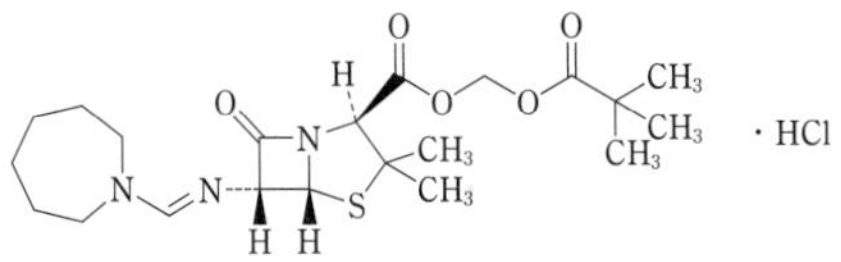

ピブメシリナム塩酸塩 局

図 12-5　ペニシリン系

表 12-5　ペニシリン系および広域ペニシリン系薬

カテゴリー	薬物名（一般名）	作用機序	適応（参考）	備　考
ペニシリン系薬	ベンジルペニシリン	ペプチドグリカン・ペプチド転移酵素および D-アラニンカルボキシペプチダーゼを競合的に阻害し，細菌の細胞壁合成を阻害する 殺菌的に作用する	ブドウ球菌属，レンサ球菌属，肺炎球菌，腸球菌属，淋菌，髄膜炎菌，ジフテリア菌，炭疽菌，放射線菌，破傷風菌，ガス壊疽菌群，その他	狭域性の抗菌スペクトル グラム陽性菌に有効 ペニシリナーゼにより不活性化される （注射剤のみ）
	ベンジルペニシリンベンザチン	同上	レンサ球菌属，肺炎球菌，梅毒トレポネーマ	同上 （耐酸性で経口投与可能）

表 12-5 ペニシリン系および広域ペニシリン系薬 つづき

カテゴリー	薬物名（一般名）	作用機序	適応（参考）	備考
広域ペニシリン系薬	アンピシリン（アミノベンジルペニシリン）	同上	ブドウ球菌属，レンサ球菌属，肺炎球菌，腸球菌属，淋菌，炭疽菌，放射菌，大腸菌，赤痢菌，プロテウス・ミラビリス，インフルエンザ菌，*H. pylori*，梅毒トレポネーマ，髄膜炎菌	グラム陽性菌に加えて一部のグラム陰性菌（緑膿菌を除く）に有効 ペニシリナーゼにより不活性化される （経口投与可能）
	ピペラシリン	同上	ブドウ球菌属，レンサ球菌属，肺炎球菌，腸球菌属，大腸菌，シトロバクター属，肺炎桿菌，エンテロバクター属，セラチア属，プロテウス属，モルガネラ・モルガニー，プロビデンシア属，インフルエンザ菌，緑膿菌，バクテロイデス属，プレボテラ属	抗菌スペクトルが広い グラム陰性桿菌に対する抗菌力が改善され，特に緑膿菌に対して強い抗菌活性を示す（ただし，緑膿菌に対する抗菌力はゲンタマイシンには劣る） 胆汁移行性がよい
	アモキシシリン	同上	ブドウ球菌属，レンサ球菌属，肺炎球菌，腸球菌属，淋菌，大腸菌，プロテウス・ミラビリス，インフルエンザ菌，*H. pylori*，梅毒トレポネーマ	抗菌力はアンピシリンに類似 吸収性に優れる （経口投与可能）
	バカンピシリン	同上	ブドウ球菌属，レンサ球菌属，肺炎球菌，腸球菌属，淋菌，大腸菌，プロテウス・ミラビリス，インフルエンザ菌	アンピシリンのプロドラッグ 抗菌力はアンピシリンに類似 吸収性に優れる （経口投与可能）
	シクラシリン	同上	ブドウ球菌属，レンサ球菌属，肺炎球菌，大腸菌，インフルエンザ菌，シトロバクター属，プロテウス属	抗菌力はアンピシリンに類似 吸収性に優れる （経口投与可能）
	ピブメシリナム	同上	大腸菌，シトロバクター属，肺炎球菌，エンテロバクター属，プロテウス属，モルガネラ・モルガニー，プロビデンシア・レットゲリ	緑膿菌を除くグラム陰性菌にアンピシリンより強い抗菌活性をもつ （経口投与可能）

上記以外に，スルタミシリン，アスポキシシリンがある．

a. ペニシリン系（狭域性）

このカテゴリーの薬物としては，**ベンジルペニシリン（ペニシリンG）** benzylpenicillin，およびベンジルペニシリンを耐酸性にしたベンジルペニシリンベザンチンがある．ベンジルペニシリンは，グラム陽性球菌（ブドウ球菌，連鎖球菌，肺炎球菌），グラム陰性球菌（淋菌，髄膜炎菌）に有効であるが，グラム陰性桿菌には無効である．ペニシリン分解酵素の1つであるペニシリナーゼで不活性化される．ベンジルペニシリンは胃酸で分解するため経口投与（内服）できないが，ベンジルペニシリンベンザチンは胃酸に安定で経口投与可能である．

b. 広域ペニシリン系

アンピシリン ampicillin は，抗菌スペクトルがグラム陽性，陰性球菌からグラム陰性桿菌（インフルエンザ菌，大腸菌，赤痢菌など）にまで拡大されている．経口投与可能であるが，腸管からの吸収はそれほどよくない．

アモキシシリン amoxicillin はアンピシリンのベンゼン環のパラ位に水酸基を導入したもので，アンピシリンより高い吸収性を示す．ヘリコバクター・ピロリ（*H. pylori*）除菌療法では，クラリスロマイシンとランソプラゾールとの3剤併用に用いられる．

ピペラシリン piperacillin は，アンピシリンのアミノ基に比較的大きな置換基を導入した構造をもち，ペニシリン系抗菌薬の中では最も広い抗菌スペクトルをもつ．緑膿菌に対しても有効であるが，その抗菌作用は緑膿菌感染症に汎用されるゲンタマイシンよりは劣る．

バカンピシリン bacampicillin はアンピシリンをエステル型にして脂溶性を高め，吸収性の増大を狙ったエステル化プロドラッグである．吸収後速やかに腸管壁細胞内の非特異的エステラーゼで加水分解され，本来の抗菌薬となるので，高い血中濃度が得られる．

そのほかに，シクラシリン，ピブメシリナム，スルタミシリン，アスポキシシリンがある．

c. 適用される疾患

ペニシリン系抗菌薬感受性菌による次の感染症に用いる．ベンジルペニシリンは，敗血症，細菌性心内膜炎，乳腺炎，扁桃炎，気管支炎，肺炎，淋疾，髄膜炎，ジフテリア，中耳炎，放線菌症などに用いられる．アンピシリンは，敗血症，細菌性心内膜炎，乳腺炎，扁桃炎，腹膜炎，細菌性赤痢，膀胱炎，淋疾，髄膜炎，中耳炎，創傷，熱傷および手術後の二次感染，放線菌症，梅毒などに用いられる．

d. 副作用

ペニシリン系抗菌薬の主な副作用には，過敏（アレルギー）反応，皮膚発疹，じん麻疹，発熱，顆粒球減少症，血小板減少症，腎障害，胃腸障害（悪心，下痢，食欲不振），肝毒性，腸内細菌叢の変動と関連したビタミンK，B欠乏症，偽膜性大腸炎，製剤中のナトリウムやカリウムの過剰負荷に伴う電解質異常，まれに重篤な皮膚症状としてStevens-Johnson症候群と中毒性皮膚壊死症候群などがある．

（2）β-ラクタマーゼ阻害薬

β-ラクタマーゼはペニシリナーゼとセファロスポリナーゼの総称であり，耐性菌が産生する抗菌薬不活性化酵素の一つである．β-ラクタム環を加水分解する．ペニシリン系抗菌薬の耐性菌は，ペニシリン不活性化酵素のペニシリナーゼの産生により耐性を獲得する．このような耐性菌によるペニシリン系抗菌薬の分解の抑制を目的として，β-ラクタマーゼ阻害薬との合剤が開発されている．β-ラクタマーゼ阻害薬のスルバクタム sulbactam，クラブラン酸 clavulanic acid，タゾバクタム tazobactam は，それ自身の抗菌活性は極めて弱いが，ラクタマーゼ阻害の活性中心と極めて安定なエステル結合をして不活性化を起こす．これらの薬物をβ-ラクタマーゼで不活性化される抗菌薬と併用すると，単独使用時より抗菌作用が増強し，抗菌スペクトルが拡大する．さらに，耐性菌にも抗菌活性を示すようになる．アンピシリンとスルバクタムの2：1の合剤，アモキシシリンとクラブラン酸の2：1の合剤などがある．

（3）セファロスポリン類（セフェム系）

セフェム系抗菌薬は，選択毒性が高いことや，ペニシリナーゼに安定で耐性ブドウ球菌やグラム陰性桿菌にも有効であることなどから汎用されている．これまでに抗菌作用の増強，抗菌スペクトルの拡大，セファロスポリナーゼに対する安定性，吸収，持続性の改善に向けて，第一，第二，第三，第四世代セフェム系抗菌薬が開発されている．さらに，注射用と経口用に大別される（図12-6，表12-6）．

第一世代セフェム系

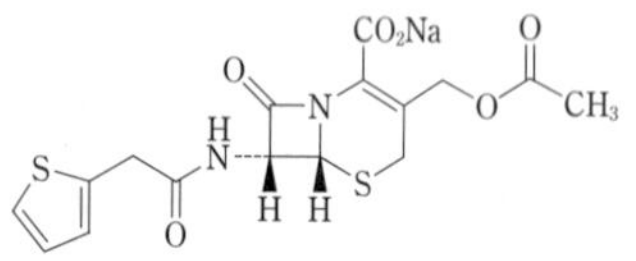

セファロチンナトリウム (局)

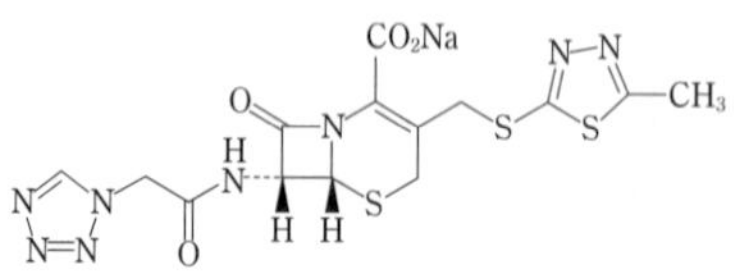

セファゾリンナトリウム (局)

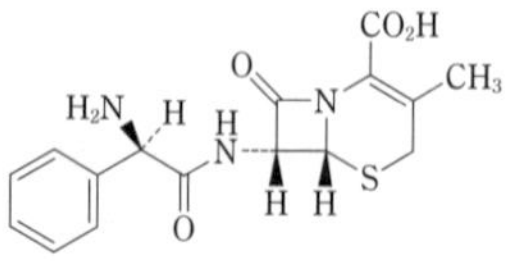

セファレキシン (局)

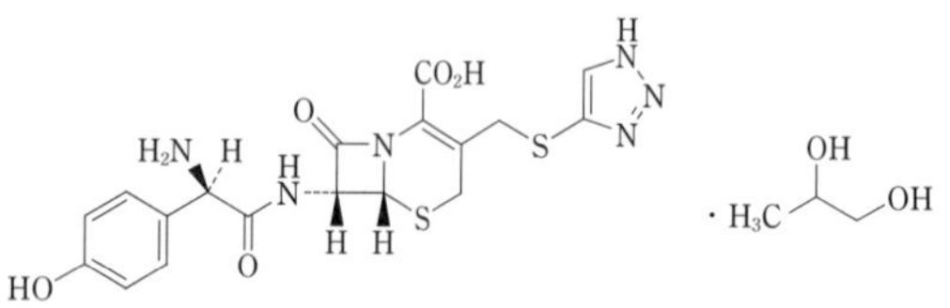

セファトリジンプロピレングリコール (局)

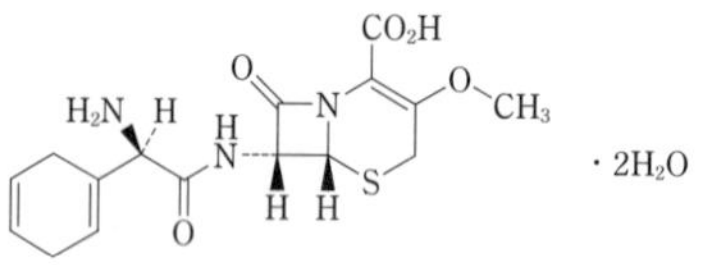

セフロキサジン水和物 (局)

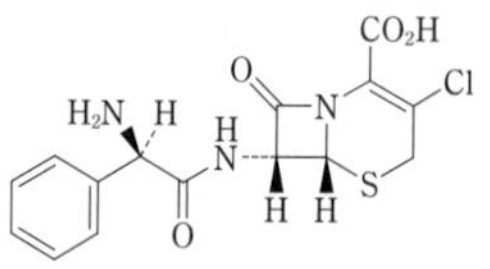

セファクロル (局)

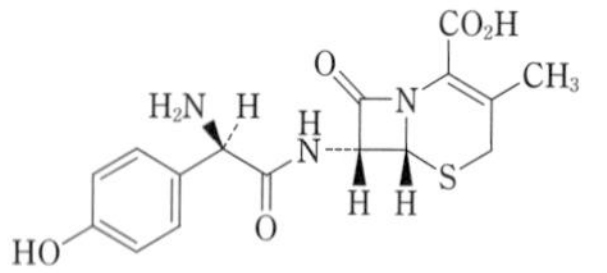

セファドロキシル (局)

図12-6　セフェム系

第二世代セフェム系

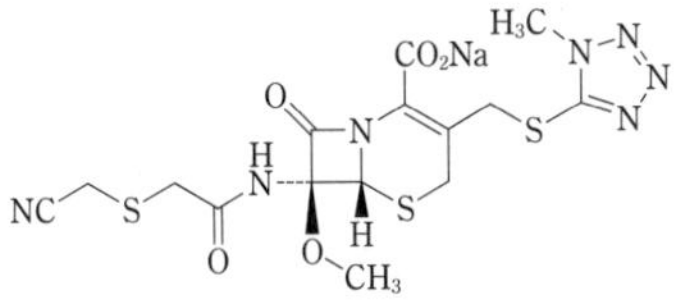

セフメタゾールナトリウム 局

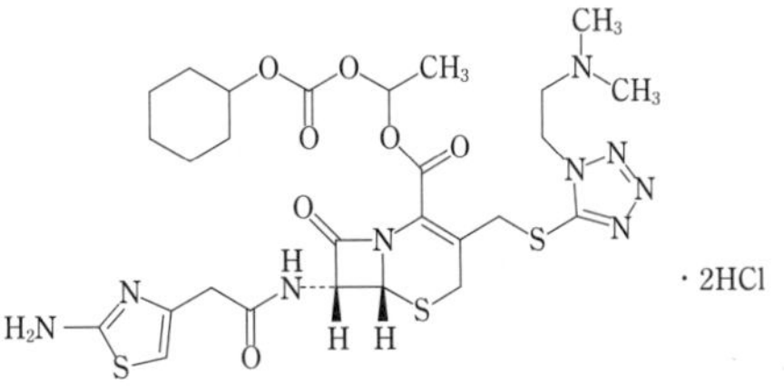

セフォチアムヘキセチル塩酸塩 局 ・2HCl

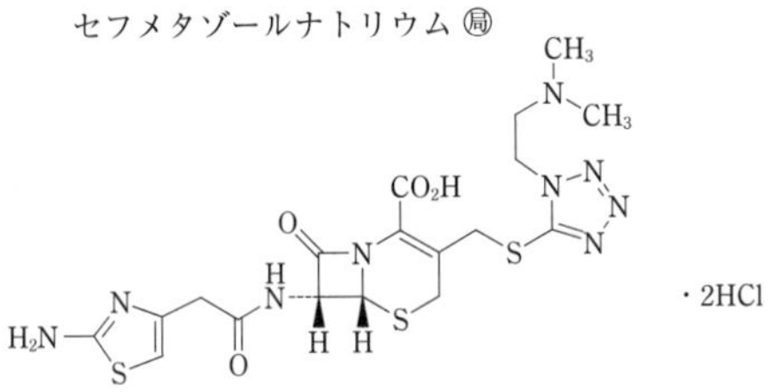

セフォチアム塩酸塩 局 ・2HCl

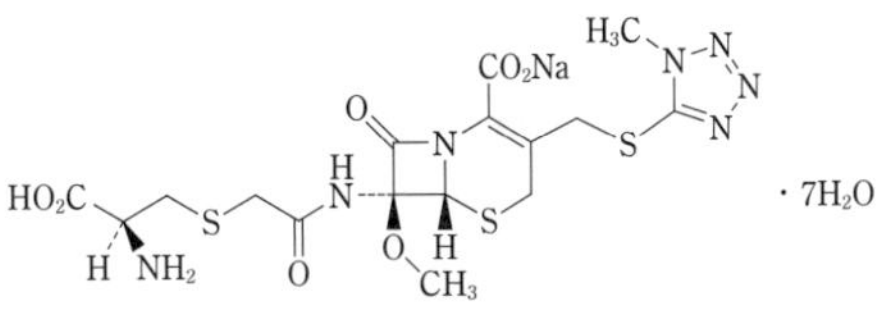

セフミノクスナトリウム水和物 局 ・7H₂O

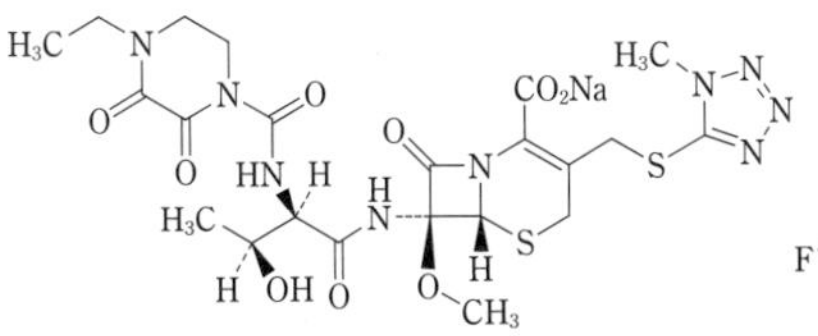

セフブペラゾンナトリウム 局

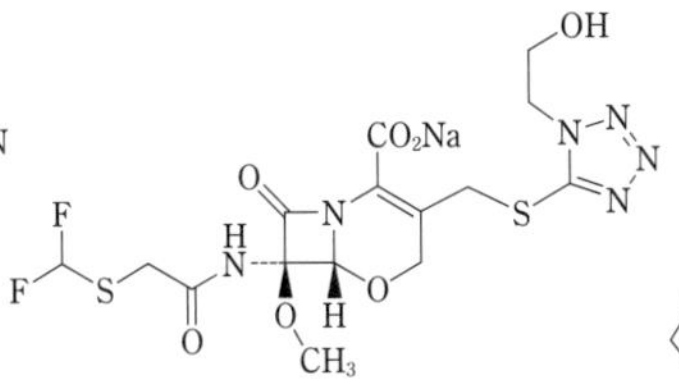

フロモキセフナトリウム 局

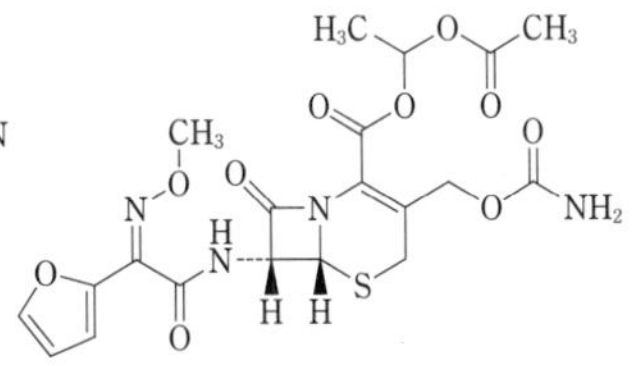

セフロキシム アキセチル 局

第三世代セフェム系

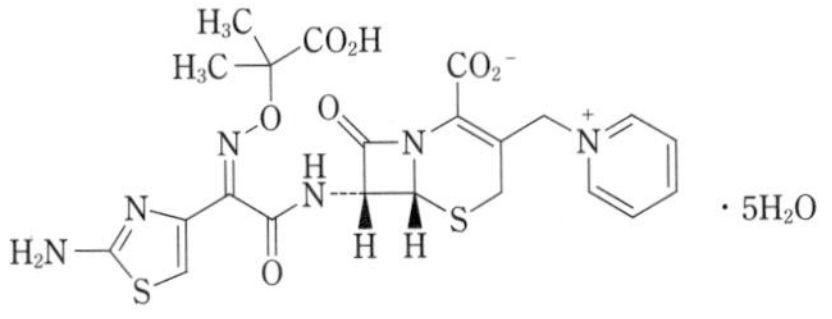

セフタジジム水和物 ・5H₂O

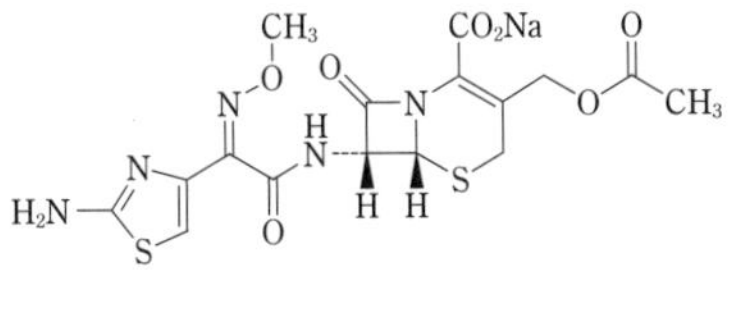

セフォタキシムナトリウム 局

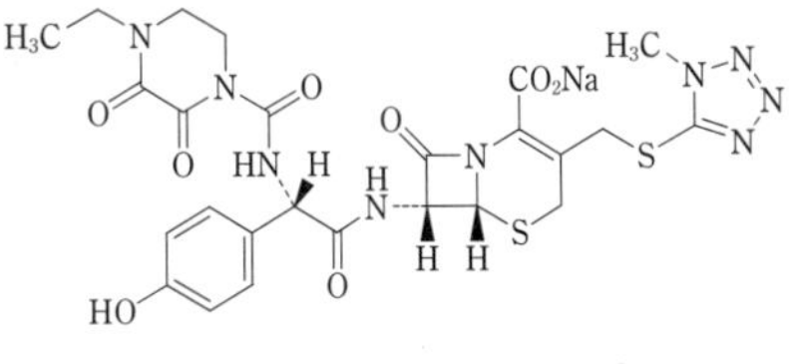

セフォペラゾンナトリウム 局

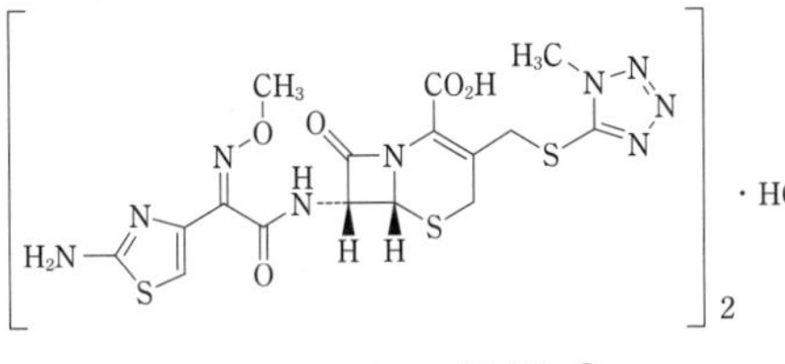

セフメノキシム塩酸塩 局 ・HCl

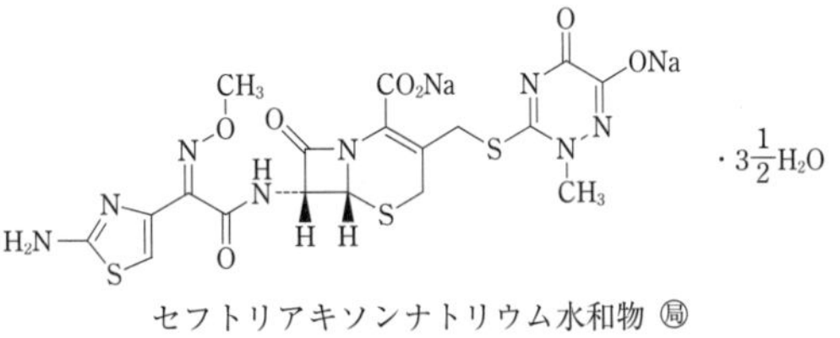

セフトリアキソンナトリウム水和物 局 ・3½H₂O

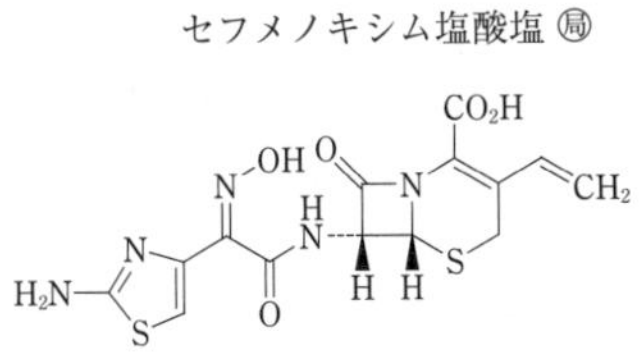

セフジニル 局

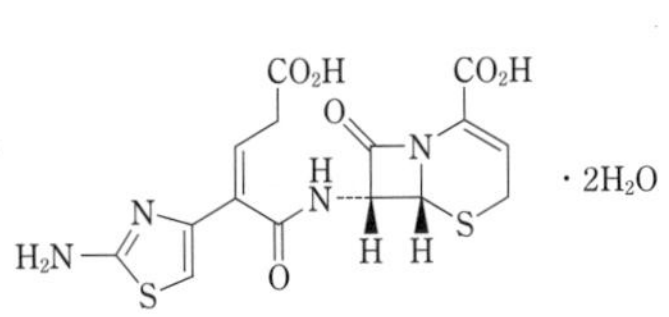

セフチブテン水和物 局 ・2H₂O

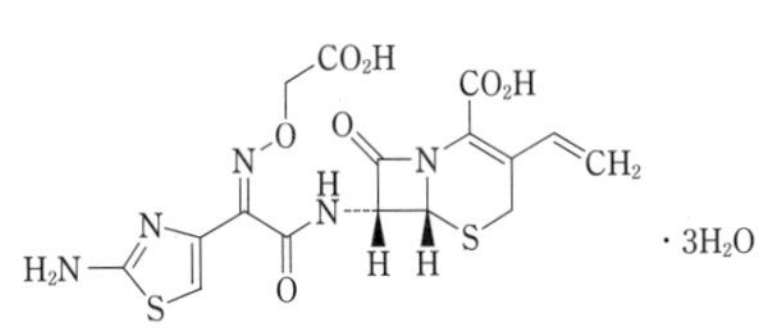

セフィキシム水和物 局 ・3H₂O

図12-6 セフェム系 つづき

第四世代セフェム系

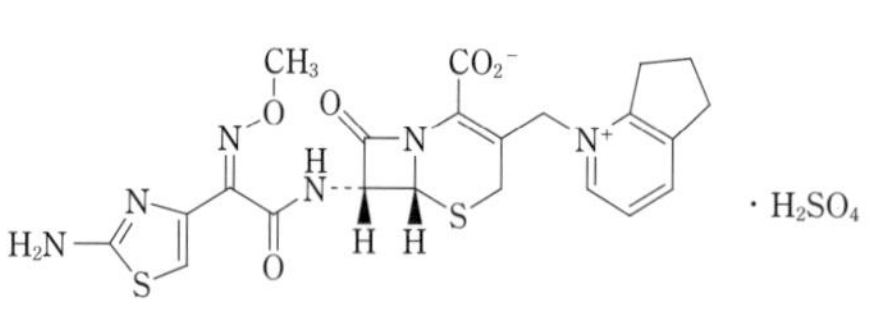

セフピロム硫酸塩 ®

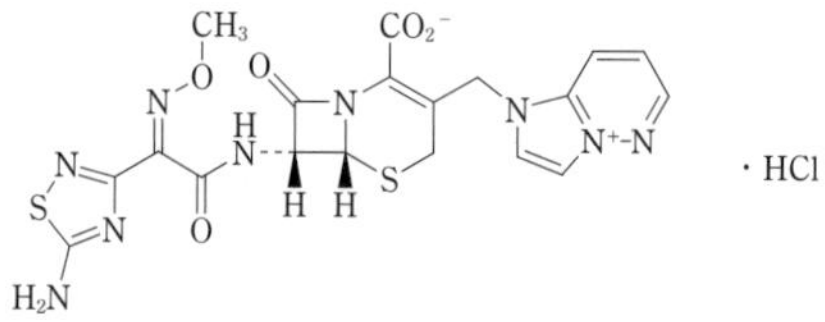

セフォゾプラン塩酸塩 ®

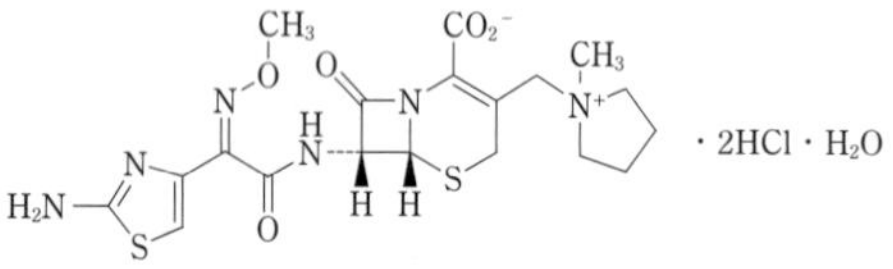

セフェピム塩酸塩水和物 ®

図 12-6 セフェム系 つづき

表 12-6 セフェム系抗菌薬

カテゴリー	薬物名（一般名）	作用機序	適応（参考）	備考
第一世代セフェム系（注射用）	セファロチン	ペプチドグリカン・ペプチド転移酵素および D-アラニンカルボキシペプチダーゼを競合的に阻害し，細菌の細胞壁合成を阻害する殺菌的に作用する	ブドウ球菌属，レンサ球菌属，肺炎球菌，腸球菌属，淋菌，大腸菌	セフェム系抗菌薬の先駆となったものの一つ大部分が尿中に排泄される呼吸器，泌尿器などの感染症に有効
	セファゾリン	同上	ブドウ球菌属，レンサ球菌属，肺炎球菌，大腸菌，肺炎桿菌，プロテウス・ミラビリス，プロビデンシア属	ブドウ球菌，レンサ球菌，大腸菌に抗菌力が強いβ-ラクタマーゼに不安定
第一世代セフェム系（経口用）	セファレキシン	同上	ブドウ球菌属，レンサ球菌属，肺炎球菌，腸球菌属，大腸菌，クレブシエラ属，インフルエンザ菌，淋菌，エンテロバクター属，プロテウス属，モルガネラ・モルガニー，プロビデンシア属	グラム陽性菌，大腸菌，クレブシエラ属などに抗菌力が強い
	セファトリジン	同上	黄色ブドウ球菌，レンサ球菌属，肺炎球菌，大腸菌，クレブシエラ属，インフルエンザ菌，プロテウス・ミラビリス	セファトリジンプロピレングリコールとしてドライシロップ製剤
	セフロキサジンセファクロルセファドロキシル	同上	ブドウ球菌，レンサ球菌属，肺炎球菌，大腸菌，クレブシエラ属，インフルエンザ菌，プロテウス・ミラビリス	セファレキシンに類似

表12-6 セフェム系抗菌薬 つづき

カテゴリー	薬物名(一般名)	作用機序	適応(参考)	備考
第二世代セフェム系(注射用)	セフォチアム	ペプチドグリカン・ペプチド転移酵素およびD-アラニンカルボキシペプチダーゼを競合的に阻害し,細菌の細胞壁合成を阻害する 殺菌的に作用する	ブドウ球菌,レンサ球菌属,肺炎球菌,大腸菌,シトロバクター属,クレブシエラ属,エンテロバクター属,プロテウス属,モルガネラ・モルガニー,プロビデンシア・レットゲリ,インフルエンザ菌	グラム陰性桿菌には第一世代のセファゾリンより抗菌力が強い
	セフメタゾール	同上	黄色ブドウ球菌,大腸菌,プロテウス属,モルガネラ・モルガニー,プロビデンシア属,ペプトストレプトコッカス属,バクテロイデス属,プレボテラ属	β-ラクタマーゼに対する抵抗性が高い 嫌気性菌に対して強い抗菌力をもつ
	セフミノクス	同上	レンサ球菌属,肺炎球菌,大腸菌,プロテウス属,モルガネラ・モルガニー,プロビデンシア属,ペプトストレプトコッカス属,バクテロイデス属,プレボテラ属	
	セフブペラゾン	同上	肺炎球菌,大腸菌,シトロバクター属,クレブシエラ属,エンテロバクター属,セラチア属,プロテウス属,モルガネラ・モルガニー,プロビデンシア・レットゲリ,インフルエンザ菌,バクテロイデス属,プレボテラ属	
	フロモキセフ	同上	ブドウ球菌,レンサ球菌属,肺炎球菌,淋菌,モラクセラ・カタラーリス,大腸菌,クレブシエラ属,プロテウス属,モルガネラ・モルガニー,プロビデンシア属,インフルエンザ菌など	好気性,嫌気性を問わず広い抗菌スペクトルをもつ
第二世代セフェム系(経口用)	セフォチアム ヘキセチル	同上	ブドウ球菌,レンサ球菌属,肺炎球菌,淋菌,モラクセラ・カタラーリス,大腸菌,シトロバクター属,クレブシエラ属,プロテウス・ミラビリス,インフルエンザ菌	セフォチアムのエステル型のプロドラッグ

表 12-6　セフェム系抗菌薬　つづき

カテゴリー	薬物名 (一般名)	作用機序	適応 (参考)	備考
第二世代セフェム系 (経口用)	セフロキシム アキセチル	ペプチドグリカン・ペプチド転移酵素およびD-アラニンカルボキシペプチダーゼを競合的に阻害し，細菌の細胞壁合成を阻害する　殺菌的に作用する	ブドウ球菌，レンサ球菌属，肺炎球菌，腸球菌属，淋菌，モラクセラ・カタラーリス，大腸菌，クレブシエラ属，プロテウス・ミラビリス，インフルエンザ菌，ペプトストレプトコッカス属，アクネ菌	セフロキシムのエステル型のプロドラッグ
第三世代セフェム系 (注射用)	セフォタキシム	同上	レンサ球菌属，肺炎球菌，大腸菌，シトロバクター属，クレブシエラ属，エンテロバクター属，セラチア属，プロテウス属，モルガネラ・モルガニー，プロビデンシア属，インフルエンザ菌，ペプトストレプトコッカス属，バクテロイデス属	β-ラクタマーゼに対する抵抗性が高い　グラム陰性桿菌，多剤耐性菌に対して強い抗菌力　髄液移行性がよく髄膜炎に有効　半減期が短い
	セフォペラゾン	同上	レンサ球菌属，肺炎球菌，大腸菌，シトロバクター属，クレブシエラ属，エンテロバクター属，セラチア属，プロテウス属，モルガネラ・モルガニー，プロビデンシア・レットゲリ，インフルエンザ菌，緑膿菌，バクテロイデス属，プレボテラ属	グラム陰性桿菌に対して強い抗菌力　緑膿菌，セラチア属にも有効　胆道系移行性が高い
	セフメノキシム	同上	レンサ球菌属，肺炎球菌，大腸菌，シトロバクター属，クレブシエラ属，エンテロバクター属，セラチア属，プロテウス属，モルガネラ・モルガニー，プロビデンシア属，インフルエンザ菌，ペプトストレプトコッカス属，バクテロイデス属	グラム陰性菌に強い抗菌力　ブドウ球菌属，腸球菌属に無効
	セフトリアキソン	同上	ブドウ球菌属，レンサ球菌属，肺炎球菌，淋菌，大腸菌，シトロバクター属，クレブシエラ属，エンテロバクター属，セラチア属，プロテウス属，モルガネラ・モルガニー，プロビデンシア属，インフルエンザ菌，ペプトストレプトコッカス属，バクテロイデス属，プレボテラ属	腸球菌属を除くグラム陽性菌およびグラム陰性菌に有効　髄液への移行性がよい　半減期が長く1日1回投与が可能
	第三世代セフェム系 (注射用) には上記以外に，セフタジジム，セフォジジム，ラタモキセフがある．			

表 12-6 セフェム系抗菌薬 つづき

カテゴリー	薬物名（一般名）	作用機序	適応（参考）	備 考
第三世代セフェム系（経口用）	セフジニル	ペプチドグリカン・ペプチド転移酵素およびD-アラニンカルボキシペプチダーゼを競合的に阻害し，細菌の細胞壁合成を阻害する 殺菌的に作用する	ブドウ球菌属，レンサ球菌属，肺炎球菌，モラクセラ・カタラーリス，大腸菌，クレブシエラ属，プロテウス・ミラビリス，インフルエンザ菌，淋菌，プロビデンシア属，ペプトストレプトコッカス属，アクネ属	黄色ブドウ球菌，レンサ球菌などに強い抗菌力をもつ
	セフチブテン	同上	淋菌，大腸菌，クレブシエラ属，エンテロバクター属，セラチア属，プロテウス属，モルガネラ・モルガニー，プロビデンシア・レットゲリ，インフルエンザ菌	グラム陰性桿菌に対して強い抗菌力
	セフィキシム	同上	レンサ球菌属，肺炎球菌，淋菌，モラクセラ・カタラーリス，大腸菌，クレブシエラ属，セラチア属，プロテウス属，モルガネラ・モルガニー，プロビデンシア属，インフルエンザ菌	
	第三世代セフェム系（経口用）には上記以外に，セフテラム ピボキシル，セフポドキシム フロキセチル，セフカペン ピボキシルがある．				
第四世代セフェム系（注射用）	セフピロム	同上	ブドウ球菌属，レンサ球菌属，肺炎球菌，エンテロコッカス・フェカーリス，モラクセラ・カタラーリス，大腸菌，シトロバクター属，クレブシエラ属，エンテロバクター属，セラチア属，プロテウス属，モルガネラ・モルガニー，プロビデンシア属，インフルエンザ菌，緑膿菌，バークホリデリア・セパシア，アシネトバクター属，ペプトストレプトコッカス属，バクテロイデス属	β-ラクタマーゼに対する抵抗性が高い 各組織への移行性がよい 緑膿菌にも有効

表 12-6 セフェム系抗菌薬　つづき

カテゴリー	薬物名（一般名）	作用機序	適応（参考）	備考
第四世代セフェム系（注射用）	セフォゾプラン セフェピム	ペプチドグリカン・ペプチド転移酵素およびD-アラニンカルボキシペプチダーゼを競合的に阻害し，細菌の細胞壁合成を阻害する 殺菌的に作用する	ブドウ球菌属，レンサ球菌属，肺炎球菌，腸球菌属，，モラクセラ・カタラーリス，大腸菌，シトロバクター属，クレブシエラ属，エンテロバクター属，セラチア属，プロテウス属，モルガネラ・モルガニー，プロビデンシア属，インフルエンザ菌，シュードモナス属，緑膿菌，バークホリデリア・セパシア，ステノトロホモナス・マルトフィリア，アシネトバクター属，ペプトストレプトコッカス属，バクテロイデス属	

a. 第一世代セフェム系

広域性ペニシリン系抗菌薬とほぼ同様の抗菌スペクトルで，グラム陽性球菌（ブドウ球菌，連鎖球菌，肺炎球菌）と強毒性グラム陰性桿菌（大腸菌，肺炎桿菌など）に有効であるが，インフルエンザ菌には弱く，弱毒性グラム陰性桿菌（エンテロバクター，セラチア，緑膿菌）には無効である．ブドウ球菌のペニシリナーゼでは分解されないが，グラム陰性桿菌の β-ラクタマーゼ（セファロスポリナーゼ）で分解される．若年，壮年の急性感染症や術後感染症（グラム陽性菌，特にペニシリン耐性ブドウ球菌，一部のグラム陰性桿菌）に用いられる．薬物アレルギーは，ペニシリン系薬より少ない．

注射用：セファロチン，セファゾリン

経口用：セファレキシン，セファトリジン，セフロキサジン，セファクロル，セファドロキシル

b. 第二世代セフェム系

β-ラクタマーゼに安定であり（第一世代耐性菌に有効），抗菌作用は第一世代より強くなる．抗菌スペクトルは，第一世代の有効菌のほかに，インフルエンザ菌，エンテロバクター，シトロバクターにも拡大したが，緑膿菌には無効である．第二世代のうち，腸管での吸収が悪いものは注射で用いられるが，エステル化により吸収されやすくなったプロドラッグは経口投与可能である．

注射用：セフォチアム，セフメタゾール，セフミノクス，セフブペラゾン，フロモキセフ

経口用：セフォチアム ヘキセチル，セフロキシム アキセチル

c. 第三世代セフェム系

β-ラクタマーゼに対する安定性はさらに増大し，第二世代よりグラム陰性桿菌に対する抗菌作用は増し，抗菌スペクトルは，緑膿菌，セラチア，バクテロイデスなど大部分のグラム陰性桿

菌にも拡大された．しかし，グラム陽性菌に対する作用は弱いため，グラム陽性菌の感染症には適用されない．重症感染症や日和見感染症の治療に欠くことのできない薬物である．

　注射用：セフォタキシム，セフォペラゾン，セフメノキシム，セフトリアキソン，セフタジジム，セフォジジム，ラタモキセフ

　経口用：セフジニル，セフチブテン，セフジトレン ピボキシル，セフィキシム，セフテラム ピボキシル，セフポドキシム プロキセチル，セフカペン ピボキシル

d. 第四世代セフェム系

　β-ラクタマーゼに安定で，第三世代の抗菌作用を有している．さらに，緑膿菌にも有効で，黄色ブドウ球菌（グラム陽性菌）に対する抗菌作用を第一・第二世代に匹敵するまでに高めている．易感染性宿主 compromised host の難治・重症院内感染症の治療に用いられる．

　注射用：セフピロム，セフォゾプラン，セフェピム，なお経口用はない．

e. 適用される疾患

　セフェム系抗菌薬に共通して感染組織への移行性がよく，薬剤感受性菌による以下の感染症に用いる（薬物により適応は異なる）．敗血症，細菌性心内膜炎，浅在性化膿性疾患（創傷・術後創傷感染症，火傷など），上気道感染症（咽・喉頭炎，扁桃炎），深在性化膿性疾患（リンパ管炎，骨髄炎など），呼吸器感染症（急性・慢性気管支炎，肺炎など），胸膜炎，肝・胆道感染症（肝膿瘍，胆嚢炎など），腹膜炎，尿路感染症（膀胱炎など），婦人科感染症（子宮内感染など），耳鼻科感染症（中耳炎など），眼科感染症（角膜潰瘍など），口腔外科感染症（歯周囲組織炎など），髄膜炎など．多くのセフェム系薬は尿中排泄型であり膀胱炎や腎盂腎炎などの尿路感染症に有効である．胆汁排泄型（セフォペラゾン，セフブペラゾンなど）は胆管炎や胆嚢炎などの胆道感染症に有効である．髄液移行性をもつ薬物（セフォタキシム，セフトリアキソンなど）は髄膜炎に有効である．

f. 副作用

　セフェム系抗菌薬の主要な副作用として，過敏反応（アナフィラキシーショック），薬剤性発熱，薬疹，顆粒球減少，貧血などがあるが，その発生頻度はペニシリン系より低い．腎毒性は，第一世代のセファロチン，セファゾリンの大量連用投与時に問題となり，フロセミドなどのループ利尿薬との併用により増大する恐れがある．セフェム系は近位尿細管からの分泌能が高いのでペニシリン系より腎毒性の発生頻度は高いが，第二世代以降のセフェム系では腎毒性は弱くなっている．第二世代，第三世代で胆汁内移行型のものは，消化器症状，腸内細菌叢変化による菌交代症，ビタミンK産生抑制による出血傾向を示すことがある．

（4）カルバペネム系

　広範囲の菌種に対して均等に強い抗菌作用を示すとともに，ペニシリナーゼ，セファロスポリナーゼなどのβ-ラクタマーゼに対して安定である．基本骨格はペニシリン系に類似し，β-ラクタムと5員環をもつが，4位に炭素原子（C）をもつ点と2位に二重結合をもつ点がペニシリン

系とは異なる.

　カルバペネム系抗菌薬には，注射用のイミペネム，パニペネム，メロペネム，ビアペネム，ドリペネムと経口用のテビペネム ピボキシルがある（図12-7，表12-7）.

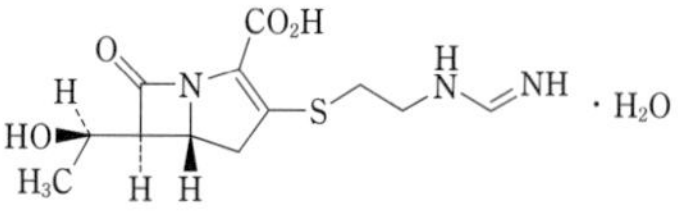

イミペネム水和物 鏡

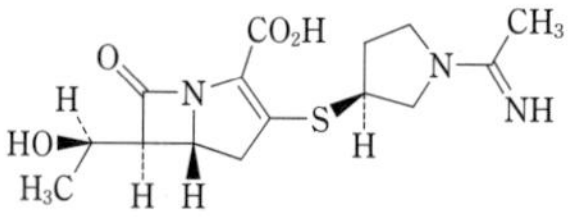

パニペネム 鏡

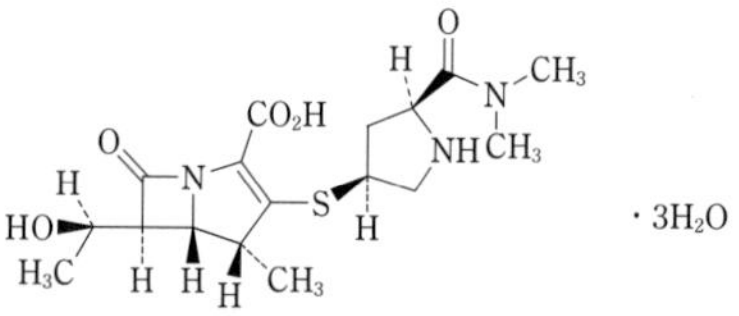

メロペネム水和物 鏡

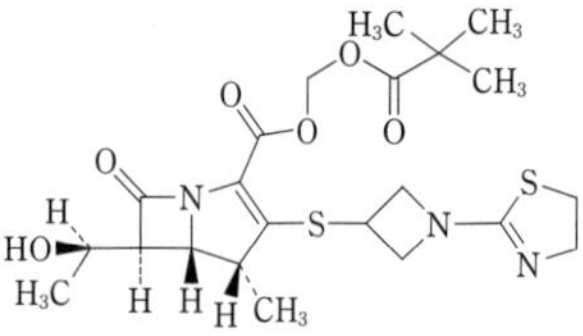

テビペネム ピボキシル

図12-7　カルバペネム系

表12-7　カルバペネム系抗菌薬

カテゴリー	薬物名（一般名）	作用機序	適応（参考）	備考
カルバペネム系(注射用)	イミペネム	外膜透過性に優れ，ペプチドグリカン・ペプチド転移酵素およびD-アラニンカルボキシペプチダーゼを競合的に阻害し，細菌の細胞壁合成を阻害する　殺菌的に作用する	ブドウ球菌属，レンサ球菌属，肺炎球菌，腸球菌属，大腸菌，シトロバクター属，クレブシエラ属，エンテロバクター属，セラチア属，プロテウス属，モルガネラ・モルガニー，プロビデンシア属，インフルエンザ菌，シュードモナス属，緑膿菌，バークホルデリア・セパシア，アシネトバクター属，ペプトストレプトコッカス属，バクテロイデス属，プレボテラ属	天然型　シラスタチンとの1：1配合剤として用いられるグラム陽性・陰性の好気性菌・嫌気性菌に有効　中枢神経毒性を示す
	パニペネム	同上	ブドウ球菌属，レンサ球菌属，肺炎球菌，腸球菌属，モラクセラ・カタラーリス，大腸菌，シトロバクター属，クレブシエラ属，エンテロバクター属，セラチア属，プロテウス属，モルガネラ・モルガニー，プロビデンシア属，インフルエンザ菌，シュードモナス属，緑膿菌，バークホルデリア・セパシア，ペプトストレプトコッカス属，バクテロイデス属，プレボテラ属	イミペネムの中枢神経毒性を除いた改良型　ベタミプロンとの1：1配合剤として用いられる　幅広い抗菌スペクトル

表 12-7 カルバペネム系抗菌薬　つづき

カテゴリー	薬物名（一般名）	作用機序	適応（参考）	備考
カルバペネム系（注射用）	メロペネム	外膜透過性に優れ，ペプチドグリカン・ペプチド転移酵素およびD-アラニンカルボキシペプチダーゼを競合的に阻害し，細菌の細胞壁合成を阻害する　殺菌的に作用する	ブドウ球菌属，レンサ球菌属，肺炎球菌，腸球菌属，髄膜炎菌，モラクセラ・カタラーリス，大腸菌，シトロバクター属，クレブシエラ属，エンテロバクター属，セラチア属，プロテウス属，プロビデンシア属，インフルエンザ菌，シュードモナス属，緑膿菌，バークホルデリア・セパシア，バクテロイデス属，プレボテラ属	単独で使用可能　幅広い抗菌スペクトル　強い抗緑膿菌活性
	上記以外に，ビアペネム，ドリペネムがある．			
カルバペネム系（経口用）	テビペネム ピボキシル	同上	黄色ブドウ球菌属，レンサ球菌属，肺炎球菌，モラクセラ・カタラーリス，インフルエンザ菌	肺炎，中耳炎，副鼻腔炎などの気道系の感染症に用いられる

a. イミペネム imipenem

　細胞外膜透過性に優れ，それ自身が β-ラクタマーゼ阻害作用をもつ．広い抗菌スペクトルをもつ．β-ラクタム系薬やアミノグリコシド系薬と交叉耐性を示さないので，各種の耐性菌にも有効である．生体内では，腎尿細管上皮に存在するデヒドロペプチダーゼⅠにより代謝を受け，その分解物が腎毒性を示すので，この酵素の阻害薬であるシラスタチン cilastatin と 1：1 の合剤として臨床使用されている．適応症として，敗血症，呼吸器感染症，腎・尿路感染症，肝・胆道感染症など多くの感染症がある．特に，緑膿菌に対する抗菌作用が強いため，起炎菌不明の重症感染症や白血病など基礎疾患が重篤な症例の感染症に対しては，第一選択薬として単剤で用いる．副作用としては，発疹，悪心，下痢などが時にみられる程度であるが，高齢者，腎機能低下者，中枢神経障害者では，痙攣など中枢神経症状が現れるので注意を要する．他の β-ラクタム系薬と同様，ショックが最も問題となる．

b. パニペネム panipenem

　イミペネムの中枢神経毒性を除いた改良型で，グラム陽性菌，緑膿菌を含むグラム陰性菌，嫌気性菌などに幅広い抗菌スペクトルを有する．臨床的位置付けはイミペネムと同じである．イミペネムと同様にデヒドロペプチダーゼⅠにより代謝を受けて腎毒性を示すので，尿細管でのパニペネム再取り込みを抑制する有機アニオン輸送系阻害薬のベタミプロン betamipron と 1：1 の割合で配合したものが，臨床使用される．

c. メロペネム meropenem

　イミペネム，パニペネムと同様の幅広い抗菌スペクトルを有する．抗菌作用を前 2 者と比較すると，グラム陽性菌に対しては同様で，グラム陰性菌（特に，インフルエンザ菌，緑膿菌）に対

しては優れ，腸球菌に対しては劣る．腎毒性と中枢神経毒性（痙攣誘発作用など）が軽減されている．デヒドロペプチダーゼⅠに安定なため，単独で使用される．副作用として，発疹，下痢・軟便，GOT・GPT 上昇などがある．

（5）モノバクタム系

単一 β-ラクタム環を母核とする抗菌薬で，アズトレオナムとカルモナムが含まれる（図 12-8）．

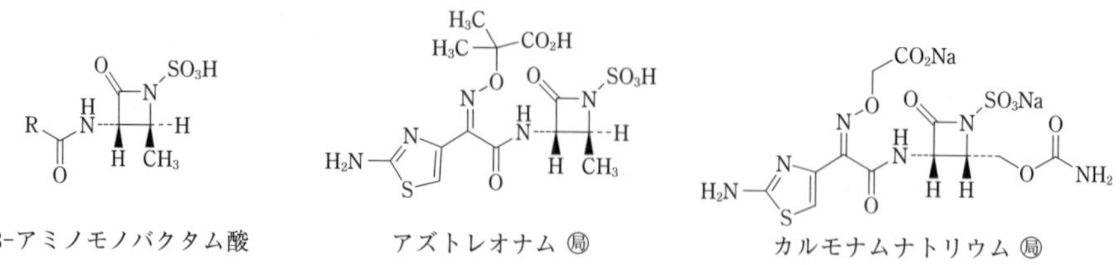

図 12-8　モノバクタム系

a. アズトレオナム azutreonam

β-ラクタマーゼに極めて安定である．抗菌作用は殺菌的で，イミペネムとほぼ同様の抗菌スペクトルをもつ．適応症としては，グラム陰性桿菌による敗血症，インフルエンザ菌や緑膿菌による慢性気道感染症，グラム陰性桿菌による腎・尿路系感染症などがある．抗菌スペクトルがグラム陰性菌にのみ有効であるので，起炎菌不明の症例には単独で第一選択薬として使用すべきでない．副作用は発疹や下痢などであるが，発現頻度は低い．使用中に軽度の肝機能障害（GOT・GPT 上昇）が現れることがある．

b. カルモナム carumonam

抗菌スペクトルと副作用はアズトレオナムとほぼ同様である．グラム陰性菌による敗血症，慢性気管支炎，胆道感染症，尿路感染症などに適応がある．

（6）経口ペネム系

経口投与可能なペネム系の抗菌薬で，ファロペネム faropenem がある．β-ラクタマーゼに安定で，広い抗菌スペクトルをもち，ブドウ球菌属，レンサ球菌属，肺炎球菌，腸球菌などのグラム陽性菌，インフルエンザ菌などのグラム陰性菌，バクテロイデス属などの嫌気性菌にまで抗菌作用を示す．

（7）その他の細胞壁合成阻害薬

β-ラクタム系と異なる作用機序で細胞壁合成を阻害する．グリコペプチド系抗菌薬のバンコマイシン vancomycin とテイコプラニン teicoplanin，およびグリコペプチド系以外の薬物としてホスホマイシン fosfomycin がある（図 12-9）．

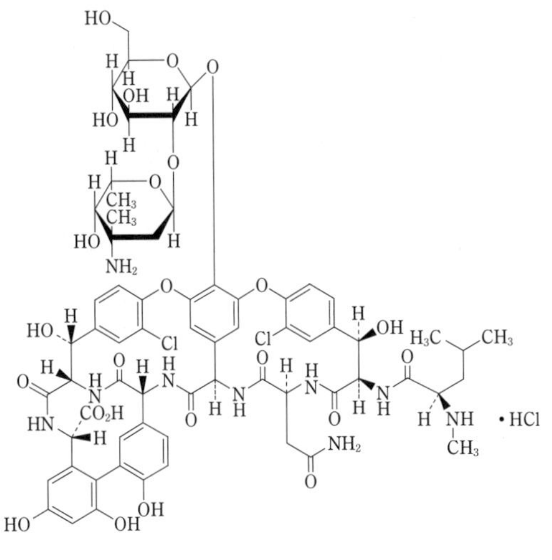

バンコマイシン塩酸塩 局

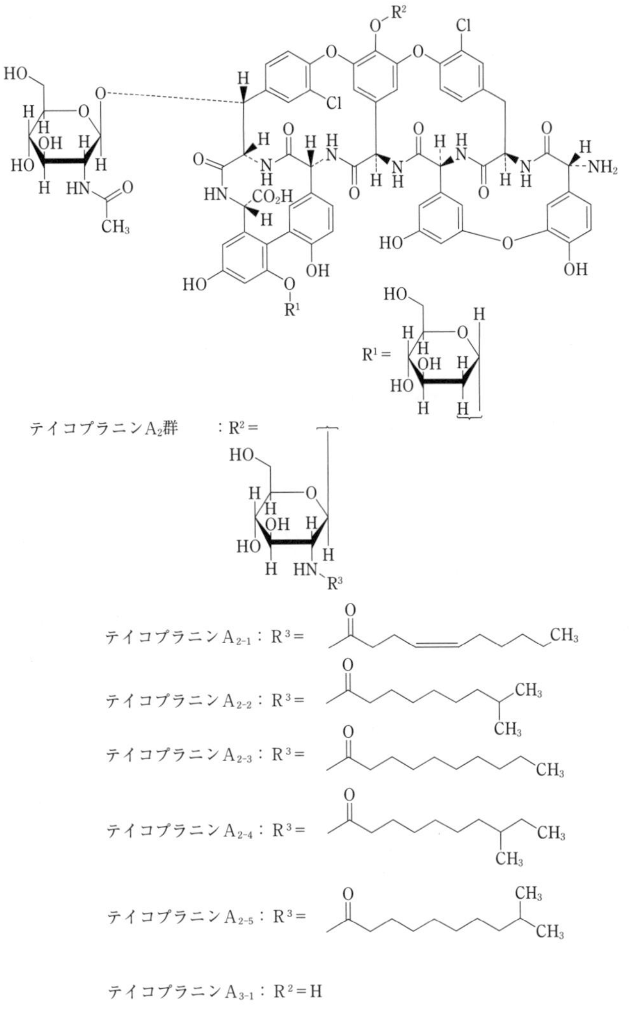

テイコプラニン 局

図 12-9　グリコペプチド系

a. グリコペプチド系

細菌の細胞壁前駆体である直鎖状ペプチドグリカン末端のD-アラニン-D-アラニンと結合することにより，ペプチドグリカンの架橋形成を阻害し，殺菌的な抗菌作用を示す．メチシリン耐性黄色ブドウ球菌 methicillin-resistant *Staphylococcus aureus*（MRSA）に対して抗菌作用を示す．

バンコマイシンは，ブドウ球菌とクロストリジウムに抗菌スペクトルを有するが，グラム陰性菌にはほとんど抗菌作用をもたない．他の抗菌薬と交叉耐性を示さないので，耐性化の著しいブドウ球菌や腸球菌などのグラム陽性菌感染症に欠かせない薬物である．特に，MRSA 感染症の第一選択薬として重要な薬剤である．しかし，最近，バンコマイシン耐性腸球菌 vancomycin-resistant enterococcus（VRE）やバンコマイシン耐性黄色ブドウ球菌 vancomycin-resistant *Staphylococcus aureus*（VRSA）が出現し，臨床上問題となっている．バンコマイシンは，経口投与では腸管からほとんど吸収されない．有効域の狭い薬剤であるので，血中濃度モニタリング

(TDM)の実施が薦められる．経口では，骨髄移植時の消化管内殺菌とClostridium difficileによる偽膜性大腸炎に用いられる．注射では，MRSA感染症（敗血症，骨髄炎，表在性二次感染，肺炎，腹膜炎，髄膜炎など）に用いられる．経口では，胃腸障害（下痢，悪心・嘔吐，食欲不振，口内炎），静注では，過敏症（発疹，かゆみ），肝・腎機能障害，聴器障害，血管痛，静脈炎などが現れることがある．

テイコプラニンは，6種のグリコペプチドを主成分とする抗菌薬で，バンコマイシンと同様の作用機序をもち，MRSA感染症に用いる．血中半減期が長いため，1日1回投与が可能である（バンコマイシンは，1日1~2回投与）．

b. ホスホマイシン

細菌細胞壁合成の初期段階に働く酵素（UDP-N-アセチルグルコサミン-エノールピルビン酸転移酵素）に不可逆的に結合し，細胞壁合成を阻害し，殺菌的作用を示す．分子量が小さいので組織移行性に優れ，血漿タンパク結合率も低いので抗原性が低い．体内でほとんど代謝されずに，尿中に排泄される．グラム陽性球菌（ブドウ球菌），陰性桿菌（大腸菌，緑膿菌，セラチア，変形菌など）に広い抗菌スペクトルをもち，抗菌作用も強い．しかし，肺炎球菌，インフルエンザ菌，嫌気性菌への抗菌作用は弱い．既存の他の抗菌薬と交叉耐性を示さず，他剤耐性菌にも効果を示すので，β-ラクタム系薬と併用し，他の抗菌薬で無効な難治性感染症やMRSA感染症に用いられる．経口剤は尿路感染症，眼科・耳鼻咽喉科感染症に用いられ，静注剤は敗血症，呼吸器感染症に用いられる．経口で，胃腸障害（悪心・嘔吐，腹痛，下痢），肝臓・胆管系障害（GOT・GPT上昇），静注で肝臓・胆管系障害，胃腸障害，血管痛，静脈炎が現れることがある．

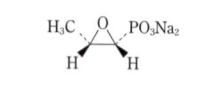

ホスホマイシンナトリウム㊗

12-1-4　細菌のタンパク合成を阻害する薬物

細菌（原核生物）のタンパク合成系では，30Sと50Sリボソームサブユニットが結合した70Sリボソームが働くが，動物細胞（真核生物）は40Sと60Sリボソームサブユニットが結合した80Sリボソーム系であり，この相違が選択毒性の基礎となる（表12-8）．このカテゴリーに含まれる薬物を表12-9に示す．

表12-8 タンパク合成阻害薬の作用点

作用点	作用機序	主な抗細菌薬
30S リボソーム	リボソーム 30S 開始複合体阻害	アミノグリコシド系
	アミノアシル t-RNA 結合部位阻害	テトラサイクリン系
50S リボソーム	アミノアシル t-RNA 転座反応阻害	マクロライド系, リンコマイシン系
	ペプチド転移反応阻害	クロラムフェニコール系
	50S リボソーム, 30S リボソーム, mRNA および f-Met-tRNA からなる開始複合体形成阻害	オキサゾリジノン系
	t-RNA 結合阻害, ペプチジルトランスフェラーゼ活性阻害, 伸長阻害	ストレプトグラミン系

表12-9 細菌のタンパク合成を阻害する薬物

カテゴリー	サブカテゴリー	薬物	作用機序	適応	備考
アミノグリコシド系	抗結核菌作用(+)	ストレプトマイシン	細菌のリボソーム 30S に結合して, タンパク合成を阻害する. mRNA のコドンの読み違えを起こして異常タンパク質を生成する.	抗結核薬として用いられる 結核菌, ペスト菌, 野兎病菌, ワイル病レプトスピラに有効	注射用
	抗結核菌作用(+)	カナマイシン	同上	抗結核薬として用いられる 内服の場合, 大腸菌, 赤痢菌, 腸炎ビブリオの感染症にも有効 注射の場合, 上記以外に, ブドウ球菌属, 肺炎球菌などの感染症にも有効	注射用, 経口用
	抗緑膿菌作用(+)	ゲンタマイシン		緑膿菌などのグラム陰性桿菌に強い抗菌力を示す	注射用, 外用(軟膏, クリーム)
	抗緑膿菌作用(+)	トブラマイシン ジベカシン アミカシン イセパマイシン ベカナマイシン	同上	緑膿菌などのグラム陰性桿菌に強い抗菌力を示す	注射用
	抗緑膿菌作用(−)	フラジオマイシン		緑膿菌には無効 ブドウ球菌属, レンサ球菌	外用
	抗緑膿菌作用(−)	リボスタマイシン	同上	緑膿菌には無効 ブドウ球菌属, レンサ球菌, 肺炎球菌, 淋菌, 大腸菌, 肺炎桿菌, プロテウス属	注射用
	抗ペニシリナーゼ産生淋菌作用	スペクチノマイシン	同上	淋菌(ベンジルペニシリン耐性の淋菌に有効)	注射用
	抗MRSA作用	アルベカシン	同上	MRSA, グラム陰性菌	注射用

表12-9 細菌のタンパク合成を阻害する薬物 つづき

カテゴリー	サブカテゴリー	薬物	作用機序	適応	備考
マクロライド系	14員環薬	エリスロマイシン クラリスロマイシン ロキシスロマイシン	細菌の50Sリボソームに結合して,タンパク合成を阻害する.	グラム陽性菌(ブドウ球菌,連鎖球菌,肺炎球菌など),一部の陰性菌(淋菌,髄膜炎菌,インフルエンザ菌,百日咳菌,バクテロイデスなど)に強い抗菌作用を示す.	
	15員環薬	アジスロマイシン	同上	同上	
	16員環薬	ジョサマイシン スピラマイシン ミデカマイシン ロキタマイシン	同上	同上	
テトラサイクリン系		テトラサイクリン オキシテトラサイクリン デメチルクロルテトラサイクリン ドキシサイクリン ミノサイクリン	細菌のリボソーム30Sサブユニットに結合して,タンパク合成を阻害する.	グラム陽性・陰性球菌,グラム陰性桿菌,梅毒トレポネーマ,マイコプラズマ,クラミジア,リケッチア,レジオネラなど抗菌作用を示す.	特異的な副作用として,Ca^{2+}との難溶性キレート形成による骨の発育障害,歯牙の着色があるため,妊婦,新生児,乳幼児には使用しないのが原則である.
リンコマイシン系		リンコマイシン クリンダマイシン	細菌の50Sリボソームに結合して,タンパク合成を阻害する.	グラム陽性球菌(ブドウ球菌,連鎖球菌,肺炎球菌)感染症のほかに,嫌気性菌(ペプトコッカス,バクテロイデスなど)やマイコプラズマ感染症に有効である.	臨床的には嫌気性菌感染症(嚥下性肺炎,肺膿瘍,腹膜炎など)に用いられる.
ストレプトグラミン系		ストレプトグラミン	細菌のタンパク合成を阻害する.	バンコマイシン耐性腸球菌に対して有効であり,嫌気性菌を含むグラム陽性菌に,強い抗菌作用と幅広いスペクトルを有する.	A型とB型があり,その混合物が用いられる.
オキサゾリジノン系		リネゾリド	細菌の50SサブユニットのドメインVに特異的に結合することにより,タンパク合成を阻害する.	バンコマイシン耐性腸球菌(VRE)感染症に用いられる.	
クロラムフェニコール系		クロラムフェニコール	細菌の50Sサブユニットに作用して,タンパク合成を阻害する.	グラム陽性菌(ブドウ球菌,連鎖球菌,肺炎球菌),グラム陰性球菌(淋菌,髄膜炎菌),グラム陰性桿菌(インフルエンザ菌,大腸菌,クレブシエラなど),マイコプラズマ,リケッチア,クラミジアなどに強い抗菌作用を有する.	多くの菌が耐性化している.

12-1-4-1　アミノグリコシド（アミノ配糖体）系

　ヘキソース分子（アミノシクリトール）と1～数個のアミノ糖からなる水溶性の塩基性抗菌薬で，ストレプトマイシン，ゲンタマイシンなどが含まれる．広範な抗菌スペクトルと強い抗菌作用をもつが，このグループに共通して聴器障害（難聴と平衡感覚障害），腎毒性（腎不全）などの重篤な副作用があり，臨床使用面ではペニシリン系やセフェム系に比べ劣る．これらの毒性は用量依存性であり，腎排泄が低下した場合，あるいは投与量が多い場合に毒性は不可逆的となる．ループ利尿薬（エタクリン酸，フロセミドなど）との併用で腎毒性，聴器障害は増強する．
　アミノグリコシド系抗菌薬は，細菌のリボソームに働きタンパク合成阻害により殺菌的に作用する．細菌のリボソーム30Sに結合してポリソーム形成の初期段階を阻害して，タンパク合成を阻害するとともに，mRNAのコドンの読み違えを起こして異常タンパク質を生成する．さらに，細菌の細胞膜に対する障害作用も示す．
　アミノグリコシド系の主たる適用は結核と緑膿菌感染症である．抗結核薬としては，ストレプトマイシン，カナマイシンがある．ストレプトマイシンは細菌性心内膜炎（ベンジルペニシリンまたはアンピシリンとの併用に限る）にも用いられる．抗緑膿菌薬としては，ゲンタマイシン，トブラマイシン，ジベカシン，アミカシン，イセパマイシン，ベカナマイシンが用いられる（図12-10）．ゲンタマイシンは緑膿菌，セラチアなどのグラム陰性桿菌による難治性感染症の治療薬として重要である．アルベカシンは，MRSAに優れた抗菌活性を示し，MRSA感染症に使用する．アミカシンは，ゲンタマイシン耐性菌に有効で毒性も軽減されている．さらにイセパマイシンは，アミカシンより抗菌作用が強くて毒性が少なく，アミカシンやゲンタマイシンの耐性菌に有効である．一方，抗緑膿菌作用をもたないアミノグリコシド系抗菌薬としては，フラジオマイシン，リボスタマイシンがある．これらの薬物は，ブドウ球菌，レンサ球菌などの感染症に用いられる．
　アミノグリコシド系抗菌薬の耐性菌は，不活性化酵素の産生，リボソームの薬剤感受性の低下，菌体内への薬剤透過性の低下により耐性を獲得する．不活性化酵素（リン酸転移酵素，アセチル転移酵素，アデニル転移酵素）は，不活性化する部位や基質に対する特異性を有し，多種多様である．代表的な薬物の不活性化酵素に対する安定性は，イセパマイシン＞アミカシン＞ゲンタマイシン＞カナマイシンの順である．

12-1-4-2　マクロライド系

　大環状（14～16員環）ラクトンに数個の糖が結合したもので，14員環薬にはエリスロマイシン，クラリスロマイシン，ロキシスロマイシン，15員環薬にはアジスロマイシン，16員環薬にはジョサマイシン，スピラマイシン，ミデカマイシン，ロキタマイシンがある（図12-11）．
　マクロライド系抗菌薬は，細菌のリボソーム50Sサブユニットに結合し，ペプチジルtRNAの転座反応を阻害することにより，タンパク合成を阻害する．細菌の細胞膜をよく透過するが，ヒトの細胞には入りにくいので，選択毒性は優れている．グラム陽性菌（ブドウ球菌，連鎖球菌，

574 第12章 化学療法

ストレプトマイシン硫酸塩 ㊁

カナマイシン硫酸塩 ㊁

ゲンタマイシン硫酸塩 ㊁

トブラマイシン ㊁

ジベカシン硫酸塩 ㊁

アミカシン硫酸塩 ㊁

イセパマイシン硫酸塩 ㊁

ベカナマイシン硫酸塩 ㊁

フラジオマイシン硫酸塩 ㊁
フラジオマイシン B：R^1 = H, R^2 = CH$_2$NH$_2$
フラジオマイシン C：R^1 = CH$_2$NH$_2$, R^2 = H

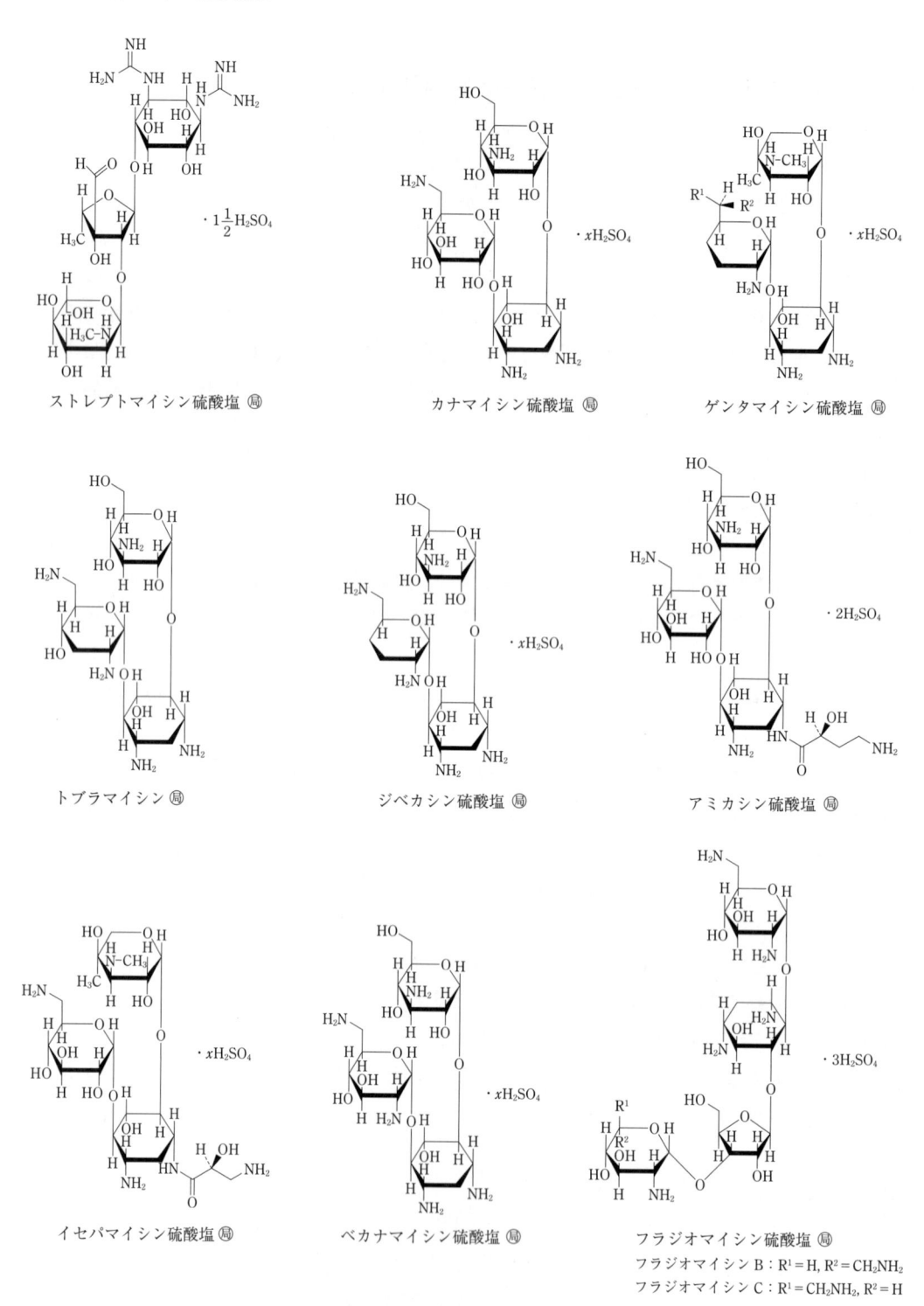

図 12-10　アミノグリコシド系

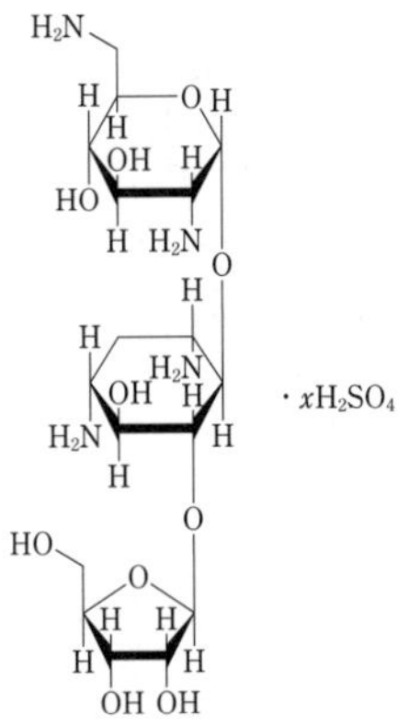

リボスタマイシン硫酸塩⑲　　スペクチノマイシン塩酸塩水和物⑲　　アルベカシン硫酸塩⑲

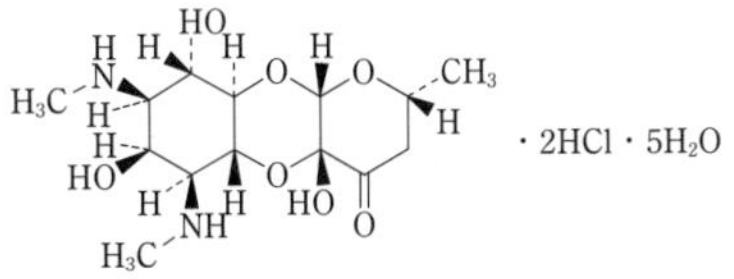

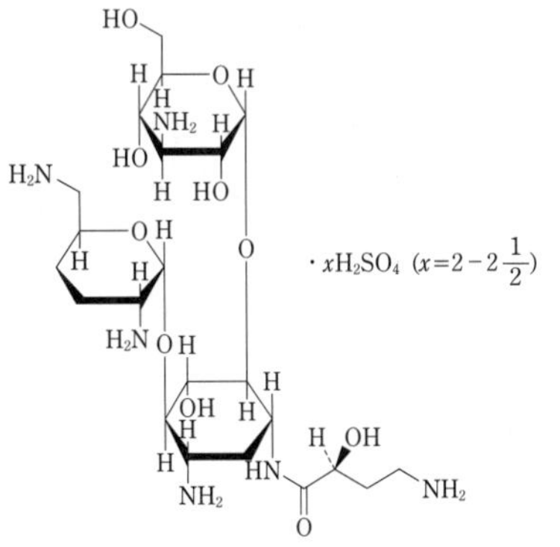

図12-10　アミノグリコシド系　つづき

肺炎球菌など），一部の陰性菌（淋菌，髄膜炎菌，インフルエンザ菌，百日咳菌，バクテロイデスなど）に強い抗菌作用を示し，β-ラクタム系と交叉耐性を示さない．細胞壁をもたない（したがってβ-ラクタム系の無効な）マイコプラズマとクラミジア，細胞内寄生菌であるレジオネラにも抗菌作用をもつのが特徴である．しかし，耐性菌が生じやすい欠点がある．

グラム陽性球菌（特にブドウ球菌）やマイコプラズマによる呼吸器感染症，ペニシリンアレルギー患者の肺炎球菌または溶連菌感染症に用いられる．耳鼻咽喉科感染症（咽喉頭炎，中耳炎など），浅在性化膿性疾患，歯科・口腔外科領域感染症などにも用いられる．マイコプラズマ肺炎，クラミジア肺炎，レジオネラ感染症などには第一選択薬である．クラリスロマイシンは，急性/慢性気道感染症の第一選択薬にもなっている．予後の極めて不良であった慢性びまん性汎細気管支炎に，本系薬の少量長期投与が有効であることが注目されている．ヘリコバクター・ピロリ除菌の構成薬（プロトンポンプ阻害薬＋アモキシシリン＋クラリスロマイシン）の一つでもある．

マクロライド系に共通する副作用として，大量投与時に胃腸障害（悪心，嘔吐，下痢），発疹などが現れることがある．肝組織へ高濃度に移行するので，長期連用の際は肝障害に注意する．

12-1-4-3　テトラサイクリン系

テトラサイクリン核と呼ばれる4環構造を有するもので，テトラサイクリン，オキシテトラサイクリン，デメチルクロルテトラサイクリン，ドキシサイクリン，ミノサイクリンがある（図12-12）．

テトラサイクリン系抗菌薬は，細菌のリボソーム30Sサブユニットに結合して，アミノアシルtRNAのリボソームへの結合を阻害することによってタンパク合成を阻害する．抗菌スペクトル（グラム陽性・陰性球菌，グラム陰性桿菌，梅毒トレポネーマ，マイコプラズマ，クラミジア，リケッチア，レジオネラなど）は広く，耐性ブドウ球菌やブドウ糖非発酵性グラム陰性桿菌（日和見感染症の起炎菌）に対する有効性が高いことから注目され，血中濃度持続性の長いミノ

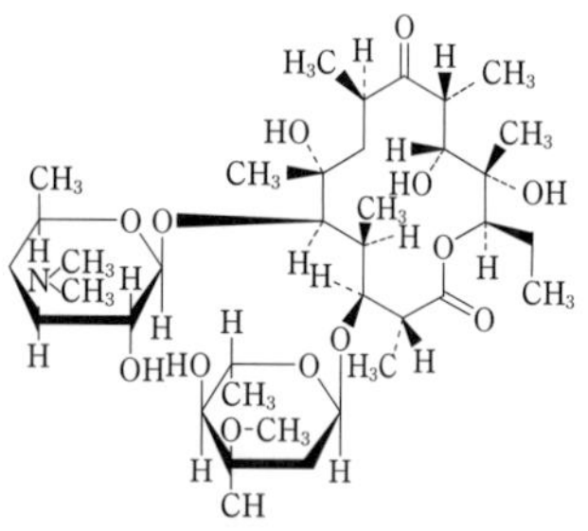

エリスロマイシン 局 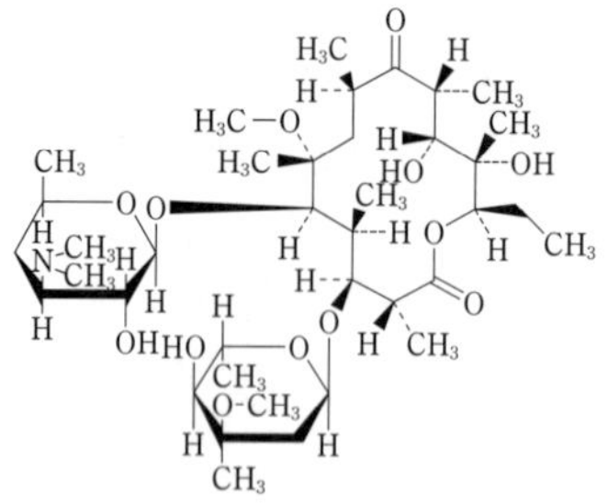   クラリスロマイシン 局 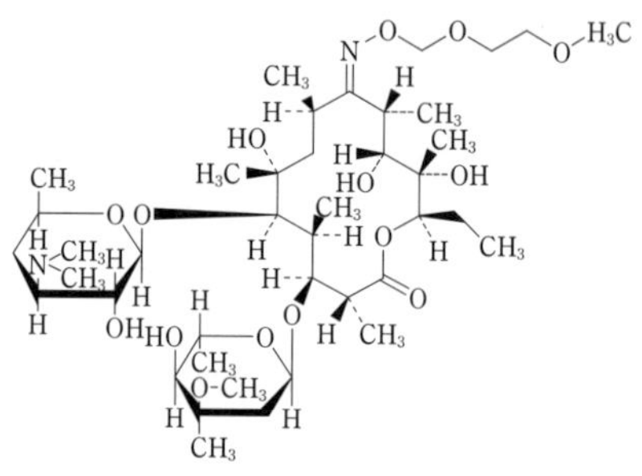   ロキシスロマイシン 局

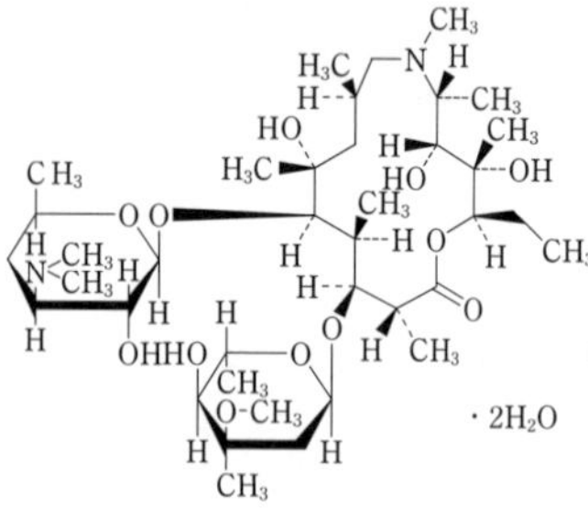

アジスロマイシン水和物 局 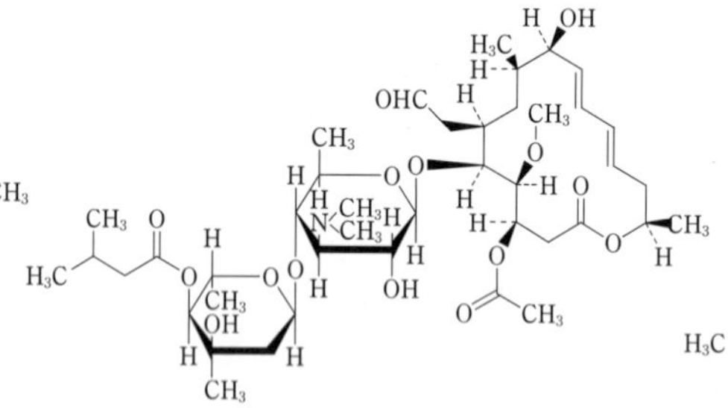   ジョサマイシン 局

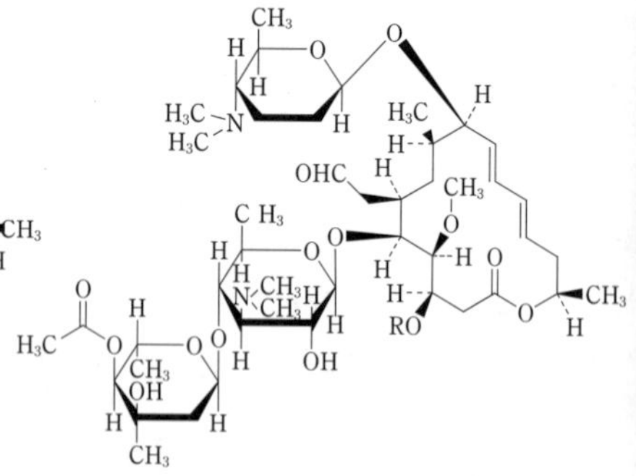

アセチルスピラマイシンⅠ, Ⅱ：R=—C(=O)—CH₃

アセチルスピラマイシンⅢ ：R=—C(=O)—CH₂CH₃

スピラマイシン酢酸エステル 局

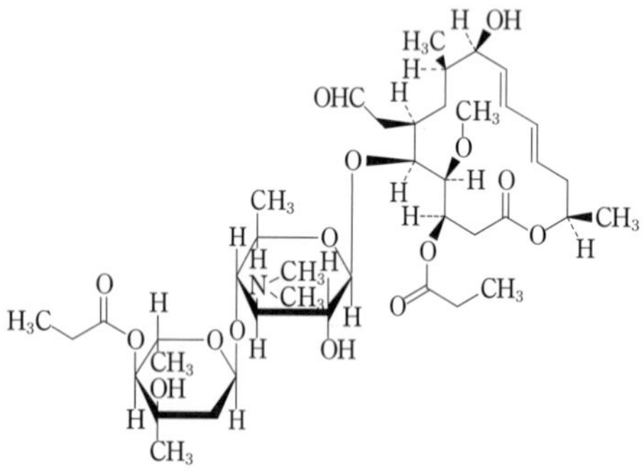

ミデカマイシン 局 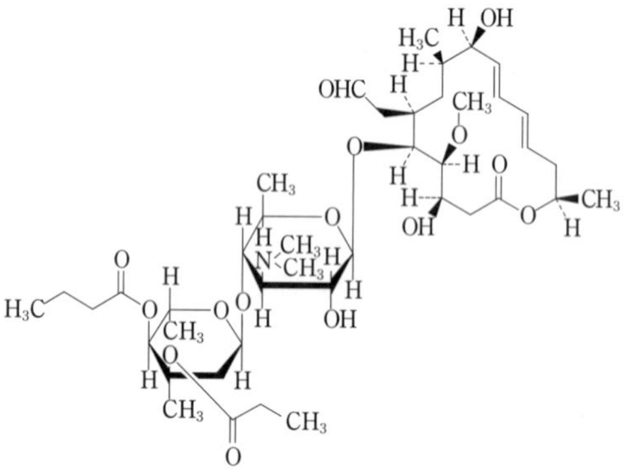   ロキタマイシン 局

図 12-11　マクロライド系

サイクリンやドキシサイクリンがこれらの細菌の感染症に使用されている．特に，ミノサイクリンは，エンテロバクター属，シトロバクター属，緑膿菌，セラチア属，MRSA にも有効であり，その作用機序が殺菌的であり，耐性菌が少ない．

　テトラサイクリン系の適応症としては，ラクタム系が無効なマイコプラズマ感染症（非定型肺炎，非淋菌性尿道炎など），クラミジア感染症（オウム病，非淋菌性尿道炎など），リケッチア感

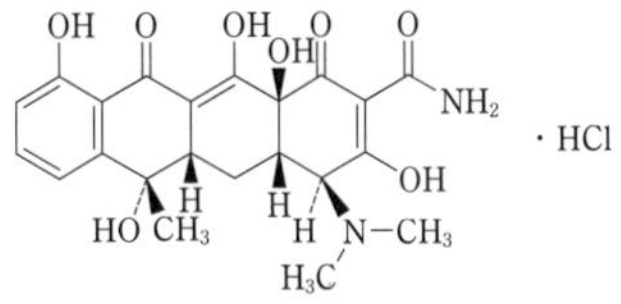

テトラサイクリン塩酸塩 ㊞

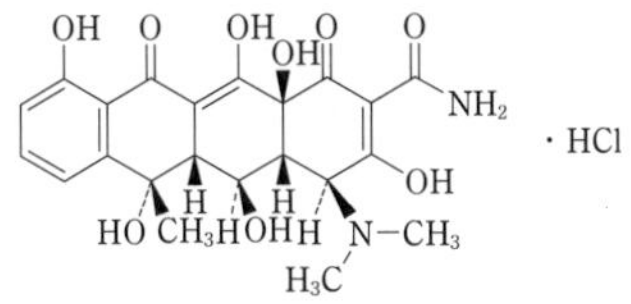

オキシテトラサイクリン塩酸塩 ㊞

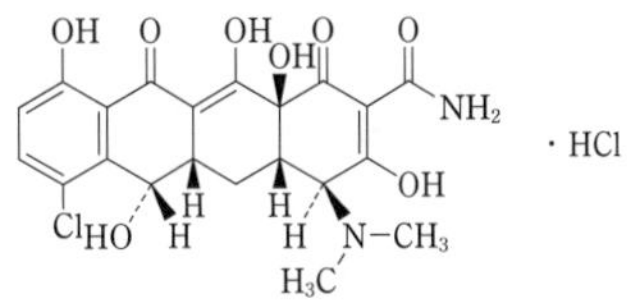

デメチルクロルテトラサイクリン塩酸塩 ㊞

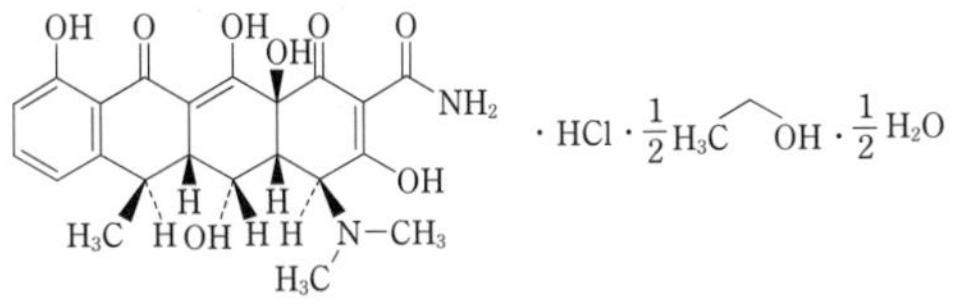

ドキシサイクリン塩酸塩水和物 ㊞

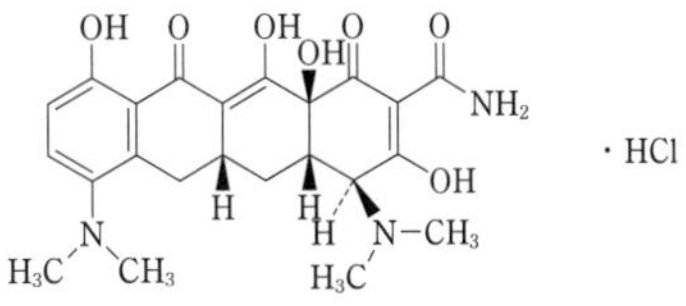

ミノサイクリン塩酸塩 ㊞

図 12-12　テトラサイクリン系

染症（つつが虫病など）などがある．

副作用としては，時に胃腸障害（食欲不振，悪心・嘔吐），まれに肝機能異常（GOT・GPT 上昇），過敏症（発熱，発疹），光線過敏症，めまい（女性に多い）などが現れることがある．特異的な副作用として，Ca^{2+} との難溶性キレート形成による骨の発育障害，歯牙の着色があるため，妊婦，新生児，乳幼児には使用しないのが原則である．

12-1-4-4　リンコマイシン系

リンコマイシンとクリンダマイシンがある（図 12-13）．これらの薬物の作用機序，抗菌スペクトル，副作用はマクロライド系抗菌薬に類似しており，マクロライド系抗菌薬と部分的に交叉耐性を示す．グラム陽性球菌（ブドウ球菌，連鎖球菌，肺炎球菌）感染症のほかに，嫌気性菌（ペプトコッカス，バクテロイデスなど）やマイコプラズマ感染症にも有効である．グラム陰性菌に対する抗菌作用は弱い．臨床的には，呼吸器・腹腔内感染症に代表される嫌気性菌感染症（嚥下性肺炎，肺膿瘍，腹膜炎など）に用いられる．

副作用としては，肝障害（黄疸），血液障害（顆粒球減少），過敏症（皮膚発疹）などが現れることがある．特徴的な副作用として，*Clostridium difficile* の異常増殖（エンドトキシンの過剰産生）による偽膜性大腸炎が，まれに見られるので注意を要する．

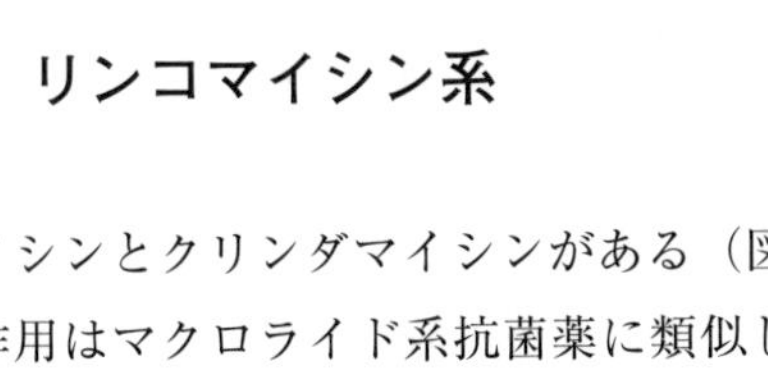

リンコマイシン塩酸塩水和物 ㊞

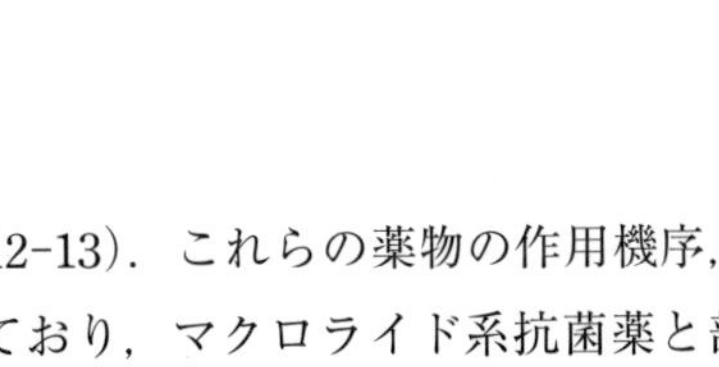

クリンダマイシン塩酸塩 ㊞

図 12-13　リンコマイシン系

12-1-4-5　ストレプトグラミン系

　ストレプトグラミンにはA型とB型が存在し，タンパク合成を阻害することにより抗菌作用を示す．ストレプトグラミンA型化合物は，リボソームの50Sサブユニットに結合し，tRNAの結合やペプチジルトランスフェラーゼ活性を阻害し，基質の結合を抑制することによりタンパク合成を阻害する．一方，ストレプトグラミンB型化合物は，50Sサブユニットのペプチジルトランスフェラーゼ領域の別の部位に結合し，不完全なポリペプチド鎖を放出させることによりペプチド伸長を阻害する．両者が共存すると，A型の結合によるリボソームの立体構造が変化し，その結果B型のリボソーム親和性が増大して相乗効果が現れる．
　ストレプトグラミンA型のダルホプリスチンおよびストレプトグラミンB型のキヌプリスチン70：30の混合物であるキヌプリスチン・ダルホプリスチン配合剤 quinupristin/dalfopristin が臨床使用されている．グリコペプチド系とは作用機序が異なるため，バンコマイシン耐性腸球菌（VRE）に対して有効である．嫌気性菌を含むグラム陽性菌に，強い抗菌作用と幅広いスペクトルを有する．特にバンコマイシン耐性腸球菌を含む各種の薬剤耐性菌，メチシリン耐性黄色ブドウ球菌，ペニシリン耐性肺炎球菌等にも優れた抗菌作用を示す．

12-1-4-6　オキサゾリジノン系

　リネゾリドがあり，バンコマイシン耐性腸球菌（VRE）感染症治療薬として開発された．50SサブユニットのドメインⅤに特異的に結合することにより，50Sリボソーム，30Sリボソーム，mRMAおよびf-Met-tRNAからなる開始複合体の形成を阻害するが，伸長反応を阻害する作用はもたず，既存の抗菌薬とは異なる作用機序のタンパク合成阻害薬である．作用は静菌的である．副作用として骨髄抑制がある．

リネゾリド

12-1-4-7　クロラムフェニコール系

　クロラムフェニコールがある．リボソームの50Sサブユニットに作用し，ペプチジルトランスフェラーゼ活性を阻害することによりタンパク合成を阻害する．抗菌スペクトルは広く，グラム陽性菌（ブドウ球菌，連鎖球菌，肺炎球菌），グラム陰性球菌（淋菌，髄膜炎菌），グラム陰性桿菌（インフルエンザ菌，大腸菌，クレブシエラなど），マイコプラズマ，リケッチア，クラミ

ジアなどに強い抗菌作用を有するが，現在は多くの菌が耐性化している．

クロラムフェニコール®

12-1-5 細菌の核酸合成を阻害する薬物

細菌の核酸合成系は基本的には動物細胞と同じであるが，DNAの構造や核酸合成に関わる酵素などに違いがみられる．このグループの薬物は，それらの違いを標的として細菌の核酸合成を阻害し，選択毒性を発現する．

12-1-5-1 キノロン（ピリドンカルボン酸）系

細菌のDNAは動物細胞と異なり，環状二重鎖DNA構造をとっている．細菌のDNAジャイレース（$\alpha_2\beta_2$）は，らせん構造のない閉鎖環状の二重鎖DNAに作用し，一方の鎖の切断と再結合を繰り返すことにより，超らせん構造を形成する．キノロン系抗菌薬が，本酵素のαサブユニットに結合してその活性を阻害すると，DNAは超らせん構造を形成することも二本鎖を部分的に解くことも不可能となり，DNAの複製が止まる．作用は殺菌的である．DNAジャイレースは原核細胞にのみ存在し，真核細胞には存在しないので，キノロン系の選択毒性は高い．

ナリジクス酸を出発点とするキノロン系抗菌薬は，グラム陰性菌に抗菌作用を有するため，これまで尿路，胆道・腸管感染症に広く用いられてきた（図12-14）．近年，従来のグラム陰性菌に加え，グラム陽性菌，緑膿菌，セラチアにまで抗菌スペクトルを拡大し，抗菌作用も強く，代謝安定性・組織移行性の優れた誘導体が開発されている．ノルフロキサシン以降に開発されたものはニューキノロン系と呼ばれ，経口抗菌薬として汎用されている．

a. キノロン系（旧キノロン系）

ナリジクス酸 nalidixic acld，ピロミド酸 piromidic acid，ピペミド酸 pipemidic acid（PPA）がある．緑膿菌を除くほとんどのグラム陰性桿菌に有効であるが，グラム陽性菌や嫌気性菌には無効である．消化管からの吸収はよく，主に尿中に排泄される．代謝されやすく，臓器への移行性が悪く，耐性ができやすい．

b. ニューキノロン系

ノルフロキサシン norfloxacin，オフロキサシン ofloxacin，レボフロキサシン levofloxacin，シプロフロキサシン ciprofloxacin，ロメフロキサシン lomefloxacin，トスフロキサシン tosufloxacin，スパルフロキサシン sparfloxacin，パズフロキサシン pazufloxacin，プルリフロキサ

キノロン系(旧キノロン系)

ナリジクス酸 ㊜　　　ピペミド酸水和物 ㊜

ニューキノロン系

ノルフロキサシン ㊜　　オフロキサシン ㊜　　レボフロキサシン水和物 ㊜

シプロフロキサシン　　トスフロキサシントシル酸塩水和物 ㊜

スパルフロキサシン　　パズフロキサシンメシル酸塩　　モキシフロキサシン塩酸塩

ガレノキサシンメシル酸塩水和物　　シタフロキサシン水和物

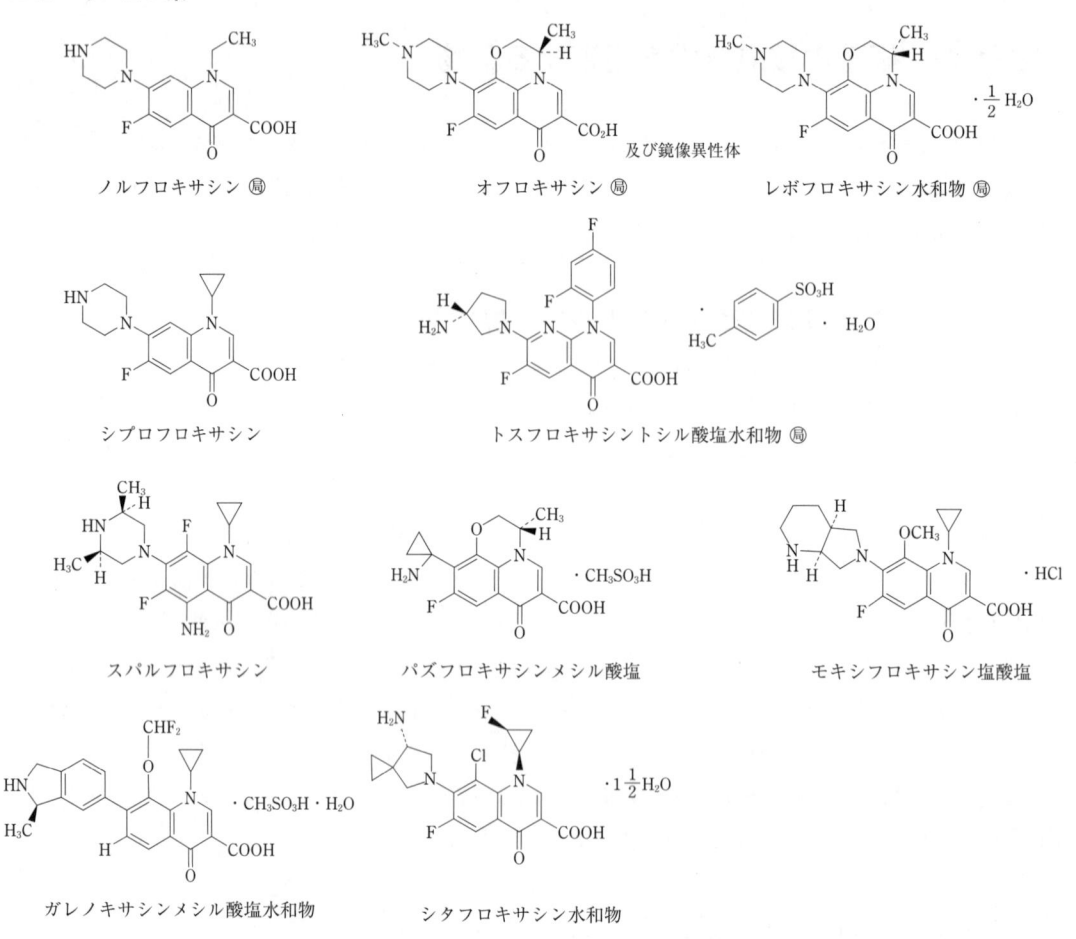

図 12-14　キノロン（ピリドカルボン酸）系

シン prulifloxacin，モキシフロキサシン moxifloxacin，ガレノキサシン garenoxacin，シタフロキサシン sitafloxacin がある．これらの薬物は，6 位にフッ素と 7 位にピペラジン環を導入することにより，疎水性と親水性のバランスが改良されて細胞壁の透過性が高く，さらに DNA・DNA ジャイレース複合体との結合が強いため抗菌作用が高い．

抗菌スペクトルは非常に広く緑膿菌を含むグラム陰性桿菌とグラム陽性球菌のほかに，嫌気性菌，マイコプラズマ，クラミジアにも強い抗菌作用を示す．従来比較的弱いとされてきた肺炎球菌などに対する抗菌作用も，スパルフロキサシンなどでは増強されている．爆発的な使用頻度

の増加により，耐性菌の出現が問題になっている．耐性獲得機序は，染色体支配のDNAジャイレースの変異と細胞外膜の透過性低下・排出ポンプの亢進である．

経口時の吸収は速やかで，いずれの薬物も血漿タンパク結合率が低いため，体液や臓器（腎・肝のほか，肺・皮膚など）への移行は良好である．体内ではほとんど代謝されずに腎と肝から排泄される．

尿路・胆嚢・腸管感染症に加え，呼吸器感染症，表在性軟部組織感染症，眼科・婦人科領域の諸感染症にも有効で，既存抗菌薬の耐性菌感染症の治療になくてはならない．難治性の慢性気道感染症の急性増悪，複雑性尿路感染症の外来治療にも適している．

副作用としては，胃腸障害（悪心，嘔吐，食欲不振），過敏症状（発疹，じんま疹），中枢神経障害（めまい，頭痛，不眠），横紋筋融解症，低血糖がある．なお，幼弱動物で関節異常が認められているため，ノルフロキサシン（50 mg錠）を除き，小児への投与は禁忌となっている．

12-1-5-2　リファンピシン

DNA依存性RNAポリメラーゼは，DNAを鋳型としてmRNAを合成する転写酵素である．通常，細菌のRNAポリメラーゼは1種類だが，動物細胞には4種類以上あり，それぞれ薬物感受性が異なる．リファンピシンrifampicinは，細菌のRNAポリメラーゼのβサブユニットに結合してmRNA合成を阻害するが（作用は殺菌的），動物のRNAポリメラーゼにはほとんど作用しないので選択毒性は高い．結核治療薬として用いられる（本章抗結核薬の項参照）．

リファンピシン 局

12-1-5-3　サルファ薬

サルファ薬は，スルファニルアミドを基本骨格としてアミド基を各種複素環に置換した構造をもつ．以前は多くのサルファ薬が感染症治療に用いられてきたが，現在では限られた薬物が用いられているのみである．いずれも細菌の葉酸の生合成を阻害することにより核酸代謝を阻害して抗菌作用を発現する．スルファジメトキシン sulfadimethoxine，サラゾスルファピリジン salazosulfapyridine，ST（sulfamethoxine・trimethoprim）合剤がある．ST合剤は，持続性スルホンアミド系のスルファメトキサゾールと2,4-ジアミノピリジン系抗菌薬のトリメトプリム

trimethoprim を，5：1 の割合で配合した合剤である．臨床適用は主として上気道感染症と尿路感染症である．スルファジメトキシンの注射剤は化膿性髄膜炎に適用がある．ST 合剤の注射剤はカリニ肺炎に適用がある．

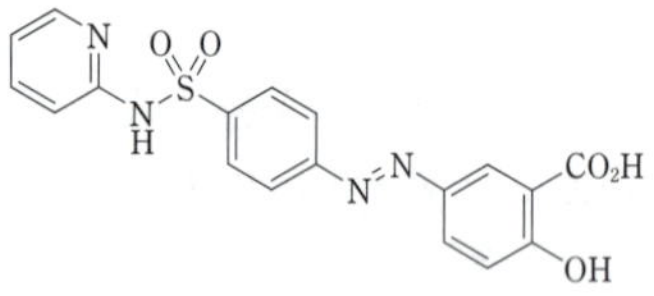

サラゾスルファピリジン ⓞ　　スルファジメトキシン 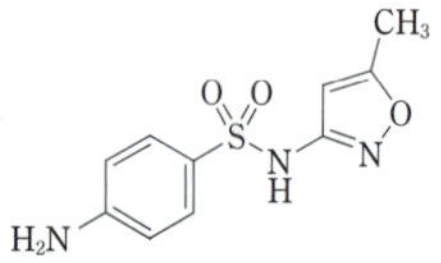　　スルファメトキサゾール ⓞ　　トリメトプリム

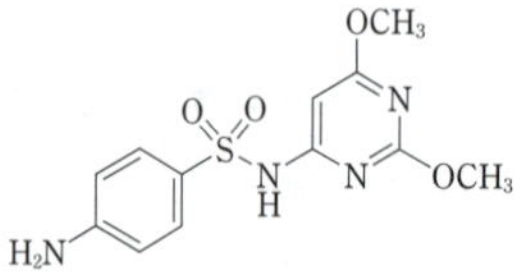

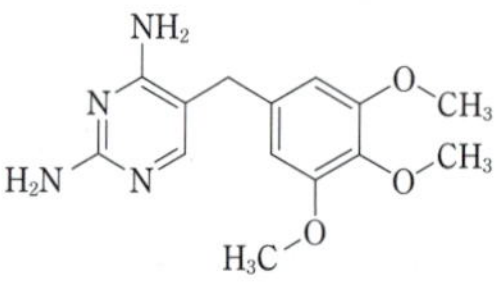

12-1-6　細菌の細胞膜を障害する薬物

12-1-6-1　ポリペプチド系

ポリペプチド系抗菌薬は，細菌の細胞膜を障害して膜透過性を変えるため，細胞内物質を漏出して殺菌作用を示す．細胞膜の構造は，脂質とタンパク質を基本成分とし，動物と微生物で共通する点が多いため，選択毒性は低い．コリスチン colistin，ポリミキシン B polymixin B，バシトラシン bacitracin がある．

コリスチン，ポリミキシン B は，細菌細胞膜（特にグラム陰性桿菌）を障害し，殺菌的に作

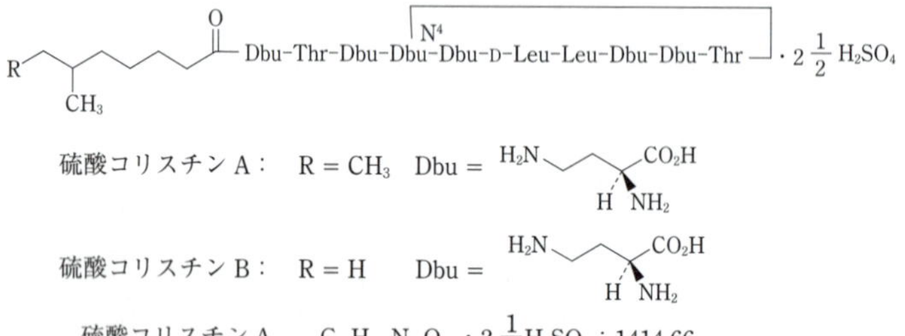

硫酸コリスチン A：　R = CH_3　　Dbu =

硫酸コリスチン B：　R = H　　Dbu =

硫酸コリスチン A　　$C_{53}H_{100}N_{16}O_{13} \cdot 2\frac{1}{2}H_2SO_4$：1414.66

硫酸コリスチン B　　$C_{52}H_{98}N_{16}O_{13} \cdot 2\frac{1}{2}H_2SO_4$：1400.63

コリスチン硫酸塩 ⓞ

R—Dbu-Thr-Dbu-Dbu-Dbu-D-Phe-Leu-Dbu-Dbu-Thr ・xH_2SO_4

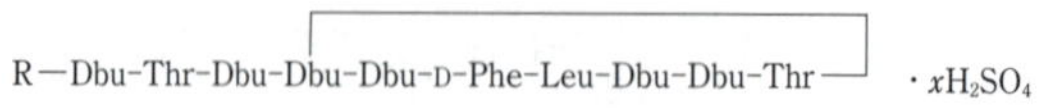

ポリミキシンB_1：R = 6-メチルオクタン酸
　　　　　　　　Dbu = L-α, γ-ジアミノ酪酸

ポリミキシンB_2：R = 6-メチルヘプタン酸
　　　　　　　　Dbu = L-α, γ-ジアミノ酪酸

ポリミキシン B 硫酸塩 ⓞ

用する．選択毒性は低く，毒性が強い．腸管からは吸収されないので，全身投与は筋注で行う．グラム陽性菌に対する抗菌作用は弱いが，緑膿菌，大腸菌，エンテロバクターなどのグラム陰性桿菌に優れた抗菌作用を示す．ポリミキシンBは白血病治療時の腸管内殺菌の目的で経口投与される．

バシトラシンは，アミノグリコシド系抗菌薬のフラジオマイシンとの合剤として使用され，軟膏剤として化膿性皮膚炎に用いられる．

12-1-7　抗結核薬（抗抗酸菌薬）

抗酸菌はマイコバクテリウム *Mycobacterium* 属に属する細菌であり，脂質に富む細胞壁をもつため通常の染色法では染色されにくいが，いったん染色されると，硫酸，塩酸，アルコールなどの脱色剤で脱色されにくく，抗酸菌染色（チール-ネールゼン染色や蛍光染色など）で陽性に染色される．抗酸菌には，結核菌（*Mycobacterium tuberculosis*），非結核性抗酸菌，らい菌（*Mycobacterium leprae*）が含まれる．

12-1-7-1　抗結核薬

結核菌は，菌体がロウ状の高級脂肪酸（ミコール酸）を含む厚い細胞壁で包まれているので，薬物に侵されにくい．そのため，一般細菌感染症に比較し，抗結核薬の投与は長期にわたるので，単剤使用は極めてまれである．2剤以上を併用して抗菌作用を高める一方，耐性や副作用の発現をいかに抑えるかがポイントとなる．イソニアジド，リファンピシン，ストレプトマイシン，エタンブトール，ピラジナミドなどが用いられる（図12-15）．リファンピシン，イソニアジド，エタンブトール（またはストレプトマイシン）の3剤併用法が標準的な方法として結核治療に用いられる．最近は，リファンピシンとピラジナミドを組み入れた初期強化療法も行われている．

a. イソニアジド isoniazid

抗酸菌に特有な菌体成分であるミコール酸の生合成を阻害する．分裂・増殖の盛んな菌には殺菌的に作用するが，休止している菌には静菌的にしか作用しない．腸管より吸収され，速やかに各組織に移行する．耐性の獲得は速やかであるが，他剤との交叉耐性はない．リファンピシンとともに結核療法の中核をなす．副作用は少ないが，ビタミンB_6と構造が類似するためビタミンB_6の代謝に影響し，末梢神経障害（四肢知覚異常，しびれ感）を起こす．副作用予防のためにビタミンB_6を併用する．このほかに，肝障害，過敏反応（皮膚発疹，発熱），中枢神経障害（幻覚，興奮）などが現れることがある．リファンピシンとの併用で肝障害が増強するので注意を要する．

b. リファンピシン rifampicin

リファンピン rifampin ともいう．DNA依存性RNAポリメラーゼに作用し，mRNA合成を阻害

する．動物の RNA ポリメラーゼにはほとんど作用しないので選択毒性は高い．イソニアジドに次いで強い抗菌作用をもつ．分裂増殖期はもとより，分裂休止期にも殺菌的に働くので，短期化学療法が可能である．腸管からよく吸収されて腸肝循環するため，作用は比較的持続性である．副作用は少ないが，胃腸障害（食欲不振，悪心・嘔吐），肝機能の一過性異常（GOT，GPT 上昇，黄疸），過敏反応（ショック症状，腎不全，溶血性貧血，発疹）などが現れることがある．

c. ストレプトマイシン streptomycin

30S リボソームに結合し，タンパク合成を阻害する（本章タンパク合成阻害薬の項参照）．新鮮な滲出性病巣によく効くが，古い乾酪病巣への効果は弱い．腸管から吸収されないので，静注・筋注する．耐性菌は出現しやすい．副作用としては，腎毒性と第 8 脳神経障害が重要である．

d. エタンブトール ethambutol

グリセロール代謝とタンパク合成を阻害し，静菌的に作用する．腸管からよく吸収される．腎排泄型のため腎障害時には投与量を減量する．耐性の獲得は遅く，他剤との交叉耐性はない．視力障害（視力減退，視野狭窄），知覚障害，過敏症が現れることがある．視力障害は不可逆性変化で，リファンピシンにより増強されるので注意する．

e. ピラジナミド pyrazinamide

脱アミノ作用を受けた生体内分解物のピラジン酸が結核菌の発育を阻止する．殺菌的に作用する．以前は，副作用（肝障害，関節痛，高尿酸血症など）のためほとんど使用されなかったが，細胞内結核菌に対する作用が他剤より強いため，リファンピシンとともに短期化学療法に用いられる．

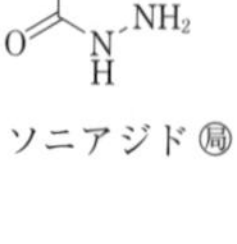

イソニアジド 局

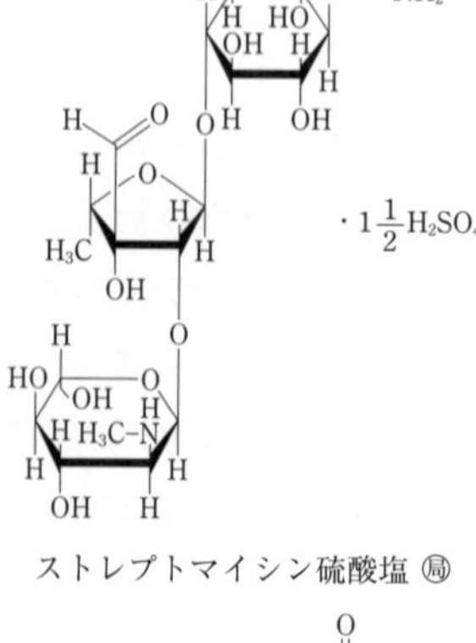

ストレプトマイシン硫酸塩 局

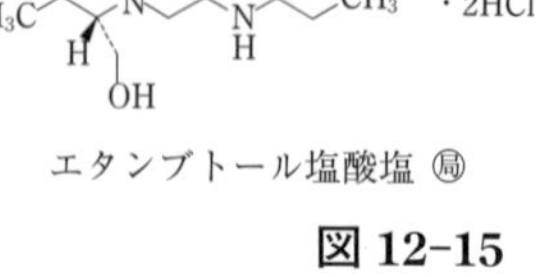

エタンブトール塩酸塩 局

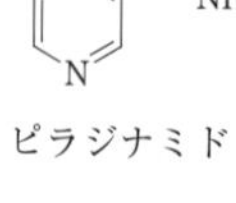

ピラジナミド 局

図 12-15　抗結核薬

12-1-7-2　抗ハンセン病薬

　抗酸桿菌であるらい菌（*Mycobacterium leprae*）による慢性感染症で，罹患部位は皮膚，上気道，精巣，眼，表在性の末梢神経系などに及ぶ．我が国での新患発生は極めて少ない．世界的にも，WHOが多剤化学療法に用いる薬物の無償配布など，ハンセン病根絶戦略を進めており，患者数が大きく減少している．潜伏期間は通常2～5年で，らい腫菌型（L型），類結核型（T型），未分化群（I群），境界群（B群）に分類される．ハンセン病には原則として，多剤併用療法が行われる．ハンセン病治療に用いられる薬物は，ジアフェニルスルホン diaphenylsulfone, リファンピシン，クロファジミン clofazimine, オフロキサシン ofloxacin の4種類である．その作用機序は以下の通りである．ジアフェニルスルホンは葉酸代謝を阻害し，静菌的に作用する．リファンピシンは，RNA合成を阻害し殺菌的に作用する抗菌薬である．クロファジミンは，DNAに作用し，静菌作用と弱い殺菌作用を示す．オフロキサシンは，らい菌のDNAジャイレースを阻害し，DNA合成を抑制する．殺菌的に作用する．

　これ以外に，サリドマイド thalidmide が，ハンセン病結節紅斑に治療効果をもち，本疾患に伴う疼痛に鎮痛作用を示す．米国では，サリドマイド処方の安全に関する監督プログラムに登録された医師と患者に限定して用いられている．これは，サリドマイドが催奇形性をもつため，妊娠中のサリドマイド暴露を防ぐことを目的としたものである．

ジアフェニルスルホン　　　クロファジミン　　　サリドマイド

12-2　抗真菌薬

　抗真菌薬の開発は，抗菌薬開発の目覚ましい進歩に比べ，遅々としている．それは細菌が原核生物であるのに対し，真菌はヒトと同じ真核生物で，構造，機能ともに共通点が多く，抗真菌薬の選択毒性が低いためである．近年，抗悪性腫瘍薬，免疫抑制薬，ステロイド薬などが難治性疾患の治療に多用されており，その結果，真菌による日和見感染（カンジダ症，アスペルギルス症など）が増加している．抗真菌薬の作用点と主な薬物を図12-16および図12-17に示す．抗真菌薬として用いられる薬物のリストを表12-10に示す．

586　第12章　化学療法

有糸分裂を阻害する薬物
グリセオフルビン
細胞壁
エルゴステロールと結合して細胞膜を障害する薬物
ポリエン系
　アムホテリシンB，ナイスタチン
核
DNA
細胞膜
フルシトシン
核酸合成を阻害する薬物
アゾール系
　ミコナゾール，フルコナゾールなど
エルゴステロール生合成を阻害して細胞膜を障害する薬物

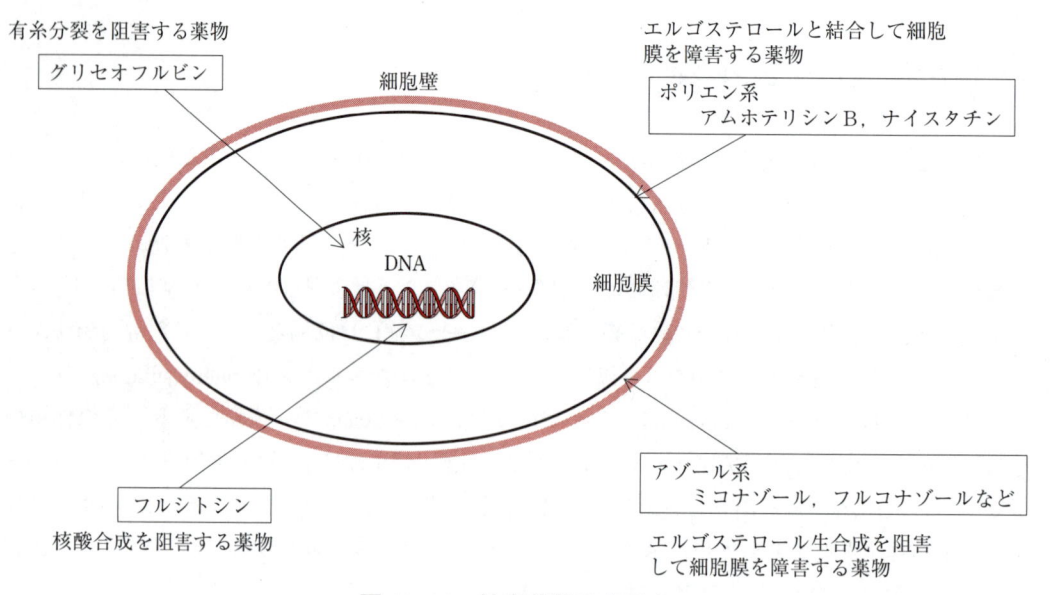

図12-16　抗真菌薬の作用点

ポリエン系

アムホテリシンB ®

ナイスタチン ®

アゾール系：イミダゾール系

ミコナゾール硝酸塩 ®
・HNO₃
及び鏡像異性体

クロトリマゾール ®

エコナゾール

イソコナゾール

図12-17　抗真菌薬

アゾール系：トリアゾール系

フルコナゾール 圊

ホスフルコナゾール

ボリコナゾール

及び鏡像異性体

イトラコナゾール 圊

及び鏡像異性体

核酸合成阻害薬

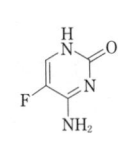

フルシトシン 圊

有糸分裂阻害薬

グリセオフルビン 圊

図 12-17　抗真菌薬　つづき

表 12-10　抗真菌薬

カテゴリー	サブカテゴリー	薬物	作用機序	適応	備考
ポリエン系（細胞膜に作用する薬物）		アムホテリシン B	真菌の細胞膜の透過性を障害する．	全身性・中枢神経系・呼吸器系・尿路系真菌症の第一選択薬	注射用，経口用
		ナイスタチン		外用では皮膚・外陰カンジダ症，内服では消化管カンジダ症（菌交代症による腸内カンジダ異常増殖による胃腸障害）に用いる．	外用，経口用
アゾール系（細胞膜に作用する薬物）	イミダゾール系	ミコナゾール クロトリマゾール エコナゾール イソコナゾール	真菌のミクロソームに作用してラノステロールの C-14 脱メチル反応を阻害する．	クリプトコッカス，カンジダ，アスペルギルスなどに有効である．	注射用，経口用，外用
	トリアゾール系	フルコナゾール ホスフルコナゾール イトラコナゾール ボリコナゾール	同上	カンジダ，クリプトコッカス，アスペルギルスに有効である．	注射用，経口用

表 12-10 抗真菌薬 つづき

カテゴリー	サブカテゴリー	薬物	作用機序	適応	備考
核酸合成阻害薬		フルシトシン (5-FC)	真菌細胞内で 5-FU になり，RNA, DNA 合成を阻害する．	クリプトコッカス，カンジダ，アスペルギルス，黒色真菌に有効である．	耐性形成が速やかなので単独では用いられない．
有糸分裂阻害薬		グリセオフルビン	真菌の微小管に作用し，有糸分裂を妨げて菌の生育を抑制する．	皮膚糸状菌による白癬，黄癬，渦状癬に有効である．	経口

12-2-1 真菌細胞膜に作用する抗真菌薬

12-2-1-1 ポリエン系（ポリエンマクロライド系）

a. アムホテリシン B amphotericin B

　真菌細胞膜の主要ステロールであるエルゴステロールと特異的に結合して細胞膜を貫通する孔を形成し，細胞内成分を漏出することにより，殺菌的に作用する．アスペルギルス，カンジダ，クリプトコッカス，ムコールなどによる深在性真菌症に有効である．全身性・中枢神経系・呼吸器系・尿路系真菌症の第一選択薬（注射）で，臨床上最もよく使用されるが，毒性が非常に強いので重篤な疾患だけに使用される．耐性がみられ，ナイスタチンと交叉耐性がある．選択毒性は低いが，致命的な各種真菌症に対し，切札的な存在である．

　腸管からの吸収が悪いので，消化管カンジダ症（内服）以外は点滴静注する．ときには局所注入する（髄腔内・気管内・胸腔内注入法など）．体内に広く分布するが，脳脊髄液，眼房への移行は少ない．吸収された大部分は血漿タンパク質や細胞膜と結合し，その後徐々に血中または尿中に排泄される．

　副作用として腎障害があるので，副作用の軽減を工夫しながら用いる．静注時には，発熱，悪寒，悪心，嘔吐，窒素血症が高頻度に発現し，腎障害，静脈炎，電解質異常，貧血などをきたすことが多い．

b. ナイスタチン nystatin

　カンジダに有効で，外用では皮膚・外陰カンジダ症，内服では消化管カンジダ症（菌交代症による腸内カンジダ異常増殖による胃腸障害）に用いる．作用機序はアムホテリシン B と同様で，膜の透過性障害作用である．耐性は通常みられないが，他のポエリン系抗菌薬と交叉耐性を示す．胃腸管より吸収されないので，深在性真菌症には無効である．消化管の真菌症には経口で，表在性真菌症には局所に適用される．副作用には悪心，嘔吐，下痢がある．

12-2-1-2 アゾール系抗真菌薬

イミダゾール系（5員環構造中に窒素を二つ含む）とトリアゾール系（5員環構造中に窒素を三つ含む）がある．真菌のミクロソームに作用してラノステロールの C-14 脱メチル反応を阻害する．エルゴステロール生合成が阻害されるため，細胞膜透過性の障害が起こる．作用は殺菌的である．

a. イミダゾール系

このグループの代表的薬物として，ミコナゾールがある．クリプトコッカス，カンジダ，アスペルギルスなどに有効で，これらによる真菌血症，肺・消化管・尿路真菌症，真菌髄膜炎に適応がある．口腔内カンジダ症にゲル経口用として，また皮膚真菌症やカンジダによる膣炎・外陰膣炎に外皮用・腟用として使用される．耐性獲得は起こりにくい．経口での吸収は悪いが，水溶性で静注可能である．副作用には，胃腸障害（悪心・嘔吐，食欲不振）のほか，ときに過敏症状（瘙痒感，発疹），肝機能障害，中枢神経障害（頭重感，全身倦怠感）などがある．最も注意すべき副作用はアナフィラキシーショックで，これは添加剤のポリオキシエチレン硬化ヒマシ油によると考えられている．

ミコナゾール以外のイミダゾール系抗真菌薬には，クロトリマゾール，エコナゾール，イソコナゾールなどがある．外用薬（クリーム，ローション，外用液，腟錠）として用いられる．

b. トリアゾール系

フルコナゾール fluconazole，ホスフルコナゾール fosfluconazole，イトラコナゾール itraconazole，ボリコナゾール voriconazole がある．カンジダ，クリプトコッカス，アスペルギルスに有効である．これらの真菌による真菌血症，呼吸器・消化管・尿路真菌症，真菌髄膜炎に用いられる．作用機序はミコナゾールと同じで，エルゴステロールの合成阻害により細胞膜透過性を障害する．腸管からの吸収は良く，経口投与も注射投与も可能である．ミコナゾールと同様に副作用は比較的少ない．

12-2-2 核酸合成阻害薬

フルシトシン flucytosine（5-FC）がある．クリプトコッカス，カンジダ，アスペルギルスのほか，黒色真菌（*Exophiala*（*Hortaea*）*werneckii*）による呼吸器・尿路・消化管感染症，敗血症，髄膜炎に有効である．クリプトコッカス髄膜炎の第一選択薬である．選択的に真菌細胞に取り込まれ，細胞内でフルオロウラシル 5-fluorouracil（5-FU）になり，RNA，DNA 合成を阻害する．耐性形成が速やかなので，単独では使用されず，アムホテリシン B と併用される．

12-2-3 有糸分裂阻害薬

グリセオフルビン griseofulvin がある．皮膚糸状菌による白癬，黄癬，渦状癬に有効である．内服で有効な皮膚糸状菌症の第一選択薬である．菌糸の微小管に作用し，有糸分裂を妨げて菌の生育を抑制する（静菌的）．消化管からの吸収はあまり良くない．血中のグリセオフルビンはケラチンを含む爪，皮膚，毛髪の基底細胞に取り込まれ，ケラチンと結合し，角質層に寄生する真菌の生育を抑制する．生育を抑制された真菌は，新生する角質層が古い感染組織にとって代わることにより順次脱落していく．

12-3 抗ウイルス薬

ウイルスは，保護皮膜（カプシド capsid）に囲まれた RNA あるいは DNA のいずれかをゲノムとしてもつ感染単位であり，微生物のなかで最も小さく 0.02〜0.3 μm 程度である．ウイルスは，自己複製に必要な最小限度の遺伝子しかもたないため，増殖に必要なエネルギー源やタンパク合成機能などはすべて宿主細胞に依存する．したがって，宿主細胞に影響することなくウイルスの増殖を阻止する薬物（選択性の高い抗ウイルス薬）の開発は難しい．

ウイルスは，DNA 型ウイルス（ヘルペスウイルス，ヘパドナウイルス（B 型肝炎ウイルス）など）と RNA 型ウイルス（インフルエンザウイルス，HIV など）に分類される．

ウイルスの感染と増殖は，次のような機序で起こる．① ウイルスが宿主細胞に吸着する，② 細胞に吸着したウイルス粒子は，エンドサイトーシス，膜融合，または直接侵入の機序で細胞質内に侵入する，③ 侵入したウイルスのカプシドからゲノム（DNA または RNA）が放出（脱殻）される，④ 自分自身のゲノムを複製して遺伝子を発現する，⑤ 新たに生成されたカプシドにゲノムが収められて新しいウイルス粒子が組み立てられる，⑥ 成熟したウイルス粒子が宿主細胞表面膜から放出される，または出芽する．これらの各段階に作用する抗ウイルス薬を表 12-11 に示す．

12-3-1 抗ヘルペスウイルス薬，抗サイトメガロウイルス薬および抗水痘・帯状疱疹ウイルス薬

単純ヘルペスウイルス感染症にはアシクロビルとビダラビン，サイトメガロウイルス感染症にはガンシクロビル，水痘・帯状疱疹ウイルス感染症にはアシクロビル，バラシクロビルが用いられる（図 12-18）．アシクロビルの眼軟膏と点眼液は，単純ヘルペスウイルスに起因する角膜炎に用いられる．

a. アシクロビル aciclovir

ヌクレオシド類似の構造を有し，ウイルス感染細胞に入ると，ウイルス性チミジンキナーゼ

12-3 抗ウイルス薬　591

表12-11　抗ウイルス薬の分類：ウイルスの増殖過程における抗ウイルス薬の作用点

カテゴリー ウイルスの増殖過程における作用点	薬物	作用機序	適応（分類）	備考
① 宿主細胞への吸着	このステップを標的とする薬物はない			
② 宿主細胞への侵入	このステップを標的とする薬物はない			
③ 細胞内でのゲノムの放出（脱殻）	アマンタジン	A型インフルエンザウイルスのイオンチャネル形成タンパク阻害	抗インフルエンザウイルス薬（脱殻阻害薬）	
④ ゲノムの複製（核酸合成）	アシクロビル バラシクロビル ガンシクロビル	ヘルペスウイルス由来チミジンキナーゼ活性化に基づくDNAポリメラーゼ阻害	抗ヘルペスウイルス薬，抗サイトメガロウイルス薬および抗水痘・帯状疱疹ウイルス薬	
	ジドブジン ジダノシン ラミブジン サニルブジン ザルシタビン アバカビル テノホビル エムトリシタビン	HIVの逆転写酵素阻害	抗HIV薬（ヌクレオシド系逆転写酵素阻害薬）	
	ネビラピン エファビレンツ デラビルジン エトラビリン		抗HIV薬（非ヌクレオシド系逆転写酵素阻害薬）	
⑤ 新しいウイルス粒子の組み立て	インジナビル サキナビル リトナビル ネルフィナビル ホスアンプレナビル アタザナビル ダルナビル ロピナビル	HIV特異的プロテアーゼ阻害	抗HIV薬（プロテアーゼ阻害薬）	
⑥ ウイルス粒子の細胞外への放出	オセルタミビル ザナミビル ラニナビル ペラミビル	A・B型インフルエンザウイルスのノイラミニダーゼ阻害	抗インフルエンザウイルス薬（放出阻害薬）	

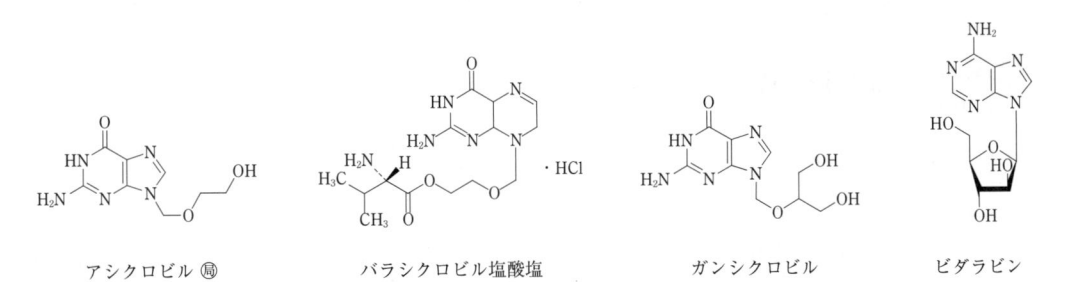

アシクロビル ⓡ　　バラシクロビル塩酸塩　　ガンシクロビル　　ビダラビン

図12-18　抗ヘルペスウイルス薬，抗サイトメガロウイルス薬および抗水痘・帯状疱疹ウイルス薬

によりリン酸化され，さらに活性型のアシクロビル-三リン酸になる．この活性型は，ウイルスDNAポリメラーゼを阻害するとともに，基質（dGTP）と競合して，ウイルスDNA合成を阻害する．正常細胞にはウイルス性チミジンキナーゼは存在せず，アシクロビルはほとんどリン酸化されないので，本薬の選択毒性は極めて高い．

単純ヘルペスウイルス（HSV）および水痘・帯状疱疹ウイルス（VZV）に抗ウイルス活性をもつ．点滴静注は易感染宿主（悪性腫瘍，自己免疫疾患など）に発症したHSVやVZVに起因する単純疱疹，水痘，帯状疱疹，脳炎，脊髄炎の治療に用いられる．経口では単純疱疹，帯状疱疹，骨髄移植時のHSV感染症の発症抑制に用いられる．皮膚用軟膏では単純疱疹に，眼軟膏ではヘルペス角膜炎に用いられる．副作用として，過敏症（発疹，発熱など），胃腸障害（下痢，胃痛），肝機能異常（GOT・GPT上昇）がある．

b. バラシクロビル valaciclovir

アシクロビルのプロドラッグであり，投与後速やかにアシクロビルに変換されて抗ウイルス作用を発現する．帯状疱疹に用いる．

c. ガンシクロビル ganciclovir

アシクロビルの側鎖にヒドロキシメチル基が挿入されたもので，サイトメガロウイルス感染細胞内で，感染細胞由来のデオキシグアノシンキナーゼによりリン酸化され，活性型の三リン酸化体になる．活性型はウイルスDNAポリメラーゼの基質（dGTP）と競合的に拮抗し，DNAポリメラーゼを阻害して感染細胞内ウイルスの複製を阻害する．アシクロビルと異なり安全域が狭いので，宿主細胞への影響が出やすい．AIDS感染，臓器移植，悪性腫瘍投与などにより生じる易感染性の患者に発症した重篤なサイトメガロウイルス感染症に，点滴静注で維持投与される．副作用として，重篤な血液毒性（汎血球減少，顆粒球減少，血小板減少）がある．発熱，発疹，胃腸障害（悪心，嘔吐など），肝障害などがかなり高頻度に現れる．

d. ビダラビン vidarabine（Ara-A）

アデニンのD-リボースをD-アラビノースで置換したもので，宿主細胞によりリン酸化され，Ara-ADPを経て活性型のAra-ATPとなる．これが宿主細胞よりもウイルスのDNA依存性DNAポリメラーゼを強力に阻害し，抗ウイルス作用を発現する．

12-3-2 抗HIV薬

後天性免疫不全症候群 acquired immunodeficiency syndrome（AIDS）は，ヒト免疫不全ウイルス human immunodeficiency virus（HIV）がヘルパーT細胞に感染することにより引き起こされる．ヘルパーT細胞は，糖タンパク質の一種のCD4を細胞膜上に発現するTリンパ球（CD4陽性T細胞）である．HIVはヘルパーT細胞のCD4分子を認識し，ケモカイン受容体を介して細胞内に侵入する．HIVはレトロウイルス科のレンチウイルス属に属し，1型と2型がある．1型（HIV-1）は全世界に拡散しているのに対して，2型（HIV-2）は西アフリカに限局している．

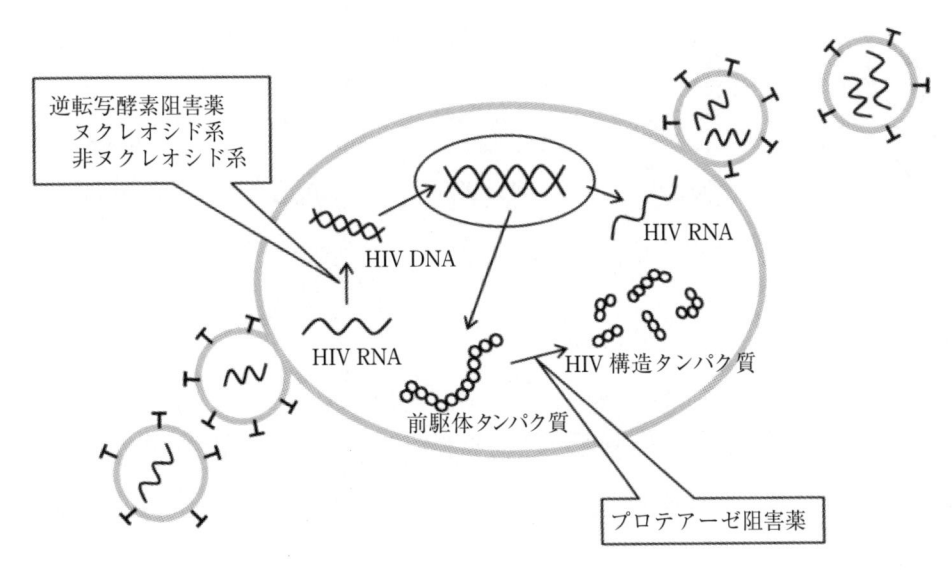

図 12-19　抗 HIV 薬の作用点

HIV に感染し，免疫応答の指令塔ともいえる CD4 陽性ヘルパーT 細胞が減少すると，免疫不全に陥り，悪性カポジ肉腫やカリニ肺炎などの日和見感染症を併発する．

抗 HIV 薬には，ヌクレオシド系逆転写酵素阻害薬，非ヌクレオシド系逆転写酵素阻害薬，HIV 特異的プロテアーゼ阻害薬がある（図 12-19）．

12-3-2-1　ヌクレオシド系逆転写酵素阻害薬

ジドブジン zidovudine，ジダノシン didanosine，ラミブジン lamivudine，サニルブジン sanilvudine，ザルシタビン zalcitabine，アバカビル abacabir，テノホビル tenofovir，エムトリシタビン emtricitabine がある（図 12-20）．

ジドブジン（アジドチミジン azidothymidine，AZT）は，チミジン誘導体のヌクレオシド系逆転写酵素阻害薬である．HIV 感染細胞内でチミジンキナーゼにより活性化型（AZT-三リン酸）になり，ウイルスの逆転写酵素を競合的に阻害する．また，HIV の DNA に取り込まれて DNA 鎖の伸長を停止する．無症候性 HIV 感染症に用いられるが，重篤な副作用として骨髄抑制があり貧血と好中球減少を引き起こすので，定期的に血液学的検査が必要である．それ以外の副作用としては，胃腸障害（吐気・嘔吐，食欲不振，腹痛），頭痛がある．

ラミブジンは，シトシン誘導体のヌクレオシド系逆転写酵素阻害薬で，ジドブジンと同様に，5′-三リン酸化体となり，逆転写酵素を阻害し，また DNA 鎖に取り込まれて HIV の複製を阻害し，HIV の増殖を阻止する．重篤な副作用として，血液障害（汎血球減少，貧血など），膵炎，中枢神経障害（ニューロパシー，錯乱）などがある．

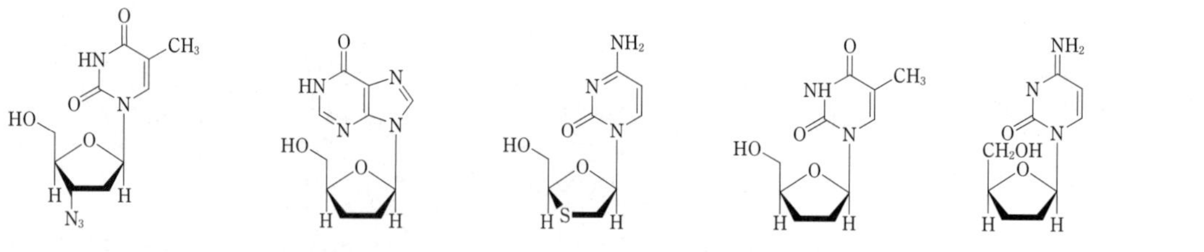

ジドブジン ジダノシン ラミブジン サニルブジン ザルシタビン

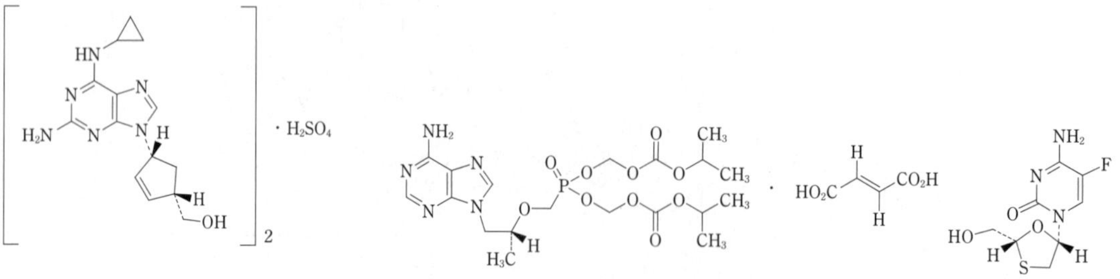

アバカビル硫酸塩 テノホビルジソプロキシルフマル酸塩 エムトリシタビン

図 12-20　ヌクレオシド系逆転写酵素阻害薬

12-3-2-2　非ヌクレオシド系逆転写酵素阻害薬

　HIVの逆転写酵素の疎水ポケット部分に直接結合して，RNAからDNAへの逆転写を阻害する．ネビラピン nevirapine，エファビレンツ efavirenz，デラビルジン delavirdine，エトラビリン etravirine がある（図 12-21）．

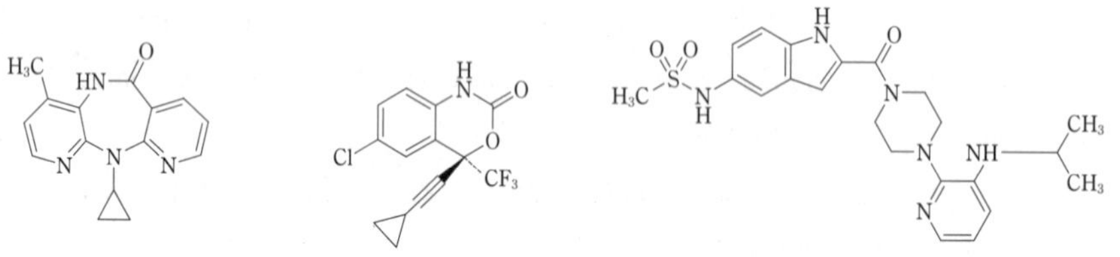

ネビラピン エファビレンツ デラビルジン

図 12-21　非ヌクレオシド系逆転写酵素阻害薬

12-3-2-3　プロテアーゼ阻害薬

　HIVは，感染細胞内でのウイルス粒子の成熟（組み立て）過程において，HIV特異的プロテアーゼはウイルス前駆体タンパク質を切断してウイルス酵素および構造タンパク質を生成する．プロテアーゼ阻害薬は，この過程を阻害することにより，抗HIV活性を発揮する．インジナビル indinavir，サキナビル saquinavir，リトナビル ritonavir，ネルフィナビル nelfinavir，ホスアンプレナビル fosamprenavir，アタザナビル atazanavir，ダルナビル darunavir，ロピナビル lopinavir がある（図 12-22）．

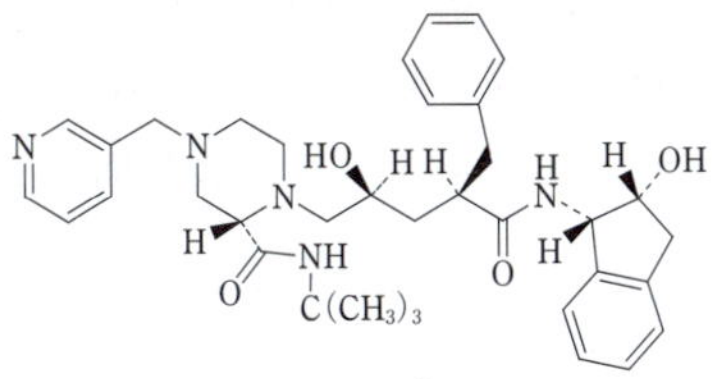

インジナビル 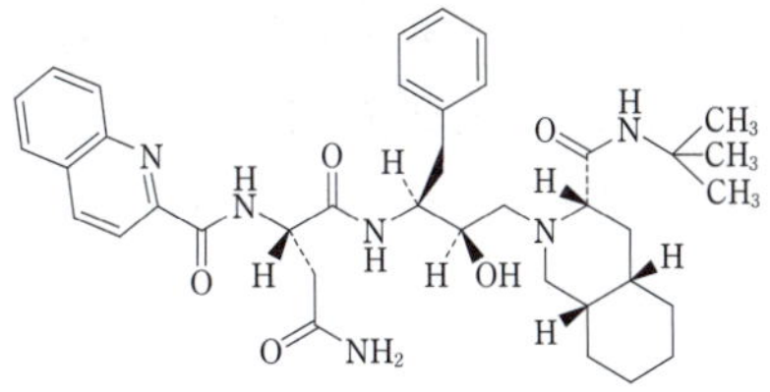 / サキナビル

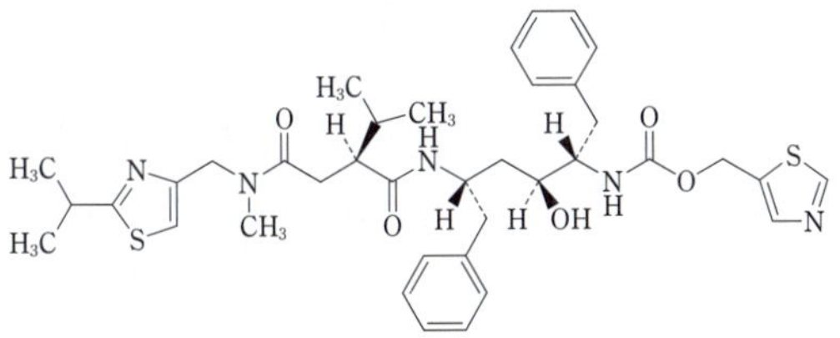

リトナビル 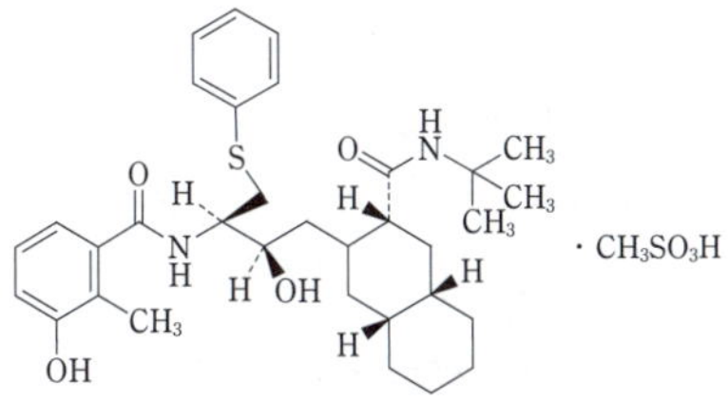 / ネルフィナビルメシル酸塩

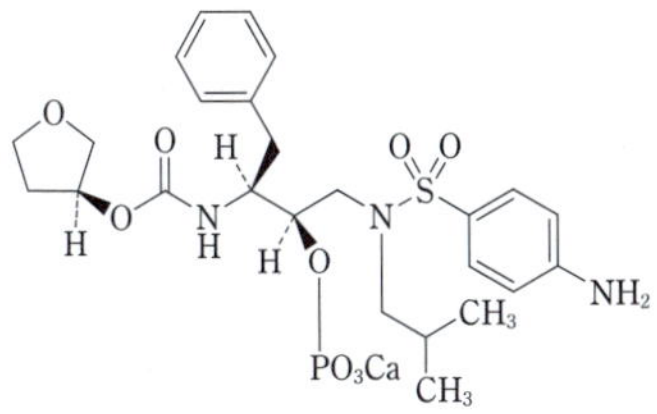

ホスアンプレナビル 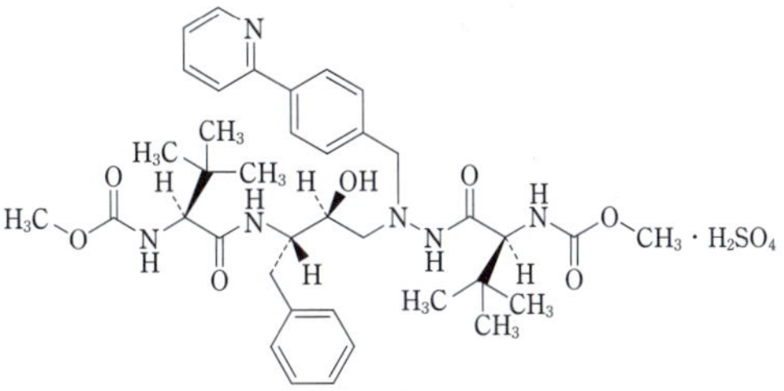 / アタザナビル硫酸塩

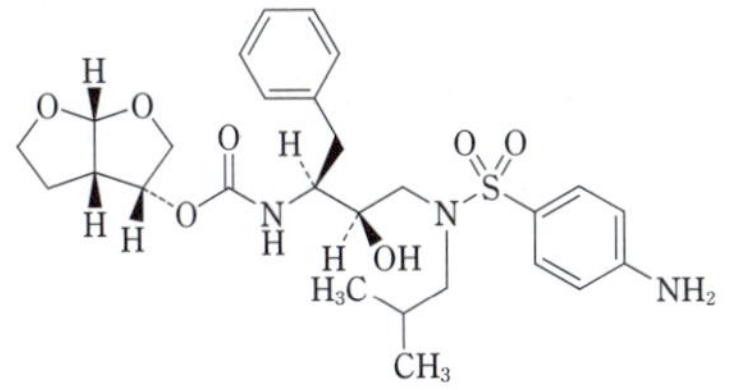

ダルナビル 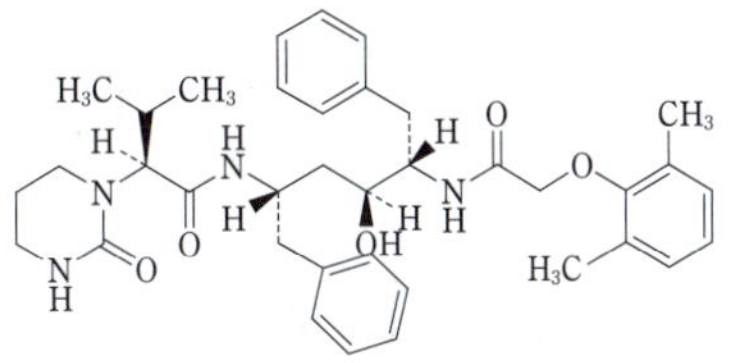 / ロピナビル

図 12-22 プロテアーゼ阻害薬

12-3-3 抗インフルエンザウイルス薬

インフルエンザウイルスにはA，B，Cの3型があり，冬期に大きな流行を起こす呼吸器感染

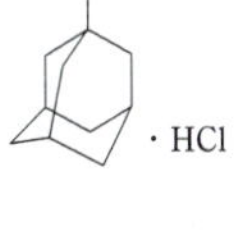

アマンタジン塩酸塩 / ザナミビル水和物 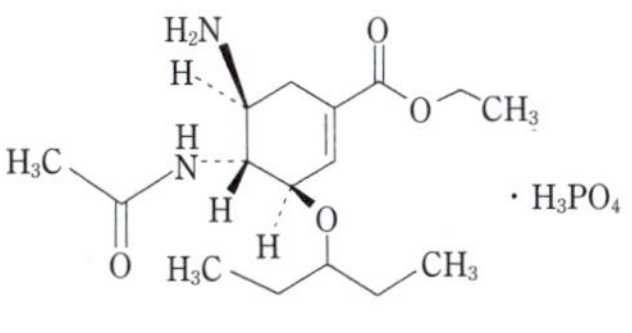 / オセルタミビルリン酸塩 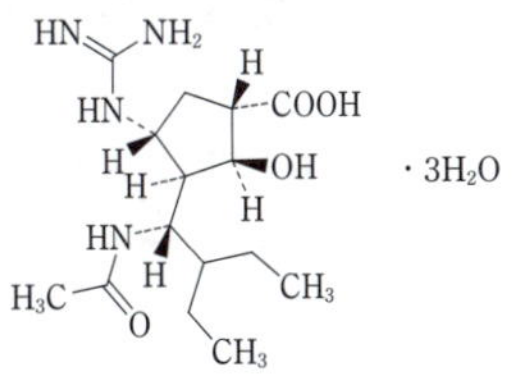 / ペラミビル水和物

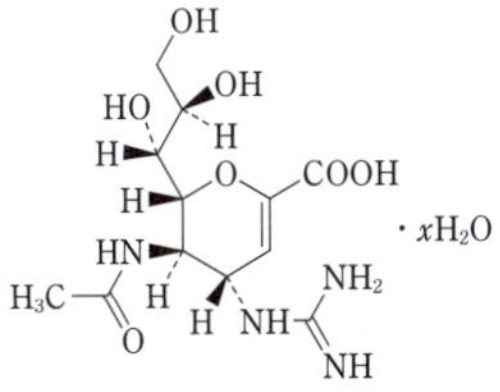

図 12-23 抗インフルエンザウイルス薬

症の原因となるウイルスである．A型およびB型は小児および成人に感染し流行を起こすが，C型は乳幼児に感染し明確な流行の形をとらない．A型，B型では粒子表面に赤血球凝集素（HA）ノイラミニダーゼ（NA）が存在する．抗インフルエンザウイルス薬として，脱殻阻害薬と放出阻害薬がある（図12-23）．

12-3-3-1 放出阻害薬

A型およびB型インフルエンザウイルスのノイラミニダーゼ（シアリダーゼ）を選択的に阻害して感染細胞からのウイルスの放出を抑制することにより，ウイルスの増殖を抑制する．A型およびB型インフルエンザウイルスに有効である．発症後なるべく早く（48時間以内に）投与することが望ましい．オセルタミビル oseltamivir，ザナミビル zanamivir，ラニナビル laninavir，ペラミビル peramivir がある．

オセルタミビルはプロドラッグであり，代謝により活性体に変換された後，抗ウイルス作用を示す．経口投与可能である．オセルタミビルは成人と小児のインフルエンザの治療と予防に承認されている．しかし，10歳以上の未成年の患者でオセルタミビル服用後に異常行動を発現した例が報告（ただし，因果関係は不明）されているため，10歳以上の未成年の患者においてはハイリスク患者を除いて使用を控えること，小児・未成年患者については万が一の事故を防止するための対応をとることなどが警告事項として挙げられている．

ザナミビルおよびラニナビルは，吸入投与によりインフルエンザウイルスの主要な増殖部位である気道粘膜上皮細胞表面に直接到達し，ウイルス増殖抑制効果を発現する．ペラミビルは点滴静注のみで使用される．いずれも，成人および小児のインフルエンザに用いられる．

12-3-3-2 脱殻阻害薬

感染初期にウイルスの脱核を阻害する薬物で，アマンタジン amantadine がある．A型インフルエンザウイルスに対して感染初期の内服で症状の発現を防止・軽減するが，B型インフルエンザウイルスや麻疹ウイルスには無効である．発症後なるべく早く（発症後48時間以内に）投与を開始する．アマンタジンにはドパミン神経系に対する賦活作用があり，中枢神経系の変性疾患の1つであるパーキンソン病の治療薬，および脳梗塞後遺症に伴う意欲・自発性低下の改善薬としても用いられる．

12-3-4 抗B型，C型肝炎ウイルス薬

B型肝炎およびC型肝炎治療には，インターフェロン療法のほかに，抗B型肝炎ウイルス薬としてラミブジンが，抗C型肝炎ウイルス薬としてリバビリンが用いられる．

a. インターフェロン interferon（IFN）

インターフェロンは産生細胞や誘導方法の違いから，アルファ型，ベータ型，ガンマ型に分け

られており，アルファ型とベータ型 IFN は B 型，C 型慢性肝炎に使用されている．B 型慢性肝炎に対する適応は，HBe 抗原が陽性でかつ HBV 関連 DNA ポリメラーゼが陽性の慢性活動性肝炎である．また，C 型肝炎については，HVC 抗体または HVC-RNA が陽性で，かつ肝生検で漫性活動性であることが確認された症例が対象となっている．

多くの細胞はウイルスの感染を受けると，細胞のもつ遺伝情報に基づいて，新たな IFN を細胞外に放出する．IFN がウイルスの未感染細胞表面の受容体に結合すると，活性酵素であるオリゴアデニル酸合成酵素，タンパクリン酸化酵素，ホスホジエステラーゼを誘導し，それぞれウイルスの mRNA の破壊，ポリソーム形成阻害（タンパク合成阻害），tRNA の機能消失（ポリペプチド鎖伸長阻害）により，ウイルスの増殖を抑制する．

IFN の副作用としてインフルエンザ様症状（発熱，頭痛，全身倦怠，食欲不振など）である．脱毛や血液異常（白血球，顆粒球．血小板減少）の頻度も高い．重大なものとして，うつ状態がみられることがある．既往歴にうつ病のある症例には原則として投与を避ける．また，間質性肺炎にも注意する．

b. ラミブジン lamivudine

細胞内でリン酸化され，B 型肝炎ウイルスの DNA ポリメラーゼと逆転写酵素によりウイルス DNA に取り込まれ，DNA 鎖伸長を阻害する（図 12-24）．

c. リバビリン rivavirin

プリンヌクレオチド誘導体である．IFNα-2b との併用により難治性の C 型肝炎患者に対しても治療効果が認められている．

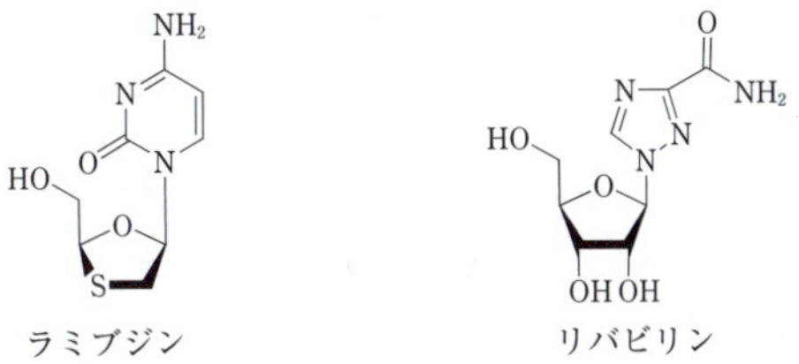

図 12-24 抗 B 型，C 型肝炎ウイルス薬

12-3-5 抗 RS ウイルス薬

RS ウイルス（respiratory syncytial virus）はパラミクソウイルス科ニューモウイルス亜科に属するウイルスで，小児や成人では鼻かぜ程度の症状しか起こさないが，1 歳未満の乳幼児では発熱を伴う上気道炎のほかに気管支炎や気管支肺炎を起こす．パリビズマブ palivixumab がある．RS ウイルスの F タンパク質（fusion protein）上の抗原部位 A 領域に対する特異的ヒト化モノクローナル抗体である．RS ウイルスが宿主細胞に接着・侵入する際に重要な役割を果たす F タンパク質に結合して，ウイルスの感染性を中和し，ウイルスの複製および増殖を抑制する．新生

児，乳児および幼児における RS ウイルス感染による重篤な下気道疾患の発症抑制に適用される．

12-4 抗寄生虫薬

　寄生虫は，単細胞性の原生動物（原虫類）と多細胞性の後生動物（蠕虫類）に大別される．熱帯，亜熱帯地域ではマラリアなどの寄生虫症が大きな問題になっている．抗寄生虫薬は，細菌やウイルスに対する化学療法薬と異なり，寄生虫の変態または発育段階に特異的に作用するものが多い．寄生虫に代謝障害，痙攣または麻痺，生殖器障害などの毒性を生じ，虫体を死滅あるいはヒト体外に排泄する．

12-4-1　抗原虫薬

　人体に寄生する単細胞生物である原生動物を原虫と呼んでいる．マラリア原虫，赤痢アメーバ，トキソプラズマ，トリコモナス原虫などがある．原虫類はヒトと同じ真核生物であるため，細菌の場合とは異なり，生命の維持に重要な代謝機構も類似している．したがって，抗原虫薬の作用機序は抗菌薬の作用機序とは異なる．寄生虫疾患は宿主内で形態や代謝機構の変化を伴うことが多いので，薬物療法を行う際にはその過程に適した薬剤が用いられる．また，虫体の存在場所に合わせた分布特性をもつ薬物が用いられる．寄生虫症の薬物治療では，有効薬剤の短期大量投与が原則として行われるが，虫体の溶解に伴い虫体内容物が多量に放出されると，宿主にアレルギー反応などを起こすことがあるので注意を要する．

12-4-1-1　抗マラリア薬

　感染症を起こすマラリア原虫には，熱帯熱マラリア原虫，三日熱マラリア原虫，四日熱マラリア原虫，卵型マラリア原虫の 4 種類があり，雌ハマダラカによって媒介される．マラリア原虫は感染後，循環系から肝実質細胞内に侵入して発育増殖し，この肝組織内発育期（5〜16 日）には臨床症状を発現しない．肝細胞において増殖した原虫は，再び循環系に放出され，赤血球内に侵入してさらに無性的に発育し，宿主の赤血球を破壊する．この時期に，臨床における熱発作が起きる．熱帯熱原虫と四日熱原虫の場合，発育増殖して赤血球内発育環に入る時期には肝組織内にほとんど存在しなくなる．一方，三日熱原虫と卵型原虫の場合は組織型原虫の一部が肝細胞内に残るため，最初の発作の数か月から数年後にこれが増殖し，赤血球内に感染を再発させる．

　赤血球内の原虫に作用する薬物として，キニーネ quinine がある（図 12-25）．キナ（機那）の樹皮に含まれるアルカロイドが，原虫感染した赤血球内に入り，原虫を特異的に殺す．赤血球内の原虫に作用して発熱発作を抑制する．作用機序の詳細は不明であるが，弱塩基性薬物であるキニーネが原虫リソソームの pH を上昇する作用が関与すると考えられている．

　哺乳類とは異なる原虫の酵素に作用して原虫を殺す薬物として，ジヒドロ葉酸還元酵素阻害薬

のピリメタミン pyrimethamine，サルファ薬のスルファドキシン sulfadoxine，抗菌薬のテトラサイクリン tetracycline などが抗マラリア薬として使用される．ピリメタミンは，感染初期の肝組織型原虫を殺す．赤血球内感染と発熱発作を予防する目的で用いられる．臨床的にこれらの化合物は単独では作用が弱いため，他の薬物と併用投与される．

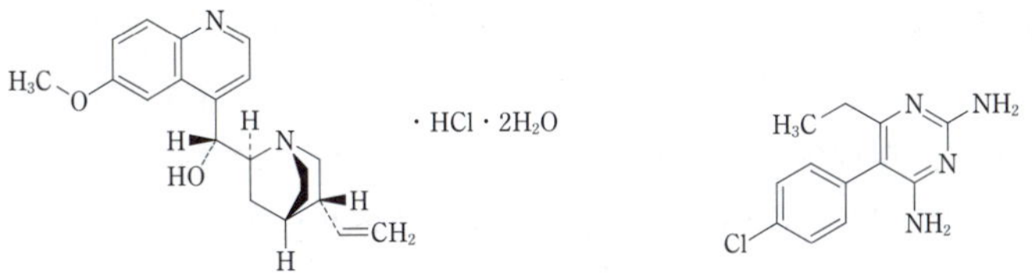

キニーネ塩酸塩水和物 ㊞　　　ピリメタミン

図 12-25　抗マラリア薬

12-4-1-2　抗トリコモナス薬

　原虫であるトリコモナスによる感染症で，性行為により感染する性感染症である．女性では腟内に感染し，男性では尿道あるいは膀胱内に感染し，腟炎，尿道炎を起こす．これらの治療には，メトロニダゾール metronidazole やチニダゾール tinidazole が用いられている（図 12-26）．

メトロニダゾール ㊞　　　チニダゾール ㊞

図 12-26　抗トリコモナス薬

12-4-2　駆虫薬

　人体内部寄生虫のうち，多細胞生物で線形動物（線虫類），扁形動物（条虫類および吸虫類）のように左右対称で前後に長い下等動物を蠕虫類と総称している．駆虫薬とは，蠕虫類を体内から駆除されるために使用される薬物をいう．駆虫薬には，寄生虫を痙攣，麻痺させて消化管から排出させるものと，組織に侵入した寄生虫を代謝阻害により殺滅するものがある．消化管内の寄生虫を駆除する場合，駆虫薬としては消化管から吸収されにくい薬物が望ましい．一方，ヒトの組織内に侵入した寄生虫を駆除する場合は，組織内に移行する薬物でなければならない．現在，消化管における蠕虫感染症のほとんどが，選択的で安全な駆虫薬により治療することが可能である．

12-4-2-1　線虫類感染症治療薬

線虫類としては，蛔虫，鉤虫，鞭虫，蟯虫，糞線虫，フィラリア（糸状虫）などがある．

a. ピランテル pyrantel
ニコチン様作用により神経筋接合部の脱分極性遮断を起こす．コリンエステラーゼ阻害作用ももつ．これらの作用により寄生虫に痙攣性の麻痺を起こし体外に排除する．経口投与した場合，消化管からはほとんど吸収されないため腸全域における寄生虫に作用し，安全性も高い．

b. メベンダゾール mebendazole
消化管内の線虫類寄生に対して広く使用される．特に，鞭虫に対して優れた薬効を示す．寄生虫に選択的に作用し，微小管を消滅させる．グルコースの取り込み阻害によりグリコーゲンを枯渇する．成虫，幼虫の両者に活性をもち，蛔虫卵および鞭虫卵の殺卵作用ももつ．寄生虫に対する作用はゆっくりと発現し，寄生虫の消化管からの排除には投与後数日を要する．経口投与後の消化管からの吸収はほとんどない．

c. チアベンダゾール thiabendazole
ベンズイミダゾールの誘導体で，南九州や沖縄で見られる糞線虫症に使用される．殺虫，駆虫の両作用を有すると共に，幼虫殺滅，殺卵作用も有する．蠕虫のミトコンドリアに特異的な酵素であるフマル酸還元酵素を阻害する作用をもつが，実際の駆虫・殺虫作用機序は不明である．

d. アルベンダゾール albendazole
ベンズイミダゾール誘導体で包虫症の治療に用いられている．

e. ジエチルカルバマジン diethylcarbamazine
フィラリア感染の治療薬として用いられる．消化管から容易に吸収され，血液中や組織内に存在するミクロフィラリアに作用する．酸素消費を抑制して筋活動を低下させるとともに，表面膜に変化を起こして抗原性を高め，宿主からの攻撃を受けやすくする．

ピランテルパモ酸塩 局　　　　　メベンダゾール　　　　　　チアベンダゾール

アルベンダゾール　　　　　ジエチルカルバマジンクエン酸塩 局

12-4-2-2　吸虫類感染症治療薬

　日本住血吸虫は現在日本ではほとんど見られないが，中国や東南アジアでは患者が広く分布している．また世界的には，マンソン住血吸虫やビルハルツ住血吸虫に感染した患者が南アメリカ，カリブ諸島，アラビア半島，アフリカなどに多く存在している．日本ではほかに，肝吸虫症，肝蛭症，肺吸虫症，横川吸虫症（アユが媒介する日本で最も多い感染症）などの患者が認められる．その治療には，プラジカンテル praziquantel が用いられる．虫体に収縮と強直性麻痺を起こし，駆虫作用を示す．その作用機序の詳細は不明であるが，膜の陽イオン（主に Ca^{2+}）透過性を亢進させる作用が関連していると考えられている．

プラジカンテル

12-5　抗悪性腫瘍薬

　悪性腫瘍に対する合理的な治療法は，早期に発見し，外科的に処置できる場合には，速やかに切除を行うことである．外科的手術の対象とならない場合には，化学療法（抗悪性腫瘍薬の投与），放射線療法あるいは温熱療法の対象となる．悪性腫瘍は不治の病であると考えられてきたが，早期発見と各種療法の併用によって，その5年生存率は飛躍的に向上している．

　現在までに開発され，臨床上で用いられている抗悪性腫瘍薬は，① アルキル化薬，② 代謝拮抗薬，③ 抗腫瘍性抗生物質，④ 微小管阻害薬，⑤ ホルモン，⑥ 白金製剤，⑦ トポイソメラー

ゼ阻害薬，⑧ サイトカイン，⑨ 分子標的治療薬，⑩ モノクローナル抗体薬に分類することができる．

細胞が有糸分裂により増殖する過程は，細胞周期と呼ばれ，G1期（DNA合成前期），S期（DNA合成期），G2期（DNA合成後期），M期（分裂期）の過程を経る．M期の後，分裂した細胞は再びG1期に戻るが，一部は細胞周期を逸脱してG0期（休止期）に入る．抗悪性腫瘍薬には，このような細胞周期特異的に作用するものと，細胞周期非特異的に作用するものとがある．細胞周期特異的に作用する薬物は，時間依存的に作用し，細胞周期非特異的に作用する薬物は，濃度依存的に作用する．細胞周期特異的に作用する薬物としては，代謝拮抗薬（S期），トポイソメラーゼ阻害薬（S期またはG2期），微小管作用薬（M期）などがあり，アルキル化薬など多くの抗悪性腫瘍薬は細胞周期非特異的に作用する（図12-27）．

抗悪性腫瘍薬の多くのものは，DNA合成，RNA合成やタンパク合成を阻害することにより抗腫瘍活性を現す．このような合成系は，あらゆる細胞に共通の基本的代謝系であり，正常細胞への影響が副作用として発現しやすい．薬効に直接関係したこのような副作用は，特に，増殖の盛んな細胞（骨髄造血系，消化器系，皮膚粘膜系など）において認められる．すなわち，骨髄抑制作用としては貧血，白血球減少，血小板減少などが，胃腸症状としては悪心・嘔吐，食欲不振，味覚異常，下痢，腹痛，便秘などが，皮膚粘膜症状としては口内炎，脱毛，皮膚炎などが現れる．

また，倦怠感，頭痛，眩暈，意識障害，不眠，痙攣などの精神神経症状を示す薬物も少なくない．

12-5-1　アルキル化薬

アルキル化薬に分類される抗悪性腫瘍薬は，その化学構造にアルキル化能を示す官能基を有しており，次に示す作用により，特に腫瘍細胞の核酸とタンパク質の代謝を阻害する（図12-28）．

この一般式におけるX（受容体）は，化学的に電子密度の高い部位で，負電荷の有機または無

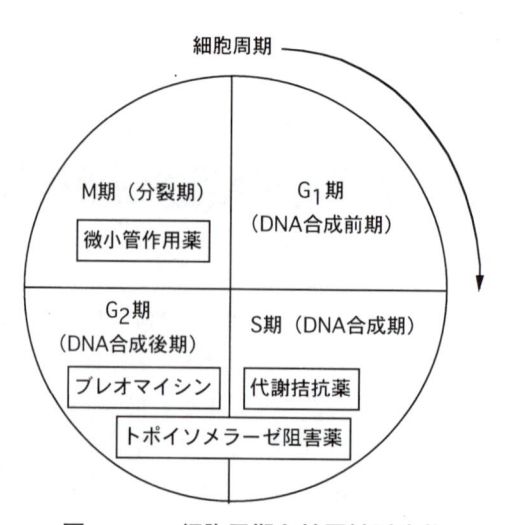

図12-27　細胞周期と抗悪性腫瘍薬

機イオンや，一級，二級および三級アミン類，-SH基，複素環の窒素原子などである．核酸合成の阻害は，そのグアニン基7位のアルキル化が関与するとされている．抗腫瘍作用以外の生物学的アルキル化作用としては，突然変異誘発作用，発癌作用，細胞増殖抑制作用，特に造血器障害とそれに伴う免疫抑制作用が認められている．アルキル化薬は，マスタード類，ニトロソウレア類，その他のグループに分類される．

$$\text{R-CH}_2\text{-Y} + \text{X} \longrightarrow \text{R-CH}_2\text{-X} + \text{Y}$$
（アルキル化薬）（受容体）

図 12-28

12-5-1-1 マスタード類

第一次世界大戦中に使用された毒ガスのイペリット（sulfur mustard）が腫瘍細胞に対して細胞毒として作用することが認められたことから，数多くの誘導体の抗腫瘍作用が検討された．そのなかで，イオウ（S）を窒素（N）で置換したものが，ナイトロジェンマスタードとして最初に臨床使用されたが，毒性が強いために用いられなくなった．現在，臨床で用いられている薬物としては，シクロホスファミド，イホスファミド，メルファラン，チオテパ，ブスルファン，ベンダムスチンがある（図 12-29）．

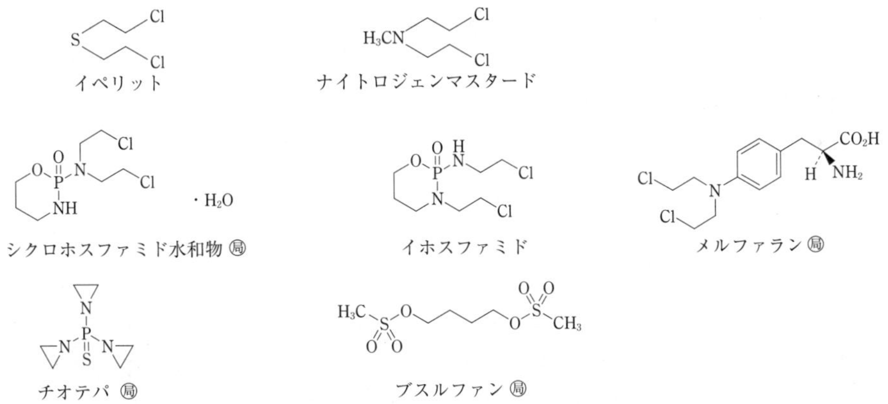

図 12-29 マスタード類

a. シクロホスファミド cyclophosphamide，イホスファミド ifosfamide

肝臓で代謝されて活性型となり，抗腫瘍活性を現す．最も強い抗腫瘍活性を現す代謝物は，肝薬物代謝酵素であるシトクロム P450（主として CYP2B6）で代謝されて生じる 4-ヒドロキシシクロホスファミド 4-hydroxycyclophosphamide であるとされている．フェノバルビタールのような酵素誘導薬は，シクロホスファミドの抗腫瘍活性を増強する．シクロホスファミドは，乳癌，子宮頸癌，子宮体癌，卵巣癌，肺癌，急性白血病，悪性リンパ腫などに用いられる．シクロホスファミドの類似体であるイホスファミド ifosfamide は小細胞肺癌，前立腺癌，子宮頸癌，骨肉

腫の治療に用いられる．シクロホスファミドやイホスファミドの尿中代謝物は，膀胱粘膜に作用して出血性膀胱炎の副作用を誘発するため，尿中代謝物の膀胱への接触を抑制するメスナ mesna が解毒薬として併用される．

b. メルファラン melphalan

ナイトロジェンマスタードにアミノ酸を結合させることにより，代謝細胞に選択的な作用をもたせる目的でメルファランが開発された．腫瘍細胞の DNA 合成を阻害する．多発性骨髄腫の標準治療薬となっている．

c. チオテパ thiotepa

DNA 合成阻害が主な作用であり，DNA 鎖の切断，低分子化作用も認められる．慢性リンパ性白血病，慢性骨髄性白血病，乳癌，卵巣癌，膀胱腫瘍などに用いられる．

d. ブスルファン busulfan

2 個のスルホン酸エステル基によるアルキル化作用を有しており，慢性骨髄性白血病および真性多血症の治療に用いられる．

e. ベンダムスチン bendamustine

低悪性度 B 細胞性非ホジキンリンパ腫，マントル細胞リンパ腫に用いられる．副作用として骨髄抑制があり，臨床検査を頻回に行うなどの観察を要する．

12-5-1-2　ニトロソウレア類

ニムスチン nimustine とラニムスチン ranimustine がある（図 12-30）．これらの薬物は，生体内で分解して形成される diazohydroxide や 2-chlorethylamine によるアルキル化作用に加えて，アミノ酸のカルバモイル化作用による数種の酵素の阻害作用をもつことが知られている．脂溶性が高く生理的 pH でもほとんどイオン化しないため，血液-脳関門をよく通過し，各種の脳腫瘍にも有効である．ニムスチンは，脳腫瘍，消化器癌，肺癌，悪性リンパ腫，慢性白血病に用いられ，ラニムスチンは，膠芽腫，骨髄腫，悪性リンパ腫，慢性骨髄性白血病，真性多血症，本態性血小板増多症に用いられる．

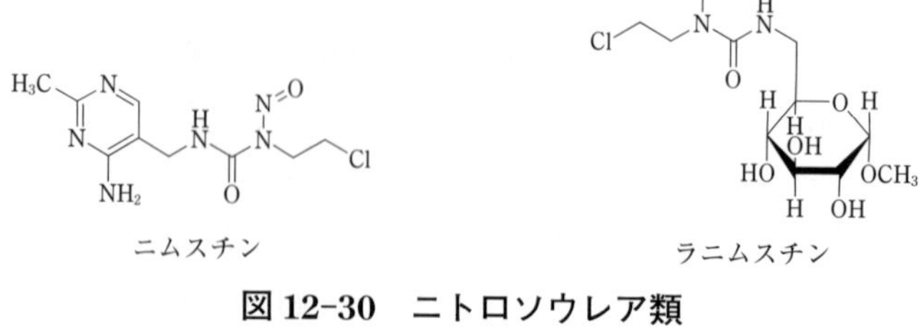

ニムスチン　　　　　　ラニムスチン

図 12-30　ニトロソウレア類

12-5-1-3 その他

a. ダカルバジン dacarbazine

プリン生合成の中間代謝物の一つである 5-aminoimidazole-4-carboxamide の同族体であるが，その抗腫瘍作用は代謝拮抗作用によらず，生体内で生じるジアゾメタンを介するアルキル化作用によるとされている．低濃度では G1 期に，高濃度では G2 期にも作用する．悪性黒色腫，ホジキンリンパ腫に用いられる．この薬物以外にプロカルバジン procarbazine（ホジキンリンパ腫に用いる），テモゾロミド temozolomide（悪性神経膠腫に用いる）がある．

ダカルバジン　　　　　テモゾロミド

12-5-2 代謝拮抗薬　Antimetabolite

腫瘍細胞の発育に必須な代謝物質と拮抗して，抗腫瘍作用を現す薬物群を代謝拮抗薬 antimetabolites といい，① 葉酸代謝拮抗薬，② ピリミジン代謝拮抗薬，③ プリン代謝拮抗薬，④ その他に分類される．

12-5-2-1 葉酸代謝拮抗薬

葉酸は B 群ビタミンの一つであり，細胞発育にとって必須の因子で，哺乳動物では外部から補給する必要である．細胞内で還元されて活性型のテトラヒドロ葉酸となり，核酸塩基の生合成過程でホルミル基などの転移反応に関与する（図 12-31，図 12-32）．

a. メトトレキサート methotrexate

ジヒドロ葉酸還元酵素に拮抗することにより，ジヒドロ葉酸からテトラヒドロ葉酸への還元を阻害して核酸代謝を阻害し，抗腫瘍活性を現す．S 期に作用する．急性白血病，急性リンパ性白血病，慢性リンパ白血病，慢性骨髄性白血病，絨毛性疾患に用いる．副作用として口内炎が頻発し，また骨髄抑制作用（白血球減少，血小板減少，貧血），肝障害，消化管障害，肺毒性も認められている．

b. ペメトレキセド pemetrexed

複数の葉酸代謝酵素を阻害して DNA 合成を阻害する．悪性胸膜中皮腫，切除不能で進行・再

発性の非小細胞癌に用いられる．

c. ホリナート folinate

葉酸誘導体で細胞の葉酸プールに取り込まれて活性型葉酸となる．この薬物自体に抗悪性腫瘍作用はなく，メトトレキサートなどの葉酸代謝拮抗薬の副作用を軽減する目的で用いられる．

ペメトレキセドナトリウム水和物

ホリナートカルシウム®

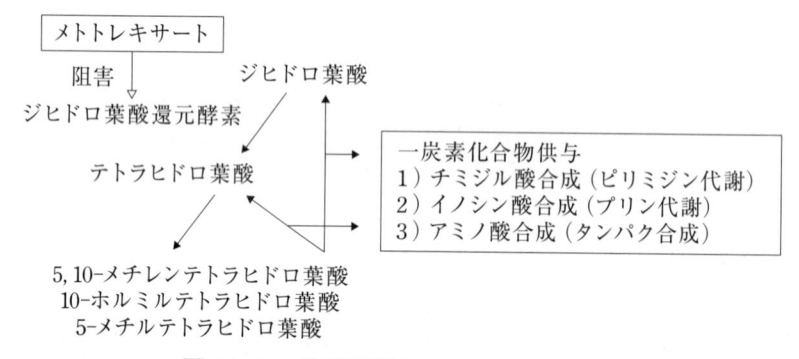

図12-31 葉酸代謝とメトトレキサート

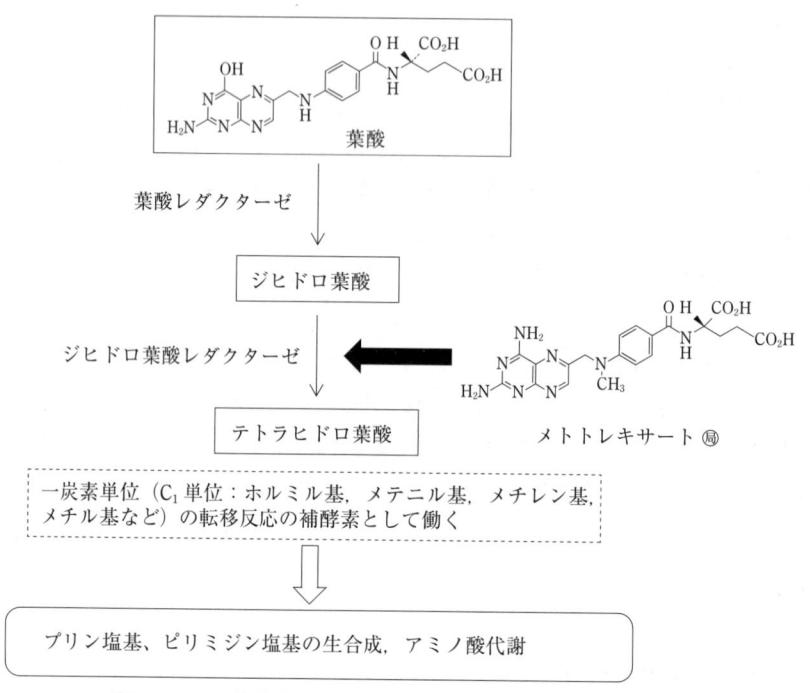

図12-32 葉酸代謝に対するメトトレキサートの作用

12-5-2-2　ピリミジン代謝拮抗薬

　核酸の成分であるピリミジン（シトシン，チミン，ウラシル）の代謝を阻害する薬物で，フッ化ピリミジン類とシトシンアラビノシド類に分類される（図12-33）．

a. フッ化ピリミジン類

　フルオロウラシル 5-fluorouracil（5-FU），テガフール tegafur，ドキシフルリジン doxifluridine，カペシタビン capecitabine，テガフール・ウラシル合薬 tegafur/uracil，テガフール・ギメラシル・オテラシル配合薬 tegafur/gimeracil/oteracil がある．

　フルオロウラシルは，生体内で 5-fluoro-2′-deoxyuridine-5′-monophosphate（FdUMP）および 5-fluorouridine-5′-monophosphate（FUMP）に変換されて抗腫瘍活性を現す．FdUMPは，チミジル酸合成酵素を非可逆的に阻害することにより DNA 合成を抑制する．一方，FUMPは，RNA に取り込まれて RNA の機能を阻害する．消化器癌，乳癌，子宮頸癌，子宮体癌，卵巣癌などに用いられる．テガフール，ドキシフルリジン，カペシタビンは，生体内で 5-FU に変換されて薬効を現す．テガフールは，消化器癌（胃癌，結腸・直腸癌），乳癌，頭頸部癌に，カルモフールは消化器癌（胃癌，結腸・直腸癌），乳癌に，ドキシフルリジンは胃癌，結腸・直腸癌，乳癌，子宮頸癌，膀胱癌に，カペシタビンは手術不能または再発乳癌に用いられる．

　テガフール・ウラシル配合薬，テガフール・ギメラシル・オテラシルカリウム配合薬は，テガフールの抗腫瘍活性増大や毒性軽減を目的として開発された．ウラシルやギメラシルは，フルオロウラシルの分解を抑制して抗腫瘍作用を増強する．オテラシルは，フルオロウラシルが消化管で 5-フルオロヌクレオチドに代謝されるのを阻害し，フルオロウラシルの消化管毒性を軽減する．

b. シトシンアラビノシド類

　シタラビン cytarabine（あるいはアラビノシルシトシン arabinocylcytosine，Ara-C），シタラビンのプロドラッグとして開発されたシタラビン オクホスファート cytarabine ocfosfate，ゲムシタビン gemucitabine がある．シタラビン，シタラビン オクホスファートは DNA ポリメラーゼによる DNA 合成を阻害する．ゲムシタビンは DNA に取り込まれ，核内の DNA が 2 倍に複製される時期である S 期に作用する．シタラビンは，急性白血病，悪性リンパ腫，消化器癌，肺癌，乳癌，子宮癌，膀胱癌などに，シタラビン オクホスファートは，成人急性非リンパ性白血病や骨髄異形成症候群に，ゲムシタビンは，非小細胞肺癌や膵癌に用いられる．

フッ化ピリミジン類

フルオロウラシル(5-FU)® テガフール® 及び鏡像異性体 ドキシフルリジン® カペシタビン

シトシンアラビノシド類

シタラビン(Ara-C)® シタラビンオクホスファート ゲムシタビン

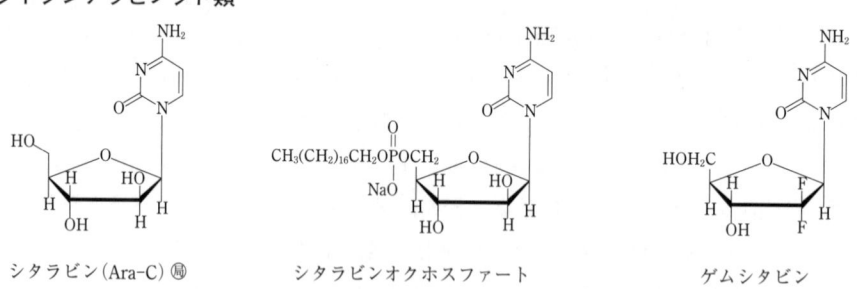

図 12-33　ピリミジン代謝拮抗薬

12-5-2-3　プリン代謝拮抗薬

　核酸の構成成分であるアデニンとグアニンの代謝を阻害する薬物で，メルカプトプリン 6-mercaptopurine，フルダラビン fludarabine，ネララビン nelarabine，ペントスタチン pentostatin，クラドリビン cladribine がある（図 12-34）．

a．メルカプトプリン

　生体内でチオイノシン酸に変換されて，主にイノシン酸からアデニロコハク酸およびキサンチル酸への変換を阻害し，アデニル酸，グアニル酸の生成，すなわち DNA 合成を阻害する．これらの薬物は，主として S 期に作用する．急性白血病，慢性骨髄性白血病に用いられる．

b．フルダラビン

　血漿中で脱リン酸化されて細胞内に取り込まれた後，デオキシシチジンキナーゼによりリン酸化され，最終的に活性代謝物 2-fluoro-9-β-D-arabinofuranosyl-adenine triphosphate（2F-ara-ATP）となる．2F-ara-ATP は，DNA に取り込まれ，DNA ポリメラーゼ，DNA プライマーゼおよび DNA リガーゼ活性を阻害し，DNA 合成を阻害する．RNA 合成に対しても阻害作用を示す．B 細胞型ホジキンリンパ腫，マントル細胞リンパ腫，慢性リンパ性白血病に用いられる．

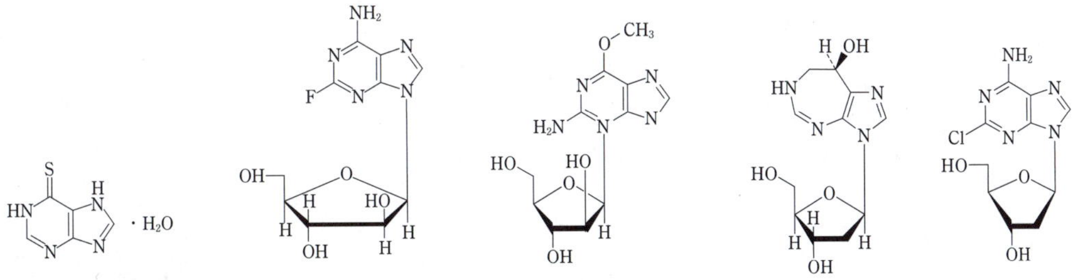

図 12-34　プリン代謝拮抗薬

メルカプトプリン水和物 ㊞　　フルダラビン　　ネララビン　　ペントスタチン　　クラドリビン

12-5-2-4　その他

a. ヒドロキシカルバミド hydroxycarbamide

リボヌクレオチド還元酵素を阻害して，細胞内 dNTP 含量，特にプリン体（dATP，dGTP）含量を急激に低下させることにより，DNA の合成を阻害し，細胞増殖を抑制する．慢性骨髄性白血病に用いられる．

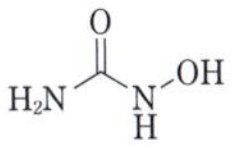

ヒドロキシカルバミド

b. L-アスパラギナーゼ L-asparaginase

血中のアスパラギンを分解し，アスパラギン要求性腫瘍細胞を栄養欠乏状態にする．急性白血病，悪性リンパ腫に用いる．

12-5-3　抗腫瘍性抗生物質

抗菌薬として用いられる抗生物質と同様に土壌に含まれるカビに由来する化合物で，腫瘍細胞の DNA と結合して，DNA 合成阻害や DNA 鎖切断作用を示す（図 12-35）．

アントラサイクリン系

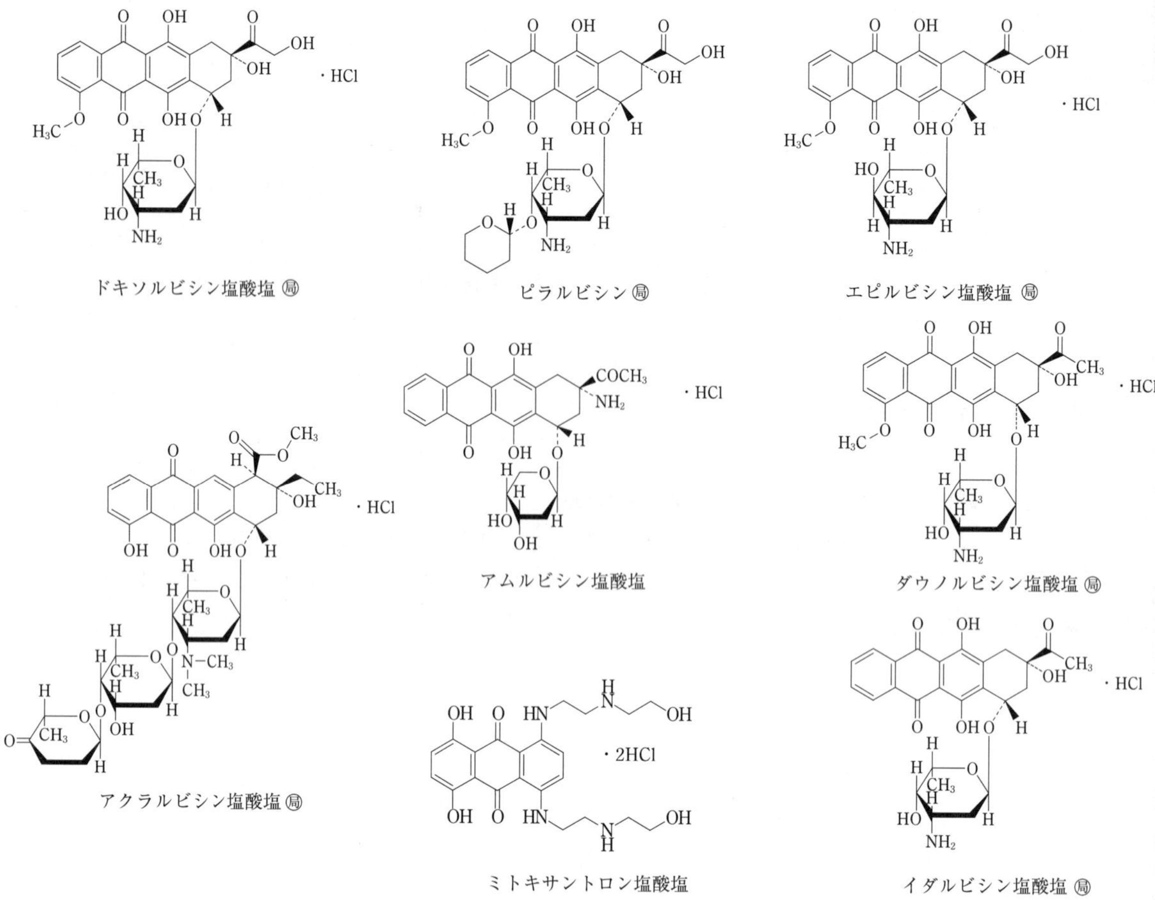

図12-35 抗腫瘍性抗生物質

12-5-3-1 アントラサイクリン系

　土壌中の真菌類似バクテリアのストレプトミセス属から分離された多環系の芳香族化合物で，トポイソメラーゼⅡを阻害する．トポイソメラーゼ（あるいはDNAトポイソメラーゼ）は，二本鎖DNA分子の一方または両方を切断し再結合する酵素である．トポイソメラーゼⅡは二本鎖DNAの両鎖を切断し，その切れ目に二本鎖を通過させた後に再結合する．アントラサイクリン系化合物は，トポイソメラーゼⅡによりDNAが切断された状態でDNAと複合体を形成し，それ以降の反応を阻害する．その他に，フリーラジカル中間体の生成による細胞タンパク質，細胞膜障害作用も抗腫瘍作用に関与する．ドキソルビシン，ピラルビシン，エピルビシン，アクラルビシン，アムルビシン，ミトキサントロン mitoxantrone，ダウノルビシン，イダルビシンがある．

　これらアントラサイクリン系抗生物質は，副作用として心筋障害を引き起こすおそれがあるので注意が必要である．それ以外の副作用として，骨髄抑制，嘔気などがある．各薬物の適用を下記に示す．

その他

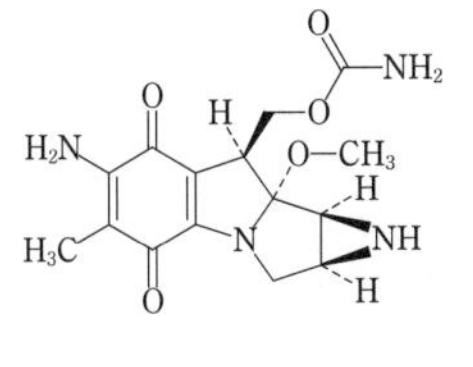

マイトマイシンC ®

アクチノマイシンD ®

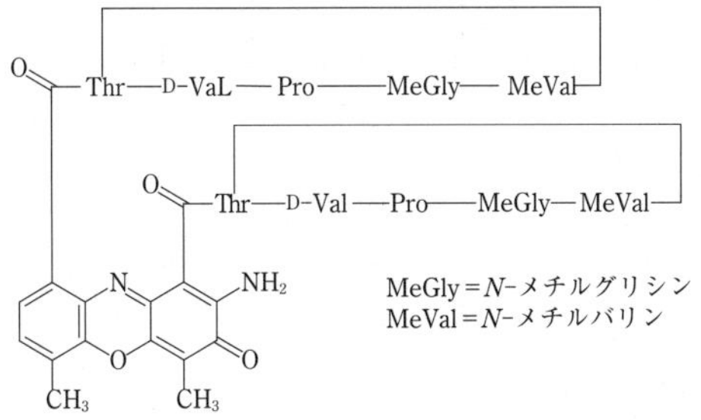

MeGly = N-メチルグリシン
MeVal = N-メチルバリン

ブレオマイシン酸 : R = —OH
ブレオマイシンA₁ : R = —NH-（CH₂）₃-S(=O)-CH₃
ブレオマイシンデメチル-A₂ : R = —NH-（CH₂）₃-S-CH₃
ブレオマイシンA₂ : R = —NH-（CH₂）₃-S⁺(CH₃)₂ · X⁻
ブレオマイシンA₂'-ₐ : R = —NH-（CH₂）₄-NH₂
ブレオマイシンA₂'-ᵦ : R = —NH-（CH₂）₃-NH₂
ブレオマイシンA₅ : R = —NH-（CH₂）₃-NH-（CH₂）₄-NH₂
ブレオマイシンB₁' : R = —NH₂
ブレオマイシンB₂ : R = —NH-（CH₂）₄-NH-C(=NH)-NH₂
ブレオマイシンB₄ : R = —NH-（CH₂）₄-NH-C(=NH)-NH-（CH₂）₄-NH-C(=NH)-NH₂

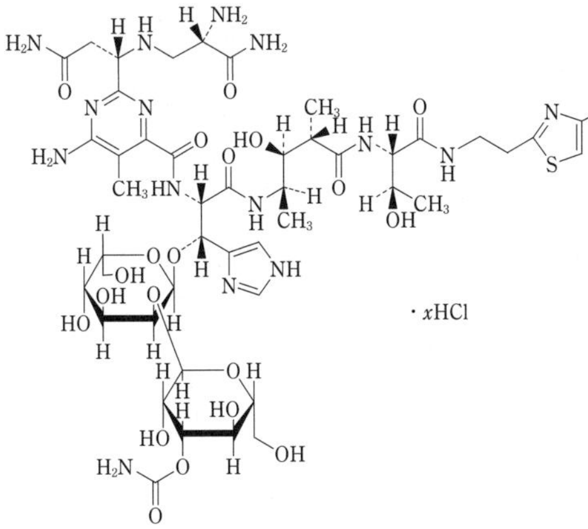

ブレオマイシン塩酸塩 ®

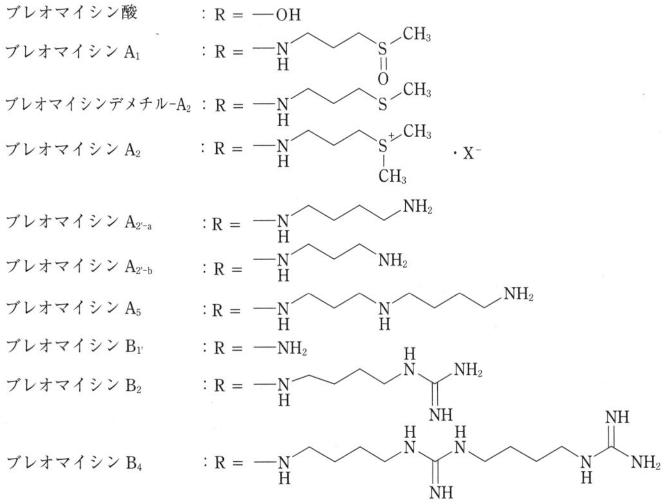

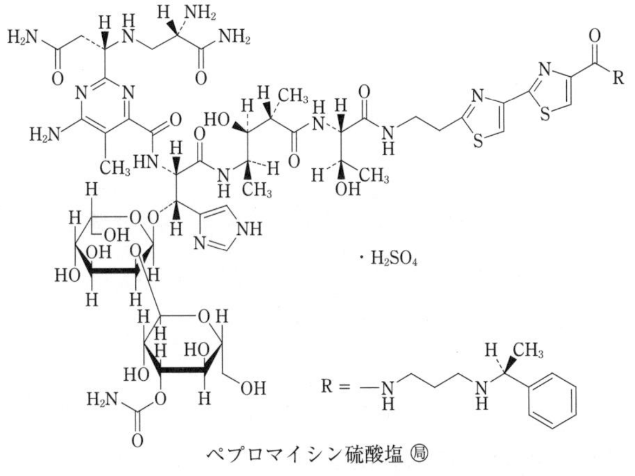

ペプロマイシン硫酸塩 ®

R = —NH-（CH₂）₃-NH-CH(CH₃)-C₆H₅

図 12-35 抗腫瘍性抗生物質 つづき

a. ドキソルビシン doxorubicin

広範囲の腫瘍で標準治療薬として用いられる．悪性リンパ腫，肺癌，消化器癌，乳癌，膀胱腫瘍，骨肉腫

b. ピラルビシン pirarubicin
頭頸部癌，乳癌，尿路上皮癌，卵巣癌，子宮癌，急性白血病，悪性リンパ腫，胃癌

c. エピルビシン epirubicin
急性白血病，悪性リンパ腫，乳癌，卵巣癌，胃癌，尿路上皮癌，肝癌

d. アクラルビシン aclarubicin
悪性リンパ腫，急性白血病，肺癌，胃癌，乳癌，卵巣癌

e. アムルビシン amrubicin
非小細胞肺癌，小細胞肺癌

f. ミトキサントロン mitoxantrone
急性白血病（慢性骨髄性白血病の急性転化を含む），悪性リンパ腫，乳癌，肝細胞癌

g. ダウノルビシン daunorubicin, イダルビシン idarubicin
急性骨髄性白血病

12-5-3-2　その他

a. マイトマイシン C mitomycin C
　正常組織より嫌気的な環境にある腫瘍組織で効果的に酵素的に還元され，アルキル化薬と同様の機序でDNA損傷を引き起こし，抗腫瘍作用を発現する．慢性リンパ性白血病，慢性骨髄性白血病，消化器癌，肝癌，子宮癌，乳癌，頭頸部腫瘍，膀胱腫瘍に用いられる．嘔気，腎障害，溶血性貧血などの副作用がある．

b. アクチノマイシン D actimoycin D
　DNA のグアニンと結合し，DNA 依存性 RNA ポリメラーゼの作用を阻害する．小児腫瘍，絨毛腫瘍の標準治療薬である．嘔気，骨髄抑制などの副作用がある．

c. ブレオマイシン bleomycin
　放線菌の一種の *S. verticullus* の培養汻液から分離された混合物で，主成分は糖ペプチドのブレオマイシン A_2 である．2本鎖DNA に高い親和性をもつ高塩基性化合物で，鉄イオンとのは脳によりラジカルを生成し，本化合物が結合した領域の DNA 鎖を切断する．皮膚癌，頭頸部癌，肺癌を含む広範囲の腫瘍に有効であり，胚細胞腫瘍（精巣腫瘍，卵巣腫瘍，性腺外腫瘍）の標準的治療薬である．

d. ペプロマイシン peplomycin

ブレオマイシンの類似薬．皮膚癌，頭頸部癌，肺癌などに用いられる．間質性肺炎，肺線維症などの重篤な肺症状を発現する副作用をもつ．

e. ジノスタチン スチマラマー zinostatin stimalamer

ネオカルチノスタチンにブチルエステル化したスチレンマレイン酸交互共重合体を結合させたもので，肝細胞癌に用いられる．

12-5-4　微小管阻害薬

細胞骨格の構成要素である微小管に作用して，有糸分裂を阻害する．ビンカアルカロイド vinka alkaloid とタキサン taxane の2種類に分類される．微小管は，チュブリンが重合して形成され，チュブリンの脱重合により分解される．ビンカアルカロイドは，チュブリンと結合し重合を阻害して，微小管のチュブリンの脱重合を促進する．有糸分裂期（M期）に形成される紡錘体を構成する繊維状構造物である紡錘糸の形成が障害され，有糸分裂が阻害される．一方，タキサンは，有糸分裂期の微小管に結合して脱重合を抑制し，細胞分裂を不可能にすることにより細胞死を引き起こす．

微小管は有糸分裂の際の紡錘体を形成するだけなく，細胞内小器官の配置や細胞内の物質輸送などにも関与するため，微小管阻害薬は，細胞分裂を盛んに行う腫瘍細胞に作用するだけでなく，細胞輸送系が発達した神経細胞などにも副作用を発現する．

12-5-4-1　ビンカアルカロイド

ビンクリスチン，ビンブラスチン，ビンデシン，ビノレルビンがある（図12-36）．ビンクリスチンはツルニチニチ草抽出物から単離されたアルカロイドで，多の薬物はビンクリスチンの化学構造を修飾したものである．微小管重合阻害作用のほかに，リボソームのRNAの産生を阻害する作用も報告されている．共通する副作用として，骨髄抑制，末梢神経障害（神経麻痺，筋麻痺，痙攣）などがある．各薬物の適用を下記に示す．

a. ビンクリスチン vincristine

白血病，悪性リンパ腫，小児腫瘍

b. ビンブラスチン vinbrastine

悪性リンパ腫，絨毛性疾患

c. ビンデシン vindesine

急性白血病，悪性リンパ腫，肺癌，食道癌

d. ビノレルビン vinorelbine

非小細胞肺癌, 手術不能な再発性乳癌

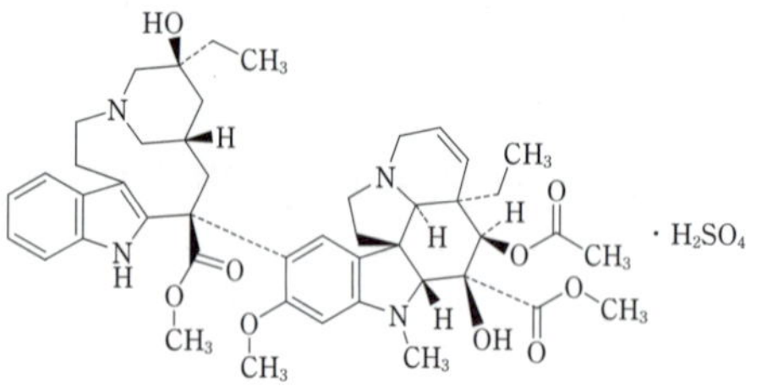

ビンブラスチン硫酸塩 ®　　　　ビンクリスチン硫酸塩 ®

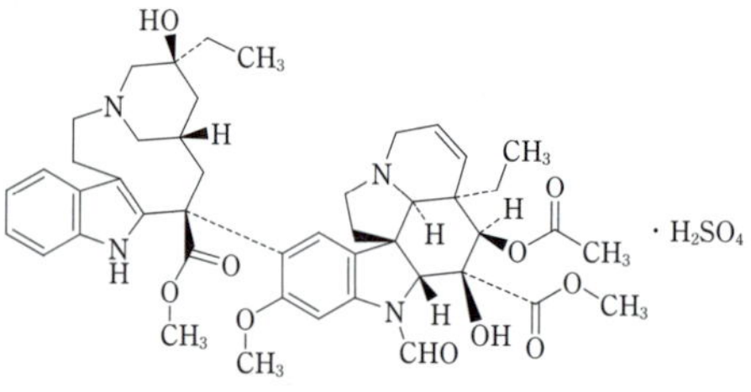

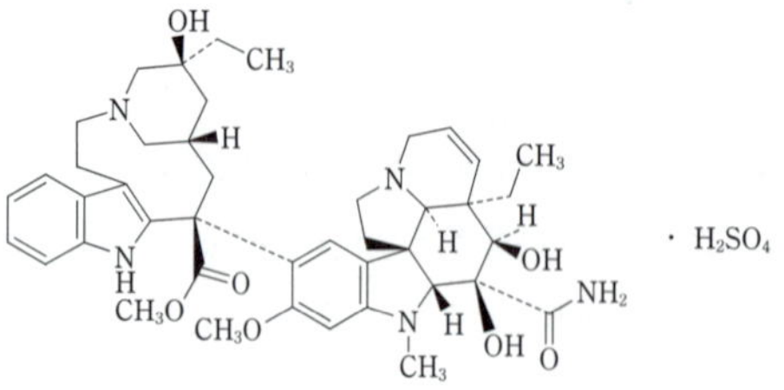

ビンデシン硫酸塩 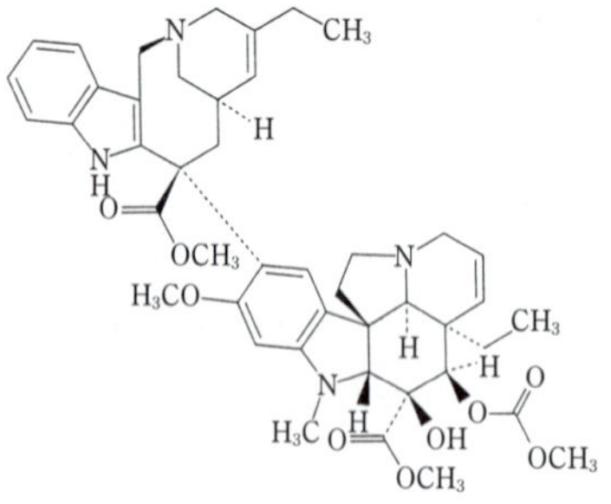　　　　ビノレルビン

図 12-36　ビンカアルカロイド

12-5-4-2　タキサン

　イチイ科の植物から分離されたアルカロイドであるパクリタキセル paclitaxel とドセタキセル docetaxel がある (図 12-37). パクリタキセルは乳癌に用いられる. ドセタキセルは, 乳癌, 非小細胞肺癌, 胃癌, 頭頸部癌, 卵巣癌, 食道癌, 子宮体癌, 前立腺癌卵巣癌に用いられる. 両薬物に共通する副作用として骨髄抑制, 末梢神経障害などがある.

12-5-5　ホルモン

　ホルモン類は, それ自体は直接的な抗腫瘍活性をもたないが, ホルモン依存性の癌 (乳癌, 子宮癌, 前立腺癌など) に対して, 性ホルモン拮抗薬 (あるいは反対の性ホルモン薬) の投与が有効である.

12-5-5-1　抗エストロゲン薬

　ホルモン感受性乳癌細胞においてエストロゲン受容体の部分的アンタゴニストとして働く. 卵胞ホルモン (女性ホルモン) であるエストロゲンの作用に拮抗する. タモキシフェン

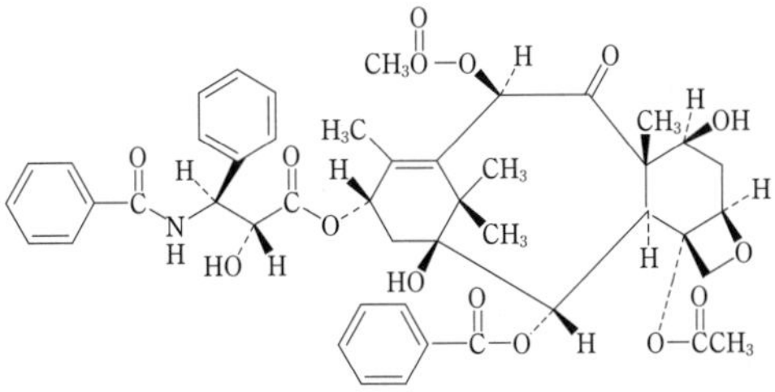

パクリタキセル 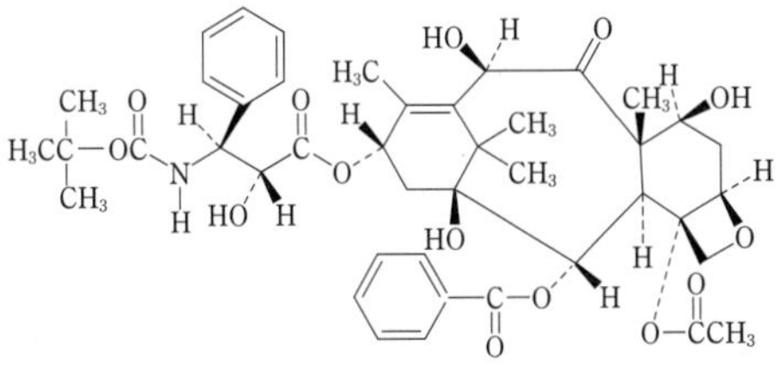　　　　　　　　　　　　　　　ドセタキセル

図12-37　タキサン

tamoxifen, トレミフェン toremifene がある．乳癌，特に閉経後の乳癌に用いる．女性ホルモンであるエストロゲンの作用を抑制するため頭痛，悪心，全身倦怠感，顔面紅潮などの更年期症状が副作用として発現する．

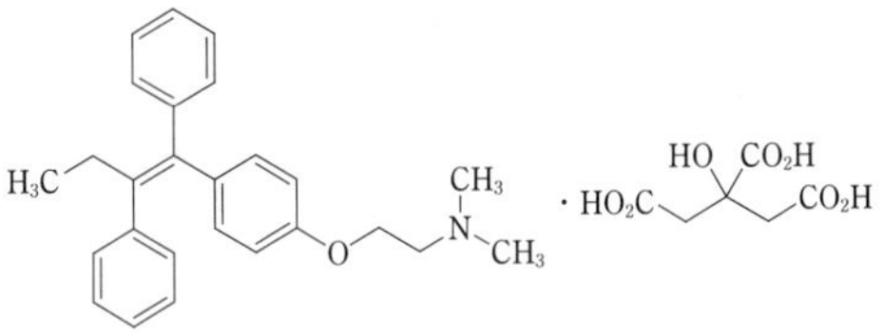

タモキシフェンクエン酸塩 Ⓙ　　　　　　　　　トレミフェンクエン酸塩

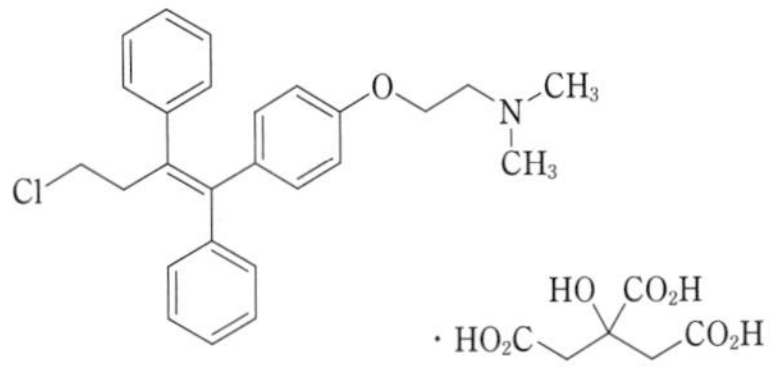

12-5-5-2　抗アンドロゲン薬

フルタミド flutamide, ビカルタミド bicalutamide がある．前立腺癌に用いられる．副作用として肝障害などがある．

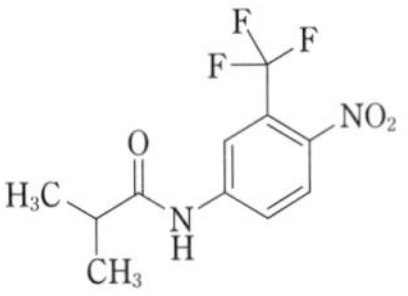

フルタミド Ⓙ　　　　　　　　　ビカルタミド

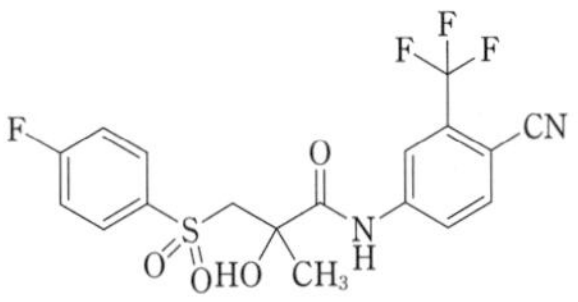

12-5-5-3　プロゲステロン誘導体

メドロキシプロゲステロン medroxyprogesterone がある．エストロゲン分泌抑制作用をもつ．乳癌に用いられる．肝障害などの副作用がある．

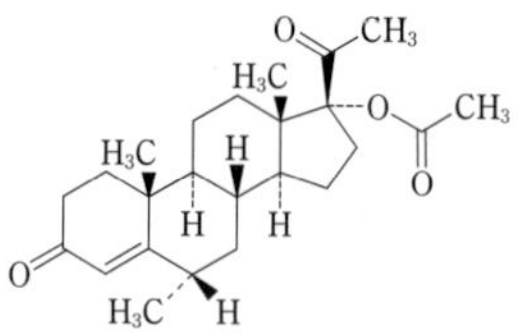

メドロキシプロゲステロン酢酸エステル

12-5-5-4　エストラジオール

エストラムスチン estramustine がある．卵胞ホルモンでのエストラジオールとアルキル化薬のナイトロジェンマスタードを結合させた化合物で，前立腺に用いられる．エストロゲン作用による副作用が現れる．

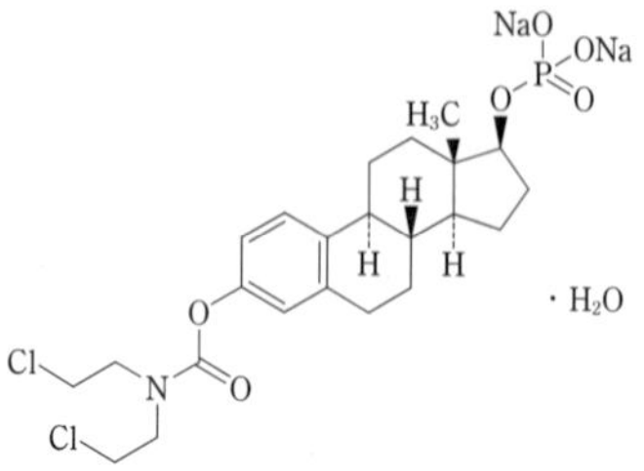

エストラムスチンリン酸エステルナトリウム

12-5-5-5　LHRH アゴニスト

下垂体の黄体ホルモン放出ホルモン luteinizing hormone-releasing hormone（LHRL）の受容体（LHRH 受容体）にアゴニストとして働き，ホルモン依存性腫瘍の治療に用いられる．投与初期には LH，卵胞刺激ホルモン follicle stimulating hormone（FSH）などの性ホルモンの分泌を促進するが，持続的投与により LHRH 受容体のダウンレギュレーションが誘導され性ホルモン分泌が減少し，卵胞からのエストロゲン分泌，精巣からのアンドロゲン分泌が抑制される．ゴセレリン goserelin，リュープロレリン leuprorelin がある．子宮内膜症，前立腺癌，閉経前乳癌に用いられる．

$$\text{H-5-oxoPro-His-Trp-Ser-Tyr-D-Ser}(t\text{-Bu})\text{-Leu-Arg-Pro-NH-NH-}\underset{\underset{\text{O}}{\|}}{\text{C}}\text{-NH}_2 \cdot \text{CH}_3\text{CO}_2\text{H}$$

ゴセレリン酢酸塩

$$\text{5-oxoPro-His-Trp-Ser-Tyr-D-Leu-Leu-Arg-ProNHC}_2\text{H}_5 \cdot \text{CH}_3\text{COOH}$$

リュープロレリン酢酸塩

12-5-6 白金製剤

白金錯体化合物であり，抗菌活性，抗腫瘍活性をもち，その作用機序はアルキル化薬に類似している．癌細胞の一本鎖 DNA あるいは二本鎖 DNA 間に白金架橋を形成し，DNA 合成およびそれに引き続く細胞分裂を阻害する．シスプラチン cisplatin がこのグループの代表的薬物であり，それ以外に，ミリプラチン miriplatin，ネダプラチン nedaplatin，オキサリプラチン oxaliplatin がある（図 12-38）．

シスプラチンは，性器癌（精巣腫瘍，卵巣癌，子宮頸癌），泌尿器癌（膀胱癌，腎盂・尿管腫瘍，前立腺癌），消化器癌（食道癌，胃癌），頭頸部癌，神経芽細胞腫，肺癌，骨肉腫などに用いられる．副作用として悪心，嘔吐，食欲不振などの消化器症状がほぼ全例に出現する．その他，難聴や腎毒性が認められる．

白金製剤の悪心・嘔吐作用は，抗悪性腫瘍薬の中では最も強く，しばしば治療の継続を困難にする．その作用機序は，腸クロム親和性細胞からのセロトニン遊離を引き起こし，そのセロトニンが 5-HT$_3$ 受容体を刺激することにより，迷走神経を介した嘔吐反射が引き起こされると説明される．選択的 5-HT$_3$ 受容体アンタゴニストのグラニセトロン granisetron，オンダンセトロン ondansetron，アザセトロン azasetron，トロピセトロン tropisetron，ラモセトロン ramosetron が，白金製剤による嘔吐を抑制する．5-HT$_3$ 受容体アンタゴニストは，アルキル化薬のシクロホスファミドや放射線療法に伴う嘔吐も抑制する．また，シスプラチンの腎毒性を軽減する目的で輸液が行われ，必要に応じてマンニトールおよびフロセミドなどの利尿薬が投与される．

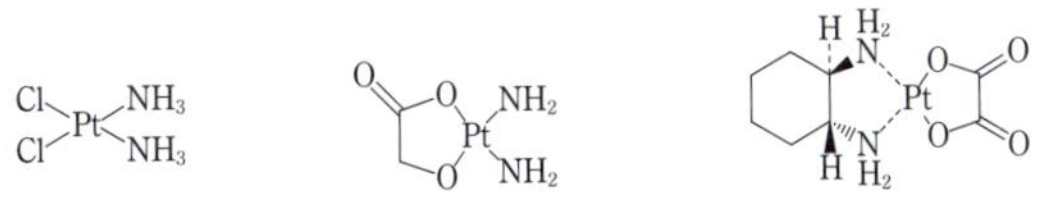

図 12-38 白金製剤

12-5-7 トポイソメラーゼ阻害薬

DNA 複製，転写，組換え染色体の分配に関与する酵素であるトポイソメラーゼを阻害する薬物である．トポイソメラーゼには，DNA 二本鎖のうち一方だけを切断する酵素であるトポイソメラーゼ I を阻害と，DNA 二本鎖の両方を切断する酵素であるトポイソメラーゼ II がある．トポイソメラーゼ阻害薬は，これら 2 種の酵素に対する阻害作用により分類される（図 12-38）．

a. トポイソメラーゼ I 阻害薬

イリノテカン irinotecan，ノギテカン nogitecan がある．トポイソメラーゼ I を阻害し，DNA 超らせん構造の弛緩阻害と DNA 断片化により細胞死を誘導する．主として S 期に作用する．イ

リノテカンは，肺癌，乳癌，卵巣癌，子宮頸癌，胃癌，結腸・直腸癌，悪性リンパ腫（非ホジキンリンパ腫）に用いられる．ノギテカンは，小細胞肺癌に用いられる．副作用として，骨髄抑制，高度な下痢，腸炎などがある．

b. トポイソメラーゼⅡ阻害薬

エトポシド etoposid，ソブゾキサン sobuzoxane がある．DNA 二本鎖を切断する作用により抗腫瘍活性を現すとされる．S 期から G2 期に作用する．エトポシドは，悪性リンパ腫，小細胞肺癌，子宮頸癌，急性白血病，精巣腫瘍，膀胱癌，絨毛性疾患に用いられる．ソブゾキサンは，悪性リンパ腫，成人 T 細胞白血病リンパ腫に用いられる．両薬物に共通する副作用として骨髄機能抑制，間質性肺炎などがある．

トポイソメラーゼⅠ阻害薬

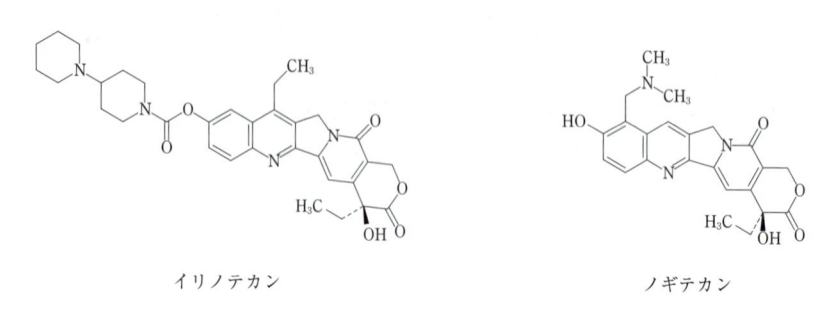

イリノテカン　　　　　　　　　ノギテカン

トポイソメラーゼⅡ阻害薬

エトポシド®　　　　　　　　　ソブゾキサン

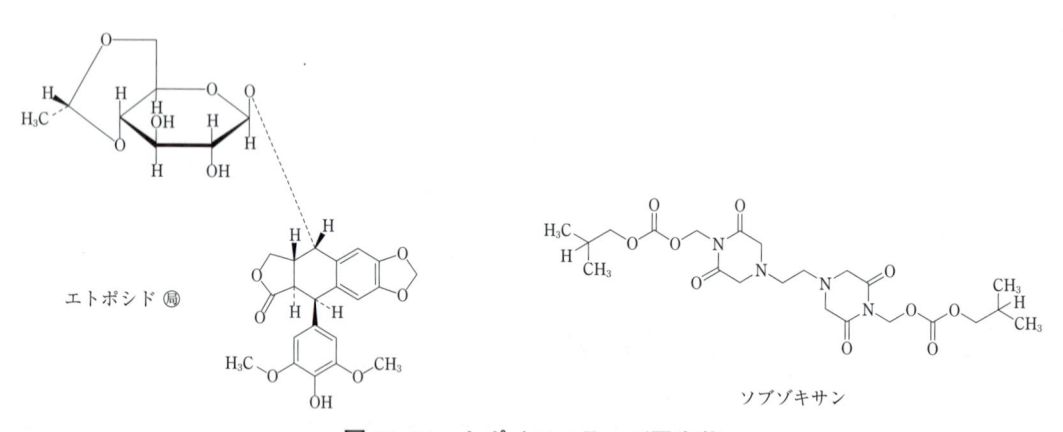

図 12-39　トポイソメラーゼ阻害薬

12-5-8　サイトカイン

免疫系を賦活して，悪性腫瘍に対する生体の抵抗性を調節する．インターフェロン，インターロイキンがある．

a. インターフェロン interferon

末梢血リンパ球に作用して，ナチュラルキラー（NK）活性や抗体依存性細胞傷害活性を増強する．アルファ型は腎癌，多発性骨髄腫，慢性白血病に，ベータ型は膠芽腫，皮膚悪性黒色腫瘍に，ガンマ型は腎癌に対して用いられている．天然型（アルファ，ベータ）と遺伝子組換え型（アルファ-2b, ガンマ-1a）がある．副作用としては，インフルエンザ様の発熱，倦怠感のほか，間質性肺炎や精神症状（抑うつ，意識障害，知覚異常など）がある．

b. インターロイキン interleukin

T細胞やNK細胞を活性化し，細胞傷害能の高いキラーT細胞を誘導することなどの作用により，抗腫瘍作用をもたらす．遺伝子組換え型インターロイキン-2製剤として，アミノ酸133個よりなるセルモロイキン celmoleukin，およびアミノ酸134個よりなるテセロイキン teceleukin がある．セルモロイキンは血管肉腫に，テセロイキンは血管肉腫と腎癌に用いられる．体液貯留などの副作用がある．

12-5-9 分子標的治療薬

腫瘍細胞の増殖や転移に関わる細胞内シグナルに分子を選択的に阻害することにより，増殖や転移を抑制する．低分子量のシグナル伝達系阻害薬とモノクローナル抗体薬がある（図12-39）．

12-5-9-1 シグナル伝達系阻害薬

a. イマチニブ imatinib

慢性骨髄性白血病の原因となる Bcr-Abl チロシンキナーゼを選択的に阻害することにより抗腫瘍効果を発現する．慢性骨髄性白血病，KIT（CD117）陽性消化管間質腫瘍，フィラデルフィア染色体陽性急性リンパ性白血病に用いる．副作用として，骨髄抑制，皮疹，下痢，汎血球減少症，体液貯留による心不全などがある．

b. ゲフィチニブ gefitinib

上皮成長因子受容体 epidermal growth factor receptor（EGFR）のチロシンキナーゼの自己リン酸化を強力かつ選択的に阻害することにより，腫瘍細胞の増殖をもたらすシグナル伝達を抑制する．腫瘍細胞のアポトーシスが誘導され，血管内皮増殖因子産生抑制を介して腫瘍内血管の新生が抑制される．手術不能または再発非小細胞肺癌に用いられる．ただし，化学療法未使用例，術後補助療法での有効性は確立していない．副作用として，急性肺障害，間質性肺炎などの重篤な肺障害があり，致死的な転帰をたどる例が多く，十分に注意する必要がある．

c. エルロチニブ erlotinib

ゲフィチニブと同様に，EGFRのチロシンキナーゼを阻害する．切除不能な再発・進行性で癌化学療法施行後に増悪した非小細胞肺癌に用いる．副作用，注意点はゲフィチニブと同じ．

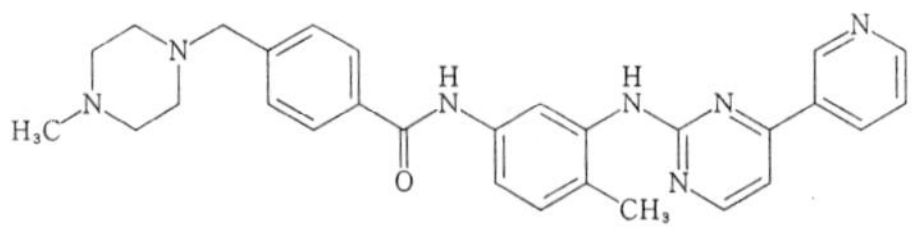

イマチニブ 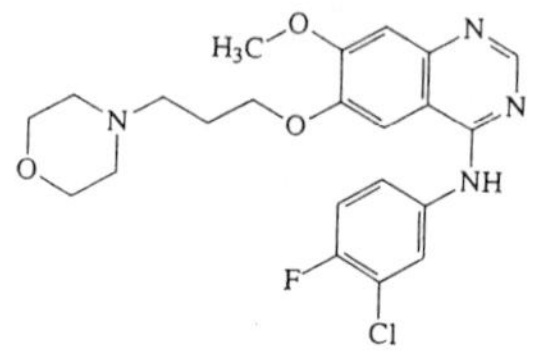　　　　　　　　　　　　　　　　　ゲフィチニブ

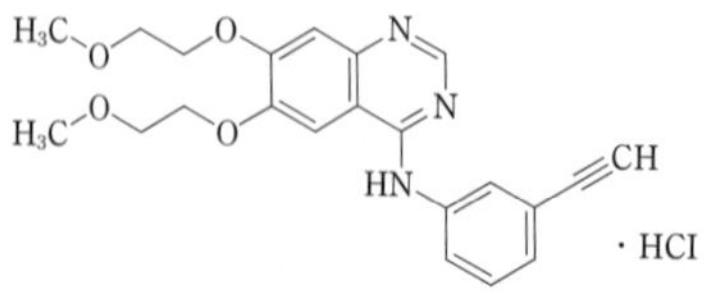

エルロチニブ塩酸塩 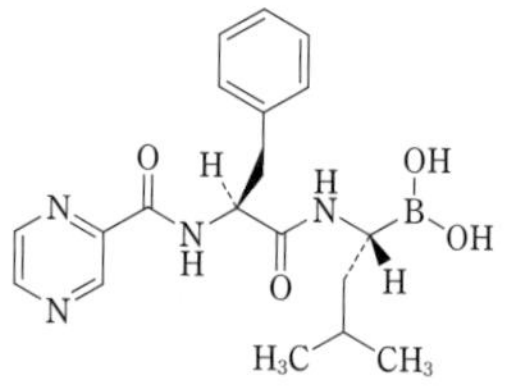　　　　　　　　　　　　　ボルデソミブ

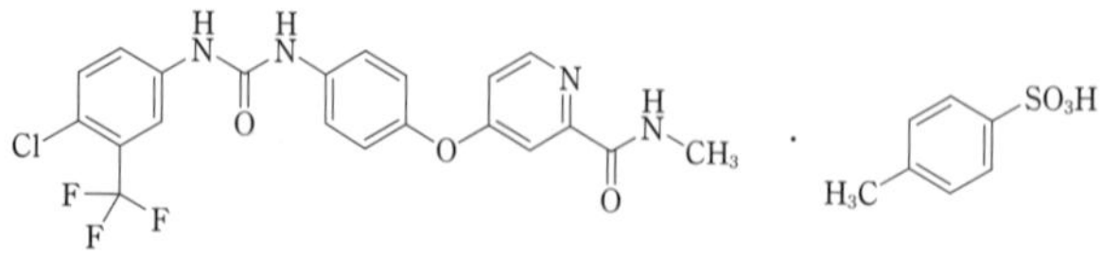

ソラフェニブトシル酸塩 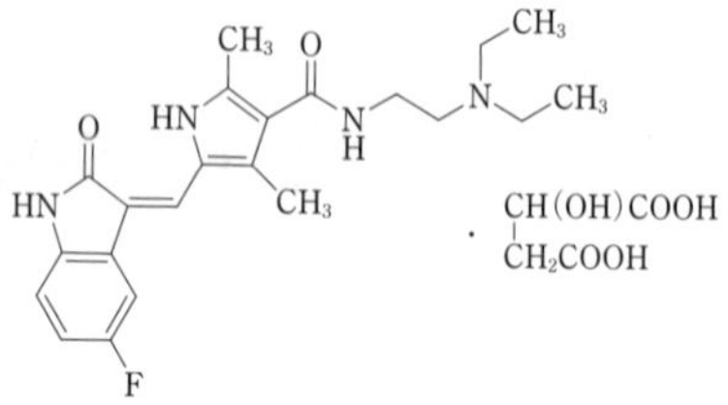　　　　　　　　　　　スニチニブリンゴ酸塩

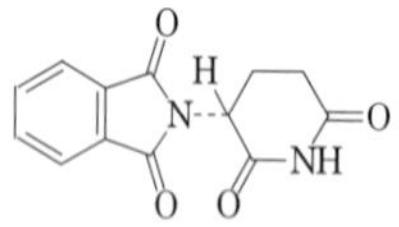

サリドマイド 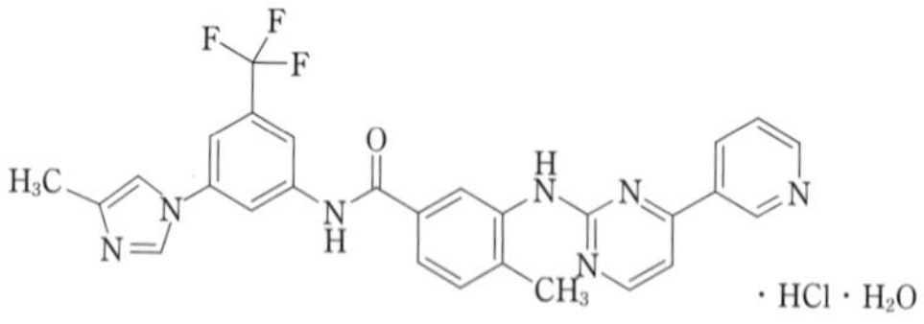　　　　　　　　　　　　　　　　ニロチニブ塩酸塩水和物

図12-40　シグナル伝達系阻害薬

d. ボルテゾミブ bortezomib

骨髄腫細胞などのプロテアソームの阻害，細胞増殖やアポトーシスを抑制する転写因子であるNF-κBの活性化の阻害などの機序により，骨髄細胞と骨髄ストローマ細胞の接着の抑制，インターロイキン6などのサイトカイン分泌抑制を生じ，骨髄細胞の増殖を抑制する．再発または難治性の多発性骨髄腫に用いる．副作用として，骨髄抑制，末梢神経障害，間質性肺炎などがある．

e. ソラフェニブ sorafenib

血管内皮細胞増殖因子 vascular endothelial growth factor（VEGF）受容体，血小板由来増殖因子 platelet-derived growth factor（PDGF）受容体，癌遺伝子産物の raf などを抑制する．根治切除不能または転移性の腎細胞癌，切除不能な肝細胞癌に用いる．副作用として，手足症候群，剥

脱性皮膚炎，皮膚粘膜眼症候群などがある．

f. スニチニブ sunitinib

VEGF 受容体，PDGF 受容体，幹細胞因子の Kit 受容体，fms 様チロシンキナーゼ 3（FLT3）などを抑制する．イマチニブ抵抗性の消化管間質腫瘍，根治切除不能または転移性の腎細胞癌に用いる．副作用として，骨髄抑制，感染症，高血圧などがある．

g. サリドマイド thalidomide

骨髄腫などの腫瘍細胞に対してアポトーシス誘導作用と細胞増殖抑制作用を示す．再発または難治性の多発性骨髄腫に用いる．妊娠早期に服用すると，サリドマイド奇形（無肢症，海豹肢症，奇肢症等の四肢奇形など）を生じる．それ以外の副作用として，深部静脈血栓症，末梢神経障害などがある．妊娠中のサリドマイド暴露を防ぐために，製薬企業内に設置された TERMS（Thalidomide Education and Risk Management System）管理センターへの登録・確認，1 回の最大処方量を 12 週分以内とすること，脱カプセル時は安全キャビネット内で調整することが義務づけられている．

h. ニロチニブ nilotinib

チロシンキナーゼ阻害作用をもち，Bcr-Abl，PDGF 受容体，c-Kit などを抑制する．イマチニブ抵抗性の慢性期または移行性の慢性骨髄性白血病に用いる．視力障害のおそれがあるため，高所作業，自動車の運転などに注意を要する．その他の副作用として，汎血球・好中球減少，白血球（WBC）数減少，血小板減少，貧血などがある．

上記以外のシグナル伝達阻害薬として，ダサチニブ dasatinib（イマチニブ抵抗性の慢性骨髄性白血病などに適用），ラパチニブ lapatinib（HER2 過剰発現が確認された手術不能または再発乳癌に適用），エベロリムス everolimus（根治不能または転移性の腎細胞癌に適用），レナリドミド lenalidomide（再発または難治性の多発性骨髄腫に適用），テムシロリムス temsirolimus（根治不能または転移性の腎細胞癌に適用），トレチノイン tretinoin（all-*trans*-レチノイン酸製剤，急性前骨髄球性白血病に適用），タミバロテン tamibarotene（トレチノインに類似に無効急性前骨髄球性白血病に適用）がある．糖質コルチコイドのデキサメタゾン dexamethosone も多発性骨髄腫に用いられる．

12-5-9-2 モノクローナル抗体薬

腫瘍細胞のマーカーや成長因子に対するモノクローナル抗体を製剤化したもので，トラスツズマブ，リツキシマブ，ゲムツズマブ オゾガマイシン，ベバシズマブ，セツキシマブ，パニツムマブがある（表 12-11）．

表 12-12　モノクローナル抗体薬

薬物	抗体	適応	主たる副作用
トラスツズマブ	抗ヒト上皮増殖因子受容体2型（HER2）ヒト化モノクローナル抗体	HER2過剰発現が確認された転移性乳癌，乳癌における術後の補助化学療法	心不全，アナフィラキシー様症状，間質性肺炎，肺障害など
リツキシマブ	抗CDマウス−ヒトキメラ型モノクローナル抗体（CD20陽性のB細胞性リンタンパク質に結合）	CD陽性のホジキンリンパ腫	アナフィラキシー様症状，肺障害，心障害，腫瘍崩壊症候群など
ベバシツマブ	ヒト化抗VEGFモノクローナル抗体（血管新生を阻害する）	治療切除不能な進行・再発性結腸・直腸癌　扁平上皮癌を除く切除不能な進行・再発性の非小細胞性肺癌	ショック，アナフィラキシー様症状，消化器穿孔など
セツキシマブ	上皮成長因子受容体（EGFR）チロシンキナーゼのモノクローナル抗体	EGFR陽性の切除不能な進行性・再発の結腸・直腸癌	重度の注入反応（infusion reaction），重度の皮膚症状，間質性肺疾患など
パニツムマブ	ヒト化抗EGF抗体	KRAS遺伝子野生型の治療切除不能な進行・再発の結腸・直腸癌	重度の注入反応（infusion reaction），重度の皮膚症状，間質性肺疾患など

日本語索引

ア

アイソトープ標識モノクローナル抗体　425
アウエルバッハ神経叢　392
アカルボース　480, 484, 488
アクアポリン2　336
悪性高熱症　237
悪性腫瘍　601
悪性症候群　143
悪性貧血　319
アクタリット　469, 471
アクチノマイシンD　612
アクラトニウム　84, 89, 92
アクラルビシン　610, 612
アザセトロン　397, 398, 399, 617
アザチオプリン　404, 405, 406, 426, 432
亜酸化窒素　234
アシクロビル　590, 591
アジスロマイシン　572, 573, 576
アジソン病　511
アシタザノラスト　537
アジドチミジン　593
アジマリン　260, 262, 265
亜硝酸アミル　274, 276, 279
アズトレオナム　568
L-アスパラギナーゼ　609
アスパラギン酸　136
アスピリン　210, 309, 312, 313, 447, 460, 463
アスピリンジレンマ　313
アスピリン喘息　465
アスポキシシリン　556, 557
アズレンスルホン酸ナトリウム　386, 387, 391
アセタゾラミド　189, 193, 194, 333, 338, 339, 530, 532, 533, 545, 547
N-アセチルグルコサミン　552
アセチルコリン　49, 53, 79, 83, 89, 92, 137, 382
　合成と分解　81
アセチルコリンエステラーゼ　53, 84
アセチルコリン受容体　46
　分類　80, 82
アセチルシステイン　364, 365
アセチル尿素系　188
アセチルフェネトライド　188, 193, 194
N-アセチルムラミン酸　552
アセトアミノフェン　462, 464, 467
アセトヘキサミド　481
アセブトロール　122, 123, 124, 130, 264, 266, 277, 289
アセメタシン　461, 463
アゼラスチン　438, 444
アゼルニジピン　285, 291
アゾセミド　333, 339
アゾール系抗真菌薬　589
アタザナビル　591, 594, 595
アダムス・ストークス症候群　259
アダリムマブ　404, 406, 424, 470, 473
アップレギュレーション　122
アデニル酸シクラーゼ　10
アデノシン　73, 275
アデノシン三リン酸　73, 209, 546
アデノシン三リン酸二ナトリウム　210, 545
アデノシン受容体　46
アデノシン二リン酸　301
アテノロール　122, 123, 124, 130, 261, 263, 266, 277, 288
アデホビルピボキシル　410, 411
アトモキセチン　163, 165
アトルバスタチン　490, 493, 496
アドレナリン　56, 102, 106, 115, 509, 517, 522, 548
アドレナリン作動性神経　79
アドレナリン作動性神経遮断薬　126, 128, 130
アドレナリン作動薬　102, 115
　化学構造　103, 105
　作用　112
　有害作用　114
アドレナリン受容体　46, 60, 79, 102
アドレナリン受容体遮断薬　117, 128, 129
　サブタイプ選択性　117
アドレナリンα受容体　103
アドレナリンα_1受容体刺激薬　537, 530, 532
アドレナリンα受容体遮断薬　118, 283
　薬理作用　118
アドレナリンα_1受容体遮断薬　529, 532
アドレナリンα, β受容体遮断薬　284
アドレナリンβ受容体　104
　遺伝子多型　105
アドレナリンβ_2受容体作動薬　374, 342, 348
アドレナリンβ受容体遮断薬　121, 275, 283, 529, 531
アドレノクロム　305, 308
アドレノメデュリン　70
アトロピン　87, 90, 92, 241, 385, 399, 400, 402, 408, 413, 537, 538
アナフィラキシーショック　113
アナボリックステロイド　513
アニオンチャネル　25
アバカビル　591, 593, 594
アバタセプト　470, 474
アブシキシマブ　425
アプラクロニジン　113, 530, 532, 533
アプリンジン　261, 263, 266
アプレピタント　397, 398, 399, 453
アフロクアロン　198, 199, 200
アプロチニン　452
アヘン　242, 246
アポモルヒネ　398
アポE受容体　490
アマンタジン　168, 176, 177, 179, 208, 210, 211, 591, 595, 596
アミオダロン　261, 264, 267
アミカシン　571, 573, 574
アミトリプチリン　158, 160, 164, 341, 342, 343
アミノ安息香酸エチル　399
アミノグリコシド系抗菌薬　573
5-アミノサリチル酸製剤　405
アミノ酸神経伝達物質　137
アミノ酸トランスポーター　35
アミノフィリン　271, 273, 368, 372, 376
アミノベンジルペニシリン　556
アミラーゼ　394
アミロイドβタンパク質　202
アミロース　480
アミロペクチン　480
アミントランスポーター　152
アムホテリシンB　586, 587, 588
アムルビシン　610, 612

アムロジピン　275, 277, 279, 282, 285
アメジニウム　295, 296
アモキサピン　158, 160, 164
アモキシシリン　386, 388, 391, 555, 556, 557
アモスラロール　284, 290, 293
アモバルビタール　216, 218, 222
アラキドン酸　444
アラキドン酸代謝経路　456, 457
アラセプリル　282, 286, 292
アラニジピン　285, 291
D-アラニン-D-アラニン　552
アラビノシルシトシン　607
アリスキレン　285, 291, 294
アリピプラゾール　143, 145, 149, 151
アリメマジン　440
アリルエストレノール　343, 345
アリール酢酸系　466
アルガトロバン　210, 310, 313, 316
アルキル化薬　426, 602
アルギン酸ナトリウム　305, 308, 309
アルコール依存症　226
アルコール脱水素酵素　225
アルコールデヒドロゲナーゼ　225
アルコール類　224
アルシツモマブ　425
アルツハイマー病　202
アルツハイマー病治療薬　203, 205
アルデスロイキン　427
アルデヒド脱水素酵素　225
アルデヒドデヒドロゲナーゼ　225
アルテプラーゼ　210, 311, 318
アルドステロン　336, 512, 522
アルドステロン依存性Na$^+$チャネル遮断薬　340
アルドステロン拮抗薬　512
アルファカルシドール　498, 501, 502
アルプラゾラム　229, 230, 231
アルプレノロール　122, 123, 129, 264, 267
アルプロスタジル　297, 298, 299, 447, 449
アルプロスタジルアルファデクス　297, 298, 299
アルベカシン　571, 575
アルベンダゾール　600, 601
アレルギー　420
アレルギー性結膜炎治療薬　536
アレンドロン酸　497, 500, 502

アロエ　400, 402
アロエエモジン　402
アログリプチン　483, 487, 488
アロステリック拮抗薬　7
アロチノロール　284, 290, 293
アロプリノール　503, 506, 507
アンギオテンシン　70
アンギオテンシンⅡ　270, 336
　生合成経路　72
アンギオテンシン受容体　46
アンギオテンシン受容体拮抗薬　268
アンギオテンシン変換酵素　72
アンギオテンシン変換酵素阻害薬　268, 270, 282
アンギオテンシンAT$_1$受容体遮断薬　270, 283
安静時狭心症　274
アントラサイクリン系抗腫瘍性抗生物質　610
アントラニル酸系　466
アンドロゲン　513
アンドロステンジオン　513, 523
アンピシリン　555, 556, 557
アンフェタミン　110, 116, 158
アンフェナクナトリウム　460, 463
アンブロキソール　365, 366, 548
アンベノニウム　86, 90, 92
アンモニアウイキョウ精　364
アンレキサノクス　369, 372, 377, 442, 443, 537
αアドレナリン作用　510
α型ヒト心房性ナトリウム利尿ペプチド　270, 337, 339
5α-還元酵素阻害薬　346
α-グルコシダーゼ　480
α-グルコシダーゼ阻害薬　480, 484
α受容体　60
α$_1$受容体拮抗薬　344
α受容体遮断薬　297
α$_2$-プラスミンインヒビター　303
αブンガロトキシン　56
5α-レダクターゼ　513
IgE受容体　433
IP$_3$誘発Ca^{2+}遊離　27
Rサブユニット　20
Rho（D）免疫グロブリン　424
RNA型ウイルス　590
RSウイルス　597

イ

胃　381
胃炎　392

イオンチャネル　25
イオンチャネル型グルタミン酸受容体　50
イオンチャネル内蔵型受容体　11, 43, 49, 50, 55
胃潰瘍治療薬　88
イカチバント　452
イコサペント酸　492, 495, 496
イコサペント酸エチル　310, 312, 314
胃酸分泌調節機構　381
胃・十二指腸潰瘍　384
異常免疫反応　420
胃食道逆流症　381, 385
胃食道逆流症治療薬　385
イセパマイシン　571, 573, 574
イソクスプリン　297, 299
イソコナゾール　586, 587, 589
イソソルビド　333, 338, 339, 531, 532, 534, 545, 547
イソニアジド　584
イソフルラン　234, 239
イソプレナリン　106, 115, 271, 545
dl-イソプレナリン　546
l-イソプレナリン　273, 547
イソプロテレノール　106, 115
イソプロパノール　227
イソプロピルウノプロストン　528, 529, 531, 533
痛みの伝達　245
イダルビシン　610, 612
一塩基多型　41
Ⅰ型アレルギー　420
Ⅰ型アレルギー反応　113, 433
1型糖尿病　477
Ⅰ型ヘルパーTリンパ球　419
一次血栓　301
一硝酸イソソルビド　276, 279
胃腸運動調整薬　394, 395
胃腸管　381
1回膜貫通型受容体　12, 43, 52
一酸化窒素　73, 301
イットリウム-90　426
遺伝子組換え活性型第Ⅶ因子　306
イトプリド　394, 395
イトラコナゾール　587, 589
胃粘膜保護薬　391
イノシトール1, 4, 5-三リン酸　10, 20, 104, 434
イノシトールリン脂質代謝系　157
イフェンプロジル　205, 207, 545, 546, 547
イブジラスト　206, 207, 369, 372, 377, 537, 545, 546, 547

日本語索引　**625**

イブプロフェン　461, 463, 466
イプラトロピウム　88, 91, 92, 369, 372, 376
イブリツモマブチウキセタン　426
イプリフラボン　498, 501, 502
イプリフラボン製剤　501
イプロニアジド　152
イペリット　603
イホスファミド　603
イマチニブ　619, 620
イミダゾリン系　198
イミダゾリン誘導体　118
イミダゾール系抗真菌薬　589
イミダプリル　286, 292
イミノスチルベン系　187
イミプラミン　154, 158, 160, 164, 232, 341, 342, 343
イミペネム　566, 567
医薬品　36
医薬品の安全性に関する非臨床試験の実施の基準　38
医薬品の製造販売後の調査及び試験の実施の基準　40
医薬品の臨床試験の実施の基準　39
イリノテカン　617, 618
イルベサルタン　288, 292
陰イオン交換樹脂　491, 494
インカドロン酸　497, 500, 502
インクレチン　483
インジウム-111　426
インジセトロン　397, 398, 399
インジナビル　591, 594, 595
インスリン　407, 409, 479
　分泌機序　481
インスリンアスパルト　479, 484
インスリングラルギン　480, 484
インスリングルリジン　479, 484
インスリン受容体　12
インスリン製剤　479, 484
インスリンデテミル　480, 484
インスリンリスプロ　479, 484
インスリンリスプロ混合製剤　480
陰性変時作用　258, 269
陰性変伝導作用　258, 269
陰性変力作用　258
インダパミド　333, 339
インターフェロン　411, 427, 596, 618, 619
インターフェロン製剤　410
インターフェロン-α　428
インターフェロン-γ　404
インターロイキン　618, 619
インターロイキン-1　428

インターロイキン-12　404
咽頭　381
インド蛇木　126
インドメタシン　407, 408, 447, 461, 463, 466
インニアジド　583
インフリキシマブ　404, 406, 424, 470, 473
インフルエンザウイルス　595
ε-アミノカプロン酸　305, 308
ECL 細胞　433
EGF 受容体
　活性化機構　22
EP$_3$ 受容体　383, 390

ウ

ウイキョウ　394, 395
ウイルス　590
内向き整流性 K$^+$ チャネル　27
うつ病　153
　モノアミン仮説　154
ウラピジル　283, 289, 293, 343, 345
ウリジン 5'-二リン酸　552
ウリナスタチン　407, 408
ウルソデオキシコール酸　410, 411, 412
ウロキナーゼ　210, 303, 311, 317
運動神経系　75
　情報伝達　96
wearing off 現象　172
West 症候群　182, 192

エ

エイコサノイド　68, 71, 444
　薬理作用　445
エイコサノイド受容体　445, 447
エイコサペンタエン酸　314, 492
エイズ　421
エカベト　386, 387, 391
エキセナチド　483, 487, 488
エコナゾール　586, 587, 589
エスタゾラム　215, 217, 219
エストラジオール　514, 520, 523, 616
エストラムスチン　616
エストリオール　514, 521, 523
エストロゲン　514, 520, 521
エストロン　514, 523
エスモロール　130, 264, 267
エゼチミブ　492, 495, 496
エタクリン酸　333, 339
エタネルセプト　406, 424, 470, 474
エタノール　224
　代謝　226

エダラボン　211
エタンブトール　583, 584
エチゾラム　197, 199, 200, 229, 230, 231
エチドロン酸　497, 500, 502
エチルアルコール　224
エチルシステイン　364
L-エチルシステイン　365, 548
エチルモルヒネ　242, 250
エチレフリン　107, 111, 115, 295, 296
エーテル　239
エトスクシミド　188, 192, 194
エトトイン　187, 192, 193, 194
エトドラク　461, 463, 466
エトポシド　618
エトラビリン　591, 594
エドロホニウム　86, 90
エナラプリル　270, 282, 286, 292
エバスチン　438
エピナスチン　370, 372, 377, 437
エピネフリン　56, 102, 115
エピリゾール　462, 464, 467
エピルビシン　610, 612
エファビレンツ　591, 594
エフェドリン　110, 116
エプタコグアルファ　304, 306
エプタゾシン　243, 244, 251
エペリゾン　197, 199, 200
エベロリムス　421, 431, 621
エポエチンアルファ　322, 325
エポエチンベータ　322, 325
エホニジピン　278, 279, 282, 285
エムトリシタビン　591, 593, 594
エメチン　397, 398
エモルファゾン　462, 464, 467
エラスターゼ　406
エリスロポエチン　320, 430
エリスロマイシン　572, 576
エルカトニン　497
エルゴタミン　119, 346, 347, 348
エルゴノビン　346, 348
エルゴメトリン　119, 346, 347, 348
エルロチニブ　619, 620
遠位尿細管　334
遠位尿細管終末部　335
塩基性非ステロイド性抗炎症薬　467
塩基性 NSAID　460
エンケファリン　70, 137
炎症　454
　原因　454
炎症性サイトカイン　457
炎症性腸疾患治療薬　404
延髄　136
エンタカポン　170, 174, 177, 178

エンテカビル　410, 411
エンテロキナーゼ　406
エンテロクロマフィン様細胞　63, 382, 392, 433
エンテロペプチダーゼ　406
エンドセリン　70
エンドセリン受容体　47
エンドトキシン　385
エンドルフィン　137
エンフルラン　234, 239
エンプロスチル　386, 387, 390, 447, 448, 449
塩類下剤　400, 402
A型肝炎ウイルス　409
A型ボツリヌス毒素　100, 101
Aキナーゼ　10, 19
Aα繊維　131
ABC型トランスポーター　34
AMPA受容体　65
AMP依存性プロテインキナーゼ　482
Arfファミリー　24
ATP感受性K^+チャネル　27, 481
Fタンパク質　597
FK結合タンパク質　422
H_1受容体　434
H_2受容体　434
H_3受容体　434
H_4受容体　435
H_1受容体遮断薬　437, 439
H_2受容体遮断薬　440, 442
H_3受容体遮断薬　442
H_4受容体遮断薬　442
HDLコレステロール　489
HMG-CoA還元酵素阻害薬　490, 493
5-HT受容体　45
5-HT_{1A}受容体作動薬　231
5-HT_3受容体　50
5-HT_3受容体遮断薬　399
L型チャネル　26
L型Ca^{2+}チャネル　269
LDLコレステロール　489
LHRHアゴニスト　616
LHRH受容体　616
MAO-B阻害薬　170
MHC class I 抗原複合体　417
MHC class II 抗原複合体　417
Na^+チャネル　25
Na^+チャネル遮断薬　260, 339
Na^+-Ca^{2+}交換系　269
NF-κB経路　52
NK細胞　415
NK-1受容体　453
NK-2受容体　453
NK-3受容体　453

N_M受容体　11, 51, 55, 82
NMDA型グルタミン酸受容体　204
NMDA受容体　65
N_N受容体　51, 55, 82
NO合成酵素　73
NPH製剤　479
NPL製剤　479
S状結腸　381
SH2領域　23
SH3領域　23
SLC型トランスポーター　34
STATタンパク質　24
ST合剤　581
SU受容体　481
SU薬　481

オ

横行結腸　381
黄色ブドウ球菌
　β-ラクタム系抗菌薬　553
黄体形成ホルモン　514
黄体ホルモン　514, 521
黄体ホルモン放出ホルモン　616
嘔吐　396
嘔吐中枢　396
オウバク　394, 395
オキサセフェム　554
オキサゾラム　228, 230, 231
オキサゾリジノン系抗菌薬　578
オキサゾリジン系　188
オキサトミド　438, 444, 447
オキサプロジン　461, 463
オキサペナム　554, 554
オキサリプラチン　617
オキシカム系　466
オキシコドン　243, 244, 250
オキシテトラサイクリン　572, 575, 577
オキシトシン　346, 347, 507, 508, 515
オキシトロピウム　88, 91, 92, 369, 372, 376
オキシブチニン　89, 91, 92, 341, 342, 343
オキシプリノール　503
オキシペルチン　141, 145, 147, 151
オキシメテバノール　359, 360, 361
オキセサゼイン　134, 399
オキセンドロン　343, 345
オクスプレノロール　123, 124, 129, 276, 279
オクトコグアルファ　304, 306
オザグレル　210, 309, 312, 314, 447

悪心　396
オセルタミビル　591, 595, 596
オータコイド　432
オートレセプター　59
オピオイド　240
オピオイド受容体　48, 70, 246, 247
オピオイド受容体刺激薬　407, 410
オフロキサシン　579, 580, 585
オマリズマブ　425
オメプラゾール　385, 386, 388, 407
オーラノフィン　468, 471
オランザピン　63, 143, 144, 148, 151
オルシプレナリン　108
オルノプロスチル　447, 448, 449
オルプリノン　271, 273
オルメサルタンメドキソミル　288, 292
オロパタジン　537
オンダンセトロン　63, 397, 398, 399, 617
Oddi括約筋　412
Oddi括約筋弛緩薬　410
on-off現象　172

カ

外因性代謝経路　489
開口分泌　81
外傷後ストレス障害　230
蛔虫　600
回腸　381
回転性めまい　543
カイニン酸　65
カイニン酸受容体　65
海馬　135
潰瘍性大腸炎　404
カイロミクロン　489
カイロミクロンレムナント　490
化学受容器　352
化学受容器反射　352
化学受容器引金帯　119, 136, 396, 544
化学療法　549
過感受性　126
可逆的コリンエステラーゼ阻害薬　86
核酸合成阻害薬　589
覚醒　214
覚醒剤　157
拡張期血圧　281
獲得免疫系　415, 416
核内因子　422
核内受容体　13, 52
角膜治療薬　539
下行結腸　381
下垂体アデニル酸シクラーゼ活性

化ペプチド　392
下垂体後葉ホルモン　515
ガストリン　381, 382
カチオンチャネル　25
褐色細胞腫　120
活性型ビタミン D$_3$　498, 501
活性炭　403
カテコールアミン　56, 509, 517, 518
　生合成と分解　57
カテコールアミン類　269
カテコール-O-メチル基転移酵素　105
カテコール-O-メチル基転移酵素阻害薬　170, 174
カテコール-O-メチルトランスフェラーゼ　57
カナマイシン　571, 573, 574
カバペンチン　191, 193, 195, 253
カハールの間質細胞　392
過敏性腸症候群　400
過敏性腸症候群治療薬　400, 403
過敏反応　420
カフェイン　157, 165
カプサイシン　395
カプシド　590
カプトプリル　282, 286, 291, 452
カプロマブペンデチド　426
ガベキサート　311, 313, 316, 407, 408
カペシタビン　607, 608
カベルゴリン　173, 177, 178
カミツレ　394, 395
過眠症　153
カモスタット　407, 408
可溶性酵素　20
ガランタミン　86, 204, 205
カリウム保持性利尿薬　28, 333, 339, 340
カリクレイン　450
カリジン　450
顆粒球コロニー刺激因子　327, 430
顆粒球・単球/マクロファージコロニー刺激因子　327
顆粒球マクロファージコロニー刺激因子　430
カルシウムチャネル　20
カルシウムポンプ　26
カルシトニン製剤　497
カルシトリオール　498, 501, 502
カルシニューリン　422
カルジベロール　130
カルテオロール　124, 129, 264, 266, 277, 288, 529, 531, 533
カルバコール　84, 89

カルバセフェム　554
カルバゾクロム　305, 308
カルバペネム　554
カルバペネム系抗菌薬　565, 566
カルバマゼピン　157, 162, 165, 187, 192, 194
カルビドパ　172, 177, 178
カルピプラミン　141, 145, 148, 151
カルベジロール　122, 123, 277, 279, 284, 290, 293
カルペリチド　270, 272, 273, 337, 339, 341
カルボキシペプチダーゼ　406, 553
カルボキシメチルセルロース　400, 402
カルボシステイン　365, 366, 548
カルボン酸系　187
カルメロース　400, 402
カルモジュリン　20
カルモナム　568
加齢性黄斑変性症　539
加齢性黄斑変性症治療薬　539, 541
ガレノキサシン　580
眼圧　526
眼科系疾患治療薬　525
眼球
　断面図　525
眼球乾燥症　539
冠血管系　257
感作リンパ球　419
ガンシクロビル　591, 592
環状ヌクレオチドホスホジエステラーゼ　20
癌性疼痛治療　252
肝性脳症治療薬　410, 412
眼精疲労　539
間接型アドレナリン作動薬　105, 110
間接型アドレナリン受容体　116
間接型副交感神経興奮薬　84
関節機能改善薬　454, 475
間接作用　3
関節リウマチ　467
関節リウマチ治療薬　454, 467
完全作動薬　7, 121
　濃度-反応曲線　13
完全心ブロック　112
肝臓　381, 409
乾燥甲状腺末　509
乾燥濃縮人活性化プロテイン C　311, 316
乾燥濃縮人血液凝固第IX因子複合体　304

乾燥濃縮人血液凝固第XIII因子　304, 306
乾燥濃縮人血液凝固第VIII因子　306
乾燥濃縮人 C1-インアクチベーター　311, 317
乾燥人血液凝固第IX因子複合体　306
がん胎児性抗原　425
間代発作　182
肝・胆道疾患治療薬　410
カンデサルタンシレキセチル　283, 287, 292
寒天　400, 402
含糖酸化鉄　321, 322
含糖ペプシン　395
間脳　135
肝庇護薬　410, 412
肝不全用栄養剤　410
寛容　415
カンレノ酸カリウム　333, 339, 340, 512, 519, 522
γ-アミノ酪酸　52, 64, 136, 209, 210, 211
κ オピオイド受容体アゴニスト　408

キ

期外収縮　259
気管支拡張薬　374
気管支腺　354
気管支喘息　88, 367
　病態形成機序　374
気管支喘息治療薬　88
キサンチン　503
キサンチンオキシダーゼ　503
キサンチン誘導体　157
キサンチン類　375
寄生虫　598
偽性 ChE　84
基礎活性　18
基礎代謝率　509
拮抗的二重支配　78
拮抗薬　6, 7, 121
ギトキシン　268
キナ　394, 395
キナゾリノン系　198
キナゾリン誘導体　118
キナプリル　287, 292
キニジン　260, 262, 265
キニナーゼ I　451
キニナーゼ II　282, 451
キニナーゼ II 阻害薬　452
キニーネ　598, 599
キニノーゲン　450

キニン類 450
　　生理作用 451
キヌプリスチン 578
キヌプリスチン・ダルホプリスチ
　　ン配合剤 578
キノイド学説 535
機能障害 454
機能性胃腸症 391, 392, 393
機能性上部消化管症候群 393
機能性耐性 254
キノロン系抗菌薬 579
気分安定薬 152
キマーゼ 72
キモトリプシン 406
逆作動薬 7
　　濃度-反応曲線 17
逆説睡眠 213
逆転写酵素阻害薬 411
逆流性食道炎 385
旧キノロン系抗菌薬 579
吸収 29
急性炎症 454
急性作用 4
急性腎不全 337
急性膵炎 406
急性ストレス反応 230
急性慢性肝炎 409
吸着薬 401, 403
吸虫類 599
吸虫類感染症治療薬 601
吸入ステロイド薬 379
吸入投与 29
吸入麻酔薬 234
　　薬理作用 236
橋 136
競合性筋弛緩薬 97
競合的拮抗薬 7
　　濃度-反応曲線 16
強心配糖体 268
蟯虫 600
強直-間代発作 180, 182
強直発作 182
局所作用 3
局所止血薬 308
局所麻酔
　　種類 133
局所麻酔薬 131
　　アドレナリンの併用 132
　　化学構造 131
　　構造活性相関 132
　　作用機序 131
　　中毒 133
虚血性心疾患 125, 257, 274
虚血性心疾患治療薬 274
巨赤芽球性貧血 319
巨赤芽球性貧血治療薬 324

去痰薬 363, 548
キラーTリンパ球 416
起立性低血圧 274, 294
近位尿細管 334
筋横行小管 97
筋小胞体 97
筋層間神経叢 392
金チオリンゴ酸ナトリウム 468, 471
筋肉内投与 29
GABA
　　生合成経路 67
GABA系 197
GABAトランスアミナーゼ 66
GABA$_A$受容体 50, 67, 183
GABA$_A$受容体-Cl$^-$チャネル複合体 220
GABA$_B$受容体 47

ク

グアイフェネシン 363, 364, 365
クアゼパム 215, 217, 219
グアナベンズ 107, 284, 290, 294
グアニル酸シクラーゼ 20, 270, 274
グアネチジン 127, 130
グアヤコール 363, 364
グアヤコールスルホン酸カリウム 365
グアンファシン 107
空腸 381
クエチアピン 143, 144, 149, 151
クエン酸カリウム 311, 505
クエン酸第一鉄 321, 322
クエン酸ナトリウム 313, 317, 505
薬
　　吸収 29
　　代謝 31
　　体内動態 28
　　投与経路 28
　　排泄 34
　　分布 31
口 381
駆虫薬 599
クッシング症候群 511
クラドリビン 608, 609
グラニセトロン 63, 397, 398, 399, 617
クラブラン酸 558
グラム陰性菌
　　細胞壁 554
グラム陽性菌
　　細胞壁 554
クラリスロマイシン 386, 388, 391, 572, 573, 576

クラーレ 97
グリクラジド 482, 485, 488
グリクロピラミド 481
グリシン 66, 68, 136
グリシン受容体 50, 68
グリセオフルビン 587, 588, 590
グリセリン 333, 338, 339, 531, 532, 534
グリチルリチン 410, 412
グリニド系薬 482, 485
グリベンクラミド 482, 485, 488
グリメピリド 482
クリンダマイシン 572, 577
グルカゴン受容体 47
グルクロン酸抱合 33
グルココルチコイド
　　生理作用 510
グルココルチコイド受容体 510
グルコース 480
グルタチオン 535, 536
グルタミン 386, 391
L-グルタミン 387
グルタミン酸 52, 65, 136
グルタミン酸デカルボキシラーゼ 66
クレアチニン 332
クレチン病 509
グレーブス病 509
クレボプリド 394, 395
クレマスチン 439
クレンブテロール 109, 116, 341, 342, 343
クロカプラミン 141, 145, 147, 151
クロキサゾラム 228, 231
クロザピン 143, 144, 149, 151
クロストーク 21
クロチアゼパム 229, 230, 231, 545, 546
クロトリマゾール 586, 587, 589
クロナゼパム 190, 192, 195
クロニジン 107, 111, 115, 284, 290, 294, 530
クロバザム 190, 192, 195
クロピドグレル 310, 312, 315
クロファジミン 585
クロフィブラート 491, 494, 496
クロフェダノール 360, 362
クロペラスチン 360, 362
クロミフェン 514, 521, 523
クロミプラミン 158, 160, 164, 232, 341, 342, 343
クロモグリク酸 442
クロモグリク酸ナトリウム 369, 372, 377, 443, 537
クロラゼプ酸 228, 231
クロラムフェニコール 572, 578

日本語索引

クロラムフェニコール系抗菌薬　578
クロルジアゼポキシド　218, 228, 230, 231
クロルタリドン　333, 339
クロルフェニラミン　437
d-クロルフェニラミン　439
dl-クロルフェニラミン　439
クロルフェネシン　196, 199, 200
クロルプロパミド　481
クロルプロマジン　138, 141, 146, 150, 397, 398, 399
クロルマジノン　345, 345, 515, 521, 523
クロルマジノン酢酸エステル　343
クローン病　404

ケ

経口糖尿病薬　480
経口投与　28
経口投与鉄剤　321
経口避妊薬　515
経口ペネム系抗菌薬　568
ケイ酸アルミニウム　385, 388, 401, 403
ケイ酸マグネシウム　401, 403
ケイヒ　394, 395
経皮的投与　29
下剤　400, 402
ケシ　246
ゲストノロン　345
ケタミン　238, 241
血圧　280
血圧下降　337
血液　300
血液/ガス分配係数　235
血液凝固因子　306
血液凝固系　302
結核菌　583
血管運動中枢　281
血管拡張薬　545, 546
血管強化薬　308
血管作動性小腸ペプチド　392
血管内投与　29
血管内皮細胞増殖因子　425, 620
血管内皮増殖因子　12, 540
血漿カリクレイン-高分子キニノーゲン系　451
血小板活性化因子　421, 450
血小板系　301
血小板由来成長因子　12
血小板由来増殖因子　620
欠神発作　180, 181, 187
血清脂質　489

結節乳頭核　436
血栓　300
血栓溶解薬　317
血糖降下薬　407
血友病　307, 508
ケトチフェン　438, 443, 537
ケトプロフェン　461, 463
解熱鎮痛薬　447, 454, 467
ケノデオキシコール酸　410, 411, 412
ゲノム創薬　41
ゲファルナート　386, 387, 391
ゲフィチニブ　619, 620
ケミカルメディエーター　455, 457
ケミカルメディエーター遊離阻害薬　442, 443
ゲムシタビン　607, 608
ゲメプロスト　447, 448, 449
下痢　400
健胃・消化薬　394, 395
嫌酒薬　226, 227
検証的試験　39
ゲンタマイシン　571, 573, 574
ゲンチアナ　394, 395
原虫　598
原虫類　598
原発開放隅角緑内障　527, 528
原発閉塞隅角緑内障　527, 528
K^+ チャネル　27
K^+ 保持性利尿薬　518, 519

コ

抗悪性腫瘍薬　601
抗アドレナリン作動薬　117, 128
抗アルドステロン薬　333, 339, 340
抗アレルギー性 H_1 受容体遮断薬　438
抗アレルギー薬　232, 376, 432
抗アンドロゲン薬　344, 615
高アンモニア血症治療薬　410
広域ペニシリン系薬　555, 556, 557
抗インフルエンザウイルス薬　595
抗ウイルス薬　590, 591
抗うつ薬　152, 154, 232
抗エストロゲン薬　614
抗炎症薬　454, 457
抗ガストリン薬　390
高眼圧症　526
交感神経　258
　優位性　79
交感神経系　76
　機能　78

支配　77
交感神経興奮様薬　105, 530
交感神経作動薬　102
交感神経刺激薬　532
交感神経性血管運動神経　281
抗寄生虫薬　598
抗凝固薬　315
抗胸腺細胞グロブリン　424
抗菌作用　549
抗菌スペクトル　549
抗菌薬　549
　抗菌スペクトル　550
　作用点　552
口腔　381
高血圧緊急症　121
高血圧症　121, 124, 281
高血圧治療薬　280, 281
抗結核薬　573, 583
抗血小板薬　313
抗血栓薬　309
抗原虫薬　598
抗原提示細胞　417
抗抗酸菌薬　583
抗甲状腺薬　509, 516, 517
抗コリン作動薬　170, 175
抗コリン作用薬　342
抗コリン薬　87, 90, 376, 407, 408, 537
交叉依存　223, 255
抗サイトメガロウイルス薬　590
交叉耐性　223, 255
抗酸菌　583
高脂血症治療薬　489, 493
鉱質コルチコイド　13, 512
抗腫瘍性抗生物質　609
甲状腺機能亢進症　125, 509
甲状腺機能低下症　509
甲状腺ホルモン　13, 508
甲状腺ホルモン製剤　516
抗真菌薬　585, 587
　作用点　586
高浸透圧薬　531, 532
抗水痘・帯状疱疹ウイルス薬　590
合成アドレナリン α 受容体遮断薬　128, 119, 129
合成アドレナリン α_1 受容体選択的遮断薬　129
合成アドレナリン β 受容体遮断薬　129
合成アドレナリン $\beta + \alpha_1$ 受容体遮断薬　130
合成抗コリン薬　88
抗精神病薬　138, 546
　受容体結合の強さ　142
向精神薬　545

抗生物質　549
合成麻薬性鎮痛薬　250
抗喘息薬　367
抗線溶薬　308
光線力学的療法用製剤　541
酵素　25
構造活性相関　5
構造タンパク質　28
酵素共役型受容体　12
酵素内蔵型受容体　12
抗体
　　免疫抑制薬　422
抗体産生　419
鉤虫　600
抗てんかん薬　179, 182, 184, 192
後天性白内障　535
後天性免疫不全症候群　421, 592
後頭葉　135
抗トリコモナス薬　599
抗トロンボキサンA_2薬　377
高尿酸血症治療薬　503, 506
　　作用機序　504
抗認知症薬　203, 205
抗パーキンソン病薬　165, 177
　　副作用　176
抗ハンセン病薬　585
抗ヒスタミン薬　377, 437, 439, 543, 546
抗不安薬　212, 227, 545, 546
抗不整脈薬　258, 262
抗プラスミン薬　308
興奮-収縮連関　97
興奮性アミノ酸　65
興奮性アミノ酸トランスポーター　65
興奮性細胞　25
興奮性神経伝達物質　136
抗ペプシン薬　390
抗ヘルペスウイルス薬　590
硬膜外麻酔　132
抗マラリア薬　598
抗ムスカリン薬　389
抗めまい薬　544, 546
肛門管　381
抗リウマチ薬　454, 468
抗利尿ホルモン　336, 507
抗利尿ホルモン不適合分泌症候群　508
抗緑膿菌薬　573
抗リンパ球抗体　424
抗ロイコトリエン薬　377
抗B型肝炎ウイルス薬　596
抗C型肝炎ウイルス薬　596
抗HBV薬　410
抗HCV薬　410
抗HIV薬　592

作用点　593
抗RSウイルス薬　597
抗Th2サイトカイン薬　377
抗VEGF薬　540, 541
コカイン　111, 117, 133, 134
コキシブ系　467
呼吸運動　351
呼吸器合胞体ウイルス　425
呼吸機能改善薬　355
呼吸興奮薬　355
黒色真菌　589
孤児受容体　8
ゴセレリン　616
孤束核　396
骨粗鬆症治療薬　497, 500
コデイン　242, 244, 250, 359, 360, 361
古典的抗ヒスタミン薬　437
コハク酸セミアルデヒド　137
コバマミド　322, 323, 324
コリスチン　582
コリンアセチル基転移酵素　81
コリンアセチルトランスフェラーゼ　53
コリンエステラーゼ阻害薬　344, 530, 532, 538
　　酵素阻害　85
コリン作動性神経　79
コリン作動性伝達　53
コリン作動薬　81, 83, 89, 344, 530, 532, 538
コルチコイド産生阻害薬　512
コルチコステロン　457
コルチゾール　510, 522
コルチゾン　322, 326, 457, 510, 518, 522
コルヒチン　505, 506, 507
コレシストキニン　382, 406
コレシストキニン-8　390
コレスチミド　491, 494, 496
コレスチラミン　491, 494, 496
コレステロール　489
コレステロールエステル　490
コレステロール逆転送系　490
コレステロールトランスポーター阻害薬　492
混合型インスリン製剤　480
コンサータ　158
コンドロイチン硫酸　322
コンドロイチン硫酸エステルナトリウム　539
コンドロイチン硫酸・鉄コロイド　321
COMT阻害薬　170, 174, 407, 410, 412
COX-2阻害薬　464

サ

サイアザイド系利尿薬　333, 338, 339
サイクリックAMP　7, 10, 19
サイクリックGMP　10, 20
最小阻止濃度　549
最小肺胞内濃度　235
再生不良性貧血　321
再生不良性貧血治療薬　326
催胆薬　410, 412
サイトカイン　418, 428, 618
サイトカイン受容体
　　シグナル伝達機構　24
サイトカインネットワーク　418
サイトメガロウイルス感染症　590
催吐薬　397, 398
催不整脈作用　260
細胞空胞化毒素　385
細胞周期　602
細胞障害性Tリンパ球　416
細胞性免疫　416, 419
細胞毒性薬　426
細胞内情報伝達　19
細胞内情報伝達物質　19
細胞壁合成阻害薬　568
細胞膜　29
細胞膜受容体　44
細胞膜電位依存性イオンチャネル　11
細胞膜輸送タンパク質　20
催眠薬　212, 214, 221
サイモシン　428
杯細胞　354
サキナビル　591, 594, 595
酢酸テトラコサクチド　192
サクシニルコリン　99
サケカルシトニン　497
殺菌作用　549
作動薬　6, 7
ザナミビル　591, 595, 596
サニルブジン　591, 593, 594
ザフィルルカスト　370, 373, 377, 449
サブスタンスP　137, 452
サプレッサーTリンパ球　416
サポニン　363, 364
作用点　4
サラゾスルファピリジン　404, 405, 469, 471, 472, 581
サリチル酸　466
サリチル酸系　466
サリチル酸ナトリウム　460, 463
サリドマイド　585, 620, 621

日本語索引　*631*

サリン　86
ザルシタビン　591, 593, 594
サルファ薬　581
サルブタモール　108, 109, 111, 116, 368, 372, 374
サルポグレラート　310, 312, 315
サルメテロール　108, 109, 111, 116, 368, 372, 374, 379
酸化セルロース　305, 308, 309
Ⅲ型アレルギー　420
酸化マグネシウム　385, 388, 400, 402
三環系抗うつ薬　155, 158, 342
酸性抗アレルギー薬　442
酸性非ステロイド性抗炎症薬　447
酸性NSAID　460, 466
散瞳薬　88, 537

シ

ジアシルグリセロール　10, 20, 104, 434
ジアスターゼ　394, 395
ジアゼパム　189, 192, 195, 197, 199, 200, 228, 230, 231, 238, 239, 545, 546
シアナミド　227
シアノコバラミン　322, 323, 324, 539
ジアフェニルスルホン　585
ジアミノピメリン酸　552
ジアミン酸化酵素　433
シアリダーゼ　596
ジイソプロピルフルオロホスフェート　86
シェーグレン症候群　539
ジエチルカルバマジン　600, 601
ジエチルスチルベストロール　514
シェーンライン・ヘノッホ紫斑病　307
ジオクチルソジウムスルホサクシネート　400, 401, 402
ジギタリス製剤　268
ジギトキシン　268
子宮作用薬　346
子宮弛緩薬　348
子宮収縮薬　346
糸球体　331
糸球体ろ過　34
糸球体ろ過量　332
シグナル伝達系阻害薬　619
シクラシリン　555, 556, 557
シクレソニド　371, 373, 379
シクロオキシゲナーゼ　444, 464

シクロオキシゲナーゼ経路　68, 69, 444
シクロオキシゲナーゼ阻害薬　313, 447
シクロスポリン　322, 324, 326, 421, 422, 431
シクロピロロン誘導体　217
ジクロフェナク　407, 408
ジクロフェナクナトリウム　460, 463, 466
シクロペントラート　88, 90, 92, 537, 538
シクロホスファミド　427, 432, 603
ジクロロイソプロテレノール　121
刺激伝導系　257
刺激薬　7
止血　300
止血薬　304
持効型インスリン製剤　480, 484
ジゴキシン　267, 268, 271, 272
自己受容体　59
自己免疫反応　421
自己リン酸化　22
ジサイクロミン　385
脂質異常症治療薬　489, 493
止瀉薬　400, 402
次硝酸ビスマス　401, 403
糸状虫　600
ジスギネジア　172
ジスチグミン　86, 90, 92, 343, 344, 345, 530, 532, 534, 538, 539
ジストニア　172
シスプラチン　617
ジスルフィラム　227
自然免疫系　415
ジソピラミド　260, 262, 265
シタグリプチン　483, 487, 488
ジダノシン　591, 593, 594
シタフロキサシン　580
シタラビン　607, 608
シタラビン オクホスファート　607, 608
シチコリン　209, 210
疾患修飾性抗リウマチ薬　468
失神性めまい　543
失立発作　182
シデフェロン　321, 322
シトクロム P450　32, 603
シトシンアラビノシド類　607
ジドブジン　591, 593, 594
ジドロゲステロン　515, 521, 523
ジノスタチンスチマラマー　613
ジノプロスト　447, 448, 449
ジノプロストン　447, 448

ジノプロストンベータデクス　449
ジパルミトイル型ホスファチジルコリン　353
ジヒドロエピアンドロステロン　523
ジヒドロエルゴタミン　295, 296
ジヒドロエルゴトキシン　206, 207, 297, 298, 299
L-3,4-ジヒドロキシフェニルアラニン　168, 171
ジヒドロコデイン　242, 250, 359, 360, 361
ジヒドロテストステロン　513
ジヒドロピリジン系　282
ジヒドロ葉酸　605
ジピベフリン　530, 532, 533
ジピリダモール　275, 278, 280
ジフェニドール　544, 546, 547
ジフェニルヒダントイン　179, 186
ジフェンヒドラミン　63, 397, 399, 437, 439, 544, 546
ジプロフィリン　544, 546
シプロフロキサシン　579, 580
シプロヘプタジン　437, 440
ジベカシン　571, 573, 574
シベンゾリン　260, 262, 266
シメチジン　385, 386, 389, 440, 442
ジメチルフェニルピペラジニウム　94, 96
ジメトチアジン　359, 462, 464
ジメモルファン　360, 361
ジメンヒドリナート　397, 398, 399, 439, 543, 546, 547
ジメンヒドリナートジフェンヒドラミン　398
次没食子酸ビスマス　401, 403
ジモルホラミン　355, 356
社会恐怖　230
遮断薬　7
臭化カルシウム　223
収縮期血圧　281
十二指腸　381
終板　97
羞明　534
収斂薬　401, 403
縮瞳薬　538
主経路　526
主細胞　381
主作用　4
腫脹　454
受動拡散　30
腫瘍壊死因子　404, 430, 473
主要組織適合（性）遺伝子複合体

クラスI　416
受容体　5, 44, 60
　　シグナル伝達機構　8
　　分類　7
　　薬理作用　6
受容体型グアニル酸シクラーゼ　12
受容体型セリン/スレオニンキナーゼ　12
受容体型チロシンキナーゼ　12
受容体型チロシンホスファターゼ　12
受容体作動性 Ca^{2+} チャネル　27
受容体作用薬
　　濃度-反応関係　13
受容体シグナル
　　調節機構　104
酒量抑制薬　227
潤滑性下剤　400, 402
循環ペプチド　70
順行性健忘　221
昇圧薬　294
消炎酵素薬　548
消化管　381
消化管内投与　28
消化器系　381
消化器作用薬　381
消化性潰瘍　381, 384
消化性潰瘍治療薬　385
笑気ガス　234, 239
条件回避反応　143
小孔　11
上行結腸　381
症候性低血圧症　280, 294
症候性てんかん　180
症候性パーキンソン病　167
硝酸イソソルビド　274, 276, 279
上室性期外収縮　259
条虫類　599
小腸　381
小腸コレステロールトランスポーター阻害薬　495
小腸刺激性下剤　400, 402
焦点発作　180
小脳　136
上皮小体ホルモン　499
上皮成長因子受容体　619
上皮増殖因子受容体　425
小胞グルタミン酸トランスポーター　65
小胞体モノアミントランスポーター　58
情報伝達　154
小発作　181
静脈内投与鉄剤　321
静脈麻酔薬　237

食道　381
ジョサマイシン　572, 573, 576
除神経効果　126
ショック　112
ショック腎　337
徐波睡眠　212
シラザプリル　282, 286, 292
シラスタチン　567
自律神経系　75, 76
　　神経伝達機構　79
自律神経節　76
　　神経伝達　93
自律神経節作用薬　83, 96
自律神経節刺激薬　94, 96
自律神経節遮断薬　95, 96
自律性反射中枢　136
ジルチアゼム　261, 262, 265, 267, 275, 278, 286
シルドの式　17
シルニジピン　282, 285, 291
シロスタゾール　310, 312, 314
シロリムス　421, 422, 431
腎機能　331
心筋梗塞　274
腎クリアランス　332
神経筋接合部　96
　　構造と機能　98
　　神経伝達　97
神経筋接合部作用薬　83, 101
神経筋接合部遮断薬　97, 101
神経系
　　分類　76
神経遮断性麻酔　145, 240
神経遮断薬　138
神経障害性疼痛　253
神経症性障害　230
神経性アミノ酸　64
神経毒ガス　86
神経ブロック　132
腎結石　503
心原性ショック　112
人工肺サーファクタント　356, 357
心室細動　259
心室性期外収縮　259
心室粗動　259
浸潤麻酔　132
真性てんかん　180
腎性貧血　320
真性 ChE　84
心臓作用薬　257
心臓弁膜症　173
身体的依存　255
心停止　112
伸展受容器　353
浸透圧利尿薬　333, 338, 339

シンバスタチン　490, 493, 496
心不全　125, 257, 267
心不全治療　337
心不全治療薬　267
心房細動　259
心房性ナトリウム利尿ペプチド　12, 70, 336
心房粗動　259
じんま疹　435
新薬の開発　36
C 型肝炎　409
C 型肝炎ウイルス　409
C 型ナトリウム利尿ペプチド　70
C 型慢性肝炎　411
C サブユニット　20
C 繊維　131
Ca^{2+} ウェーブ　26
Ca^{2+} オシレーション　26
Ca^{2+} 結合タンパク質　26
Ca^{2+} 受容体　26
Ca^{2+} チャネル　26
Ca^{2+} チャネル遮断薬　275, 282
Ca^{2+} 誘発性 Ca^{2+} 遊離　27
cAMP 依存性プロテインキナーゼ　19, 104
cAMP-A キナーゼ系
　　情報伝達　19
CCK 受容体　406
CCK_1 受容体　390
CCK_2 受容体　382, 390
CDP-コリン　209, 210
cGMP 依存性プロテインキナーゼ　336
ChE 阻害薬　84
$CysLT_1$（LTD_4）受容体遮断薬　449
G タンパク質　10
　　活性化メカニズム　9
G タンパク質共役型受容体　8, 43, 45, 104, 434
　　キナーゼ　104
　　細胞内シグナル発生機構　9
G タンパク質制御性 K^+ チャネル　27
$G_{i/o}$ タンパク質　434
$G_{q/11}$ タンパク質　434
G_s タンパク質　434
GLP-1 アナログ　483, 487
GLP-1 分解酵素阻害薬　483, 487
JAK/STAT 経路　52
Shay のバランス説　384
Sicillian-Gambit の分類　260

ス

膵炎治療薬　407

膵外分泌抑制薬　407, 408
髄腔内投与　29
水酸化アルミニウムゲル　385, 388
膵臓　381, 406
膵臓痛治療薬　407, 408
膵臓 β 細胞
　　インスリン放出機序　481
水痘・帯状疱疹ウイルス感染症　590
睡眠　212
　　リズム　221
睡眠発作　153
睡眠薬　212
水利胆薬　410, 412
スキサメトニウム　99, 101
スクラルファート　386, 387, 390, 391
スコポラミン　87, 90, 92, 241, 385, 399
スタチン系薬　490
スティーブンス・ジョンソン症候群　314
ステロイド
　　作用機序　511
ステロイド性抗炎症薬　454, 457
　　作用機序　458
　　適応症　459
　　副作用　459
　　薬理作用　458
ステロイドホルモン　13
ステロイド薬　377
ステロール調節エレメント結合タンパク　490, 492
ストア作動性 Ca^{2+} チャネル　11
ストレプトグラミン　572
ストレプトグラミン系抗菌薬　578
ストレプトマイシン　571, 573, 574, 583, 584
スニチニブ　620, 621
スニップ　41
スパルフロキサシン　579, 580
スピペロン　61, 143, 146, 150
スピラマイシン　572, 573, 576
スピロノラクトン　333, 339, 340, 512, 518, 522
スプラタスト　370, 373, 377
スペクチノマイシン　571, 575
スマトリプタン　63
スミチオン　86
スリット・ジャンクション　31
スリンダク　461, 463, 466
スルタミシリン　556, 557
スルチアム　189, 193, 194
スルトプリド　143, 147, 150
スルバクタム　558

スルピリド　141, 143, 146, 150, 394, 395, 397, 399
スルピリン　462, 464, 467
スルファサラジン　404
スルファジメトキシン　581
スルファドキシン　599
スルホニル尿素薬　481, 485
スルホンアミド系　189

セ

生活の質　36
性感染症　599
静菌作用　549
制酸薬　388
正常眼圧緑内障　526
精神依存　255
精神運動発作　180, 181
精神刺激薬　152
性腺刺激ホルモン放出ホルモン　514
制吐薬　397, 399, 543
正の変時作用　112
正の変伝導作用　112
正の変力作用　112
生物学的製剤　473
性ホルモン　13
生理活性アミン　53
生理活性物質　136
生理活性ペプチド　70
セカンドメッセンジャー　7, 19
脊髄視床路　245
脊髄麻酔　132
咳反射　353
セクレチン　382, 406
セクレチン受容体　406
セコバルビタール　216, 222
セチプチリン　155, 158, 161, 164
舌下投与　28
セツキシマブ　425, 621, 622
節後線維　76
節前線維　76
接着分子　457
切迫流産・早産防止薬　88
セトラキサート　386, 387, 391
セネガ　364
セファクロル　558, 560, 564
セファゾリン　558, 560, 564
セファトリジン　558, 560, 564
セファドロキシル　558, 560, 564
セファレキシン　558, 560, 564
セファロスポリナーゼ　558
セファロスポリン類　558
セファロチン　558, 560, 564
セフィキシム　559, 563, 565
セフェピム　560, 564, 565

セフェム　554
セフェム系抗菌薬　558, 560
セフォジジム　562, 565
セフォゾプラン　560, 564, 565
セフォタキシム　559, 562, 565
セフォチアム　559, 561, 564
セフォチアムヘキセチル　559, 561, 564
セフォペラゾン　559, 562, 565
セフカペン ピボキシル　563, 565
セフジトレン ピボキシル　565
セフジニル　559, 563, 565
セフタジジム　559, 562, 565
セフチブテン　559, 563, 565
セフテラム ピボキシル　563, 565
セフトリアキソン　559, 562, 565
セフピロム　560, 563, 565
セフブペラゾン　559, 561, 564
セフポドキシム プロキセチル　563, 565
セフミノクス　559, 561, 564
セフメタゾール　559, 561, 564
セフメノキシム　562, 565
セフロキサジン　558, 560, 564
セフロキシム アキセチル　559, 562, 564
セボフルラン　234, 239
ゼラチン　305, 308
セラトロダスト　449
セラペプターゼ　363, 364
セリプロロール　124, 129, 276, 279, 289
セリン　66
セリン/トレオニンキナーゼ　22
セリン/トレオニンキナーゼ内蔵型受容体　52
セルトラリン　155, 159, 161, 164
セルモロイキン　619
セレギリン　170, 174, 177, 178
セレコキシブ　462, 464, 467
セロトニン　61, 137, 139, 301, 392
　　生合成と分解　62
セロトニン受容体　62
セロトニン受容体遮断薬　315
セロトニン・ドパミン拮抗薬　142
セロトニントランスポーター　59
セロトニン $5\text{-}HT_2$ 受容体　144
セロトニン $5\text{-}HT_3$ 受容体遮断薬　397
前眼部
　　構造　527
前向性健忘　221
前シナプスアドレナリン α_2 受容体　119

全静脈麻酔　240
全身作用　3
全身性エリテマトーデス　421
全身麻酔薬　232
全身麻酔　233
喘息予防・管理ガイドライン2009　378
選択的アドレナリンα₂受容体刺激薬　530
選択的エストロゲン受容体モジュレーター　499, 501
選択的セロトニン再取り込み阻害薬　152, 155
選択的セロトニン・ノルアドレナリン再取り込み阻害薬　152, 155
選択的ムスカリンM₁受容体遮断薬　407, 408
選択的モノアミン酸化酵素B阻害薬　170, 174
選択的α₁受容体遮断薬　529
選択的α₂受容体遮断薬　118
選択的β₁受容体遮断薬　130
線虫類　599
蠕虫類　598, 599
線虫類感染症治療薬　600
先天性白内障　535
先天緑内障　527
前頭葉　135
センナ　400, 402
センノシド　400, 402
全般性不安障害　230
全般発作　180, 181
センブリ　394, 395
線溶系　303
前立腺肥大　121
前立腺肥大症治療薬　344, 345

ソ

躁うつ病　153
躁うつ病治療薬　156
双極性障害　153
躁病　156
相補性決定領域　474
即時型アレルギー　420
即時型アレルギー反応　113
促進作用　3
側頭葉　135
速波睡眠　213
続発開放隅角緑内障　527
組織カリクレイン-低分子キニノーゲン系　451
組織プラスミノーゲンアクチベーター　303, 311, 318
組織プラスミノーゲン活性化因子　210

ソタロール　121, 261, 264, 267
速効型インスリン製剤　479
速効性インスリン分泌促進薬　482
ゾテピン　141, 145, 147, 151
ゾニサミド　176, 177, 179, 190, 193, 195
ゾピクロン　216, 219
ソブゾキサン　618
ソマトスタチン　80
ソラフェニブ　620
ソリフェナシン　341, 342, 343
ゾルピデム　216, 217, 219
ゾレドロン酸　497, 501, 502

タ

第Ⅰ因子　306
第一世代抗ヒスタミン薬　437
第一世代セフェム系抗菌薬　564
第Ⅰ相試験　39
第Ⅰ相反応　32
体液性免疫　416, 417
第Ⅸ因子　306, 307
第三世代セフェム系抗菌薬　564
第Ⅲ相試験　40
代謝　31
代謝型グルタミン酸受容体　48, 65
代謝型プロスタグランジン　531
代謝拮抗薬　605
代謝性耐性　254
第ⅩⅢ因子　306, 307
耐性　254
耐性菌　549
　耐性化機構　551
体性神経系　75
大腸　381
大腸刺激性下剤　400, 402
タイト・ジャンクション　31
体内動態　28
第Ⅶ因子　306
第Ⅱa因子　306
第二世代抗ヒスタミン薬　437
第二世代セフェム系抗菌薬　564
第Ⅱ相試験　40
第Ⅱ相反応　33
大脳新皮質　135
大脳辺縁系　135
ダイノルフィンA　70
第Ⅷ因子　306
大発作　182
退薬症候群　459
退薬症状　255
第四世代セフェム系抗菌薬　565
第Ⅳ相試験　40

ダウノルビシン　610, 612
タウリン　66
ダウンレギュレーション　104
唾液腺　381
唾液腺ホルモン　536
タカジアスターゼ　394, 395
多価不飽和脂肪酸　495
ダカルバジン　605
タキキニン受容体　49, 453
タキキニン受容体遮断薬　453
タキキニン類　452
タキキニンNK₁受容体　399
タキキニンNK₁受容体遮断薬　397
タキサン　613, 614
タキフィラキシー　110
ダクリズマブ　424
タクロリムス　421, 422, 431, 469, 471, 473
タクロリムス結合タンパク質　473
多元受容体標的作用薬　143
ダサチニブ　621
タザノラスト　369, 372, 377, 442, 443
タゾバクタム　558
脱殻阻害薬　596
脱分極性筋弛緩薬　97, 99
脱力発作　182
多動性障害　153
ダナパロイド　310, 316
タバコ　94
タフルプロスト　528, 529, 531, 533
タブン　86
タミバロテン　621
タムスロシン　120, 129, 343, 345
タモキシフェン　615
多薬排出トランスポーター　35
タラボプラスト　533
タリペキソール　173, 177, 178
ダルテパリン　310, 316
ダルナビル　591, 594, 595
ダルホプリスチン　578
単球・マクロファージ系前駆細胞　327
単球/マクロファージコロニー刺激因子　327
探索的試験　39
炭酸水素ナトリウム　385, 388, 545, 546
炭酸脱水酵素阻害薬　333, 338, 339, 530, 532
炭酸リチウム　157, 162, 165
胆汁中排泄　35
単純部分発作　180, 181

単純ヘルペスウイルス感染症　590
男性不妊症　513
男性ホルモン　513, 520
胆石　409
胆石症　407
胆石痛治療薬　410, 413
胆石溶解薬　410, 412
胆道　409
胆道炎　409
胆道ジスキネジー　409
胆道疾患　409
タンドスピロン　63, 229, 230, 231
ダントロレン　100, 101
タンニン酸アルブミン　401, 403
胆嚢　381
タンパク合成阻害薬
　　作用点　571
タンパク質同化ステロイド　513, 520
タンパク分解酵素阻害薬　407, 408

チ

チアジド系利尿薬　282, 333, 338, 339
チアゾリジン誘導体　482, 486
チアプリド　143, 147, 150, 208, 210
チアプロフェン酸　461, 463
チアベンダゾール　600, 601
チアマゾール　509, 517, 522
チアミラール　222, 238, 239
チアラミド　462, 464, 467
チェイン・ストークス型呼吸　248
チエノジアゼピン誘導体　217
遅延型アレルギー　420
チオテパ　603, 604
チオトロピウム　88, 91, 369, 372, 376, 379
チオ尿素　222
チオプロニン　535, 536
チオペンタール　222, 238, 239
知覚神経系　75
蓄尿障害治療薬　341
チクロピジン　310, 312, 315
チザニジン　198, 199, 200
チトクローム C　209, 210
チニダゾール　599
チプロリサント　442
チペピジン　359, 360, 361
チミペロン　143, 146, 150
チモポイエチン　430
チモロール　123, 124, 129, 529, 531, 533

注意欠陥・多動性障害　152, 153
注意力欠如多動症候群　114
中間型アドレナリン作動薬　110, 116
中間型インスリン製剤　479
中枢神経薬理学　138
中枢性交感神経抑制薬　284
中枢性骨格筋弛緩薬　195
中枢性鎮咳薬　358
中枢性非麻薬性鎮咳薬　361
中枢性麻薬性鎮咳薬　358
中枢性めまい　543
中枢前庭系　541
中脳　136
昼盲　534
チュブリン　613
腸運動調整薬　401
腸運動抑制薬　400
腸管筋層反射　392
腸筋神経叢　391
腸クロム親和性細胞様細胞　63
超速効型インスリン製剤　479, 484
超速効性インスリン分泌促進薬　485
腸内殺菌薬　401
直接型アドレナリン受容体作動薬　105, 106, 115
直接型副交感神経興奮薬　83
直接型 α_1 受容体作動薬　107, 115
直接型 α_2 受容体作動薬　107, 115
直接型 β_1 受容体作動薬　107, 116
直接型 β_2 受容体作動薬　108, 116
直接作用　3
直腸　381
直腸内投与　28
チラミン　110, 116
チリソロール　277, 279, 288
治療的使用　39
チロキシン　508, 509
チログロブリン　508
チロシンキナーゼ　22, 23
チロシンキナーゼシグナル　23
チロシンヒドロキシラーゼ　57
チロシンホスファターゼ内蔵型受容体　52
鎮うん薬　543
鎮咳薬　358
鎮痙薬　88, 410
沈降炭酸カルシウム　385, 388
鎮痛補助薬　252, 253

ツ

痛覚伝導路　245
痛風

炎症発症機序　505
痛風結節　503
痛風腎症　503
痛風治療薬　503, 506
　　作用機序　505
痛風発作予防薬　505, 506
ツボクラリン　97, 101
ツロブテロール　109, 116

テ

定型抗精神病薬　141, 143, 146
低血圧　113
低血圧症　294
低血圧治療薬　280, 294
テイコプラニン　568, 569
低分子神経伝達物質　136
低分子ヘパリン　316
低分子量 GTP 結合タンパク質　23
低分子量 G タンパク質　23
低 K 血症　269
デオキシコール酸　410
テオフィリン　368, 372, 375
テガフール　607, 608
テガフール・ウラシル配合剤　607
テガフール・ギメラシル・オテラシル配合剤　607
デカメトニウム　100, 101
適応免疫系　416
デキサメタゾン　322, 322, 324, 326, 378, 397, 398, 399, 404, 405, 457, 548, 621
デキストロメトルファン　359, 360, 361
テクネシウム-99m　425
デシプラミン　59, 158
テストステロン　513, 520, 523
テストステロンエナント酸エステル　322, 324, 325, 513
デスフルラン　234
デスモプレシン　507, 515, 522
デスラノシド　268, 271, 273
デスロラタジン　437
鉄芽球性貧血　320
鉄芽球性貧血治療薬　325
鉄欠乏性貧血　319
鉄欠乏性貧血治療薬　321
鉄コロイド　322
鉄投与過剰症　321
テトラサイクリン　572, 575, 577
テトラサイクリン系抗菌薬　575
テトラヒドロ葉酸　605
テノキシカム　461, 464
デノパミン　108, 116, 269, 271,

273, 295
テノホビル 591, 593, 594
デヒドロエピアンドロステロン 513
デヒドロコール酸 411, 412
テビペネム ピボキシル 567
デフェロキサミン 321, 322, 323
テプレノン 386, 387, 391
テムシロリムス 621
デメチルクロルテトラサイクリン 572, 575, 577
テモカプリル 287, 292
テモゾロミド 605
デュロキセチン 155, 159, 162, 164
テラゾシン 120, 129, 283, 289, 293, 343, 345, 591, 594
デラプリル 282, 286, 292
テーラーメイド医療 41
テリパラチド 499, 501, 502
テルブタリン 108, 109, 111, 116
テルミサルタン 283, 287, 292
電位依存性 Ca^{2+} チャネル 26
電位依存性 K^+ チャネル 27
電位依存性 Na^+ チャネル 25, 131
てんかん 180
　分類 180, 181
てんかん重積症 185, 189
電撃痙攣療法 156
転写調節部位 13
伝達麻酔 132
点頭てんかん 182
伝導麻酔 132
天然物由来アドレナリンα受容体遮断薬 118, 128
デンプン 480
δ-アミノレブリン酸 320
D_2 受容体遮断薬 395
DeGeorge 症候群 428
des-Arg^{10} カリジン 451
des-Arg^9 ブラジキニン 451
DNA 依存性 RNA ポリメラーゼ 581
DNA 型ウイルス 590
DPP-4 阻害薬 483, 487
T 管 97
T リンパ球 416
T リンパ球特異的免疫抑制薬 421
TGF 受容体 52
Th1 サイトカイン 419
Th2 サイトカイン 419
Th1 リンパ球 419
Th2 リンパ球 419
TXA_2 合成酵素阻害薬 314
TXA_2 受容体遮断薬 449

ト

トウガラシ 395
統合失調症 140
糖質コルチコイド 13, 377, 457
　生理作用 510
　薬理作用 458
糖質コルチコイド応答配列 421
糖質コルチコイド受容体 458
　活性化機構 13
糖質コルチコイド調節要素 459
洞性徐脈 259
洞性頻脈 258
洞性不整脈 259
頭頂葉 135
疼痛 454
洞停止 259
糖尿病 477
糖尿病治療薬 477, 484
トウヒ 394, 395
洞房結節 257
洞房ブロック 259
動揺性めまい 543
投与経路 28
糖類下剤 400, 402
ドカルパミン 271, 273
ドキサゾシン 120, 129, 283, 289, 293
ドキサプラム 356, 357
ドキシサイクリン 572, 575, 577
ドキシフルリジン 607, 608
ドキソルビシン 610, 611
特異的作用 3
特異的リガンド結合ポケット 9
特殊アミノ酸製剤 410, 412
毒性試験 38
特定の恐怖 230
トコフェロールニコチン酸エステル 492, 495, 496
トコン 363, 397, 398
トシリズマブ 470, 474
トスフロキサシン 579, 580
ドスレピン 158, 160, 164
ドセタキセル 614, 615
突発性てんかん 180
ドネペジル 86, 203, 205
L-ドパ 57
ドパミン 56, 106, 115, 137, 139, 271, 273, 295
ドパミン仮説 140
ドパミンシステムスタビライザー 143
ドパミン受容体 47, 61
ドパミン受容体作動薬 169, 172
ドパミン前駆体 169, 171

ドパミントランスポーター 59
ドパミンニューロン 59, 139
ドパミン D_2 受容体遮断薬 397, 399, 544, 546
ドパミン-β-ヒドロキシラーゼ 57
トピラマート 191, 193, 195
トーフス 503
ドブタミン 107, 111, 116, 269, 271, 273, 295
トブラマイシン 571, 573, 574
トポイソメラーゼ 610
トポイソメラーゼ阻害薬 617
トポイソメラーゼⅠ阻害薬 617
トポイソメラーゼⅡ阻害薬 618
ドライアイ 539
トラスツズマブ 425, 431, 621, 622
トラセミド 333, 339
トラゾドン 155, 158, 161, 164
トラゾリン 118, 120, 129, 297, 298, 299
トラニラスト 369, 372, 377, 442, 443, 537
トラネキサム酸 305, 308
トラピジル 275, 278, 280
トラボプロスト 528, 529, 531
トラマドール 244, 252
トランスデューサー 5
トランスデューサータンパク質 21
トランスデューシン 10
トランスフォーミング成長因子-β 12
トランスペプチダーゼ 553
トランドラプリル 287, 292
トリアゾラム 215, 217, 219
トリアゾール系抗真菌薬 589
トリアムシノロン 322, 324, 326, 457, 548
トリアムテレン 333, 339, 340
トリグリセリド 489
トリクロホスナトリウム 217, 223
トリコモナス 599
トリパミド 333, 339
トリプシノーゲン 406
トリプシン 363, 406
L-トリプトファン 61
トリフロペラジン 143, 146, 150
トリプロリジン 439
トリヘキシフェニジル 89, 170, 175, 177, 178
ドリペネム 567
トリミプラミン 158, 160, 164
トリメタジオン 188, 193, 194

トリメタジジン　278, 280
トリメタファン　95, 96
トリメトキノール　108, 368, 372, 374
トリメトプリム　581
トリメブチン　401, 402, 403
トリヨードチロニン　508, 509
トリロスタン　513, 519, 522
ドルゾラミド　530, 532, 533
トルテロジン　341, 342, 343
トルブタミド　481
トルペリゾン　197, 199, 200
トレチノイン　621
トレピブトン　410, 411, 412
トレミフェン　615
ドロキシドパ　168, 170, 175, 177, 178
トロピカミド　88, 90, 92, 537, 538
トロピセトロン　397, 398, 399, 617
ドロペリドール　145, 241
トロポニンC　269
トロンビン　304, 306
トロンボキサン　68, 444
トロンボキサンA$_2$　301
トロンボキサンA$_2$合成阻害薬　447
ドンペリドン　241, 394, 395, 397, 399, 544, 546, 547

ナ

内因性交感神経刺激作用　121, 283
内因性代謝経路　490
内因性リガンド　13
内因性リガンド-受容体複合体　13
内在性疼痛抑制機構　245
ナイスタチン　586, 587, 588
内皮由来血管弛緩因子　74
内分泌系治療薬　507, 515
内分泌・代謝性疾患治療薬　477
ナテグリニド　482, 485, 488
ナトリウムポンプ　25, 131
ナトリウム利尿ペプチド　70
ナドロール　123, 129, 264, 266, 288, 292
7回膜貫通型受容体　8
ナファモスタット　311, 313, 316, 407, 408
ナフトピジル　343, 345
ナブメトン　461, 463
ナプロキセン　461, 463, 466
ナリジクス酸　579, 580
ナルコレプシー　152, 153

ナルコレプシー治療薬　114
ナルトグラスチム　327, 328
ナロキソン　240, 249, 250, 252, 356, 357
ナンドロロン　520, 523
ナンドロロンデカン酸エステル　513

ニ

Ⅱ型アレルギー　420
2型糖尿病　477
Ⅱ型ヘルパーTリンパ球　419
ニカルジピン　282, 285, 291
ニクズク　394, 395
ニコチン　94, 96
　　薬理作用　95
ニコチン酸系薬　297, 492, 495
ニコチン受容体　51, 55, 79, 82
　　サブユニット配置と構造　56
ニコチン性アセチルコリン受容体　11, 51
ニコチン様作用　84
ニコモール　492, 495, 496
ニコランジル　275, 278, 280
ニザチジン　385, 386, 389, 440, 442
二次血栓　302
二次性パーキンソン病　167
偽の組込み機構　4
ニセリトロール　492, 495, 496
ニセルゴリン　205, 207
ニゾフェノン　206, 207
ニソルジピン　278, 279, 285
ニトラゼパム　215, 217, 218, 219
ニトレンジピン　278, 279, 286
ニトログリセリン　274, 276, 279
ニトロソウレア類　604
S-ニトロソシステイン　274
ニフェカラント　261, 265, 267
ニフェジピン　275, 277, 279, 282, 286, 349
ニプラジロール　277, 279, 288, 529, 531, 533
日本住血吸虫　601
ニムスチン　604
ニメタゼパム　215, 219
乳児・小児てんかん　182
ニューキノロン系抗菌薬　579
ニュートラルアンタゴニスト　121
ニューロキニンA　452
ニューロキニンB　452
ニューロトランスミッター　136
ニューロフィシン　507
ニューロペプチド　70

ニューロペプチドK　452
ニューロペプチドY　80, 452
尿
　　濃縮機構　335
尿アルカリ化薬　505
尿細管再吸収　35
尿細管分泌　34
尿酸オキシダーゼ　505
尿酸産生抑制薬　503, 506
尿酸代謝　504
尿酸排泄促進薬　503, 506
尿酸分解酵素薬　505, 506
尿中排泄　34
尿排出障害治療薬　342, 345
尿崩症　336
ニルバジピン　285, 291
ニロチニブ　620, 621
認知症　201

ヌ

ヌクレオシド系逆転写酵素阻害薬　593
ヌクレオチドトランスポーター　35

ネ

ネオスチグミン　86, 90, 92, 343, 344, 345, 539
ネダプラチン　617
熱感　454
熱ショックタンパク質　13, 458, 510
熱帯熱マラリア原虫　598
ネビラピン　591, 594
ネフロン　332
ネモナプリド　143, 147, 150
ネララビン　608, 609
ネルフィナビル　591, 594, 595
粘液修復型去痰薬　366
粘液水腫　509
粘液線毛輸送　354
粘液線毛輸送系　353
粘液溶解型去痰薬　363
粘膜下神経叢　392

ノ

ノイラミニダーゼ　596
脳下垂体後葉ホルモン　507
脳血管障害性疾患　203
脳血管性認知症　203
脳室内投与　29
脳循環改善薬　205
脳循環・代謝改善薬　545, 546

脳性ナトリウム利尿ペプチド 70
脳代謝改善薬 208
能動輸送 30
濃度-反応曲線 13
脳保護薬 211
ノギテカン 617, 618
ノスカピン 359, 360, 361
ノルアドレナリン 56, 79, 102, 106, 115, 137, 139, 509, 518, 522
　貯蔵と遊離 58
ノルアドレナリン作動性・選択的セロトニン作動性抗うつ薬 155
ノルアドレナリン前駆体 175
ノルアドレナリントランスポーター 59
ノルアドレナリンニューロン 59
ノルエチステロン 515, 521, 523
ノルエピネフリン 56, 102, 115
ノルトリプチリン 158, 160, 164
ノルフロキサシン 579, 580
ノルモルヒネ 249
non-REM 睡眠 212
no on/delayed on 現象 172

ハ

肺気腫 88
肺サーファクタント 353, 357
排泄 34
排胆薬 410, 412
排尿障害 341
ハイパーイミューン免疫グロブリン 424
排卵誘発薬 521
バカンピシリン 555, 556, 557
パーキンソン症候群 167
パーキンソン病 166
麦芽糖 480
白内障 534
白内障治療薬 534, 536
麦門冬湯 360, 362
パクリタキセル 614, 615
バクロフェン 197, 199, 200
バシトラシン 582
橋本病 509
バージャー病 297
播種性血管内凝固症候群 307
バシリキシマブ 424
ハシリドコロ 87
パズフロキサシン 579, 580
バセドウ病 509
バゼドキシフェン 499, 501, 502
バソプレシン 70, 507, 336

バソプレシン V_2 受容体拮抗薬 508, 516
ハッカ 394, 395
麦角 118
麦角アルカロイド 118, 128, 348
麦角アルカロイド系 173
白金製剤 617
白血球減少症治療薬 327
白血球分化抗原 416
白血球遊走因子 457
バトロキソビン 311, 317
鼻茸 548
パニック障害 230
パニツムマブ 621, 622
パニペネム 566, 567
バニリルマンデル酸 58
バニロイド受容体 12
パパベリン 410, 411, 412
ハマダラカ 598
パミテプラーゼ 311, 318
パミドロン酸 497, 500, 502
バラシクロビル 591, 592
パラチオン 86
パラメタゾン 322, 326
バランス麻酔 240
パリビズマブ 425, 597
パリペリドン 142, 144, 148, 151
バルサルタン 283, 287, 292
バルナパリン 310, 316
バルニジピン 285, 291
バルビタール 216, 218, 222
バルビツール酸系 186
バルビツール酸系催眠薬 221
バルビツール酸誘導体 214, 218, 239
バルプロ酸 157, 163, 165, 187, 192, 193, 194
ハロキサゾラム 215, 217, 219
パロキセチン 59, 155, 159, 161, 164, 232
ハロタン 234, 239
パロチン 535, 536
ハロペリドール 61, 138, 141, 143, 146, 150
パンクレアチン 394, 395
パンクロニウム 98, 101, 241
バンコマイシン 568, 569
バンコマイシン耐性黄色ブドウ球菌 569
バンコマイシン耐性腸球菌 569
バンコマイシン耐性腸球菌感染症治療薬 578
ハンセン病 585
反跳現象 459

ヒ

ビアペネム 567
ヒアルロン酸 475
ヒアルロン酸ナトリウム 539
ピオグリタゾン 482, 486, 488
非可逆的コリンエステラーゼ阻害薬 86
皮下投与 29
ビカルタミド 615
非競合的拮抗薬 7
　濃度-反応曲線 16
ビグアナイド薬 482, 486
鼻腔内投与 29
ピコスルファート 400, 401, 402
ビサコジル 400, 401, 402
皮質焦点発作 181
非消化管内投与 29
微小管 613
微小管阻害薬 613
ヒス束 257
ヒスタミナーゼ 433
ヒスタミン 63, 382, 432
　生合成・代謝・貯蔵 433
　生合成と分解 64
　生理作用 435
　遊離 433
ヒスタミン受容体 47, 434
ヒスタミン受容体遮断薬 436
ヒスタミン H_1 受容体遮断薬 397, 399
ヒスタミン H_2 受容体遮断薬 389, 407, 408
ヒスタミン N-メチル基転移酵素 433
L-ヒスチジン 433
ヒスチジン脱炭酸酵素 433
非ステロイド性抗炎症薬 407, 454, 460
　作用機序 464
　適応症 465
　副作用 465
　薬物相互作用 465
ビスホスホネート薬 497, 500
　作用機序 498
非選択性 β 遮断薬 129
非選択的 α 受容体遮断薬 118
非前庭性めまい 543
ビソプロロール 123, 261, 263, 266, 277, 288
ピタバスタチン 490, 493, 496
ビタミン B_6 192, 193, 322, 583
ビタミン B_6 欠乏性貧血 320, 325
ビタミン B_{12} 319, 323, 324
ビタミン D 13

日本語索引

ビタミン K　303, 307
ビタミン K$_1$　304, 307
ビタミン K$_2$　304, 307
ビタミン K$_2$ 製剤　499, 501
ビタミン U　386, 387, 391
ビダラビン　592
ヒダントイン系　186
非鎮静性抗ヒスタミン薬　437
非定型抗精神病薬　142, 144, 148
非特異的作用　3
ヒト2相性イソフェンインスリン製剤　480
ヒト免疫不全ウイルス　421, 592
ヒドララジン　284, 291, 294
5-ヒドロキシインドール酢酸　61
ヒドロキシカルバミド　609
4-ヒドロキシシクロホスファミド　603
ヒドロキシジン　229, 230, 232, 439
5-ヒドロキシトリプタミン　61
ヒドロキシプロゲステロン　515, 521, 523
3-ヒドロキシ-4-メトキシマンデル酸　120
ヒドロキシラジカル　74
ヒドロキソコバラミン　322, 324
ヒドロコルチゾン　322, 324, 326, 378, 404, 405, 405, 457, 518
ヒドロペルオキシエイコサテトラエン酸　69, 445
泌尿器　331
非ヌクレオシド系逆転写酵素阻害薬　594
ピノサイトーシス　416
ビノレルビン　614
ピパンペロン　143, 146, 150
非びらん性胃食道逆流症　385
ピブメシリナム　555, 556, 557
ピペミド酸　579, 580
ピペラシリン　555, 556, 557
ピペリジン系　203
ビペリデン　89, 170, 175, 177, 178
ピペリドレート　88, 91, 92
ヒポキサンチン　503
ヒマシ油　400, 402
ビマトプロスト　528, 529, 531, 533
非麻薬性鎮痛薬　251
肥満細胞　433
ピモジド　141, 145, 147, 151
ピモベンダン　269, 272, 273
標的分子　4
表面麻酔　132
ピラジナミド　583, 584

ピラルビシン　610, 612
ピランテル　600, 601
ピリドキサール　323
ピリドキーサルリン酸　433
ピリドキシン　323
ピリドンカルボン酸系抗菌薬　579
ピリミジン代謝拮抗薬　607
ピリメタミン　599
ピリラミン　437
非臨床試験　37
ピルシカイニド　261, 263, 266
ビルダグリプチン　483, 487, 488
ビルハルツ住血吸虫　601
ピルブテロール　108, 109, 111, 116
ピルメノール　260, 262, 266
ピレタニド　333, 339
ピレノキシン　535, 536
ピレンゼピン　88, 91, 92, 385, 387, 389, 407, 408
ピロカルピン　84, 89, 92, 530, 532, 534, 538, 539
ピロキシカム　461, 464, 466
広場恐怖　230
ピロヘプチン　89, 170, 175, 177, 179
ピロミド酸　579
ピロリ菌　384
ビンカアルカロイド　613
ビンクリスチン　613, 614
貧血　319
貧血治療薬　321
ビンデシン　613, 614
ピンドロール　122, 123, 124, 129, 275, 277, 279, 288
ビンブラスチン　613, 614
B 型肝炎　409
B 型肝炎ウイルス　409
B 型慢性肝炎　411
B 繊維　131
B リンパ球　416
Bcr-Abl チロシンキナーゼ　619
PAF 受容体　450
PDGF 受容体　620
PH 領域　23
PTB 領域　23
P2X 受容体　12, 51
P2Y 受容体　48

フ

ファゴサイトーシス　416
ファスジル　206, 207
ファモチジン　385, 386, 389, 407, 440, 442

ファレカルシトリオール　498, 501, 502
ファロペネム　568
フィゾスチグミン　86, 89
フィッシャー比　412
フィトナジオン　304, 305, 307
フィナステリド　343, 345, 346
フィブラート系薬　491, 494
フィブリノーゲン　301, 304, 306
フィブリン　303
フィラリア　600
フィルグラスチム　327, 328
フェキソフェナジン　437, 440
フェーズ I　39
フェーズ II　40
フェーズ III　40
フェーズ IV　40
フェナジン　462
フェナム酸系　466
フェニトイン　179, 186, 192, 193, 194
フェニルエタノールアミン-N-メチルトランスフェラーゼ　57
フェニレフリン　107, 115, 537, 538
フェノキシベンザミン　119, 120, 128
フェノチアジン系薬物　141
フェノテロール　109, 116
フェノバルビタール　186, 192, 194, 217, 218, 222
フェノフィブラート　491, 494, 496
フェブキソスタット　503, 506, 507
フェロジピン　285, 291
フェンタニル　238, 240, 243, 244, 250, 251
フェントラミン　118, 120, 129, 284, 289, 293
フォンビルブランド因子　301
フォンビルブランド病　508
副経路　526
副交感神経　258
　優位性　79
副交感神経系　76
　機能　78
　支配　77
副交感神経興奮薬　83, 89
副交感神経作用薬　89
副交感神経刺激薬　530, 532
副交感神経抑制薬　87, 90
副甲状腺ホルモン　499, 501
副細胞　381
複雑部分発作　180
副作用　4

複視　534
副腎髄質ホルモン　509
副腎皮質機能亢進症　511
副腎皮質機能低下症　511
副腎皮質機能不全症　511
副腎皮質ステロイド　326, 397, 518, 548, 405
副腎皮質ホルモン　510
副腎皮質ホルモン合成阻害薬　519
副腎皮質ホルモン産生阻害薬　512
副鼻腔炎　547
ブクラデシンナトリウム　271, 273
浮腫　337
ブシラミン　468, 471, 472
ブスルファン　603, 604
不整脈　125, 257, 258
ブチリルコリンエステエラーゼ　84
ブチルスコポラミン　88, 91, 92, 385, 389, 408
ブチルスコポラミン臭化物　407
ブチロフェノン系薬物　141
フッ化ピリミジン類　607
ブデソニド　371, 373, 379
ブドウ糖　480
ぶどう膜強膜間房水流出路　526
ブトキサミン　122
フドステイン　365, 366
ブドララジン　284, 291, 294
ブトルファノール　244, 251
ブナゾシン　113, 118, 283, 289, 293, 529, 532, 533
ブフェトロール　123, 129, 264, 267
ブプレノルフィン　244, 251
部分アゴニスト　121
部分作動薬　7, 121
　濃度-反応曲線　17
部分発作　180, 181, 187
ブホルミン　482, 486, 488
フマル酸第一鉄　321, 322
不眠症　213
ブメタニド　333, 339
ブラウノトール　386, 387, 391
フラジオマイシン　571, 574
プラジカンテル　601
ブラジキニン　70, 72, 270, 282, 450
ブラジキニン受容体　46, 451
ブラジキニン受容体遮断薬　452
プラスミノーゲンアクチベーターインヒビター-1　304
プラスミン　308

プラゼパム　228, 231
プラゾシン　118, 120, 129, 283, 289, 293
プラノプロフェン　461, 463
プラバスタチン　490, 493, 496
フラビンアデニンジヌクレオチドナトリウム　539
フラボキサート　341, 342
フラボキサート塩酸塩　343
プラミペキソール　61, 173, 177, 178
プラリドキシム　86
プランルカスト　370, 373, 377
プリジノール　197, 199, 200
プリミドン　186, 192, 194
ブリモニジン　530
プリンゾラミド　530, 532, 533
プリン代謝異常　503
プリン代謝拮抗薬　608
プリン代謝遮断薬　426
プリンヌクレオチド　503
プリン誘導体　450
フルアゴニスト　121
フルオロウラシル　589, 607, 608
フルオロメトロン　537
プルキンエ線維　257
フルコナゾール　587, 589
フルジアゼパム　228, 231
フルシトシン　587, 588, 589
フルタゾラム　229, 231
フルタミド　615
フルダラビン　608, 609
フルチカゾン　371, 373, 379
フルトプラゼパム　228, 231
フルニトラゼパム　215, 217, 219
フルバスタチン　490, 493, 496
フルフェナジン　143, 146, 150
フルフェナム酸　463
フルフェナム酸アルミニウム　460
フルボキサミン　59, 155, 159, 161, 164, 223, 232
フルマゼニル　219, 240, 356, 357, 359
フルラゼパム　215, 217, 219
プルリフロキサシン　579
フルルビプロフェン　461, 463
ブレオマイシン　612
フレカイニド　261, 263, 266
プレガバリン　253
ブレチリウム　127, 130
プレドニゾロン　322, 324, 326, 378, 404, 405, 457, 548
プロカイン　134
プロカインアミド　260, 262, 265
プロカテロール　109, 116, 368,

372, 374
プロカルバジン　605
プロキシフィリン　368, 372, 376
プログルミド　386, 387, 390
プログルメタシン　461, 463
プロクロルペラジン　143, 146, 150, 397, 398, 399
プロゲステロン　514, 521
プロゲステロン誘導体　615
プロスタグランジン　68, 346, 347, 444, 528
プロスタグランジン I_2　301
プロスタグランジン受容体　445
プロスタグランジン受容体作動薬　447, 448
プロスタグランジン製剤　297, 390
プロスタグランジン E_2　390
プロスタグランジン $F_{2\alpha}$　347, 529
プロスタグランジン $F_{2\alpha}$ 誘導体　531
プロスタサイクリン　301, 545
プロスタノイド　69
　生合成経路　68
プロスタノイド受容体　49
プロスタノイドFP受容体　529
プロスタマイド受容体　529
プロスタマイド $F_{2\alpha}$ 誘導体　531
フロセミド　333, 339
プロチゾラム　216, 217, 219
プロチレリン　208, 210, 211
プロテアーゼ阻害薬　594
プロテインキナーゼ　22
プロテインキナーゼA　10, 269, 382, 389, 434
プロテインキナーゼC　20, 104, 434
プロテインC　316
プロテオミクス創薬　41
プロテオーム解析　41
プロドラッグ　32
プロトンポンプ　382
プロトンポンプ阻害薬　388, 407, 408
プロナーゼ　548
ブロナンセリン　142, 144, 148, 151
プロパフェノン　261, 263, 266
プロパンジオール系　196
プロパンテリン　88, 90, 92, 385, 389
プロピオン酸系　466
プロピベリン　89, 91, 92, 341, 342, 343
プロピルチオウラシル　509,

516, 522
プロフェナミン　89, 170, 175, 177, 178
プロブコール　492, 495, 496
プロプラノロール　122, 123, 124, 129, 261, 264, 266, 275, 277, 288
フロプロピオン　407, 408, 410, 411, 412
プロベネシド　503, 506, 507
プロペリシアジン　143, 146, 150
プロポフォール　238, 240
ブロマゼパム　229, 231
ブロムヘキシン　365, 366
ブロムペリドール　143, 146, 150
プロメタジン　397, 398, 399, 437, 440, 544, 547
フロモキセフ　559, 561, 564
ブロモクリプチン　61, 173, 177, 178
ブロモバレリル尿素　217, 218, 223
フロロピパミド　150
分岐鎖アミノ酸　412
分子標的治療薬　619
分子標的薬　406
糞線虫　600
分泌促進型去痰薬　363
分布　30
VDT症候群　539
VEGF受容体　620
VRE感染症治療薬　578

へ

平滑筋弛緩薬　342
平衡感覚伝導路　542
閉塞性動脈硬化症　297
ベカナマイシン　571, 573, 574
ペガプタニブ　540, 541
壁細胞　381, 436
ヘキサメトニウム　55, 95, 96
ベクロニウム　98, 101, 241
ベクロメタゾン　371, 373, 379
ベザフィブラート　491, 494, 496
ベタキソロール　124, 130, 276, 279, 289, 529, 531, 533
ベタネコール　84, 89, 92, 343, 344, 345
ベタヒスチン　544, 546, 547
ベタミプロン　567
ベタメタゾン　322, 324, 326, 457, 537, 548
ペチジン　241, 243, 244, 250, 407, 408
ベナゼプリル　286, 292
ペナム　554

ベニジピン　278, 279, 286
ペニシラミン　468, 471
ペニシリナーゼ　557, 558
ペニシリン系薬　555
ペニシリン結合タンパク質　553
ペニシリン排泄抑制薬　504
ペニシリンG　557
ペネム　554
ベバシズマブ　425, 621, 622
ヘパリノイド　316
ヘパリン　210, 310, 313, 315
ベバントロール　284, 290, 293
ペプシン　394
ペプチドグリカン　552
ペプチド系神経伝達物質　136
ペプチドトランスポーター　35
ベプリジル　261, 262, 265, 267, 278
ヘプロニカート　297, 298, 299
ペプロマイシン　613
ペミロラスト　442, 537
ペミロラストカリウム　369, 372, 377, 443
ペメトレキセド　605, 606
ヘモクロマトーシス　319, 321
ヘモコアグラーゼ　305, 309
ペモリン　158, 163, 165
ベラドンナ　87
ベラドンナアルカロイド　87
ベラパミル　261, 262, 265, 267, 275, 278
ベラプロスト　310, 314, 447, 448
ベラプロストナトリウム　297, 298, 299, 312, 449
ペラミビル　591, 595, 596
ヘリコバクター・ピロリ　384
ヘリコバクター・ピロリ除菌療法　391, 557
ヘーリング・ブロイエル反射　353
ペリンドプリルエルブミン　287, 292
ペルオキシダーゼ　508
ペルゴリド　173, 177, 178
ベルテポルフィン　540, 541
ヘルパーTリンパ球　416
ペルフェナジン　143, 146, 150, 397, 398, 399, 545, 546, 547
ベルベリン　401, 403
ペロスピロン　142, 144, 148, 151
ベンジルペニシリン　555, 557
ベンジルペニシリンベザンチン　555, 557
ベンズアミド系薬物　141
ベンズブロマロン　504, 506, 507
ベンセラジド　172, 177, 178

ベンゾイソキサゾール系　190
ベンゾジアゼピン系　189, 197
ベンゾジアゼピン系催眠薬　218
ベンゾジアゼピン誘導体　214, 217, 231, 239
ベンゾチアジアジン　338
ベンゾナテート　360, 362
ペンタゾシン　243, 244, 251, 407, 408
ベンダムスチン　603, 604
鞭虫　600
便通改善薬　401
扁桃炎　548
扁桃核　135
ペントキシベリン　359, 360, 362
ペントスタチン　608, 609
ペントバルビタール　216, 218, 222
便秘　400
ペンブトロール　122, 124, 129, 288, 293
ヘンレ係蹄　334
βアドレナリン作用　510
β-アミノプロピオフェノン系　197
β-アラニン　66
β-エンドルフィン　70
β_2作動薬　374
β受容体　60
β受容体刺激薬　268, 269, 297
β受容体遮断薬　270
　薬理作用　122
　薬理的性質　124
　有害作用　125
β-ハロアルキルアミン誘導体　118
β-ヒドロキシステロイド脱水素酵素　513
11β-ヒドロキシラーゼ　512
β-ラクタマーゼ　558
β-ラクタマーゼ阻害薬　558
β-ラクタム環　554
β-ラクタム系抗菌薬　554
Henderson-Hasselbalchの式　30

ホ

芳香族L-アミノデカルボキシラーゼ　57
抱合反応　33
房室結節　257
房室束　257
房室ブロック　259
放出阻害薬　596
房水　526
抱水クロラール　217, 218, 223

膨張性下剤　400, 402
ボグリボース　481, 484, 488
ホスアンプレナビル　591, 594, 595
ホスファチジルイノシトール 4,5-二リン酸　20
ホスファチジルイノシトール -Ca^{2+}系　21
ホスフルコナゾール　587, 589
ホスホジエステラーゼⅢ阻害薬　268, 269
ホスホマイシン　568, 570
ホスホリパーゼ A$_2$　406, 510
ホスホリパーゼ A$_2$ 阻害薬　446
ホスホリパーゼ C　20
ホスホリパーゼ C-イノシトールリン脂質系　153
ホスホリパーゼ C-β　10, 434
発作性頻脈　259
発赤　454
ボツリヌス菌　100
ボピンドロール　124, 129, 288, 293
ホマトロピン　537, 538
ホミカ　394, 395
ホメオスタシス　1
ホモクロルシクリジン　440
ホモバニリン酸　58
ポリエン系抗真菌薬　588
ポリエンマクロライド系抗真菌薬　588
ポリカルボフィルカルシウム　401, 402, 403
ポリクローナル免疫グロブリン　424
ボリコナゾール　587, 589
ホリナート　606
ポリペプチド系抗菌薬　582
ポリホスホイノシタイド　103
ポリミキシン B　582
ポーリン　554
ボルテゾミブ　620, 620
ホルモテロール　108, 109, 111, 116
ホルモン　614
本態性高血圧症　281
本態性低血圧症　294
本態性パーキンソン病　167
Vaughan-Williams の分類　260

マ

マイスナー神経叢　392
マイトマイシン C　612
マキサカルシトール　498, 501, 502

膜結合性グアニル酸シクラーゼ　21
膜結合性酵素　20
マクロファージ　416
　抗原　417
　提示　417
マクロファージコロニー刺激因子　430
マクロライド系抗菌薬　573
マザチコール　170, 175, 177, 179
麻酔　233
麻酔前投与　241
麻酔薬
　麻酔深度と反応　234
マスタード類　603
マスト細胞　433
末梢血管拡張薬　280, 284
末梢神経　75
末梢神経系
　受容体サブタイプ　80
　神経伝達物質　80
末梢性筋弛緩薬　100
末梢性交感神経抑制薬　284
末梢性鎮咳薬　362
末梢性めまい　543
末梢前庭系　541
マブテロール　109, 116
マプロチリン　155, 158, 161, 164
麻薬拮抗性鎮痛薬　251
麻薬拮抗薬　252, 357
麻薬性鎮痛薬　241
マラリア　598
マラリア原虫　598
マルターゼ　480
マルトース　480
慢性胃炎　391
慢性萎縮性胃炎　392
慢性ウイルス肝炎治療薬　410, 411
慢性炎症　454
慢性肝炎　409
慢性作用　4
慢性膵炎　409
慢性動脈閉塞症　280
慢性閉塞性肺疾患　88, 376, 379
マンソン住血吸虫　601
D-マンニトール　333, 338, 339, 531, 532, 534
MAO-B 阻害薬　174
MAP キナーゼ　24

ミ

ミアンセリン　155, 158, 161, 164
ミオクロニー発作　180, 181
ミオクローヌスてんかん　181

ミオシン軽鎖キナーゼ　21
ミグリトール　481, 484, 488
ミコナゾール　586, 587, 589
ミソプロストール　386, 387, 390, 447, 448, 449
ミゾリビン　469, 471, 472
ミダゾラム　238, 239, 240
ミチグリニド　482, 485, 488
三日熱マラリア原虫　598
ミデカマイシン　572, 573, 576
ミトキサントロン　610, 612
ミトタン　512, 519, 522
ミドドリン　107, 115, 295, 296
ミネラルコルチコイド　512
ミノサイクリン　572, 575, 577
ミノドロン酸　497, 500, 502
耳
　構造　542
ミリプラチン　617
ミリモスチム　327
ミルタザピン　155, 159, 162, 164
ミルナシプラン　155, 159, 161, 164
ミルリノン　271, 273
μ オピオイド受容体アゴニスト　408

ム

霧視　534
ムスカリン受容体　55, 56, 80, 82, 406
ムスカリン受容体拮抗薬　170, 175
ムスカリン性 M$_1$ 受容体　383
ムスカリン性 M$_3$ 受容体　382
ムスカリン様作用　84
ムスカリン M$_3$ 受容体遮断薬　376
ムレイン架橋酵素　553

メ

メカミラミン　55
メキサゾラム　228, 231
メキシレチン　261, 263, 266
メキタジン　370, 372, 377, 440
メクリジン　397
メクロフェノキサート　208, 210, 211
メコバラミン　322, 323, 324
メサラジン　404, 405
メダゼパム　228, 231
メタノール　227
メタプロテレノール　108, 111
メタンフェタミン　110, 116, 157,

163, 165
メチオニルリジルブラジキニン
　450
メチキセン　170, 175, 177, 179
メチクラン　333, 339
メチシリン耐性黄色ブドウ球菌
　569
メチラポン　512, 519, 522
N-メチル-D-アスパラギン酸　65
メチルアトロピン　385, 389
メチルエフェドリン　110, 117
メチルエルゴメトリン　119
メチルジゴキシン　271, 272
メチルシステイン　364
L-メチルシステイン　365, 548
N-メチルスコポラミン　385, 389
メチルセルロース　400, 402
メチルテストステロン　513, 520
メチルドパ　107, 111, 115, 284,
　290, 294
メチルフェニデート　158, 163,
　165
メチルプレドニゾロン　322, 324,
　326, 378, 457, 548
メチルベナクチジウム　385, 389
メチルメチオニンスルホニウム
　387, 391, 386
メディエーター遊離抑制薬　377
メテノロン　513, 520, 523
メトカルバモール　196, 199, 200
メトキサミン　107, 115
3-メトキシ-4-ヒドロキシフェニ
　ルエチレングリコール　58
メトキシフェナミン　108
メトクロプラミド　394, 395, 397,
　399, 544, 546, 547
メトトレキサート　469, 471, 472,
　605, 606
メトプロロール　122, 123, 124,
　130, 261, 263, 266, 277, 288
メトヘモグロビン　274
メトホルミン　482, 486, 488
メドロキシプロゲステロン　515,
　521, 615, 616
メトロニダゾール　386, 388, 391,
　599
メナテトレノン　304, 305, 307,
　499, 501, 502
メニエル病　543
メピチオスタン　322, 324, 325
メピバカイン　134
メピラミン　437
メフェナム酸　460, 463, 466
メフルシド　333, 339
メペンゾラート　88, 91, 92, 400,
　401, 402

メベンダゾール　600, 601
めまい　543
めまい治療薬　541, 546
メマンチン　204, 205
メラトニン　223
メラトニン受容体作動薬　218
メルカプトプリン　406, 608, 609
メルファラン　603, 604
メロキシカム　461, 464, 466
メロペネム　567
免疫グロブリン静注剤　424
免疫作用薬　415
免疫担当細胞　416
免疫調節薬　427, 471
免疫不全　421
免疫抑制薬　326, 406, 421, 431,
　472

モ

モキシフロキサシン　580
モザバプタン　508, 516, 522
モサプラミン　141, 145, 148, 151
モサプリド　394, 395
モダフィニル　114, 163, 165
モノアミンオキシダーゼ　57
モノアミン酸化酵素　174
モノクローナル抗体　424
モノクローナル抗体薬　619, 621
モノバクタム　554
モノバクタム系抗菌薬　568
モフェゾラク　461, 463
モメタゾン　371, 373, 379
モルヒネ　238, 240, 241, 242, 244,
　248, 400, 401, 402, 407, 408, 410,
　413
モルヒネ系鎮痛薬　250
モンテプラーゼ　311, 318
モンテルカスト　370, 373, 377,
　449

ヤ

薬物依存　255
薬物動態試験　38
薬用炭　401
薬理学　1
薬力学　1
薬理ゲノミクス　41
薬理作用　3
薬理試験　37

ユ

有機アニオントランスポーター
　35

有機カチオントランスポーター
　35
有機硝酸化合物　274
有機リン化合物　86
有機リン農薬　86
有糸分裂阻害薬　590
遊離脂肪酸　489
輸液　328
輸液・栄養製剤　545, 546
ユビデカレノン　270, 272, 273
UDP-MurNAc-ペンタペプチド
　552
UDP-N-アセチルグルコサミン-
　エノールピルビン酸転移酵素
　570

ヨ

溶血性貧血治療薬　326
葉酸　322, 323, 325, 605
葉酸欠乏性貧血　319
葉酸代謝拮抗薬　605
溶性ピロリン酸第二鉄　321, 322
陽性変閾作用　258
陽性変時作用　258
陽性変伝導作用　258
陽性変力作用　258, 269
抑制作用　3
抑制性アミノ酸　66
抑制性神経伝達物質　136
余剰受容体　15
四日熱マラリア原虫　598
ヨヒンビン　118, 119, 120, 128
4回膜貫通型受容体　11
IV型アレルギー　420
四環系抗うつ薬　155, 158
4級アンモニウム塩　389

ラ

らい菌　585
ラクツロース　400, 402, 410, 411,
　412
ラスブリカーゼ　505, 506
ラタノプロスト　528, 529, 531,
　533
ラタモキセフ　562, 565
ラナトシドC　268
ラニチジン　385, 386, 389, 407,
　440, 442
ラニナビル　591, 596
ラニビズマブ　540, 541
ラニムスチン　604
ラパチニブ　621
ラパマイシン　432
ラフチジン　385, 386, 440, 442

ラベタロール　122, 123, 130, 284, 290, 293
ラベプラゾール　385, 386, 388
ラミブジン　410, 411, 591, 593, 594, 597
ラメルテオン　217, 218, 223
ラモセトロン　397, 398, 399, 401, 617
ラモトリギン　191, 193, 195
ラロキシフェン　499, 501, 502
卵型マラリア原虫　598
ランゲルハンス島β細胞　409
ランジオロール　264, 267
ランソプラゾール　385, 386, 388
卵胞刺激ホルモン　514, 616
卵胞ホルモン　514, 520, 521
Rabファミリー　24
Rasファミリー　23

リ

リエントリー　259
リオチロニン　509, 516, 522
リガンド開口型イオンチャネル　8, 11, 50, 65
リガンド結合ポケット　9
リシノプリル　270, 286, 292
リジルブラジキニン　450
リスペリドン　63, 142, 144, 148, 151
リセドロン酸　497, 500, 502
リゾチーム　364, 365, 548
離脱症状　255
リタリン　158
リツキシマブ　425, 431, 621, 622
リドカイン　134, 261, 263, 266, 548
リトドリン　108, 109, 111, 116, 348, 349
リトナビル　591, 594, 595
利尿薬　282, 545, 547
　作用部位と作用機序　332
　分類　338
リネゾリド　572, 578
リバビリン　410, 411, 597
リファンピシン　581, 583, 585
リファンピン　583
5-リポキシゲナーゼ活性化タンパク質　445
リポキシゲナーゼ経路　68, 69, 445
5-リポキシゲナーゼ阻害薬　447
リポコルチン　459
リボスタマイシン　571, 575

リポ多糖　385, 553
リポタンパク代謝経路　489
リポタンパクリパーゼ　490
リマプロスト　447, 448
リマプロストアルファデクス　297, 298, 299, 310, 312, 314, 449
硫酸第一鉄　321
硫酸鉄　322
硫酸ナトリウム　400, 402
硫酸マグネシウム　349, 400, 402
リュープロレリン　616
良性発作性頭位眩暈症　543
緑内障　125, 526
　分類　527
緑内障治療薬　526, 531
リラグルチド　483, 487, 488
リルマザホン　216, 217, 219
リンコマイシン　572, 577
リンコマイシン系抗菌薬　577
リン酸水素ナトリウム　400, 402
リン脂質　489
臨床試験　38
臨床薬理試験　39
Lys-ブラジキニン　450
renal clearance 値　332

ル

類宦官症　513
ルイスの3重反応　435
ループ　334
ループ利尿薬　282, 333, 339, 340
ルリオクトコグアルファ　304, 306

レ

レイノー病　297
レジン　494
レセルピン　126, 130, 152, 284, 290, 294
レナリドミド　621
レニン-アンギオテンシン-アルドステロン系　268, 335
レニン-アンギオテンシン系　72
レニン阻害薬　285
レノグラスチム　327, 328
レパグリニド　482, 486, 488
レバミゾール　428
レバミピド　386, 387, 391
レバロルファン　250, 252, 356, 357
レビパリン　310, 316
レピリナスト　369, 372, 377,

442, 443
レフルノミド　469, 471, 472
レボカバスチン　537
レボセチリジン　438
レボチロキシン　509, 516, 522
レボドパ　168, 171, 177, 178
　代謝経路　169
レボブノロール　124, 129, 529, 533
レボフロキサシン　579, 580
レボメプロマジン　146, 150
レミフェンタニル　238, 240, 243, 250, 251
レムナント受容体　490
Lennox症候群　182
REM 睡眠　213

ロ

ロイコトリエン　68, 444
　生合成経路　69
ロイコトリエン受容体　48, 445
労作性狭心症　274
老人性白内障　535
ロキサチジン　385, 386, 389, 440, 442
ロキシスロマイシン　572, 573, 576
ロキソプロフェンナトリウム　461, 463, 466
ロキタマイシン　572, 573, 576
ロサルタンカリウム　283, 287, 292
ロスバスタチン　490, 494, 496
ロートエキス　385
ロドプシン型受容体　10
ロピナビル　591, 594, 595
ロピニロール　173, 177, 178
ロフェプラミン　158, 160, 164
ロフラゼプ酸エチル　228, 231
ロペラミド　400, 401, 402
ロベリン　94, 96
ロベンザリットニナトリウム　468, 471
ロムルチド　328
ロメフロキサシン　579
ロラゼパム　228, 230, 231
ロルノキシカム　461, 464
ロルメタゼパム　216, 219
Rhoファミリー　23

ワ

ワルファリン　303, 310, 313, 316

外 国 語 索 引

A

AADC 57
abacabir 593
abatacept 474
ABC A1 490
abciximab 425
acarbose 480
accessory cell 381
ACE 72
acebutolol 124
acetazolamide 189, 530, 545, 481
acetylcholine 53, 79, 83, 137
acetylcholine receptors 46
acetylcholinesterase 53
N-acetylglucosamine 552
N-acetylmuramic acid 552
acetylpheneturide 188
ACh 53
AChE 53
aciclovir 590
acitazanolast hydrate 537
aclarubicin 612
aclatonium 84
acquired immunity 415
acquired immunodeficiency syndrome 421, 592
ACTH 192, 193
actimoycin D 612
active carbon 403
acute inflammation 454
acute renal failure 337
adalimumab 406, 424, 473
Adams-Stokes syndrome 259
adefovir pivoxil 411
adenosine receptors 46
adenosine triphosphate 209
ADH 225, 336, 507
AD/HD 114, 152, 153
ADP 301
Adr 56
adrenaline 56, 106, 509, 548
adrenergic agents 105
α-adrenergic antagonists 118
β-adrenergic antagonists 121
α-adrenergic blocking agents 118
β-adrenergic blocking agents 121
adrenergic neuron blockers 126
β_2 adrenergic receptor agonists

348
adrenoceptors 46
adrenochrome 308
adrenocortical hormones 510
adrenomedullary hormones 509
adrenomedullin 70
afloqualone 198
agar 402
age-related macular degeneration 539
agonist 6
AIDS 421, 592
ajmaline 260
A kinase 10
alacepril 282
albendazole 600
albumin tannate 403
alcohol dehydrogenase 225
alcohol dependence syndrome 226
aldehyde dehydrogenase 225
aldesleukin 427
aldosterone 336, 512
alendronate 497
alfacalcidol 498
alimentary canal 381
aliskiren 285
1-O-alkyl-2-acyl-glycerophosphocholine 450
allopurinol 503
allosteric antagonist 7
allylestrenol 345
alminium hydroxide gel 388
alminum silicate 403
aloe-emodin 402
alogliptine 483
alprazolam 231
alprostadil 297, 447
alprostadil alfadex 297
alteplase 318
aluminium silicate 388
amantadine 168, 176, 208, 596
ambenonium 86
ambroxol 366, 548
AMD 539
amezinium 295
γ-aminobutyric acid 52, 64, 136, 209
ε-aminocapronic acid 308
aminolevulinic acid 320

aminophylline 376
amiodarone 261
amitriptyline 158, 342
amlexanox 442, 537
amlodipine 275, 282
amobarbital 222
amosulalol 284
amoxapine 158
amoxicillin 391, 557
AMPA 65
amphetamine 110, 158
amphotericin B 588
ampicillin 557
AMPPK 482
amrubicin 612
amyl nitrite 274
anabolic steroids 513
anal canal 381
androgens 513
androstenedione 513
angiotensin 70
angiotensin II 270
angiotensin-converting enzyme 72
angiotensin receptors 46
ANP 12, 70, 336
antacids 388
antagonist 6
anterograde amnesia 221
antiandrogens 344
antianxiety drugs 212
antiarrhythmic drugs 258
antibiotics 549
antibody production 419
anticholinergic drugs 342
antidiuretic hormone 336, 507
antigen presenting cell 417
anti-inflammatory drugs 457
antimetabolite 605
antimicrobials 549
AP-1 511
APC 417
apomorphine 399
apraclonidine 113, 530
aprepitant 399
aprindine 261
AQP2 336
aquaporin 2 336
Ara-A 592
arabinocylcytosine 607

Ara-C 607, 608
arachidonate metabolic pathway 457
ARB 270, 283
arcitumomab 425
argatroban 210, 316
aripiprazole 143, 145
aromatic L-amino acid decarboxylase 57
arotinolol 284
arrhythmia 258
arterial natriuretic peptide 70
ascending colon 381
L-asparaginase 609
aspartic acid 136
Aspergillus oryzae 395
aspirin 210, 313, 447
atazanavir 594
ATB-binding cassette 34
atenolol 124, 261
ATG 424
atorvastatine 490
ATP 52, 73, 209, 545, 546
ATP binding cassette A1 490
atrial natriuretic peptide 12, 336
Atropa belladonna 87
atropine 87, 241, 399, 402, 408, 413, 537
attention deficit/hyperactivity disorder 114, 153
Auerbach's plexus 392
autacoids 432
autoreceptor 59
azasetron 399, 617
azathioprine 406, 426
azelastine 438
azidothymidine 593
AZT 593
azutreonam 568

B

bacampicillin 557
Bacille Calmette-Guérin 428
bacitracin 582
baclofen 197
barbital 222
barbiturate 214, 239
basal activity 18
basic metabolic rate 509
basiliximab 424
batroxobin 317
bazedoxifene 499
BCG 428
belladonna alkaloid 87
bendamustine 604

benserazide 172
benzbromarone 504
benzodiazepine 214, 239
benzonatate 362
benzothiadiazine 338
benzylpenicillin 557
bepridil 261, 262
beraprost 314, 447
beraprost sodium 297
berberin 403
betahistine 544
betamethasone 326, 457, 548
betamethasone sodium phosphate 537
betamipron 567
betaxolol 124, 529
bethanechol 84, 344
bevacizumab 425
bevantolol 284
bezafibrate 491
bicalutamide 615
bimatoprost 528, 529
biogenic amine 53
biological drugs 473
biperiden 89, 170, 175
bisacodyl 402
bismuth subgallate 403
bisoprolol 261
bisphosphonate 497
bleomycin 612
blocker 7
α-blockers 118
β-blockers 121
blonanserin 142, 144
blood pressure 280
BMR 509
BNP 70
bopindolol 124
bortezomib 620
botulinum toxin type A 100
bradykinin 70, 270, 282
bradykinin receptors 46
brain natriuretic peptide 70
bretylium 127
brimonidine 530
brinzolamide 530
bromazepam 231
bromhexine 366
bromocriptine 173
bromovalerylurea 223
bromperidol 143
bronchial glands 354
brotizolam 219
bucillamine 472
budralazine 284
Buerger's disease 297

buformin 482
bunazosin 113, 118, 283, 529
buprenorphine 251
busulfan 604
butorphanol 251
butylscopolamine 88, 408

C

Ca^{2+} 20
Ca^{2+}-ATPase 26
cabergoline 173
caffeine 157
Cag A 385
Ca^{2+}-induced Ca^{2+} release 27
calcineurin 422
calcitonine salmon 497
calcitriol 498
calcium bromide 223
CaM 20
camostat 408
cAMP 10, 19
cAMP responsive element binding protein 511
candesartan cilexetil 283
capecitabine 607
capromab pendetide 426
capsid 590
captopril 282, 452
carbachol 84
carbamazepine 157, 187
carbazochrome 308
carbidopa 172
L-carbocisteine 548
carbocysteine 366
carboxymethylcellulose 402
carcinoembryonic antigen 425
cardiac ischemia 274
cardiogenic shock 112
carperitide 270, 341
carpipramine 141, 145
carteolol 124, 124, 529
carumonam 568
carvedilol 284
cataract 534
catecholamine 56
catechol *O*-methyltransferase 57
CDR 474
CEA 425
celiprolol 124
cell-mediated immunity 416, 419
celmoleukin 619
cetraxate 391
cetuximab 425
cGMP 10, 20, 270
ChAT 53

chemical mediator　457
chemoreceptor　352
chemoreceptor trigger zone　119,
　136, 396, 544
chemotactic factor　457
chenodeoxycholic acid　412
chief cell　381
chloral hydrate　223
chlordiazepoxide　218, 231
chlormadinone　345, 515
chlorphenesin　196
chlorpheniramine　437
chlorpromazine　138, 141, 399
chlorpropamide　481
cholecystokinin　382
cholecystokinin-8　390
cholesteryl ester　490
cholineacetyltransferase　53
cholinergic agonist　83
cholinergic drugs　344
cholinergic transmission　53
cholinesterase inhibitors　344
chondroitin sulfate・iron colloid
　321
chondroitin sulfate sodium　539
chronic inflammation　454
chronic obstructive pulmonary
　disease　376, 379
chylomicron　489
chymase　72
cibenzoline　260
ciclosporin　326
cideferon　321
cilastatin　567
cilazapril　282
cilnidipine　282
cilostazol　314
cimetidine　389, 440
ciprofloxacin　579
cisplatin　617
citicoline　209
cladribine　608
clarithromycin　391
Claviceps purpurea　118
clavulanic acid　558
clebopride　395
clenbuterol　342
clobazam　190
clocapramine　141, 145
clofazimine　585
clofedanol　362
clofibrate　491
clomifen　514
clomipramine　158, 232, 342
clonazepam　190
clonidine　107, 284, 530

cloperastine　362
clopidogrel　315
clorazepate　231
Clostridium botulinum　100
clotiazepam　231, 545
cloxazolam　231
clozapine　143, 144
cluster of differentiation　416
Cluster syndrome　221
CNP　70
cobamamide　324
cocaine　111, 133
codeine　250, 361
colchicine　505
colestimide　491
colestyramine　491
colistin　582
competitive antagonist　7
complementarity-determining
　region　474
COMT　57, 105
constipation　400
COPD　376, 379
corticosterone　457
cortisol　510
cortisone　326, 457, 510
Corynanthe yohimbe　119
cough reflex　353
counterfeit incorporation mecha-
　nism　4
COX　68, 444, 464
COX-1　444
COX-2　444
creatinine　332
CREB　511
Crohn's disease　404
cromoglic acid　442
C-type natriuretic peptide　70
CTZ　119, 136, 396, 544
cyanamide　227
cyanocobalamin　324, 539
cyclic AMP　7, 19
cyclooxygenase　68, 464
cyclopentolate　88, 537
cyclophosphamide　427, 603
cyclosporin　421
CYP2B6　603
cyproheptadine　437
cytarabine　607
cytarabine ocfosfate　607
cytochrome C　209

D

DA　56
dacarbazine　605

daclizumab　424
dalfopristin　578
dalteparin　316
danaparoid　316
dantrolene　100
DAO　433
DAP　552
darunavir　594
dasatinib　621
DAT　59
daunorubicin　612
DBH　57
DCI　121
decamethonium　100
deferoxamine　321
dehydrocholic acid　412
dehydroepiandrosterone　513
delapril　282
delavirdine　594
denervation effect　126
denopamine　108, 269, 295
descending colon　381
desflurane　234
desipramine　158
deslanoside　268
desmopressin　507
dexamathasone　326, 399, 405,
　457, 548, 621
dextromethorphan　361
DG　10, 20, 104, 434
diabetes mellitus　477
diacylglycerol　104, 434
diamine oxidase　433
diaminopimelic acid　552
diaphenylsulfone　585
diarrhea　400
diastase　395
diazepam　189, 197, 231, 239, 545
dibenamine　118
DIC　307
dichloroisoproterenol　121
diclofenac　408
didanosine　593
diethylcarbamazine　600
diethylstilbestrol　514
difenidol　544
digestive system　381
digitalis　268
digitoxin　268
digoxin　267, 268
dihydrocodeine　250, 361
dihydroergotamine　295
dihydroergotoxine　206, 297
dihydrotestosterone　513
L-3,4-dihydroxyphenylalanine
　168, 171

L-dihydroxyphenylamine 57
diltiazem 261, 262, 275
dimemorphan 361
dimenhydrinate 399, 543
dimethylphenyl piperazinium 94
dimorphoramine 355
dinoprost 447
dinoprostone 447
dioctyl sodium sulfosuccinate 402
dipalmitoylphosphatidylcholine 353
dipeptidyl peptidase-Ⅳ 483
diphenhydramine 399, 437, 544
diphenylhydantoin 179, 186
dipivefrin 530
diprophylline 544
dipyridamole 275
disease modifying anti-rheumatic drugs 468
disopyramide 260
disseminated intravascular coagulation 307
distigmine 86, 344, 530, 538
disulfiram 227
DMARD 468
DMPP 94
dobutamine 107, 269
docetaxel 614
domperidone 395, 399, 544
donepezil 86, 203
donperidone 241
L-DOPA 57, 168, 171
dopamine 56, 106, 137, 139, 295
dopamine-β-hydroxylase 57
dopamine receptors 47
dopamine system stabilizer 143
dopamine transporter 59
dorzolamide 530
dosulepin 158
doxapram 357
doxazosin 120, 283
doxifluridine 607
doxorubicin 611
DPP-4 483
droperidol 145
droxidopa 168, 170, 175
DSS 143
duloxetine 155, 159
duodenum 381
dydrogesterone 515
dynorphin A 70

E

EAAT 65
early infantile epileptic encephalopathy with suppression burst 182
ecabet 391
ECL cell 382
ECT 156
edaravone 211
edorophonium 86
EDRF 74
efavirenz 594
effort angina 274
efonidipine 282
EGFR 425, 619
eicosanoid 68
eicosapentaenoic acid 314, 492
E.I.E.E 192
elecatonin 497
electro-convulsive therapy 156
E.L.E.E. 182
emetine 398
emtricitabine 593
enalapril 270, 282
endorphin 137
β-endorphin 70
endothelin 70
endothelium-derived relaxing factor 74
endotherin receptors 47
enflurane 234
enkephalin 70, 137
enprostil 390, 447
entacapone 170, 174
entecavir 411
enteric nervous plexus 391
enterochromaffin cell 392
enterochromaffin-like cell 63, 382
EPA 314, 492
eperisone 197
ephedrine 110
epidermal growth factor receptor 425, 619
epinephrine 56
epirubicin 612
EPO 430
epoetin α 325
epoetin β 325
EPSP 93
eptacog alfa 306
eptazocine 251
ergometrine 119, 346, 348
ergonovine 348
ergot alkaloid 118, 348
ergotamine 119, 348
erlotinib 619
Erythroxylon coca 133
esophagus 381
estazolam 219

estradiol 514
estramustine 616
estriol 514
estrogen receptors 47
estrogens 514
estrone 514
ET 70
etanercept 406, 424, 474
ethambutol 584
ethanol 224
ethosuximide 188
ethotoin 187
ethyl alcohol 224
ethyl aminobenzoate 399
ethyl L-cysteine 548
ethyl icosapentate 314
ethyl loflazepate 231
ethylmorphine 250
etidronate 497
etilefrine 107, 295
etizolam 197, 231
etoposid 618
etravirine 594
everolimus 421, 621
excitatory amino acid transporter 65
exenatide 483
exendin-4 483
exocytosis 81
Exophiala (*Hortaea*) *werneckii* 589
ezetimibe 492

F

falecalcitriol 498
famotidine 389, 440
faropenem 568
fasudil 206
5-FC 588, 589
FD 393
FdUMP 607
febuxostat 503
fenofibrate 491
fentanyl 240, 250, 251
ferric pyrophosphate 321
ferrous citrate 321
ferrous fumarate 321
ferrous sulfate 321
fibrin 303
fibrinogen 301, 306
filgrastim 327
finasteride 346
five lipoxygenase activating protein 445
FK binding protein 473

FKBP 422, 473
FKBP-12 422
FLAP 445
flavin adenine dinucleotide sodium 539
flavoxate 342
flecainide 261
flopropione 408, 412
fluconazole 589
flucytosine 589
fludarabine 608
fludiazepam 231
flumazenil 219, 240, 357
flunitrazepam 219
2-fluoro-9-β-D-arabinofuranosyl-adenine triphosphate 608
5-fluoro-2´-deoxyuridine-5´-monophosphate 607
fluorometholone 537
5-fluorouracil 589, 607
5-fluorouridine-5´-monophosphate 607
fluphenazine 143
flurazepam 219
flutamide 615
flutazolam 231
flutoprazepam 231
fluvastatine 490
fluvoxamine 155, 159, 223, 232
folic acid 325
folinate 606
follicle stimulating hormone 616
formoterol 108
fosamprenavir 594
fosfluconazole 589
fosfomycin 568
FSH 514, 616
5-FU 589, 607, 608
fudosteine 366
full agonist 7
FUMP 607
functional dyspepsia 393
fusion protein 597

G

GABA 52, 64, 66, 209, 211
GABA$_A$ receptors 50, 47
gabapentin 191, 253
GABA-T 66
GABA transaminase 66
GABA transporter 66
gabexate 316, 408
GAD 66
galanthamine 86, 204
gallbladder 381
ganciclovir 592
garenoxacin 580
gastric inhibitory peptide 381
gastrin 381, 390, 392
gastroesophageal reflux disease 385
gastrointestinal tract 381
GAT 66
GCP 39
G-CSF 327, 430
gefarnate 391
gefitinib 619
gemeprost 447
gemucitabine 607
geratin 308
GERD 385
gestonorone 345
GFR 332
G$_{i/o}$ 10
GIP 381, 483
gitoxin 268
glaucoma 526
GlcNAc 552
glibenclamide 482
gliclazide 482
glomerular filtration rate 332
glomerulus 331
GLP 38
GLP-1 483
glucagon-like peptide-1 483
glucagon receptor family 47
glucocorticoid 457
glucocorticoid receptor 459, 510
glucocorticoid regulatory element 421, 459, 511
glucose-dependent insulinotropic polypeptide 483
glutamate ionotropic receptors 50
glutamic acid 136
glutamic acid decarboxylase 66
glutamine 391
glutathione 535
glycerin 338, 531
glycine 136
glycine receptors 50
glyclopyramide 481
glycyrrhizin 412
GM-CSF 327, 430
GnRH 514
goblet cells 354
gonadotropine-releasing hormone 514
Good Clinical Practice 39
Good Post-marketing Study Practice 40
goserelin 616

GPCR 8, 45, 104, 434
G protein-coupled receptor 45, 434
GPSP 40
G$_q$ 10
GR 459
granisetron 399, 617
granulocyte colony-stimulating factor 327
granulocyte/macrophage colony-stimulating factor 327
GRE 421, 459, 511
griseofulvin 590
GRK 104
G$_s$ 10
G$_t$ 10
GTP 20
GTP-binding protein-coupled receptor 8
guanabenz 107, 284
guanethidine 127
guanfacine 107
guanylate cyclase 270, 274

H

haloperidol 138, 141, 143
halothane 234
haloxazolam 219
HDL 490
heart failure 267
heat 454
heat shock protein 13, 458
heat shock protein 90 510
Helicobacter pylori 384
hemochromatosis 319, 321
hemocoagulase 309
Henle loop 334
heparin 210, 315
hepatitis virus A 409
hepatitis virus B 409
hepatitis virus C 409
hepronicate 297
Hering-Breuer reflex 353
hexamethorium 95
5-HIAA 61
high density lipoprotein 490
histamine 63, 432
histamine receptors 47
HIV 421, 592
H$^+$/K$^+$-ATPase 382
HMT 433
homatropine 537
homeostasis 1
homovanillic acid 58
HPETE 69, 445

5-HPETE 445
HSP 458
HSP90 13, 510
5-HT 52, 61, 301, 392
5-HT receptors 45
5-HT$_3$ receptors 50
human immunodeficiency virus 421, 592
humoral immunity 416, 417
HVA 58, 409
HVB 409
HVC 409
hyaluronic acid 475
5-hydoxytryptamine 61
hydralazine 284
hydrocortisone 326, 405, 457
hydroperoxy eicosatetraenoic acid 69
hydroxocobalamin 324
hydroxycarbamide 609
4-hydroxycyclophosphamide 603
5-hydroxyindoleacetic acid 61
5-hydroxyisourate 505
hydroxyprogesterone 515
5-hydroxytriptamine 392
hydroxyzine 232
hypertension 281
hypnotics 212
hypotension 294

I

IBD 404
ibritumomab tiuxetan 426
IBS 400
ibudilast 206, 537, 545
IκB 511
ICAM-1 457
idarubicin 612
IDL 490
ifenprodil 205, 545
IFN 411, 427, 596
IFNα 410, 411, 428
IFNα-2a 410, 411
IFNα-2b 410, 411
IFNβ 410, 411, 428
IFNγ 416, 428
ifosfamide 603
IL-1 428
IL-2 428
IL-3 429
IL-4 429
IL-5 429
IL-6 429
IL-7 429
IL-8 415, 429
IL-9 429
IL-10 429
IL-11 429
IL-12 404, 429
IL-13 429
IL-14 429
IL-15 429
IL-16 429
IL-17 429
IL-18 430
IL-19 430
IL-20 430
IL-21 430
IL-22 430
IL-23 430
IL-24 430
IL-25 430
IL-26 430
IL-27 430
ileum 381
imatinib 619
imipenem 567
imipramine 154, 232, 342
immune modulators 471
immunocompetent cell 416
immunosuppressant 421
immunosuppressive drugs 472
incadronate 497
incretin 483
indinavir 594
indisetron 399
indometacin 408, 447
inflammation 454
inflammatory bowel disease 404
inflammatory cytokine 457
infliximab 406, 424, 473
innate immunity 415
inositol trisphosphate 7
inositol 1,4,5-trisphosphate 104, 434
InsP$_3$ 10
insulin 409
insulin aspart 479
insulin detemir 480
insulin glargine 480, 479
insulin lispro 479
intercellular adhesion molecule-1 457
interferon 411, 427, 596, 619
interferon-α 428
interferon-γ 404, 416
interleukin 619
interleukin-1 428
interleukin-8 415
interleukin-12 404
intermediate density lipoprotein 490
interstitial cells of Cajal 392
intrinsic sympathomimetic action 121
intrinsic sympathomimetic activity 283
inverse agonist 7
IP$_3$ 7, 10, 20, 104, 434
ipecacuanha 398
IP$_3$-induced Ca^{2+} release 27
ipratropium 88, 376
ipriflavone 498
iproniazid 152
IPSP 93
irinotecan 617
irritable bowel syndrome 400
ISA 121, 283
isoflurane 234
isoniazid 583
isoprenaline 106
isopropanol 227
isopropyl unoprostone 528, 529
isoproterenol 106
isosorbide 338, 531, 545
isosorbide dinitrate 274
isoxsuprine 297
itopride 395
itraconazole 589

J

JAK 24
JAK-STAT 24
Janus kinase 24
jejunum 381

K

kainate 65
ketamine 241
ketotifen 438, 537
kininase II 282

L

labetalol 284
lactulose 402
lafutidine 440
lamivudine 411, 593, 597
lamotrigine 191
lanatoside C 268
laninavir 596
lansoprazole 388
lapatinib 621
large intestine 381
larynx 381

latanoprost 528, 529
LCAT 490
LDL 490
lecitin-cholesterol acetyltrans-
　ferase 490
leflunomide 472
lenalidomide 621
lenograstim 327
leukotrien 68, 444
leukotriene receptors 48
leuprorelin 616
levallorphan 250, 252, 357
levamisole 428
levobunolol 124, 529
levocabastine 537
levodopa 168, 171
levofloxacin 579
levothyroxine 509
Lewis' triple response 435
LH 514
LHRL 616
lidocaine 134, 261, 548
limaprost 447
limaprost alfadex 297, 314
liothyronine 509
lipocortin 459
lipopolysaccharide 385, 553
lipoprotein lipase 490
lipoxygenase 68
liragultide 483
lisinopril 270
lithium carbonate 157
liver 381
lobeline 94
local anesthetics 131
lofepramine 158
lomefloxacin 579
loop diuretics 340
loperamide 402
lopinavir 594
lorazepam 231
lormetazepam 219
losartan potassium 283
loss of function 454
low density lipoprotein 490
LOX 68
LPL 490
LT 68, 444
luteinizing hormone-releasing
　hormone 616
lysozyme 548

M

MAC 235
macrophage inflammatory protein-
　1α 415
magnesium oxide 388
magnesium silicate 403
magnesium sulfate 349
major histocompatibility complex
　class I 416
malignant anemia 319
mammalian target of rapamycin
　422
D-mannitol 338, 531
MAO 57, 174
maprotiline 155, 158
MARTA 143
maxacalcitol 498
mazaticol 170, 175
MCP-1 415
M-CSF 327, 430
mebendazole 600
meclofenoxate 208
mecobalamin 324
medazepam 231
medroxyprogesterone 515, 615
Meissner's plexus 392
melatonin 223
melphalan 604
memantine 204
menatetrenone 307, 499
mepenzolate 88, 402
mepitiostane 325
mepivacaine 134
mepyramine 437
6-mercaptopurine 406, 426, 608
meropenem 567
mesalamine 405
mesalazine 405
metabotropic glutamate receptor
　48, 65
metaproterenol 108
metenolone 513
metformin 482
methamphetamine 110, 157
methanol 227
methemoglobin 274
methicillin-resistant *Staphylococcus
　aureus* 569
methocarbamol 196
methotrexate 472, 605
methoxamine 107
3-methoxy-4-hydroxyphenylethyl-
　englychol 58
N-methyl-D-aspartate 65
methylcellulose 402
methyl L-cystein 548
methyldopa 107
methylephedrine 110
methylergometrine 119

methylmethionine sulfonium 391
methylphenidate 158
methylprednisolone 326, 457, 548
metixene 170, 175
metoclopramide 395, 399, 544
metoprolol 124, 261
metronidazole 391, 599
metyldopa 284
metyrapone 512
mexazolam 231
mexiretine 261
MHC class I 416
MHPG 58
mianserin 155, 158
MIC 549
midazolam 239, 240
midodrine 107, 295
miglitol 481
milnacipran 155, 159
minimum alveolar concentration
　235
minimum inhibitory concentration
　549
minodronate 497
MIP-1α 415
mirimostim 327
miriplatin 617
mirtazapine 155
misoprostol 390, 447
mitiglinide 482
mitogen-activated protein 24
mitomycin C 612
mitotane 512
mitoxantrone 610, 612
mizoribine 472
modafinil 114
monoamine oxidase 57
monocyte chemoattractant
　protein-1 415
monocyte/macrophage colony-
　stimulating factor 327
montelukast 449
monteplase 318
MOPEG 58
morphine 240, 241, 248, 402, 408,
　413
mosapramine 141, 145
mosapride 395
mouth 381
moxifloxacin 580
mozavaptan 508
6-MP 426
MRSA 569
mTOR 422
mucociliary transport 353
multi-receptor-targeted anti-psycho-

tics 143
murein crosslinked enzyme 553
MurNAc 552
muscalinic receptor 82
Mycobacterium leprae 583, 585
Mycobacterium tuberculosis 583
myenteric plexus 392
myenteric reflex 392
myocardial infarction 274

N

NA 56
nafamostat 316, 408
Na$^+$, K$^+$-ATPase 25, 131, 269
nalidixic acld 579
naloxone 240, 249, 250, 252, 357
nandrolone decanate 513
nartograstim 327
NaSSA 155, 159
NAT 59
nateglinide 482
natriuretic peptide 70
natural killer cell 415
nedaplatin 617
nelarabine 608
nelfinavir 594
nemonapride 143
neostigmine 86, 344, 539
nephron 332
NERD 385
neurogenic amino acid 64
neuroleptanalgesia 240
neuroleptics 138
neutral protamine hagedorn 479
neutral protamine lispro 479
nevirapine 594
NF-AT 422
NF-κB 24, 511
nicardipine 282
nicergoline 205
niceritol 492
nicomol 492
nicorandil 275
Nicotiana tabacum 94
nicotine 94
nicotinic acetylcholine receptors 51
nicotinic receptor 82
Niemann-Pick C1 like 1 492
nifedipine 275, 282
nifekalant 261
nilotinib 621
nimetazepam 219
nimustine 604
nipradilol 529

nitrazepam 218, 219
nitric oxide 73
nitroglycerin 274
S′-nitrosocysteine 274
nitrous oxide 234
nizatidine 389, 440
nizofenone 206
NLA 240
NMDA 65
NO 73
nogitecan 617
non-competitive antagonist 7
non-erosive reflux disease 385
non-rapid eye movement sleep 212
non-steroidal anti-inflammatory drugs 460
noradrenaline 56, 79, 106, 137, 139, 509
noradrenaline transporter 59
noradrenergic and specific serotonergic antidepressant 155
norepinephrine 56
norethisterone 515
norfloxacin 579
normophine 249
nortripthyline 158
NOS 73
noscapine 361
NO synthase 73
NPCL1 492
NSAID 460
nuclear factor for κ-chain gene in B cells 24
nuclear factor of activated T cell 422
nystatin 588

O

octocog alfa 306
ofloxacin 579, 585
olanzapine 143, 144
olopatadine 537
omalizumab 425
omeprazole 388
ondansetron 399, 617
opioid receptors 48
opioids 240
opium 246
oral cavity 381
ornoprostil 447
orphan receptor 8
oseltamivir 596
oxaliplatin 617

oxatomide 438, 447
oxazolam 231
oxendolone 345
oxethazaine 134, 399
oxidized cellulose 308
oxitropium 88, 376
oxprenolol 124
oxybutynin 89, 342
oxycodone 250
oxymetebanol 361
oxypertine 141, 145
oxytocin 346, 347, 508
ozagrel 210, 314, 447

P

P450 32
PACAP 392
paclitaxel 614
PAF 421, 450
PAI-1 304
pain 454
paliperidone 143, 144
palivizumab 425, 597
PAM 86
pamidronate 497
pamiteplase 318
pancreas 381
pancreatin 395
pancuronium 98, 241
panipenem 567
papaverine 412
Papaver somniferum 246
paradoxical sleep 213
paramethasone 326
parathyroid hormone 499
parietal cell 381, 436
parnaparin 316
parotin 535
paroxetine 155, 159, 232
partial agonist 7
pattern recognition receptor 415
pazufloxacin 579
PBPs 553
PDE 20
PDGF 12
pegaptanib sodium 540
pemetrexed 605
pemirolast 442
pemirolast potassium 537
pemoline 158
penbutolol 124
penicillamine 471
penicillin-binding proteins 553
pentazocine 251, 408
pentobarbital 222

pentostatin 608
pentoxyverine 362
peplomycin 613
peptic ulcer 384
peptidoglycan 552
peramivir 596
pergolide 173
perospirone 142, 144
peroxisome proliferator-activated receptor α 491, 492
peroxisome proliferator-activated receptor γ 482
perphenazine 143, 399, 545
pethidine 241, 250, 408
PG 68, 347, 444
PGE$_1$ 390
PGE$_2$ 390, 447
PGF$_{2α}$ 447
PGI$_2$ 301, 545
pharmacodynamics 1
pharmacokinetics 1
pharmacology 1
phenirephrine 107
phenobarbital 186, 222
phenoxybenzamine 118, 119
phentolamine 118, 284
phenylephrine 537
phenylethanolamine-N-methyltransferase 57
phenytoin 179, 186
5′-phosphoribosyl-1-pyrophosphate 503
physical dependence 255
Physostigma venenosum 86
physostigmine 86
phytonadione 307
α$_2$-PI 303
picosulfate 402
pilocarpine 84, 530, 538
Pilocarpus jaborandi 84
Pilocarpus microphyllus 84
pilsicainide 261
pimobendan 269
pimozide 141, 145
pindolol 124, 275
pioglitazone 482
PIP$_2$ 20
pipamperone 143
pipemidic acid 579
piperacillin 557
piperidolate 88
pirarubicin 612
pirbuterol 108
pirenoxine 535
pirenzepine 88, 389, 408
pirmenol 260

piroheptine 89, 170, 175
piromidic acid 579
pitavastatine 490
pituitary adenylate cyclase-activating peptide 392
PKA 10, 104, 269, 382, 389
PKC 20, 104
PKG 336
PLA$_2$ 510
plasminogen activator inhibitor-1 304
platelet-activating factor 421, 450
platelet-derived growth factor 12, 620
plaunotol 391
PLC 20
PLC-β 10, 20, 434
PNMT 57
polycarbophil calcium 403
polymixin B 582
polyphosphoinositide 103
pore 11
porin 554
positive chronotropic effect 112
positive dromotropic effect 112
positive inotropic effect 112
posttraumatic stress disorder 230
potassium canrenoate 340, 512
PPA 579
PPARα 491, 492
PPARγ 482
pralidoxime 86
pramipexole 173
pravastatine 490
prazepam 231
praziquantel 601
prazosin 118, 120, 283
precipitated calcium carbonate 388
prednisolone 326, 405, 457, 548
pregabalin 253
pridinol 197
primidone 186
probenecid 504
probucol 492
procainamide 260
procaine 134
procarbazine 605
procaterol 374
prochlorperazine 143, 399
prodrug 32
profenamine 170, 175
progesterone 514
proglumide 390
promethazine 399, 437, 544
pronase 548

propafenone 261
propantheline 88
propericiazine 143
prophenamine 89
propiverine 89, 342
propofol 240
propranolol 124, 261, 275
propylthiouracil 509
prostacyclin 301, 545
prostaglandin 68, 346, 347, 444
prostanoid receptors 49
protein kinase A 10, 382, 389
protirelin 208
proxyphylline 376
PRPP 503
prulifloxacin 580
psychological dependence 255
PTH 499
PTSD 230
pulmonary surfactant 353
P2X receptors 51
pyrantel 600
pyrazinamide 584
P2Y receptors 48
pyrilamine 437
pyrimethamine 599

Q

QOL 36
quality of life 36
quazepam 219
quetiapine 143, 144
quinine 598
quinupristin 578
qunidine 260

R

RA 467
RAA 268
rabeprazole 388
raloxifen 499
ramelteon 223
ramosetron 399, 617
ranibizumab 540
ranimustine 604
ranitidine 389, 440
rapid eye movement sleep 213
rasburicase 505
Rauwolfia serpentina 126
Raynaud's disease 297
rebamipide 391
rebound phenomenon 459
receptor 5
α$_1$ receptor antagonists 344

rectum 381
redness 454
reflux esophagitis 385
remifentanil 240, 250, 251
repaglinide 482
repirinast 442
reserpine 126, 152, 284
resistance 254
respiratory stimulants 355
respiratory syncytial virus 597
response element 13
rest angina 274
reviparin 316
rheumatoid arthritis 467
ribavirin 412
rifampicin 581, 583
rifampin 583
rilmazafone 219
risedronate 497
risperidone 142, 144
ritodrine 108, 348
ritonavir 594
rituximab 425
rivavirin 597
romurtide 328
ropinirole 173
rosuvastatine 490
roxatidine 389, 440
RSV 425
rurioctocog alfa 306

S

saccharated ferric oxide 321
saccharated pepsin 395
salazosulfapyridine 405, 472, 581
salbutamol 108, 374
salivary gland 381
salivary hormone 536
salmeterol 108, 374
sanilvudine 593
saquinavir 594
sarpogrelate 315
Schild equation 17
scopolamine 87, 241, 399
Scopolia japonica 87
SDA 142
Secale cornuntum 118
secobarbital 222
second messenger 7
secretin 382
selective estrogen receptor modulator 499
selective serotonin-noradrenaline reuptake inhibitor 155
selective serotonin reuptake inhibitor 155
selegiline 170
sennoside 402
seratrodast 449
seregiline 174
SERM 499, 501
serotonin 61, 137, 139, 301
serotonin-dopamine antagonist 142
serotonin transporter 59
SERT 59
sertraline 155, 159, 155, 158
sevoflurane 234
shock 112
SIADH 508
sigmoid colon 381
signal transducers and activator of transcription 24
simvastatine 490
single nucleotide polymorphism 41
sirolimus 421
sitafloxacin 580
sitagliptine 483
SLE 421
sleeping pill 212
Smad 52
small intestine 381
SNP 41
SNRI 152, 155, 159
sobuzoxane 618
sodium alginate 308
sodium aurothiomalate 471
sodium bicarbonate 388, 545
sodium citrate 317
sodium cromoglicate 537
sodium gualenate sulfonate 391
sodium hyaluronate 539
sodium valproate 187
solifenacin 342
solitary tract nucleus 396
solute carrier superfamily 34
sorafenib 620
sotalol 261
sparfloxacin 579
spino-thalamic tract 245
spiperone 143
spironolactone 340, 512
SREBP-1 492
SREBP-2 490
SSRI 152, 155, 159
steroidal anti-inflammatory drugs 457
sterol regulatory element binding protein-2 490
stimulant 7
STN 396
stomach 381
streptomycin 584
stretch receptor 353
submucosal plexus 392
substance P 137
succinic semialdehyde 137
succinylcholine 99
sucralfate 390
sulbactam 558
sulfadimethoxine 581
sulfadoxine 599
sulfamethoxine 581
sulfasalazine 405
sulfonylureas 481
sulfur mustard 603
sulpiride 141, 143, 395, 399
sultiame 189
sultopride 143
sunitinib 621
supersensitivity 126
suxamethonium 99
swelling 454
sympathomimetic drug 102
sympathomimetics 105
systemic lupus erythematosus 421

T

T_3 509
T_4 509
tachykinin receptors 49
tachyphylaxis 110
tacrolimus 421, 473
tafluprost 528, 529
takadiastase 395
talipexole 173
tamibarotene 621
tamoxifen 615
tamsulosin 120
tandospirone 231
target molecule 4
taxane 613
tazanolast 442
tazobactam 558
^{99m}Tc 425
tegafur 607
tegafur/uracil 607
teicoplanin 568
telmisartan 283
temozolomide 605
temsirolimus 621
tenofovir 593
teprenone 391
terazosin 120, 283

terbutaline 108
teriparatide 499
TERMS 621
testosterone 513
testosterone enanthate 325
tetracosactide acetate 192
tetraiodothyronine 509
TGF-β 12
TH 57
thalidomide 585, 621
Thalidomide Education and Risk Management System 621
theophylline 375
thiabendazole 600
thiamazole 509
thiamylal 222, 239
thiopental 222, 239
thiotepa 604
thiourea 222
thrombin 306
thromboxane 68, 444
thymosin 428
thyroid hormone 508
thyroxine 509
tiapride 143, 208
ticlopidine 315
timiperone 143
timolol 124, 529
tinidazole 599
tiopronin 535
tiotropium 88, 376
tipepidine 361
tiprolisant 442
tissue plasminogen activator 303, 318
TIVA 240
tizanidine 198
TM 436
TNF-α 404, 430, 473, 482
TNF-β 430
tocilizumab 474
tocopherol nicotinate 492
tolazoline 118, 120, 297
tollerance 415
tolperisone 197
tolterodine 342
topiramate 191
torazodone 158
torbutamide 481
toremifene 615
tosufloxacin 579
total intravenous anesthesia 240
t-PA 210, 303, 311, 318
TPO 430
tramadol 252
tranexamic acid 308

tranilast 442, 537
transducer 5
transforming growth factor-β 12
transient receptor potential vanilloid-1 395
transverse colon 381
trapidil 275
trastuzumab 425
travoprost 528, 529
trazodone 155
trepibutone 412
tretinoin 621
triamcinolone 326, 457, 548
triamterene 340
triazolam 219
triclofos sodium 223
tricyclic antidepressant 342
trifluoperazine 143
trihexyphenidyl 89, 170, 175
triiodothyronine 509
trilostane 513
trimebutine 403
trimethadione 188
trimethaphan 95
trimethoprim 581, 582
trimetoquinol 374
trimipramine 158
tropicamide 88, 537
tropisetron 399, 617
TRPV1 395
tuberomammillary nucleus 436
tubocurarine 97
tumor necrosis factor-α 404
TX 68, 444
TXA$_2$ 301, 377
tyramine 110
tyrosine hydroxylase 57

U

ubidecarenone 270
UDP 552
UDP-GlcNAc 552
UK 317
ulcerative colitis 404
ulinastatin 408
unusual immunoreaction 420
urapidil 283
uridine 5'-diphosphate 552
urokinase 210, 303, 317
ursodeoxycholic acid 412
urticaria 435

V

Vac A 385

VAChT 54
valaciclovir 592
valproate 157
valsartan 283
vancomycin 568
vancomycin-resistant enterococcus 569
vancomycin-resistant *Staphylococcus aureus* 569
vanillylmandelic acid 58
vascular endothelial growth factor 12, 425, 540, 620
vasoactive intestinal peptide 392
vasoactive intestinal polypeptide 80
vasopressin 70, 336, 507
vassopressor 294
VDSC 131
vecuronium 98, 241
VEGF 12, 425, 540
verapamil 261, 262, 275
verteporfin 540
very low density lipoprotein 490
vesicular ACh transporter 54
vesicular glutamate transporter 65
vesicular monoamine transporter 58
VGLUT 65
vidarabine 592
vildagliptine 483
vinbrastine 613
vincristine 613
vindesine 613
vinka alkaloid 613
vinorelbine 614
VIP 80, 392
vitamin B$_6$ 192
VLDL 490
VMA 58, 120
VMAT 58
voglibose 481
voltage-dependent sodium channel 131
vomiting 396
vomiting center 396
voriconazole 589
VRE 569
VRSA 569
vWF 301

W

warfarin 303, 316
withdrawal symptom 255, 459

Y

yohimbine 119

Z

zafirlukast 449
zalcitabine 593
zanamivir 596
zidovudine 593
zinostatin stimalamer 613
zoledronate 497
zolpidem 219
zonisamide 176, 190
zopiclone 219
zotepine 141, 145

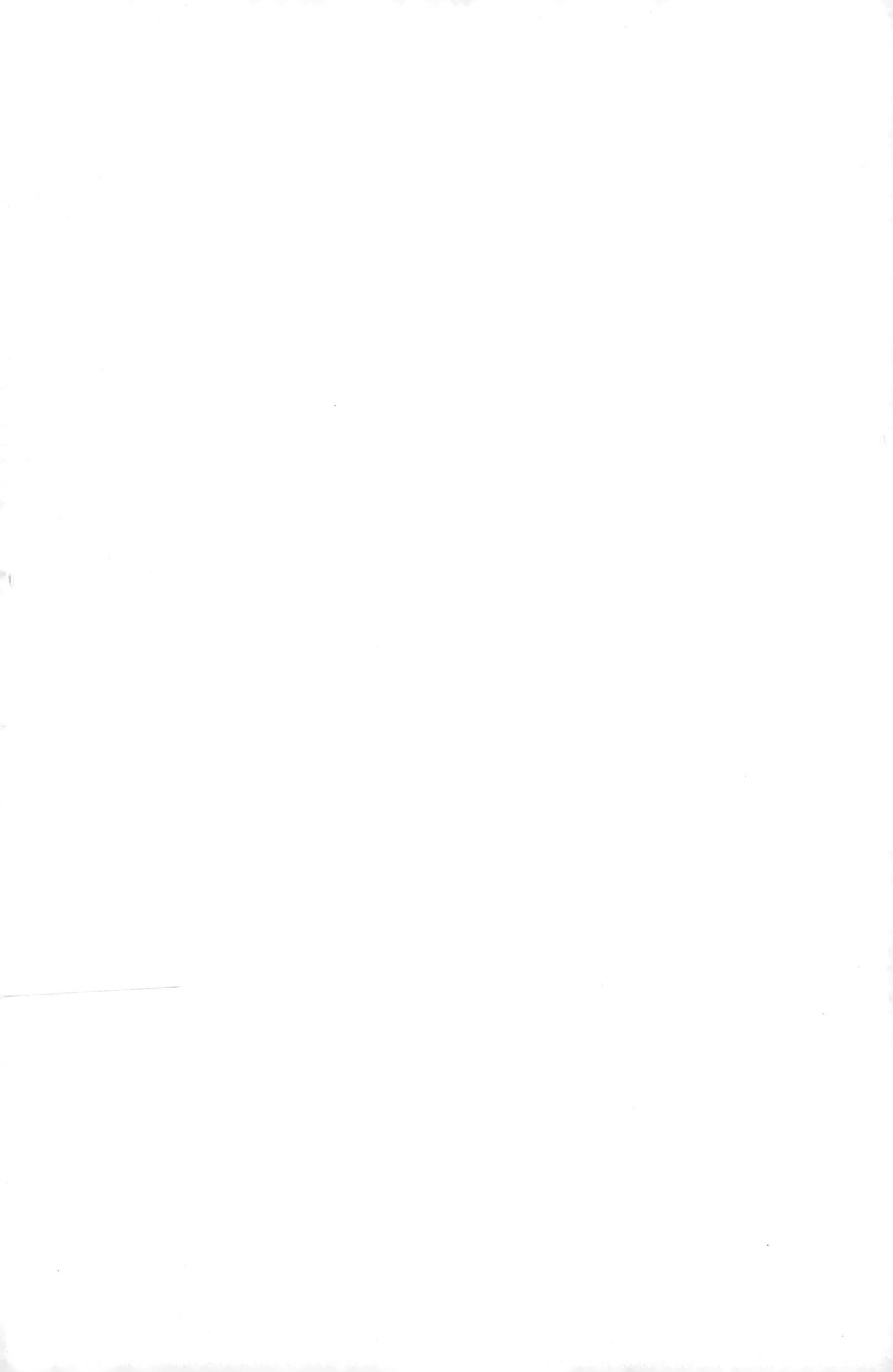